复旦卓越 · 医学职业教育教材

护 理 专 业 系 列 创 新 教 材

总主编 沈小平

新编 外科护理学

主 编 蒋 红 陈海燕
副主编 赵 琦 孙晓春 倪 英
编 委（按姓氏笔画为序）

王昳丽	复旦大学附属华山医院	姒怡冰	复旦大学附属华山医院
王秋涵	复旦大学附属华山医院	郑红云	复旦大学附属华山医院
王俐稔	复旦大学附属华山医院	郎黎薇	复旦大学附属华山医院
王 莺	复旦大学附属华山医院	赵 琦	复旦大学附属华山医院
韦 英	复旦大学附属华山医院	赵慧莉	上海交通大学医学院附属新华医院
卢 容	复旦大学附属华山医院	施美丽	复旦大学附属华山医院
孙晓春	复旦大学附属华山医院	顾 倩	复旦大学附属华山医院
杨 林	复旦大学附属华山医院	顾 珺	上海交通大学医学院附属新华医院
余旻蕾	复旦大学附属华山医院	倪 英	复旦大学附属华山医院
沈蕴之	复旦大学附属华山医院	高雅萍	复旦大学附属华山医院
张 华	复旦大学附属华山医院	凌 佳	复旦大学附属华山医院
张 萍	上海交通大学医学院附属新华医院	黄 莺	复旦大学附属华山医院
张 铮	复旦大学附属华山医院	龚黎琳	复旦大学附属华山医院
张 静	复旦大学附属华山医院	梁伟民	复旦大学附属华山医院
张 缨	复旦大学附属华山医院	尉 晨	复旦大学附属华山医院
陆蓓娜	复旦大学附属华山医院	蒋 红	复旦大学附属华山医院
陈海燕	上海交通大学医学院附属新华医院	蒋 超	复旦大学附属华山医院
陈慧珍	复旦大学附属华山医院	蔡 端	复旦大学附属华山医院

学术秘书 赵 琦 蒋 超

复旦大学出版社

高等职业技术教育创新系列教材
编委会

总 序

· 新编外科护理学 ·

本人在医学和教育领域内学习工作了37年，其中在长春白求恩医科大学12年，上海交通大学附属第六人民医院3年，美国俄亥俄州立大学医学院15年，直至回国创办上海思博职业技术学院卫生技术与护理学院已7年。从国内的北方到南方，从东方的中国又到西方的美国，多年来在医学院校的学习工作经历使我深深感到，相关医学类如护理专业的教材编写工作是如此重要，而真正适合国内医学护理高职高专院校学生的教材却并不多见，有些教学效果亦不尽如人意。因此，组织编写一套适合医学护理高职高专学生使用的应用性较强的系列丛书的想法逐渐浮出台面，并开始付诸行动，由本人担任该系列丛书的总主编。

2007年以来，复旦大学出版社先后出版了上海思博职业技术学院卫生技术与护理学院临床护理教研室主任陈淑英教授等主编的《现代实用护理学》和《临床护理实践》，医学英语教研室主任罗世军和本人主编的《医护英语ABC》，副院长、海归病理学博士张惠铭教授主编的《新编病理学实验教程》，以及陈光忠教授主编的《新编解剖组胚学实验教程》等，并列入复旦卓越·医学职业教育教材系列，成为我院高职高专护理专业教育系列的首批教材。随后，我们开始计划继续编写护理专业系列、基础医学系列、护理信息学系列和医护英语系列的高职高专创新教材。

《新编外科护理学》是一本具有创新意识的护理专业系列教材。这一新编系列还包括内科护理学、妇产科护理学、儿科护理学、健康评估、护理学基础、眼耳鼻喉科护理学、急救护理学、老年护理学、社区护理学、中医护理学、护理管理以及护理科研等其他教材。由于外科护理学是全国高等医学院校护理学专业的必修课，是临床专科护理的主干课程，因此其重要性不言而喻。本书具有紧跟国内外护理学科进展，突出护理专业技能的特色，使学生能在较短时间内了解原理和方法，培养学生综合分析、思考和判断的能力，掌握各种临床外科护理技能，为今后的各项专业课学习打下坚实的基础。

本书的编写得到了复旦大学附属华山医院和兄弟院校广大教师及各教学实习医院有关专家学者的全力支持和帮助，在此表示衷心感谢！鉴于我院建院历史较短，教学经验水平有限，本书一定存在许多不足之处，恳请读者批评指正。

沈小平

2011年6月于上海

前　言

《新编外科护理学》是护理学专业的一门临床主干课程，主要介绍外科护理学总论、各论及皮肤病、性病患者的护理。本教材力争在现代护理观的指导下，引导学生在学习过程中逐步形成评判性思维模式。本教材针对护理高职学生，在内容的选择、编写形式方面符合高职学生特性。教学目标与内容兼顾国家护士执业考试大纲要求，并结合医院特长，介绍临床护理中的经验与做法。

本教材编写注重结合我国护理教育和实践现状，以整体护理为方向、护理程序为框架，旨为培养学生综合分析、思考和判断的能力。本教材在撰写时：①注重创新：更新概念，增加新内容，扩充案例分析，提供积极思维的分析题，尽力反映国内外护理的新进展；②体现实用：选取疾病有针对性，紧密联系临床，强调病情观察及实践操作过程，注重实效；③突出护理：按科学的护理工作方法进行整体护理，突出临床表现和护理，加强保健指导；④避免重复：避免各个疾病中重复介绍共性的常见症状和体征，避免各个护理诊断中重复介绍共性的护理措施，避免护理评估的重复介绍。

本教材在内容的编排上，符合学生的认知前提和心理取向；在内容的取舍上，尽量做到轻重有度、详略得当；在编写的体例上，以病因、病理、临床表现与治疗原则为前提，以护理评估、护理诊断、护理措施、健康教育为主干。护理评估是评估患者时收集的资料的原则性指导，主要介绍与本病有关的基本情况；护理诊断是根据北美护理协会通过的诊断标准及其定义；护理措施是帮助患者解决护理问题的重要手段；健康教育则尽量突出针对性和可操作性。在护理措施介绍中增加了术中护理的内容，增强学生对外科护理学的整体理解。

本教材的编写得到了各参编院校的大力支持与协助。从复旦大学附属华山医院、上海交通大学附属新华医院的众多临床骨干中认真挑选出学术造诣较深、临床经验较丰富的人员担任主编和编委。各位编写人员克服了困难，按时圆满完成任务。但由于编写时间较紧，书中难免存在错误与疏漏，恳请专家及使用本教材的师生和护理界同仁多提宝贵意见，以便进一步修订提高。

本书在编写过程中，编委会对全书的结构和内容提出了许多宝贵建议，同时得到了复旦大学出版社的悉心指导，各编者所在单位也给予了大力支持和鼓励，在此谨向各级领导和同仁们表示诚挚的谢意。

主　编

2011 年 6 月

目 录

·新编外科护理学·

第一篇 总 论

第二篇 普通外科患者的护理

第三篇　神经外科患者的护理

第四篇　心胸外科患者的护理

第五篇 泌尿外科患者的护理

第六篇　骨科患者的护理

第七篇　皮肤疾病和性传播疾病的护理

第一篇

总　论

第一章 绪论

第一节 外科护理学发展简史

外科护理学是护理学的一个重要组成部分，是基于医学科学的发展而形成的，涉及医学基础理论、外科学基础理论、护理学基础理论和外科护理技术等知识，其发展与外科学的发展密不可分。

随着医学科学的进步，外科护理工作范围与形式不断扩大和变化。在古时候，由于社会生产力等因素的限制，外科学治疗范围主要是排脓、烧伤清创、拔除箭头异物等限于体表的一些操作，对"护理"几乎没有认识，仅仅做一些器材、辅料的准备，协助包扎和生活照顾等。

现代外科学奠基于19世纪40年代，1846年美国人William Thomas Morton首先使用乙醚麻醉；1892年德国人Schleich采用局部麻醉方法；止血、输血术也相继开始应用；1929年英国人Alexander Fleming发现青霉素，开创了抗菌药物的使用历史。这些新技术的发明和应用，很好解决了手术疼痛、失血休克和伤口感染等问题，使外科学有了飞跃性的发展。

1854年克里米亚战争爆发，富裕家庭出身的弗洛伦斯·南丁格尔(1820～1910)带领38名妇女奔赴前线救护伤病员，南丁格尔不仅表现出非凡的组织才能，她还协助医生进行手术，将清洁消毒、换药包扎、心理慰藉、改善环境等护理手段成功应用于伤病员的救治工作中，使伤病员的死亡率从50%降至2.2%。南丁格尔在克里米亚的巨大成功和忘我的工作精神，博得各国公众的赞扬。从此护理工作的重要性为人们所承认，受到社会的重视。她确立了护理工作的社会地位和近代护理学的科学地位，使护理学科成为现代医学的重要组成部分，护理事业从此走上了健康正规的发展之路。

现代医学的发展使各学科彼此促进、交叉和重叠，也大大丰富了外科学和外科护理学的内涵与外延，同时对护理工作者提出了新的、多方面的要求。回顾护理学的临床实践和理论研究，主要经历了从"以疾病为中心"、"以患者为中心"，乃至"以人的健康为中心"的三个阶段。

在"以疾病为中心"阶段，护理对象为患者，护理场所在医院，护理方式是执行医嘱和完成相关护理操作。在20世纪50～70年代，世界卫生组织(WHO)的"健康"新定义，使公众对健康有了新的认识。护理工作进入"以患者为中心"阶段，除了各项护理技术性操作外，护士还兼具教育者、研究者和管理者的身份，将医护关系的从属地位转为合作关系。20 世纪 70 年代后期，WHO 提出了“2000 年人人享有卫生保健”的战略目标，极大地推动了护理事业的发展。“以人的健康为中心”使护理对象扩展到对健康人的预防保健，护理场所延伸至社区和家庭，护理方式是以护理程序为框架的整体护理，更体现护理职能的多功能作用。

现代外科学传入我国已有百年历史，中华人民共和国成立的 60 年来，国家对卫生事业的发展十分重视。外科的迅速发展和新技术的不断引入，拓展了新的医疗服务领域和新的诊疗技术。体外循环、超声震波碎石、血液净化、机械通气、介入技术、内镜诊疗、监护技术等新技术的应用，推动了心血管外科、显微外科、器官移植、微创手术的发展。为适应外科专科诊疗水平的发展，国外推出了临床护理专家(clinical nurse specialist，CNS)制度。近年，我国部分大医院也设立了类似的“临床护理专家”岗位、专业知识和技能有特殊要求的岗位，还有专科护士岗位能力培训制度，如 ICU 护士岗位适任证、手术护士岗位适任证等。

在药理学、内外科技术的广泛应用和计算机的普及等客观因素的影响下，传统的医疗保健方式被富有竞争力的形式所替代。借鉴美国 20 世纪 60 年代开展的日间手术病房的高效率运转模式，对解决现今中国“住院难”问题具有显著优势，并已逐渐在大型医疗机构实践，满足了患者的治疗需要。由于手术种类极其广泛，需要一批高素质、能力强、具有广泛的外科各专科临床知识和技能的护士为患者提供全面、综合的护理。

第二节　外科护理学的范畴

外科护理学包含了医学基础理论、外科学基础理论、护理学基础理论及技术，是一门独立的、综合性的、为人类健康服务的应用性学科。外科护理学范畴是在外科学的范畴上建立并不断变化的。外科疾病主要包括损伤(交通事故、战争原因)、感染(微生物与寄生虫)、肿瘤、畸形(先天性心脏病、唇裂、腭裂)及其他疾病(如梗阻、结石、内分泌、移植、血液循环障碍)等五大类，以手术作为主要的治疗手段。

临床外科专业在综合性医院和专科医院通常分科较细。往往设有骨科、泌尿科、神经外科、血管外科、头颈外科、腹部外科、心胸外科、肛肠外科、整形外科、移植外科、显微外科、腔镜外科、肿瘤外科、小儿外科、老年外科、急诊外科、内分泌外科等。

护理是护士与患者之间的互动过程，能增进患者健康、增强患者的应对和适应能力，满足患者的各种需要，使之达到最佳状态。外科护理涵盖了患者从入院到出院的整个过程。手术前期护理包括：密切观察患者心理和病情变化，缓解疾病带来的不良心理压力和病痛折磨，将身体和心理调整到适应手术的状态，主动参与完成各项手术前的准备工作；手术中护理包括：严格遵循无菌原则，预防医源性感染和意外伤害，确保手术的安全和顺利；手术后护理包括：解除疼痛、预防术后并发症和身体残障，对各阶段的健康问题进行宣教指导，促进患者早日康复。在整个过程中，以现代护理观念为指导，依据以护理程序为框架的整体护理模式，收集和分析资料，发现患者现有的和潜在的护理问题，采取有效的护理措施并评价其效果，将评估、诊断、计划、实施、评价的护理程序有效应用于各个环节中。

第三节　外科护士应具备的素养

外科特点急诊多、手术多、危重患者多，床位周转快，护理工作强度大；外科疾病复杂，且麻醉和手术具有潜在风险，需要护士密切观察并给予紧急或尽快处理。临床上广泛应用计算机网络，使护理工作向智能化方向发展；ICU 病房的建立和专科化发展趋势，要求护理人员注重掌握不断更新的理论知识和专业技能，快速熟悉先进现代化设备仪器的使用；还需要护士具有一定的教学和科研能力，以促进外科护理学的发展。由此，对外科护士的综合素质提出了更高的要求。

【高度的责任心】

需要具有高尚的思想品德和崇高的职业道德，热爱护理事业，爱岗敬业，具有不怕苦、不怕累，为人类健康服务的奉献精神。还需具有一颗善良的心，救死扶伤，忠于职守，廉洁奉公，实行人道主义，急患者之所急，想患者之所想。护理工作是一项非常严谨的工作，它直接涉及人的生命和健康，护理工作者若没有一种强烈的使命感和责任心，就会给患者带来痛苦甚至威胁生命。外科患者的病情瞬息万变，所以外科护士应在工作中严肃认真、一丝不苟、兢兢业业，热爱患者的生命，保护患者的生命，用强烈的职业责任感和使命感完成护士的神圣使命。具有主动勤快、果断敏捷、严谨细致、实事求是的工作作风，严格遵守各项操作规程，保证护理质量。

【扎实的知识技能】

外科护士不仅要掌握丰富的理论知识、娴熟的操作技能，熟练先进仪器的使用方法，还同时应广泛学习内科、儿科、妇产科等各科相关知识，融会贯通，这样才能提高观察力和敏锐的判断能力。此外，还要具有过硬的技术操作能力和应急处理能力，通过评估及时发现患者现存或潜在的生理、心理和病理问题，协助医生进行有效处理，并能按病情的轻重缓急，分清主次，迅速有效处理各类突发情况。

【良好的身心素质】

在护理工作中，尤其在外科，突如其来的创伤和手术使患者难以适应，从而出现烦躁、沮丧、消沉的思想，产生抵触情绪。护理人员应该学习语言艺术，注重语言修养，尊重患者、爱护患者、鼓励患者，运用文明、礼貌、优美的语言，给患者以更多精神上的支持，以促进他们的治疗和康复。还需具有强健的体魄和健康的心理，乐观、开朗、情绪稳定，有较强的自控能力。由于外科工作强度大，如发生工伤、交通事故等突发事件，这时工作人员必须加班加点，甚至无时间吃饭、休息，工作负荷加大，护士若不具有强健的体魄、良好的心态和饱满的热情就不能保证工作的顺利进行，甚至出差错，危及到患者的生命。要具有吃苦耐劳、通情达理、甘于奉献、沉着冷静、行动灵敏等素质，并需要具备一定的职业素养。

【自我学习能力】

具有开展护理教育与护理科研的基本能力，勇于钻研业务，不断创新，不断更新知识。随着医学的快速发展和新诊疗技术的引入，对护士的要求也越来越高。各种新型医疗仪器的引进，要求护士必须学习使用方法，牢记各种仪表显示的数据和图形标识所代表的临床意义以及正常值。还要善于取长补短，使护理行为方式更适合患者的需要、工作性质的需要，紧跟医学护理事业的发展。

【科研创新能力】

外科护理学的发展需要一批具有护理教学、护理科研能力的人才开拓创新。通过开展外科护理科研，寻求减轻护理工作量，提高工作效率，减轻患者痛苦及负担，促进患者早日康复的途径和方法。

【人际沟通能力】

随着社会的进步和文明程度的提高，人际关系领域的沟通艺术日益引起人们的重视。医院中部门多，治疗疾病不仅是医生、护士的工作，还与药房、化验室、病理科、放射科、辅助检查、后勤人员的工作分不开，因此，护士应具有良好的人际关系和护患关系，同事间团结友爱，工作中互相协作，对待患者如同亲人，给予他们真切的关怀和照顾。

【法律法规修养】

随着人们维权意识的不断提高，牵涉到护理人员的诉讼案件呈上升趋势，由此给护理人员带来一定压力。所以护理人员要认真学习《护士条例》、《医疗事故处理条例》、《传染病防治法》、《消毒管理办法》等相关法律法规，尊重患者的生命权和健康权，保护患者隐私权和知情同意权，严格按制度执行，认真履行职责，完善服务体系，树立良好的职业形象。

只有具备了上述这些良好的综合素质，才能更好地胜任外科的护理工作，提高医疗护理质量，减轻患者的痛苦，增进患者的健康，适应医疗护理事业的发展。

（陈海燕）

第二章 水、电解质和酸碱代谢失衡患者的护理

第一节 正常体液平衡

人体的液体部分统称为体液，水和电解质是体液的主要成分，此外，还含有低分子有机化合物和蛋白质分子等。体液广泛存在于组织细胞内、外，构成人体的内环境。成年男性的体液量约占体重的60%，成年女性的体液量约占体重的50%，新生儿体液量可占体重的78%～80%，2岁以后其容量接近于成人的比例，成年后随年龄增长体液逐渐减少。体液含量亦因体形的胖瘦而有所不同。

【体液组成及分布】

体液可分为细胞内液和细胞外液两部分，细胞外液又可分为血浆和组织间液两部分。血浆量约占体重的5%，组织间液量约占体重的15%。组织间液主要指浸润在细胞周围的间质液和淋巴液。此外，还包括一切细胞分泌液，称“经细胞水”，如胃肠液、脑脊液、关节腔液，以及尿液、汗液等。在病理情况下，这一部分体液的总量和成分可发生较大变化，引起体液的严重紊乱。

细胞内液的总量和化学组成直接影响细胞的代谢和生理功能。成年男性的细胞内液约占体重的40%，女性相对较少，约占体重的35%。

绝大部分的组织间液能迅速的与血管内液体或细胞内液体进行交换并取得平衡，这在维持机体的水和电解质平衡方面具有重要作用，故又可称为功能性细胞外液。另有一小部分组织间液仅有缓慢的交换和取得平衡的能力，故称之为无功能性细胞外液。

细胞外液最主要的阳离子是Na^+，主要的阴离子是Cl^-、HCO_3^-和蛋白质。细胞内液的主要阳离子是K^+（约占体内钾总量的98%）和Mg^{2+}，主要阴离子是HPO_4^{2-}与蛋白质，以及少量的HCO_3^-、SO_4^{2-}。细胞内液中阴阳离子的浓度各为180 mmol/L。细胞外液和细胞内液的渗透压相等，正常血浆渗透压为280～320 mmol/L，渗透压在此范围内为等渗溶液，如5%葡萄糖、0.9%氯化钠溶液。

【体液平衡及调节】

1. 水的平衡　水是组成机体的最基本的物质，离开水生命活动将无法进行。因此，水的平衡具有非常重要的作用。机体内水的来源包括：①直接摄入的水（包括固体食物中含的

水)；②内生水，每氧化 1 g 脂肪、糖和蛋白质分别产生的内生水为 1.0 ml、0.1 ml 和 0.5 ml。成人每日进入水量 2 000～3 000 ml，其中食物含水 1 000～1 500 ml，饮料 1 000 ml，物质代谢氧化所产生的水约 300 ml。水可经很多途径排出，其中尿液 1 500 ml，粪便中排出 150 ml，皮肤蒸发 500 ml，肺部呼出水气 350 ml，共约 2 500 ml。小儿的需水量按单位体重计算比成人大，水的交换率也高，为成人的 3～4 倍。在正常情况下，水的摄入量超过体内的需要量，抗利尿激素和醛固酮就可以发挥调节作用，从肾脏排除多余的水，以保持体液的平衡。

人体每日代谢产生的固体废物为 30～50 g，这些物质需溶于水才能经肾脏排出。当肾功能良好而体内缺水时，肾脏可将这些溶质浓缩，仅用 500 ml 左右的水溶解后排出，如低于这一数量就不能将其全部排出。

2. 体液平衡和渗透压的调节　体液及渗透压的稳定是由神经-内分泌系统调节的。体液正常渗透压通过下丘脑-神经垂体-抗利尿激素系统来恢复和维持，血容量的恢复和维持则是通过肾素-醛固酮系统。此两系统共同作用于肾，调节水、钠等电解质的吸收和排泄，从而达到维持体液平衡，使机体内环境保持稳定的目的。血容量和渗透压相比，前者对机体更重要。所以血容量锐减又兼有血浆渗透压降低时，前者对抗利尿激素的促进分泌作用远远强于低渗透压对抗利尿激素的抑制分泌作用。其目的是优先保持和恢复血容量，使重要器官的灌流得到保证，以维护其生命安全。

体内丧失水分时，可刺激下丘脑-垂体-抗利尿激素系统，产生口渴，机体主动增加饮水。抗利尿激素的分泌增加使肾远曲小管对水分的重吸收加强，于是尿量减少。

此外，肾小球旁细胞分泌的肾素和肾上腺皮质分泌的醛固酮也参与体液平衡的调节。当血容量减少和血压下降时，可刺激肾素分泌增加，进而刺激肾上腺皮质增加醛固酮的分泌。后者可促进肾远曲小管对 Na^+ 的再吸收和 K^+、H^+ 的排泄。随着钠再吸收的增加，水的再吸收也增加。这样就可使已降低的细胞外液量增加至正常。

3. 酸碱平衡及调节　机体正常的生理活动和代谢功能需要一个酸碱度适宜的体液环境。通常人的体液保持着一定的 pH 值(动脉血浆 pH 值为 7.40±0.05)。人体通过体液的缓冲系统、肺的呼吸和肾的排泄完成对酸碱的调节作用，保持酸碱平衡。

血浆中的缓冲系统以 HCO_3^-/H_2CO_3 最为重要，两者比值为 20∶1。只要 HCO_3^-/H_2CO_3 比值保持为 20∶1，即使 HCO_3^- 或 H_2CO_3 绝对值有变化，血浆的 pH 值仍能保持为 7.40。肺的呼吸对酸碱平衡的调节作用主要是通过 CO_2 经肺排出，也即调节了血中的 H_2CO_3。肾通过改变排出酸和保留碱性物质的量，来维持正常的血浆 HCO_3^- 浓度，使血浆 pH 值不变。肾调节酸碱平衡的机制为：Na^+-H^+ 交换，排出 H^+；HCO_3^- 重吸收；产生 NH_3 并与 H^+ 结合成 NH_4 排出；尿液的酸化，排 H^+。

第二节　水和钠代谢紊乱

【等渗性缺水】

等渗性缺水(isotonic dehydration)指体液中水、钠按等比例丢失，在外科患者中最易发生。此时血清钠和细胞外液渗透压仍在正常范围，但细胞外液量(包括循环血量)减少。

1. 病因　常见的病因有以下几种。

(1) 消化液的急性丢失，如肠外瘘、大量呕吐等。

(2) 体液丧失在感染区或软组织内，如感染、烧伤等。

2. 临床表现　患者恶心、厌食、乏力、少尿等，但不口渴。舌干燥，眼窝凹陷，皮肤干燥、松弛。若在短时间内体液丧失量达到体重的5%，即丧失细胞外液的25%，患者则会出现脉搏细速、肢端湿冷、血压不稳定或下降等血容量不足的症状。当体液继续丧失达体重的6%～7%时(相当于丧失细胞外液的30%～35%)，则有更严重的休克表现。

3. 诊断　病史中均有消化液或其他体液的大量丧失。实验室检查可发现有血液浓缩现象，包括红细胞计数、血红蛋白量和血细胞比容均明显增高。血清 Na^+、Cl^- 等一般无明显降低。尿比重增高。

4. 治疗

(1) 原发病的治疗十分重要，若能消除病因，则缺水将很容易纠正。

(2) 等渗性缺水应以等渗盐水补充，缺水量可按临床症状补充，或可按下述公式计算：

所需等渗盐水量(L)＝(血细胞比容测得值－正常值)/血细胞比容正常值×体重(kg)×0.2

(3) 等渗盐水中 Cl^- 含量为155 mmol/L，比血清中103 mmol/L 多50%，大量补充时应以平衡液代替等渗盐水，以免发生高氯血症。

(4) 缺水、缺钠时常伴有缺钾，故应在尿量达40 ml/h 时补充氯化钾，以预防低钾血症的发生。

(5) 出现周围循环衰竭时，除快速补充盐水外，还须补给胶体液，同时纠正由此发生的酸碱平衡失调。

【低渗性缺水】

低渗性缺水(hypotonic dehydration)时水和钠同时丢失，但失钠更为明显，血清钠低于正常范围。肾素-醛固酮系统发生兴奋，使肾小管减少排钠，增加 Na^+ 和水的重吸收。血容量下降又会刺激神经垂体(垂体后叶)，使抗利尿激素分泌增多、水重吸收增加，并出现少尿。

1. 病因

(1) 胃肠道消化液持续丢失，例如反复呕吐、长期胃肠减压引流或慢性肠梗阻等。

(2) 大创面的慢性渗液，如大面积烧伤后发生的低钠。

(3) 应用排钠利尿剂时，未补给适当的钠盐。

(4) 等渗性缺水治疗时补充水分过多。

(5) 肾上腺功能不全时，尿钠排出增多。

2. 临床表现　一般均无口渴感，常见症状有恶心、呕吐、头晕、视觉模糊、软弱无力等。当循环血量明显下降时，可出现神志淡漠、肌痉挛性疼痛、腱反射减弱和昏迷等。

根据缺钠程度，低渗性缺水可分为三度。

(1) 轻度缺钠：每千克体重缺钠0.5 g，血钠浓度130～135 mmol/L。患者感疲乏、头晕、手足麻木等；尿中 Na^+、Cl^- 减少。

(2) 中度缺钠：每千克体重缺钠0.5～0.75 g，血钠浓度120～130 mmol/L。患者除上述症状外，还有脉搏细速、血压不稳定或下降、站立性晕倒；尿量少，尿中几乎不含 Na^+、Cl^-。

(3) 重度缺钠:每千克体重缺钠 0.75～1.25 g,血钠浓度<120 mmol/L。患者神志不清,肌痉挛性抽痛,腱反射减弱或消失;出现木僵,甚至昏迷;常发生休克。

3. 诊断　如患者有上述特点的体液丢失病史和临床表现,可初步诊断为低渗性缺水。检查包括如下内容:

(1) 尿液检查:尿比重常<1.010,尿 Na^+、Cl^- 常明显减少。

(2) 血钠测定:血钠浓度<135 mmol/L。

(3) 红细胞计数、血红蛋白量、血细胞比容及血尿素氮值均有增高。

4. 治疗

(1) 应首先积极处理致病原因,采用高渗盐水和补充血容量治疗。静脉输液原则:输注速度应先快后慢,总输液量分次完成。

(2) 如为轻度缺钠,估计丧失氯化钠 30 g(按 60 kg 体重失钠 0.5 g/kg 计算),可先补充半量即 15 g,加上每日生理需要量 4.5 g,共计 19.5 g,补充 5%葡萄糖盐水 2 000 ml,同时再补充所需缺水量。

(3) 如为重度缺钠,应快速输给晶体液和胶体液,补充血容量。提高血浆渗透压,改善微循环,及时纠正周围循环衰竭。一般先给 3%高渗盐水 200～300 ml 输入,然后根据下列公式进一步计算需补充的钠盐。

需补充的钠量(mmol)=[血钠正常(mmol/L)值－血钠测得值(mmol/L)]×体重(kg)×0.6(女性为 0.5)

按 17 mmolNa^+=1 g 钠折算,24 h 内分 2～3 次输入。补水量可按血细胞比容数估计细胞外液丧失量,可参阅等渗性缺水细胞外液量丧失的计算公式。

1) 计算出补钠量后,当天先补 1/2 量,加每日生理需要量 4.5 g,其余 1/2 量可在第二天补给。

2) 重度缺钠出现休克者,应先补足血容量,以改善微循环和组织器官的灌注。

【高渗性缺水】

高渗性缺水(hypertonic dehydration)时虽然水和钠同时丢失,但失水更多,血清钠高于正常值。机体的代偿机制是:高渗状态刺激视丘脑下部的口渴中枢,患者感到口渴饮水,使机体内水分增加,以降低细胞外液渗透压。高渗状态可引起抗利尿激素分泌增多,使肾小管对水的重吸收增加。如缺水加重导致循环血量显著减少,又会引起醛固酮分泌增加,以维持血容量。

1. 病因　见于体内水分不足,但无明显电解质缺少,如:

(1) 禁食、神志不清、不能进食等水分摄入不足。

(2) 水分丧失过多,如大面积烧伤暴露疗法。

(3) 因口腔、咽喉或食管疾患所致的进食障碍。

(4) 在"溶质性"利尿、尿崩症时而补水量不足。

2. 临床表现　口渴是缺水的最早表现,可将高渗性缺水分为三度:

(1) 轻度缺水:除口渴外,可有眼窝凹陷、尿少和尿比重增高等表现;缺水量为体重的2%～4%。

(2) 中度缺水:有极度口渴、乏力、尿少和尿比重增高,皮肤弹性降低,唇舌干燥,常有烦躁不安；缺水量为体重的4%～6%。

(3) 重度缺水：可出现躁狂、幻觉、谵妄，甚至昏迷，血压下降甚至休克；缺水量超过体重的6%。

3. 诊断　病史和临床表现有助于高渗性缺水的诊断。

实验室检查异常包括：①尿比重增高；②红细胞计数、血红蛋白量、血细胞比容轻度升高；③血钠浓度升高，>145 mmol/L。

4. 治疗

(1) 解除病因是治疗的首选。

(2) 无法口服的患者，可静脉滴注5%葡萄糖溶液或低渗的0.45%氯化钠溶液。

(3) 所需补充液体量可先根据临床表现，估计丧失水量占体重的百分比，然后按每丧失体重的1%补液400～500 ml计算。补水量也可从血清钠上升值算出：

补水量(ml)＝(血清钠测得值－142)×体重(kg)×常数(4)

(4) 计算所得的补水量，一般可在2天内补给，治疗1天后应检测全身情况及血钠浓度，再酌情调整次日的补水量。

(5) 应该注意，高渗性缺水的同时应适当补钠。

【水中毒】

水中毒(water intoxication)又称稀释性低钠血症，系指机体的摄入水总量超过了排水总量，以致水分在体内潴留，引起血浆渗透压下降和循环血量增多。

1. 病因　多发生在患者饮水或葡萄糖液输注过多，尤见于以下情况：

(1) 各种原因所致的抗利尿激素分泌过多；

(2) 肾功能不全，排尿能力可下降；

(3) 机体摄入水分过多或接受过多的静脉输液；

(4) 在严重创伤、失血、休克以及大手术等急性应激状态。

2. 临床表现

(1) 急性水中毒：发病急骤；水过多可造成颅内压增高，引起头痛、嗜睡、躁动、精神紊乱甚至昏迷。如发生脑疝则可出现相应的神经定位体征。

(2) 慢性水中毒：症状往往被原发疾病的症状掩盖，可有软弱无力、恶心、呕吐、嗜睡等，体重明显增加，皮肤苍白而湿润。

3. 诊断　尿比重低而钠含量增高，这是由于细胞外液增加，抑制容量感受器的结果，因为后者减少醛固酮分泌而减少钠离子回收。水中毒和低渗性缺水都有血钠降低，为了区别两者，可称水中毒为稀释性低钠血症，两者均引起细胞内水肿，有共同的颅内压增高和神经系症状。低渗性缺水由于细胞外液减少，循环量不足，易发生休克、少尿和无尿现象，血清尿素氮上升，尿比重低，尿钠减少，甚或不含钠。但稀释性低钠血症无休克表现，肾功能良好，血清尿素氮正常，尿量多，尿比重低，但含钠离子甚多，根据上述特点足以与低渗性缺水鉴别。

4. 治疗

(1) 立即停止水分摄入，给予3%氯化钠溶液6 ml/kg静脉滴注。

(2) 程度较轻者，在机体排出多余的水分后，水中毒即可解除。

(3) 程度严重者，还需应用利尿剂，如20%甘露醇200 ml快速滴注。可静脉注射利尿剂，如呋塞米(速尿)。急性肾功能不全和慢性心功能不全者，更应严格限制入水量。

(4) 合并酸中毒时，给予乳酸钠静脉滴注；合并脑水肿时给予20%甘露醇或25%山梨醇250 ml与地塞米松5～10 mg，30 min内静脉输入；肺水肿时，用毛花苷C(西地兰)0.4 mg加入25%葡萄糖液20 ml中作静脉推注，也可静脉注射肾上腺皮质激素，以增加肾小球滤过率和减少远球肾小管对水的再吸收，使尿量排水增加。

第三节　钾代谢异常

正常血钾浓度为3.5～5.5 mmol/L。钾有重要的生理功能，参与、维持细胞的正常代谢，维持细胞内液的渗透压和酸碱平衡，维持神经肌肉组织的兴奋性，以及维持心肌正常功能等。

【低钾血症】

血钾浓度<3.5 mmol/L表示有低钾血症(hypokalemia)。

1. 病因

(1) 长期进食不足，如手术后禁食或长期不能进食。

(2) 经肾丢失过多：应用呋塞米、依他尼酸等利尿剂，肾小管性酸中毒、急性肾衰竭的多尿期，以及盐皮质激素(醛固酮)过多等。

(3) 静脉输液中钾盐补充不足。

(4) 自肠胃道丢失过多，如呕吐、持续胃肠减压、肠瘘等。

(5) 钾在体内分布异常，见于大量输注葡萄糖和胰岛素，或碱中毒时，促使K^+转入细胞内。

2. 临床表现　最早的临床表现是肌无力，先是四肢软弱无力，以后可延至躯干和呼吸肌。患者有厌食、恶心、呕吐和腹胀、肠蠕动消失等肠麻痹表现。心脏受累主要表现为传导阻滞和节律异常。

典型的心电图改变为早期出现T波低平、变平或倒置，ST段降低，Q-T间期延长和出现U波，低钾血症可致代谢性碱中毒，尿却呈酸性(反常性酸性尿)。

3. 诊断　根据病史和临床表现即可做出低钾血症诊断。血钾浓度<3.5 mmol/L有诊断意义。心电图检查可作为辅助性诊断手段，但必须指出上述心电图变化与缺钾程度并不一致(与细胞内钾浓度更密切相关)。

4. 治疗　积极处理病因，常采取分次补钾，每日补钾3～6 g，边治疗边观察。能口服者给予氯化钾6～8 g，分3～4次口服。如口服氯化钾有胃肠道刺激症状，可改用枸橼酸钾。或在5%葡萄糖液500 ml中加入10%氯化钾10～15 ml，滴注速度不宜过快(一般不超过80滴/分)，每升输液中含钾量不超过40 mmol(相当于氯化钾3 g)，溶液应缓慢滴注，输入钾应<20 mmol/h，切忌直接推注。浓度太高可引起疼痛、静脉痉挛和血栓形成。补钾时应注意尿量，尿少时慎用或不用，注意改善肾功能，避免血钾过高。伴有酸中毒时(血清氯增高)或肝功能损害时，可改用谷氨酸钾补充，1 g谷氨酸钾含钾5.4 mmol。补钾量应根据血清钾监测进行调整，由于补充的钾盐需经细胞外液转入细胞内，故补钾应连续2～3 d。

【高钾血症】

当血钾浓度>5.5 mmol/L，即高钾血症(heperkalemia)。

1. 病因

(1) 进入体内(或血液内)的钾量太多。

(2) 肾排钾功能减退,如急性和慢性肾衰竭。

(3) 细胞内钾的移出,如溶血、组织损伤(如挤压综合征)以及酸中毒等。

2. 临床表现　无特异性,可有神志模糊、感觉异常和肢体软弱无力等。严重高钾血症患者有微循环障碍的临床表现,如皮肤苍白、发冷、青紫、低血压等,常有心动过缓或心律不齐。血钾超过 7 mmol/L 时,可出现软瘫,先累及躯干,后波及四肢,最后影响呼吸肌而出现呼吸困难。早期血压升高,后期下降,脉率缓慢,心音遥远,心脏扩大,或出现室性期前收缩(早搏),严重者出现心室颤动,一直呈舒张期停搏。

最危险的是高血钾可致心搏骤停。典型的心电图改变为早期 T 波高尖,Q－T 间期延长,随后出现 QRS 波增宽,P－R 间期缩短。出现房室传导阻滞,并出现室性节律紊乱等。

3. 诊断　血钾＞5.5 mmol/L 即可确诊。心电图有辅助诊断价值。

4. 治疗　高钾血症一经诊断,应积极予以治疗。首先立即停止钾盐输入,积极处理原发病和改善肾功能。

(1) 停用一切含钾的药物和溶液。

(2) 降低血钾浓度,可采取下列几项措施:

1) 促使 K^+ 转入细胞内:①静脉滴注碳酸氢钠溶液;②静脉滴注 25%葡萄糖溶液 100～200 ml,每 4 g 葡萄糖加入 1U 胰岛素。

2) 口服阳离子交换树脂,每次 15 g,每日 4 次;同时口服山梨醇或甘露醇以导泻。

3) 透析疗法,用于上述治疗后仍无法降低血钾浓度时。

(3) 钙与钾有对抗作用,故可静脉注射 10%葡萄糖酸钙溶液 20 ml,对抗心律失常,必要时可重复使用。高钾引起的传导阻滞,可能与迷走神经过度兴奋有关,可使用阿托品类药物以抑制迷走神经,可能有益于缓解传导阻滞。

第四节　钙和镁代谢异常

体内 99%的钙以磷酸钙和碳酸钙的形式储存于骨骼中,正常血浆血钙浓度 2.25～2.75 mmol/L,相当恒定,其中半数为蛋白结合钙。细胞外液钙含量仅占全身总量的 1%,而细胞内液无钙。钙大部分由粪便排出,仅 20%由尿中排出。钙离子参与造骨和凝血,维持心肌的收缩和节律以及神经肌肉的稳定性。因此,钙在机体生命活动中有重要作用。镁具有多种生理功能,对神经活动的控制、神经肌肉兴奋性的传递、肌收缩、心脏激动性及血管张力等方面均具有重要作用。正常镁浓度为 0.70～1.10 mmol/L,约一半的镁存在于骨骼内,其余几乎均存在于细胞内液,仅约 1%存在于细胞外液。大部分镁经粪便排出,其余经肾排出。

【低钙血症】

1. 病因　低钙血症(hepocalecemia)可发生于急性重症胰腺炎、坏死性筋膜炎、肾衰竭、消化道瘘和甲状旁腺功能受损的患者。急性出血性坏死性胰腺炎时,血清钙低下是一预后不良的指标。此外,甲状腺手术(尤其是双侧手术时)损伤甲状旁腺或颈部放射性治疗时均可造成甲状旁腺功能低下,引起低钙血症。

2. *临床表现*　临床表现与血钙浓度降低使神经肌肉兴奋性增强有关，有易激动、口周和指趾尖麻木及针刺感、手足抽搐、肌肉痛、腱反射亢进以及 Chvostek 征阳性。

3. *诊断*　血钙浓度＜2 mmol/L 有诊断价值。

4. *治疗*　应纠正原发疾病，同时用10％葡萄糖酸钙 10～20 ml 或 5％氯化钙 10 ml 做静脉注射，以缓解症状；如不能控制时，可肌内注射硫酸镁，或加入 5％葡萄糖溶液作静脉滴注。

对需长期治疗的患者，可口服钙剂及补充维生素 D，以逐步减少钙剂的静脉用量。

【高钙血症】

1. *病因*　高钙血症（hepercalcemia）发生于甲状旁腺功能亢进症，如甲状旁腺增生或腺瘤形成；其次是骨转移癌。

2. *临床表现*　早期症状有疲乏、厌食和恶心、呕吐，血钙浓度进一步增高时，可出现严重头、背和四肢疼痛等；甲状旁腺功能亢进者在病程后期可发生多发性病理性骨折。血钙浓度＞4～5 mmol/L 时可能有生命危险。

3. *治疗*　主要是去除病因，具体措施有：

(1) 增加尿钙排泄或透析，以降低血钙。可给盐水静脉输入和呋塞米。

(2) 减少钙自骨向细胞外液转移。最常用肾上腺皮质类固醇，如泼尼松每日 80 mg，或氢化可的松每日 300～400 mg。

(3) 增加钙自细胞外液向骨转移。磷酸盐可降低血钙，主要将钙向骨转移。静脉用量为 50 mmol (1.5 g)，于 6～8 h 内滴完，1 天只能用 1 次。口服剂量为 0.5 g，一日 3 次，如 3 天内血钙无明显下降，每日剂量可增加 0.5～1.0 g。肾功能不全者，磷酸盐用量每日不宜超过 1.0 g。

【低镁血症】

1. *病因*　食物中含镁丰富，故镁缺乏罕见，仅见于危重患者，多数由于大量镁丢失，少数由于摄入不足所致。

(1) 消化系统疾病：广泛肠切除、肠瘘或胆瘘、腹泻和长期胃肠减压，均可引起低镁血症（hepomagnesemia）。

(2) 肾脏疾病：肾盂肾炎和肾小球肾炎等疾病可影响肾小管对 Mg^{2+} 的再吸收，引起低镁血症。但在晚期肾脏疾病，肾排镁能力受损，反而出现高镁血症。

(3) 内分泌疾病：低镁血症可见于甲状旁腺功能亢进、甲状腺功能亢进、醛固酮增多症及糖尿病酸中毒等。

(4) 其他：如长期胃肠外营养而未补充镁可引起镁缺乏、手术应激等。

2. *临床表现*　由于 Mg^{2+} 对心血管和神经肌肉有抑制作用，镁缺乏则出现上述两个系统的应激性增强现象。血清镁＜0.4 mmol/L 时才出现症状。

(1) 神经肌肉方面：以肌肉震颤、手足抽搐和反射亢进最为常见，尤以上肢更为明显。严重者有烦躁不安、谵妄及惊厥等。

(2) 心血管方面：多表现为心律失常。出现室性期前收缩（早搏）、室上性阵速或室颤等，其他的心电图变化与低钾血症相似，如 T 波低平、增宽，甚至倒置，Q－T 和 P－R 间期延长，ST 段压低。血清镁降低时，容易发生洋地黄中毒。

临床上镁缺乏者常伴有钾和钙的缺乏。补充钾及钙使低钾血症和低钙血症纠正后，如症状仍未缓解，应怀疑低镁血症的存在。

3. *诊断*　若存在诱发因素，根据临床表现则应怀疑镁缺乏存在。有诊断价值的是镁负荷实验。正常人在静脉输注氯化镁或硫酸镁 0.25 mmol/kg 后，注入量的 90%即很快从尿中排出。而在镁缺乏者，注入上述相同量之后，输入镁的 40%～80%被保留在体内，仅少量的镁从尿中排出。

4. *治疗*　轻度缺乏者，经调整饮食和增加镁摄入量后，多可获得纠正，少数患者可给予氧化镁口服 0.75～1.0 g/h，分次服。

症状明显或不能进食者，可用氯化镁溶液或硫酸镁溶液静脉补充，一般可按 0.25 mmol/(kg·d)的剂量补充镁盐(25%硫酸镁溶液 1 ml 含镁 1 mmol)。肠外营养液中应注意添加镁制剂，常用量是每日补镁 6～7 mmol。如用肌内注射途径，可用 25%～50%硫酸镁 2～4 ml，肌内注射，一日 3 次，连用 3 天。症状好转后减量。

静脉补充镁制剂，要控制输注速度不能太快，太多太快的补充可能引起急性镁中毒，甚至心脏骤停。如果镁过多，应立即静脉注射葡萄糖酸钙或氯化钙溶液作为对抗措施。

【高镁血症】

1. *病因*　由于肠道、肾脏和甲状旁腺对镁代谢的调节，一般不易发生镁过多。主要发生于肾功能不全时，偶尔可见于应用硫酸镁治疗子痫的过程中，或在严重失水和尿少患者给予过多的镁剂补充时可引起高镁血症(hypermagnesemia)。

2. *临床表现*　血镁浓度>3 mmol/L 时，出现中毒症状。高镁浓度抑制中枢及周围神经系统，最早表现为嗜睡、乏力、疲倦、腱反射消失和血压下降等。晚期可出现呼吸抑制、嗜睡和昏迷，甚至心搏骤停。

心血管方面表现为心动过速，继以心动过缓、房室和心室内传导阻滞。如无高钾血症而心电图显示 P-R 间期延长、T 波高尖、QRS 增宽者，应考虑高镁血症。血清镁>6 mmol/L 时，可出现呼吸麻痹和心脏停搏。

3. *治疗*　发现镁过多之后，经静脉输注 10%葡萄糖酸钙 10～20 ml 以对抗镁对心脏和肌肉的抑制。对严重病例，可行透析疗法，以清除细胞外液积累的镁，使症状得以改善。

第五节　酸碱平衡失调

体液的酸碱度以 pH 表示，正常范围为 7.35～7.45。原发性的酸碱平衡失调可分为代谢性酸中毒、代谢性碱中毒、呼吸性酸中毒和呼吸性碱中毒四种。有时可同时存在两种以上的原发性酸碱失调，此即为混合型酸碱平衡失调。

pH、HCO_3^- 及 $PaCO_2$ 是反映机体酸碱平衡的三大基本要素，其中 HCO_3^- 的原发性减少或增加，可引起代谢性酸中毒或代谢性碱中毒。$PaCO_2$ 的原发性增加或减少，可引起呼吸性酸中毒或呼吸性碱中毒。

【代谢性酸中毒】

由于酸性物质的积聚或产生过多，或 HCO_3^- 丢失过多，即可产生代谢性酸中毒(metabolic acidosis)。

1. *病因和发病机制*　所有改变 H^+ 浓度的因素，可以是 CO_2 的变化或是代谢性的。但在代谢性酸中毒，主要由下列两种方式产生：碳酸氢盐浓度下降而使 H^+ 增加，内源性氢离子

的加入而使 H^+ 增高。这是发生代谢性酸中毒最常见的机制。引起代谢性酸中毒的病因有：

(1) 碱性物质丢失过多：见于腹泻、肠瘘、胆瘘和胰瘘等。

(2) 酸性物质过多：如酸性酸中毒、糖尿病引起的酮性酸中毒等。

(3) 肾功能不全时排 H^+ 受阻而使血 H^+ 增高。

此外，根据氯离子的多少，代谢性酸中毒还可分为正常氯离子和高氯离子性两种。

2. 临床表现　其临床表现因不同病因而异。轻度代谢性酸中毒可无明显症状或表现为原发病症状。重症患者可有疲乏、眩晕、嗜睡，出现感觉迟钝或烦躁；最明显的表现是呼吸变得又深又快，呼吸频率有时每分钟可达 40～50 次；患者面颊潮红、心率加快、血压常偏低；腱反射减弱或消失，神志甚至不清或昏迷。

3. 诊断　实验室检查：pH 值下降，SB(碳酸氢钠)下降，BE(碱剩余)呈负值，$PaCO_2$ 呈代谢性下降，血 Na^+ 降低，血 K^+ 增高或正常。如血乳酸＞3 mmol/L(正常值为 1.4 mmol/L)或＞33.3 mg/dl(正常值为 15 mg/dl)，要考虑乳酸性酸中毒，即由于乳酸量增加或乳酸利用减少所致。血清肌酐＞265.2～353 mmol/L(正常值＜177 mmol/L)或＞3～4 mg/dl(正常值＜2 mg/dl)时，要考虑尿毒性酸中毒。

代偿期的血 pH 可在正常范围，但 HCO_3^-、BE 和 $PaCO_2$ 均有一定程度的降低。

4. 治疗　病因治疗应放在治疗的首位。只要能消除病因，再补充液体、纠正缺水，则较轻的代谢性酸中毒常可自行纠正。

临床上根据酸中毒严重程度，补给 5%$NaHCO_3$ 溶液 100～250 ml 不等。边治疗边观察，逐步纠正酸中毒，是治疗原则。如血 HCO_3^- 浓度低于 16 mmol/L，应从速给予补碱，碳酸氢钠溶液是首选，因其具有作用迅速、疗效确切的优点。碱性液所需量由下列公式算出：

所需 $NaHCO_3$ 量(mmol)＝(27－HCO_3^- 测得值)mmol/L×体重(kg)×0.2

所需 $NaHCO_3$ 量(mmol)＝[测得的 BE－(－3)]×体重(kg)×0.2

所需 5%$NaHCO_3$ 量(ml)＝CO_2CP 下降值(Vol%)/2.24×体重(kg)×0.3

所需 11.2%乳酸钠量(ml)＝CO_2CP 下降值(Vol%)/2.24×体重(kg)×0.2

需说明一下，计算公式中有的常数取总体液占体重的比例(即 0.6)，有的取细胞外液占体重的比例(即 0.2)，如以 0.6 计算的量，宜先补充一半，观察病情，检测血气分析，再决定另一半的补充时间。乳酸钠不宜用于组织缺氧、肝功能不良以及乳酸性酸中毒病例。严重酸中毒采取碱性液治疗主要是防止因小动脉扩张和心收缩力下降引起的心血管衰竭，不要求 HCO_3^- 浓度完全恢复正常，因为血 HCO_3^- 浓度急骤增加，使呼吸加快反而导致呼吸性碱中毒，pH 值迅速上升可导致组织缺氧。

【代谢性碱中毒】

体内 H^+ 丢失或 HCO_3^- 增多可引起代谢性碱中毒(metabolic alkalosis)。

1. 病因和发病机制　常见病因如下：

(1) 胃液丧失过多：如严重呕吐、长期胃肠减压等。

(2) 碱性物质摄入过多。

(3) 缺钾：由于长期摄入不足或消化液大量丢失，可致低钾血症。

(4) 利尿剂的作用：呋塞米、依他尼酸等能抑制肾近曲小管对 Na^+ 和 Cl^- 的重吸收，发生低氯性碱中毒。

2. 临床表现　一般无明显症状，有时可有呼吸变浅变慢，或精神神经方面的异常，如嗜睡、精神错乱或谵妄等。可以有低钾血症和缺水的临床表现。严重时可因脑和其他器官的代谢障碍而发生昏迷。

3. 诊断　血气分析可确定诊断及严重程度。失代偿时，血液 pH 值和 HCO_3^- 明显增高，$PaCO_2$ 正常；代偿期血液 pH 可基本正常，但 HCO_3^- 和 BE 均有一定程度的增高。血 Na^+ 增高，K^+、Cl^- 减少，CO_2CP 增高。尿 Cl^- 减少，呈碱性；但也可出现反常酸性尿。

4. 治疗　应首先积极治疗原发病。对丧失胃液所致的代谢性碱中毒，可输注等渗盐水或葡萄糖盐水；必要时可补充盐酸精氨酸。另外，碱中毒几乎都存在低钾血症，故需同时补给氯化钾。

治疗严重碱中毒时（血浆 pH＞7.65），可用稀释的烟酸溶液。纠正碱中毒不宜过于迅速，关键是解除碱中毒病因。用 2％NH_4Cl 作静脉注射，用量按每千克体重 1 ml 可降低 CO_2CP 容积％算出，或用以下公式：

需酸量(mmol)＝(103－血 Cl^- 测得值)mmol/L×体重(kg)×0.2 L/kg，再按1 mmol NH_4Cl＝54 mg 折算。

肝功能不全时用精氨酸代替。

【呼吸性酸中毒】

呼吸性酸中毒(respiratory acidosis)系指肺泡通气及换气功能减弱，不能充分排出体内生成的 CO_2，以致血液 $PaCO_2$ 增高，引起高碳酸血症。

1. 病因和发病机制　换气不足是呼吸性酸中毒最常见病因，可见于：①呼吸中枢抑制，如颅脑外伤、麻醉过深、吗啡类药物中毒；②呼吸道阻塞；③胸部疾患，如反常呼吸、血气胸、肺炎、肺气肿、肺水肿；④呼吸肌麻痹，如高位脊髓压迫、外伤等情况，由于 CO_2 量增加或积聚，下列反应右移，由此增加了 H^+。

$$H_2O+CO_2\uparrow \longrightarrow H_2CO_3 \longrightarrow H^+\uparrow +HCO_3^-$$

2. 临床表现　患者可能有胸闷、呼吸困难、躁动不安等。因换气不足致缺氧，可有头痛、发绀。随酸中毒加重，可有血压下降、谵妄、昏迷等。脑缺氧可致脑水肿、脑疝，甚至呼吸骤停。

3. 诊断　实验室检查：动脉血气分析血 pH 值明显下降，$PaCO_2$ 增高，血浆 HCO_3^- 可正常。慢性呼吸性酸中毒时，血 pH 值下降不明显，$PaCO_2$ 增高，血 HCO_3^- 亦有增高。代谢性碱中毒时虽也有 $PaCO_2$ 升高，但其 pH 值高于正常，可资鉴别。

4. 治疗　首先去除病因，主要问题是换气不足，消除病因后换气功能常可改善。机体对呼吸性酸中毒的代偿能力较差，而且常合并缺氧，对机体的危害极大，因此除需尽快治疗原发病因外，还必须积极采取措施改善患者的通气功能。作气管插管或气管切开并使用呼吸机，能有效地改善机体的通气及换气功能。

引起慢性呼吸性酸中毒的疾病大多很难治愈。针对性地采取控制感染、扩张小支气管、促进排痰等措施，可改善换气功能和减轻酸中毒程度。

【呼吸性碱中毒】

1. 病因和发病机制　呼吸性碱中毒(respiratory alkalosis)是由于肺泡通气过度，体内生成的 CO_2 排出过多，以致血 $PaCO_2$ 降低，最终引起低碳酸血症。引起通气过度的原因很多，例如癔症、忧虑、疼痛、发热、创伤、中枢神经系统疾病、低氧血症、肝衰竭，以及呼吸及辅助通气过度等。

2. 临床表现　多数患者有呼吸急促的表现。引起呼吸性碱中毒之后，患者可有眩晕，手、足和口周麻木，针刺感，肌震颤及手足抽搐。患者常有心率加快。

3. 诊断　实验室检查：血 pH 值增高，$PaCO_2$ 和 HCO_3^- 下降，CO_2CP 降低。高氯性代谢性酸中毒虽有 HCO_3^- 浓度降低和高氯血症，但其血 pH 值低于 7.4，可资鉴别。

4. 治疗　原发疾病应予积极治疗。用纸袋罩住口鼻，增加呼吸道无效腔，可减少 CO_2 的呼出，以提高血 $PaCO_2$。危重患者或中枢神经系统病变所致的呼吸急促，可用药物阻断其自主呼吸，并由呼吸机进行适当的辅助呼吸。有手足抽搐的，可给予葡萄糖酸钙静脉注射。对 pH 值超过 7.65 的重症患者，可行气管内插管和控制呼吸，使 pH 值迅速下降。

【混合性酸碱平衡紊乱】

混合性酸碱平衡紊乱的类型：临床上常见两种或两种以上的单纯性酸碱紊乱同时存在，其中一种是主要的紊乱，另一些则是过度代偿或代偿不全的结果。由于 $PaCO_2$ 不能同时升高与降低，故呼吸性酸中毒不能与呼吸性碱中毒混合存在；而代谢性酸中毒可与代谢性碱中毒同时存在，见于尿闭患者伴有胃肠吸引或接受大量碳酸氢钠的细胞外液碱中毒和细胞内液酸中毒。

1. 诊断　混合性酸碱平衡紊乱主要依靠临床病史和血气分析进行判断。一般而言，$PaCO_2$ 数值用以判断呼吸性成分，而 HCO_3^- 数值用以判断代谢性成分，pH 值决定何种紊乱起主导作用。

2. 治疗　混合型酸碱平衡紊乱的治疗和单一的酸碱平衡紊乱相似，只要治疗其中一种主要紊乱即可改善血 pH 值。例如在代谢性酸中毒和代谢性碱中毒同时存在时，一旦纠正一种紊乱后即可出现呼吸代偿而不需进行其他治疗。当然，在治疗过程中应根据血气分析不断调整。此外，积极治疗原发病因仍是必要的。

第六节　护　理

1. 护理评估

(1) 健康史：评估患者的年龄、体重、生活习惯等，有助于了解失衡、电解质紊乱的原因。

(2) 身体状况：是否有精神状况、意识的改变；是否有体液失衡、电解质紊乱的相关临床症状和体征出现；血液及尿液检查是否异常。

2. 护理问题

(1) 体液不足：与体液失衡、电解质紊乱有关。

(2) 营养失调：低于机体需要量，与体液失衡、电解质紊乱有关。

(3) 皮肤完整性受损：与体液缺乏及不适当的组织灌流引起皮肤黏膜干燥、弹性降低有关。

(4) 有受伤的危险：与体液失衡、电解质紊乱致肌肉无力、精神状态改变有关。

(5) 潜在并发症：血压改变和精神状态的改变。

(6) 知识缺乏：缺乏相关疾病知识。

3. 护理措施

(1) 维持体液平衡：根据体液失衡及电解质紊乱情况，及时遵医嘱，并正确地补液。每日测体重，记录 24 h 出入液量，以及生命体征、尿比重等。监测血液指标。静脉输液注意输入的速度及量，避免增加心肺负担。

(2) 改善营养状况：根据患者营养状况，注意患者摄食。

(3) 维持皮肤、黏膜完整性：定时观察皮肤黏膜状况。保持皮肤清洁干燥，避免使用肥皂擦洗。保持床单位干燥、平整。协助虚弱及意识不清的患者翻身或床上被动运动，以减少骨隆突处长期受压。若发生口腔黏膜炎症或溃疡应加强口腔护理。

(4) 防止意外损伤及并发症的发生：监测患者情绪、精神状态。加强陪护，使用床栏保护，加强室内灯光。对于出现痉挛抽搐的患者，应密切观察并加以保护，维持周围环境安全、移除环境中的危险品、减少跌倒等意外伤害。与患者讨论适当的活动项目与时间，并协助患者完成。

(5) 提供信息支持：告知患者疾病的发生、症状、体征，解释治疗方案，鼓励患者积极配合治疗。说明获取足够营养的重要性，注意饮食合理搭配。

(6) 对于使用呼吸机辅助呼吸者，注意调整呼吸频率及潮气量，避免过度通气。评估患者对氧的需求量，观察临床表现，正确指导患者调整呼吸型态，遵医嘱给予及时处理。

(7) 对于有呕吐的患者，控制呕吐等原发病，减少胃肠液的丧失。呕吐时避免误吸，呕吐后及时清理呕吐物。密切监护呼吸状态及生命体征变化，测量体重，记录 24 h 出入液量，评估患者失衡改善情况，避免纠正过度。

(8) 疼痛护理：密切观察患者疼痛的性质、强度、部位、持续时间以及对生活产生的影响，遵医嘱给予适当使用止痛药物或非药物止痛措施，并注意止痛剂的效果。

4. 护理评价

(1) 患者水、电解质和出入液量是否恢复平衡。

(2) 生命体征、皮肤弹性等是否恢复正常。

(3) 食欲、摄入量及体重是否恢复。

(4) 营养状况是否得到改善。

(5) 血液、尿液等化验指标是否达到正常水平。

(6) 安全无意外发生。

(7) 并发症得到预防或控制。

案例分析题

患者，男性，53 岁。胰腺癌行 Whipple 术，术后 1 周发生胰瘘。查体：患者处于嗜睡状态，心率 115 次/分，血压 90/60 mmHg，肌张力降低，腱反射减弱。化验：血 pH 值为 7.21，血浆[HCO_3^-] 为 15 mmol/L。

问题：(1) 该患者酸碱平衡失调的类型是什么？

(2) 针对该患者的主要护理措施有哪些？

(3) 给予适当治疗后，患者出现手足抽搐，原因是什么？应如何处理？

(蒋　红　杨　林　綦　端)

第三章 外科休克患者的护理

第一节 概 述

休克(shock)是机体受到强烈有害因素侵袭后出现的以有效循环血量锐减、组织血液灌流不足、细胞广泛缺氧、代谢紊乱及器官功能障碍为共同特点的病理过程，是一种危急的临床综合征。现代观点认为休克是一个序贯事件，是一个从亚临床阶段的组织灌流不足向多器官功能障碍或衰竭发展的连续过程。休克发病急，进展快，若未能及时发现和治疗，可发展至不可逆阶段而威胁患者的生命，所以护士应该密切观察患者，根据患者的不同阶段及时采取适当的护理措施。

【病因和分类】

引起休克的原因很多，外科休克患者多为失血性、创伤性和感染性原因引起。根据休克的原因、始动因素和血流动力学变化，对休克有不同的分类。

1. 按休克的原因分类　可分为低血容量性、感染性、心源性、神经源性和过敏性休克。

(1) 低血容量性休克(oliguric hypovolemic shock)：常因大量出血或体液积聚在组织间隙导致有效循环量降低所致。如大血管破裂或脏器(肝、脾)破裂出血或各种损伤(骨折、挤压综合征)，以及大手术引起血液和血浆的同时丢失。前者为失血性休克，后者为创伤性休克。

(2) 感染性休克(septic shock)：主要由于细菌及毒素作用所造成。常继发于以释放内毒素为主的革兰阴性杆菌感染，如急性化脓性腹膜炎、急性梗阻性化脓性胆管炎、绞窄性肠梗阻、泌尿系统感染及败血症等，又称内毒素性休克。

(3) 心源性休克(cardiogenic shock)：主要由心功能不全引起，常见于大面积急性心肌梗死、急性心肌炎、心包填塞、心瓣膜口堵塞和严重心律失常等。

(4) 神经源性休克(neurogenic shock)：常由剧烈疼痛、脊髓损伤、麻醉平面过高或创伤等引起。

(5) 过敏性休克(anaphylactic shock)：常由接触、进食或注射某些致敏物质，如油漆、花粉、药物(如青霉素)、血清制剂或疫苗、异体蛋白质等而引起。

2. 按休克发生的始动因素分类　休克的始动因素主要为血容量减少致有效循环血量下降。心脏泵血功能严重障碍引起有效循环血量下降和微循环流量减少；或由于大量毛细血管和小静脉扩张，血管床容量扩大，血容量相对不足，使有效循环血量减少。据此，又可将休克作如下分类：

(1) 低血容量性休克：始动因素是血容量减少。快速大量失血、大面积烧伤所致的大量血浆丧失、大量出汗、严重腹泻或呕吐、内脏器官破裂、穿孔等情况，导致大量血液或体液急剧丧失，都可引起血容量急剧减少而导致低血容量性休克。

(2) 心源性休克：始动因素是心功能不全引起的心排血量急剧减少。常见于大范围心肌梗死(梗死范围超过左心室体积的40%)，也可由严重的心肌弥漫性病变(如急性心肌炎) 及严重的心律失常(如心动过速)等引起。

(3) 心外阻塞性休克(extracardiac obstructive shock)：始动因素是心外阻塞性疾病引起的心脏后负荷增加。常见于缩窄性心包炎、心包填塞、肺动脉高压等导致的心脏功能不全。

(4) 分布性休克(distributive shock)：始动因素是外周血管(主要是微小血管)扩张所致的血管容量扩大。患者血容量和心泵功能可能正常，但由于广泛的小血管扩张和血管床扩大，大量血液淤积在外周微血管中而使回心血量减少。引起血管扩张的因素包括感染、过敏、中毒、脑损伤、脊髓损伤、剧烈疼痛等。

3. 按休克时血流动力学特点分类

(1) 低排高阻型休克：又称低动力型休克(hypodynamic shock)，其血流动力学特点是外周血管收缩致外周血管阻力增高，心排血量减少。由于皮肤血管收缩、血流量减少，使皮肤温度降低，故又称为冷休克(cold shock)。低血容量性、心源性、创伤性和大多数(革兰阴性菌)感染性休克均属此类，临床上最常见。

(2) 高排低阻型休克：又称高动力型休克(hyperdynamic shock)，其血流动力学特点是外周血管扩张致外周血管阻力降低，心排血量正常或增加。由于皮肤血管扩张、血流量增多，使皮肤温度升高，故又称暖休克(warm shock)。部分感染性(革兰阳性菌)休克属于此类。

【病理生理】

有效循环血容量锐减和组织灌注不足，以及由此引起的微循环障碍、代谢改变及内脏器官继发性损害是各类休克的共同病理生理基础。

1. 微循环障碍　根据微循环障碍的不同阶段的病理生理特点可分为三期。

(1) 微循环收缩期：又称为缺血缺氧期。当机体有效血量锐减时，血压下降、组织灌注不足和细胞缺氧，刺激主动脉弓和颈动脉窦压力感受器，引起血管舒缩中枢加压反射，交感-肾上腺轴兴奋，引起大量儿茶酚胺释放及肾素-血管紧张素分泌增加等反应，使心跳加快、心排血量增加，并选择性地使外周(如骨骼肌、皮肤)小血管和内脏(如肾和肠道)小血管、微血管平滑肌收缩，以保证重要内脏器官的供血。由于毛细血管前括约肌强烈收缩、动静脉短路和直接通道开放，增加了回心血量。随着真毛细血管网内血量减少，毛细血管内静水压降低，血管外液进入血管，可在一定程度上补充循环血量。故称此期为休克代偿期。

(2) 微循环扩张期：又称为淤血缺氧期。若休克发展，流经毛细血管的血流量继续减少，组织因严重缺氧而处于缺氧代谢状态，大量酸性代谢产物积聚，使毛细血管前括约肌松弛，而后括约肌由于对酸性物质耐受力较强而仍处于松弛状态，致大量的血液淤滞于毛细血管，引起管内静水压升高及通透性增加，血浆外渗至第三间隙，血液浓缩，血黏稠度增加，回心血量进一步减少，血压下降，重要内脏器官灌注不足，休克进入抑制期。

(3) 微循环衰竭期：又称弥散性血管内凝血期。由于血液浓缩、黏稠度增加，加之酸性环境中的血液高凝状态，红细胞与血小板容易发生凝集而在血管内形成微血栓，甚至发生弥散性血管内凝血（disseminated intravascular coagulation, DIC）。随着各种凝血因子的大量消耗，纤维蛋白溶解系统被激活，可出现严重的出血倾向。由于组织缺少血液灌注、细胞严重缺氧、加之酸性代谢产物和内毒素的作用，使细胞内溶酶体膜破裂，释放多种水解酶，造成组织细胞自溶、死亡，引起广泛的组织损害甚至多器官功能受损。此期称为休克失代偿期。

2. 代谢改变　休克引起的应激状态使儿茶酚胺大量释放，促进高血糖素生成并抑制胰岛素分泌，以加速肝糖原和肌糖原分解，同时刺激垂体分泌促肾上腺皮质激素，使血糖水平升高。血容量降低，促使血管升压素和醛固酮分泌增加，通过肾使水钠潴留，以保证有效血容量。

在组织灌注不足和细胞缺氧的状态下，体内葡萄糖以无氧酵解为主，产生的三磷腺苷（ATP）大大减少，而丙酮酸和乳酸产生过多，同时肝因灌注量减少，处理乳酸的能力减弱，使乳酸在体内的清除减少而血液内含量增多引起代谢性酸中毒。休克时蛋白质分解加速，可引起血中尿素氮、肌酐及尿酸含量增加。

无氧代谢引起 ATP 产生不足，致细胞膜的钠-钾泵功能失常。细胞外钾离子无法进入细胞内，而细胞外液却随钠离子进入细胞，造成细胞外液减少及细胞过度肿胀而变性、死亡。细胞膜、线粒体膜、溶酶体膜等细胞器受到破坏时可释放出大量水解酶，引起细胞自溶和组织损伤，其中最重要的是组织蛋白酶，可使组织蛋白分解而生成多种活性肽，对机体造成不利影响，进一步加重休克。

3. 内脏器官的继发损伤　由于持续的缺血、缺氧，细胞可发生变性、坏死，导致内脏器官功能障碍，甚至衰竭。若 2 个或 2 个以上重要器官或系统同时或序贯发生功能衰竭，称为多器官功能障碍综合征（multiple organ dysfunction syndrome, MODS），是休克患者的主要死因。

(1) 肺：低灌注和缺氧可损伤肺毛细血管和肺泡上皮细胞。内皮细胞损伤可导致毛细血管通透性增加而引起肺间质水肿；肺泡上皮细胞损伤可使表面活性物质生成减少、肺泡表面张力升高，继发肺泡萎陷而引起肺不张，进而出现氧弥散障碍，通气/血流比例失调；患者出现进行性呼吸困难和缺氧，称为急性呼吸窘迫综合征（acute respiratory distress syndrome, ARDS）。

(2) 肾：休克时儿茶酚胺、血管升压素和醛固酮分泌增加，引起肾血管收缩、肾血流量减少和肾滤过率降低，致水钠潴留，尿量减少。此时，肾内血流重新分布并主要转向髓质，致肾皮质血流锐减，肾小管上皮细胞大量坏死，引起急性肾衰竭（acute renal failure, ARF）。

(3) 心：由于代偿，心率加快、舒张期缩短或舒张压降低，冠状动脉灌流量减少。心肌因缺血缺氧而受损。一旦心肌微循环内血栓形成，可引起局灶性心肌坏死和心力衰竭。此外，休克时的缺血缺氧、酸中毒以及高血钾等均可加重心肌功能的损害。

(4) 脑：休克晚期，由于持续性的血压下降，脑灌注压和血流量下降可引起脑缺氧并丧失对脑血流的调节作用。毛细血管周围胶质细胞肿胀、血管通透性升高致血浆外渗可引起继发性脑水肿和颅内压增高。

(5) 肝：肝灌注障碍使单核-吞噬细胞受损，导致肝解毒及代谢功能减弱并加重代谢紊乱及酸中毒。由于肝细胞缺血、缺氧及肝血窦及中央静脉内微血栓形成，肝小叶中心区可发生坏死而引起肝功能障碍，患者可出现黄疸、转氨酶升高等，严重时出现肝性脑病和肝衰竭。

(6) 胃肠道：缺血、缺氧可使胃肠道黏膜上皮细胞的屏障功能受损，并发急性胃黏膜糜烂、应激性溃疡(stress ulcer)或上消化道出血。由于肠的屏障结构和功能受损、肠道内细菌及毒素易位，患者可并发肠源性感染或毒血症。

【临床表现】

根据休克的发病过程，将休克分为代偿期和抑制期，各期表现特点不同(表 3－1)。

表 3－1　休克的临床表现

分期	程度	神志	口渴	皮肤黏膜		脉搏	血压	体表血管	尿量	估计失血量
				色泽	温度					
休克代偿期	轻度	清楚，伴痛苦表情，精神紧张	明显	开始苍白	正常，发凉	100 次/分以下，尚有力	收缩压正常或稍升高，舒张压增高，脉压缩小	正常	正常	<20% (<800 ml)
	中度	尚清楚，表情淡漠	很明显	苍白	发冷	100～120 次/分	收缩压为 90～70 mmHg，脉压小	表浅静脉塌陷，毛细血管充盈迟缓	尿少	20%～40% (800～1 600 ml)
休克抑制期	重度	意识模糊，昏迷	非常明显，可无主诉	显著苍白，肢端青紫	厥冷(肢端更明显)	脉速而细弱，或摸不清	收缩压<70 mmHg 或测不到	毛细血管充盈更迟缓，表浅静脉塌陷	少尿或无尿	>40% (>1 600 ml)

1. *休克代偿期*　当失血量少于循环血量的 20%以下时，由于机体的代偿作用，交感-肾上腺轴兴奋，患者表现为神志清醒、精神紧张、兴奋或烦躁不安、口渴、面色苍白、手足湿冷、心率和呼吸增快，尿量正常或减少，舒张压可升高、脉压差减小。此时若处理得当，休克可很快得到纠正。否则将发展进入抑制期。

2. *休克抑制期*　患者表现为神情淡漠、反应迟钝，甚至出现意识模糊或昏迷，皮肤和黏膜发绀、四肢厥冷、脉搏细数或摸不清、血压下降、脉压差缩小，尿量减少甚至无尿。若皮肤黏膜出现紫斑或消化道出血，则表示病情发展至 DIC 阶段。若出现进行性呼吸困难、烦躁、发绀，且虽给予吸氧仍不能改善者，应警惕并发呼吸窘迫综合征。此期患者常继发多器官功能障碍综合征而死亡。

【辅助检查】

血、尿、粪常规、生化、出凝血机制和血气分析检查等可了解患者全身和各脏器功能状况。中心静脉压(central venous pressure, CVP)测定有助判断循环容量和心功能。

1. 实验室检查

(1) 血、尿和粪常规检查：红细胞计数、血红蛋白值降低可提示失血，反之则提示失液；血细胞比容增高提示有血浆丢失。白细胞计数和中性粒细胞比例增高常提示感染的存在。尿比重增高常表明血液浓缩或容量不足。消化系统出血时粪便隐血阳性或呈黑便。

(2) 血生化检查:包括肝、肾功能检查、动脉血乳酸盐、血糖、血电解质等检查,可了解患者是否合并多器官功能衰竭、细胞缺氧及酸碱平衡失调的程度等。

(3) 凝血机制:包括血小板,出凝血时间,[凝血]因子Ⅰ,凝血酶原时间及其他凝血因子。当血小板低于 80×10^9/L、[凝血]因子Ⅰ少于 1.5 g/L,凝血酶原时间较正常延长 3 s 以上时应考虑 DIC 的发生。

(4) 动脉血气分析:有助了解酸碱平衡状况。$PaCO_2$ 正常值为 4.8～5.8 kPa(36～44 mmHg)。休克时,因缺氧和乏氧代谢,可出现 pH 值和 PaO_2 降低,而 $PaCO_2$ 明显升高。若 $PaCO_2$ 超过 5.9～6.6 kPa(45～50 mmHg)而通气良好,提示严重肺功能不全。$PaCO_2$ 高于 8 kPa(60 mmHg)、吸入纯氧后仍无改善,提示有急性呼吸窘迫综合征。

(5) 动脉血乳酸盐测定:反映细胞缺氧程度,正常值为 1.0～1.5 mmol/L。休克时间越长,血流灌注障碍越严重,动脉血乳酸盐浓度也越高,提示病情严重,预后不良。

(6) 血浆电解质测定:测定血钾、钠、氯等,了解体液代谢或酸碱平衡失调的程度。

2. 影像学检查　创伤者,应视受伤部位作相应部位的影像学检查,以排除骨骼、内脏或颅脑的损伤。

3. B 超检查　有助于发现部分患者的感染灶和引起感染的原因。

4. 血流动力学监测

(1) 中心静脉压:代表右心房或者胸腔段静脉内的压力,其变化可反应血容量和右心功能。正常值为 0.49～1.18 kPa(5～12 cmH_2O)。CVP 降低表示血容量不足,增高提示有心功能不全。

(2) 肺毛细血管楔压(pulmonary capillary wedge pressure, PCWP):应用 Swan - Ganz 漂浮导管测量,反映肺静脉、左心房和右心室压力。PCWP 降低提示血容量不足,增高提示肺循环阻力增加。

(3) 心排血量(cardiac output, CO)和心排血指数(cardiac index, CI):通过 Swan - Ganz 漂浮导管、应用热稀释法可测 CO。休克时,CO 多见降低,但某些感染性休克者可见增高。

5. 后穹隆穿刺　育龄妇女有月经过期史时应做后穹隆穿刺,可抽得不凝血液。

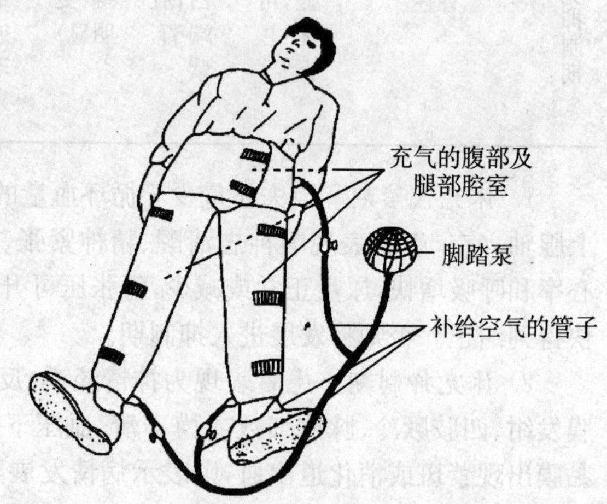

图 3－1　抗休克裤示意图

【处理原则】

尽早去除病因,迅速恢复有效循环血量,纠正微循环障碍,恢复组织灌注,增强心肌功能,恢复正常代谢和防止多器官功能障碍综合征。

1. 急救　包括积极处理引起休克的原发伤、原发病。

(1) 处理原发伤、原发病:包括创伤处包扎、固定、制动和控制大出血。如局部压迫或扎止血带等,必要时可使用抗休克裤(military anti - shock trousers, MAST)止血。抗休克裤(图 3 - 1)充气后对腹部与腿部加压,可促使血液回流,改善重要脏器的供血,同时可通过局部压迫作用控制腹部和下肢出血。

(2) 保持呼吸道通畅：为患者松解领扣等，解除气道压迫；使头部仰伸，清除呼吸道异物或分泌物，保持气道通畅。早期以鼻导管或面罩给氧，增加动脉血氧含量，改善组织缺氧状态。严重呼吸困难者，可作气管插管或气管切开，予以呼吸机人工辅助呼吸。

(3) 取休克体位：头和躯干抬高 20°～30°，下肢抬高 15°～20°，以增加回心血量。

(4) 其他：注意保暖，必要时应用镇痛剂等。

2. *补充血容量*　是治疗休克最基本和首要的措施，也是纠正休克引起的组织低灌注和缺氧状态的关键。原则是及时、快速、足量。在连续监测血压、CVP 和尿量的基础上，判断补液量。输液种类主要有两种：晶体液和胶体液。一般先输入扩容作用迅速的晶体液，再输入扩容作用持久的胶体液，必要时进行成分输血或输入新鲜全血。近年来发现 3%～7.5%的高渗盐溶液在抗休克中也有良好的扩容和减轻组织细胞肿胀的作用，可用于休克复苏治疗。

3. *积极处理原发病*　由外科疾病引起的休克，多存在需手术处理的原发病变，如内脏大出血、消化道穿孔出血、肠绞窄、急性梗阻性化脓性胆管炎和腹腔脓肿等。对此类患者，应在尽快恢复有效循环血量后及时手术处理原发病变，才能有效纠正休克。有时甚至需要在积极抗休克的同时施行手术，以赢得抢救时机。故应在抗休克的同时积极做好术前准备。

4. *纠正酸碱平衡失调*　在休克早期，由于过度换气，患者可出现短暂的呼吸性碱中毒，使血红蛋白氧离曲线左移，氧不易从血红蛋白释出，导致组织缺氧加重，酸性代谢产物积聚使患者很快进入代谢性酸中毒。酸性环境有利于氧与血红蛋白解离，从而增加组织氧供，有利休克复苏。处理酸中毒的根本措施是快速补充血容量，改善组织灌注，适时和适量地给予碱性药物。轻度酸中毒患者，随扩容治疗时输入平衡盐溶液所带入的一定量的碱性物质和组织灌流的改善，无需应用碱性药物即可得到缓解。但对酸中毒明显、经扩容治疗不能纠正者，仍需应用碱性药物，如 5%碳酸氢钠溶液纠正。

5. *应用血管活性药物*　辅助扩容治疗。理想的血管活性药物既能迅速提升血压，又能改善心脏、脑血管、肾和肠道等内脏器官的组织灌注。

血管活性药物主要包括血管收缩剂、扩张剂及强心药物三类。血管收缩剂使小动脉普遍处于收缩状态，虽可暂时升高血压，但可加重组织缺氧，应慎重选用。临床常用的血管收缩剂有多巴胺、去甲肾上腺素和间羟胺等。血管扩张剂可解除小动脉痉挛，关闭动-静脉短路，改善微循环，但可使血管容量扩大、血容量相对不足而致血压下降，故只能在血容量已基本补足而患者发绀、四肢厥冷、毛细血管充盈不良等循环障碍未见好转时才考虑使用。常用的血管扩张剂有酚妥拉明、酚苄明、阿托品、山莨菪碱等。对于有心功能不全的患者，可给予强心药物以增强心肌收缩力、减慢心率、增加心排血量。常用药物有多巴胺、多巴酚丁胺和毛花苷 C(西地兰)等。血管活性药物的选择应结合病情。为兼顾重要脏器的灌注水平，临床常将血管收缩剂与扩张剂联合应用。

6. *改善微循环*　休克发展到 DIC 阶段，需应用肝素抗凝治疗，用量为 1.0 mg/kg，每 6 h 1 次。DIC 晚期，纤维蛋白溶解系统功能亢进，可使用抗纤溶药，如氨甲苯酸、氨基已酸、抗血小板黏附和聚集的阿司匹林、双嘧达莫(潘生丁)和低分子右旋糖酐等。

7. *控制感染*　包括处理原发感染灶和应用抗菌药。原发感染灶的存在是引起休克的主要原因，应尽早处理才能彻底纠正休克和巩固疗效。对病原菌尚未确定者，可根据临床判断应用抗菌药；对已知致病菌种者，则应针对性选用敏感的抗菌药，以提高抗菌效果和减少耐药性。

8. *应用皮质类固醇* 对于严重休克及感染性休克的患者可使用皮质类固醇治疗。其主要作用是：

(1) 阻断α受体兴奋作用，扩张血管，降低外周血管阻力，改善微循环。

(2) 保护细胞内溶酶体，防止细胞溶酶体破裂。

(3) 增强心肌收缩力，增加心排血量。

(4) 增进线粒体功能，防止白细胞凝集。

(5) 促进糖异生，使乳酸转化为葡萄糖，减轻酸中毒。一般主张大剂量静脉滴注，如地塞米松 1～3 mg/kg，一般只用 1～2 次，以防过多应用引起不良反应；但对严重休克者，可考虑适当延长应用时间。

第二节 低血容量性休克

低血容量性休克(hypovolemic shock)常因大量出血或体液丢失，或体液积存于第三间隙，导致有效循环量降低引起。由大血管破裂或脏器出血引起的称失血性休克；各种损伤或大手术后同时具有失血及血浆丢失而发生的称创伤性休克。

低血容量性休克的主要表现为中心静脉压(CVP)降低、回心血量减少、心排血量下降所造成的低血压，经神经内分泌机制引起的外周血管收缩、血管阻力增加和心率加快，以及由微循环障碍造成的各种组织器官功能不全和病变。及时补充血容量、治疗其病因和制止其继续失血、失液是治疗此型休克的关键。

一、失血性休克

失血性休克(hemorrhagic shock)在外科休克中很常见。多见于大血管破裂、腹部损伤引起的肝，脾破裂、胃、十二指肠出血，门静脉高压症所致的食管、胃底曲张静脉破裂出血等。通常在迅速失血超过全身总量的 20%时，即出现休克。严重的体液丢失，可造成大量的细胞外液和血浆的丧失，以致有效循环血量减少，也能引起休克。

【处理原则】

主要包括补充血容量和积极处理原发病(制止出血)两个方面。注意要两方面同时抓紧进行，以免病情继续发展引起器官损害。

1. *补充血容量* 可根据血压和脉率的变化来估计失血量。虽然失血性休克时，丧失的主要是血液，但补充血容量时，并不需要全部补充血液，而应抓紧时机及时增加静脉回流。首先，可经静脉快速滴注平衡盐溶液和人工胶体液，其中，快速输入胶体液更容易恢复血管内容量和维持血流动力学的稳定，同时能维持胶体渗透压，持续时间也较长。一般认为，维持血红蛋白浓度在 100 g/L、HCT 在 30%为好。若血红蛋白浓度＞100 g/L 可不必输血；＜70 g/L可输浓缩红细胞；在 70～100 g/L 时，可根据患者的代偿能力、一般情况和其他器官功能来决定是否输红细胞；急性失血量超过总量的 30%可输全血。输入液体的量应根据病因、尿量和血流动力学进行评估，临床上常以血压结合中心静脉压的测定指导补液(表3-2)。

表 3－2　中心静脉压与补液的关系

中心静脉压	血压	原　因	处理原则
低	低	血容量严重不足	充分补液
低	正常	血容量不足	适当补液
高	低	心功能不全或血容量相对过多	给强心药，纠正酸中毒，舒张血管
高	正常	容量血管过度收缩	舒张血管
正常	低	心功能不全或血容量不足	补液试验*

＊补液试验：取等渗盐水 250 ml，于 5～10 min 内经静脉注入。如血压升高而中心静脉压不变，提示血容量不足；如血压不变而中心静脉压升高 0.29～0.49 kPa(3～5 cmH_2O)，则提示心功能不全。

随着血容量的补充和静脉回流的恢复，组织内蓄积的乳酸进入循环，应给予碳酸氢钠纠正酸中毒。还可用高渗盐水输注，以扩张小血管、改善微循环、增加心肌收缩力和提高 CO。其机制与钠离子增加、细胞外液容量恢复有关。但高血钠也有引起血压下降、继发低钾、静脉炎即血小板聚集的危险，应予注意。

2. 止血　在补充血容量同时，如仍有出血，难以保持血容量稳定，休克也不易纠正。对于肝、脾破裂，急性活动性上消化道出血病例，应在保持血容量的同时积极进行手术准备，及早施行手术止血。

二、创伤性休克

创伤性休克见于严重的外伤，如大血管破裂、复杂性骨折、挤压伤或大手术等，可引起血液或血浆丧失，损伤处炎性肿胀和体液渗出，从而导致低血容量。受损机体内可出现组胺、蛋白酶等血管活性物质，引起微血管扩张和通透性增高，致有效循环血量进一步降低。另一方面，创伤可刺激神经系统，引起疼痛和神经-内分泌系统反应，影响心血管功能；有的创伤如胸部伤可直接影响心肺，截瘫可使回心血量暂时减少，颅脑伤有时可使血压下降等。所以创伤性休克的病情常比较复杂。

【处理原则】

由于创伤性休克也属于低血容量性休克，故其急救也需要扩张血容量，与失血性休克时基本相同。但由于损伤可有血块、血浆和炎性渗液积存在体腔和深部组织，必须详细检查以准确估计丢失量。创伤后疼痛刺激严重者需适当给予镇痛镇静剂；妥善临时固定（制动）受伤部位；对危及生命的创伤如开放性或张力性气胸、连枷胸等，应作必要的紧急处理。手术和较复杂的其他处理，一般应在血压稳定后或初步回升后进行。创伤或大手术继发休克后，还应使用抗生素，避免继发感染。

第三节　感染性休克

感染性休克(septic shock)是外科多见和治疗较困难的一类休克。本病可继发于以释放内毒素的革兰阴性杆菌为主的感染，如急性腹膜炎、胆道感染、绞窄性肠梗阻及泌尿系统感染等，称为内毒素性休克。内毒素与体内的补体、抗体或其他成分结合后，可刺激交感神经引起血管痉挛并损伤血管内皮细胞。同时，内毒素可促使组胺、激肽、前列腺素及溶酶体酶等炎症介质释放，引起全身性炎症反应，结果导致微循环障碍、代谢紊乱及器官功能不全等。然而，在确诊为感染性休克的患者中，可能未见明显的感染病灶，但具有全身炎症反应综合征(systemic inflammatory response syndrome，SIRS)：①体温＞38℃或＜36℃；②心率＞90次/分；③呼吸急促＞20次/分或过度通气，$PaCO_2$＜4.3 kPa；④白细胞计数＞12×10^9/L或＜4×10^9/L，或未成熟白细胞＞10%。

感染性休克的血流动力学有高动力型和低动力型两种。前者外周血管扩张、阻力降低，心排血量正常或增高(又称高排低阻型)，有血流分布异常和动静脉短路开放增加，细胞代谢障碍和能量生成不足。患者皮肤比较温暖干燥，又称暖休克。低动力型(又称低排高阻型)外周血管收缩，微循环淤滞，大量毛细血管渗出致血容量和心排血量减少。患者皮肤湿冷，又称冷休克。表3-3列出感染性休克的临床表现。

表3-3　感染性休克的临床表现

临床表现	冷休克(低动力型)	暖休克(高动力型)
神志	躁动、淡漠或嗜睡	清醒
皮肤色泽	苍白、发绀或花斑样发绀	淡红或潮红
皮肤温度	湿冷或冷汗	比较温暖、干燥
毛细血管充盈时间	延长	1～2 s
脉搏	细速	慢、搏动清楚
脉压(mmHg)	＜30	＞30
尿量(每小时)	＜25 ml	＞30 ml

实际上，"暖休克"较少见，仅是一部分革兰阳性菌感染引起的早期休克；"冷休克"较多见，可由革兰阴性菌感染引起，而且革兰阳性菌感染的休克加重时也称为"冷休克"。至晚期，患者的心功能衰竭、外周血管瘫痪，就成为低排低阻型休克。

【处理原则】

感染性休克的病理生理变化比较复杂，治疗也比较困难。首先是病因治疗，原则是在休克未纠正以前，应着重治疗休克，同时治疗感染；在休克纠正后，则应着重治疗感染。

1. 补充血容量　此类患者休克的治疗首先以输注平衡盐溶液为主，配合适当的胶体液、血浆或全血，恢复足够的循环血量。一般应作中心静脉压监测维持其正常值，同时要求血红蛋白100 g/L，血细胞比容30%～50%，以保证正常的心脏充盈压、动脉血氧含量和较理想的血黏度。感染性休克患者，常有心肌和肾受损，故也应根据中心静脉压，调节输液量和输液速度，防止过多的输液导致不良后果。

2. 控制感染　主要措施是应用抗菌药物和处理原发感染灶。对病原菌尚未确定的患者，可根据临床判断最可能的致病菌种应用抗菌药，或选用广谱抗菌药。如腹腔内感染多数情况下以肠道的多种致病菌感染为主，可考虑选用第三代头孢菌素，如头孢哌酮钠、头孢他啶，加用甲硝唑、替硝唑等，或加用青霉素或广谱青霉素等。已知致病菌种时，则应选用敏感而较窄谱的抗菌药。原发感染病灶的存在是发生休克的主要原因，应尽早处理，才能纠正休克和巩固治疗。

3. 纠正酸碱平衡　感染性休克的患者，常伴有严重的酸中毒，且发生较早，需及时纠正。一般在纠正、补充血容量的同时，经另一静脉通路滴注5%碳酸氢钠200 ml，并根据动脉血气分析结果，再作补充。

4. *心血管药物的应用*　经补充血容量、纠正酸中毒而休克未见好转时，应采用血管扩张药物治疗，还可与以α受体兴奋为主，兼有轻度兴奋β受体的血管收缩剂和兼有兴奋β受体作用的α受体阻滞剂联合应用，以抵消血管收缩作用，保持、增强β受体兴奋作用，而又不致使心率过于增速，例如山莨菪碱、多巴胺等，或者合用间羟胺、去甲肾上腺素，或去甲肾上腺素和酚妥拉明的联合应用。

感染性休克时，心功能常受损害。改善心功能可给予强心苷（毛花苷C）、β受体激活剂多巴酚丁胺。

5. *皮质激素治疗*　糖皮质激素能抑制多种炎症介质的释放和稳定溶酶体膜，缓解SIRS。但应用限于早期、用量宜大，可达正常用量的10～20倍，维持不宜超过48 h。否则有发生急性胃黏膜损害和免疫抑制等严重并发症的危险。

6. *其他治疗*　包括营养支持，针对并发的DIC、重要器官功能障碍的处理等。

第四节　护　　理

【护理评估】

1. *健康史*　了解有无引起休克的原因，如大面积烧伤、骨折、挤压综合征、消化道大出血、肝脾破裂、大血管损伤、急性胆道感染、急性弥漫性腹膜炎、绞窄性肠梗阻等。

2. *身体状况*

(1) 意识和精神状态：观察患者是精神紧张、兴奋、烦躁不安，还是表情淡漠、反应迟钝、意识模糊或昏迷。

(2) 皮肤色泽及温度：有无皮肤和黏膜苍白或发绀、手足湿冷、皮肤花斑等。

(3) 生命体征：有无收缩压降低、脉压缩小或血压测不到等；有无脉率增快、脉搏细弱或测不到；有无呼吸浅促或不规则；有无高热或体温偏低。

(4) 尿量及尿相对密度：有无尿量减少、尿相对密度异常；观察并记录24 h液体出入量。

(5) 外周血管：有无浅静脉塌陷、毛细血管充盈时间延长。

3. *辅助检查*　了解血常规、动脉血气分析、动脉血乳酸盐测定、凝血功能、血生化检查等结果，以估计休克的原因、严重程度及有无继发重要器官功能损害等。

4. *患者治疗情况*　输液量、内容、速度；用药的种类，是否有效，有无不良反应；手术名称，术后有无不适、并发症；治疗效果。

5. *心理、社会状况*　观察患者及家属的情绪反应，了解其心理承受能力及对治疗和预后的知晓程度。休克起病急、病情重、变化快，加之抢救中使用的监测和治疗仪器较多，易使患者和家属产生遭受死亡威胁的感觉，出现不同程度的紧张、焦虑或恐惧心理。

【护理问题】

1. *体液不足*　与失血如腹腔内出血，失液如禁食、呕吐、腹泻、引流过多有关。

2. *组织灌注量改变*　与循环血量不足、微循环障碍等有关。

3. *心排血量减少*　与冠状动脉供血减少、心肌缺氧和损害等有关。

4. *气体交换受损*　与肺萎陷、通气/血流比例失调、DIC等有关。

5. 体温异常　与感染、毒素吸收或体表灌注减少等有关。

6. 有感染的危险　与机体免疫力降低、留置导尿管和静脉导管等有关。

7. 潜在并发症　有皮肤受损和意外受伤的危险，以及多系统器官功能障碍等。

【护理措施】

1. 紧急救护

(1) 保持患者安静，休克患者应就地进行抢救，避免过多搬动或远距离的转运。

(2) 安置休克卧位，安置患者于平卧位或头和躯干抬高 20°～30°、下肢抬高 15°～20°卧位。

(3) 立即开放两条静脉通道，及时补充血容量。

(4) 控制出血：立即采取压迫止血、加压包扎，以及上止血带、止血钳等措施，控制活动性出血。

(5) 保持呼吸道通畅：立即清理口鼻分泌物、呕吐物、血迹或异物等，必要时置口咽通气道，以保持呼吸道通畅。

(6) 改善缺氧状态：行鼻导管给氧，氧浓度为 40%～50%、流量为 6～8 L/min，以提高动脉血氧浓度。严重呼吸困难者，应协助医生行气管插管或气管切开，并尽早使用呼吸机辅助呼吸。

(7) 使用抗休克裤：抗休克裤是专为紧急抢救各种原因所致的低血容量性休克患者而设计，它通过对腹部与下肢施加可测量和可控制的压力，使体内有限的血液实现最优分配，进而迅速改善心、脑重要脏器的血供。现场穿抗休克裤，只需 1～2 min，可使自身输血达 750～1 500 ml，同时可以控制腹部和下肢出血，迅速纠正休克。当休克纠正后，由腹部开始缓慢放气，每 15 min 测量血压 1 次，若血压下降超过 5 mmHg，应停止放气，并重新注气。

(8) 调节体温：多数患者体温偏低，对面色苍白、四肢湿冷、出冷汗者应及时加被保温，但禁忌体表加温（如使用热水袋保暖），以防血管扩张加重休克。感染性休克者可有高热，应采取降温措施。

(9) 镇静、止痛：保持患者安静，尽量减少不必要的搬动，骨折处行临时固定。必要时，遵医嘱给予镇静、止痛药物。剧痛时可肌注或静脉注射吗啡 5～10 mg 或哌替啶 50～100 mg，但严重颅脑外伤、呼吸困难，急腹症患者诊断未明确者禁用。

(10) 留置导尿管监测肾功能。

(11) 放置 CVP 导管监测 CVP；心电图监测有无严重心律紊乱、心肌梗死等。

2. 补充血容量　是治疗休克最基本和首要的措施，也是纠正休克引起的组织低灌注和缺氧状态的关键。原则是及时、快速、足量。输液的种类有两种：晶体液和胶体液。一般先补给晶体溶液如平衡盐溶液、生理盐水、葡萄糖溶液等，以增加回心血量和心排血量；再输入扩容作用持久的胶体液，如全血、血浆、血浆增量剂、白蛋白等，以减少晶体液渗出至血管外第三间隙。应根据患者的心肺功能、失血或失液量及血压、中心静脉压监测结果等调整补液速度。准确记录输入液体的种类、数量、时间及速度等，并详细记录 24 h 出入量，为后续治疗提供依据。

3. 改善组织灌注

(1) 休克体位：将患者头和躯干抬高 20°～30°，可防止膈肌及腹腔脏器上移而影响心肺功能，并可增加回心血量及脑血流。

(2) 使用抗休克裤。

(3) 应用血管活性药物:应用过程中,监测血压的变化,及时调整输液速度。使用时从低浓度、慢速度开始,每5～10 min测1次血压。血压平稳后每15～30 min测1次,并按药物浓度严格控制滴速,严防药物外渗。

(4) 增强心肌功能:遵医嘱给予增强心肌功能的药物,如静脉注射毛花苷C快速达到洋地黄化(0.8 mg/d)。在用药过程中,注意观察心率变化及药物的不良反应。

(5) 保持呼吸道通畅

1) 观察呼吸形态,监测动脉血气,了解缺氧程度:鼓励患者深、慢呼吸和有效咳嗽。协助患者做双上肢活动,促进肺的扩张。遵医嘱给予吸氧,严重呼吸困难者,可行气管插管或气管切开,并尽早使用呼吸机辅助呼吸。

2) 避免误吸、窒息:昏迷患者,头应偏向一侧或置入通气管,以免舌后坠或呕吐物误吸。有气道分泌物时及时清除。

3) 协助患者咳嗽、咳痰:痰液及分泌物堵塞呼吸道时,及时清除,必要时给予雾化吸入。病情许可时,每2 h翻身,拍背1次。

(6) 预防感染:休克时机体处于应激状态,患者免疫功能下降,抵抗力减弱,容易继发感染,应注意预防。严格执行无菌技术操作规程,遵医嘱全身应用有效抗生素。有创面或伤口者,及时清洁和更换敷料,保持创面或伤口清洁干燥。

(7) 维持正常体温

1) 密切观察体温变化,每4 h测一次体温。

2) 保暖:可采用盖棉被、毛毯等措施,一般室内温度以20℃左右为宜。切忌使用热水袋、电热毯等进行体表加温,以防烫伤及皮肤血管扩张,后者使心、肺、脑、肾等重要脏器的血流灌注进一步减少。此外,加热可增加局部组织耗氧量,加重缺氧,不利于休克的纠正。

3) 库存血的复温:输血前应将库存血复温后再输入。

4) 降温:感染性休克高热时,应予物理降温。必要时采用药物降温。

(8) 遵医嘱用药:遵医嘱给予以下药物,并注意观察药物的疗效及不良反应。

1) 血管活性药物:常用的血管收缩剂有去甲肾上腺素、间羟胺、多巴胺、异丙肾上腺素等;常用的扩血管剂有酚妥拉明、阿托品、硝普钠等。使用血管活性药物时,应注意以下问题:

a. 从低浓度、慢滴速开始用药,逐渐达到理想的治疗水平,当生命体征和病情平稳后逐渐减慢速度,直至停药。

b. 使用缩血管药物时,应慎防药液外渗,以免引起皮下组织坏死。若出现脉搏细速、四肢厥冷、出冷汗、尿量减少,应停止用药,以防因血管收缩而加重器官功能损害。

c. 扩血管药物只有在血容量补足的情况下方可使用,以防血管扩张导致血压进一步下降而加重休克。

d. 用药期间应严密观察血压、脉搏、尿量、末梢循环等变化,视具体情况调整静脉滴注药物的浓度及速度。

2) 强心药物:对于心功能不全的患者,应遵医嘱给予强心药物如静脉注射毛花苷C,注意观察有无心律失常、黄视或绿视、胃肠道反应等中毒症状。

3) 抗凝药物:对弥散性血管内凝血的患者,遵医嘱给予肝素、抗纤维蛋白溶解药(如氨甲苯酸)、抗血小板黏附和聚集药物(如低分子右旋糖酐)等,并注意观察微循环衰竭的症状和体征有无好转。

4) 糖皮质激素:对感染性休克及严重休克患者,应遵医嘱给予糖皮质激素。一般主张大剂量糖皮质激素,如氢化可的松静脉滴注,但限于1～2次,以防引起严重不良反应。

5) 抗菌药物:对感染性休克患者,先遵医嘱联合使用广谱抗菌药物,再根据药物敏感试验结果遵医嘱调整为敏感的窄谱抗生素。对低血容量性休克患者,遵医嘱预防性使用抗菌药物。

6) 其他药物:遵医嘱使用三磷酸腺苷-氯化镁($ATP-MgCl_2$)、纳洛酮、超氧化物歧化酶(SOD)、依前列醇(PGI_2)等。

(9) 病情观察:休克患者病情危重、病情变化快,应置于危重症监护室,并安排专人护理。

1) 意识:反应脑组织灌流情况。若由烦躁不安转为平静或由意识模糊、反应迟钝转为清醒、对刺激反应正常,表明循环血量已基本补足,脑组织灌流改善,抗休克治疗有效。

2) 生命体征:若血压上升且稳定、脉搏有力、休克指数[脉率(次/分)÷收缩压(mmHg)]在1.0以下,呼吸平稳,体温维持在正常范围,表示休克好转。若休克指数超过1.0表示休克未纠正,超过2.0表明有严重休克。若呼吸急促、变浅、不规则表示休克恶化;当呼吸超过30次/分或低于8次/分时,表示病情危重;若出现进行性呼吸困难、发绀、动脉血氧分压低于60 mmHg,吸氧后无改善,则提示已出现ARDS。若体温突升至40℃以上或骤降至36℃以下,提示病情危重。

3) 皮肤、黏膜:皮肤、黏膜的色泽和温度能反映体表灌流情况。若皮肤和口唇颜色由苍白或发绀转为红润,手足温度由湿冷或冰凉转为温暖,表示血容量补足,末梢循环恢复,休克有好转。但暖休克时,皮肤表现为干燥潮红、手足温暖,观察时应注意这一点。若皮肤青紫,并出现淤点、淤斑,提示已发生DIC。

4) 周围静脉瘪陷和毛细血管充盈时间:周围静脉由瘪陷转为充盈,毛细血管充盈时间恢复正常,表示血容量恢复,休克有好转。

5) 尿量及尿相对密度:是反映肾血流灌注情况的重要指标,也是判断血容量是否充足的最简单而有效的指标。尿量少于25 ml/h、尿相对密度增高,表明血容量不足;血压正常,尿量仍少且相对密度降低,应考虑急性肾衰竭;尿量超过30 ml/h、相对密度正常,表示休克已纠正。

(10) 其他护理

1) 呼吸道护理:为患者定时活动双侧上肢,以促进肺的扩张;定时翻身、叩背,鼓励深呼吸和有效咳嗽,痰液黏稠者行雾化吸入,必要时,行机械吸痰,以促进呼吸道分泌物的排出。昏迷患者,头应偏向一侧,以免舌后坠或呕吐物误吸,引起窒息。

2) 皮肤护理:保持床单清洁、平整、干燥。病情允许时,每2 h为患者翻身1次,按摩受压部位皮肤,以预防压疮。

3) 导尿管护理:妥善固定导尿管,防止管道扭曲、折叠或受压,定时挤捏,以保证通畅,必要时,用生理盐水冲洗;观察引流尿液的性质和量,一旦发现异常,及时通知医生;严格无菌操作,每日2次清洁、消毒会阴部和尿道口,防止逆行感染;休克纠正、尿量恢复正常后,遵医嘱拔除导尿管。

4) 安全防范措施:对烦躁不安或意识不清者,应采取安全防范措施,如加床旁护栏,以防坠床;输液肢体宜用夹板固定,以防输液针头脱出;必要时,使用约束带将四肢固定于床旁。

5) 营养支持护理:对不能进食或进食不足者,应遵医嘱给予肠内或肠外营养,并做好相关护理。

(11) 心理护理:安慰患者及家属,做好必要的解释工作,使其能安心地接受治疗和护理。抢救过程中做到严肃认真、细心沉稳、忙而不乱、快而有序,通过各种护理行为使患者和家属产生信任感和安全感,减轻焦虑和恐惧心理,树立战胜疾病的信心。

【护理评价】

1. 患者体液是否得以平衡,生命体征是否平稳和尿量正常。

2. 患者微循环是否改善、呼吸平稳、血气分析值维持在正常范围。

3. 患者体温是否维持正常。

4. 患者是否发生感染,或感染发生后被及时发现和控制。

5. 患者有无发生压疮或意外受伤。

【健康教育】

1. 加强自我保护,避免损伤或其他意外伤害;避免接触易引起过敏的物质,使用某些药物前要做过敏试验。

2. 教育人们识别可能导致休克的原因,了解和掌握意外损伤后的初步处理和自救知识,当自己或他人遭遇下列情况时,应及时到医院救治,以防发生休克或延误休克的抢救时机:①严重损伤,如大面积烧伤、长骨骨折或严重挤压伤、胸腹部损伤、骨盆损伤;②大出血,如大量呕血或便血、大血管破裂出血或体表开放性损伤大量出血;③严重感染,如胆道感染、弥漫性腹膜炎、绞窄性肠梗阻等;④严重腹泻、呕吐或脱水等。

3. 积极治疗原发疾病,发生高热或感染时应及时到医院就诊。

4. 针对引起休克的病因做好相应的康复指导,如烧伤患者强调功能锻炼、心理指导。

案例分析题

患者,男性,40 岁。因车祸入院,来院急诊查体胸部呈反常呼吸状,X 线片示右下肢股骨骨折。体检:T 36.5℃,P 104 次/分,R 24 次/分,BP 75/55 mmHg,患者神志清,精神紧张,口唇发绀,呼吸急促,烦躁不安,脉搏细速,四肢湿冷,右侧胸壁有一个 3 cm×3 cm 大小裂口,伴出血不止。实验室检查:血常规示 RBC 3.98×10^{12}/L,Hb 110 g/L。

问题:(1) 该患者的医疗诊断是什么?

(2) 目前急救措施是什么?

(3) 护理要点是什么?

(倪　英)

第四章 多器官功能障碍综合征

第一节 概 述

多器官功能障碍综合征(multiple organ dysfunction syndrome, MODS)是指急性疾病过程中同时或序贯继发两个或更多的重要器官功能障碍或衰竭。过去多称为多器官功能衰竭(multiple organ failure, MOF)或多系统器官功能衰竭(multiple system organ failure, MSOF)。主要有心、肾、肺、肝、中枢神经系统、纤维凝血系统和消化道的功能障碍及衰竭。

【病因和发病机制】

1. 病因　任何引起全身炎症反应的疾病均可能发生 MODS,外科疾病常见于:

(1) 严重损伤,如创伤、大手术、烧伤、失血、失液、器官缺血再灌注损伤等。

(2) 大量输血、输液、药物或毒物中毒。

(3) 严重感染,如脓毒血症、败血症、急性出血性坏死性胰腺炎、急性梗阻性化脓性胆管炎、绞窄性肠梗阻、腹腔感染等。

(4) 各种原因的休克、心跳、呼吸骤停复苏后。

(5) 心脏、肝、肾的慢性疾病,糖尿病,免疫力低下。

2. 发病机制　多器官功能障碍综合征的发病机制很复杂,至今尚未完全明确。

MODS 发病时存在着全身性损伤因素,这些因素使组织缺血、缺氧、代谢异常、毒素及炎性介质产生、再灌注损伤时,细菌或内毒素可经门静脉、体循环及淋巴系统发生移位,导致全身性内皮细胞活化,产生各种细胞因子和炎症介质,它们可启动全身炎症反应综合征(systemic inflammatory response syndrome, SIRS)并引起 MODS。

全身感染情况下,单核细胞受细菌毒素攻击可释放促炎介质肿瘤坏死因子(TNF-α),加上其他的介质如白细胞介素 1(IL-1),许多细胞因子、补体片段、一氧化氮及某些花生四烯酸衍生物等过度释放,可造成广泛的组织破坏,最终导致 MODS。

SIRS 时,机体在有关病因作用下,产生大量促炎介质后,机体很快释放各种抗炎介质如白细胞介素 4(IL-4)、白细胞介素 10(IL-10)、白细胞介素 11(IL-11)、白细胞介素 13(IL-13)、转化生长因子 β(TGF-β)、集落刺激因子(CSF)等,以便下调促炎介质的生成,控制炎症的过度发展。促炎介质与抗炎介质之间的平衡可使内环境保持稳定。当促炎介质占优势时,将出现 SIRS 及持续过度的炎症反应。如果抗炎介质过度释放,则为代偿性抗炎性反应综合征(compensatory anti-inflammatory response syndrome，CAIRS)，引起免疫功能瘫痪。此外，单核细胞除了释放促炎介质以外，还同时释放前列腺素(PGE2)，PGE2能强烈抑制T细胞有丝分裂，抑制IL-2生成和受体表达、抑制B细胞合成抗体，导致细胞免疫低下，从而加重SIRS，最终导致MODS。

【临床表现和辅助检查】

1. 临床上MODS有两种类型

(1) 速发型：是指原发急症在发病24 h后有两个或更多的器官系统同时发生功能障碍。此型发生多由于原发病为急性且甚为严重。对于发病24 h内因器官衰竭死亡者，一般只归于复苏失败，而不作为MODS。

(2) 迟发型：是指先发生一个重要器官或系统的功能障碍，如心血管、肺或肾的功能障碍，经过一段较稳定的持续时间，继而发生更多的器官、系统功能障碍。此型多见于继发感染或持续存在的毒素或抗原。

2. 临床表现和辅助检查　表4-1。

表4-1　MODS的临床表现和辅助检查

器官	病　症	临床表现	检验或监测
心	急性心力衰竭	心动过速，心律失常	心电图异常
外周循环	休克	无血容量不足的情况下血压降低，肢端发凉，尿少	平均动脉压降低，微循环障碍
肺	ARDS	呼吸加快、窘迫，发绀，需吸氧和辅助呼吸	血气分析有 PaO_2 降低等，监测呼吸功能失常
肾	ARF	无血容量不足的情况下尿少	尿比重持续在1.010左右，尿钠、血肌酐增多
胃肠	应激性溃疡肠麻痹	进展时呕血、便血、腹胀，肠鸣音弱	胃镜检查可见病变
肝	急性肝衰竭	进展时呈黄疸，神志失常	肝功能异常，血清胆红素增高
脑	急性脑衰竭	意识障碍，对语言、疼痛刺激反应减退	
凝血功能	DIC	进展时有皮下出现瘀斑、咯血、呕血等	血小板减少，凝血酶原时间或部分凝血活酶时间延长，其他凝血功能试验也可失常

(1) 心功能：心率快，心律失常，血压降低，心电图明显异常，心排血量减少(常需要用药物或机械辅助维持循环)，或发生心肌梗死。

(2) 肺脏：呼吸快，窘迫感，呼吸困难，发绀，烦躁，需用呼吸机辅助呼吸，血气分析PaO_2<6.67 kPa(50 mmHg)，$PaCO_2$>6.67 kPa(50 mmHg)，PAP(肺动脉压)、PAWP(肺动脉楔压)等发生改变。

(3) 肾脏：尿量每小时<20 ml，或尿量不少，但尿比重持续在1.010左右，血肌酐>177 mmol/L，尿素氮>12 mmol/L。

(4) 肝脏：黄疸，意识障碍，血胆红素>734.2 mmol/L，GOT、GPT持续大于正常值1倍以上。

(5) 胃肠道：呕血、贫血、应激性溃疡、柏油样便、胃穿孔等。

(6) 血液系统:出血倾向,血小板减少,凝血酶原时间及部分凝血活酶时间延长,血纤维蛋白原减少。

【治疗要点】

1. 积极发现原发病,并迅速扩容抗休克,改善器官血流灌注,尽量减少手术损伤,彻底清除坏死组织,早期引流脓毒病灶等。除已明确原发病为感染外,使用抗生素宜慎重,需避免其对器官的毒性损害。

2. 消除有害介质,尽量减轻各种内、外源性毒素的不利作用。

3. 支持衰竭器官或系统的功能,如呼吸支持,用机械通气;循环支持,强调早期扩容(它是改善心血管功能和防止器官衰竭的关键措施),必要时加用强心剂、除颤器、起搏器等;肾支持,用腹膜透析;肝支持,保肝治疗;胃肠支持,代谢调理,用静脉营养或肠管饲等。

4. 免疫治疗是防治 MODS 的全新尝试,可使用胸腺肽、人体免疫球蛋白等增强机体免疫功能。

5. 预防并发症。

【预防】

MODS 的死亡率随衰竭器官数目增多而升高,通常 3 个脏器衰竭的死亡率在 80%以上,4 个以上者很难救治,故对 MODS 应重视预防,采取防治结合的综合措施。预防的要点如下:

1. 处理急症应有整体观点,尽可能达到全面的诊断和治疗。
2. 注意患者循环和呼吸功能的纠正和维护。
3. 防治感染是预防 MODS 发生的重要措施。
4. 改善全身状态对预防 MODS 具有重要意义。
5. 阻断介质反应以阻止 MODS 的发展。
6. 及早治疗首先发生的器官。

第二节 急性呼吸窘迫综合征

【概述】

急性呼吸窘迫综合征(acute respiratory distress syndrome, ARDS)是指患者原心肺功能正常,由于肺内、外致病因素(如严重感染、休克、烧伤、严重创伤、DIC 和大手术)而引起肺微血管和肺泡上皮损伤为主的肺部炎症综合征。表现为进行性呼吸困难和难以纠正的低氧血症。ARDS 是一种典型的急性呼吸衰竭,一旦发生危险很大,且多半不是孤立存在,常是 MODS 先兆或重要组成部分。

【病因和发病机制】

ARDS 主要为直接或间接的急性肺损伤所引起。

1. 病因

(1) 损伤:①肺内损伤,如肺挫伤、呼吸道烧伤、侵蚀性烟气和毒气吸入、误吸胃内容物、溺水、肺冲击伤等;用呼吸机纯氧或高浓度氧吸入也可引起 ARDS;②肺外损伤,如烧伤或创伤,骨折后并发脂肪栓塞症;③手术,如体外循环术后,大血管手术后或其他大手术后可发生

ARDS。

(2) 感染：肺部感染；肺外感染并发全身炎症反应综合征，如急性梗阻性化脓性胆管炎、烧伤后脓毒症、腹腔脓肿等。

(3) 肺外器官系统其他病变：如出血性坏死性胰腺炎、急性肾衰竭、急性肝衰竭等。

(4) 休克和弥散性血管内凝血(DIC)。

(5) 其他：严重的颅脑损伤、癫痫、吸海洛因、巴比妥类中毒、大量输血或过量输液可诱发ARDS。

2. 发病机制　主要是肺泡上皮细胞及肺毛细血管内皮细胞的损伤、肺泡-毛细血管膜的通透性增加和肺泡表面活性物质数量减少和活性降低。毛细血管内皮细胞的损伤主要与肺内炎症细胞(中性粒细胞、单核细胞、巨噬细胞)的积聚和激活后增加毛细血管内皮炎症细胞通透性有关。一些炎性细胞和内皮细胞可释放细胞因子和炎性介质，包括肿瘤坏死因子(TNF-α)、白细胞介素类(IL-1、IL-6、IL-8 等)、氧自由基、血栓素等，都可造成肺泡毛细血管内皮细胞的损伤，通透性增加，发生渗出性肺水肿。

ARDS 主要的病理生理改变是肺广泛充血、出血，肺间质和肺泡水肿及透明膜形成；多灶性肺泡萎缩、多发性肺小血管微血栓形成及弥漫性间质炎症。肺容量减少，顺应性降低，即肺弹性回缩力增加以及气体交换和弥散功能障碍。由于肺内分流增加、死腔加大和弥散功能障碍，使缺氧进行性加重。ARDS 的低氧血症可反射性刺激呼吸中枢产生过度通气，出现呼吸性碱中毒。ARDS 的晚期，呼吸肌疲劳衰竭，发生通气不足，缺氧更加严重，伴二氧化碳潴留，形成混合性酸中毒。

【临床表现】

ARDS 的临床表现可分为三期。

1. 初期　患者突然出现呼吸加快，有呼吸窘迫感，肺部听诊无啰音，X 线检查无变化，动脉血氧分压下降，一般吸氧不能缓解。

2. 进展期　患者明显呼吸困难和发绀，呼吸道分泌物增多，肺部有啰音，X 线胸片可见有广泛性点、片状阴影。意识发生障碍，如烦躁、谵妄或昏迷，体温可升高，白细胞计数升高。动脉血氧分压更低，出现呼吸性和代谢性酸中毒，此时必须行气管插管或气管切开加以机械通气支持，才能缓解缺氧症状，此期甚为关键，积极救治，尚可逆转。

3. 末期　患者呈深昏迷，心律失常，动脉血氧分压继续下降，酸中毒继续加重。提示呼吸衰竭已达临终状态。此期心跳变慢至停止。

【辅助检查】

1. X 线检查　早期无异常或轻度间质改变，边缘模糊，肺纹理增多，逐渐融合成大片浸润性阴影。

2. 血气分析　①鼻塞或鼻导管给氧时，$PaO_2 < 8.00$ kPa(60 mmHg)，早期 $PaCO_2 <$ 4.67 kPa(35 mmHg)；②氧合指数(PaO_2/FiO_2)≤26.7 kPa(200 mmHg)；③肺泡气与动脉血氧分压差增大，肺内分流量增大。

3. 呼吸功能测定　动态测定肺容量、肺活量、残气量、功能残气量，随病情加重均减少。

4. 血流动力学测定　肺动脉压增高，肺动脉压与肺毛细血管楔压(PAP-PCWP)差增高。

【治疗要点】

ARDS 的治疗关键在于控制原发病及其病因，防止肺损伤和肺水肿，以迅速纠正缺氧，并需立即采取下列措施：

1. 有效的呼吸支持以改善换气功能　保持呼吸道通畅，及时去除分泌物。及早吸入氧气或采用人工呼吸机，以纠正低氧血症和改善换气功能。

2. 维持循环，改善血流动力学　及时纠正可能存在的低血容量、贫血。防止肺间质和肺泡水肿，酌情使用利尿剂减轻间质水肿，注意维持适当的心排血量。

3. 药物治疗　选用有效抗生素控制感染。进展期以前可用肾上腺皮质激素（抑制炎症介质）、肝素（减少肺血管内微血栓的形成）、前列腺素 E2（改善微循环）等药物。

4. 补充营养　ARDS 患者处于高代谢状态，往往缺乏营养，应及时补充热量和蛋白质、高脂肪饮食，可通过鼻饲或全胃肠外营养使机体有足够的能量供应，避免代谢功能和电解质紊乱。

5. 积极治疗原发病　针对病因给予相应的治疗，如积极控制感染、抗休克等。

【护理】

1. 护理评估

(1) 健康史主要评估有无引起 ARDS 发病的疾病，如严重休克、脓毒血症、DIC 和吸入刺激性气体、溺水、大量输血以及既往有无心肺疾病史。

(2) 目前身体状况

1) 评估患者的呼吸频率、节律和深度，密切观察患者有无呼吸困难及其程度，定时监测生命体征。

2) 评估患者意识状态，观察有无烦躁、谵妄或昏迷。

3) 评估肺部听诊，有无异常呼吸音、有无咳嗽以及能否有效咳嗽、使用辅助呼吸机的情况。

4) 了解血气分析可协助评估缺氧程度和酸碱平衡失调的状况，常有低氧血症；胸部 X 线检查可了解肺部有无异常改变。

(3) 心理、社会状况：了解患者病后的心理反应及日常生活活动能力。评估家属、朋友、单位对患者支持的情况，促进患者与家人及单位之间的沟通，减轻患者身心负担，促进心理平衡，自我护理，争取回归社会。

2. 护理问题

(1) 低效性呼吸型态：与肺水肿、肺不张等病理改变有关。

(2) 气体交换受损：与肺泡、毛细血管膜损伤有关。

(3) 有感染的危险：与呼吸不畅、肺水肿、全身抵抗力降低及某些治疗护理操作等有关。

(4) 心排血量减少：与正压通气导致回心血量减少有关。

(5) 清理呼吸道无效：与人工气道有关。

(6) 呼吸机依赖：与长期机械通气有关。

(7) 焦虑：与 ICU 的环境，不能进行语言沟通有关。

3. 护理措施

(1) 处理原发病：针对引起 ARDS 的原发疾病，应及时进行处理，如对于创伤、感染及休克患者除积极采取抢救和治疗措施外，要避免吸入高浓度氧，避免输液过量及输入较多库存血等。对大手术患者，术前要检查肺功能，术后鼓励患者深呼吸和有效咳嗽及排痰，预防呼吸道和肺部感染。

(2) 纠正低氧血症：单纯吸氧不能提高 ARDS 患者的血氧分压，多采用人工呼吸机进行机械通气。初期患者呼吸加快而其他症状较轻时，可用戴面罩的呼吸机持续气道正压通气(CPAP)。进展期患者需插入气管导管，多选用呼气末正压通气(PEEP)。进行机械通气时，为防止肺损伤，现主张选用压力控制的通气模式和小潮气量(VT)。

(3) 维持血容量与控制肺水肿：对ARDS患者应及时输液支持循环血量，但需避免输液过量或过快而加重肺水肿。输液时应观察记录尿量，并在中心静脉压监测下输液。酌情使用利尿剂。配合选用心血管药物、肝素或肾上腺皮质激素等。及时正确执行医嘱。

(4) 预防感染：操作前后注意洗手。气管切开处每4 h一次严格换药。

(5) 营养支持：经静脉或胃管提供足够的营养。

4. 护理评价

(1) ARDS的发病因素是否得到控制。

(2) 患者呼吸功能是否恢复正常，有无呼吸困难、发绀等症状。

(3) 有无感染等并发症发生。

【健康教育】

(1) 向患者和家属讲解疾病发生机制、诱发因素、发展和转归，使患者理解康复保健的意义与目的。

(2) 促进患者康复，延缓肺功能恶化，教会患者腹式呼吸、有效咳嗽咳痰的正确方法。

(3) 增进体质，避免各种引起呼吸衰竭的诱因。

1) 教会患者预防上呼吸道感染的方法。

2) 患者改进膳食，加强营养，增进体质。

3) 避免吸入刺激性气体，劝告吸烟患者戒烟。

4) 日常生活中不良因素刺激，如情绪激动会加重气急而诱发呼吸衰竭，应注意调整。

5) 少与感冒患者接触，减少呼吸道感染的机会。

第三节　急性肾衰竭

【概述】

急性肾衰竭(acute renal failure, ARF)是指各种原因造成肾脏排泄功能在短期内迅速减退，代谢产物潴留而导致体内水与电解质代谢紊乱、酸碱平衡失调和氮质血症等临床综合征。主要表现为少尿或无尿、氮质血症、高钾血症和代谢性酸中毒。

【病因和发病机制】

1. 病因

(1) 肾前性：最常见，主要为有效循环血量减少，导致肾血流灌注不足，肾缺血。常见因素有大出血、严重脱水、心力衰竭、休克等。

(2) 肾后性：肾后性因素多为可逆性，及时解除病因常可使肾功能得以恢复，常见因素有尿路结石、双侧肾盂积液、前列腺肥大和肿瘤等引起的尿路梗阻。

(3) 肾性：因肾实质损害引起的急性肾衰竭。常见原因：①肾缺血(如休克和出血、大手术后)，肾中毒(药物、造影剂、重金属、蛇毒)等引起肾小管急性坏死；②肾实质弥散性病变，如急进性肾小球肾炎、肾血管病变(如肾血管炎)等；③肾小管阻塞，如误输异型血、挤压伤或烧伤时,可见大量血红蛋白和肌红蛋白阻塞肾小管。

2. *发病机制* 急性肾小管坏死的发病机制尚未完全明了,一般认为不同病因、不同的病理损害类型,有其不同机制和持续发展因素。

(1) 肾血流动力学改变:在肾缺血、肾毒素等因素作用下,一些血管活性物质(内皮素、一氧化氮、花生四烯酸代谢产物、前列腺素和血管紧张素等),使肾血液灌注下降及肾内血管收缩,肾血流量重新分布,导致肾髓质缺血,呈低灌注状态,肾小球滤过率下降。肾灌注压力降低是 ARF 的起始因素。

(2) 肾小管功能障碍:毒物、毒素等可直接损害肾小管上皮细胞,坏死的上皮细胞及脱落的微绒毛碎屑或血红蛋白堵塞肾小管,使阻塞部位以上的肾小管内压增高、肾小囊内压也增高,导致肾小球滤过率下降或停止。若肾小管基膜完整,数日或数周内基膜上可再生出上皮细胞,则肾小管功能逐渐恢复。肾小管上皮细胞坏死脱落,肾小管管腔与肾间质直接相通,致使小管腔中原尿反流扩散到肾间质,引起间质水肿,压迫肾单位,加重肾缺血,使肾小球滤过率更低。

(3) 肾缺血再灌注损伤:肾缺血、缺氧最初为与缺血程度相关的细胞内 ATP 减少;若缺血时间延长,ATP 迅速降解为 ADP 和 AMP。AMP 可进一步分解为核苷等,弥散到细胞外,导致 ATP 合成原料的不足。若缺血时间更长,可造成线粒体功能不可逆的丧失,导致 ATP 的再生受损。细胞内 ATP 减少使各种依赖于 ATP 能量的离子转运发生障碍,细胞损害的酶激活及细胞骨架蛋白破坏。这些因素导致细胞水肿,细胞内钙离子浓度升高、细胞内酸中毒及细胞损害,最终引起细胞功能障碍和死亡。

【临床表现】

临床表现可分三期:少尿期、多尿期和恢复期。

1. *少尿或无尿期* 一般为 7～10 天,但可短至数小时或长达 3 个月以上。少尿期时间越长,病情越重。

(1) 尿量减少:尿量突然减少或逐渐减少,少尿(每天尿量持续少于 400 ml)多见,无尿(每天尿量持续少于 100 ml)少见。尿量减少持续时间越长,提示病变越严重、预后越差。非少尿型(有氮质血症而尿量在每天 500 ml 以上)急性肾小管坏死的发生率有增高趋势。

(2) 进行性氮质血症:由于肾小球滤过率降低,蛋白质的代谢产物不能经肾排泄,含氮物质集聚于血中,称氮质血症。氮质血症时,血内其他毒性物质如酚、胍等亦增加,最终形成尿毒症。临床表现为恶心、呕吐、头疼、烦躁、疲乏无力、意识模糊,甚至昏迷。

(3) 水、电解质和酸碱平衡失调:①水过多:由于水分控制不严,摄入量或补液量过多等原因引起,表现为稀释性低血钠、软组织水肿、体重增加、高血压、急性心力衰竭和肺水肿等;②高钾血症:其发生与尿液排钾降低、体内蛋白分解代谢增加、酸中毒、大量输入库存血或摄入过多含钾食物等因素有关,高钾血症对心肌细胞有毒性作用,可诱发各种心律失常,严重者可发生心室颤动、心跳骤停;③代谢性酸中毒:由于肾小球滤过功能降低,使酸性代谢产物排出减少,肾脏保存碳酸氢根能力下降等因素所致。表现为呼吸深大而快,严重代谢性酸中毒可致呼吸肌麻痹、低血压、休克等,并可导致患者死亡;④其他:可有低钙、低钠、低氯、高磷血症。

(4) 心血管系统表现:①高血压:与肾缺血、肾素分泌增加有关,水过多引起容量负荷过重可加重高血压。约 1/3 患者于疾病进程中可发生轻、中度高血压,一般 18.6～24.0 kPa/

12.0～14.6 kPa(140～180 mmHg/90～110 mmHg)，严重时可发生高血压脑病；②心力衰竭：主要为体液潴留引起，但高血压、严重心律失常和酸中毒等均为影响因素；③心律失常：除高钾血症引起窦性静止、窦房传导阻滞、不同程度房室传导阻滞和束支传导阻滞、室性心动过速、心室颤动外，尚可因病毒感染和洋地黄应用等引起室性期前收缩；④心包炎：多表现为心包摩擦音和胸痛，早期应用透析后心包炎的发生率降低；⑤其他：患者有恶心、呕吐、食欲低下等消化道症状，常伴有肺部、尿路等感染，还可伴其他重要脏器衰竭。

2. 多尿期　进行性尿量增多是肾功能开始恢复的一个标志。每天尿量可成倍增加，第3天可达1 000 ml，但多尿期肾功能并不能立即恢复。存在高分解代谢的患者，其血尿素氮和血肌酐仍可上升，当肾小球滤过率明显增加时，血氮质逐渐下降。此期仍易发生感染、心血管并发症和上消化道出血等，多尿期持续达1～3周。

3. 恢复期　尿量逐渐恢复正常，肾小球滤过功能多在3～12个月内恢复正常，部分病例肾小管浓缩功能不全可持续1年以上，若肾功能持久不恢复，提示肾脏遗留有永久性损害。

【辅助检查】

1. 血液检查

(1) 少尿期可有轻、中度贫血，白细胞增多。

(2) 血肌酐每天升高>44.2～88.4 μmol/L。

(3) 血尿素氮每天升高3.6～10.7 mmol/L。

(4) 血清钾>5.5 mmol/L。

(5) 血气分析提示代谢性酸中毒，血钠、血钙可降低，血磷增高。

2. 尿液检查

(1) 尿外观多浑浊，尿蛋白定性(+～++)；可见肾小管上皮细胞、上皮细胞管型及少许红细胞、白细胞等。尿比重降低且固定，多在1.015以下。

(2) 尿渗透浓度低于350 mmol/L，尿渗透浓度与血渗透浓度之比低于1∶1。

(3) 尿钠增高，多在40～60 mmol/L。

(4) 尿肌酐与血肌酐之比常低于10，钠滤过排泄分数>1，即尿钠、血钠之比/尿肌酐与血肌酐之比×100。肾衰指数(尿钠浓度与尿肌酐、血肌酐比值之比)常>2。

【治疗要点】

1. 少尿期的治疗　此期患者常因水中毒或高钾血症致死，故治疗重点为纠正水、电解质和酸碱平衡失调、控制氮质潴留、供给足够营养和治疗原发病。

(1) 一般治疗：卧床休息，早期应严格限制蛋白质摄入量。

(2) 限制入水量：原则是量出为入，防止水中毒。

(3) 防治高钾血症：严格限制摄入含钾的食物及药物、禁输库存血液、对高钾患者用10%葡萄糖酸钙10 ml静脉注射。伴代谢性酸中毒者给予5% $NaHCO_3$，最有效的疗法为血液透析或腹膜透析。

(4) 补充营养：给予低蛋白、高热量、高维生素饮食，不能进食的患者通过静脉给予高营养。

2. 多尿期的治疗　此期治疗重点仍为维持水、电解质和酸碱平衡，控制氮质血症，治疗原发病和防治各种并发症。多尿期开始即使尿量已超过每天2 500 ml，血尿素氮仍可继续上升，故对已进行透析者，应维持透析，使尿素氮不超过 17.9 mmol/L(50 mg/dl)，血肌酐降至 354 μmol/L(4 mg/dl)以下并稳定在此水平。临床一般情况明显改善者暂停透析观察，当病情稳定后停止透析。

3. *恢复期的治疗* 一般无需特殊处理，定期随访肾功能，避免使用对肾有损害的药物。

【护理】

1. *护理评估*

(1) 健康史

1) 询问近期有无严重心力衰竭、心肌疾病、心律失常及大出血、休克、呕吐、腹泻、糖尿病等病史。

2) 有无大量应用利尿剂或血管扩张剂和应用肾毒性药物，以及感染史。

3) 了解有无尿路梗阻，如尿路结石、前列腺肥大及肿瘤等。

(2) 身体评估

1) 评估患者的尿量有无减少，有无出现贫血面容，皮肤黏膜有无出血点、瘀斑等。

2) 皮肤有无水肿，水肿部位及特点，有无出现胸腔、心包积液、腹水征。

3) 患者有无心率增快、呼吸困难、肺底部湿性啰音、颈静脉怒张、肝大等心力衰竭的征象。

4) 患者有无出现血压下降、脉压差变小、末梢循环不良、心包炎等。

5) 了解患者的血、尿常规结果，有无血细胞减少、血红蛋白含量降低，血尿素氮及血肌酐升高的程度，肾小管功能有无异常，电解质和二氧化碳结合力的变化。

(3) 心理、社会状况：了解患者及家属心理活动情况、家庭经济情况，以及家属对疾病的认识和对患者的关怀、支持程度。

2. *护理问题*

(1) 体液过多：与肾小球滤过功能降低导致水、钠潴留，水摄入过多或补液不当等有关。

(2) 营养失调：低于机体需要量与透析、限制蛋白质摄入及胃肠吸收障碍有关。

(3) 有感染的危险：与抵抗力下降、透析等有关。

(4) 活动无耐力：与贫血，心脏病变，水、电解质紊乱及代谢性酸中毒有关。

3. *护理措施*

(1) 病情观察与监测

1) 严格记录患者 24 h 的液体出入量：入量包括饮水量、补液量、食物所含水量等，出量包括尿量、呕吐物、粪便、透析的超滤液量等；若经治疗尿量没有恢复正常，反而进一步减少，甚至出现无尿，提示严重的肾实质损害。所以要严格控制入液量(入液量一般为：显性失水＋非显性失水－内生水，"显性失水"指尿量、消化道排出或引流量及其他途径丢失的液体，"非显性失水"指皮肤及呼吸道挥发的水分，每天 600～1 000 ml，"内生水"约每天 300 ml)；遵医嘱限制钠盐的摄入；遵医嘱使用利尿剂和血管扩张药等。观察利尿效果，如水肿持续不退或加重，应及时通知医生处理。

2) 观察水肿的情况：包括水肿部位、范围、特点、程度等。密切观察下列液体量过多的症状和体征，如：短期内体重迅速增加、血压升高、意识的改变、心率加快、肺底湿啰音、四肢水肿、颈静脉怒张、液体入量大于出量等。

3) 定期监测生命体征，严格监测血电解质的变化，观察有无出现稀释性低钠血症的症状，如恶心、呕吐、腹痛、意识不清、抽搐等，发现异常应及时报告医生处理。

（2）饮食的护理

1）限制蛋白的摄入：限制蛋白质摄入量可降低血尿素氮，减轻尿毒症症状，还有利于降低血磷和减轻酸中毒，若水肿主要因低蛋白血症引起，在无氮质血症时，可给予正常量的高生物价优质蛋白（如瘦肉、鱼、蛋、奶类）饮食；对于有氮质血症的水肿患者，由于血中含氮物质浓度升高，此时应限制食物中蛋白质的摄入量，并适当补充必需氨基酸；接受透析的患者给予高蛋白饮食，因透析中会丢失部分氨基酸及小分子蛋白质。

2）保证热量供给：低蛋白饮食的患者需要注意供给足够的热量，以减少体内蛋白质的消耗，保持机体的正氮平衡。主要由糖类和脂肪供给。热量供给以糖为主，也应注意供给富含维生素C、维生素B族的维生素和叶酸的食物。必要时静脉补充营养物质。

（3）防止感染：注意观察患者有无感染的发生，如有无体温升高、寒战、疲乏等，并及时报告医生。病室定期通风并做空气消毒、改善患者的营养状态、严格无菌操作是防止发生感染的重要措施。

4. 护理评价

（1）机体的水肿程度有无减轻或消退。

（2）患者的贫血状况有无好转，血红蛋白、血清蛋白是否在正常范围。

（3）住院期间体温是否正常，有无发生感染。

（4）患者活动耐力是否得到改善。

【健康教育】

急性肾衰竭的预后与发病性质、患者的年龄、原有慢性疾患、肾功能损害的严重程度、早期诊断和早期透析与否、有无多脏器功能衰竭和并发症等因素有关。所以向患者及家属讲述急性肾衰竭的临床过程和早期透析治疗的重要性，以减轻其不安和恐惧的心理，指导患者保持乐观情绪，配合治疗及护理。恢复期患者应注意加强营养，注意合理膳食，增强机体抵抗力，不使用对肾功能有损害的药物，定期门诊随访，监测肾功能、尿量等。

第四节　急性肝衰竭

【概述】

急性肝衰竭（acute hepatic failure，AHF）发生在急性或慢性肝病、肝肿瘤、肝脏手术后、外伤、中毒症、其他系统器官衰竭等疾病过程中。应及早诊断和治疗，否则预后较差。

【病因和发病机制】

1. *外科疾病*　肝恶性肿瘤晚期，尤其是合并肝硬变时，易合并急性肝衰竭。严重肝损伤，肝大范围切除或有肝血管损伤、肝血流阻断时间过长，肝胆管结石导致肝损害，胆道长时间阻塞，门静脉高压症行门体分流术等都可能引发肝衰竭。

2. *病毒性肝炎*　甲、乙、丙型肝炎均可发生，尤其是乙型肝炎最常见。急性发病时，肝细胞大量坏死，易发生急性肝衰竭。

3. *化学物中毒*　药物的毒性损害是较常见原因，如非类固醇类消炎药、麻醉剂氟烷、吡嗪酰胺、硫异烟肼、甲基多巴、对乙酰氨基酚等。误食毒蕈或服肝毒性物质如四氯化碳、黄磷等也可造成急性肝衰竭。

4. 其他　脓毒症、妊娠期急性脂肪肝、肝豆状核变性等也可发生急性肝衰竭。

【临床表现】

1. 非特异性表现　在初期出现，患者表现为恶心、呕吐、腹痛、腹水及黄疸等。

2. 意识障碍　主要是肝性脑病，其表现可分为四度：Ⅰ度（前驱期）为反应迟钝和轻度性格改变；Ⅱ度（昏迷前期）为意识错乱、行为失常、睡眠障碍；Ⅲ度（昏睡期或浅昏迷期）为昏睡（可唤醒）和精神错乱为主；Ⅳ度（昏迷期）神志完全丧失，不能唤醒，对刺激无反应，反射逐渐消失。

3. 肝臭　呼气时有特殊的臭味（烂苹果味），可能为血中硫醇增多所致。

4. 出血　皮肤有出血斑点、注射部位出血或胃肠道出血等，为纤维蛋白原和肝内合成的凝血因子减少、DIC或消耗性凝血病所致。

5. 其他器官系统功能障碍　①肺：出现肺水肿，表现为呼吸加快加深，可引起呼吸性碱中毒，后期可发生ARDS；②肾：表现为肾衰竭，尿减少和氮质血症；③脑：可发生脑水肿及颅内压增高，表现为血压高、心率缓慢、瞳孔异常、去皮质强直、癫痫发作等；④体循环：表现为低血压、组织缺氧、乳酸堆积。

6. 感染症状　如肺炎、菌血症、尿道感染等，近年来真菌感染的发生率也有上升趋势。

【辅助检查】

1. 血常规　白细胞常增多。

2. 肝功能检测　转氨酶可增高，但大量肝细胞坏死时可不增高。血胆红素增高。

3. 血生化检测　低钠、高钾或低钾、低镁，代谢性酸中毒。

4. 肾功能检测　血肌酐、尿素氮可增高。

5. 凝血功能检查　凝血酶原时间延长，纤维蛋白原、血小板减少。

【治疗要点】

1. 一般治疗　肠外营养支持，补充血清白蛋白，口服肠道抗菌药物以减少肠道菌种，全身使用抗生素，防治其他脏器功能衰竭。

2. 肝性脑病的治疗　应用硫喷妥钠，为抗惊厥和抗氧化剂，抑制脑血管痉挛、减轻脑水肿和降低大脑代谢率。静脉滴注醋谷胺（乙酰谷酰胺）、谷氨酸、精氨酸或酪氨酸，降低血氨；静脉滴注左旋多巴，有利于大脑功能恢复。

3. 肝移植　是治疗急性肝衰竭，特别是肝脏病变引起的急性肝衰竭唯一有效的方法。

4. 肝功能的直接支持　对肝移植患者等待供肝期间，可用人工肝暂时支持肝的功能，为肝移植起“桥梁”作用。方法有：①非生物人工肝：血液透析、血浆置换等；②复合型人工肝：生物人工肝及体外辅助肝装置；③肝细胞移植，经门静脉注射植入肝细胞等。

【护理】

1. 护理评估

(1) 健康史：主要评估有无引起急性肝衰竭发病的疾病，如病毒性肝炎、化学物中毒、肝脏肿瘤、肝脏损伤、肝脏手术、门体静脉分流术、脓毒症等。

(2) 身体状况

1) 评估患者意识状态，观察有无烦躁、谵妄或昏迷。

2) 评估患者的肝功能，如转氨酶、血清胆红素等。

3）了解酸碱平衡失调的状况和凝血功能。

4）了解其他脏器的功能情况。

(3) 心理、社会状况：了解患者的心理反应及生活自理能力。评估家属和相关人员对患者支持的情况，促进患者与家人及单位之间的沟通，减轻患者身心负担，树立战胜疾病的信心。

2. 护理问题

(1) 意识模糊/错乱：与肝性脑病有关。

(2) 预感性悲哀：与担忧疾病预后和生存期限有关。

(3) 营养失调低于机体需要量：与患者的能量消耗和负氮平衡有关。

(4) 潜在并发症：脑水肿、肺水肿、肾衰竭、感染等。

3. 护理措施

(1) 病情观察：注意观察患者的意识状态和生命体征。

(2) 饮食：患者应适当补充蛋白质，肝性脑病患者应限制蛋白质的摄入。Ⅲ～Ⅳ度肝性脑病患者应禁止从胃肠道外补充蛋白质，可鼻饲或静脉注射25%的葡萄糖溶液。Ⅰ～Ⅱ度肝性脑病患者开始数日应限制蛋白质在每天20 g之内，如病情好转，每3～5天可增加10 g蛋白质，以逐渐增加患者对蛋白质的耐受性。待患者完全恢复后每天每千克体重可摄入0.8～1.0 g蛋白质，以维持基本的氮平衡。肝性脑病患者应首选植物蛋白。乳制品营养丰富，如病情稳定可适量摄入。肉类蛋白质应尽可能少摄入。尽量使用肠内营养，鼻饲含有酪氨酸、牛磺酸和ω-3脂肪酸的营养剂。肠外营养支持不能使用一般氨基酸，必须使用含支链氨基酸的制剂和葡萄糖。使用脂肪乳时选用中、长链脂肪乳。

(3) 肝性脑病的护理

1）口服乳果糖：能使肠道酸化，抑制产尿素酶的细菌生长，使肠道细菌产生的氨减少。其剂量为每天30～60 g，分3次口服，调整至患者每天排出2～3次软便。不良反应有腹胀、腹痛、恶心、呕吐等。

2）口服肠道不吸收的抗生素：口服新霉素或卡那霉素，以抑制肠道细菌繁殖，有效减少氨的产生。

3）灌肠：如有食管胃底静脉曲张破裂出血者，除采用各项紧急措施止血外，可用等渗盐水或弱酸液（如醋酸）进行灌肠，或将乳果糖稀释至33%进行灌肠。

4）静脉滴注醋谷胺、谷氨酸、精氨酸或酪氨酸，可促进体内氨的代谢，以降低血氨。

(4) 并发症护理

1）颅内压增高和脑水肿：让患者过度换气，以减少二氧化碳张力和颅内压。降体温至32～33℃，以降低颅内压、增加脑血流量和脑灌注压。脑水肿者使用甘露醇。

2）保持呼吸道通畅：深昏迷者，应作气管切开排痰，给氧。

3）合并感染：全身使用广谱抗生素，包括选用抗真菌感染的药物。

4）肾衰竭：有肾衰竭的患者参照本章第三节进行处理。

(5) 心理护理：加强与患者的交流与沟通，鼓励患者表达自己的想法和担忧。在患者悲痛时，尊重患者并表达同情和理解，帮助其正视现实，增强应对能力，树立战胜疾病的信心，积极参与和配合治疗。给患者情感上的支持，鼓励家属与患者共同面对疾病，互相扶持，最终战胜疾病。

4. 护理评价

(1) 患者意识状态是否有改善。

(2) 患者能否正确面对疾病,心理压力是否减轻。

(3) 患者营养状况是否改善,是否诱发肝性脑病。

(4) 患者神志是否清醒,生命体征是否稳定,尿量是否增多,是否合并感染等。

5. 健康教育

(1) 注意营养平衡,既要保持氮平衡,又不能诱发肝性脑病。对蛋白质的摄入一定要严格按照医嘱执行。

(2) 保持大便通畅,防止便秘,可适量应用缓泻剂。

(3) 注意个人卫生,防止感染。

(4) 有食管胃底静脉曲张的患者,注意饮食,避免有出血的诱因,防止消化道出血。

案例分析题

患者,男性,57岁。入院2 h后,出现表情淡漠、反应迟钝,以及口唇青紫、手足湿冷,并出现进行性呼吸困难,有窘迫感。动脉血气分析示 PaO_2<60 mmHg,$PaCO_2$<35 mmHg,尿量为30 ml。

问题:(1) 该患者出现了什么情况?

(2) 目前最主要的护理诊断是什么?

(3) 应该如何准确地观察患者的病情?

(倪 英)

第五章 复苏

第一节 概述

【心跳骤停和心肺脑复苏的定义】

心跳骤停(cardiac arrest, CA)是指心脏因一过性急性原因突然丧失有效排血功能而致循环和呼吸停顿。心跳停止意味着临床死亡的开始。由于急性原因所致的临床死亡在一定条件下是可以逆转的,我们将使心跳、呼吸恢复的抢救措施称为心肺复苏(cardiopulmonary resuscitation, CPR)。近年来,人们日益认识到,只有脑功能的最终恢复才能称为完全复苏,因此现在把逆转临床死亡的全过程统称为心肺脑复苏(cardiopulmonary cerebral resuscitation, CPCR)。

【现代心肺脑复苏回顾】

现代CPR技术主要源于20世纪50年代和60年代,现代的CPR框架在此阶段被创建。1958年Safar创立了口对口人工呼吸的通气方法;60年代Kouwenhoven等用胸外按压技术成功抢救多名患者的报道促使心跳骤停复苏技术的普及;1963年,Redding等人报道应用肾上腺素可以提高复苏成功率;1966年,美国科学院对CPR作出了定义。在过去的30年间,CPR技术已在世界各地得到广泛普及和开展,现在的心肺复苏实践主要基于2005年美国心脏学会制定的《CPR指南》。

【心跳呼吸骤停的病因】

心跳骤停的常见病因可分为心脏性和非心脏性。

1. 心脏性病变

(1) 冠心病。

(2) 心包填塞。

(3) 心肌炎、心肌病。

(4) 风湿性心脏病(风心病)和各种瓣膜病。

(5) 先天性心脏病(先心病)。

(6) 严重的心律失常如恶性室性期前收缩(早搏)、长Q-T综合征、室速。

2. 非心脏性病变

(1) 呼吸系统:如阻塞性肺疾患,大块或大量肺阻塞(静脉栓塞、气栓、脂肪栓),呼吸道阻塞引起的窒息(舌根后坠、呼吸道异物等)。

(2) 中枢神经系统:如脑内出血及蛛网膜下隙出血、颅内感染等。

(3) 消化系统:如消化道大出血、穿孔及急性出血性坏死性胰腺炎等。

(4) 严重电解质酸碱平衡紊乱:如严重酸中毒、高血钾、低血钾。

(5) 中毒:药物及毒物中毒。

(6) 医源性:麻醉、手术或创伤性操作的意外。

(7) 其他:严重创伤、休克、溺水、电击、自缢。

【心跳呼吸骤停的诊断】

对心跳骤停的诊断强调快和准确,原有 ECG 监测者,在其发生的瞬间即可报警确诊,否则只有凭以下征象在 30 s 内诊断:

(1) 原来清醒的患者神志突然丧失,呼之不应。

(2) 摸不到大动脉(颈动脉和股动脉)搏动,测不到血压,心音消失。

(3) 自主呼吸在挣扎 1～2 次后随即停止。

(4) 瞳孔散大,对光反射消失。

【心肺脑复苏的目的和紧迫性】

心脑复苏是对症处理,其目的是维持重要脏器功能直至患者自身心功能恢复。大脑缺血缺氧超过 4～5 min 即可遭受不可逆的损伤,因此,一旦诊断为心跳聚停应立即进行争分夺秒的抢救。尽早开始 CPR,对确诊室颤的患者尽早除颤可以提高复苏成功率,改善患者的预后。

【意识丧失患者的处理准则】

为有效进行 CPR,挽救生命,需要对不同层次的人员(公众、急救人员、护士和医生)进行相关培训,为了达到快速有效地复苏,需要依照标准的复苏程序,以下是对意识丧失患者的处理程序:

(1) 确认神智反应。

(2) 通知急救单位(院外)或应急反应队以获得帮助。

(3) 将患者仰卧于平坦坚固的地面。

(4) 开放气道。

(5) 确认有无呼吸。

(6) 进行人工呼吸 2 次。

(7) 确认有无脉搏。

(8) 进行胸外按压。

(9) 每按压心脏 30 次,给予人工呼吸 2 次。

第二节 心肺脑复苏

CPR 分为两个层次:基本生命支持和高级生命支持。在复苏过程中应反复评价患者的情况和复苏的效果。

【基本生命支持】

基本生命支持是指复苏抢救中无需借助额外设备即可实施的手段,包括控制气道(airway)、呼吸支持(breathing)、循环支持(circulation)。

1. 控制气道 打开并保持气道通畅的方法常用的有头后仰-下颚抬高法和托下颌法,应根据患者的情况选择合适的方法。此外,排除气道异物可以挽救因气道异物梗阻而导致呼吸停止的患者的生命。

(1) 头后仰-下颚抬高法:救助者将一只手置于患者的前额,用力使头后仰,另一只手中指钩住下巴向上用力,使下颌抬起,后坠的舌头离开咽喉壁从而开放气道。但该方法不能用于颈椎损伤或可疑颈椎损伤的患者。

(2) 托下颌法:施救者的两只手分置于患者的头部两侧,钩住患者的双侧下颌角向上托起下颌。

(3) 排除气道异物:通常患者突发呼吸停止,并伴有发绀和意识丧失时,应考虑气道异物梗阻,推荐使用腹部挤压和手指清理的方法来排除气道异物。腹部挤压法又称 Heimlich 动作,使患者仰卧,救助者跪在患者的身体一侧,两手交叠从后方环住患者,掌根部置于患者的上腹部,对腹部进行挤压。如上述方法不成功,可尝试用手指清除异物。

2. 呼吸支持 开放气道后,发现患者无自主呼吸应立即进行通气,连续给予 2 次人工呼吸,每次呼吸持续应超过 1 s。

(1) 口对口人工呼吸:在医院外,口对口或口对鼻人工呼吸是简便有效的方法。在保持气道通畅的前提下,救助者一手将鼻捏住,深吸一口气,用唇封住患者的嘴或鼻并吹气,同时观察胸廓是否抬起,胸廓明显抬起说明通气有效。呼气时,救助者的嘴离开患者。

(2) 面罩通气:在医院内,可使用可复式呼吸囊(简易呼吸器)通过面罩对患者进行通气,如有可能呼吸囊应接氧源(氧流量 10～12 L/min)。

(3) 呼吸频率:若需持续的通气,其频率为成人每分钟 10～12 次,小儿每分钟 12～20 次。

3. 循环支持 给予 2 次人工呼吸后,应评估患者的循环。

(1) 循环评估:触摸患者的颈动脉,辨别有无脉搏,持续 10 s。若无脉搏,立即开始胸外心脏按压。

(2) 胸外心脏按压:患者仰卧于硬板床,头部与心脏位于同一水平,救助者在患者的一侧,一手掌根部置于患者的胸骨正中两乳头之间,另一手重叠放在其上。双臂伸直,肘关节保持不动,垂直向胸骨用力按压,使胸骨下陷 3.5～5 cm。频率每分钟 100 次。

(3) 儿童和婴儿:对于儿童,用一只手的掌根部按压;对于婴儿,用一手的示指和中指进行按压。另一方法是救助者双手环抱婴儿的躯干,用双手拇指进行胸外心脏按压。按压位置和频率同成人。

(4) 同人工呼吸的配合:30 次胸外心脏按压,2 次人工呼吸。当患者是儿童或婴儿,且有 2 名救助者,其比率为 15 次胸外心脏按压,2 次人工呼吸。

(5) 开胸心脏按压:其指征包括:心跳骤停时间较长而胸外心脏按压效果不佳;估计存在胸内情况(心包填塞、胸内出血);胸廓或脊柱畸形;肺动脉栓塞;术中心跳骤停,胸腔已打开。

【高级生命支持】

高级生命支持指简单的支持不能复苏,采用进一步的措施来恢复循环,包括心电监测(electrocardingraphy);除颤(fibrllation treatment);药物与液体(drug fluid)。

1. 心电监测 可鉴别不同类型的心跳骤停,若患者尚未连接心电监测,应连接心电监护仪或使用除颤仪自带的心电监护。心跳骤停的心电图分类如下：

(1) 心室颤动：心室呈不规则蠕动。张力弱，蠕动幅度小者为细颤；张力强，幅度大者为粗颤动。心电图上 QRS 波群与 T 波均不能辨别，代之以连续的不定形心室颤动波。

(2) 心室停搏：心脏大多数处于舒张状态，心肌张力低，无任何动作，ECG 呈一直线。

(3) 心电机械分离：心脏已无收缩能力，无心搏出量。ECG 仍有低幅的心室复合波，而心脏并无有效的搏血功能。

2. 除颤　是治疗室颤和无脉性室速的最有效的治疗方法。除颤越早，复苏成功率和存活率越高。

(1) 将除颤仪调至除颤档。

(2) 在除颤仪的电极板上涂上导电膏。

(3) 一个电极板置于紧贴患者胸骨上部的右侧，在右侧锁骨下；另一个电极板置于心尖部。

(4) 充电，并确认所有人同患者无直接或间接接触。除颤能量设置应根据不同仪器的工作手册，一般为 120～200 J。

(5) 除颤后，应继续 CPR 2 min，并评价患者的心律和循环状况。

(6) 自动体外除颤仪(AED)能自动识别室颤、自动充电并除颤，仅需简单培训便可使用。

3. 药物治疗　心肺复苏期间常用的药物见表 5-1。

表 5-1　心肺复苏期间常用的药物

药物名称	剂量	间隔时间	最大剂量
肾上腺素	1 mg	每 3～5 min	无
肾上腺素追加	3～7 mg	每 3～5 min	无
胺碘酮	300 mg	3～5 min 后重复	2 g
血管加压素	40 μg	单次用药	
利多卡因	1.5 mg/kg	5 min 后重复	3 mg/kg
阿托品	1 mg	每 3～5 min	0.04 mg/kg

对于室颤，若对除颤无反应，可使用肾上腺素或血管加压素。对于心室停搏与心电机械分离，使用肾上腺素和阿托品。

【脑复苏】

脑复苏的成败关键在 3 个方面：①尽量缩短脑循环停止的绝对时间；②确实有效的治疗措施，为脑复苏创造良好的生理环境；③在降低颅内压、降低脑代谢和改善脑循环的基础上，采取特异性脑复苏措施阻止或打断病理生理进程，促进脑功能恢复。

1. 施行有效的 CPR，缩短脑循环停止的绝对时间　在医院外，对非专业医务人员普及 CPR 知识；在医院内，及早进行除颤和开胸心脏按压。

2. 采取有效的支持措施

(1) 进一步稳定循环功能。

(2) 加强呼吸支持。

(3) 维持水、电解质酸碱平衡。

(4) 注意维护其他重要脏器功能。

3. 维持良好的颅内环境

(1) 增强脑血流,改善脑氧供,主要通过提高平均动脉压和降低颅内压来达成。

(2) 控制高血糖,血糖增高会加重缺血性脑损伤。

(3) 防止脑缺血后体温上升。

4. 特异性脑复苏措施

(1) 治疗性浅低温疗法。

(2) 高压氧舱治疗。

(3) 巴比妥酸盐负荷疗法。

(4) 自由基清除剂。

(5) 钙通道阻滞剂。

案例分析题

患者,男性,35 岁。因外伤而被送至急诊室。患者神智淡漠,面色苍白,皮肤湿冷。测血压 80/40 mmHg,心率 115 次/分。给予开放外周静脉(16G),且予补液扩容,并请外科医生诊治,在此过程中,患者突然发生意识消失。

问题:你的处理程序是什么?

(梁伟民)

第六章 重症患者的监护

第一节 概　　述

重症监护治疗室(ICU)是利用先进精密的医疗设备，对极危重症患者进行多方面监测，并根据所得到资料综合分析，从而达到挽救生命、治愈疾病的目的。持续生命体征监测，对那些危及患者生命现象能够及早发现早期干预，可以有效防止意外事件发生。

ICU 现已发展为具有对重症患者进行监测、诊断、治疗和对生理功能的支持和调控等功能，并有培训专业人员和进行科研的能力，成为临床医学中的专门学科——危重病医学，是现代化医院中不可缺少的医疗单位。

临床上监护的内容很多，按照应用的顺序依次为心率、心电图、血压、体温、脉搏氧饱和度、中心静脉压、血常规、血浆电解质、动脉血气、肝肾功能等 20 余项。根据不同的病种和病情的严重程度，选择适宜的监测指标，对减轻患者经济负担、减少不必要的浪费十分必要。临床上一般将监测分为三级。

1. 一级监测

(1) 连续监测心电图、直接动脉血压或间接动脉血压，每 2～4 h 测一次中心静脉压(central venous pressure, CVP)和(或)肺毛细血管楔压(pulmonary capillary wedge pressure, PCWP)，每 8 h 测心排血量。

(2) 每小时测呼吸频率，每 4～6 h 查动脉血气，连续监测 SpO_2，行机械通气治疗时，应显示潮气量(tidal volume, V_T)、肺活量(vital capacity, VC)、吸入氧浓度(fraction of inspired oxygen, FiO_2)及气管内压力等。

(3) 测每小时尿量及比重，每 4～6 h 总结 1 次出入量平衡情况。

(4) 每 12 h 查血糖、血浆电解质及血细胞比容，每日检查血常规、血尿素氮和血肌酐。检查胸部 X 线，根据情况随时采用。

(5) 每 4～6 h 测一次体温，必要时可连续监测。

2. 二级监测

(1) 连续监测心电图，每 1～2 h 测血压 1 次，每 2～4 h 测 CVP。

(2) 每小时测呼吸频率，每 8 h 检查动脉血气。呼吸机治疗者，应随时检查。连续监测 V_T、V_C 及气管内压力。

(3) 测 2 h 尿量及比重，每 8 h 总结一次出入量平衡情况。

(4) 每 8 h 测体温 1 次。

(5) 每日查血和尿常规、血浆电解质、血糖、血尿素氮。胸部 X 线检查可根据情况随时选用。

3. 三级监测

(1) 连续监测心电图、每 1～2 h 测血压 1 次。

(2) 每 1～2 h 测呼吸频率，每天查动脉血气。

(3) 监测尿量，每小时查尿量及比重，每 24 h 总结出入量平衡。

(4) 每 8 h 测体温。

(5) 每天检查血、尿常规、血浆电解质及血糖，必要时查肝、肾功能及胸部 X 线。

监测的分级是人为划分的，监测的项目应根据具体情况随时变化，尤其是重症患者，病情变化快，监测的项目应随时调整，不可一成不变，危重病患者常涉及许多器官功能，但主要是呼吸和循环功能。因此，对呼吸和循环功能的监测更为重要。

第二节 重症患者的监测

【体温监护】

体温监测是常用的临床监测措施，通过监测体温，可了解患者的病情变化。正常成人体温随测量部位不同而异，口腔舌下温度为 36.3～37.2℃，腋窝温度为 36～37℃，直肠温度为 36.5～37.5℃。昼夜间可有轻微波动，清晨稍低，起床后逐渐升高，下午或傍晚稍高，但波动范围一般不超过 1℃。

1. 测温部位

(1) 直肠温度：为中心温度，临床上应用较多，但易受粪便影响。

(2) 食管温度：为中心温度，将测温电极放置在咽喉部或食管下段。

(3) 鼻咽温度：将温度计插到鼻咽部测得，可间接了解脑部温度。

(4) 耳膜温度：将专用的耳鼓膜测温电极置于外耳道内鼓膜上，该处的温度可反映流经脑部血流的温度，认为与脑温非常接近。

(5) 口腔和腋下温度：腋下是常用监测体温部位，腋下温度一般比口腔温度低 0.3～0.5℃，将腋窝温度加 0.5～1℃与直肠温度接近，因口腔温度在临床应用上有诸多不便，故被腋下温度代替。

(6) 皮肤与中心温度差：皮肤温度能反映末梢循环状态，在血容量不足或低心排血量时，外周血管收缩，皮肤温度下降，皮肤各部位温度差别很大，受皮下血运、出汗等因素的影响，要作多部位的测量。一般测 12～16 个点，取其平均值方才有意义，应用很麻烦，不太适用。目前临床上常用的方法是测胸壁、上臂、大腿和小腿四个部位温度，按下列公式算出平均温度，即：

平均皮肤温度＝0.3×(胸壁温度＋上臂温度)＋0.2×(大腿温度＋小腿温度)。

长期临床观察发现大腿内侧皮肤温度与平均皮肤温度很接近，故现在常规将皮肤温度探头置于大腿内侧，平均皮肤温度易受环境温度的影响，故在稳定的环境温度下进行持续监测十分重要。中心温度探头置于后鼻孔或直肠内(距肛门 10 cm)。

2. *危重患者的体温* 危重患者可因体温调节功能失常、循环障碍、内分泌代谢失常，以及水和电解质平衡紊乱等而发生体温过高或过低(为方便叙述，以下提到的体温数据为口腔温度数据)。

(1) 体温过高：体温超出 37.4℃称为发热，是患病时机体的一种病理生理反应，亦为生理防御反应。体温过高时，患者可出现谵妄、烦躁不安甚至惊厥，机体氧耗增加，对呼吸、循环及肝肾功能产生不利影响。

1) 发热的病因：临床上可分为感染性和非感染性两大类，感染性发热是由机体受细菌、病毒及真菌感染，病原体的代谢产物或毒素作用于白细胞，释放出致热原导致。非感染性发热的原因包括肿瘤、血液病、变态反应性疾病、结缔组织病、产热与散热异常及体温调节中枢障碍等。

2) 发热程度分类(口腔温度)：①低热：37.4～38℃；②中等高热：38～39℃；③高热：39～40℃，高热持续期的热型有稽留热、弛张热、间歇热、回归热、波状热和不规则热等；④超高热：41℃以上。

3) 发热的处理要点：对于发热的患者必须积极予以降温处理，以减少患者的氧耗和能量代谢。对于婴幼儿更要及时处理，因小儿的中枢神经系统发育不完全，高热可造成严重的中枢神经系统损伤，导致痴呆、失明、失聪等后遗症。对高热患者，可采用物理降温法，如将患者移至温度较低的环境、用乙醇(酒精)擦浴、在大血管附近使用冰袋等，亦可根据医嘱肌注氨基比林或经肛门给予吲哚美辛(消炎痛)栓。

(2) 体温过低：正常人体温相对恒定，维持在 36.5～37.5℃，体温低于 36℃为体温过低。当体温在 34～36℃时称轻度低温，低于 34℃为中度低温。体温过低多表现为四肢和躯干发凉、表皮出现花斑、寒战等。在体温过低时，机体的应激反应及呼吸、循环、肝肾功能受到抑制。

1) 产热不足致体温过低：危重患者、极度衰竭的患者失去产生足够热量的能力，导致体温过低。严重创伤患者常发生体温过低，且中心体温和创伤程度呈负相关；休克伴体温过低时，死亡率明显升高。

对这类危重患者，应严密监测体温变化情况，并采取积极治疗措施，加强营养支持，供给足够的热量，以增强机体抵抗力。注意保持病室环境温度不低于 21℃，并给患者采取保暖措施。

2) 低温治疗：临床上由于病情需要，常采用人工冬眠或物理降温作为治疗措施，使体温降至预定范围，以降低组织代谢，提高组织对缺氧的耐受性，减轻重要器官因缺血、缺氧导致的损害。低温广泛应用于阻断循环的心血管大手术，将低温和体外循环结合，用于心脏直视手术。低温降低脑代谢及氧耗量，并降低颅内压，减轻脑水肿，常用于心搏骤停后脑复苏及颅内大手术。对甲状腺功能亢进危象引起的高热、麻醉期间的恶性高热、中暑等，均可采取降温措施来控制体温。

在应用低温治疗时，可给镇静剂、冬眠合剂或肌松药防止寒战反应，以确保降温效果。低温期间要严密监测体温、循环和呼吸功能，患者可发生心律失常、血压下降、呼吸减慢等，应及早发现和处理。低温期间咽喉反射减弱，下颌松弛，应保持呼吸道通畅和湿润，防止发生误吸及呼吸道梗阻。低温治疗时皮肤及血管壁呈收缩状态，抗压力减低，要定期为患者翻身、活动肢体，防止压疮和深静脉血栓发生。在复温期间要注意复温速度，不宜过快，以免出现复温性休克和反跳性高热。

【心电监护】

心肌组织与身体其他组织一样，细胞在活动期间有电流产生。由于人体是一个导电体，心脏活动所产生的电位变化可以反映在体表任何一个部位，由体表部位记录到的心脏电位变化波形即心电图。心脏的病变可引起心肌电活动的变化，而心肌电活动的变化可引起心电图波形相应的改变。在ICU中，心电监护作为心功能监护的重要组成部分，是观察病情变化必不可少的手段。

1. 监测指标值及临床意义

(1) 正常心电图：正常心电图有很大的变异范围，年龄、体型和体位都会对它产生影响，典型的心电图由下列各波和波段构成。

1) P波：反映左右心房除极过程的电位和时间变化。正常P波电压<0.25 mV，时间为0.06～0.11 s。P波可有多种形态，一般为顶端钝圆平滑，在Ⅰ、Ⅱ、aVF导联及V4～V6导联中P波直立，在aVR导联中绝对倒置。

2) P-R间期：代表心房开始除极至心室开始除极的时间，正常时限为0.12～0.20 s。P-R间期可以随年龄及心率而异，年龄越小或心率越快，P-R间期越短。

3) QRS波群：反映左右心室除极过程中电位和时间的变化。正常成人QRS波群时间为0.06～0.10 s。各导联电压不同，RaVL<1.2 mV，RaVF<2.0 mV，SV1+RV3，在男性应<4 mV，在女性应<3.5 mV，Rvl+SV5 <1.2 mV。正常人的胸前导联自右至左（自V1～V6）R波逐渐增高，S波逐渐减小。正常Q波<0.04 s，振幅不超过同导联R波的1/4。

4) ST段：是从QRS波群终点到T波起点的线段，反映心室复极过程早期电位和时间的变化。正常时，ST段接近等电位线。在任何导联，ST段向下偏移不应超过0.05 mV，向上偏移不应超过0.1 mV，但在V1、V2，V3导联ST段上移可达0.2～0.3 mV。ST段长短受心率影响。

5) T波：反映心室复极后期的电位变化。正常情况下，T波应与QRS波群的主波方向一致，在R波为主的导联中，T波不应低于同导联R波的1/10。

6) Q-T间期：从QRS波群起点到T波终点的时间，反映心室除极与心室复极的总时间。Q-T间期的长短与心率的快慢有密切关系，心率越慢，Q-T间期越长；心率越快，Q-T间期越短。通常，心率为70次/分时，Q-T间期不超过0.4 s。

7) U波：代表心室肌的激后电位，方向与T波一致，电压不超过同导联T波的1/2，一般在胸前导联较清楚。U波异常与左心室舒张期开始后心肌应激状态有关，易受药物及血电解质浓度的影响。

(2) 临床意义

1) 监测患者心率的动态变化情况，了解患者心血管功能状态的变化。心率可直接影响心排血量（心排血量=心率×每搏输出量），应通过药物将心率控制在正常范围内。

2) 连续显示患者心电图，了解心房及心室节律是否规整，各间期是否正常。各波形态是否正常。心电监护时应注意P波与QRS波群的关系（P波在QRS波群之前、之后或两者完全无关),确定心脏激动起源部位,以便及早发现并识别心律失常。

3) 根据心电图诊断标准,正确诊断各种心律失常如期前收缩(早搏)、心动过速、扑动、颤动及传导阻滞等,及早采取积极措施抢救致命性心律失常。

4) 由于监护导联不易正确判断心室复极的ST-T改变,因此当发现ST段上抬或降低、T波高耸或低平等变化时,应及时做12导联心电图检查以助诊断,及早发现需紧急处理的急危重症,如急性心肌梗死、心律失常、严重电解质紊乱等。

(3) 心电导联连接及其选择:监护使用的心电图连接方式有使用3只电极、4只电极及5只电极不等。①综合Ⅰ导联:正极放在左锁骨中点下缘,负极放在右锁骨中点下缘,无关电极置于剑突右侧,其心电图波形类型似Ⅰ导联。②综合Ⅱ导联:正极置于左腋前线第4肋间,负极置于右锁骨中点下缘;无关电极置于剑突下偏右,其优点是心电图振幅较大,心电图波形近似V5导联。③CM导联是临床监护中常选用的连接方法,安置方法见表6-1。

表6-1　CM导联连接方法

标准肢体导联	正　极	负　极	无关电极
Ⅰ	左上肢(LA)	右上肢(RA)	左下肢(LF)
Ⅱ	左下肢(LF)	右上肢(RA)	左上肢(LA)
Ⅲ	左下肢(LF)	左上肢(LA)	右上肢(RA)

【血流动力学监护】

血流动力学监测可分为无创伤和有创伤两大类。无创的血流动力学监测,是应用对组织器官没有机械损伤的方法,经皮肤或黏膜等途径间接取得有关心血管功能的各项参数,如自动的无创血压监测、心电图等,已成为常用的监测手段。有创的血流动力学监测是指经体表插入各种导管或监测探头到心脏和(或)血管腔内,利用各种监测仪或监测装置直接测定各项生理参数,如中心静脉压、漂浮导管等。血流动力学监测的适应证是各科危重患者,如创伤、休克、呼吸衰竭和心血管疾病,以及心胸、脑外科及较大而复杂的手术。

1. 血压监测

(1) 影响血压的因素:影响血压的因素包括心排血量、循环血容量、周围血管阻力、血管壁的弹性和血液黏滞度5个方面。血压能够反映心室后负荷、心肌耗氧及周围血管阻力。虽然血压能反映循环功能,但不是唯一指标。因为组织灌注取决于血压和周围血管阻力两个因素。若血管收缩,阻力增高,血压虽高,而组织血流却减少,故此判断循环功能不能单纯追求较高的血压,应结合多项指标,综合分析。

(2) 测量方法

1) 无创血压监测:常用的是袖套测压和自动化无创血压监测。前者用于手法控制袖套充气,压迫周围动脉(常用肱动脉)间断测压;后者用特制气泵自动控制袖套充气,可定时间断测压。自动间断测压法,通常称为自动化无创性测压法,是ICU和麻醉手术中应用最广泛的血压监测方法。间接监测血压方法的优点包括:①无创伤,重复性好;②操作简便,容易掌握;③适应证广,包括不同年龄、各种大小手术;④自动化血压监测,按需定时测压,省时省力;⑤袖套测压法与直接穿刺插管测压有良好的相关性,测平均动脉压尤为准确。间接监测血压方法的缺点是不能够连续监测,不能够反映每一心动周期的血压,不能够显示动脉波形。低温时，外周血管收缩、血容量不足以及低血压时，均影响测量的结果。测压间隔时间太短、测压时间过长时有发生上肢神经缺血、麻木等并发症的报道。

2）动脉穿刺插管直接测压法：是一种有创性测量血压的方法。可反映每一心动周期的收缩压、舒张压和平均压。通过动脉压波形能初步判断心脏功能，计算其压力升高速率（dp/dt），以估计左心室的收缩功能。由于直接测压方法具有诸多优点，因此称为ICU中最常用的血压监测方法之一。但该法具有创伤性，有动脉穿刺插管的并发症如局部血肿、血栓形成等，故应从严掌握指征，熟悉穿刺技术和测压系统的原理和操作。

（3）血压监测的临床意义：①收缩压（SBP），重要性在于克服各脏器临界关闭压，保证脏器的供血。如肾脏的临界关闭压为70 mmHg，当收缩压低于此值时，肾小球滤过率减少，发生少尿。②舒张压（DBP），重要性在于维持冠状动脉灌注压（CPP），CPP等于DBP和LVEDP的差值。③平均动脉压（MAP），是心动周期血管内平均压力。MAP＝DBP＋1/3脉压＝（2DBP＋SBP）×1/3。MAP与心排血量和体循环血管阻力有关，是反映脏器组织灌注的良好指标之一。MAP正常值为60～100 mmHg，受收缩压和舒张压双重影响。

2．中心静脉压监测

（1）中心静脉压代表右心房或上、下腔静脉近右心房处的压力。它可反映体内血容量、静脉回心血量、右心室充盈压力或右心功能的变化，对指导补血和补液的量及速度、防止心脏过度负荷及指导应用利尿药等具有重要的参考意义，因此也是ICU患者，尤其是心血管术后患者循环功能的重要监测项目。

（2）测量方法：中心静脉压的测量方式通常采用开放式，即在测量过程中测压管的一端是开口的，与大气相通；也可采用闭式，即整个测压管道是密闭的，不与空气相通，而是通过压力传感器与压力监测仪相连；还可由插入的漂浮导管的近端孔直接测得。中心静脉压测量时的置管途径可经颈外静脉、颈内静脉或锁骨下静脉至上腔静脉，也可经大隐静脉或股静脉至下腔静脉。通常认为，上腔静脉测压较下腔静脉测压准确，尤其是在腹压增高时。

（3）正常值及临床意义：CVP正常值为0.49～1.18 kPa（5～12 cmH_2O）。＜0.196～0.49 kPa（2～5 cmH_2O）表示右心充盈不佳或血容量不足，＞1.47～1.96 kPa（15～20 cmH_2O）表示右心功能不良。当患者出现左心功能不全时，单纯监测CVP失去意义。CVP监测是反映右心功能的间接指标，对了解循环血量和右心功能具有十分重要的临床意义，对指导治疗具有重要的参考价值，特别是持续监测其动态变化，比单次监测更具有指导意义。与其他血流动力学参数综合分析，具有更重要的临床意义。

（4）注意事项：①判断导管插入上、下腔静脉或右心房无误；②将玻璃管零点置于第4肋间右心房水平腋中线；③确保静脉内导管和测压管道系统内无凝血、空气及管道无扭曲等；④测压时确保静脉内导管畅通无阻；⑤加强管理，严格无菌操作。

（5）中心静脉压与血压的比较，见表6-2。

3．*漂浮导管血流动力学监测*　漂浮导管血流动力学监测是指利用气囊漂浮导管经外周静脉插入右心系统和肺动脉，进行心脏和肺血管压力以及心排血量等参数测定的方法，是研究、观察和指导治疗危重症的重要手段。

该方法常用于以下情况：①急性心肌梗死、心力衰竭、休克患者；②某些心脏手术或心脏病患者的非心脏大手术术中、术后；③其他各科危重患者了解其血流动力学变化时；④观

表 6-2　血压(BP)与中心静脉压(CVP)变化的临床意义及处理原则

指	标	临床意义	处理原则
BP↓	CVP↓	有效循环血量不足	补充血容量
BP↑	CVP↑	外周阻力增大或循环负荷过重	使用血管扩张药或利尿药
BP 正常	CVP↑	容量负荷过高或右心衰竭	使用强心与利尿药
BP↓	CVP 正常	有效循环血量不足或心排血量减少	使用强心、升压药、少量输血
BP↓	CVP 进行性↑	有心包填塞或严重心功能不全	使用强心利尿药、手术解除心包填塞

察药物、机械呼吸、血液透析及辅助循环对急、慢性心功能不全治疗的血流动力学效应；⑤非心脏性肺水肿及体外循环后液体平衡的处理。

有下列情况时，应十分谨慎地使用：①全身出血性疾病尚未控制者；②恶性室性心律失常尚未控制者；③原有完全性左束支传导阻滞，新近出现不完全性右束支传导阻滞或 P-R 间期延长者；④急性或亚急性心内膜炎患者；⑤活动性风湿热、心肌炎患者；⑥近期有体循环或肺循环栓塞者。

(1) 监测指标值及临床意义

1) 各部位压力波形特点及正常值

a. 右心房压(RAP)：经导管中心静脉压孔测得，为 3 个向上波和与之相对应的 3 个向下波组成的综合波。RAP 正常值为 0.133～0.798 kPa(l～6 mmHg)。

b. 右心室压(RVP)：在肺动脉导管插入过程中，当导管进入右心室时，出现明显高大的右心室压力波形，这是导管推进过程中一个重要定位标志。右心室正常收缩压为 1.2～3.72 kPa(15～28 mmHg)，舒张压为 0～0.8 kPa(0～6 mmHg)。因测定右心室压力存在导管尖激惹右心室导致室性心律失常的危险，故一般危重患者不测右心室压。

c. 肺动脉压(PAP)：经导管端孔测得，波形包括与体动脉压同样的收缩相、重搏切迹和舒张 3 个部分，其特点为收缩压陡峭上升，而后缓慢下降至中段出现重搏切迹，然后逐渐降至舒张压水平。肺动脉压的正常值为：2～3.72 kPa(15～28 mmHg)(收缩期)、0.67～1.86 kPa(5～14 mmHg)(舒张期)，平均动脉压为 2.66 kPa(20 mmHg)。

d. 肺动脉楔压(PAWP)：将测压管连接于导管端孔管，然后向气囊内注入二氧化碳 1.2 ml，使导管向前推进嵌入肺动脉分支，此时测得的压力即为肺动脉楔压。其压力波形类似右心房压。肺动脉楔压的正常值为 1.06～1.6 kPa(8～12 mmHg)。

e. 心排血量(CO)：心排血量测定常采用热稀释法测定。向右心房内快速均匀注入(5 ml/3 s)冰水(0～5℃)，导管尖端热敏电阻即可感知注射冰水前后导管顶端外周肺动脉内血流温度之差，这个温差与心排血量间存在时间温度曲线关系，这样通过心排血量测定仪的计算便可计算出心排血量。因所得结果有一定误差，故应重复 3 次，取其均值。心排血量的正常值为 4～8 L/min。

2) 临床意义

a. 中心静脉压：中心静脉压受血容量、静脉张力、静脉回流量、胸腔内压力、心包腔内压力等因素影响，所以它不是反映右心室充盈压或循环血容量的可靠指标，也不能正确反映左心室充盈量或左心功能状态。在无条件进行肺动脉楔压测定时，中心静脉压可指导输液。通常，中心静脉压升高见于右心衰竭(右心室梗死等)，三尖瓣关闭不全，心包填塞(积液、缩窄)或补液量过快及过多;中心静脉压降低见于血容量不足。

b. 右心房压:右心房压的临床意义基本与中心静脉压相同,它不是反映右心室充盈压或循环血容量的可靠指标,更不能反映左心室充盈量或左心功能状态。当血浆容量增加时,两者数值成比例上升,因此在无条件进行肺动脉楔压测定时,右心房压对输液量的监测仍有一定的价值。

c. 肺动脉压:当肺动脉压＞3.99 kPa(30 mmHg)时为轻度肺动脉高压,＞7.98 kPa(60 mmHg)时为中度肺动脉高压,＞11.97 kPa(90 mmHg)时为重度肺动脉高压。肺动脉瓣结构和功能正常时,肺动脉收缩压等同于右心室收缩压;在肺动脉瓣、二尖瓣结构和功能正常时,肺动脉舒张压反映左心室舒张期末压;因左心室舒张期末压取决于左心室顺应性,故肺动脉舒张压是反映左心室功能的指标。肺动脉压反映右心室的后负荷,当肺动脉压升高,右心室向外射血的阻力上升,做功增加。长期肺动脉高压,则出现代偿性右心室肥厚。

d. 肺动脉楔压:肺动脉楔压＜0.67 kPa(5 mmHg)表示体循环血量不足,＞2.39 kPa(18 mmHg)为即将出现肺淤血,＞3.99 kPa(30 mmHg)时为肺水肿(心源性)。在各瓣膜功能和形态正常的条件下,肺动脉楔压相当于左心室充盈末压,反映左心室前负荷。

肺动脉楔压升高,可见于左心功能不全、心源性休克、二尖瓣狭窄、二尖瓣关闭不全、左心室顺应性下降或血容量过多;肺动脉楔压降低,见于血容量不足。肺动脉楔压值与肺充血改变之间的关系见表 6-3。

表 6-3　肺动脉楔压与肺充血改变之间的关系

PAWP(kPa,括号内为 mmHg 数值)	肺的病理生理改变
＜2.39(＜18)	罕见发生肺充血
2.39～2.66(18～20)	开始出现肺充血
2.79～3.33(21～25)	轻-中度肺充血
3.46～3.99(26～30)	中-重度肺充血
＞3.99(＞30)	可发生急性肺水肿

e. 心排血量与心排血指数(CI):心排血量(CO)＝每搏心排血量(SV)×心率(HR),心排血量是左心功能的最重要指标。当心排血量显著减少,心排血指数为 1.8～2.21/(min·m²)时,临床表现为组织低灌注状态,患者可出现或不出现低血压。如心排血量极度减少,心排血指数＜1.8 L/(min·m²)时,患者出现心源性休克。然而,轻度心排血量减少的患者,其心排血指数为 2.3～2.6 L/(min·m²),可没有低灌注的临床表现且血压正常(亚临床抑制状态)。在某些高排血量性心力衰竭,如甲状腺功能亢进、贫血等,心排血量可高于正常。

f. 外周血管阻力(SVR):外周血管阻力代表心室射血期作用于左心室肌的负荷。当血管收缩药使小动脉收缩或因左心室衰竭、心源性休克、低血容量性休克等使心排血量降低时,外周血管阻力均增加。相反,血管扩张药、贫血、中度低氧血症可致外周血管阻力降低。外周血管阻力增高可加重心脏后负荷且增加氧耗量,并使心排血量下降,进一步减少组织、内脏的血流灌注及供氧。外周血管阻力增高在临床上表现为四肢末梢苍白、发绀、发凉、湿冷、尿少，以及动脉压低、脉压小。在心肌梗死早期，由于急性心排血量减少，外周小动脉反射性收缩，可维持血压在正常水平或偏高。

g. 肺血管阻力(PVR)：肺血管阻力代表心室射血时作用于右心室肌的负荷，正常情况下约为外周血管阻力的1/6。当有肺血管病变时，肺血管阻力增高，从而大大增加右心室负荷。

(2) 漂浮导管血流动力学监测常见并发症：并发症主要有心律失常、感染、肺栓塞及肺动脉破裂、导管气囊破裂、血栓形成与栓塞、静脉痉挛、导管在心房或心室内扭曲或打结等。

(3) 注意事项

1) 严格无菌操作，严密监测生命体征及病情变化。

2) 每班均应检查导管置入长度，测压装置连接是否正确，严防空气进入；每小时用肝素生理盐水3～5 ml冲洗测压管道1次，以保证管道通畅。进行各项操作时，要小心仔细，以防导管牵拉脱出，如有脱落移位，切忌用手直接将导管向内推送。

3) 每次测压前检查压力定标及监护仪的零点位置。

4) 准确记录测量数据，波形有异常变化时，及时查找原因并调整好导管的位置。

5) 持续测压时，导管顶端最好位于肺动脉内，球囊充气时间不超过2～3 min；不测压时，导管气囊应处于放气状态。

6) 及时纠正影响压力测定的因素，如咳嗽、咳痰、躁动、抽搐等，故应于患者安静10～15 min后再行测压。影响PAWP的因素很多，应在呼气末测量。当使用PEEP时，每增加0.49 kPa(5 cmH_2O)，PAWP将升高1 mmHg。

7) 严密观察、预防并发症的发生。

8) 测压持续时间一般不超过72 h，每天常规消毒穿刺点并更换敷料。

9) 拔管后局部加压包扎2～4 h。拔管后24 h内应继续监测血压、脉搏、渗血等。

4. 主动脉内球囊反搏的应用

(1) 概述：主动脉内球囊反搏(intra - aortic balloon counterpulsation, IABP)是常见的一种机械循环辅助的方法，是指通过动脉系统植入一根带气囊的导管到左锁骨下动脉开口远端和肾动脉开口上方的降主动脉内，在心脏舒张期，气囊充气，在心脏收缩前，气囊放气，达到辅助心脏的作用。

(2) IABP的原理：心脏舒张期球囊充气、主动脉舒张压升高冠状动脉压升高，使心肌供血供氧增加；心脏收缩前，气囊排气、主动脉压力下降、心脏后负荷下降、心脏射血阻力减小、心肌耗氧量下降。冠心病是目前常见多发的心血管疾病，主要病理改变为冠状动脉不同程度狭窄，心肌缺血、心肌氧供与氧需两者失去平衡，IABP能有效地增加心肌血供和减少耗氧量，使冠心病患者收益最大。

(3) IABP对血流动力学影响

1) 降低：主动脉收缩压、左心室舒张末期压力、左心室后负荷、体循环血管阻力；

2) 升高：主动脉舒张压、平均动脉压、射血分数、心内膜下心肌存活率。

(4) IABP临床指征

1) 心指数＜2 L/(min·m^2)。

2) 平均动脉压＜8.0 kPa(60 mmHg)。

3) 体循环阻力＞2 100(dyne. s)/(cm^5·m^2)。

4) 左心房压>2.7 kPa(20 mmHg)，CVP>14 cmH_2O。

5) 尿量<20 ml/h。

6) 末梢循环差，四肢发凉。

上述情况经积极治疗，并用正性肌力药及活性药调整心脏负荷、纠正代谢紊乱后血流动力学仍不稳定患者，尽早用 IABP 辅助。

(5) IABP 的触发

1) 心电图触发(ECG)：是最常用的触发模式，选择一个 R 波高尖、T 波低平的导联，可用于房颤心律。

2) 压力触发：各种原因 ECG 不能有效触发时，要求收缩压>50 mmHg、脉压差>20 mmHg，不建议用于不规则的心律。

3) 起搏器触发：用于心房、心室及房室起搏，100%起搏频率。

4) 固定频率(内触发)：用于患者不能产生心脏输出，固定频率(自动状态为 80 次/分)，可用于收缩压<50 mmHg 的患者。

(6) 气囊的充气/放气时间

1) 以 ECG 为触发方式：充气点为 T 波终点，放气点在 QRS 波前。

2) 以压力为触发方式：充气点在动脉压力波的重搏波切迹点前；放气点在主动脉舒张末压点。

3) 充气过早即 IABP 在主动脉瓣关闭之前充气，易引起主动脉瓣提前关闭，导致每搏射血量减少，心排血量减少。

4) 充气过迟即主动脉舒张压放大效果降低，导致冠状动脉的灌注量减少，致使疗效欠佳。

(7) 反搏有效指标

1) 主动脉收缩压力波形降低而舒张压力波形明显上升。

2) 正性肌力药、活性药、多巴胺用量逐渐减少。

3) 血流动力学逐渐趋向稳定，心排血量上升。

4) 尿量增加，肾灌注好。

5) 末梢循环改善，心率、心律恢复正常。

(8) 停用指征

1) 多巴胺<5 mg/(kg・min)。

2) 心指数>2.5 L/(min・m^2)。

3) 平均动脉压>12 kPa(90 mmHg)。

4) 尿量>4 ml/(kg・h)。

5) 手足暖，末梢循环好。

6) 减慢反搏频率时，上述指征稳定。

(9) IABP 常见并发症：下肢缺血；感染；气囊破裂；导管植入动脉夹层或将动脉撕裂、穿孔；血小板减少症。

(10) 注意事项

1) 连接一个"R"波向上的最佳 ECG 导联，并贴牢电极避免脱落或接触不良。

2) 确保 QRS 波幅>0.5 mV(若低于 0.5 mV 不易触发，应通知医生改变触发方式)。

3）监测心率、心律，及时发现并处理心动过速、心动过缓或严重心律紊乱。

4）密切观察动脉血气、生化的变化，以及药物治疗效果。

5）熟悉机器性能，识别常见系统报警。

6）应采取积极措施，预防并发症的发生。

【呼吸功能监护】

呼吸功能监护是抢救危重患者的重要内容，连续动态分析各监护指标可及时发现病情变化，提供科学合理的治疗依据，判断治疗效果。呼吸功能监护主要适用于急性呼吸窘迫综合征(ARDS)、慢性阻塞性肺疾病(COPD)急性加重期、肺性脑病、心力衰竭和休克并发急性呼吸衰竭、肺梗死及肺栓塞、重症肺炎或休克型肺炎、气管切开或气管插管术后的患者，也适用于心胸外科手术后需用机械通气及心肺监护的患者。

1. 一般临床观察　危重患者呼吸功能临床监护内容包括了解病史，进行体格检查，以及观察呼吸频率与节律、呼吸道通畅情况、患者意识与精神状态、心率与节律、血压、皮肤颜色、尿量等。

(1) 神志：重度二氧化碳潴留[动脉血二氧化碳分压＞10.4 kPa(80 mmHg)、pH＜7.20]可致精神萎靡、头痛、嗜睡、多汗等症状，严重时由于脑血管重度扩张、脑体积增加而出现意识障碍、扑翼样震颤、视神经乳头水肿及昏迷等。

(2) 血压：轻度缺氧和二氧化碳潴留使内脏血管收缩、静脉回心血量增加及心率加快等，均可使心排血量增加、血压升高。严重持续缺氧和二氧化碳潴留则可损害心血管功能而使血压下降。

(3) 心率与心律：心率的变化除了与心脏本身的疾病有关外，也与呼吸功能有密切的关系。低氧血症和高碳酸血症等可使心率增加，缺氧也可致心律失常发生。严重缺氧，动脉血氧分压＜3.59 kPa(27 mmHg)、动脉血氧饱和度＜50％时，可出现心率减慢、传导阻滞和心跳停止。奇脉可见于支气管哮喘重度发作。

(4) 呼吸：呼吸频率可通过目测测得，还可由呼吸机直接监测，也可通过监护仪以阻抗法测得。正常成人为12～18次/分，呼吸减慢见于碱中毒、严重缺氧及高碳酸血症等，麻醉药抑制呼吸中枢可以使呼吸频率减慢。呼吸频率＞25次/分，提示呼吸功能不全，＞28次/分可能继发急性呼吸窘迫综合征。

观察呼吸频率的同时应注意呼吸节律是否规则，如呼吸深大见于酸中毒，呼吸浅快见于限制性呼吸困难，陈-施呼吸(Cheyne - Stokesrespiration，也称潮式呼吸)见于颅内高压。还应观察呼吸幅度大小、双侧胸廓运动是否对称、胸廓起伏活动是否协调等，上呼吸道阻塞时出现呼吸费力、三凹征现象；下呼吸道阻塞时胸廓运动减弱；气胸时胸廓运动不对称。呼吸音减弱见于肺不张，呼吸音减弱甚至消失见于气胸、胸腔积液。

(5) 皮肤、黏膜：缺氧时皮肤、黏膜发绀；二氧化碳潴留时皮肤潮红、多汗，眼结膜充血、水肿。

2. 通气功能监护

(1) 通气量：主要监测潮气量、每分钟通气量、最大通气量、肺活量、时间肺活量、1秒钟用力呼气容积等。潮气量(V_T)是静息状态下每吸入或呼出1次的气体量，潮气量正常值为8～12 ml/kg，它反映了患者的通气功能。潮气量增大多见于中枢神经系统疾病及酸中毒等，潮气量减少见于间质性肺炎、肺纤维化、肺梗死、肺淤血和肺水肿等。潮气量＜5 ml/kg为接受机械通气的指征。

每分钟通气量是患者平静呼吸时每分钟吸入或呼出的气体量，为潮气量和呼吸频率的乘积，正常值为 6～8 L。每分钟通气量可反映患者的通气功能，＞10 L 为通气过度，＜3 L 为通气不足，每分钟通气量也可指导调整呼吸机参数。

用力肺活量(FVC)是指深吸气至肺总量后，以最大的努力、最快的速度呼气至残气位时所呼出的气量。它是反映患者深呼吸和咳嗽能力的指标，阻塞性或限制性通气功能障碍、呼吸肌疲劳及神经肌肉病变均可使其用力肺活量下降，它是危重患者常用的呼吸监测指标。

最大通气量、时间肺活量增大提示通气过度，减少则提示通气不足。1 秒钟用力呼气容积、1 秒钟用力呼气容积与时间肺活量之比值降低，提示阻塞性通气障碍，而增加则提示限制性通气障碍或呼吸肌衰竭。

(2) 功能残气量(FRC)：功能残气量是平静呼气后肺内残留的气体量。功能残气量增多提示肺充气过度，见于肺弹性减退，如肺气肿和支气管哮喘等；功能残气量减少提示肺内氧合功能改善，分流量下降。

(3) 无效腔量/潮气量(V_D/V_T)：V_D/V_T 是指生理死腔在潮气量中所占的百分比，V_D/V_T＞0.3 时表示生理死腔增大，亦即发生了肺泡死腔，见于肺血管痉挛、血栓和严重的通气/血流失调；＞0.5 时提示肺泡通气量严重减少，导致呼吸衰竭。V_D/V_T 作为呼吸衰竭患者的监护指标，有较大的临床价值。

3. 呼气末二氧化碳压力($PETCO_2$)　呼气末二氧化碳压力监测属于无创监测方法，目前临床进行的床边监测均采用红外线法，将二氧化碳感受器直接连接于气管导管与“Y”形管连接处或置于呼吸机主机内，通过采样管将气体样本送入红外线感受器中即可测得呼气末二氧化碳压力。

呼气末二氧化碳压力能够反映患者通气、循环功能和肺血流情况，其正常值范围是 4.66～5.99 kPa(35～45 mmHg)。呼气末二氧化碳压力能够反映气管插管呼吸机辅助通气患者的通气功能，有助于确定气管插管位置，及时发现呼吸机故障，调整呼吸机参数，指导撤机；有助于监测体内二氧化碳的生成量，了解肺泡无效腔和肺血流情况；有助于评价患者循环情况。呼气末二氧化碳压力与动脉血二氧化碳分压差值升高时，表示肺内有明显无效腔通气。

呼气末二氧化碳压力降低有以下几种可能：①呼气末二氧化碳压力突然降低到零预示患者情况紧急，见于呼吸骤停、气管插管误入食管、插管脱落、气道完全梗阻、呼吸机故障等；②呼气末二氧化碳压力突然降低到非零水平，说明气道内呼出气不完全，提示管道漏气或气管插管气囊漏气；③短时间内呼气末二氧化碳压力呈指数性降低，提示生理死腔增加或从组织中扩散到肺内的二氧化碳明显减少，往往与休克、肺梗死、失血有关；④呼气末二氧化碳压力持续处于低浓度水平，没有正常平台，说明肺换气功能障碍或呼出气被新鲜气流稀释，见于支气管痉挛或分泌物增加。

呼气末二氧化碳压力增高见于以下几种情况：①呼气末二氧化碳压力逐渐增加，提示每分钟通气量降低、机体二氧化碳生成增加；②呼气末二氧化碳压力突然升高，见于静脉输注大剂量碳酸氢钠，也可见于呼出的二氧化碳在麻醉机环路中被重新吸入。

【肾功能监护】

肾脏是调节体液的重要器官，它担负排泄代谢废物，维持水、电解质平衡及细胞内外渗透压平衡，保证机体内环境相对恒定的作用。然而，肾脏也是最易受损的器官之一，因此在危重患者的诊治过程中，加强肾功能监护具有重要的意义。需要进行肾功能监护的患者主要如下：①由休克、低血容量、低氧血症或心功能不全所导致的绝对或相对有效循环血量不足者；②由各种有毒物质导致肾脏直接受损者，或重度创伤后、缺血肢体重建血流后；③由多种人工合成药物造成肾中毒者。

1. 临床观察

(1) 仔细询问病史、判断诱因：询问病史时应特别注意了解患者是否存在有效循环血量不足的情况、有无应用肾毒性药物、是否有慢性肾脏病史等可能加重肾脏负担或损害肾脏功能的因素。

(2) 尿的观察：尿的变化是肾衰竭最显著的特征之一，要注意观察。正常尿液呈淡黄色，澄清而透明，比重为 1.015～1.025，pH 值为 5～7，呈弱酸性。正常尿液的气味来自尿内的挥发性酸，静置一段时间后散发氨臭味。成人昼夜尿量为 1 000～2 000 ml，尿量＜400 ml/d 为少尿，＜100 ml/d 为无尿，但尿不少者也可能存在急性肾功能不全。

(3) 电解质平衡的观察：高钾血症是急性肾衰竭少尿期的主要表现之一，故应密切监测血钾、心电图变化。

(4) 尿毒症症状的观察：危重患者应给予持续监护，进行生命体征、意识状态和心肺功能的观察。

2. 肾功能监测

(1) 肾小球功能：监测肾小球的主要功能是滤过功能，反映其滤过功能的主要客观指标是肾小球滤过率(glomerular filtration rate, GFR)，即单位时间内经两肾生成的滤液量。正常成人每分钟流经肾脏的血流量为 1 200～1 400 ml，其中血浆量为 600～800 ml，有 20%的血浆经肾小球滤过，产生滤过液 120～140 ml。

(2) 在同一时间内测定血中尿素浓度和 1 h 尿液中尿素的排出量，计算出每分钟由肾所清除的尿素相当于多少毫升血液中的尿素，即为尿素清除率。正常参考值为 $0.67 \sim 1\ ml \cdot s^{-1}/1.73\ m^2$ [$40 \sim 60\ ml/(min \cdot 1.73\ m^2)$]。低于正常值的 60%表示肾功能开始损害，低于 50%表示损害已较明显，低于 10%则表示严重损害。

(3) 内生肌酐清除率(Ccr)测定：肌酐基本不被肾小管重吸收、分泌，仅由肾小球滤出，临床上常用 24 h 内生肌酐清除率来估计肾小球滤过率。由于计算内生肌酐清除率需同时测定尿中肌酐浓度，故对无尿者并不适用。

1) 内生肌酐清除率：指单位时间内通过肾脏排出的肌酐量相当于多少毫升血内的肌酐，反映了肾小球的滤过功能。

内生肌酐清除率＝尿肌酐/血肌酐×单位时间的尿量

2) 以正常内生肌酐清除率 $1.50 \pm 0.33\ ml \cdot s^{-1}/1.73\ m^2$，($90 \pm 20$ ml/min)为 100%，计算具体患者内生肌酐清除率与正常内生肌酐清除率的比，正常值为 85%～115%，内生肌酐清除率低于正常参考值的 80%时，表示肾小球滤过功能受损。

(4) 血清尿素氮测定：血中非蛋白质的含氮化合物统称非蛋白氮(non - proteinnitrogen, NPN)，其中尿素氮(bloodureanitrogen, BUN)约占 50%。在肾功能不全时，尿素氮比非蛋白氮变化快而明显。当肾实质受损害时，肾小球滤过率降低，致使血中尿素氮浓度增加，因此尿素氮反映肾小球滤过功能较非蛋白氮敏感。成人尿索氮的正常参考值为3.2～7.1 mmol/L。尿素氮上升后可反馈性地抑制肝脏合成尿素，故肾功能轻度受损时或肾衰竭早期尿素氮可无变化；当其高于正常值时，说明有效肾单位的60%～70%已受损害，因此尿素氮不能作为肾脏疾病早期测定肾功能的指标。尿素氮增高的程度与病情严重性成正比，故尿索氮对尿毒症的诊断、病情的判断和预后的估计有重要意义。

(5) 血清肌酐测定：每20 g肌肉每天产生1 mg肌酐，肌酐的日产生量与人体的肌肉量成正比，比较稳定。血中肌酐主要由肾小球滤过后排出体外，而肾小管基本上不吸收肌酐，也较少分泌肌酐。血肌酐的正常值为53～106 μmol/L，在无肌肉损伤的条件下，若肾小球滤过停止，血肌酐每天升高88～178 μmol/L；若尿肌酐/血肌酐(Ucr/Pcr)＞40，提示肾前性氮质血症；若＜20，则提示肾后性氮质血症。

(6) 昼夜尿比重试验：正常人24 h尿量为1 000～2 000 ml，昼尿量与夜尿量之比为(3～4)∶1，12 h的夜尿量不超过750 ml，尿液最高比重应在1.020以上，最高与最低比重之差不应＜0.009，夜尿＞750 ml为肾功能受损的早期表现。若各次尿比重固定在1.020～1.012，表示肾功能严重损害。

(7) 尿渗透压测定

1) 正常成人尿渗透压700～1 500 mmol/L，＜700 mmol/L提示肾浓缩功能不全，并需进一步作禁水12 h尿比重测定。

2) 禁水12 h尿比重测定：正常12 h禁水后尿渗透压＞800 mmol/L，低于此值则提示肾浓缩功能不全。

【神经系统功能监护】

中枢神经系统与人的知觉、记忆、情感、思维、语言、行为等心理过程息息相关，是人体一切意识和行为的控制系统，其结构和功能十分复杂，也十分重要。临床上多种原因和各种疾病的终末期均可造成中枢神经系统的严重损害，有些是不可逆性损伤。

1. 一般监测

(1) 意识：意识是反映中枢神经系统功能的重要指标，特别是对于颅脑损伤和脑血管疾病的患者来说，意识障碍的程度和持续时间的长短是判断颅脑损伤程度、颅内压升高程度、急性脑血管疾病严重程度及其预后最早、最敏感、最可靠的指标。意识障碍按程度可分为嗜睡、朦胧、浅昏迷、中度昏迷和深昏迷等。

(2) 瞳孔：正常人双侧瞳孔等大，呈圆形，直径2.5～4 mm。当瞳孔直径＜2 mm或＞6 mm时，为病态。

(3) 体温：颅脑损伤后体温一般无多大改变，但脑干、下视丘等损伤时，由于体温调节功能失调，出现持续性高热。

(4) 血压和心率：颅脑损伤后，血压和心率常有短时间的变动。当颅脑损伤合并其他器官失血时，血压明显下降，由于脑供血不足，出现脑水肿、颅内压增高，又反射性地导致血压上升、脉压增大、心率下降等生命体征的改变。如果颅脑损伤后合并上述症状，并进而出现意识障碍恶化、瞳孔改变、肢体运动障碍，则多提示颅内血肿。

(5) 呼吸：当患者神经系统遭受功能损害时，以呼吸变化最为敏感和多变。重度颅脑损伤出现轻微意识障碍时，其呼吸改变为过度换气后的呼吸暂停；如因舌后坠、颅底出血、呼吸道分泌物堆积引起气道梗阻时，可表现为喘鸣、呼吸频率上升等呼吸困难的症状；严重颅脑损伤发展为脑水肿或颅内血肿时，则颅内压明显升高，呼吸深而慢；当出现小脑幕疝时，则表现为过度呼吸与呼吸暂停规律地交替出现，即所谓的潮式呼吸，提示大脑半球深部损伤，有向脑干发展的趋势；损伤涉及延髓呼吸中枢时，则失去呼吸规律，呼吸严重失调。

(6) 呕吐：呕吐多发生于颅脑损伤后1～2 h，由于迷走神经受刺激而出现，多为一过性反应。若呕吐频繁、持续时间长并伴有头痛，应考虑蛛网膜下隙出血、颅内血肿或颅内压增高。

2. *意识障碍程度评估* 昏迷指数是衡量颅脑损伤后意识状态的记分式评价标准，为预测急性脑外伤的病情发展和预后、指导临床治疗等提供了较为可靠的数字依据。

(1) 测定方法：昏迷指数法(GCS法)是临床采用的国际通用的昏迷分级，它用颅脑损伤后刺激患者的睁眼反应(觉醒水平)、语言行为反应(意识内容)及运动反应(病损平面)3项指标的15项检查结果来判断患者意识障碍的程度，以其总分判断病情的严重性。以上3项检查共计15分，意识状态正常者满分为15分，凡积分<8分者预后不良，5～7分者预后恶劣，积分<4分者则罕有存活，也就是说，昏迷指数分值越低，脑损害程度越重，预后亦越差。

(2) 临床意义：昏迷指数可评价中枢神经系统状况，判断脑功能水平，它给医护人员一个具体的标准参数和客观的定性标准，也可通过意识指数曲线表示病情的好转与恶化。由于昏迷指数有3个项目，即使某一项解不出，其他项目仍能反映出意识状态的分级，因为3个项目中的每一个都可独立评价。

3. *颅内压监测* 颅内压(intracranial pressure, ICP)是指颅腔内容物对颅腔壁所产生的压力。颅内压增高是临床常见的综合征，可使脑血流量下降或停止，患者出现意识障碍，严重者出现脑病，并可在短时间内危及生命。持续颅内压监测能准确反映颅内压的动态变化，反映患者的病情演变，有助于判断预后、较早发现颅内继发性损害。

(1) 方法及其原理：监测的方法有两种：①植入法，经颅骨钻孔或经开颅手术将微型传感器植入颅内，使传感器直接与颅内某些间隙或结构(如硬膜外、硬膜下、蛛网膜下隙、脑室或脑实质等)接触而测压；②导管法，在颅腔内的脑池、脑室或腰部蛛网膜下隙放置导管，将传感器与导管连接，使导管内的脑脊液与传感器接触，而测压传感器将压力信号转换为电信号，再经信号处理装置，将信号放大后在监护仪上显示颅内压数据和波形，并可在记录纸上连续记录，因此能及时、动态地观察颅内压的变化。目前，临床上最常用的是硬膜外颅内压监测和脑室内颅内压监测。

(2) 异常颅内压波形

1) A型波为一种平台波形，突然急剧升高，可达6.67～13.33 kPa，并持续5～20 min，然后突然下降，A型波可能与脑血管突然扩张，导致脑容量急剧增加有关，常伴有明显临床症状和体征变化，是颅内严重疾病的表现，预后凶险。

2) B型波时颅内压较短时间的增加，常持续半分钟左右，压力波动在3～7 kPa。提示脑顺应性降低，与呼吸及血压改变有关。

3) C波与不稳定的全身动脉压引起的颅内压波动有关。

(3) 颅内压增高的基本临床特征

1) 头痛：慢性颅内压增高所致头痛多呈周期性和搏动性，常于夜间或清晨时加重，如无其他体征常易误诊为血管性头痛；如在咳嗽、喷嚏、呵欠时加重，说明颅内压增高严重。急性颅内压增高多由于外伤所致颅内血肿、脑挫伤、严重脑水肿等引起脑室系统的急性梗阻，因此其头痛剧烈，而且不能被缓解，常很快发生意识障碍，甚至脑出血。

2）呕吐：恶心和呕吐常是颅内压增高的征兆，尤其常是慢性颅内压增高唯一的临床征象。伴剧烈头痛的喷射状呕吐则是急性颅内压增高的佐证。

3）视神经乳头水肿：视神经乳头水肿是诊断颅内压增高的准确依据，但视乳头无水肿却不能否定颅内压增高的诊断。由于急性颅内压增高病情进展迅速，一般很少发生此种情况。反之，慢性颅内压增高则往往有典型的视乳头水肿表现，首先是鼻侧边缘模糊不清，乳头颜色淡红、静脉增粗、波动消失，继而发展为乳头生理凹陷消失，乳头肿胀隆起，其周围有时可见“火焰性”出血。

4）意识障碍：它是急性颅内压增高最重要的症状之一，系由中脑与脑桥上部的被盖部受压缺氧或出血，使脑干网状上行激活系统受损所致。慢性颅内压增高不一定有意识障碍，但随着病情进展，可出现情感障碍、兴奋、躁动、失眠、嗜睡等。

5）脑疝：由于颅内压增高，脑组织在向阻力最小的地方移位时，被挤压入硬膜间隙或颅骨生理孔道中，发生嵌顿，称为脑疝。试验证明：颅内压高达 2.9～4.9 kPa 持续 30 min 就可发生脑疝。脑疝发生后，一方面是被嵌入的脑组织发生继发性病理损害（淤血、水肿、出血、软化等）；另一方面是损害邻近神经组织，阻碍和破坏脑脊液和血液的循环通路和生理调节，使颅内压更加增高，形成恶性循环，以致危及生命。

临床常见的脑疝有小脑幕裂孔疝和枕骨大孔疝。前者多发生于幕上大脑半球的病变，临床表现为病灶侧瞳孔先缩小后散大、意识障碍、对侧偏瘫和生命体征变化，如心率慢、血压高、呼吸深慢和不规则等；后者主要由于增高的颅内压传导至后颅凹或因后颅凹本身病变而引起。早期临床表现为后枕部疼痛，颈项强直。急性的枕骨大孔疝常表现为突然昏迷、明显的呼吸障碍（呼吸慢、不规则或呼吸骤停），心率加快是其特征，也有心搏随呼吸并停者，而血压增高则不如前者明显。

（4）有创颅内压监测指征

1）所有开颅术后的患者。

2）CT 显示有可以暂不必手术的损伤，但 GCS 评分＜7 分，该类患者有 50％可发展为颅内高压。

3）虽然 CT 正常，但 GCS＜7 分，并且有下列情况两项以上者：①年龄＞40 岁；②收缩压＜11.0 kPa；③有异常的肢体姿态，该类患者发展为颅内高压的可能性为 60％。

（5）注意事项

1）严格执行无菌操作：置入传感器或导管、换药、留取标本时，必须遵守无菌操作原则，防止颅内感染。

2）密切观察颅内压监护仪的动态变化，颅压高时及时遵医嘱给予降颅压药物治疗，颅压低时给予补液，并做好记录。

3）保持管路通畅，并妥善固定，防止受压、折曲。

4）提供安全舒适的环境，操作时动作要轻柔，避免刺激，必要时酌情应用镇静剂。因测压时患者挣扎、躁动、用力咳嗽、憋气等因素都会影响其压力的准确性。

5）拔管时避免感应器断在颅内。

6）注意观察有无并发症的出现：感染、颅内出血、脑脊液漏、导管堵塞、脑实质损伤等并发症。

【血气监测】

血气主要监测肺的氧合功能，除常规测定血 pH 值、动脉血氧分压、动脉血二氧化碳分压、碳酸氢盐、缓冲碱、碱剩余及氧含量外，临床还应用无创法经皮监测氧和二氧化碳分压。

1. 动脉血氧分压（PaO_2） 动脉血氧分压是反映肺换气功能的指标。动脉血氧分压的正常值是标准条件下（即在海平面、平静条件下）吸空气时高于 11.97 kPa（90 mmHg）。动脉血氧分压多与吸入氧浓度有关，吸入 100%氧时动脉血氧分压为 12.64 kPa（95 mmHg）与吸入空气（氧浓度为 21%）时动脉血氧分压为 12.64 kPa（95 mmHg）的意义不同。临床上根据动脉血氧分压将缺氧分为轻、中、重三度，动脉血氧分压为 7.98～10.64 kPa（60～80 mmHg）时为轻度低氧血症，5.32～7.85 kPa（40～59 mmHg）时为中度低氧血症，＜5.32 kPa（40 mmHg）时为重度低氧血症。当吸入空气时，动脉血氧分压＜7.98 kPa（60 mmHg）则为呼吸衰竭。动脉血气分析可测得动脉血氧分压，监测结果可指导患者术后的氧疗和呼吸道管理，它也是调整呼吸机模式和吸入氧浓度的重要依据。

2. 动脉血二氧化碳分压（$PaCO_2$） 通过动脉血气分析可测得动脉血二氧化碳分压，动脉血二氧化碳分压反映二氧化碳生成量与肺泡通气量之间的平衡，它与二氧化碳生成量成正比，与肺泡通气量成反比。动脉血二氧化碳分压还可用以评价通气模式并作为调整通气模式的依据。动脉血二氧化碳分压正常值为 4.66～5.99 kPa（35～45 mmHg），＞5.99 kPa（45 mmHg）提示呼吸性酸中毒，＜4.66 kPa（35 mmHg）提示呼吸性碱中毒。

3. 动脉血氧饱和度（SaO_2） 动脉血氧饱和度指动脉血中血红蛋白在一定氧分压下和氧结合的百分比，正常值为 93%～100%。动脉血氧饱和度主要受动脉血氧分压、血红蛋白氧离曲线（受某些理化因素）的影响。多数情况下，动脉血氧饱和度可作为判断缺氧和低氧血症的客观指标，但它不如氧分压灵敏，动脉血氧分压降至 6.65 kPa（50 mmHg）时动脉血氧饱和度仍可接近 90%，从而掩盖了缺氧的潜在危险。并发贫血或血红蛋白降低时，即使存在一定程度的缺氧，动脉血氧饱和度也可能正常。

4. 动脉血氧含量（CaO_2） 动脉血氧含量指每 100 ml 动脉血中所含的氧的毫升数，包括物理溶解的氧和以化合状态存在的氧，本指标真实地反映了动脉血内氧的含量，是诊断缺氧和低氧血症较可靠的指标。动脉血氧含量的正常值为 0.18～0.21 vol。

5. 经皮血氧饱和度（SpO_2） 将血氧饱和度探头夹在手指、脚趾或耳垂等处即可测出经皮血氧饱和度，它是一种无创性的连续的动脉血氧饱和度监测方法。经皮血氧饱和度的正常值＞94%；经皮血氧饱和度与动脉血氧分压的高低、碳氧血红蛋白的多少及末梢循环状况等有关。持续经皮血氧饱和度监测有助于及时发现危重患者的低氧血症，可用以指导危重患者的机械通气模式和吸入氧浓度的调整。

6. 经皮氧分压（$PtcO_2$） 主要反映组织灌注状态。经皮测定氧分压值与动脉血氧合情况、心排血量有关，故在判断经皮氧分压值变化的原因时，应同时测定动脉血氧分压。经皮氧分压较动脉血氧分压低 1.33～2.66 kPa（10～20 mmHg），当血流灌注正常时，两者的变化是一致的。经皮氧分压值下降表明肺氧合功能障碍；当动脉血氧分压正常而经皮氧分压值明显减低时，提示组织灌注功能低下，见于心力衰竭或微循环障碍。

7. 经皮二氧化碳分压（$PtcCO_2$） 经皮二氧化碳分压值与动脉血二氧化碳分压有较好的相关性，若经皮二氧化碳分压值升高或血氧饱和度下降，说明通气不足；若经皮二氧化碳分压值不变，而经皮氧分压值或者血氧饱和度下降，提示肺内分流可能加大，即通气/血流值增大。因此，经皮二氧化碳分压值对长期氧疗的患者有重要临床价值。

8. 血红蛋白氧亲和力（P50） P50 是指血液在 pH 值为 7.40、动脉血二氧化碳分压为

5.32 kPa(40 mmHg)、血温为37℃的条件下，血氧饱和度为50%时的动脉血氧分压。P50是反映氧离曲线位置的指标，正常值为3.33 kPa(25 mmHg)。其值增大表明氧离曲线右移，血红蛋白与氧的亲和力下降，反之则说明血红蛋白与氧的亲和力增加，不利于组织摄氧。

第三节　氧　治　疗

氧疗是氧气吸入疗法的简称，指通过提高吸入气中的氧浓度，以缓解或纠正机体缺氧状态的医疗措施。氧疗是一种暂时性的应急措施，不能代替对缺氧病因的治疗，不适当的氧疗对机体也有损害。因此，氧疗的目的应是既能缓解机体缺氧、提高机体氧的储备，又不增加相关性并发症。

【缺氧的临床表现】

呼吸急促或呼吸困难，发绀，心率增快，血压降低，头痛，感觉迟钝，判断力降低，水、钠潴留，酸中毒。动脉血气分析，SpO_2 检测，一般 PaO_2<80 mmHg或 SpO_2<90%提示有缺氧。

轻度：SaO_2>85%，PaO_2 50～60 mmHg(无发绀)；

中度：SaO_2 60%～85%，PaO_2 30～50 mmHg(有发绀)；

重度：SaO_2<60%，PaO_2<30 mmHg(严重发绀)。

【适应证】

氧疗的指征：存在动脉低氧血症、机体又处于缺氧状态，或虽无动脉低氧血症，但机体处于高缺氧状态和(或)不能耐受低氧。

1. 低氧血症伴通气量基本正常　常见于麻醉后、胸腹部手术后、中枢神经系统疾病、药物镇静状态等，一般给予稍高浓度的氧气吸入就能获得满意的血氧分压。

2. 低氧血症伴通气不足　常见于慢性肺部疾病。轻度者(无发绀、SaO_2>80%、PaO_2>50 mmHg、$PaCO_2$<50 mmHg)可以不氧疗；中度(发绀、SaO_2 60%～80%、PaO_2 30～50 mmHg)或重度(严重发绀、SaO_2<60%、PaO_2<30 mmHg)者，必须给予适当氧疗。

3. 危及生命的情况　有些患者虽无低氧血症，但随时有发生危及生命的低氧血症的危险。

【给氧途径】

通常的氧疗途径有鼻导管、鼻塞或面罩吸氧，吸入氧浓度与吸入氧流量大致呈如下关系：吸入氧浓度(%)=21+4×吸入氧流量(L/min)。

1. 鼻导管　氧流量可调1～6 L/min，FiO_2 21%～50%，其计算公式：FiO_2(%)=21+4×给氧流量(L/min)。特点为操作简便易行，安全、方便、舒适，患者易于接受；缺点为吸入气氧浓度不恒定，易阻塞，对局部有刺激性。

2. 简单面罩　氧流量可调1～6 L/min，FiO_2 21%～50%，特点为能够提供较好的湿化；缺点是影响患者喝水、吃饭、咯痰，改变体位易移位或脱落。因其提高氧浓度较高，适用于缺氧严重而无二氧化碳潴留的患者。

3. 附贮袋面罩　可分为部分重复呼吸面罩，氧流量可调5～10 L/min，FiO_2 35%～90%；无重复呼吸面罩，氧流量可调4～10 L/min，FiO_2 60%～100%。

4. Venturi面罩　常用的氧浓度有24%、26%、28%、30%、35%、40%等，其特点为耗氧量少，不需湿化，吸氧浓度恒定。

5. T形管　适用于人工气道患者，提供恒定的、可设置的吸氧浓度，同时供给较多的水汽和水雾，保证吸入气体的湿化。

6. 经气管切开造口管内射流给氧　有利于呼吸道分泌物的排除，保持呼吸道通畅，适用于肺部感染严重、呼吸道分泌物多或黏稠不易排出，或昏迷不能主动排痰的患者。缺点是对患者有创伤，会留下瘢痕。

7. 呼吸机给氧　是最有效的氧疗途径或方法，依靠机械的作用，能最大限度地提高 FiO_2，纠正许多特殊类型的缺氧。

8. 氧帐或头罩　一般用于新生儿、大面积烧伤或重症不能合作的患者。但其耗氧量大，价格昂贵。

9. 高压氧疗　其原理为高压氧下随肺泡氧分压增高，动脉血氧分压相应增加，提高循环血液中的氧含量，提高组织内氧的弥散量。维持组织和重要脏器的正常氧供。适用于一氧化碳中毒、氰化物中毒、锑剂、安眠药及奎宁等药物中毒。缺点是使用不当可导致氧中毒。

【氧疗分类】

1. 根据氧浓度的控制程度分类　分为非控制性氧疗和控制性氧疗。非控制性氧疗是指不需严格控制氧浓度，可根据病情需要调节氧浓度的给氧方法，适用于无通气障碍的患者；控制性氧疗是指需严格控制吸入氧浓度，使氧分压维持在 7.315～7.98 kPa（55～60 mmHg），氧饱和度为 85%～95%的给氧方法，它既纠正了缺氧又不消除缺氧对呼吸的兴奋作用，适用于既有严重缺氧又有二氧化碳潴留的患者。

2. 根据吸入氧浓度的高低分类　可分为低浓度氧疗（氧浓度<30%）、高浓度氧疗（氧浓度>50%）、中浓度氧疗（30%≤氧浓度≤50%）。

3. 根据氧流量的大小分类　可分为低流量氧疗（氧流量<4 L/min）、高流量氧疗（氧流量≥4 L/min）。

【氧疗方法】

1. 缺氧不伴二氧化碳潴留时的氧疗　此时的氧疗对低肺泡通气、氧耗量增加及弥散功能障碍的患者有较好的疗效。它可纠正缺氧，通气血流量比例失调的患者提高吸入氧浓度后，可增加通气不足的肺泡的氧分压，改善它周围毛细血管血液氧的摄入，使动脉血氧分压增加。弥漫性肺间质性肺炎、间质性肺纤维化、肺间质水肿、肺泡细胞癌及癌性淋巴管炎患者主要表现为弥散损害、通气血流比例失调所致的缺氧，缺氧刺激颈动脉窦、主动脉体化学感受器引起通气过度，动脉血二氧化碳分压降低，此时给予较高浓度（35%～45%）的氧来纠正缺氧并改善通气。

2. 缺氧伴明显二氧化碳潴留时的氧疗　此时的氧疗原则是低浓度（<35%）持续给氧，这主要是基于以下原因。慢性呼吸衰竭失代偿者缺氧伴二氧化碳潴留是通气不足的后果，由于高碳酸血症的慢性呼吸衰竭患者呼吸中枢化学感受器对二氧化碳的反应性差，呼吸的维持主要依靠低氧血症对颈动脉窦、主动脉体化学感受器的驱动作用，若吸入高浓度氧，动脉血氧分压迅速上升，则外周化学感受器失去低氧血症对它的刺激，患者的呼吸变慢变浅，动脉血二氧化碳分压随之上升，严重时可陷入二氧化碳麻醉状态。

【并发症】

1. 一般并发症

(1) 高碳酸血症：氧疗时有两种情况可引起高碳酸血症。一是严重慢性阻塞性肺病者吸入高浓度氧气，由于消除了低氧对呼吸的刺激作用，通气量可急剧下降，致二氧化碳潴留；二是慢性低氧血症者吸入氧气。在通气/血流比例低下的肺区域存在低氧性肺血管收缩，吸入氧气后，这些血管有不同程度的扩张，且二氧化碳潴留增加。采用低浓度控制性氧疗可减少这一并发症。

(2) 吸收性肺不张：吸入高浓度氧气(FiO_2＞60％)时，肺泡内大部分氮气被氧气替代，肺泡内氧气迅速弥散入血，如因呼吸道不畅、相应肺泡得不到氧气补充则可发生萎缩，最终发生肺不张。吸收性肺不张常见于急性呼吸衰竭的患者，因这类患者常有小气道周围水肿及小气道内有分泌物，易形成通气/血流比区域，高浓度吸氧后可发生肺不张。防治方法：①FiO_2不要超过 60％；②鼓励患者咳嗽排痰；③机械通气时可用适度 PEEP。

2. *氧中毒*　低氧对人体生命有严重影响，但在不适当的高压下吸氧或长时间高浓度吸氧也可造成人体组织和功能上的损害。后者称为氧中毒。

(1) 临床类型

1) 肺型也称高氧性肺损害：氧对肺的毒性作用取决于吸入氧分压(PiO_2)，即与吸入氧浓度(FiO_2)有关。PiO_2 越高、高压持续时间越长，越容易发生氧中毒。

2) 眼型即晶状体后纤维组织形成：发生于新生儿，常见于早产儿接收高浓度氧疗后，表现为永久性失明。

3) 神经型即中枢神经系统损害：主要见于高压氧治疗，特别是气压＞2.5ATA 时容易发生。典型表现为吸氧后发生抽搐和癫痫大发作；停止吸氧后，抽搐即停止，未发现有后遗症。

(2) 防治：目前对氧中毒的治疗主要是对症处理，尚无特效方法，故重在预防，应尽量避免长时间高浓度吸氧。根据氧离曲线的特点，PaO_2 达到 60～80 mmHg 时，血红蛋白已大部分氧合，能满足机体对氧的需求。这时如再提高 FiO_2，氧饱和度增加已很有限，但氧毒性机会增加。临床上大多数患者吸入 30％～50％的氧气已能缓解低氧血症。对于常规氧疗还不能缓解低氧血症的患者，应及时调整治疗方案，使用其他措施纠正缺氧。如让患者卧床休息、人工降温，以减低机体氧耗；应用机械氧气通气增加肺的弥散功能、积极治疗原发病等。

高压氧治疗时氧中毒的预防：①严格遵守治疗方案；②掌握连续吸氧的安全时限；③采用间隙性吸氧法，如高压下吸纯氧 25 min 后改换呼吸高压空气 5min。

高压氧治疗中神经型氧中毒的处理：①在高压氧舱内一旦发生，应立即中断吸氧，改吸空气，必要时减压出舱；②在单人氧舱中，则应立即减为常压，通常在数分钟内症状即可消失。

【氧疗的护理】

氧疗时，护理人员应记录吸氧时间，严密观察患者的神智、面色、咳嗽、排痰能力、发绀程度、呼吸幅度及呼吸节律等。对于有阻塞性肺气肿的患者应观察有无呼吸抑制现象。密切观察患者缺氧状况有无改善，根据呼吸困难的程度，配合血气分析检查及时调整氧浓度。注意吸入氧气的湿化和温度。根据病情可采用间断吸氧或持续低流量吸氧。吸氧应从低浓度开始，避免不必要的过多给氧，以免发生氧中毒。氧疗前应先清除呼吸道分泌物，解除呼吸道痉挛，使氧疗有效进行。严密观察有无氧疗的副作用，如呼吸抑制和二氧化碳潴留、肺不张、氧中毒等。

【注意事项】

1. *重视病因治疗*　氧疗是一种应急措施，不能替代对原发病的治疗。肺部感染引起的低氧血症理应积极抗感染治疗。对上呼吸道梗阻引起的缺氧更应及时缓解梗阻，这比任何氧疗更为关键和重要。

2. 根据低氧血症机制的不同选择合适的氧疗方法　如通气血流比例失调引起的低氧血症，可选用非控制性氧疗或控制性面罩吸氧。但对于严重肺换气功能障碍或严重肺内分流引起的低氧血症，当面罩吸氧达不到氧疗的目的时，常需用机械通气等特殊手段。

3. 选择合适的 FiO_2　增加 FiO_2 虽可改善 PaO_2，但长时间吸入高浓度氧气可发生氧中毒。合适的 FiO_2 是指既能达到适当氧合（SaO_2 85%～90%，PaO_2 60～80 mmHg），又不引起 CO_2 潴留（可接受的 $PaCO_2$）及氧中毒等相关并发症的最低氧浓度。

4. 保持气道通畅　保持气道通畅是确保氧疗效果的基本条件。这里的气道包括氧气输送管道和呼吸道。在临床上应用鼻导管、鼻咽导管、鼻塞吸氧或经人工气道吸氧时容易发生管道的堵塞，应引起重视。保持气道通畅的有效方法：①保持吸入气体的湿化，氧气必须经湿化器湿化后方可吸入，吸入气体相对湿度应达 70%；②定时检查和更换各种导管；③定时雾化吸入；④及时清除气道分泌物；⑤定时实施适度的胸部物理疗法。

5. 随时评价氧疗效果　由于种种原因，接收氧疗的患者不一定均能获得满意的氧合。因此必须随时评价氧疗的效果。常用评价氧疗效果的指标有患者的全身情况、SpO_2、血气分析、血乳酸、阴离子间隙等。

【高压氧疗法】

在一个密闭的加压舱内，给患者吸入超过 1 个大气压（0.101 MPa）的纯氧的治疗方法称为高压氧疗法。

1. 适应证　减压病与气体或空气栓塞症、一氧化碳中毒、气性坏疽、挤压伤，区隔综合征和其他急性创伤缺血、氰化物中毒、有病变的移植皮片及皮瓣、软组织混合性感染、热烧伤、烟雾吸入、选择性顽固性厌氧菌感染、放射性坏死、慢性顽固性骨髓炎、特殊的出血性贫血、防线菌病。

2. 禁忌证

(1) 绝对禁忌证：多发性肋骨骨折、张力性气胸、严重肺气肿、急性上呼吸道感染未控制者、活动性肺结核已形成空洞、化脓性中耳炎等。

(2) 相对禁忌证：急性鼻窦炎、癫痫、高热体温尚未控制、精神失常、肺大泡及肺囊肿等。

3. 治疗作用

(1) 提高氧的弥散。

(2) 大幅度增加血氧含量。

(3) 增加组织氧含量和储氧量。

(4) 抑菌作用。

(5) 促使组织内气泡消失。

(6) 增强化疗、放疗对恶性肿瘤的作用。

4. 副作用

(1) 氧中毒：指高压或常压下，吸入高浓度的氧达一定时程后，氧对机体产生的功能性或器质性损害。氧中毒可分为中枢型、肺型、溶血型和眼型。无论发生哪一型氧中毒，整个机体均同时受害。临床上，在高于 0.3 MPa 压力下吸氧、常规治疗时随意延长吸氧时间、常压下长时间吸入浓度高于 50%的氧是氧中毒的常见原因。

(2) 气压伤：常见的有中耳气压伤、鼻旁窦气压伤和肺气压伤。另外，减压中对气胸患者未及时发现和处理，可使胸腔内气体过度膨胀，肺和心脏受压，纵隔摆动，可致患者突然死亡。

(3) 减压病：减压速度过快，幅度过大，使气体在组织中的溶解度降低，在血液和组织中游离出形成气泡，造成血管气栓、组织受压的一种高危情况。但是只要严格按规程操作，可避免发生。

5. 注意事项

(1) 严格把握操作规程，不得擅自改变治疗方案。

(2) 注意在高压氧治疗过程中做好升压、减压过程中的调压动作。

(3) 危重症者做好呼吸道管理，尤其是气管插管与气管切开的患者。

(4) 在高压氧下应警惕过度供氧致肺泡表面活性物质产生减少，引起肺不张或肺实变，严重影响肺部的气体交换，造成不良后果。因此高压氧治疗阶段，应随时注意肺部情况，必要时胸片复查。根据具体情况，权衡利弊，合理应用高压氧。

第四节　机械通气的临床应用

机械通气(mechanical ventilation)是应用呼吸机进行人工通气治疗呼吸功能不全的一种有效方法，其主要作用是增加肺泡通气，减少患者呼吸作功与改善氧合。

(一) 人工气道

指将导管直接插入气管或经上呼吸道插入气管所建立的气体通道，以便为气道有效引流、通畅或机械通气提供条件。目前，常用的人工气道包括气管插管和气管切开。

【临床应用】

1. 建立人工气道的适应证　取决于患者的呼吸、循环和中枢神经系统功能状况，三者密切相关，互相影响。临床建立人工气道的主要适应证：①上呼吸道梗阻：口、鼻、咽及喉部软组织损伤、异物或分泌物潴留等导致上呼吸道梗阻，威胁患者生命。②气道保护性机制受损：咽、喉、声带、气道及隆突通过生理反射对呼吸道起到保护的作用受损。③清除气道分泌物：当患者咳嗽反射受损，大量气道分泌物潴留时，易导致肺部感染及呼吸道梗阻，应及时建立人工气道，有利于清除气道内分泌物。④提供机械通气的通道：为需要机械通气的患者提供连续呼吸机的通道。

2. 人工气道梗阻的处理　建立人工气道是实施抢救和治疗的重要措施。一旦发生梗阻，将影响呼吸道通畅、有效引流和机械通气。

人工气道梗阻的常见原因包括：①导管扭曲；②因气囊疝出而堵塞导管远端开口；③痰栓或异物阻塞管道；④气管壁塌陷；⑤管道远端开口嵌顿于隆突、气管侧壁或支气管。

处理方法：①调整人工气道位置；②抽出气囊气体；③试验性插入吸痰管并吸痰。若气道梗阻不缓解，应立即拔除气管插管或气管切开所置套管，重新建立人工气道。若气道压力仍然很高，呼吸机不能达到有效通气，则需考虑张力性气胸。

【护理要点】

1. 心理护理　气管插管或气管切开技术带有一定的创伤性，加之气管非常敏感，清醒患者对气管内留置导管常难以忍受。护士应：①向患者解释建立人工气道的重要性、目的及配合的方法等。②护理工作应细致入微，体贴关心患者，取得患者的信任和配合，使之感到安全，减轻躁动不安和紧张情绪。③人工气道影响患者的语言交流，常使患者感到孤独和恐惧。护士应经常询问患者的感觉，通过面部表情，肢体语言，如手势、点头或摇头、睁闭眼等方法加强交流，以了解患者的想法和要求，满足其需要。在示意不能表达清楚时，可用文字沟通。④经常与患者握手、说话，服务态度和蔼，操作轻柔，增加患者的安全感。

2. 气道插管的护理　①患者的头部稍后仰，协助其每 1～2 h 转动变换头部位置，避免导管压迫咽喉部及头皮压伤。②妥善固定导管，避免导管随呼吸运动上、下滑动而损伤气管黏膜；标明导管插入深度，随时检查导管位置，及时发现导管有无滑入或滑出。③选择合适的牙垫，应比导管略粗，避免患者咬扁导管，影响气道通畅。④保持导管通畅，及时吸出导管、口腔及鼻腔内的分泌物。⑤保持口腔清洁，定时做口腔护理，用 3%双氧水和清水冲洗口腔，防止口腔溃疡。⑥气管套囊每隔 3～4 h 放气 3～5 min，防止套囊对气管黏膜的长时间压迫。放气前，吸净口腔和咽部的分泌物；放气后，套囊以上的分泌物可流入气管，应经导管吸出。重新充气时应避免压力过高。⑦若气道阻力大或导管过细、无效腔气量大，可将留在口腔外的过长导管剪掉。⑧拔除气管插管后，密切观察患者的反应，注意有无咽炎、喉水肿、喉痉挛等并发症发生，并经鼻导管或开放式面罩给予吸氧，以防低氧血症。

3. 气管切开的护理　①固定导管的纱布要松紧适当，以容纳一个手指为宜。②适当支撑与呼吸机管道相连处的管道，以免重力作用于导管，引起气管受压而造成气管黏膜坏死。③导管套囊适当充气，防止漏气或因压力过高而影响气管黏膜血液供应。④切口周围的纱布每日 2 次定时更换，保持清洁干燥；经常检查切口及其周围皮肤有无感染、湿疹等；局部涂抗生素软膏或用凡士林纱布；若使用金属带套囊导管，其内套管每日取出、消毒 2 次。⑤套囊充气放气同时气管插管。⑥拔除气管导管后，及时清除窦道内分泌物，经常更换纱布，使窦道逐渐愈合。

（二）机械通气

当呼吸器官不能维持正常的气体交换，发生（或可能发生）呼吸衰竭，以机械装置代替或辅助呼吸肌的工作，此过程称为机械通气。机械通气是治疗呼吸衰竭的主要方法。

【临床应用】

1. 机械通气的适应证　见表 6－4。

表 6－4　机械通气的适应证

预防性机械通气	治疗性机械通气
（1）长时间休克患者 （2）术后恢复期患者，过度肥胖，严重感染，慢性阻塞性肺疾病患者行胸腹部手术，明显代谢紊乱 （3）酸性物质误吸综合征 （4）恶病质	（1）心肺复苏后期治疗 （2）通气功能不全或衰竭 （3）换气功能衰竭 （4）呼吸功能失调或丧失 （5）非特异性衰弱者，不能代偿呼吸做功的增加

2. 机械通气的禁忌证　一般认为，机械通气无绝对禁忌证，但对一些特殊疾病，应先做必要的处理后再行机械通气，或采用特殊的机械通气手段，否则将给患者带来不利影响。机械通气的相对禁忌证：①张力性气胸或气胸；②大咯血或严重误吸导致的窒息性呼吸衰竭；

③伴肺大泡的呼吸衰竭；④支气管异物；⑤严重心力衰竭继发呼吸衰竭。

3. 常用的机械通气模式

(1) 控制通气(control－mode ventilation，CMV)：不允许患者自主呼吸，呼吸做功完全由呼吸机承担。呼吸机控制主要的呼吸参数。

(2) 辅助/控制通气(assist/control－mode ventilation，A/CMV)：患者的吸气力量可触发呼吸机产生同步正压通气。当自主呼吸频率超过预置频率时，为辅助通气；自主呼吸频率低于预置值时，转为控制通气。

(3) 间歇指令通气(intermittent mandatory ventilation，IMV)：机械通气与自主呼吸相结合，在两次正压通气之间允许患者自主呼吸。同步间歇指令通气(synchronized IMV，SIMV)与 IMV 的区别在于正压通气是在患者吸气力的触发下发生的，因而可避免 IMV 时可能发生的自主呼吸与正压通气对抗现象。

(4) 压力支持通气(pressure support ventilation，PSV)：患者自主呼吸的吸气力可触发呼吸机送气，并使气道压迅速上升到预置值。当吸气流速降低到一定程度时，则由吸气转为呼气。主要呼吸参数由患者控制，潮气量的增加取决于预置压力值，可明显降低自主呼吸时的呼吸做功。

(5) 呼吸末正压：应用 PEEP 时，呼气末的气道压及肺泡内压维持高于大气压的水平，可使小的开放肺泡膨大，使萎陷肺泡再膨胀。可降低肺内分流量，纠正低氧血症。

4. 呼吸机的撤离 指由机械通气向自主呼吸过度的过程。撤机的主要指征是需要呼吸支持的原发病减轻或消除。根据患者的临床情况，以患者的撤机生理参数为参考，决定是否撤离呼吸机。

(1) 临床综合情况的判断：呼吸衰竭的病因已基本纠正；血流动力学相对稳定，无频繁或致命的心律失常，休克和低血容量已彻底纠正；感染控制，体温正常；神志清醒或已恢复到机械通气前的较好状态；自主呼吸平稳，呼吸有力，有良好的吞咽和咳嗽反射。吸氧浓度逐渐降至 40%以下而无明显呼吸困难或发绀，撤机前 12 h 应停用镇静药物。

(2) 常用的撤机生理参数：撤机生理参数并非撤机的绝对标准，不能代替对病情的临床综合分析，只能帮助医生更客观地评估患者的临床状况，并作为撤机的参考。

(3) 在撤机过程中，应密切注意患者的呼吸频率、节律、呼吸深度及呼吸方式，同时监测心率、血压，以及有无出汗、发绀、呼吸窘迫等症状。若患者出现烦躁不安、自主呼吸频率加快、心动过快、SaO_2 和 PaO_2 下降，以及 $PaCO_2$ 升高，则都是不能耐受撤机的表现，应当停止或减慢撤机过程。

【护理要点】

1. 严密观察病情变化

(1) 神志变化：若患者表现神志不清、烦躁不安、发绀、鼻翼扇动等，多为缺氧及二氧化碳潴留所致。

(2) 呼吸状态：听诊双侧肺呼吸音可判断有无气管插管移位、气胸、肺不胀、肺炎等。胸廓及腹部呼吸运动幅度是肺扩张程度、肺通气量的重要标志。若胸廓及腹部呼吸运动幅度降低或消失，常提示呼吸道阻塞和呼吸机障碍；若以胸式呼吸为主，腹部膨隆应警惕急性胃扩张。

2. 血气分析 根据患者血气分析结果，调节呼吸机参数。一般每 0.5～1 h 做一次血气分析。

3. 监测气道峰值压　根据PAP的变化，及时发现并排除引起PAP增高或下降的因素。

(1) PAP增高：除疾病外，且与以下因素有关：①呼吸道分泌物过多；②气管插管或呼吸机管道阻塞、扭曲等；③气管插管的斜面贴壁/滑出或滑向一侧支气管。

(2) PAP下降：①呼吸机管道与气管插管连接处有漏气；②气管导管气囊漏气；③呼吸机管道漏气。

4. 观察呼吸机是否与患者呼吸同步，及时查找原因并处理。

(1) 常见的不同步原因：①通气不当；②呼吸道分泌物过多；③气管插管移位；④疼痛；⑤严重缺氧及二氧化碳潴留未得到改善；⑥肺部、胸腔的急性病理改变，如血、气胸或肺不张；⑦胃潴留或尿潴留。

(2) 处理原则：①对术前或清醒患者做好解释工作，取得患者合作；②除外以上因素后，在不停机的情况下使用吗啡、地西泮、芬太尼等镇静剂，必要时使用肌松剂；③及时排除呼吸机连接贮水杯内的蒸馏水，防止过多蒸馏水进入气道；④适当加温湿化，使解痉、抗感染、稀释黏痰的药物到达终末气道；⑤监测湿化温度，并保持湿化器内适当的蒸馏水量；⑥为防止气管壁黏膜受压、缺血、坏死，气管导管气囊应定时放气，每4～6 h 1次，每次30 min，放气前吸净口、鼻腔的分泌物。

案例分析题

患者，男性，48岁。酒后出现腹部剧痛伴腹胀、呕吐，难以忍受，就诊时被诊断为“重症急性胰腺炎”，给予对症治疗，后因病情迅速恶化转入重症监护病房，确诊为“暴发性胰腺炎、多器官功能障碍综合征、腹腔间隔综合征”。此时，患者腹内压过高，酸碱代谢失衡，内环境严重紊乱，生命危在旦夕。后予以急诊手术，以解除过高的腹内压，尽快逆转多脏器功能衰竭。术中打开患者腹腔后，发现腹部内都是钙化斑和大量渗出液；特别是打开胰腺被膜后，由于过高的压力及炎症反应，致使大量的渗出液如喷泉般在瞬间涌出，且整个胰腺组织已变黑坏死，即做了“胰腺被膜切开减压术、胰腺坏死组织清除术和前腹-后腰部对吻式引流术”。为了充分减轻腹腔压力，应用“暂时性腹腔开放技术”，即将“大网膜、胃、横结肠”暂时留置于腹壁外。术后，患者腹内压增高症状显著缓解，重要脏器功能得到暂时恢复。

问题：针对该重症患者，术后有哪些注意事项？

（张　萍）

第七章 手术室管理

第一节 手术室布局和人员配备

自从出现了人群组织，管理也就产生了。手术室是为患者实施手术治疗、诊断及抢救危重患者的重要场所，其管理者如何运用现代管理理论及技术，借鉴前人的经验与教训，合理有效利用医疗资料，调动部门人员的潜能及积极性，使人力资源得到最有效的利用，为患者提供最优、最安全的护理，将直接影响着治疗效果和患者的预后。

【布局与环境】

(1) 手术室的位置要求：手术室应设在安静清洁、便利和相关科室联络的位置。手术室和其他科室、部门的位置配置原则是：靠近手术科室、血库、影像诊断科、实验诊断科、病理诊断科等，便于工作联系；远离锅炉房修理室、污水污物处理站等，避免污染，减少噪声。通常是集中布局，构成一个相对独立的医疗区，包括手术室分流和供应部门。手术室应避免阳光直接照射，以免影响手术灯光。手术室应设三条出入线路，一是工作人员出入线路；二是伤病员出入线路；三是器械敷料等循环供应线路。尽量做到隔离，避免交叉感染。手术室应设专用电梯，供运送器械、物品、接送患者及手术室工作人员使用。

(2) 手术间的基本设置配备与要求：手术间内基本设置配备是指最基本的、必备的设施配备。如手术台、无影灯(吊式和落地式单头)、麻醉机、监护仪器台、高频电刀、X线片观片灯、器械桌、托盘、办公桌、操作台、升降圆凳、脚踏凳、钟、温湿度计等，并可安装传呼系统及计算机系统。手术间的数量与手术台数应与手术科室的实际床位数成比例，一般为1：20～25。

手术间室内设置要求：

1) 墙面：应选用光滑、少缝、耐磨耐腐蚀、易清洁易消毒、隔音、防火、耐用不起尘的材料。室内颜色选用浅绿、淡蓝色有利于消除术者的视觉疲劳。

2) 地面：应采用抗静电、耐磨耐酸碱腐蚀、易清洁易消毒、隔音、防火、具有弹性、防滑的特点，从而使手术人员减轻脚步的疲劳，步感舒适。一般不设地漏，墙面与地面、天花板交界处呈弧形，防积尘埃。

3) 门：净宽不小于1.4 m，采用电动感应门，具有移动轻、隔音、坚固、密闭、耐用的特点，并可维护房间的正压。门上宜开玻璃小窗，有利于观察和采光。手术间设前后门，前门通向内走廊，后门通向外走廊，不可设边门。

4）窗：采用双层固定密闭玻璃窗，与墙面平，不留窗台，避免积灰，有利于采光和从外走廊向内观察，也可避免室内人员产生心理压抑。

5）走廊：宽度不少于 2.5 m，便于推车运转及避免来往人员碰撞。

6）电源、光源：手术室应有双向供电设施，且有足够的电源插座和防火花装置。光源要求均匀、聚光、不耀眼，近乎自然光线的全密封的无影灯。随着医疗水平的提高和教学的要求，高分辨率、安装在灯盘中央的中置式摄像系统为越来越多的手术室所采用。

7）通风过滤除菌装置：为防止手术患者伤口感染，使空气净化，现代化手术室应建立完善的通风过滤除菌装置，目前较常用的为层流式通风和湍流式通风。

8）医用供气系统：旋转吊塔和墙上分别安装一式两套的氩气、二氧化碳、氧气和负压吸引等终端接口，旋转吊塔移动方便，可随意取向，便于麻醉机调整位置，不妨碍手术操作，也避免地面拉线过多。

9）手术室的温度：手术室应有冷暖气调节设备。空调机应设在上层屋顶内，室温保持在 22～25℃，相对湿度以 50%左右为宜。一般手术间面积为 33～45 m^2，特殊房间约 60 m^2，小手术间面积在 20～30 m^2。

10）手术床：手术床的配件及功能要齐全，可调整成各种位置，以适用于各种体位的手术。床体要求结构设计合理，稳定性好，材质安全牢固，操作简便。整床可透 X 线，便于术中 C－臂机的使用。床垫设计要求不仅能适应患者的体位变化，使患者舒适，而且要易于清洁和消毒。

11）手术间的其他设备：现代化的手术室除了布局的合理化，更是配备了先进的辅助设施。如 PACS 移动工作机，该机可与医院放射科电脑联网，直接调取指定患者的 X 线片、CT 片等，并具有放大、缩小、下载等功能；在手术无影灯上安装摄像头接口，便于随时了解手术进程以及教学示范；背景音乐系统则创造了一个轻松的手术环境，减轻患者的恐惧以及医护人员的工作疲惫感。

（3）手术室其他辅助工作间的设置与要求

1）洗涤室：主要用于手术后器械的清洁，内设洗涤池、干燥箱、污水和污敷料处理池，并设有污敷料投送管道，也可设全自动超声器械洗涤装置。

2）敷料准备室：准备各类手术包、敷料、手套等，可用于存放未消毒的敷料、手术包等。

3）器械室：设铝合金玻璃器械柜数个，各类器械分类放置，以便取用。设器械打包台（桌）、器械保养液、器械数目牌、器械清点单等。

4）消毒室：设有高压蒸汽消毒锅或预真空高压消毒锅、干热消毒柜、环氧乙烷消毒箱，专为消毒器械和各类敷料之用。室内设排气孔道，能机械通风。

5）无菌物品储藏室：设在与各手术间较近的无菌区内，装有净化空气装置系统，室内备有各种手术用的无菌敷料、器械和各种急需的物品。

6）药品间：用于药品、消毒液等的存放，应按要求摆放整齐，标签醒目，定期检查有效期，并及时补充和更换。

7）麻醉准备室：用于麻醉物品、药品等的准备。有药品柜、冰箱和插管用具、喉镜导管等消毒保存装置。

8）麻醉恢复室：设有墙式吸引器，氧气装置，各类监护仪器、抢救用品齐全，用于手术后未完全清醒患者的观察护理。

9）标本间：有中性甲醛标本固定液，装标本用容器、标本柜、标本登记本等，还有供填写病理申请单的桌、椅、纸、笔等。

10）其他：包括更衣室、接待患者家属处、护士办公室、值班室、厕所、沐浴间、医学参观室等，应设置齐全，布局合理，以减少细菌污染和交叉感染。

（4）手术室分区：手术室须严格划分为限制区（无菌手术间）、半限制区（污染手术间）和非限制区。三区分隔开的设计有二：一为将限制区与半限制区分设在不同楼层的两部分，这种设计可彻底进行卫生学隔离，但需二套设施，增加工作人员，管理不便；二为在同一楼层的不同段设限制区和非限制区，中间由半限制区过渡，设备共用，这种设计管理较方便。限制区包括无菌手术间、洗手间、无菌室、贮药室等。半限制区包括急诊手术间或污染手术间、器械敷料准备室、麻醉准备室、消毒室。非限制区设更衣室、石膏室、标本间、污物处理间、麻醉复苏室和护士办公室、医护人员休息室、餐厅、手术患者家属休息室等。值班室和护士办公室，应设在入口近处。

（5）手术间分类：按手术有菌或无菌的程度，手术间可划分成以下五类：

1）Ⅰ类手术间：即无菌净化手术间，主要接受颅脑、心脏、脏器移植等手术。

2）Ⅱ类手术间：即无菌手术间，主要接受脾切除手术、闭合性骨折切开复位术、眼内手术、甲状腺切除术等无菌手术。

3）Ⅲ类手术间：即有菌手术间，接受胃、胆囊、肝、阑尾、肾、肺等部位的手术。

4）Ⅳ类手术间：即感染手术间，主要接受阑尾穿孔腹膜炎手术、结核性脓肿、脓肿切开引流等手术。

5）Ⅴ类手术间：即特殊感染手术间，主要接受铜绿假单胞菌（绿脓杆菌）、气性坏疽杆菌、破伤风杆菌等感染的手术。

【洁净手术室的设施和管理】

洁净手术室又称为生物洁净手术室，它是以洁净手术室为核心，并包括各类辅助用房及自成体系的功能区域。洁净手术室应用空气洁净技术，通过建立科学的人、物流程及严格的分区管理，最终达到控制微粒污染，保证手术患者生命安全的目的。建设洁净手术室是现代医院发展的必然趋势，也体现了医院的设施水平、服务质量和管理水平。

洁净手术室的净化原理：净化技术通过正压净化送风气流控制洁净度来达到无菌的目的。根据送气方式不同，净化技术可分为紊流系统和层流系统两种。

1. *紊流系统*（multi - directional manner）　紊流系统的送风口及高效过滤器设于顶棚，回风口设于两侧或一侧墙面下部，过滤器和空气处理比较简单，扩建方便，造价较低，但换气次数少，一般为每小时10～50次，容易产生涡流，污染粒子可能在室内涡流区悬浮循环流动，形成污染气流，降低室内净化度。只适用于NASA标准中10 000～1 000 000级的净化室。

2. *层流系统*（laminal flow system）　层流系统利用分布均匀和流速适当的气流，将微粒、尘埃通过回风口带出手术室，不产生涡流，故没有浮动的尘埃，净化度随换气次数的增加而提高，适用于美国宇航局标准中100级的手术室。但过滤器密封破损率比较大，且造价较高。

【洁净手术室的净化标准】

空气洁净的程度是以含尘浓度衡量。含尘浓度越低洁净度越高，反之则越低。见表

7－1。

表7－1　我国洁净室每立方米空气洁净度标准

等级	≥0.5 μm 颗粒数	≤0.5 μm 颗粒数	换气(次数/L)
100	≤3 500	0	200～600
1 000	≤35 000	≤250	50～70
10 000	≤350 000	≤2 500	30～40
100 000	≤3 500 000	≤25 000	20～30

国内外洁净手术室的基本类型见表7－2。

表7－2　国内外洁净手术室基本类型

级　别	洁净度(级)		菌浓度(个/皿)		室内噪声(dB)	用　途
	手术区	周边区	手术区	周边区		
特别洁净手术室(Ⅰ级)	100	1 000	0.2	0.4	50	关节置换手术、器官移植手术、脑外科、心脏外科、眼科等无菌手术
标准洁净手术室(Ⅱ级)	1 000	10 000	0.75	1.5	50	脑外科、整形外科、泌尿外科、肝胆胰外科、骨科、取卵移植手术、普外科无菌手术
一般洁净手术室(Ⅲ级)	10 000	100 000	2	4	50	普外科手术、妇产科手术
准洁净手术室(Ⅳ级)	300 000		5		50	肛肠外科手术、污染类手术

【人员配备】

手术室的组织结构：手术室管理的核心是人员的管理，只有合理地建立手术室的组织结构，合理的配置人员，才能更好地完成各项手术，减少劳动力的成本。

1. 专业人员　根据手术室及其成员的不同规模及等级和工作量的大小，可有一个或几个护士长。护士长的职责包括指导护理工作者及人事安排。护士长下设有一个或几个护士长助理和一个在职培训教师或称带教老师，一般为主管护师或副主任护师，负责协调新人的专业定向及手术室护士的在职教育。

2. 准专业人员　包括助理护士、助手和护理员，她们的任务是负责供应及环境卫生、器械，以及用品的清洗、打包和灭菌。有些人员可协助手术室的后勤管理，护理员运送患者，协助将患者安放在手术台上，并执行其他与直接护理无关的任务。

3. 手术室护理人员的配置原则

(1) 以满足患者的护理需要为原则：人员的数量、类别、技能等要求，都要有利于服务目标的实现。手术室护理人员与手术台之比为2.5∶1～3∶1；护师∶手术台为1∶2；主管护师∶手术台为1∶6～1∶8(适合于在开展四种以上专科手术时)。

(2) 以优化组合为原则：使不同年龄段、不同个性智能、素质特长的护士能充分发挥个人潜能,做到优势互补,以最少的投入获得最大的效益。

(3) 以合理结构为原则:800 张以下床位的医院手术室护士高、中、初级职称比例为(0～1)∶4∶8;800 张以上床位的医院或教学医院为 1∶3∶6;老、中、青梯队向橄榄形结构的比例发展,以保证工作的质量。

(4) 以动态调整为原则:护理管理者要有预见能力,重视和落实在编人员的继续教育,在人事工作上发挥对护理人员的筛选、调配、选用、培养的权利。

第二节　手术室物品管理和无菌处理

【概述】

手术室物品种类繁多,物品的管理是手术室管理的重要组成部分。只有手术室护理人员了解物品的使用目的、使用方法、如何选择物品,才能更好地做到减少浪费、物尽其用,充分满足手术需要。

1. 手术缝针　一般手术缝针分针尖、针身及针孔(针眼)。按针尖形状分圆形及三角形两种,按针身弯曲度分为弯形、半弯形及直形。手术选用缝针时,依身体组织、脏器及血管等的脆弱度,选用时必须注意针尖的锐利度及针眼的大小,避免造成组织的创伤。手术缝针的型号有 5×12、6×14、7×17、8×20、9×24 等。选用以上各种型号的缝针时,应选用大小不同的持针钳配搭,避免配搭不当造成针体弯曲或折断,影响手术进行。现将目前常用的几种介绍如下。

(1) 圆形缝针:主要用于柔软容易穿透的组织,如腹膜、胃肠道及心脏组织,穿过时损伤小。

(2) 三角形缝针:适用于坚韧的组织,其尖端是三角形的,针身部分是圆形的。

(3) 三角形角针:针尖至带线的部位皆为三角形,用于穿透坚韧难穿透的组织,如筋膜及皮肤等。

(4) 无损伤缝针:这一类型的针附于缝线的两端,多用于血管吻合及管状或环形构造时,亦用于连续缝合,如肠道吻合和心脏手术时,有弯形和直形两种。

2. 医用缝线　各种缝线在手术中可缝合各类组织和脏器,直到手术伤口愈合为止,又可结扎缝合血管,起止血作用。但所有的缝线在人体组织内均为异物,都可引起不良反应,只是反应大小不同而已。选用缝线最基本的原则为:尽量使用细而拉力大、对组织反应最小的缝线。各种缝线的粗细以号数与零数表明,号数越大表示缝线越粗,常用的有 1＃、4＃、7＃、10＃;零数越多表示缝线越细,常用的有 1/0～10/0。

(1) 医用丝线:分板线和团线两种,是外科广泛、基本使用的缝线。多用于缝合体内各种组织、脏器及血管等。一般缝线多采用黑色,操作时易与组织分辨。板线常用型号为“000”、“0”、“1”、“4”、“7”、“10”号,线长 45 cm 或 60 cm。团线型号与板线相同,目前有条件的医院已较少使用团线,已被一次性医用板线所取代。丝线不宜重复消毒使用,以免影响拉力。

(2) 无损伤缝线:分不可吸收和可吸收线两种。

1) 不可吸收缝线:有锦纶线(尼纶线)、涤纶编结线、聚丙烯缝线。①锦纶(尼纶)线,即聚酚胺纤维缝线,系人造纤维制成。其抗张力及韧性皆强于丝线,在组织内反应小。型号有

6/0～11/0,常用于血管、神经的吻合与修补,也用于输卵管吻合手术。②涤纶编结线,即聚酯缝线,这种缝线是除铜线外最强韧的缝线。一般由多股编织而成,抗张力强度高,常用于心脏瓣膜置换、矫形、外科肌腱等修补,以及显微血管吻合手术。粗线有1～10号,细线有2/0～6/0号,常用10号作减张缝合。③聚丙烯缝线,又名滑线,由丙烯聚合制成非惰性缝线,打结比尼纶线容易,抗强度高,多用于吻合血管神经等,有进口与国产两类,其型号有2/0～6/0。使用滑线打结时,须将手打湿,防止拉断。

2) 可吸收缝线:是目前较理想的一种缝线,是用聚羟基乙酸包膜的缝线,它有表面光滑、吸收快、损伤小、组织反应小的优点。其型号有0～9/0等,带针。针有大、小、圆针与三角针之分,使用时应根据临床用途进行选择。常用于肠道、胆道、肌肉、关节囊、子宫、腹膜等组织脏器的缝合,也用于眼科和烧伤整形科手术。

(3) 医用肠线:分普通肠线和铬制肠线两种,均可吸收。吸收所需时间的长短,依肠线的粗细及组织的情况而定,一般6～20 d可完全吸收。目前肠线均采用一次性无菌包装,使用方便。医用肠线的型号有1＃、2＃、0＃、1/0、2/0、3/0、4/0、5/0等。目前,大型综合医院使用医用肠线有逐渐减少的趋势,将被较理想的可吸收缝线取代。

1) 普通肠线:用羊肠或牛肠黏膜下层组织制作的易吸收缝线。吸收快,但组织对肠线的反应稍大。多用于愈合较快的组织或皮下组织结扎血管和缝合感染伤口等。一般常用于子宫、膀胱等黏膜层。

2) 铬制肠线:此肠线系铬酸处理制成,可减慢组织吸收速度,它造成的炎症反应比普通肠线少。一般多用于妇科及泌尿系统手术,是肾脏及输尿管手术常选用的缝线,因为丝线会促进形成结石,使用时用盐水浸泡,待软化后拉直,以便于手术操作。

(4) 不锈钢丝:主要用于需要强拉力缝合时,如用于修补肌肉张力缝合等。常用的有粗(直径1.0 mm)、中(直径5 mm)、细(直径6 mm)三种,是缝线中最不易引起组织反应的缝线,但不易打结、钢丝的尖端容易刺破手套。进行减张缝合时应备有1 cm长的橡胶管数根。

3. 手术区留置多种引流　可以将局部渗液、脓液、血液或漏出液等引出体外,是一项手术的基本处理。其目的有:防止各种液体存留在组织裂隙或体腔内,影响组织修复愈合,防止继发感染或感染加重。术后观察手术区内有无活动性出血或缝(吻)合处漏出,检查监测各种引流液的性状、数量和成分的变化。施行术后治疗,如灌洗、用药等。所有的留置引流管(条),在伤口外均需设法固定,如用胶布、别针或缝线,以防脱出或者落进伤口内。离手术台前应暂将外端管腔封闭,包以无菌敷料。常用的引流有下列种类:

(1) 纱条:一般用于浅部伤口,有油纱条(浸凡士林或石蜡油制成)和盐水纱条。油纱条滑润而少刺激性,可使伤口渗液和脓液引流顺利,还能防止伤口两边黏闭,但不能阻止伤口渗血。伤口有渗血时宜用盐水纱条,外用干纱布包扎促使止血,但如此就不利于脓液引流,因为盐水纱条迅速干结,伤口止血后应改用油纱条引流。对伤口深处的活动性渗血,用其他止血法无效时,可将干纱布绷带填塞,用此法止血必须牢记纱带条数和留纱带头于伤口外。

(2) 香烟式引流条:用于渗液不多的深部创腔,不宜用于渗液较多的创腔。

(3) 胶管:最常用,现多采用进口硅胶材料,其形状、粗细和硬度不一,按需要选用。临床上经常使用负压吸引球、双套管、T形管、气囊双腔管、伞状头导尿管等用于各种腔隙的引流。

(4) 皮片引流:用于腔隙较窄的伤口,如脑、关节、甲状腺等的手术切口,取下引流条后伤口可较快愈合。

4. 手术器械 手术室使用的器械种类繁多,熟练掌握手术器械的名称和用途,有利于手术室护士的手术配合。

(1) 基本手术器械

1) 手术刀分类,见表7-3。

表7-3 手术刀及刀柄

名称	型 号	组 装
刀片	11#、12#、15#、21#、22#	配3#、7#刀柄 配4#刀柄
刀柄	3#、4#、7#	

2) 手术剪刀分类,见表7-4。

表7-4 手术剪刀分类

名称	形状	全长(cm)	用 途
线剪	直	14、16、18、20、22、25	剪线、修剪引流管
组织剪	弯	14、16、18、20、22、25	分离、剪开组织
眼科剪	直、弯	14	精细手术
膝状剪	侧头		精细手术
梅式剪	弯	16、18、20、22、25	剪切较薄组织

3) 止血钳分类及用途,见表7-5。

表7-5 止血钳分类及用途

名称	全长(cm)	用 途
蚊钳	12.5	用于脏器、血管成形等精细手术
弯血管钳	18、20、22、25	分离、钳夹血管
直角钳	18、20、22	游离血管、神经、输尿管、胆道等组织
有齿直钳	18、20	夹持坚韧组织或易滑脱的组织
有齿弯钳	18	夹持豆粒或牵引骨断端
扁桃体钳	18、20、22、25	止血、分离组织
哈叭狗钳		吻合血管时夹持血管
腔静脉钳	25	夹持大血管
无损伤血管钳		吻合血管时夹持血管
肾蒂钳	22	夹持肾蒂或脾蒂
心耳钳	22	夹持心耳、腔静脉、肠道壁组织

4) 镊子分类,见表7-6。

表 7-6 镊子分类

名称	全长(cm)	用途
有齿镊	12.5、16、20、25	夹持坚韧的组织:皮肤、筋膜、肌腱、瘢痕组织等
无齿镊	12.5、16、20、25	夹持较脆弱组织:腹膜、胃肠道壁黏膜等
整形镊	12.5	用于眼科或整形外科等精细手术
无损伤血管镊	12.5、16、20、25	用于血管外科等精细手术
枪状镊	12.5、16	用于耳鼻喉或脑科手术
鸭嘴镊	20	用于夹持肌肉等厚组织

5）拉钩分类,见表 7-7。

表 7-7 拉钩分类及用途

名称	用途	名称	用途
爪钩	牵开皮肤、肌肉	S 拉钩	牵开深部切口
小直角拉钩	表浅切口	乳突拉钩	牵开乳突、头皮、腋窝皮肤
甲状腺拉钩	表浅切口	腹腔自动拉钩	自动撑开腹壁
直角钩	牵开腹壁或腹腔脏器	静脉拉钩	牵开血管、肾盂
腹腔拉钩	牵开腹壁	压肠板	牵拉腹壁或其他组织,如肠管

6）持针器:有直、弯两种,一般情况下用直的,在特殊部位操作如肝门、肾门、心脏等处缝合时,可使用弯柄持针器,以适合缝合角度。持针器全长有 14 cm、16 cm、18 cm、22 cm、25 cm。

7）组织钳:用于钳夹组织、皮瓣和肿瘤包膜,作为牵引。有 16 cm、20 cm 两种规格。

8）阑尾钳:全长 18 cm,用于夹持较脆弱组织,如阑尾系膜、输尿管、输卵管等。

9）海绵钳:按形状分直、弯两种;按齿槽分有齿、无齿两种。有齿用于夹持敷料、物品;无齿用以夹持较脆组织,如胆囊、肠管等。

10）布巾钳:全长 12 cm、16 cm。用于固定敷料,保护切口;夹持坚韧组织如子宫肌瘤,作为牵引。

11）吸引器:有直、弯两型,分单管吸引器及套管吸引器。用于吸除术野血液、体液等,使术野清晰。

(2) 腹部外科手术器械

1）肠钳:有直、弯两种,用于肠切断或吻合术夹持肠管。

2）胃钳:又称幽门钳,用于钳夹胃或结肠残端。

3）取石钳:分为 100°、120°、135°、160°四种弧度。用于夹取胆道、输尿管等处结石。

4）胆道探子:有 3＃～10＃等,用于探查胆道是否通畅。

5）胆道刮匙:有单头及双头两种。用于刮除胆道内泥沙样结石。

6）肛窥:分为两叶、三叶及圆筒三种规格。用于肛门检查或手术。

5. 手术室常用设备

(1) 高频电刀:其工作原理是高频电流在组织中流过时产生的热效应,使组织细胞温度急骤升高,从而使组织快速脱水、分解、蒸发,达到切割、止血的目的。可用于所有的外科手术。

(2) 双极电凝镊子：其工作原理是通过双极镊子的两个尖端向机体组织提供高频电能，使双极镊子两端之间的血管脱水而凝固，达到止血的目的。可用于所有的外科手术，特别是神经外科、脊髓和骨科的颈椎、腰椎手术，整形外科、颌面外科手术。

(3) 手术无影灯：其工作原理是通过多组反射板将光束反射到术野，无影灯灯盘上每一点都有光线射出，使绕过障碍的侧面光束数量增多，光线就会从不同的角度射到手术台上，既保证医生的手术野有足够的亮度，同时又不会产生明显的影子，为术者提供舒适的视觉效果。

(4) 多功能手术床：现代手术床应是多功能的，并能根据手术要求，配置相应的配件，以满足手术的需要。

6. 手术室高值耗材的管理　特殊高值耗材是指单价在1 000元以上的一次性耗材，包括各种疝气补片、进口人造血管、吻合器、心脏瓣膜、一次性腹腔镜物品等。在管理上应注意以下几点：

(1) 手术前一天，根据手术通知单准备特殊高值耗材；

(2) 手术当天，巡回护士检查患者是否已签"特殊高值耗品使用同意书"，领取后，在特殊高值耗材登记本上记录患者姓名、住院号和特殊高值耗材的名称、型号、领取数量；

(3) 对已使用的高值耗材，巡回护士应将植入物的标识条形码黏贴于病历上的相应位置，并及时在手术收费单上记录其名称、型号及数量；

(4) 手术中未使用的特殊高值耗材，应及时归还，并做好销数登记；

(5) 值班护士每天认真核对特殊高值耗材的使用数量，并与收费单相吻合，以防遗漏或丢失。

第三节　手术人员的准备

(一) 手术室的一般规则

1. 凡进入手术室人员，必须按规定更换手术室所备衣、裤、口罩、帽、鞋，用后应放回原位。外出时，应更换外出衣和鞋。

2. 手术室内应保持肃静，禁止吸烟和高声谈笑。门要轻开轻关；手术进行时，勿走正门。尽量减少不必要的活动。

3. 严格执行无菌管理，除参加手术及有关人员外，其他人员一概不准入内。凡违反无菌管理之处，一经指出，须立即纠正。施行感染手术的医务人员，术毕不能到其他手术间参观走动。

4. 手术室工作人员应熟悉手术室内各种物件的固定放置位和使用方法，用后放回原处。有关急救药品、器材，必须随时备用，定期检查，及时补充及维修。一切器械、物品，未经负责人许可，不得擅自外借。

5. 手术完毕，对用过的器械、物品及时清洁或消毒处理，整理备用。严重感染或特殊感染手术用过的器械、物品，均须做特殊处理，手术间亦应按要求消毒处理。

6. 值班人员应坚守岗位，随时准备接受急诊手术，不得擅离。

7. 凡需施行手术，应由各科主管医生填手术通知单。择期手术应在前一天按规定时间传送至手术室，急症手术或紧急手术可先行电话通知手术室，并尽快补填手术通知单。需特殊器械或有特殊要求的，应在手术通知单上注明。因故暂停或更改手术，应预先通知联系。

8. 无菌手术间与有菌手术间应相对固定。无条件固定者，应先施无菌手术，后施污染和感染手术。优先安排急诊手术。严禁在一个手术间内同时施行无菌及污染手术。

9. 对重大手术或新开展手术的有关手术人员应参加术前讨论，做好充分准备，必要时，手术者可到手术室检查准备的器械和物品。

10. 按时接手术患者进入手术间。危重、急症的患者应由经管医生陪送，协助手术室人员处理。参加手术人员应按时洗手，并准时手术。

(二) 手术人员手臂的洗刷及消毒

1. 目的　清除手和手臂皮肤上的暂存菌和部分居留菌，预防患者手术中遭到感染。

2. 操作流程

(1) 初步洗手：用肥皂或洗手液初步洗手至肘上 10 cm，冲净皂液。

(2) 取灭菌洗手刷：须检查洗手刷在灭菌有效期内。

(3) 取洗手液：用肘关节按压洗手液瓶架取洗手液 5 ml 于洗手刷毛面。

(4) 刷手：分三节段双手交替进行。顺序：指尖→指间→指蹼→手掌→手背→腕部(环形)→前臂(螺旋形)→肘部(环形加强)→肘上 7～10 cm(螺旋形)。时间 3 min。

(5) 弃手刷：轻弃于手池内。

(6) 冲手：指尖向上，肘部处于最低位，由指尖到肘部，由肘上臂到肘部。

(7) 取揩手巾：抓取揩手巾中心部位。

(8) 揩手顺序：手掌→手背→腕部→前臂→肘部→肘上。

(9) 揩手巾：轻弃于固定容器内。

3. 注意事项

(1) 刷洗原则：先指后掌、先掌面后背侧，并注意指尖、指蹼、甲缘、甲沟的刷洗。

(2) 冲洗原则：先手部、后前臂、再上臂，指尖始终处于最高位，肘部处于最低位，避免水逆流向手部。

(3) 刷洗时动作规范，用力恰当。

(4) 洗手刷应灭菌。

(5) 洗手时应控制水流，以防水溅到洗手服上，若有潮湿，及时更换。

(三) 穿无菌手术衣

1. 目的　防止手术人员身体与服装所带的微生物感染患者，建立无菌屏障。

穿折叠式手术衣操作流程：

(1) 拿取折叠好的无菌手术衣：选择较宽敞处站立，手提衣领，抖开，使手术衣下垂。注意勿使手术衣触及其他物品或地面。

(2) 两手提住衣领两角：衣袖向前，展开手术衣，使其内侧面对向自己。

(3) 将手术衣向上轻轻抛起：双手顺势插入袖中，两臂前伸，不可高举过肩，也不可向左右侧撒开，以免触碰污染。

(4) 系腰带：松开腰带，将腰带一端交于巡回护士，原地旋转，将左右两端系于腰前。

(5) 连台手术更换手术衣：手术完毕，若需进行另一台手术时，必须更换手术衣及手套。

先由巡回护士解开领口及背部系带，再由手术者松开腰带，然后由他人帮助或自行脱下手术衣，最后脱去手套。

2. 注意事项

(1) 穿无菌手术衣时应在已建立的无菌区内，以免被污染。

(2) 手术衣大小长短合适，要求无污染、潮湿、破损。

(3) 拿取手术衣时只可触碰手术衣内面。

(4) 穿戴好手术衣、手套后，双手置胸前，不可将双手置于腋下或上举过肩、下垂过腰，不得离开手术间，不触摸非无菌物品。

(5) 手术衣如有血液及体液污染应及时更换。

(四) 戴无菌手套

1. 闭合式　右手隔衣袖取左手套：将手套指端朝向手臂，拇指相对，放于左手衣袖上，两手拇指隔衣袖插入手套反折部并将之翻转于袖口。同样方法戴右手套。

2. 开放式

(1) 掀开手套袋：捏住手套口的翻折部（手套的内面），取出手套，分清左、右侧。

(2) 显露右侧手套口：将右手插入手套内，戴好手套。注意未戴手套的手不可触及手套的外面。

(3) 用已戴上手套的右手指插入手套口翻折部的内面（即手套的外面），帮助左手插入手套并戴好。

(4) 分别将左、右手套的翻折部翻回，盖住手术衣的袖口。翻盖时注意已戴手套的手只能接触手套外面。

(5) 用无菌生理盐水冲净手套外面的滑石粉。

3. 注意事项　已戴手套的手不可触及手套的内面，未戴手套的手不可触及手套的外面。参加手术前，应用无菌生理盐水冲净手套上的滑石粉。

第四节　手术患者的准备

(一) 一般准备

1. 手术前 1 d 访视患者，了解患者的一般情况，有无特殊疾病或手术史，有无特殊需求，并向患者讲解手术前的注意事项，加强护患之间的沟通。

2. 根据麻醉方法和准备工作的复杂程度决定到达手术室的具体时间。全身麻醉或椎管内麻醉的患者应在术前 30～45 min 到达，低温麻醉的患者需提前 1 h 到达手术室。

3. 患者到达手术间后，护士应热情接待，按手术安排表仔细核对患者姓名、床号、住院号、诊断名称、手术部位、手术医生等，确保手术部位准确无误，点收所带药品、CT 片及其他特殊用品等，认真做好三查七对和麻醉前的准备工作。

4. 询问患者有无发热、咳嗽、流涕等症状，女患者还要询问有无月经来潮。询问禁食的时间、麻醉前用药、排便、排尿等情况，若患者神清能说话，以上问题必须让其自己回答。

5. 加强对手术患者的心理护理，减轻其焦虑、恐惧等心理反应，以配合手术的顺利进行。

(二) 手术区皮肤准备

1. 消毒原则

(1) 充分暴露消毒区域,尽量将患者的衣服脱去,充分暴露术野。

(2) 消毒前须检查消毒区皮肤清洁情况,如污垢较多或粘有胶布痕迹者,应用汽油或乙醚擦净,以免影响消毒效果。

(3) 涂擦各种消毒溶液时,应稍用力,以切口为中心向四周涂擦,不得返回中心。若为感染伤口或肛门区消毒,则应由外向内。已接触边缘的消毒棉球,不得返回中央涂擦。

(4) 消毒范围以切口为中心向外 15～20 cm。

(5) 待碘酊干后,方可脱碘,否则影响消毒效果。

(6) 对不同手术部位采用合适的消毒液。

2. 外科常见手术的消毒范围

(1) 颈部手术皮肤消毒范围(颈前路):上至下唇,下至乳头,两侧至斜方肌前缘。

(2) 锁骨部手术皮肤消毒范围:上至颈部上缘,下至上臂上 1/3 处和乳头上缘,前至健侧腋前线,后过患侧肩胛骨下缘。

(3) 胸部手术皮肤消毒范围(侧卧位):前后过中线,上至锁骨及上臂 1/3 处,下过肋缘,包括同侧腋窝。

(4) 胸部手术皮肤消毒范围(仰卧位):上至颈部上缘及上臂,下过脐平行线,前后过腋中线。

(5) 乳腺癌根治术皮肤消毒范围:前至对侧锁骨中线,后至腋后线,上过锁骨及上臂,下过脐平行线。如大腿取皮,则大腿过膝的周围消毒。

(6) 上腹部手术皮肤消毒范围:上至乳头,下至耻骨联合,两侧至腋中线。

(7) 下腹部手术皮肤消毒范围:上至剑突,下至大腿上 1/3,两侧至腋中线。

(8) 腹股沟及阴囊部手术皮肤消毒范围:上至肚脐线,下至大腿上 1/3,两侧至腋中线。

(9) 肾脏手术皮肤消毒范围:前后过正中线,上至腋窝,下至腹股沟。

(10) 会阴部手术皮肤消毒范围:耻骨联合、肛门周围及臀部,大腿上 1/3 内侧。

(三) 手术体位

手术时患者需要取一定的体位,主要是为了显露手术野利于操作。手术各部位所取的体位不同,常用的有以下几种。

1. 仰卧位　凡从人体前面径路施行的手术,一般采取水平的仰卧位,上下肢作适当的固定。为了使手术部位显露良好,有的还要从背侧垫高局部。例如:颈后和肩后加垫,使头部后仰;肝胆和脾的手术,垫高腰背或提高手术的桥架,使季肋部前凸。

2. 侧卧位　从人体侧方施行手术,如肺叶切除术、肾切除术等,需采取侧卧位。有的是采取半侧卧位,躯干背面与手术台面呈 45°或 120°左右。为保持侧卧位稳定,应适当固定躯干;同时安置固定上、下肢,尤其要注意避免臂丛、桡神经或腓总神经受压。

3. 截石位　此体位是在仰卧位的基础上,用腿架使膝关节和髋关节屈曲,两下肢分开,充分显露会阴部。适用于肛门、直肠、尿道、阴道等部位手术。此体位起初用于膀胱结石摘取术,故称截石位。

4. 俯卧位　主要用于背部路径的手术。患者呈俯卧、头面转向一侧,上肢屈肘垫于颔下,腹部加垫,注意保持呼吸通畅。

(四) 安置体位原则及注意事项

1. 体位放置的原则

(1) 根据不同手术和手术者要求准备用物,要求俱全、安全。

(2) 应维持正常的呼吸功能,确保循环系统完整无损。

(3) 充分暴露手术野,以便减少创伤、缩短手术时间。

(4) 放置体位过程中,要保护肌肉神经不受损伤,避免压迫或过度牵拉,肢体不可悬空放置,必须保持稳妥。

(5) 根据手术选择不同麻醉,放置便于麻醉观察、注射药物及输血、输液的手术体位。

(6) 视患者为一整体,重视患者的情绪与尊严,不过分暴露患者的身体。

2. 安置体位的注意事项

(1) 患者上手术台后,首先要安定其情绪,说明保持一定体位的意义,取得其合作。

(2) 除了用局部浸润麻醉以外,其他麻醉方法均需取一定的体位方能实施。巡回护士或手术组人员(未洗手前)应予配合。

(3) 固定体位可用各种垫和带,以不影响手术操作为原则。还需防止着床的部位组织受压损伤,对消瘦患者的骨突部位尤应注意。

(五) 外科常见手术铺单

1. 腹部手术

(1) 器械护士递 1、2、3 块治疗巾,折边对向助手,依次铺盖切口的下方、对侧、上方。

(2) 第 4 块治疗巾,折边对向自己,铺盖切口的同侧,黏贴伤口保护膜固定。

(3) 铺包布 1 块,从切口下方治疗巾起至床尾器械托盘以遮盖下身,保护双手不被污染。

(4) 铺小单 1 块横于头架上,遮盖头部及外展的手臂。

(5) 铺腹单 1 块,切口处的箭头朝上,遮盖全身、头架及器械托盘。铺治疗巾 1 块于器械托盘上。

2. 甲状腺手术

(1) 充分暴露手术野,放置甲状腺专用面架。

(2) 切口下缘铺治疗巾 1 块,折边对向助手,颈部两侧各放置球状治疗巾 1 块。

(3) 甲状腺专用巾覆盖面架,其带线部分紧贴下颌向颈后部缠绕并固定于头顶。

(4) 切口左右两侧各铺 1 块治疗巾,切口上缘铺 1 块对折治疗巾,伤口保护膜黏贴固定。

(5) 铺包布 1 块,从切口下方治疗巾起至床尾器械托盘以遮盖下身,保护双手不被污染。

(6) 铺头单 1 块,切口处的箭头朝上,遮盖全身、面架及器械托盘。

(7) 铺治疗巾 1 块于器械托盘上。

3. 乳腺癌根治术

(1) 患者皮肤常规消毒后,护士握住患者患侧的上肢。

(2) 将 1 块治疗巾 1/3～2/3 折叠于患者患侧的肩部下。

(3) 搁手板上铺对折治疗巾 1 块。

(4) 将 1 块治疗巾对折成三角包住患者的前臂并用绷带固定。

(5) 沿胸骨中线铺 1/3～2/3 折叠的手术巾 1 块。

(6) 切口患侧铺 1/3～2/3 折叠的手术巾 1 块。

(7) 沿患侧锁骨向上,同时铺小单 1 块覆盖于面架上,近切口处反折。

(8) 切口下方至床尾托盘铺双层巾 1 块,同样近切口处反折。

(9) 铺设头单,向上覆盖头架,向下覆盖托盘。

(10) 托盘上铺治疗巾 1 块。

4. 胸部侧卧位、腰部手术

(1) 对折双层巾 2 块,分别铺盖切口两侧身体的下方。

(2) 切口铺巾同腹部手术,但胸部手术为圆孔单。

第五节 手术室的无菌操作技术和手术配合

(一) 无菌操作技术原则

1. 无菌操作环境应清洁、宽敞、定期消毒;物品布局合理;无菌操作前半小时应停止清扫工作、减少走动、避免尘埃飞扬。

2. 无菌操作前,工作人员要戴好帽子和口罩,修剪指甲并洗手,必要时穿无菌衣、戴无菌手套。

3. 进行无菌操作时,应先明确无菌区、非无菌区、无菌物品的概念。

4. 无菌物品必须与非无菌物品分开放置,并且有明显标志;无菌物品不能暴露于空气中,应存放于无菌包或无菌容器中;无菌包外需标明物品名称、灭菌日期,并按失效期先后顺序摆放;无菌包的有效期一般为 14 d,过期或受潮应重新灭菌。

5. 进行无菌操作时,操作者身体应与无菌区保持一定距离;取放无菌物品时,应面向无菌区;取用无菌物品时应使用无菌持物钳;手臂应保持在腰部或治疗面以上,不可跨越无菌区,手不可接触无菌物品;无菌物品一经取出,即使未用,也不可放回无菌容器内;避免面对无菌区谈笑、咳嗽、打喷嚏;如用物疑有污染或已被污染,应予更换并重新灭菌;非无菌物品应远离无菌区。

6. 一套无菌物品只供一位患者使用,避免交叉感染。

(二) 无菌器械台铺设的目的、流程、注意事项

1. 目的 建立无菌屏障,防止无菌手术器械及敷料再污染。加强手术器械管理,防止手术器械、敷料遗漏。

2. 操作流程

(1) 用手打开外层包布,先对侧,再左右两侧,最后近身侧。

(2) 用无菌持物钳打开内层包布,检查包内指示色卡。

(3) 要求:包布四层,台面平整,布单下垂 30 cm。

(4) 穿无菌手术衣、戴无菌手套。

(5) 整理敷料。

(6) 整理器械:按手术使用顺序排列整齐,分类清晰,关节合拢,不超过台缘。

3. 注意事项

(1) 无菌包应在手术体位安置后打开。

(2) 打开无菌包时,手与未消毒物品不能触及包内面,操作时不能跨越无菌区域。

(3) 器械台布单要求平整,四层各边下缘平均下垂 30 cm 以上。

(4) 手术器械台缘平面以下应视为有菌区,物品不可超过台缘,戴无菌手套的双手不得扶持无菌台边缘。凡垂落台缘平面以下物品,必须重新更换。

(5) 术中接触胃肠道的器械、用物不能直接放回器械台面,应放于台上固定的弯盘等容器内,避免污染其他无菌物品。

(6) 洗手护士应及时清理无菌台上器械及用物,以保持无菌器械台清洁、整齐、有序,保证及时供应手术人员所需的器械和物品。

(7) 各类物品放有定数,传出、收回均应心中有数,关闭胸腹腔(缝合伤口)前,必须清点器械、敷料、缝针,并记录签名。

(三) 手术中的配合

在整个手术过程中,医护人员必须紧密配合、共同努力,才能确保手术的成功。护士在各种手术中的配合分为直接配合和间接配合两种。直接配合是指直接参与手术称为器械护士或洗手护士,间接配合护士称为巡回护士或辅助护士。

1. 洗手护士的职责

(1) 术前 1 d 了解病情,熟悉有关解剖知识、手术步骤及配合要点。

与巡回护士一起做好术前准备工作。提前半小时洗手、铺无菌桌,严格执行查对制度,术前及关体腔前、后与巡回护士共同核对清点器械、纱布(检查铅线)、针、脑棉等(两人三遍法)。

(2) 协助医生铺无菌手术单,协助医生穿衣、戴手套。

步骤迅速、正确传递器械,锐利器械如刀、剪、针等可通过弯盘传递。器械用毕,及时取回擦净,放回原处。术中洗手护士管理好台上的用品,进体腔的物品要注意其完整性,防止异物遗留。术中需添加的物品须由洗手护士与巡回护士两人共同唱对,并及时记录。

(3) 严格执行无菌操作,保持无菌器械桌及手术野的清洁干燥,疑似感染须及时更换。

(4) 术中留取的标本不可遗漏,需送检的冷冻标本及时交与巡回护士,填写登记本后由工人送检。

(5) 手术中途换人须做好台上、台下交接工作(告知手术目前状况,针线、纱布使用情况)。

(6) 术后普通、特殊器械应分别按规定清洗处理。

(7) 协助巡回护士整理手术房间。

2. 巡回护士的职责

(1) 术前做好患者的访视工作,了解患者的一般状况、手术名称及手术中的特殊用品。

(2) 做好室内清洁及手术用品的准备工作。

(3) 患者入室后即给予主动热情的服务,减轻患者的恐惧和紧张。同时注意患者的保暖及安全工作。

(4) 认真做好查对工作,根据病史、X 线片再次核对患者腕带上的姓名、床号、住院号,核对手术部位及术前物品清单,检查手术区皮肤准备情况。

(5) 协助医生做好手术体位的摆放。既使手术区域充分暴露,又要保证患者肢体处于舒适安全状态,正确调节灯光。

(6) 在术前,以及关体腔前、后必须与洗手护士共同清点核对器械、纱布、针等,并详细记录于手术护理记录单上。同时做好贵重物品的登记及植入物条形码的粘贴。

(7) 在划皮前再次与主刀医生及麻醉医生核对患者姓名、手术体位、手术部位(time out),并记录于手术护理记录单。

(8) 输血前与麻醉医生一起仔细核对并签名。

(9) 术中冷冻要先登记,然后交予工人相互确认后送检。

(10) 随时督促手术人员严格执行无菌操作,对违规者立即予以纠正。负责手术人员的衣着、供应台上的一切用物,并保持地面的整洁。了解手术进程,不得擅离手术间,有特殊情况需做好交接工作,重大手术要做好应急准备工作。

(11) 手术未结束,任何物品不得挪离手术间。

(12) 手术结束后,注意患者的保暖及安全,整理好患者用品(特别是X线片、药品),将患者安全送出手术间。有特殊引流管或危重患者,提醒工人搬运时要特别小心引流管、瓶,并督促医生一起将患者送至恢复室。

(13) 整理、清洁手术房间,物归原处,被套及时更换。若为感染手术按特殊感染手术常规处理。

3. 器械护士的基础操作

(1) 卸装刀片法

1) 安装刀片:左手持刀柄,右手持持针器夹持刀片前端背侧,将刀片槽形孔狭窄部的边缘对准刀柄头的两侧,顺刀片槽向下嵌入。

2) 卸除刀片:取下时,以持针器夹持刀片尾端背部,向上、向前稍提起刀片。

(2) 组织剪、血管钳传递法

1) 对侧传递法:右手拇指握凸侧上1/3处,四指握凹侧中部,通过腕部的适当运动,将器械的柄环部拍打在术者掌心上,左手则相反。

2) 同侧传递法:右手拇指、无名指握凹侧,示指、中指握凸侧上1/3处,通过腕下传递,左手则相反。

3) 双手交叉传递法:同时递两把器械时,递对侧器械的手在上,同侧的手在下,不可从术者肩或背后传递。

(3) 镊子传递法:手握镊子尖端、闭合开口,直立式传递。术中紧急时,拇指、示指、中指握镊尾部,以三指的合力关闭镊端,让术者持住镊的中部。

(4) 带线结扎法

1) 血管钳带线法:右手握18 cm血管钳(视结扎部位的深浅而定),左手拇指和示指持缝线一段,张开钳端,夹住线头约2 mm。

2) 徒手递线法:拉出缝线,护士右手握线的前1/3处、左手持线中后1/3处,术者在中后1/3交界处接线。

(5) 穿针带线法

1) 右手持持针器,用钳端的前1/3夹住缝针的后1/3处。

2) 左手接过持针器,握住中部,右手中指固定持针器钳端,拇指、示指捏住缝线前端穿入针孔。

3) 穿过针孔后,右手拇指顶住针尾孔,示指顺势将针头从针孔拉出。

4) 拉线过针孔1/3后,右拇指、示指将线反折,合并缝线后卡入持针器的头部。

5) 若为线轴,右手拇指、示指捏住线尾,中指向下用力弹断线尾。

案例分析题

手术室护士小王在一次直肠癌根治术的手术过程中，由于她未通过弯盘转接锐器，导致被切割过肿瘤肠管的刀片割伤示指，当时血流不止，巡回护士马上报告护士长，护士长当即安排另一名护士小吴接替小王洗手，而小王则下台处理手上的伤口。当手术关腹腔时发现少了一块纱布，最后在手术室后门找到一块和粪便搅在一起的纱布，原来是手术中实习医生将它们放在手术室后门。

问题：(1) 你认为在整个手术过程中，护士小吴和小王应该怎么做？

(2) 巡回护士有没有尽职？

（陈慧珍）

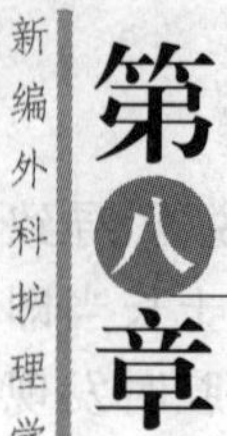

第八章 手术前后患者的护理

第一节 手术前患者的护理

手术既是外科治疗的重要手段,又是一个创伤过程,会给患者带来心理上和生理上的负担。高度重视围术期患者的护理,对保证患者的安全、提高治疗效果具有重要意义。这包括良好的术前准备和术后处理。术前要全面检查患者,采取各种措施,尽可能使患者处于良好的生理状态,以便安全地耐受手术;术后则要尽快恢复生理功能状态,防治各种并发症,促使患者早日康复。

(一) 手术前准备

手术前准备与手术的时机有密切关系。可将手术分为三大类:

1. 择期手术　是可以在术前做充分准备的手术,如针对无并发症的消化性溃疡的胃大部切除术。

2. 限期手术　包括各种恶性肿瘤的根治术、以用碘剂做术前准备的针对甲状腺功能亢进的甲状腺大部切除术等,要在限定的时间内完成术前准备。

3. 急诊手术　如肝、脾破裂,绞窄性肠梗阻等,病情危急,要在尽可能短的时间内做好必要、重点的准备,争分夺秒地进行手术,以挽救生命。

(二) 一般准备

1. 心理准备　医务人员必须向患者及亲属说明疾病的诊断、本次手术的意义,在术中、术后可能出现的并发症,以及术后恢复过程和预后等各项注意事项,做好相应的心理辅导,以取得患者的信任和配合,并愉快地接受手术。同时也要了解患者的家庭社会状况。

2. 生理准备

(1) 了解患者的健康问题及一般状况:了解患者的身体状况,过去病史,营养状况,检查体温、脉搏、呼吸、血压和出、凝血时间,以及心、肝、肾功能等辅助检查的各项指标,还包括手术部位的皮肤有无化脓病灶及损伤等;女性患者月经来潮周期及患者的精神状况和情绪等。

(2) 皮肤准备:术前1 d患者应沐浴、理发、剃须、修剪指甲、更换清洁衣裤,不能自理者应由护士或家属协助,并按要求在手术当天作好手术野皮肤准备工作(切忌刮破皮肤)。

1) 颈部手术备皮范围:上起唇下,下至乳头水平线,两侧至斜方肌前缘。

2）乳房及前胸手术备皮范围：上起锁骨上窝，下至脐水平，患侧至腋后线，对侧至锁骨中线或腋前线，包括患侧上臂上1/3、肩部和腋窝部。

3）上腹部手术备皮范围：上起乳头连线，下至耻骨连线，两侧至腋后线，剃除阴毛，清洁脐孔。

4）下腹部手术备皮范围：上平剑突，下至大腿上1/3的前、内侧及外阴部，两侧至腋后线。

5）腹股沟部及阴囊手术备皮范围：上至脐部水平，下至大腿上1/3的前、内侧，两侧至腋后线，包括外阴部并剃除阴毛。

6）会阴部及肛门部手术备皮范围：自髂前上棘至大腿上1/3的前、内侧及后侧，包括会阴区及臀部。

（3）遵医嘱定血型、备血，完成药物的皮肤敏感试验，如普鲁卡因或青霉素等。

（4）胃肠道准备：根据不同手术要求按医嘱进行肠道准备，胃肠道手术的患者，术前1～2 d（结、直肠手术前3 d起）开始进流质。对其他手术，饮食不受限制，一般术前禁食12 h，禁饮4～6 h，遵医嘱口服泻药，观察并记录排泄次数及性状，如口服泻药无效，应即报告医生另行处理。结肠或直肠手术应行清洁灌肠，并予术前3 d起口服肠道制菌药物。

（5）正确填写手术患者携物单和患者腕带。

（6）术中用物准备：特殊药品，特殊物品（胃管、人工肛门袋、导尿包、气切包等），X线片，MRI片，CT片，胸带，腹带等。

（7）健康指导：术前指导患者做床上大小便练习、床上翻身以及深呼吸，指导有效咳嗽、咳痰的意义及方法，以防止术后并发症。吸烟者术前2周必须戒烟。甲状腺患者指导其做颈过伸运动。讲解术后早期活动，以及放置各种不同类型引流管的目的。

（8）保证患者的睡眠和休息：术前晚可遵医嘱给予镇静剂。

（9）手术日晨测体温、脉搏、呼吸、血压；取下假牙、眼镜、发夹、饰品、手表及贵重物品交家属或护士长保管，擦去化妆，更换清洁衣裤；按医嘱予术前用药并做好记录；正确填写转出病房记录；确认术前最终排尿时间。

（10）整理床单位：准备麻醉床、输液架、负压吸引、氧疗装置、引流管（袋），以及各种监护设备，并及时做好登记。

（三）特殊准备

（1）血压过高者，应根据医嘱术前使用药物控制血压，并监测记录血压的变化。

（2）严重心律失常患者，应尽可能待心律正常方可手术；急性心肌梗死患者6个月内不施行手术，6个月后无心绞痛发作，可在监护条件下实行手术；心力衰竭者要控制3～4周后，再实行手术。

（3）肺功能不全者，痰液黏稠者术后肺部并发症如低氧血症、肺不张和肺炎的发生率增加，术前可根据医嘱给予吸氧，并超声雾化吸入。经常咳脓痰者，术前3～5 d根据医嘱使用抗生素，并作体位引流。

（4）糖尿病患者对手术的耐受性差，术前应适当控制血糖，改善营养状况。根据医嘱监测血糖并及时记录，以便医生及时纠正胰岛素剂量。手术应在当日尽早进行，以缩短术前禁食的时间，避免酮体的生成。

（5）纠正营养不良状况及脱水、电解质和酸碱平衡失调。

第二节 手术后患者的护理

手术后数小时内，患者对手术的急性反应和麻醉残留效应会逐渐减退。要严密观察，要建立有特殊人员和设备的苏醒室，并按照特定的程序进行系统监护。麻醉科、手术医生和护理人员要密切协作，各司其职。当心血管、呼吸、神经系统功能恢复正常水平时，患者方可离开苏醒室。对需要继续进行心肺支持、持续进行介入性的监测、或需要特殊处理以避免发生重大并发症者，均须转入加强监护病房(ICU)。多数患者要在 ICU 观察 1～2 d。

(一) 监护和监测

1. 接受麻醉师的交班，了解术中情况及术后注意点，按各种麻醉后护理常规操作。

2. 严密观察患者生命体征的变化，对全麻、硬膜外麻醉、腰麻患者应监测血压、心率、呼吸每小时 1 次，共 4 次，开胸手术和脾切除的患者则应监测血压、心率、呼吸每小时 1 次，共 4 次后改为每 2 h 1 次，共 10 次。要进行心电监护、经面罩或鼻导管吸氧，还要鼓励患者深呼吸以防肺不张。有气管插管的患者，要及时吸痰和进行氧饱和度监测。

3. 引流管的护理，应正确连接引流管，妥善固定，避免压迫、扭曲、折叠；保持各导管通畅，放置位置要适当，不可高于引流出口，以避免逆行感染；需负压引流的应维持引流的负压状态，及时观察和记录各种引流液的色、质、量，以便及早发现出血、消化道瘘等并发症。遵医嘱详细正确记录液体的入量、失血量、排尿量、胃肠减压量等各导管引流量。注意严格执行无菌操作，以防交叉感染，并做好各导管的常规护理。

4. 有血管疾病的患者术后应监测末梢动脉循环状况。

5. 术后 3 d 常规监测体温的变化，若体温>39℃应每 4 h 1 次监测体温至体温平稳 3 d，并正确记录。遵医嘱给予物理降温或药物降温。

(二) 术后注意事项

1. *体位*　全麻术后尚未清醒的患者应予平卧位，头偏向一侧，以防误吸。硬膜外麻醉的患者，应平卧或头低卧位 12 h，以防头痛。全麻清醒后、蛛网膜下隙麻醉 12 h 后、硬膜外麻醉、局麻等患者，可根据手术需要确定体位。颈部、胸腹部手术者给予高半坐卧位，以便于呼吸；阴囊、腹股沟术后应予平卧或低半卧位；腹部手术后，多采取低半坐卧位，以减少腹壁的张力；脊椎、臀部术后应取仰卧或俯卧位。休克患者取下肢抬高 20°，头部和躯干同时抬高 5°左右的体位。肥胖患者可取侧卧位，有利于呼吸和静脉回流。

2. *活动*　术后患者原则上应该早期床上活动，争取短时间内下床活动。一般术后第 1～2 天就可开始下床活动。早期活动有助于改善全身血液循环，促进切口愈合，并减少下肢静脉淤血而引起的血栓形成。鼓励患者深呼吸及咳嗽，有利于增加肺活量，减少肺部并发症。早期活动还有利于肠道和膀胱功能的恢复，减少腹胀和尿潴留的发生。早期下床活动可增强患者对治疗效果的信心。可先在床上开始小量的活动，如深呼吸及咳嗽咳痰、足趾和距小腿(踝)关节伸屈活动，下肢肌肉松弛和收缩的交替活动、间隙翻身、抬臀等。如无禁忌，第 2 天坐起，第 3 天在护理人员的协助下床边坐或床边活动，第 4 天可扶着上厕所，以后循序渐进，逐步增加活动量。但患者如有休克、心力衰竭、严重感染、出血、极度衰竭，或有特殊固定和制动要求等情况时，则不应强求早期活动。

3. 饮食　胸腹部手术或危重患者应禁食至胃肠功能恢复正常时，其标志是肛门排气。其他患者在完全清醒，以及恶心、呕吐反应消失后，可进液体食物。大手术后，如禁食时间较长，可根据医嘱给予肠外营养支持。局麻或小手术者术后即可进食，全麻者当日禁食，第2天可进流质，以后视情况逐步进半流质、普食。胃肠道手术者，待肠蠕动恢复、肛门排气后给少量流质，1～2天后改半流质，2～3天后给全量流质，2周后可改软食或普食。对禁食、置胃管、生活不能自理者应做好口腔护理。

4. 切口护理　保持切口敷料的清洁、干燥；切口有渗血、渗液或被大小便污染，应及时通知医生更换敷料；昏迷、躁动患者应给予约束，防止抓脱敷料；胸腹带包扎松紧应适宜。

5. 安全护理

(1) 注意保暖，防止受凉感冒。对麻醉未清醒患者禁忌使用热水袋，以防烫伤。

(2) 患者若有烦躁不安，应使用约束带、床栏保护，以防坠床，防止意外损伤。

(3) 保持呼吸道通畅，观察有无呼吸道阻塞现象，防止舌后坠、痰痂堵塞气道引起缺氧、窒息。

(4) 全麻患者或手术超过3 h，未导尿者应警惕充盈性尿失禁，若发生急性尿潴留应及时报告医生，并遵医嘱在无菌操作下导尿。

6. 疼痛管理　胸腹部大手术后约60%患者发生剧烈切口疼痛，而头颈部、四肢及腹壁表浅手术后，仅15%患者疼痛较重。疼痛与手术时间、损伤程度、切口类型和术中反应等因素有关；与患者个体素质、情感及文化程度也有一定关系。

麻醉作用消失后，患者即开始感觉切口疼痛，24 h内最剧烈。凡是会增加切口张力的动作，如咳嗽、翻身，都会加剧疼痛，如患者找不到较合适的体位则不愿移动。术后疼痛可引起呼吸、循环功能、胃肠活动和骨骼肌功能的轻微改变。因此可根据患者的主诉，做好疼痛评估，详细记录患者的疼痛评估表，适时为其做好心理护理，分散其注意力，也可采取改变体位，促进有效通气、解除腹胀等来缓解疼痛。如疼痛剧烈，术后1～2天根据疼痛评分可遵医嘱酌情使用镇静镇痛剂，但频繁使用可使胃肠功能恢复延迟。

7. 病情危重者设危重护理记录单

8. 术后并发症的护理

(1) 术后出血：术后严密观察生命体征，尤其是腹部手术、未放置引流者。观察尿量，若血压下降，每小时尿量少于25 ml，提示末梢循环差，有休克现象；若闭式负压引流的血液超过100 ml/h，就表示有活动性出血，应及时报告医生，给予必要处理。

(2) 切口感染：预防切口感染应严格执行无菌操作，加强医务人员手消毒，注意加强病室的空气流通，减少不必要的人员探望，减少交叉感染的概率。监测术后体温的变化，若术后3～4天切口疼痛加重，或减轻后又加重，并伴有体温升高，应及时报告医生给予处理。

(3) 切口裂开：为防止出现切口裂开，应及时处理腹胀；指导患者咳嗽时，最好平卧或保护好伤口，以减轻膈突然大幅度下降骤然产生的腹内压力；适当的腹带包扎也有作用。

(4) 肺不张：常发生于胸腹部大手术后，多见于老年人，以及长期吸烟和急、慢性呼吸道感染者。应术前锻炼深呼吸；腹部手术应练习胸式呼吸；胸部手术练习腹式呼吸，以增进吸气功能；术前禁烟2周，术后避免限制呼吸的固定或绑扎；协助排除支气管的分泌物；防止呕吐物的吸入。发生此并发症时，要鼓励患者深呼吸，帮助患者多翻身，使不张的肺重新膨胀。

简易的方法是：双手按住患者的季肋部或切口两侧，限制胸腹部活动的幅度，让患者深吸一口气用力咯痰，并作间断深呼吸；如痰液黏稠，可遵医嘱用雾化吸入等手段使痰液变稀而易于咳出。

(5) 尿路感染：低位的尿路感染是最常见的院内感染之一。与尿路感染史、尿潴留和器械操作检查有关。应防止和及时处理尿潴留，器械检查操作应仔细，尿潴留量超过 500 ml 时，应遵医嘱给予留置导尿。置导尿管和冲洗膀胱时，要严格无菌操作。

(6) 深静脉血栓形成：这与长期卧床、血流缓慢、静脉壁损伤和血液凝固性增高有关。抬高下肢、积极的下肢活动、穿弹力袜促进下肢静脉回流、规范深静脉留置管的护理操作，可减少此症的发生率。

9. 健康指导

(1) 根据患者的不同心理状况给予指导，教会患者自我调节、自我控制方法，以保持良好的心态、乐观的情绪。

(2) 对术后实施的各种护理措施做好解释工作，使患者明确目的和意义，配合治疗和康复。

(3) 指导患者掌握康复锻炼的方法，提高患者的生活能力。

(4) 教会患者合理用药知识，并观察药物的不良反应。

(5) 告知患者及家属出院后可能出现的不适和应对方法，定期门诊随防。

（张　静）

第九章 麻醉患者的护理

第一节 概述

【麻醉的概念、范畴和方式】

1. 麻醉的概念　麻醉(anesthesia)指的是采用药物或其他方法,使患者整体或局部暂时失去感觉,以达到无痛的目的以进行手术治疗。

2. 麻醉的范畴

(1) 为患者提供术中的镇静、意识消失和镇痛。

(2) 对患者手术麻醉中的重要生理功能进行监测。

(3) 调控和维持患者的内环境稳定。

(4) 为手术提供良好的条件。

(5) 当手术和麻醉中发生意外情况时,采取紧急措施抢救患者。

3. 麻醉的方式

(1) 全身麻醉:使患者在术中意识消失。全身麻醉又可分为气管插管全麻和不插管全麻。

(2) 局部麻醉:仅手术部位或患者的部分机体失去感觉。可通过表面麻醉、手术局部浸润、神经阻滞、腰麻或硬膜外麻醉来达成。

【麻醉护士的任务】

为手术患者提供麻醉和术中持续的护理,维护患者围术期的生理和心理安全。在不同的国家和地区,麻醉护士的职责存在差异。在美国,麻醉护士可以通过进一步学习,从而成为在医生的监督指导下实施麻醉的注册麻醉护士(certified rigistered nurse anaesthetists, CRNA)。在其他一些发达国家,麻醉护士协助麻醉医生工作以保证患者的良好预后。在我国,除了少数医院配备有麻醉护士外,在围麻醉期协助麻醉医生处理患者的任务通常由手术室护士承担。因此,手术室护士不仅要在麻醉前、中、后做好准备和护理工作,而且要懂得基本的麻醉知识和原理,掌握基本的麻醉技术,才能在手术过程中与麻醉医生密切配合,保障患者的安全。麻醉护士的职责包括以下部分:

(1) 评估和准备适合于患者的麻醉器具和监护仪。

(2) 在患者进入手术室时进行核对,核对内容包括患者姓名、性别、住院号、手术名称和部位、手术时间,以及术前禁食等情况并做相关记录。

(3) 评估患者的焦虑程度和术前用药情况。

(4) 连接并评估监护装置。

(5) 协助麻醉医生实施全麻和局麻操作。

(6) 协助进行患者的转运、放置体位和受压点保护。

(7) 准备术中拟输注的补液(包括术前用抗生素的配置),开放静脉。

第二节 麻醉的护理

【术前评估】

了解患者当前的健康状况,以及患者对麻醉的耐受程度。

1. 术前探视　术前探视除了复习病史和了解术前检查结果外,还需向患者了解以下情况。

(1) 有无心、肾、肝、内分泌、呼吸及神经系统等方面的问题或疾病。

(2) 是否有吸烟、饮酒或服用违禁药物的嗜好。

(3) 既往是否有麻醉的经历,有无发生麻醉相关的问题。

(4) 患者的家族中是否有成员存在与麻醉相关的问题。

(5) 是否有药物过敏?过敏的药物是什么?

(6) 评估患者的气道,是否可能面临气管插管困难。

2. ASA 分级　ASA 分级是美国麻醉医师协会推荐的用于评估麻醉风险的分级系统,围手术期死亡率和并发症发生率随分级的增高而增高,见表 9-1。

表 9-1　ASA 分级

分级	评估标准
Ⅰ	健康患者
Ⅱ	轻度系统性疾病,无功能受限
Ⅲ	中度系统性疾病,有一定的功能受限
Ⅳ	重度系统性疾病,对生命有持续威胁
Ⅴ	濒死患者,不论手术与否,在 24 h 内不太可能存活

如为急诊患者,分级后均需加 E。

3. 护理评估　麻醉护士通常在患者到达手术室时对其进行评估。

(1) 了解患者的精神状况、焦虑程度和对手术的理解程度。

(2) 评估患者的生理状态。

(3) 检查静脉通路的有效性、补液类型、是否放置导尿管或引流,以及其他治疗性措施。

(4) 若发现同麻醉相关的问题,及时告知麻醉医生。

【麻醉前准备】

患者和麻醉器具方面的充分准备对麻醉的安全至关重要。

1. 患者方面的准备

(1) 患者的身份、年龄、手术方式、诊断、既往史、服药史、过敏史等。

(2) 确认禁食情况,固体食物需禁食 6 h,清亮液体 2～4 h。

(3) 确认患者是否服用了平日服用的药物(如抗高血压药物)。

(4) 核对术前用药的使用情况。

(5) 向患者介绍麻醉的类型、大致的操作过程。

(6) 同患者进行语言交流并倾听患者的诉求,有助于降低患者的焦虑程度。

(7) 查对患者的假牙是否去除,松动的牙齿应做标记。

(8) 化妆品应擦除(包括指甲油),因为会干扰麻醉医生对患者氧合的判断。

(9) 协助患者从推床上移动到手术台。

(10) 检查神经和骨性突起未受压;帮助连接监护装置,包括心电图、脉搏、经皮血氧饱和度和血压。

2. 麻醉器具的准备

(1) 检查麻醉机和监护仪是否工作正常。

(2) 检查插管器具是否到位和正常,包括气管导管、喉镜、牙垫、口咽通气道、插管钳、润滑剂和固定胶布。

(3) 建立并评价静脉通道。

(4) 如有需要,准备有创监测装置。

(5) 检查局麻或区域麻醉的器具是否到位。

【全身麻醉】

全身麻醉的目标是达成患者术中意识消失、镇痛和肌肉松弛三者的平衡,现今需要通过多种药物来达到这一目的。患者对手术刺激的反射减弱或消失。同时,患者的气道保护性反射也同样受到抑制。麻醉实施者有责任维持患者的气道通畅或生命体征平稳。常用的全麻用药有以下几种。

1. 术前用药　包括抗焦虑和镇静用药(如咪达唑呛)、预防恶心呕吐的药物(如昂丹司琼),有时候也会使用镇痛药(如吗啡)来止痛或减轻患者的焦虑。

2. 诱导药物　使患者从清醒状态进入无意识状态,常用药物见表 9-2。

表 9-2　常用麻醉诱导药物

药物名称	作　用	不良反应
丙泊酚	镇静、遗忘、麻醉快速起效,持续 5 min	心脏和呼吸抑制,外周血管扩张,注射部位疼痛
硫喷妥钠	镇静、遗忘、麻醉快速起效,持续 5 min	心脏和呼吸抑制,外周血管扩张,注射部位疼痛,过敏或过敏样反应
氯胺酮	产生分离麻醉,30～60 s 起持续 10～15 min,有镇痛作用和支气管扩张作用	幻觉,恶梦,谵妄(恢复期减少刺激),增加颅内压和眼内压,增加心率,升高血压,内分泌增多

3. 肌松药　通过使咽喉和声带周围肌肉麻痹而有利于插管,在某些手术(尤其是腹部手术)中使用可为手术提供良好的肌肉松弛条件。

(1) 去极化肌松药:琥珀胆碱是唯一现今临床上还在使用的去极化肌松药。常用剂量为 1 mg/kg,用药后一般 1 min 起效。产生肌肉松弛前会有肌颤。它被血浆中的假性胆碱酯酶水解，因此不能用于遗传性血浆胆碱酯酶异常的患者。其持续时间约 5 min。常用于需要迅速插管的患者（饱胃患者，通常这些患者有反流误吸的风险）。其不良反应包括血钾短暂升高、增加颅内压和眼内压、术后肌痛和诱发恶性高热的可能。

（2）非去极化肌松药：同神经肌接头乙酰胆碱受体结合可竞争性产生肌松作用，通常 3 min 左右起效。可用于诱导插管也常用于术中肌松作用的维持。可以间断反复给药也可持续输注给药。术后可以用胆碱酯酶抑制剂（新斯的明）逆转其肌松作用，为防止新斯的明的胆碱能不良反应（包括心率减慢和分泌物增多），需同时使用阿托品。常见的非去极化肌松药有维库溴胺、罗库溴胺和顺式阿曲库胺。

4．吸入麻醉药　为可通过挥发罐而输送到患者呼吸系统，从而进入循环并发挥麻醉作用的可挥发性液体，常用于麻醉的维持，也可用于诱导，特别是小儿的诱导。吸入麻醉药是强效的麻醉剂，但镇痛作用较弱。所有的吸入麻醉药均有剂量依赖性的外周血管扩张作用和呼吸抑制作用，并有一定的肌肉松弛作用。在临床上，可以通过调节挥发罐的表盘刻度而方便的调整吸入麻醉深度。常用的吸入麻醉药见表 9－3。

表 9－3　常用吸入麻醉药

药物	优　点	缺　点
氟烷	气味好闻，对呼吸道无刺激作用，良好的支气管扩张剂	起效和排除慢，在高 CO_2 血症和使用肾上腺素时易于发生心律失常，可导致氟烷性肝炎
异氟醚	起效和排除相对迅速，对脑血流和颅内压影响小，适用于神经外科麻醉，代谢率低，起效和排除迅速	对气道有一定刺激性，不适合诱导
七氟醚	气味好闻，可用于诱导和维持，代谢率低	价格较贵，在低氧流量时，可同碱石灰发生反应

5．麻醉性镇痛药　可以提供术前、术中和术后的强效镇痛并可多途径给药（包括静脉、口服、肌注、经皮给药，也可硬膜外给药）。在术中可以间断静脉推注或持续输注来达到镇痛和抑制不良反射的作用。不良反应包括镇静、呼吸抑制和恶心呕吐。常用的麻醉性镇痛药有吗啡、哌替啶（度冷丁）、芬太尼、瑞芬太尼等。

全身麻醉的成功在一定程度有赖于患者的配合，因此术前探视患者，做好患者的心理护理，认真解释麻醉的大致操作步骤，获得患者的充分理解和合作非常重要。

【局部麻醉】

常用的局部麻醉药：通过阻滞钠通道进而减弱神经元动作电位的形成和扩步而发挥作用。常用局麻药的临床用法，见表 9－4。

表 9－4　常用局麻药的浓度、剂量和用法

局麻药	用　法	浓度（%）	一次最大剂量（mg）	起效时间（min）	作用时效（min）
普鲁卡因					
	局部浸润	0.25～1.0	1 000		
	神经阻滞	1.5～2.0	600～800		

续　表

局麻药	用　法	浓度(%)	一次最大剂量(mg)	起效时间(min)	作用时效(min)
	蛛网膜下隙阻滞	3.0～5.0	100～150	1～5	45～90
	硬膜外腔阻滞	3.0～4.0	600～800		
利多卡因					
	局部浸润	0.25～0.5	300～500	1.0	90～120
	表面麻醉	2.0～4.0	200	2～5	60
	神经阻滞	1.0～1.5	400	10～20	120～240
	蛛网膜下隙阻滞	2.0～4.0	40～100	2～5	90
	硬膜外腔阻滞	1.5～2.0	150～400	8～12	90～120
罗哌卡因					
	神经阻滞	0.5～1.0	200	2～4	240～400
	蛛网膜下隙阻滞	0.75～1.0	10～15	2	180～210
	硬膜外腔阻滞	0.5～1.0	100～150	5～15	

【麻醉后恢复室(PACU)中的护理】

大多数患者在麻醉过程中经过顺利，但在术后早期却可能发生突发的和危及生命的并发症。麻醉后恢复室可以为所有麻醉和镇静的患者提供良好的监测和处理。PACU 由专门的护士和麻醉医生组成，紧靠手术室，应备有用于常规处理(氧源、吸引装置和监测系统)和进一步支持的设备(呼吸机、输液泵、心肺复苏抢救车)以及药物。

1. *患者收治和交接*　收治 PACU 的患者必须有心率、心律、血压、呼吸频率和节律的记录，在最初的 15 min 内，每 5 min 进行一次同步检查、评估和记录，然后每 15 min 重复一次，转入和转出时还要记录患者的体温、意识状态、气道通畅程度，必要时进行特殊的诊断性检查并记录。经皮血氧饱和度和心电图，必要时还可监测中心静脉压和有创血压。PACU 工作人员接受患者时应获得以下信息：

(1) 患者的身份、年龄、手术方式、诊断、既往史、服药史、过敏史等。

(2) 静脉内导管的位置和型号。

(3) 麻醉前用药、抗生素、麻醉用药、血管活性药等。

(4) 手术和麻醉过程中的特殊情况。

(5) 液体平衡情况，包括输液量和种类、尿量和出血量。

2. *在 PACU 中常见的并发症*

(1) 低血压：应核对血压测量的正确性，了解病史和术中处理。常见的原因是低血容量，也可能是由于外周血管扩张和心肌收缩力减弱引起，应针对原因进行处理。

(2) 高血压：可能的原因包括疼痛、膀胱膨胀、液体过量、颅内压增高等引起。应排除可纠正的原因，必要时静脉使用降压药物。常用的降压药有 β 受体阻滞剂(如拉贝洛尔 5～10 mg 静注)，钙通道阻滞剂[如尼卡地平(佩尔地平)0.2～0.5 mg 静注]。

(3) 心律失常：发生心律失常的可能原因有交感神经系统兴奋、低氧血症、高二氧化碳血症、电解质酸碱失衡、心肌缺血等。应寻找并治疗原发因素，偶发的房性和室性期前收缩(早搏)通常不需要治疗，必要时给予适当的治疗。

(4) 低氧血症:全身麻醉可抑制缺氧和高二氧化碳的呼吸驱动作用,减少功能残气量,这些变化可持续到术后并导致呼气不足和低氧血症。引起低氧血症的原因有:肺不张、上呼吸道梗阻、肌松药残余作用、误吸、支气管痉挛、肺水肿、气胸等。在寻找并及时处理原因的同时可给氧、面罩辅助通气乃至气管插管呼吸机辅助通气。

(5) 苏醒延迟:最常见的原因是麻醉或镇静药物的残余作用,其他如代谢方面的原因包括低血糖、脓毒血症、电解质和酸碱平衡紊乱。此外,手术中和术后较长时间的脑灌注减少可引起弥漫性或局灶性脑缺血,此时应请神经科医生会诊。

3. PACU 的转出标准　每个患者在转出 PACU 前应对其身体状况作充分的评估,并汇总分析。吞咽和咳嗽反射性恢复到足以防止呕吐或分泌物的误吸,通气和氧合功能良好,血压、心率和外周灌注至少保持 30 min 相对稳定,寒战、疼痛和呕吐应得到控制。

案例分析题

患者,男性。因手部外伤拟在臂丛神经阻滞下行清创、肌腱缝合术,在注入局麻药 7 ml 后,突然出现意识消失、全身抽搐。

问题:请问其原因是什么?

(梁伟民)

第十章 疼痛患者的护理

第一节 概 述

【疼痛的定义】

疼痛(pain)是一种复杂的生理、心理活动，是机体对伤害刺激的一种保护性反应，包括两种成分：一是伤害刺激机体所引起的疼痛感觉；二是个体对伤害刺激的反应。北美护理诊断协会(NANDA)将疼痛定义为：个体经受或叙述有严重不适或不舒服的感受。国际疼痛学会(IASP)将疼痛定义为：一种令人不愉快的感觉和情绪上的感受，伴随有现存的或潜在的组织损伤。目前，疼痛已成为继体温、脉搏、呼吸、血压四大生命体征之后的第五生命体征，日益受到国际社会的重视。

【疼痛的影响因素】

疼痛是一种主观感受，个体对于疼痛的感受和耐受力存在很大差异，同样性质、同样强度疼痛的不同个体可引起不同的反应。个体对疼痛的耐受力受多种因素的影响，主要包括年龄、个性特征、个人经验、社会文化背景、注意力、情绪、疲乏、支持系统及医源性因素等。

1. *年龄* 个体对疼痛的敏感性随年龄的增长而有所不同。一般婴幼儿和老年人对疼痛的敏感性较低，诉说疼痛的机会少、程度低。

2. *个性特征* 个人对疼痛的耐受程度和表达方式常因气质、性格特征而有所不同。伤害性刺激作用于机体引起的痛感觉和痛反应受人的心理素质和个性特征的影响。自控力及自尊心较强的人常能忍受疼痛，一般外向型性格的患者诉说疼痛的机会较多。

3. *既往经验* 过去的疼痛经验可影响患者对现存疼痛的反应、对疼痛原因和意义的理解、对疼痛的态度等。如过去曾反复经受疼痛折磨的人会对疼痛产生恐惧心理，当再次面临疼痛时，对疼痛的敏感性会增强。

4. *社会文化背景* 患者所生活的环境和文化背景可影响其对疼痛认知的评价，进而影响其对疼痛的反应和表达。生活在推崇勇敢和忍耐精神背景下的患者，往往更易于耐受疼痛。

5. *注意力* 个体对疼痛的注意程度会影响其对疼痛的感受。注意力过度集中于疼痛的患者，其疼痛的敏感性会明显增高，疼痛程度会加重。运用分散或转移注意力的方法，可使疼痛减轻甚至消失。

6. 情绪　情绪状况会影响个体对疼痛的反应，如愉快、兴奋、有信心等一些积极的情绪可使人痛阈提高；相反，恐惧、焦虑、悲伤、失望等消极情绪则可使人痛阈降低，使疼痛加剧。

7. 疲乏　患者疲乏时对疼痛的耐受性降低，痛感会加剧；当得到充足的睡眠和休息之后，疼痛的感觉会减轻。

8. 社会支持系统　疼痛患者需要家属与亲人的鼓励、支持和帮助。有家属或亲人陪伴时，可减少患者的孤独和恐惧感，减轻患者的心理负担，有助于疼痛的缓解。

9. 医源性因素　各种治疗、护理操作等医源性的刺激可能会影响到患者对疼痛的反应，如治疗和护理操作本身可能会给患者带来痛苦。护理人员技术操作的熟练程度、自身的临床实践经验及对疼痛理论知识、评估方法、镇痛药药理机制的掌握程度等均会影响到疼痛的有效治疗。

【疼痛对机体的危害】

以往患者认为疼痛是手术过程中的一部分，术后患者疼痛剧烈时，可采用肌内注射镇痛类药物，但其中75%的患者存在中度以上的疼痛，影响患者术后恢复。术后疼痛影响心血管功能，使心率加快、血压增高，可延缓术后患者呼吸功能恢复，以致发生肺实变及肺炎。疼痛还可使机体产生负氮平衡，不利于机体康复。疼痛可导致尿潴留、恶心呕吐等不良反应，术后疼痛还可使淋巴细胞减少、增加术后感染等并发症。术后止痛有助于身体健康，护理人员应帮助患者面对及处理疼痛，以增进患者的舒适感。

【疼痛的分级】

世界卫生组织将疼痛程度划分为四级：0级为无痛；1级为轻度疼痛，虽有痛感但仍可忍受，并能正常生活，睡眠不受干扰；2级为中度疼痛，疼痛明显，不能忍受，要求服用镇痛药物，睡眠受干扰；3级为重度疼痛，疼痛剧烈不能忍受，需要镇痛药物。

【疼痛的分类】

疼痛的分类方法很多，临床上从不同的角度将疼痛进行分类。按疼痛的组织来源、发生原因和性质可分为末梢性疼痛、中枢性疼痛和精神性疼痛；按疼痛的性质可分为钝痛、锐痛；按疼痛的程度可分为微痛、轻痛、甚痛和剧痛；按疼痛的病程可分为短暂性疼痛、急性疼痛和慢性疼痛；按疼痛的解剖部位广义上可分为躯体痛、内脏痛和心因痛，狭义上又可分为头痛、颌面痛、颈项痛、肩背痛等。

【疼痛评估】

疼痛评估是规范疼痛处理的最关键步骤。评估包括客观的收集患者疼痛的情况，以及针对患者主观的疼痛叙述加以辨别，必要的前提是：

(1) 相信患者的主诉。疼痛是患者的主观感受，故评估时一定要相信患者的主诉。

(2) 收集全面、详细的疼痛病史。全面评估包括疼痛的强度、性质、部位、开始发作和持续时间，使其加重或缓解因素的详细描述。

(3) 注意患者的精神状态及分析有关心理社会因素，以便作出相应的支持治疗。

(4) 选择简单易行的评估工具予以动态地进行疼痛评估。评估疼痛时可采取QUESTT模式，如：①Q：询问患者；②U：使用疼痛量表；③E：评估行为和生理变化；④S：寻求家庭的参与；⑤T：思考疼痛的原因；⑥T：采取措施并评价效果。此种评估模式可以在熟悉后落实疼痛评估的关键步骤。

目前临床上常用的评估方法有以下几种。

1. 单维度评估量表(unidimensional scales)

(1) 视觉模拟评分法(visual analogue scales, VAS):VAS使用灵活、方便,易于掌握,是各种痛觉评分法中最敏感的方法。在一条直线(约10 cm)的两端分别用文字注明"不痛"和"剧痛",中间部分表示不同程度的疼痛,让患者根据自己的痛觉在线上标出最能代表其疼痛强度的刻度。刻度较为抽象,标记线时需要必要的感觉、运动及知觉能力。因此,VAS不适合于文化程度较低或认知损害者。

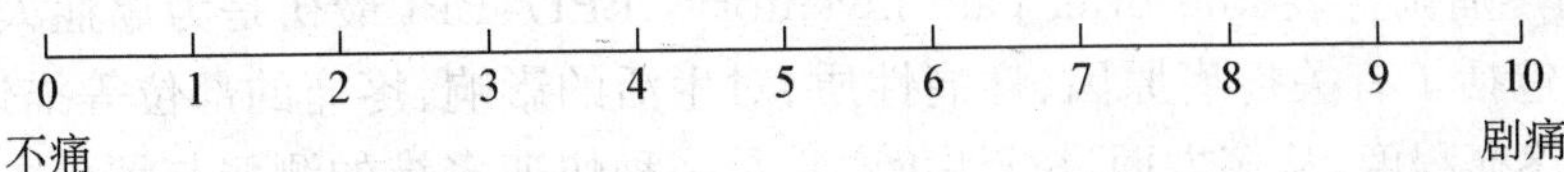

(2) 面部表情疼痛量表(faces pain scale, FPS):该方法用六种不同的面部表情从微笑至哭泣来表达疼痛程度,患者从中选出与自己疼痛水平相一致的表情来评定疼痛程度。FPS较直观、易于理解,适合于任何年龄,特别适用于语言交流障碍的患者。

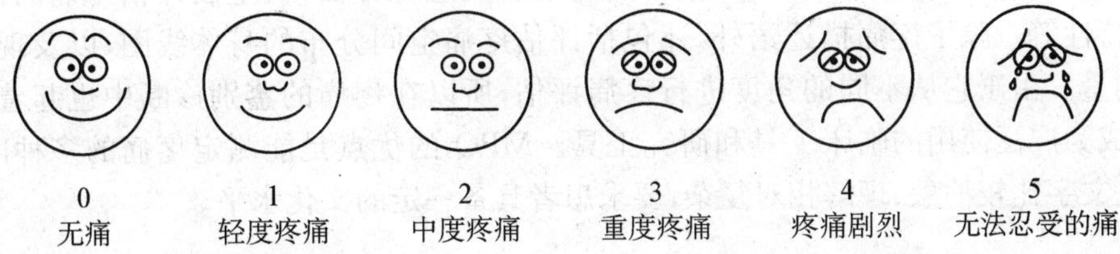

(3) 口述分级评分法(verbal rating scales, VRS):VRS是最早应用于疼痛研究的量表。该量表是由McGill疼痛量表节选而成,其每个分级都有对疼痛程度的描述。0表示无痛;1表示轻度疼痛,可忍受,能正常生活睡眠;2表示中度疼痛,适当影响睡眠,需用止痛药;3表示重度疼痛,影响睡眠,需用麻醉止痛剂;4表示疼痛剧烈,影响睡眠较重,并有其他症状;5表示无法忍受,严重影响睡眠,并有其他症状。此类方法简单,适用于临床简单的定量测评疼痛强度,以及观察疗效指标。

(4) 数字评分法(numeric rating scale, NRS):NRS是应用范围最广的单维度评估量表。将一条直线平均分成10份,在每个点用数字0～10表示疼痛依次加重的程度,0为无痛,10为最痛,让患者自己选出一个最能代表其疼痛强度的数字。NRS也是目前较为常用、有效的评估方法,尤其适用于老年人和文化程度较低者。

(5) "长海痛尺":"长海痛尺"是将NRS和VRS-5相结合,用VRS对NRS的刻度进行解释、限定,综合利用上述两者的优点,既有比较精确的0～10的刻度来评分,又有患者易于理解的文字描述,护士对患者进行宣教也相对较容易,从而保证了评估结果不会出现较大偏差。

(6) Prince-Henry评分法(prince henry pain scale, PHPS):PHPS分为5个等级,即:0分表示咳嗽时无疼痛;1分表示咳嗽时才有疼痛发生;2分表示深度呼吸时即有疼痛发生;3分表示静息状态下即有疼痛,但较轻;4分表示静息状态下即有剧烈疼痛,难以忍受。主要用于胸腹部手术及气管切开或保留气管导管不能说话的患者,需在术前训练患者用5个手指来表达从0～4五级的疼痛程度。此方法简便可行,适用于7岁以上的患者。

2. 多维度评估量表(multidimensional scales) 疼痛体验是一种多方面的、复杂的、综合的主观感受,任何一个单维度的评估量表都不可能综合测量疼痛体验的各个方面,而多维度评估量表则包括疼痛体验的若干组成部分。由于多维度评估工具可能需要更多的时间进行管理、完成、评分和解释,因此,它们最经常用于疼痛的研究。多维度评估量表评估疼痛对患者生活的多个方面的影响,如情绪、精神、日常活动、人际关系、睡眠质量等。

(1) 初次疼痛评估工具(initial pain tool):它由一个标注疼痛位置的简图、一个评估患者疼痛程度的量表和一个作为记录附加注释和处理计划的空间组成。该工具被研制用于患者的初次评估,以获取关于疼痛性质、患者表达疼痛的方法和疼痛对患者生活影响等信息。

(2) 简明疼痛调查表(the brief pain inventory, BPI):BPI 最初是为癌症人群制定的疼痛调查表,它包括了有关疼痛原因、疼痛性质、对生活的影响、疼痛的部位等描述词,以及上述 NRS 描述疼痛程度,从多方面进行评价。它是一种快速多维的测痛与评价方法。使用此表量化疼痛程度和相关能力障碍既简单又迅速。该调查表一般需要 5～15 min 去完成,适用于各人群和患者。

(3) McGill 疼痛情况调查表(mcGill pain questionnaire, MPQ):MPQ 是众所周知的全面评估疼痛的多维度测量工具,既评估疼痛的情感及感觉方面,又全面评估疼痛的部位、强度、时间特性等。除了疼痛描述语外,还包括评估疼痛空间分布的身体线图,以及现存疼痛强度的测量。由于它从不同的角度进行疼痛评估,所以在疼痛的鉴别诊断中也起着一定的作用,已成为广泛使用的临床工具和研究工具。MPQ 的优点是能测定疼痛的多种因素,而局限性是文字比较抽象、理解相对复杂,要求患者具备一定的文化水平。

第二节 疼痛患者的护理

患者有要求镇痛的权利,医护人员有评估和减轻所有类型疼痛的义务。在护理过程中,应尊重患者人格,相信患者主诉,根据其不同症状,使用科学方法可以减轻疼痛。疼痛的护理包括:有效评价患者的疼痛;协助医生为患者缓解疼痛;对疼痛的治疗效果进行观察和记录、心理支持以及对患者进行疼痛宣教。

(一) 药物止痛法

药物是最常用的疼痛治疗方法。根据 WHO 疼痛三阶梯止痛法,根据患者疼痛强度给予用药,并尽量采用口服给药。目前控制疼痛常用的药物有:非甾体消炎药、麻醉性镇痛药物和辅助性镇痛药物。常用的给药方法有以下几种。

1. 口服给药法　口服给药方便、易行,患者易于接受,但疗效随胃肠功能的影响变异较大,且起效慢、镇痛效果不理想,仅适用于浅表小手术引起的轻度疼痛。

2. 肌内注射给药　肌内注射是临床上最常用的给药方法,适用于术后中重度疼痛的患者;局限性在于注射部位疼痛、镇痛作用短暂、需反复注射等。

3. 经皮下注射给药　操作方便易行、药物的生物利用度高、镇痛作用产生快;适用于各种术后疼痛的患者,特别是胸外科和骨科等大手术后患者的疼痛治疗,其局限性为局部易形成肿块、出现感染等。

4. 恒速静脉输液泵　根据疼痛强度的变化,调节输液泵药物的输入速度,使血药浓度保持在恒定水平,从而达到最佳止痛效果。

5. 患者自控镇痛(patient－controlled analgesia, PCA)　PCA 是一种新型止痛技术,即

患者根据疼痛需要自我控制给药时机和剂量，来达到自我控制镇痛的目的。PCA 给药准确性高、维持血药浓度稳定、方便快捷、反应迅速、减少护士的工作量及避免患者反复肌内注射的痛苦，是目前较为理想的镇痛方式。PCA 在国外已广泛用于术后及慢性疼痛的治疗。

6. 平衡镇痛(balanced analgesia)　平衡镇痛是指联合应用不同类型的镇痛模式和作用于不同部位的药物，利用它们之间相加和协同的作用来控制疼痛，从而达到以最小剂量来获得最理想的镇痛效果，且不良反应最小。

7. 超前镇痛(preemp tive analgesia)　超前镇痛是防止中枢敏感化形成的一种抗伤害方法，即在手术前应用局部麻醉药或阿片类药物，以减少手术切皮引起的 C 纤维传入放电，从而减轻术后疼痛。术前应用镇痛药，能减轻术后疼痛，并可减少术后镇痛药的用量，延长镇痛时间。

(二) 常用镇痛药物

1. 非甾体消炎镇痛药(NSAIDs)　NSAIDs 均具有解热镇痛和抗炎作用。NSAIDs 有中等程度镇痛作用，对头痛、牙痛、神经痛、肌肉痛和关节痛均有较好的镇痛效果，对炎症性疼痛疗效更好。此外也可用于术后镇痛和癌性疼痛治疗。非甾体消炎药有三大特点：①"天花板"效应，即当药物超过常用剂量时可导致不良反应增加，但治疗作用并不增加；②与蛋白结合率高，通常达 90%～95%，故不主张同时使用两种 NSAIDs 药；③有胃肠道反应、血小板减少和肾毒性的不良反应。常用 NSAIDs 有：布洛芬、吲哚美辛(消炎痛)、萘普生、对乙酰氨基酚(百服宁)、双氯芬酸钠、美洛昔康等。NSAIDs 类药可经三种途径给药，大多数药物需口服，吲哚美辛(消炎痛)可用直肠栓剂形式给药，对乙酰氨基酚、氯诺昔康、酮洛酸等可静脉给药。

2. 阿片类镇痛药　阿片类镇痛药又称麻醉性镇痛药，是一类能消除或减轻疼痛并改变对疼痛情绪反应的药物，它是治疗疼痛的主要药物。临床上常用的阿片类镇痛药有吗啡、芬太尼等，该类药物与中枢神经系统内的阿片受体结合而产生镇痛作用。阿片类镇痛药特点：该类药物种类多，可选剂型多，无饱和剂量限制(即无天花板效应)。应用阿片类药物镇痛宜根据患者疼痛强度、个体需要，选用不同的药物进行个体剂量滴定，以尽快达到无痛。阿片类镇痛药物给药途径，以无创为主，如口服、透皮贴剂等。可临时皮下注射，必要时 PCA 给药。

(三) 药物治疗的主要原则

1. 无创给药　在可能的情况下，尽量口服给药。口服给药经济、方便、不良反应小，是一种简单、科学的给药方式。

2. 按时给药　根据药物的作用时间及患者的疼痛程度决定给药间隔时间，有规律地按时给药，让疼痛持续缓解。

3. 按阶梯给药　根据疼痛程度和病情需要，按阶梯由弱到强逐步选择不同强度的镇痛药。首选非阿片类药物，若达不到止痛效果，应加用弱阿片类药物；如果弱阿片类药物与非阿片类药物联合使用仍不能止痛时，则选用强阿片类药物。

4. 用药个体化　根据不同个体对药物敏感度的差异、既往使用止痛药的情况，以及药物的药理特点来确定药物种类和剂量。同时，要定期评估患者的疼痛强度和用药反应，及时调整用药剂量。

5. 注意具体细节　医护人员要认真观察患者用药后的疗效和反应，监护用药过程，密切注意治疗细节。对于止痛效果不理想或出现不良反应时，要查找、分析原因，及时采取有力措施，以取得最佳的疗效。

（四）非药物止痛法

非药物止痛法即辅助止痛疗法，主要是用非药物的方法来减轻术后疼痛。单独应用对中重度疼痛常常无效，但作为药物的补充可提高疼痛缓解的效果。非药物治疗措施对身体无损伤，更倾向于机体、思维、精神的统一，适应患者的整体需要，在疼痛治疗中起着重要作用。

1. 松弛疗法　又称松弛训练，是指通过一定的肌肉松弛训练程序，有意识地控制自身的生理心理活动，降低唤醒水平，改善躯体及心理功能紊乱状态，达到治疗疾病的作用。常用的放松训练方法包括渐进性肌肉松弛方法、引导想象、沉思，以及由其演变而来的生物反馈放松训练等，深呼吸、音乐、按摩、太极拳、瑜伽、气功等也可作为放松的技巧选择使用。放松训练可供选择的方法多样，且简便易行，可对抗心理、生理应激的负面影响，减少并发症的发生和止痛剂的应用，缩短住院日等。

2. 音乐疗法　音乐疗法是一门新兴的，集音乐、医学和心理学为一体的边缘交叉学科。它是以音乐活动作为治疗的媒介，增进个体身心健康的一种治疗方法。通过倾听柔和、舒缓的音乐，缓解患者紧张、焦虑等情绪，以减轻疼痛。

3. 治疗性触摸　治疗性触摸是以中西医结合理论为基点，对患者实施抚触、按摩、穴位按压等的一种治疗手法，能使术后患者痉挛的肌肉放松，改善微循环，增加局部血流量，利于炎性物质的吸收、代谢，从而缓解疼痛。治疗性触摸可减轻术后患者的疼痛和焦虑，使患者压力减少、心情放松、增强机体免疫力、促进机体的自然恢复。

4. 神经电刺激疗法　通过放置在身体相应部位皮肤上的电极板，将低频率或高频率脉冲电流通过皮肤刺激神经，以达到提高痛阈、缓解疼痛的目的。常用方法有经皮神经电刺激疗法和脊髓电刺激疗法。术后采用神经电刺激疗法，可明显减少术后镇痛药用量，缩短PCA的治疗时间。

5. 针灸疗法　针灸疗法是通过针刺或艾灸对人体的穴位进行物理刺激来治疗疾病的一种常用方法。中医传统理论认为，针刺穴位可以疏通经络、调和气血，从而达到“通则不痛”的治疗目的。现代医学研究证明，针刺治疗不仅可以非特异性地提高人体的痛阈或缓解局部肌肉紧张、改善局部血液循环、促进酸性代谢产物等致痛物质的清除，而且还能够刺激人体内一种内源性吗啡又称内源性阿片肽的释放，并起到与阿片类镇痛药相似的止痛作用。

6. 生物反馈疗法　生物反馈疗法是一种新兴的生物行为治疗方法，是应用现代科学技术反映人体通常觉察不到的心理生理活动过程，并以视觉或听觉等形式显示，借助这些反馈信息了解自身的生理变化，并依据这些变化逐渐学会对其加以随意控制的一种方法。

7. 情感支持疗法　认真倾听患者的讲述，多用安慰性的语言鼓励患者，使其树立战胜疾病的信心；鼓励亲人多陪伴患者；教会患者缓解疼痛的方法等，有助于减轻其焦虑、不安情绪，达到减轻疼痛的目的。

8. 其他　例如暗示、催眠，冷、热疗法，以及超短波电疗、磁疗等方法。此外，为患者提供安静舒适的休息环境、摆放舒适的体位、妥善安置术后各种引流管道，以及进行各项护理操作时动作轻柔、注意保护手术切口等均有助于减轻其疼痛。

9. 心理支持与治疗　尊重患者人格，相信患者主诉，相信患者对疼痛的反应，确认患者对待痛苦可利用宣泄来减轻疼痛。

案例分析题

患者，男性，41 岁。主诉：雷电击中后左胸部疼痛 7 d。

现病史：7 d 前患者于雨天在户外作业时，被雷电击中，导致上衣口袋内的手机爆炸。患者当即昏迷不醒，被送往当地医院紧急救治。20 min 后患者苏醒，但站立行走困难，自觉头痛、头晕、四肢酸痛无力，以左胸部疼痛最为显著。经过治疗（具体用药不详），其他症状有所好转，但仍感左胸部疼痛，呈阵发性酸胀痛，发作时间长短不定，程度较重，严重影响睡眠，口服镇痛药效果欠佳。为进一步诊治，门诊以“胸部电击伤”收住院。自发病以来，患者精神逐步改善，饮食尚可，二便无异常，但睡眠差。目前 VAS 评分 8～9 分。

既往史：既往体健，否认药物及食物过敏史。

查体：一般状况好，神清、语利，查体合作。颈软，无抵抗，脊柱四肢未见畸形，颈、胸、腰椎生理弯曲正常存在，椎旁无压痛及叩击痛。

问题：护理人员该如何对患者进行疼痛管理？

（蒋　超）

第十一章 营养支持患者的护理

第一节 概 述

营养支持(nutritional support，NS)的临床应用始于20世纪上半叶，其在历史上以外科医生作为先驱，以外科疾病作为对象，故常称之为外科营养。通过外科营养支持可以达到以下目的：①改善患者营养状态，提高手术耐受力和效果；②减少患者术后并发症的发生；③提高外科危重患者的救治成功率。外科营养支持，实际上是在手术、创伤、感染后，机体处于高分解代谢状态下对细胞代谢的支持，在很大程度上避免了细胞代谢障碍，有利于机体恢复。

【外科患者营养代谢特点】

体内的能量来源包括糖原、脂肪和蛋白质。糖原的储备有限，在饥饿状态下仅能供12 h之用；蛋白质为体内各器官、组织的组分，一旦消耗将影响脏器功能，故不能视作能量储备；只有脂肪是饥饿时的主要能量来源。

1. 禁食或饥饿状态下的代谢特点　此时，机体的调节反应是减少活动和降低代谢率，以使能量消耗减少，防止机体组成成分过度分解，以维持生存。

(1) 糖代谢：饥饿初期，血糖下降，从而使胰岛素分泌减少，胰高血糖素、生长激素、儿茶酚胺等分泌增加，结果是糖原分解加快，使糖的生成增加。

(2) 蛋白质代谢：由于体内以糖类(碳水化合物)储存的能量有限，而此时脑组织、周围神经组织、红细胞和肾上腺髓质等仍需由葡萄糖供能，故在上述激素的作用下，促使肌肉蛋白分解，释放出氨基酸，经肝糖异生作用生成葡萄糖。此时骨骼肌群进行性消耗，大量氮自尿中排出(10～15 g/d)。

(3) 脂肪代谢：脂肪虽然是最大的能量储备，但机体需要一个适应过程才能利用脂肪供能。饥饿3～4 d后，在内分泌激素的作用下，体内脂肪水解增加，逐步成为机体最主要的能量来源。在葡萄糖供能组织中，除红细胞外，其他均逐渐适应了以脂肪氧化生成的酮体取代葡萄糖作为能源，故此时蛋白质的糖异生作用减弱，肌肉分解减少，每日尿内排出氮减少(3～4 g/d)。

2. 手术、创伤或感染时的代谢特点　手术、创伤或感染等应激反应可引起一系列神经-内分泌反应：交感神经系统兴奋，胰岛素分泌减少，而肾上腺素、去甲肾上腺素、胰高血糖素、促肾上腺皮质激素、肾上腺皮质激素及抗利尿激素分泌增加。结果使体内糖、蛋白质和脂肪三大营养素分解代谢增强而合成代谢降低。

(1) 糖代谢：手术、创伤或感染早期，中枢神经对葡萄糖的消耗基本维持在约 120 g/d；肝糖原分解增强，空腹血糖升高，其水平与应激程度平行；葡萄糖生成基本正常或仅轻度增加，虽然此时胰岛素水平正常或升高，但却存在高血糖现象，提示机体处理葡萄糖的能力受到影响及对胰岛素敏感性减弱。

(2) 蛋白质代谢：较大手术或严重创伤、感染后，骨骼肌群进行性消耗，蛋白质分解增加，大量氮自尿中排出，源自氨基酸的糖异生增强。氮的丢失除与手术创伤大小相关外，还取决于原先的营养状况和年龄等因素。

(3) 脂肪代谢：手术、创伤或感染后，由于儿茶酚胺的作用，体内脂肪被动用，且氧化利用率增加，成为体内主要的能源，并导致体内游离脂肪酸和甘油增多。此时即使提供外源性脂肪，亦难于完全抑制体内脂肪分解，此现象系交感神经系统受到持续刺激的结果。

创伤或严重感染时，能量需求可增加 100%～200%。另外，手术也是一种创伤，较大手术后的分解代谢期一般要持续 3～7 d，期间患者处于负氮平衡状态，热能消耗增加。

【营养状况的评价指标】

外科患者营养状态评定有助于了解患者应激时的代谢变化，确定营养不良的程度和类型，制定营养支持方案及监测营养治疗的效果。

1. 人体测量指标

(1) 体重：是评价营养状况的一项重要指标。短期内出现的体重变化，可受水钠潴留或脱水因素的影响，故应根据病前 3～6 个月的体重变化加以判断。当实际体重仅为理想体重的 90%以下时，即可视为体重显著下降。现国际上常用的体重计算公式为：标准体重(男)＝[身高(cm)－100]×0.9 (kg)；标准体重(女)＝[身高(cm)－100]×0.9 (kg)－2.5 (kg)。

(2) 体质指数(body mass index, BMI)：是目前评价机体营养状况及肥胖度最常用的指标。BMI＝体重(kg)/身高(m)^2，判断标准，见表 11－1。

表 11－1　东方民族成人 BMI 判断标准

BMI	判断结果	BMI	判断结果
BMI＜16	重度消瘦	24≤BMI＜25	超重
16≤BMI＜17	中度消瘦	25≤BMI＜30	Ⅰ度肥胖
17≤BMI＜18.5	轻度消瘦	BMI≥30	Ⅱ度肥胖
18.5≤BMI＜24	正常		

(3) 三头肌皮褶厚度(triceps skinfold, TSF)：可间接判断体内脂肪量。正常参考值：男性：11.3～13.7 mm；女性 14.9～18.1 mm。

(4) 臂肌围(arm muscle circumference, AMC)：用于判断骨骼肌或体内瘦体组织群量。计算公式为：AMC(cm)＝上臂中点周长(cm)－3.14×TSF(cm)。正常参考值：男性：22.8～27.8 cm；女性：20.9～25.5 cm。

2. 实验室检测指标

(1) 肌酐身高指数(%):肌酐是肌肉蛋白质的代谢产物,尿中肌酐排泄量与骨骼肌群基本呈正比,故可用于判断体内骨骼肌含量。

$$\text{肌酐身高指数}(\%)=\frac{\text{尿肌酐排泄量}(\text{mg}/24\ \text{h})}{[\text{身高}(\text{cm})-100]\times 23(\text{女性为}\ 18)}\times 100\%$$

(2) 血浆蛋白质:临床用作评价营养状况的主要有血浆白蛋白、转铁蛋白和前白蛋白等,但因各自半衰期(分别约为 20 d、8 d 和 2 d)不同而导致其浓度改变的先后及程度有所差异。

(3) 氮平衡:用于初步评判体内蛋白质合成与分解代谢状况。当摄入的氮量大于排出氮量时视为正氮平衡,反之为负氮平衡。氮平衡(g/d)=24 h 摄入氮量(g/d)-24 h 排出氮量(g/d)。24 h 排出氮量(g/d)=24 h 尿中尿素氮(g/d)+4(g),常数 4 g 中 2 g 为粪氮和从汗液中分泌的氮,2 g 为尿中的其他含氮物质。

(4) 尿三甲基组氨酸测定:三甲基组氨酸是肌纤蛋白和肌球蛋白的最终分解产物,不再被合成代谢所利用。通过测定尿中三甲基组氨酸的排出量可判断机体蛋白质的分解量,其测定值越大,表明机体分解越强。

(5) 免疫指标:营养不良时多以细胞免疫系统受损为主。①外周血淋巴细胞计数,是反映细胞免疫状态的一项简单参数,但在严重感染时,该指标的参考价值受影响;②迟发性皮肤超敏试验能基本反映人体细胞免疫功能,通常用 5 种抗原于双前臂不同部位作皮内注射,24~48 h 观察反应,皮丘直径>5 mm 为阳性,否则为阴性;人体细胞免疫能力与阳性反应程度呈正比;③T 细胞亚群和自然杀伤细胞活力。

外周血淋巴细胞计数=外周血白细胞计数×淋巴细胞(%);

3. 营养不良的类型与诊断

(1) 营养不良的类型:当蛋白质和能量的供给不足以维持或满足人体正常生理功能的需要时,即可发生蛋白质-能量营养不良(protein-energy malnutrition, PEM)。临床根据蛋白质或能量缺乏,可分为三种类型。

1) 消瘦型营养不良(marasmus):又称能量缺乏型。主要表现为形体消瘦,人体测量各项指标值下降。

2) 低蛋白型营养不良(kwashiorkor):又称蛋白质缺乏型或水肿型。主要表现为血浆蛋白浓度降低及全身组织水肿,体重下降不明显。

3) 混合型营养不良(marasmus kwashiorkor):又称蛋白质-能量缺乏型营养不良,同时兼有上述两种类型的表现。

(2) 营养不良的诊断:根据病史,并结合人体测量和实验室检测指标的变化,可对营养不良作出诊断(表 11-2)。

表 11-2 营养不良的诊断

评定指标	正常范围	营养不良		
		轻度	中度	重度
体重	>理想体重的 90%	81%~90%	60%~80%	<60%
三头肌皮褶厚度	>正常值的 90%	81%~90%	60%~80%	<60%

续　表

评定指标	正常范围	营养不良		
		轻度	中度	重度
上臂肌围	>正常值的 90%	81%～90%	60%～80%	<60%
肌酐/身高指数	>正常值的 90%	81%～90%	60%～80%	<60%
血浆蛋白	≥35	31～34	26～30	≤25
转铁蛋白	2.0～2.5	1.5～2.0	1.0～1.5	<1.0
前白蛋白	≥180	160～180	120～160	<120
总淋巴细胞计数	≥1.5	1.2～1.5	0.8～1.2	<0.8
迟发性皮肤过敏试验	≥++	+～++	-～+	-
氮平衡	±1	-5～-10	-10～-15	<-15

4. *营养支持的基本指征*　出现下列情况之一时，应提供营养支持治疗：①近期体重下降大于正常体重的 10%；②血浆白蛋白<30 g/L；③连续 7 d 以上不能正常进食；④已明确为营养不良；⑤可能产生营养不良或手术并发症的高危患者。

5. *能量和蛋白质的需求*

(1) 能量需求：包括基础能量消耗(basal energy expenditure，BEE)和实际能量消耗(actual energy expenditure，AEE)。成人能量需求一般为 25～40 kcal/(kg·d)，可根据病情及治疗目标适当调节。

基础能量消耗：男：BEE(kcal)＝66.5＋5H＋13.8W－6.8A

女：BEE(kcal)＝655.1＋1.9H＋9.6W－4.7A

式中：H 为身高(cm)，W 为体重(kg)，A 为年龄(岁)

实际能量消耗：AEE＝BEE×AF×IF×TF

式中：AF(active factor)为活动因素，完全卧床时为 1.1，卧床加活动为 1.2，正常活动时为 1.3；IF(injury factor)为手术、创伤等因素，中等手术为 1.1，脓毒血症为 1.3，腹膜炎为 1.4；TF(thermal factor)为发热因素，正常体温为 1.0，体温每升高 1℃增加 0.1。

(2) 蛋白质需求：成人蛋白质需求一般为 1～1.5 g/(kg·d)，可根据病情和治疗目标适当调节。

第二节　肠内营养

肠内营养(enteral nutrition，EN)系指经口或喉养管提供维持人体代谢所需的营养素的一种方法。其优点有：①营养素的吸收、利用等整个过程符合生理，且肝脏可发挥解毒作用；②食物的直接刺激有利于预防肠黏膜萎缩，保护肠屏障功能，防止细菌移位；③食物中的某些营养素(如谷氨酰胺)可直接被消化道黏膜细胞利用，有利于黏膜代谢；④肠内营养给药方便、价格低廉，无严重并发症。因此，凡胃肠功能正常或存在部分功能者，营养支持时应首选肠内营养。

【适应证】

有营养支持指征、胃肠有功能并可利用的患者均可行肠内营养支持。包括：①吞咽或咀嚼困难者；②意识障碍不能进食者；③消化道疾病稳定期者；④高分解代谢状态者；⑤慢性消耗性疾病者。

【禁忌证】

肠内营养的禁忌证主要包括：①完全性机械性肠梗阻、麻痹性肠梗阻；②消化道活动性出血；③腹腔或肠道感染；④严重呕吐、腹泻、吸收不良；⑤短肠综合征早期、高流量肠瘘；⑥严重感染、创伤等应激状态的早期及休克状态。

【肠内营养制剂】

肠内营养制剂不同于通常意义上的食品，它是具有特殊饮食目的或为保持健康、需在医疗监护下使用的食品，它更强调易消化吸收或不需消化即能吸收。通常根据制剂的成分可分为三大类。

1. 完全膳食　完全膳食因其所含营养素全面，目前在临床上应用最为广泛。根据其蛋白质(氮源)的不同，又可分为要素膳(或单体膳)和非要素膳(或多聚体膳)。

(1) 要素膳：它的氮源为游离氨基酸或蛋白质水解物、短肽，以不需要消化或极易消化的糖类、脂肪为能源，含有全面的矿物质、维生素和微量元素。要素膳中的糖类为部分水解的淀粉(麦芽糖糊精和葡萄糖寡糖)；脂肪常为植物来源的中链三酰甘油(mediun chain triglyceride，MCT)和长链三酰甘油(long chain triglyceride，LCT)，少数制剂含有短链脂肪酸，不含乳糖和膳食纤维。由于该类配方的高渗透压趋于吸引游离水进入肠腔而易产生腹泻，应用时须加强护理。

(2) 非要素膳：非要素膳其氮源为整蛋白，优点是营养完全、渗透压低、适口性好、不易引起胃肠道反应，且对肠黏膜屏障功能有较好的保护作用。临床常用的有匀浆膳、混合奶、牛奶基础膳、无乳糖膳等。

1) 匀浆膳：是由牛奶、鱼、肉、蛋、蔬菜等天然食物加工混合均匀制成的糊状饮食。主要适用于消化道功能正常而不能进食者，对胃肠道外瘘、急性胰腺炎等患者慎用。

2) 混合奶：是由牛奶、豆浆、鸡蛋、白糖等混合而成的液体饮食。配制简单、价格低廉，与匀浆膳相比，胃肠道刺激作用小，但营养素不全面。

3) 牛奶基础膳：为一种商品多聚体膳。其氮源为全奶、脱脂奶或鸡蛋清蛋白，脂肪以奶脂、大豆油、玉米油为主。适用于消化道功能正常者，其残渣量很少，对胃肠道刺激较少。

4) 无乳糖膳：不含乳糖或含乳糖酶，适用于乳糖缺乏或不足的患者，其氮源主要为鸡蛋清蛋白、酪蛋白、大豆蛋白的水解或分离物；糖类通常是淀粉及其水解物形成的葡萄糖多聚体；脂肪来源于谷物油、红花油、葵花籽油等。此外，尚含有多种维生素及矿物质，如Nutrison(能全素)、Ensre(安素)等。

2. 不完全膳食　即采用组件以增加固定配方的完全膳食中的某一种或更多种营养素。组件仅是含一种或以一种营养素为主的制品。采用组件的目的是重组配方，如增加热量或蛋白质密度，使膳食配方更符合个体需求。

3. 特殊膳食　指在特殊情况下使用的既能达到营养支持目的，又能起到治疗疾病作用的所需膳食。

(1) 肝衰竭用膳：为高支链氨基酸配方，其氮源为14种氨基酸。支链氨基酸可经肌肉代谢，增加其浓度并不增加肝脏负担，其可与芳香族氨基酸竞争进入血-脑屏障，减少假性神经递质的产生，具有营养支持和防治肝性脑病双重作用。

(2) 肾衰竭用膳：为必需氨基酸配方，其氮源为 8 种必需氨基酸和组氨酸。使用这种配方的目的在于重新利用体内分解的尿毒氮合成非必需氨基酸，既能降低血液尿素氮的水平、缓解尿毒症症状，又可合成蛋白质，取得正氮平衡。

(3) 创伤用膳：适用于大手术、烧伤、多发性严重创伤及脓毒症等高分解代谢患者。其蛋白质热量分配、热量密度及支链氨基酸的含量均较一般膳食高。有的创伤用膳含有 RNA、精氨酸、谷氨酰胺及 ω－3 脂肪酸，可提高创伤患者的免疫功能，称为免疫促进膳。

(4) 糖尿病用膳：糖类(碳水化合物)来源和脂肪酸构成应能适合糖尿病患者的需要。糖类以低聚糖或多糖为宜，再加上足够的膳食纤维，可缓解血糖的上升速度和幅度。含相对高比例的不饱和脂肪酸，可延缓营养液在胃内的排空速度。

【肠内营养的投入与方法】

1. 投入途径　有经口和管饲两种。多数患者因经口摄入受限或不足而采用管饲。

(1) 经鼻胃管或胃造瘘：鼻胃管通常用于仅需短期肠内营养支持、胃肠功能良好的患者。胃造瘘可在术时或经皮内镜(percutaneous endoscopic gastrostomy, PEG)放置。适用于需较长时期肠内营养支持的患者。

(2) 经鼻肠管或空肠造瘘：适用于胃功能不良、误吸危险性较大或消化道手术后必须胃肠减压，又需长期肠内营养支持者。

(3) 空肠造瘘：包括针刺置管空肠造瘘(needle catheter jejunostomy, NCT)常在伴随腹部手术时实施。近年来，经皮内镜空肠造瘘(percutaneous endoscopic jejunostomy, PEJ)，因能在门诊患者中实施而使需长期肠内营养但无需手术的患者得益。

2. 输注方式

(1) 分次给予：适用于喂养管尖端位于胃内及胃功能良好者。每次量为 100～300 ml。分次推注时，每次入量在 10～20 min 内完成；分次输注时，每次入量在 2～3 h 内完成，每次间隔 2～3 h；可视患者耐受程度加以调整。

(2) 连续输注：适用于胃肠道耐受性较差或导管尖端位于十二指肠或空肠内的患者。

【并发症】

1. 机械性并发症

(1) 鼻咽部和食管黏膜损伤：常因喂养管质硬、管径粗、置管时用力不当或放置时间较长，压迫损伤鼻咽部黏膜所致。

(2) 喂养管阻塞：常见原因：①营养液未调匀；②药丸未经研碎即注入喂养管；③添加药物与营养液不相容，形成凝结块；④营养液较黏稠、流速缓慢，黏附于管壁；⑤管径太细。

2. 感染性并发症

(1) 误吸致吸入性肺炎：多见于经鼻胃管喂养者。原因：①胃排空迟缓；②喂养管移位；③体位不当，营养液反流；④咳嗽和呕吐反射受损；⑤精神障碍；⑥应用镇静剂及神经肌肉阻滞剂。

(2) 腹膜炎：偶见因空肠造瘘管滑入游离腹腔及营养液流入而并发急性腹膜炎。

3. 胃肠道并发症　是肠内营养治疗时最多见的并发症，包括恶心、呕吐、腹胀、腹痛、便秘和腹泻等，其中最常见的是腹泻。导致腹泻的原因：①伴同药物的应用，如抗生素可改变肠道正常菌群的制约作用而导致某些菌群过度生长；H_2 受体阻滞剂可通过改变胃液的 pH 值而致细菌繁殖；某些药物、电解质和含镁的抗酸剂等未经完全稀释即经喂养管注入，可致肠痉挛和渗透性腹泻。②肠内营养剂的类型，其中乳糖、脂肪、膳食纤维的种类、比例和含量都可能影响肠道对营养液的耐受性。③营养液的渗透压，当伴有营养不良或吸收不全时，高渗透压更易引起类似倾倒综合征和腹泻。④低蛋白血症，因血浆胶体渗透压降低、组织黏膜水肿，影响营养液通过肠黏膜上皮细胞；同时，大量液体因渗透压差进入肠腔而引起腹泻。⑤营养液污染。⑥营养液的输注速度过快或温度过低。

4. 代谢性并发症

(1) 高血糖和低血糖：高血糖常见于接受高热量喂养者或糖尿病、高代谢、糖皮质激素治疗者；监测尿糖和酮体是发现高血糖症的有效方法。低血糖多发生于长期应用肠内营养而突然停止者。因此，逐渐停止肠内营养可预防低血糖的发生。

(2) 钠、钾代谢失衡：营养液总量不足、钠或钾含量过低、腹泻等可导致低钠血症和低钾血症；反之则会引起高钠血症和高钾血症。

第三节　肠外营养

肠外营养(parenteral nutrition，PN)系指通过静脉途径提供人体代谢所需的营养素。当患者被禁食，所需营养素均经静脉途径提供时，称为全胃肠外营养(total parenteral nutrition，TPN)。

【适应证】

当外科患者出现下列病症且胃肠道不能充分利用时，可考虑提供肠外营养支持：①营养不良；②胃肠道功能障碍；③因疾病或治疗限制不能经胃肠道摄食；④高分解代谢状态，如严重感染、灼伤、创伤或大手术前后；⑤抗肿瘤治疗期间不能正常饮食者。

【禁忌证】

①严重水、电解质及酸碱平衡失调；②出、凝血功能紊乱；③休克。

【肠外营养制剂】

主要包括营养物质(糖类和脂类)、氨基酸、维生素、微量元素和矿物质等。

1. 葡萄糖　是肠外营养时主要的非蛋白质能源之一，成人需要量为 4～5 g/(kg・d)。当供给过多或输入过快时，部分葡萄糖可转化为脂肪沉积于肝脏，导致脂肪肝。故每天葡萄糖的供给量不宜超过 300～400 g，占总能量的 50%～60%。为促进合成代谢和葡萄糖的利用率，可按比例添加胰岛素，一般为 1 g 糖，4～8 U 胰岛素。

2. 脂肪　20 世纪 60 年代初，Wretlind 等研制成功以大豆油为基础的脂肪乳剂，使临床结束了主要以葡萄糖为非蛋白质能源的静脉营养历史，开创了真正意义的肠外营养新纪元。脂肪乳剂是一种水包油性乳剂，主要由植物油、乳化剂和等渗剂等组成。应用脂肪乳剂的意义在于提供能量和必需脂肪酸，维持细胞膜结构和人体脂肪组织的恒定。临床常用的脂肪乳剂有两类：一类是 100% 由长链三酰甘油(LCT)构成；另一类则由 50% 中链三酰甘油(MCT)与 50% LCT 经物理或化学混合而成(MCT/LCT)。LCT 制剂有英脱利匹特(Intralipid)、力基(Intralipos)等；LCT/MCT 制剂有力能 MCT(Lipovenros MCT)、力保肪宁

(Lifofundin)等,适用于特殊情况如肝功能不良患者。LCT 能提供必需脂肪酸,但需依赖卡尼汀(肉毒碱)进入线粒体代谢,MCT 则不完全依赖卡尼汀进入线粒体氧化,故 MCT 的氧化代谢速度快于 LCT,而且不易沉积在肝脏的库普弗细胞,较适用于卡尼汀缺乏的危重患者。MCT 的不足之处在于不能提供必需脂肪酸。除上述两类脂肪乳剂外,还有在其基础上添加橄榄油或鱼油的新型脂肪乳剂。脂肪乳剂的供给量约占总能量的 20%～30%,成人 1～2 g/(kg·d)。当脂肪与葡萄糖共同构成非蛋白质能量时,两者的比例为 1∶2～2∶3。

3. *氨基酸*　是构成肠外营养配方中的氮源,用于合成人体蛋白质。复方结晶氨基酸溶液都按一定模式配比而成,可归纳为两类:平衡型与非平衡型。平衡型氨基酸溶液所含必需与非必需氨基酸的比例符合蛋白质合成和人体基本代谢所需,适用于多数营养不良患者。常用的有凡命(Vamin)、乐凡命(Novamin)、氨复命 15HB、得安能(Vitaplasma)等;非平衡型氨基酸溶液的配方多系针对某一疾病的代谢特点而设计,兼有营养支持和治疗的双重作用。适用于肝脏患者的有安平(Aminoplsamal－hepa)、肝脑清 HE－1、肝安注射液(Hepatamine)等;适用于肾脏患者的有复合氨基酸 9R 注射液(肾安、肾必安)。临床选择须以应用目的、病情、年龄等因素为依据。氨基酸的供给量为 1～1.5 g/(kg·d),占总能量的 15%～20%。

近年来,个别氨基酸在代谢中的特殊意义已得到重视和强调,较具代表性的有谷氨酰胺(glutamine, Gln)。谷氨酰胺属非必需氨基酸,但在严重感染、手术、创伤等应激状态下,人体对 Gln 的需求远远超过内源性合成的能力,严重缺乏时可影响多脏器的代谢功能,故又将之称为"条件必需氨基酸",现在已有谷氨酰胺双肽制剂,可加入肠外营养液中应用。

4. *维生素和矿物质*　是参与人体代谢、调节和维持内环境稳定所必需的营养物质。维生素的种类较多,按其溶解性可分为水溶性和脂溶性两大类。前者包括维生素 B 族、维生素 C 和生物素等;后者包括维生素 A、维生素 D、维生素 E、维生素 K。水溶性维生素在体内无储备,不能正常饮食时将缺乏;脂溶性维生素在体内有一定储备,短期禁食者一般不会缺乏。长期 TPN 时常规提供多种维生素可预防其缺乏。在感染、手术等应激状态下,人体对部分水溶性维生素,如维生素 C、维生素 B_6 等需要量增加,可适当增加供给量。

对临床较具实际意义的微量元素包括:锌、铜、铁、硒、铬、锰等。这些元素均参与酶的组成、三大营养物质的代谢、上皮生长、创伤愈合等生理过程。长期 TPN 时,须重视可能出现的微量元素缺乏问题。此外,在有大量引流、额外丧失时,需根据血电解质水平调整和补充钠、钾、氯、钙、磷、镁等电解质。

【肠外营养的投入与方法】

1. *投入途径*　包括周围静脉和中心静脉途径,其选择需视病情、营养支持时间、营养液组成、输液量及护理条件等而定。当短期(＜2 周)、部分补充营养或中心静脉置管和护理有困难时,可经周围静脉输注;但当长期、全量补充时则以选择中心静脉途径为宜。

2. *输注方式*

(1) 全营养混合液(total nutrient admixture, TNA):即将每天所需的营养物质在无菌环境(层流室和层流台)中按次序混合入由聚合材料制成的输液袋或玻璃容器后再输注。TNA 又称全合一(all in one, AIO)营养液,强调同时提供完全的营养物质和有效利用,即:①以较佳的热氮比和多种营养素同时进入人体,增加节氮效果;②简化输液过程,节省护理时间;③降低代谢性并发症的发生率;④减少污染机会。

(2) 单瓶:在不具备以 TNA 方式输注条件时,采用单瓶输注方式。但由于各营养素非同步输入，不利于所供营养素的有效利用。此外，若单瓶输注高渗性葡萄糖或脂肪乳剂，可因单位时间内进入体内的葡萄糖或脂肪酸量较多而增加代谢负荷，甚至并发与之相关的代谢性并发症，如高糖或高脂血症。单瓶输注时氨基酸宜与非蛋白质能量溶液合理间隔输注。

【并发症】

1. 技术性并发症

(1) 气胸：当患者于静脉穿刺时或置管后出现胸闷、胸痛、呼吸困难、同侧呼吸音减弱时，应疑及气胸的发生；胸部X线检查可明确诊断。临床处理应视气胸的严重程度予以观察，并予胸腔抽气减压或胸腔闭式引流。依靠机械通气的患者，即使损伤很小，也可能引起张力性气胸，应予警惕。

(2) 空气栓塞：是最危险的并发症。应以防为主，锁骨下静脉穿刺时安置患者平卧、屏气，置管成功后妥善连接输液管道；一旦出现空气栓塞症状，立即安置患者左侧卧位，并配合抢救。

(3) 血栓性静脉炎：多见于外周静脉营养输注时，一旦输注静脉出现红肿、条索状变硬、触痛等，即按血栓性静脉炎护理。

(4) 其他：血管损伤和胸导管损伤。前者为同一部位反复穿刺所致，表现为局部出血或血肿，一旦发现应立即退针，局部压迫止血；后者可发生于左锁骨下静脉穿刺时，表现为有清亮的淋巴液渗出，一旦发现立即退针或拔出导管。

2. 代谢性并发症

(1) 非酮性高渗性高血糖性昏迷：由于单位时间内输入过量葡萄糖或体内胰岛素相对不足引起。若发现患者尿量突然增多、意识改变，应怀疑此症，立即告知医生并协助处理。

(2) 低血糖性休克：由于突然停止输注高渗性葡萄糖溶液或营养液中胰岛素含量过多所致。若患者出现脉搏加速、面色苍白、四肢湿冷、乏力，甚至血压下降、意识改变等，应考虑低血糖性休克。

(3) 高脂血症或脂肪超载综合征：若脂肪乳剂输入速度过快或总量过多，可发生高脂血症。表现为发热、急性消化道溃疡、血小板减少、溶血、肝脾大、肌肉疼痛等。

(4) 肝胆系统损害：主要表现为肝酶谱异常、肝脂肪变性和淤胆等，可能与长期TPN、配方不合适或胆碱缺乏有关。

3. 感染性并发症　主要是穿刺部位感染、导管性脓毒症和肠源性感染，与患者免疫力降低、静脉穿刺置管缺陷、局部护理不当和营养液配制不符合规范等多方面因素有关。

第四节　护　理

外科患者在接受肠内、外营养支持治疗的过程中，可出现各种问题或并发症。因此，在实施过程中，应加强观察和护理，以达到预期效果。

【护理评估】

1. 健康史　了解患者年龄、既往病史，近期有无较大的手术创伤史、严重感染和消耗性疾病。

2. 身体状况

(1) 饮食史：患者的饮食习惯，近期饮食摄入情况，有无明显厌食；入院后因检查或治疗所需禁食的天数。

(2) 胃肠道功能：患者是否存在消化道梗阻、出血、严重腹泻或因腹部手术等而不能经胃肠道摄食的病症或因素。

(3) 辅助检查结果：通过患者的体重、血红蛋白和血清蛋白水平、细胞免疫功能、氮平衡程度及心、肺、肝、肾功能，可了解患者的营养状况及各脏器对营养支持的耐受程度，有助于制订和调整护理措施。

3. 心理、社会状况　患者及家属对营养支持重要性和必要性的认知程度、态度和看法，以及家庭经济状况、对营养支持费用的承受能力。

【护理问题】

1. 有误吸的危险　与导管移位、患者管饲体位及胃排空速度有关。

2. 有感染的危险　与胃肠造口术、喂养管移位、中心静脉置管、患者营养不良、抵抗力下降及长期禁食致肠黏膜屏障受损有关。

3. 不舒适　与无法经口进食、留置喂养管/静脉导管、输入高渗性液体及长时间输注营养液致活动受限有关。

4. 腹泻　主要与肠内营养液的配方、浓度、温度、输注速度、喂养管放置位置等有关。

5. 潜在并发症　气胸、空气栓塞、血栓性静脉炎、感染、代谢紊乱等。

【护理措施】

1. 肠内营养

(1) 预防误吸

1) 选择合适的体位：根据喂养管位置及病情，置患者于合适的体位。伴有意识障碍、胃排空延迟、经鼻胃管或胃造瘘管输注营养液者应取半卧位，以防反流、误吸。经鼻肠管或空肠造瘘管滴注者可取随意卧位。

2) 估计胃内残留量：在每次输注肠内营养液前及期间，每隔 4 h 抽吸并估计胃内残留量，若残留量＞100～150 ml，应延迟或暂停输注，必要时加用胃动力药物，以防胃潴留引起反流而致误吸。

3) 病情观察：若患者突然出现呛咳、呼吸急促或咳出类似营养液的痰液，应疑有喂养管移位并致误吸可能，应鼓励和刺激患者咳嗽，以利排出吸入物和分泌物。

(2) 保护黏膜、皮肤：长期留置鼻胃(肠)管者，可因其压迫鼻咽部黏膜而产生溃疡，应每天用油膏涂拭润滑鼻腔黏膜；胃、空肠造口者，导管周围可有胃液或肠液溢出，应定时换药，并用氧化锌软膏保护皮肤，以防消化液刺激引起红肿和糜烂。

(3) 减少胃肠道不适

1) 控制营养液的浓度和渗透压：营养液浓度和渗透压过高，可引起胃肠道不适、恶心、呕吐、肠痉挛和腹泻。因此，应从低浓度开始，再根据胃肠道适应程度逐步递增，如能量密度从 2.09 kJ/ml 起，逐渐增加至 4.18 kJ/ml 或更高。

2) 控制输注量和速度：营养液宜从少量开始，250～500 ml/d，在 5～7 d 内逐渐达到全量。容量和浓度的交错递增将更有益于患者对肠内营养的耐受。输注速度以 20 ml/h 起，视适应程度逐步加速并维持滴速在 100～200 ml/h，以输液泵控制滴速为佳。

3) 调节营养液的温度：营养液的温度以接近体温为宜，过烫可能灼伤胃肠道黏膜，过冷则刺激胃肠道，引起肠痉挛、腹痛或腹泻。可在喂养管近端自管外加热营养液，但需防止烫伤患者。

4）避免营养液污染、变质：营养液应现配现用，保持调配容器的清洁、无菌，悬挂的营养液在较凉快的室温下放置时间应<6～8 h，当营养液内含有牛奶及易腐败成分时，放置时间应更短。每天宜更换输液皮条。

5）伴同药物的应用：某些药物，如含镁的抗酸剂、电解质等可致肠痉挛和渗透性腹泻，须经稀释后再经喂养管注入。

（4）保持喂养管在位、通畅

1）妥善固定喂养管：如置鼻胃管或鼻肠管，应将其妥善固定于面颊部；做胃或空肠造瘘时，应用缝线将之固定于腹壁上；在喂养管进入鼻腔或腹壁处应做好标记，每4 h检查一次，以识别喂养管有无移位。若患者突然出现腹痛、胃或空肠造瘘管周围有类似营养液渗出，或腹腔引流管引流出类似营养液的液体，应怀疑造瘘管移位、营养液进入游离腹腔。除应立即停止输注营养液，以及尽可能清除或引流出渗漏的营养液外，应用抗生素以避免继发性感染。

2）避免喂养管扭曲、折叠、受压：告知患者卧床、翻身时应避免挤压喂养管。

3）定时冲洗喂养管：输注营养液前、后，连续管饲过程中每间隔4 h，以及特殊用药前、后，都应用20～30 ml温开水或生理盐水冲洗喂养管。药丸经研碎、溶解后直接注入喂养管，以免与营养液不相容而凝结成块黏附于管壁、堵塞管腔。

（5）及时发现和处理并发症：部分肠内营养剂中糖类（碳水化合物）或脂肪含量较高，有糖尿病或高血脂的患者可出现糖代谢和脂肪代谢异常，故应及时了解相关指标的检测结果，以便及时调整配方或输注方式。

2. 肠外营养

（1）心理护理：患者及家属因首次接触深静脉穿刺、置管和肠外营养支持，对之有疑虑或恐惧感。护士应耐心解释该项操作和治疗的必要性、安全性和临床意义，同时亦应告知肠外营养支持的费用及可能产生的临床效益和并发症，以得到患者和家属的理解、配合和支持。

（2）输液护理

1）维持水、电解质平衡：为适应人体代谢能力和使所输入的营养物质被充分利用，应慢速滴注，但对已有缺水者，应先补充平衡盐溶液后再输注TNA液。已有电解质紊乱者，先予纠正，再予TNA液。

2）控制输液速度：当葡萄糖、脂肪和氨基酸的输入速度超过人体的代谢能力时，患者可出现高血糖、高血脂、高热、心率加快或渗透性利尿。故葡萄糖的输入速度应<5 mg/(kg·min)，20%的脂肪乳剂250 ml约需输注4～5 h。加强临床观察，一旦发现患者尿量突然增多、神志改变，应疑有非酮性高渗性高血糖性昏迷；若患者脉搏加速、面色苍白及四肢湿冷，应疑有低血糖性休克，均应立即抽血送检血糖并协助医生积极处理。

（3）高热患者的护理：肠外营养输注过程中出现的高热，与营养素产热有关，一般不经特殊处理可自行消退，部分患者可予物理降温或服用退热药，但应警惕感染所致发热。

（4）TNA液的保存和输注：TNA液中所含成分达几十种。常温、长时间搁置或其内过多添加2价或3价阳离子可使某些成分降解、失稳定或产生颗粒沉淀。因此，TNA液配制后若暂时不输，应保存于4℃冰箱内，并在24 h内输完。为避免降解，TNA液内不宜添加其他治疗用药，如抗生素等，水溶性维生素宜在输注时加入TNA液。

TNA液输注系统和输注过程应保持连续性，期间不宜中断，以防污染。

（5）导管护理

1）局部消毒：每天消毒静脉穿刺部、更换敷料；敷料表面应标明更换日期。观察、记录插管局部有无红、肿、热、痛等感染征象，一旦发生，应及时拔除导管。

2）保持通畅：输液结束时，可用肝素稀释液封管，以防导管内血栓形成。妥善固定导管以防翻身时挤压、扭曲或脱落。

【护理评价】

（1）患者在管饲期间有无出现呛咳、误吸现象。

（2）患者有无体温升高、白细胞计数升高、局部及全身感染的征象。

（3）患者在接受肠内、外营养支持期间有无恶心、呕吐、腹胀、腹泻、发热、心率加快等不适主诉。

（4）患者接受肠内营养期间每天大便的颜色、次数及形态有无异常。

（5）患者有无发生与置管或营养支持治疗相关的并发症。

【健康教育】

（1）告知患者营养不良对机体可能造成的危害，使之认识合理营养支持的临床意义及其与饮食的区别。

（2）在可能的情况下，鼓励患者经口饮食，让患者充分认识肠内营养对维护肠道结构与功能、避免肠源性感染的重要意义。

（3）告知患者恢复经口饮食是一个逐步递增的过程，在康复过程中，应保持均衡饮食。

案例分析题

患者，男性，60 岁，57 kg。胃癌行胃大部切除术后 4 d，禁食，行胃肠减压，治疗上每天补液量 1 500 ml。体检：体温 38.4℃，脉搏 102 次/分，呼吸 22 次/分，血压 100/61 mmHg，腹部平软，无压痛、反跳痛和肌紧张。实验室检查：血清蛋白 25 g/L，血红蛋白术后第 1 天为 110 g/L，术后第 2 天为 101 g/L，术后第 3 天为 99 g/L，术后第 4 天为 95 g/L，大便隐血试验（＋＋）。

问题：（1）该患者应拟何种营养支持？为什么？

（2）简述该种营养支持方式的主要并发症及预防措施。

（3）列出该患者目前的护理问题。

（韦　英）

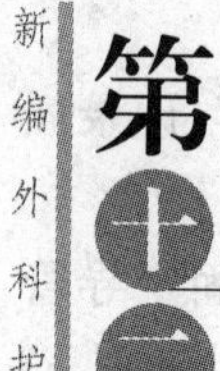

第十二章 外科感染患者的护理

第一节 概 述

外科感染(surgical infection)是由致病微生物侵入人体所引起的炎症反应,是指需要外科手术治疗的感染,包括创伤、烧伤及手术等并发症的感染。

特点:为多种细菌尤其是需氧菌与厌氧菌引起的混合感染;多数患者有明显而突出的局部表现,可引起化脓和局部组织坏死;常需要手术或换药处理;愈合后留有瘢痕,严重瘢痕会影响功能。

【分类】

临床可按照致病菌种类、病变性质、感染病程及发生情况进行分类。

1. 按致病菌种类和病变性质分类

(1) 非特异性感染:又称化脓性感染或一般性感染,可由单一病菌引起,也可由多种病菌共同致病引起的混合感染。外科感染多属于此类。多数由金黄色葡萄球菌、溶血性链球菌、大肠埃希菌、变形杆菌和铜绿假单胞菌等非特异性致病菌引起。常见的有疖、痈、丹毒、手部感染、蜂窝织炎、急性淋巴结炎、急性乳腺炎、急性阑尾炎、急性腹膜炎等。

(2) 特异性感染:一种致病菌引起的特定性感染。常见致病菌有:结核杆菌、破伤风杆菌、产气荚膜杆菌、白念珠菌等,并引起破伤风、气性坏疽等。

2. 按感染病程分类

(1) 急性感染:病变以急性炎症为主,病程在3周以内的外科感染。大多数非特异性感染属于此类。

(2) 慢性感染:病程超过2个月的外科感染。

(3) 亚急性感染:病程介于急性和慢性感染之间。

3. 其他分类

(1) 按病原体入侵时间分类:原发性感染和继发性感染。

(2) 按病原体来源分类:外源性感染和内源性感染。

(3) 按感染发生的条件分类:机会性感染、二重感染和医院内感染。

【病因和发病机制】

1. 致病菌入侵及其致病因素

(1) 黏附因子及荚膜或微荚膜：很多病菌具有荚膜或微荚膜，能抗拒吞噬细胞的吞噬或杀菌作用而在组织内生存繁殖，并导致组织细胞受伤。

(2) 致病菌的数量和增殖速率：侵入人体组织的病菌数量越多，导致感染的概率越高。

(3) 病菌毒素：病菌可释放多种胞外酶、外毒素和内毒素，统称病毒毒素。这些毒素可导致感染扩散、破坏组织结构、造成细胞损害，是引起临床症状和体征的重要因素。

2. 机体的易感性

(1) 局部因素

1) 皮肤或黏膜病变和破损，如开放性损伤、烧伤、胃肠穿孔、手术、穿刺等使机体防御屏障破坏，病菌易于入侵。

2) 体内管腔阻塞使内容物淤积，导致细菌繁殖侵袭组织，如乳腺导管阻塞、乳汁淤积后发生急性乳腺炎、阑尾腔内粪石梗阻后发生急性阑尾炎等。

3) 局部组织因血流障碍或水肿、积液，降低了组织的防御和修复能力。如压疮、下肢静脉曲张发生溃疡均可激发感染。

4) 留置尿管或体腔内的导管处理不当为病菌侵入开放了通道。

5) 异物与坏死组织的存在使得吞噬细胞不能发挥有效作用。

(2) 全身抗感染能力降低

1) 严重损伤或休克。

2) 大量使用免疫抑制剂、肾上腺皮质激素、抗肿瘤化疗药物和放射治疗，使机体免疫功能显著下降。

3) 糖尿病、尿毒症、肝功能不良等造成的严重营养不良、低蛋白血症。

4) 艾滋病患者因免疫缺陷易发生各种感染性疾病。

【病理生理】

1. 感染后的炎症反应　局部炎症反应和全身炎症反应。

2. 感染后的转归　炎症局限、炎症扩散、转为慢性炎症。

【临床表现】

1. 局部表现　红、肿、热、痛和功能障碍是急性感染的典型表现。浅表的感染局部症状明显，如脓肿形成，触诊可有波动感。深部感染时，局部红、肿不明显，但有压痛和功能障碍。深部脓肿波动感不明显，压痛明显处穿刺可抽出脓液。

2. 全身症状　感染轻者可无全身表现，较重者常有发热、呼吸和心跳加快、头痛、全身不适、食欲不振、乏力等表现。严重感染时可出现代谢紊乱、营养不良、贫血，甚至发生感染性休克。

【辅助检查】

1. 血常规检查　白细胞计数和中性粒细胞的比例增高，可有明显的核左移或出现中毒颗粒；严重感染时，可有白细胞计数减少，表示机体功能衰竭、病情严重。

2. 细菌学检查　取伤口脓液、渗出液或穿刺抽取脓液，做涂片染色镜检或送细菌培养及药敏试验，可明确致病菌种类及指导用药。

3. 影像学检查　B超检查可用于探测肝、胆、胰、肾等器官的感染病灶及腹腔、胸腔、关节等部位有无积液；X 线摄片、CT、MRI 等检查也有助于胸部、腹部、骨关节等处感染的诊断。

【治疗要点】

消除感染病因和毒性物质（脓液和坏死组织等），增强人体的抗感染和修复能力。感染早期，可采用药物外敷、热敷、理疗等方法促进炎症消散；炎症较重，须用抗生素；局部感染如已形成脓肿，须手术切开引流。给予全身支持治疗，改善患者的全身状态。

【护理】

1. 护理评估

(1) 健康史：了解有无损伤、手术、休克、糖尿病、营养不良、癌症、应用免疫抑制剂或糖皮质激素等造成机体抵抗力下降等因素；了解患者的痛苦，发病时间、发展过程及治疗情况等。

(2) 身体状况：了解局部有无红、肿、热、痛、功能障碍等急性感染症状；检查局部有无皮肤黏膜损伤、分泌物或脓肿等。了解患者有无畏寒、发热、头痛、乏力、食欲减退等全身中毒症状；测量生命体征，观察意识、尿量等，注意有无全身感染、感染性休克、重要器官功能障碍等表现；检查有无消瘦、贫血、水肿等慢性消耗症状。

(3) 心理、社会状况：了解患者对感染的认识，对治疗和预后的知晓程度、心理承受能力、家庭经济状况等。轻症患者心理反应可能不明显，病程较长或病情严重的患者常有焦虑、恐惧等心理反应。

2. 护理问题

(1) 体温过高：与感染有关。

(2) 疼痛：与炎症刺激有关。

(3) 营养失调：低于机体需要量，与感染后摄入减少、分解代谢增强有关。

(4) 潜在并发症的危险：如脓毒症、感染性休克、多器官功能障碍综合征。

3. 护理措施

(1) 局部治疗的护理

1）抬高患肢、局部制动：可促进静脉和淋巴回流，减轻局部肿胀和疼痛，有利于炎症局限。

2）局部理疗：理疗可促进血液循环，减少渗出，消除肿胀，减轻疼痛，促进炎症的吸收和消退，或使感染局限，形成脓肿，防止扩散。遵医嘱使用红外线、超短波理疗仪器理疗，或用50%硫酸镁溶液湿热敷。

3）药物外敷：浅部感染早期可局部涂擦鱼石脂软膏。

4）配合手术：手术前向患者说明手术的必要性，指导患者配合术前准备；对严重感染者，术前应遵医嘱纠正营养状况，以及水、电解质和酸碱平衡失调或感染性休克等；根据手术部位、大小、性质等做好各项准备工作。手术后，对脓肿引流者应定时换药或做好引流管护理；对感染器官切除或病灶清除者，应根据手术部位做好相关护理。

(2) 全身治疗的护理

1）合理应用抗菌药物：用药前了解患者有无药物过敏史；按要求做药物过敏试验；注意药物的配伍禁忌；观察药物的疗效和不良反应。

2）加强支持疗法：提高患者机体抵御感染的能力，促进机体损伤组织的修复。指导患者充分休息；提供高热量、高蛋白、易消化的饮食，补充维生素，鼓励患者多饮水。

3）对症护理：高热者应给予物理降温，遵医嘱使用退热药，出汗过多应及时更换衣裤，防止感冒。疼痛剧烈、烦躁不安或抽搐者，遵医嘱给予止痛、镇静和解痉药物等。

(3) 观察病情变化：严重感染者，应密切观察生命体征、意识、尿量及病变局部情况的变化，一旦发现异常，应及时处理。

(4) 采集和留置标本：对手术换药时采集的脓液标本，应及时送检。做血培养及药物敏感试验时，最好在寒战、发热时采血；静脉注射抗菌药物时，不宜采血做此项检查。

【健康教育】

教育人们注意个人卫生和环境卫生，减少感染来源；做好劳动保护，预防或及时正确处理创伤；加强营养，锻炼身体，增强机体抵抗力；身体出现感染灶或不明原因的发热、局部疼痛时，应及时就诊；感染恢复期应摄入高营养饮食，进行功能锻炼，以促进早日康复。

第二节　浅部软组织化脓性感染

一、疖

疖(furuncle)是一个毛囊及其所属皮脂腺的急性化脓感染，常扩展到周围组织。多发生于毛囊和皮脂腺丰富的部位，如颈项、头面、背部等。多个疖同时或反复发生于身体各部，称为疖病。

【病因和发病机制】

致病菌常为金黄色葡萄球菌和表皮葡萄球菌。发病与皮肤不洁、擦伤、环境温度较高或机体抗感染能力降低有关。因金黄色葡萄球菌的毒素含凝固酶，脓栓形成是其感染的一个特征。

【临床表现】

最初局部出现红、肿、痛的小硬结。数日后，结节化脓，脓栓脱落后，排出脓液，炎症逐渐消失而愈。

面部，尤其是鼻、上唇及其周围(危险三角区)的疖受到挤压时，病菌可经内眦静脉、眼静脉进入颅内海绵窦，引起颅内化脓性海绵状静脉窦炎，严重时可引起死亡。

身体各部位同时出现反复发生的多个疖，称为疖病。

【辅助检查】

1. 血常规检查　严重者白细胞计数和中性粒细胞比例升高。

2. 细菌学检查　脓液细菌培养和药物敏感试验，不但可明确致病菌的种类，还可指导抗菌药物的选用。

【治疗要点】

1. 局部治疗　早期可热敷，外敷鱼石脂软膏和中草药，或红外线、超短波等物理治疗，促进炎症消散。出现脓头时，可用针尖将脓栓剥除，以促进脓液排出。有波动感时，应及时切开引流。

2. 全身治疗　感染严重者，给予足量抗生素。

【护理】

1. 护理评估

(1) 局部疼痛程度，有无脓栓形成。

(2) 有无全身感染反应,如发热、畏寒等表现。

2. 护理问题

(1) 有感染扩散的危险:与局部和全身抵抗力低下有关。

(2) 潜在并发症:颅内化脓性海绵状静脉窦炎。

(3) 知识缺乏:缺乏预防感染的相关知识。

3. 护理措施

(1) 防止感染扩散:保持疖周围皮肤清洁;促进局部血液循环,初期按医嘱给予中、西药外敷、热敷或理疗;做排脓或脓肿切开引流者,及时清洁创面并换药,保持敷料清洁,促进创口愈合;注意休息,加强营养,鼓励摄入含丰富蛋白质、能量及维生素的饮食,提高机体免疫力。

(2) 预防颅内化脓性海绵状静脉窦炎:避免挤压未成熟的疖,尤其是"危险三角区"的疖;注意观察患者有无寒战、发热、头痛、呕吐及意识障碍等征象,及时报告医生并处理。

【健康教育】

指导患者注意休息,多饮水,摄入高营养饮食。保持皮肤清洁,及时处理创口。避免挤压疖肿,尤其是面部"危险三角区"的疖。

二、痈

痈(carbuncle)为多个相邻的毛囊及其所属皮脂腺或汗腺的急性化脓性感染,可由多个疖融合而成,好发于皮肤较厚的颈部和背部。

【病因和发病机制】

致病菌以金黄色葡萄球菌为主,感染与皮肤不洁、擦伤、人体抵抗力低下有关。常发生在皮肤较厚的颈部和背部。感染从一个毛囊底部开始,沿阻力较小的皮下组织蔓延,再沿深筋膜向外周扩散,向下传入毛囊群而导致形成多个脓头的痈。

【临床表现】

1. 局部　皮肤出现紫红色浸润区,较硬,界限不清,在中央部有多个脓栓,破溃后呈蜂窝状。以后,中央部逐渐坏死、溶解、塌陷,像"火山口",其内含有脓液和大量坏死组织。局部有剧烈疼痛。

2. 全身症状　多伴有寒战、发热、食欲缺乏、乏力和全身不适等,严重者可因脓毒症而危及生命。

【辅助检查】

有血常规、血糖和尿糖检查,以及脓液细菌培养和药物敏感试验。

【治疗要点】

1. 局部处理　早期处理同疖,形成脓肿后切开引流。

2. 全身处理　及时、足量使用有效的广谱抗生素,控制糖尿病。

【护理】

1. 护理评估

(1) 患者局部病灶的情况,有无坏死组织、积脓情况。

(2) 患者化脓感染的全身中毒反应,有无高热、寒战、衰竭等情况。

(3) 患者是否有糖尿病存在,其病情状况及治疗情况。

2. 护理问题

(1) 体温过高：与病菌感染有关。

(2) 疼痛：与炎症刺激有关。

(3) 潜在并发症：脓毒症。

(4) 知识缺乏：缺乏预防感染的知识。

3. 护理措施

(1) 对症护理：对高热患者需采取降温措施，疼痛严重者按医嘱给予镇痛药。

(2) 伤口处理：对痈表面已破溃或切开引流后及时换药，清除坏死组织和脓液，促进愈合。

(3) 应用抗生素：根据细菌病种和药物敏感试验结果给予有效抗生素，并观察疗效。

(4) 观察痈局部炎症变化和全身有无脓毒症表现。

【健康教育】

1. 注意个人日常卫生，保持皮肤清洁。

2. 对免疫力差的老年人及糖尿病患者应加强防护。

三、急性蜂窝织炎

急性蜂窝织炎(acute cellulitis)是指发生于皮下、筋膜下、肌间隙或深部疏松结缔组织的急性弥漫性化脓性感染。

【病因和发病机制】

致病菌多为溶血性链球菌，其次为金黄色葡萄球菌、大肠埃希菌或其他类型链球菌，亦可为厌氧菌。常因皮肤或软组织损伤而引起，亦可由局部化脓性感染灶直接扩散或经淋巴、血液传播而发生。由于致病菌能释放溶血素、玻璃酸酶和链激酶等，故病变扩展较快，与周围正常组织无明显界限。感染灶近侧的淋巴结常受侵及，可有明显的毒血症。

【临床表现】

1. 一般皮下蜂窝织炎　病变较浅者，局部红、肿、热、痛，红肿以中央明显，边缘稍淡，与正常组织皮肤界限不清；病变较深者，局部红肿多不明显，但有疼痛和深压痛，全身症状明显。

2. 产气性皮下蜂窝织炎　由厌氧菌引起，常发生于易被大、小便污染的会阴部或下腹部伤口。早期表现类似于一般性皮下蜂窝织炎，病情加重时，可有进行性皮炎、皮下组织及深筋膜坏死，脓液恶臭，局部有捻发音，全身症状严重且迅速恶化。

3. 颌下急性蜂窝织炎　可发生喉头水肿并压迫气管，引起呼吸困难，甚至窒息。

4. 新生儿蜂窝织炎　又称新生儿坏疽，多发生于背部、臀部等受压部位。

【辅助检查】

1. 血常规检查　白细胞计数和中性粒细胞比例较高。

2. 细菌学检查　脓液细菌培养和药物敏感试验，可明确致病菌和敏感的抗菌药物。

3. B超检查　可发现炎性肿块或有脓肿现象。

【治疗要点】

局部制动，脓肿引流，全身抗感染，病情观察。

【护理】

1. 护理评估

(1) 患者局部病灶的情况、疼痛情况，有无脓肿形成。

(2) 全身化脓感染的中毒表现,如高热、寒战。

(3) 对病变部位在下颌、颈部的患者尤其要注意患者的呼吸情况,有无缺氧、发绀等表现。

2. 护理问题

(1) 体温过高:与病菌感染有关。

(2) 疼痛:与炎症刺激有关。

3. 护理措施

(1) 遵医嘱给予热敷、理疗、外用药物等。

(2) 观察病情:颌下蜂窝织炎,应观察有无呼吸费力、呼吸困难或窒息等症状。厌氧菌引起的蜂窝织炎、新生儿皮下坏疽,应注意观察患者的生命体征、意识等,以及早发现和处理脓毒症、感染性休克等并发症。

(3) 对症处理:对高热者采取降温措施,疼痛严重者给予止痛药物。

(4) 支持治疗:指导患者摄取高营养饮食,多饮水。

四、急性淋巴管炎和淋巴结炎

细菌自原发感染灶或皮肤破损处侵入淋巴管引起急性淋巴管炎(acute lymphangitis),再扩散到淋巴结,引起急性淋巴结炎(acute lymphadenetis)。

【病因和发病机制】

致病菌常为乙型溶血性链球菌、金黄色葡萄球菌等,病菌从皮肤、黏膜破损处或其他感染病灶(疖、足癣)侵入,经组织的淋巴间隙引起淋巴管与局部淋巴结的急性炎症。浅部急性淋巴结炎好发部位为颈部、腋窝和腹股沟,也可在肘内侧或腘窝部。淋巴结炎为急性化脓性感染,感染加重时可向周围组织扩散,毒性代谢产物可入血而引起全身性炎症反应。若大量细胞组织崩解液化,则可形成脓肿。淋巴管炎可导致管内淋巴回流障碍,并使感染扩散。

【临床表现】

1. 急性淋巴管炎　可发生在浅部或深部淋巴管,以四肢多见。浅部急性淋巴管炎,常在原发病灶附近出现一条或多条"红线",硬且有压痛;深层淋巴管炎无"红线",但有患肢胀痛,沿淋巴管行程有压痛。常有畏寒、发热等全身症状。

2. 急性淋巴结炎　轻者局部淋巴结肿大、压痛与周围组织界限清楚,表面皮肤正常;重者局部出现红、肿、热、痛,甚至形成脓肿或引起淋巴结周围蜂窝织炎,全身症状多较明显。

【辅助检查】

1. 血常规检查　白细胞计数和中性粒细胞比例升高。

2. 细菌学检查　脓液细菌培养和药物敏感试验,可明确致病菌和敏感的抗菌药物。

3. B超检查　急性淋巴结炎时,可发现淋巴结呈炎性肿大或有脓肿现象。

【治疗要点】

1. 病因治疗　首先治疗原发病灶。

2. 局部治疗　适当休息,抬高患肢,局部制动,热敷,50%硫酸镁湿敷。急性淋巴结炎形成脓肿时,应切开引流。

3. 全身治疗　应用抗生素和支持疗法。

【护理】

1. 护理评估

(1) 局部病变情况:有无合并真菌感染病灶,其疼痛、红肿范围,有无水疱。

(2) 全身感染中毒表现:高热、寒战。

2. 护理问题

(1) 体温过高:与感染有关。

(2) 潜在并发症:脓毒血症、血栓性静脉炎。

(3) 知识缺乏:缺乏预防感染的知识。

3. 护理措施

(1) 控制感染:按医嘱及时合理使用抗感染药物。

(2) 维持正常体温:注意患者的体温变化,加强监测;高热患者予以物理降温,必要时按医嘱给予降温药。

(3) 局部护理:急性淋巴管炎或急性淋巴结炎、局部红肿者,按医嘱给予中、西药外敷或湿热敷;急性淋巴结炎行脓肿切开引流者,及时换药并更换敷贴,保持创口清洁。

(4) 并发症的观察和预防:注意患者有无全身脓毒血症症状,若发现异常及时报告医生,并配合处理和提供相应护理。肢体感染者,嘱其卧床休息,抬高患肢;鼓励患者定时翻身,适当被动活动关节,以预防血栓性静脉炎。

【健康教育】

注意保持个人卫生和皮肤清洁。积极预防和治疗原发病灶,如扁桃体炎、龋病、手癣和足癣、皮肤损伤及各种皮肤、皮下化脓性感染等。

第三节　全身性感染

全身性感染(systematic infection)指致病菌侵入人体血液循环,并在体内生长繁殖或产生毒素而引起的严重的全身性感染或中毒症状,通常指脓毒血症或菌血症。

脓毒血症是指伴有全身性炎症反应,如体温、呼吸、循环等明显改变的外科感染疾病的统称。在脓毒血症的基础上,血培养检出致病菌者,称为菌血症。全身性感染是由病原菌、内毒素、外毒素以及感染过程中产生的多种炎症介质等引起的一种全身性组织损坏及脏器功能障碍,严重者可导致感染性休克和多器官功能障碍综合征而威胁患者的生命。

【病因和发病机制】

1. 人体抵抗力下降　年老、体弱、幼儿、营养不良等是导致全身性感染的易感因素。

2. 局部病灶处理不当　如脓肿或化脓性胆管炎未及时引流、清创不彻底、引流不畅或留有异物。

3. 长期静脉内留置导管　长期经中心静脉置管并发导管性感染,长期禁食、肠外营养易致肠黏膜屏障功能受损而引起肠源性的全身性感染。

4. 长期用药　长期使用糖皮质激素、免疫抑制剂、广谱抗感染药物和抗癌药。

5. 感染致病菌　引起全身性感染的常见致病菌包括:

(1) 革兰阴性杆菌:最常见,主要有大肠埃希菌、铜绿假单胞菌、变形杆菌,其次为克雷白菌、肠杆菌等。

(2) 革兰阳性球菌：主要为金黄色葡萄球菌，其次为表皮葡萄球菌和肠球菌。

(3) 无芽孢厌氧菌：常见的有拟杆菌、梭状杆菌、厌氧葡萄球菌等。

(4) 真菌：常见的有白念珠菌、曲霉菌。

【临床表现】

1. 临床表现主要有原发感染病灶、全身炎症反应和器官灌流不足。

2. 患者突发寒战、高热或体温不升；起病急、病情重、发展快。

3. 头痛、头晕、恶心、呕吐、腹胀、面色苍白或潮红、出冷汗。

4. 烦躁或神志淡漠、谵妄甚至昏迷。

5. 心率加快、脉搏细速、呼吸急促，严重者呼吸困难。

6. 代谢紊乱和不同程度的代谢性酸中毒。

7. 严重者出现感染性休克、多器官功能障碍或衰竭、肝脾肿大、黄疸、皮下出血或瘀斑等。

8. 可有原发感染病灶的出现。

【辅助检查】

1. 血常规检查　白细胞计数显著增高或降低，中性核左移、幼稚型粒细胞增多，出现中毒颗粒。

2. 生化检查　肝、肾功能检查可示不同程度损伤，血脂和血糖水平可发生异常。

3. 尿常规检查　可见蛋白、血细胞和酮体等。

4. 细菌培养　血细菌和真菌培养可发现致病菌。

【治疗要点】

1. 处理原发病灶。

2. 应用抗菌药物。

3. 加强支持疗法。

4. 对症处理。

【护理】

1. 护理评估

(1) 健康史：了解有无创伤、局部感染等病史，是否接受过有创检查或静脉留置导管等，全身症状与(或)留置导管有无关系。有无营养不良、糖尿病、慢性消耗性疾病等；有无使用糖皮质激素、免疫抑制剂、抗肿瘤药物或长期使用抗生素等情况。还要了解有无药物过敏史。

(2) 身体状况：了解原发灶的位置、感染的性质。观察患者的意识、生命体征、面色、尿量等，注意有无寒战、高热、恶心、呕吐、头痛、头晕等全身中毒症状；有无电解质及酸碱平衡失调、感染性休克、多器官功能障碍综合征的症状和体征。

(3) 辅助检查：血常规检查有无白细胞计数显著增高或降低、中性核左移、幼稚型粒细胞增多、出现中毒颗粒等。生化检查是否显示肝、肾功能损伤、代谢性酸中毒、电解质紊乱等。尿常规检查有无可见蛋白、血细胞和酮体等。病原学检查，有无致病菌生长及敏感的抗菌药物。

(4) 心理、社会状况：全身性感染多为原发病灶病情加重和发展的结果，起病急、病情重、发展快，患者和家属常有焦虑、恐惧等心理反应，故应观察他们的情绪变化，了解对全身性感染知识的知晓程度以及家属对患者的支持程度等。

2. 护理问题

(1) 体温过高：与病菌感染有关。

(2) 焦虑、恐惧：与发病急、病情重有关。

(3) 潜在并发症：感染性休克、电解质及酸碱平衡失调、多器官功能障碍综合征等。

3. 护理措施

(1) 协助病因治疗：协助医生查找和处理原发感染灶，需要手术治疗者，做好切开引流或手术清除感染灶的术前准备，手术后做好相应护理。

(2) 遵医嘱用药：遵医嘱应用抗菌药物，必要时做过敏试验；多种药物联合用药时，应注意配伍禁忌，用药期间注意观察药物的疗效和不良反应。全身性感染抗生素最好分几次静脉滴注，以保持有效血液浓度。

(3) 加强支持疗法：遵医嘱输液、补充电解质及碱性药物，纠正水、电解质及酸碱平衡失调。给予高蛋白、高维生素、高热量、易消化饮食，鼓励患者多饮水。进食不足者，遵医嘱给予肠内或肠外营养，必要时输注白蛋白、血浆等。对严重感染者，也可多次少量输注新鲜血液，给予免疫球蛋白等。

(4) 对症护理：高热者，给予物理或药物降温；疼痛者，遵医嘱给予镇静止痛药物。

(5) 观察病情：观察患者的意识、体温、脉搏、呼吸、血压、尿量、面色、末梢循环、皮温、24 h液体出入量等，定时测定血常规、血生化、尿常规等，以及早发现感染性休克、多器官功能障碍综合征等并发症。定期进行分泌物、血液细菌培养及药物敏感试验，以指导抗菌药物的使用。血液标本最好在寒战、高热时采集，使用抗生素过程中或使用抗生素后一段时间内不宜采血。还应观察有无因长期大量使用抗菌药物引起的二重感染。

4. 护理评价

(1) 患者体温是否趋于正常。

(2) 患者是否发生感染性休克等并发症，或并发症发生后已及时发现和处理。

(3) 患者是否自述焦虑程度减轻或缓解。

【健康教育】

1. 教育人们及时治疗局部的感染病灶，以防病情加重引起全身性感染。

2. 患感染性疾病后，若出现头痛、头晕、寒战、高热、心率加快、呼吸急促、明显虚弱等，应考虑全身感染的可能，并及时到医院就诊。

3. 平时加强营养，注意锻炼身体，积极治疗糖尿病及慢性消耗性疾病等，以提高机体的抵抗力，减少全身性感染的发病率。

第四节　特异性感染

一、破伤风

破伤风(tetanus)是由破伤风杆菌侵入伤口并生长繁殖、产生外毒素所引起的急性特异性感染，常继发于各种创伤后，亦可发生于不洁条件下分娩的产妇和新生儿。

【病因和发病机制】

破伤风杆菌为革兰阳性的厌氧芽孢杆菌。若侵入体内的破伤风杆菌数量增多，且伤口狭深、缺血，伤口内有坏死组织、血块堵塞而引流不畅，或填塞过紧、局部缺氧等，细菌可大量繁殖，导致发病。

【临床表现】

1. 潜伏期　一般6～12 d。潜伏期越短，预后越差。

2. 前驱期　持续12～24 h，乏力、头晕、头痛，牙肌紧张、咀嚼无力、反射亢进。

3. 发作期　典型的症状是在肌紧张收缩的基础上，呈阵发性的强烈痉挛。任何轻微的刺激，包括声、光、接触等，均可诱发强烈痉挛。患者表现为牙关紧闭、张口困难、苦笑面容、颈项强直、角弓反张、板状腹、屈膝、弯肘及半握拳。

4. 并发症　肌肉断裂、骨折、尿潴留、肺部感染、窒息、酸中毒及循环障碍。

【辅助检查】

伤口渗出物涂片检查可发现破伤风杆菌。

【治疗要点】

1. 清除毒素来源　清除坏死组织和异物，局部可用3%过氧化氢溶液冲洗并充分引流。

2. 中和游离毒素　注射破伤风抗毒素；注射破伤风人体免疫球蛋白。

3. 控制并解除肌痉挛　可根据病情交替使用镇静及解痉药物。

4. 防治并发症　保持呼吸道通畅，维持水、电解质及酸碱平衡，加强营养支持，预防继发感染与并发症。

【护理】

1. 护理评估

(1) 健康史：了解有无开放性损伤史，是否进行过清创和破伤风预防注射，有无产后继发感染或新生儿脐带消毒不良等情况。

(2) 身体状况：了解有无乏力、头晕、头痛、牙肌紧张、酸胀无力、反射亢进等前驱症状；了解咀嚼不便、全身或局部肌肉紧张的时间、程度进展情况；了解每次发作持续的时间、间歇期的长短。测量生命体征：检查有无张口困难、苦笑面容、颈项强直、角弓反张、板状腹、屈膝体征；观察有无肺部感染、尿潴留、脱水、营养不良、心力衰竭及肌腱断裂、骨折等并发症。

(3) 辅助检查：了解伤口分泌物涂片、血常规、血生化等结果，以利于对病情的全面评估。

(4) 心理、社会状况：了解患者和家属对疾病的认识，对治疗和预后的知晓程度，家庭对患者的支持程度。病情较重时，患者非常痛苦，加之需要隔离治疗，容易出现焦虑、恐惧的心理。

2. 护理问题

(1) 有受伤的危险：与痉挛性抽搐有关。

(2) 潜在并发症：肺不张和肺炎、呼吸停止和窒息、尿潴留、肌肉断裂或骨折、脱水、电解质及酸碱平衡失调、营养不良、心力衰竭等。

3. 护理措施

(1) 安置患者住单人隔离病室，室内应遮光、温湿度适宜，室外环境也应保持安静。护理患者时，应低声说话、动作轻巧，避免声音、光线、温度、气流等对患者的刺激，各项操作应尽量控制在使用镇静剂后30 min集中进行，防止经常刺激和打扰患者。

(2) 心理护理：观察患者的心理反应，做好有关解释和安慰工作。护理过程中，应充分体现对患者的理解、关怀、爱护和尊重，肯定患者为配合治疗和护理所付出的努力，把病情好转的信息及时传达给患者，减轻患者的焦虑、恐惧心理，增强战胜疾病的信心。

(3) 消毒隔离：破伤风具有传染性，应采取消毒隔离措施，以防止交叉感染。安排专人护理，接触患者时，须穿隔离衣，戴帽子、口罩、手套，身体有伤口者避免进入病室。所有器械、物品及敷料等均需专用；使用过的器械用1%过氧乙酸溶液浸泡30 min，清洗后再高压蒸汽灭菌，伤口换下来的敷料应焚烧；病室内空气、地面、用物等，也需定时消毒。

(4) 保持呼吸道通畅：常规准备气管切开包、无菌手套、吸引器、氧气、急救药品和物品等，以备急用。对抽搐频繁且药物不易控制、无法咳痰或有窒息危险的患者，应尽早行气管切开，吸引器吸痰；紧急情况下，在气管切开前先行环甲膜粗针头穿刺，并给予吸氧，保证通气。痉挛发作控制后，应协助患者翻身、拍背，以利排痰，给予雾化吸入和吸痰。鼓励患者进食，但不可强行喂饭，以防发生误吸。

(5) 补充营养和维持体液平衡：能进食者给予高热量、高蛋白、高维生素、易消化饮食；不能进食或摄入不足者，遵医嘱给予鼻饲或肠外营养，并静脉输液，维持水、电解质和酸碱平衡。观察患者的营养状况、生命体征、意识、尿量、记录液体出入液量，进行心电监护等。若有营养不良，心力衰竭，水、电解质和酸碱失衡的症状和体征，应协助医生作进一步处理。

(6) 遵医嘱用药：遵医嘱定时定量注射破伤风抗毒素和破伤风免疫球蛋白，给予镇静解痉药物、肌松剂和抗菌药物。

(7) 其他护理：做好口腔、皮肤、外阴和导尿管护理，预防口腔感染、压疮和尿路感染；妥善保护患者，升高床栏，防止发生坠床等意外损伤；使用牙垫，避免痉挛发作时舌咬伤。

4. 护理评价

(1) 患者呼吸道是否通畅、有无呼吸困难等表现。

(2) 患者身体症状和尿量是否正常，有无水、电解质和酸碱失衡征象。

(3) 患者是否发生舌咬伤、坠床或骨折等意外伤害。

(4) 患者能否自行解尿。

(5) 患者营养摄入是否能满足机体代谢需要。

【健康教育】

教育人们加强劳动保护，避免开放性损伤；对已有损伤者，要正确处理伤口；宣传破伤风的预防注射知识，教育人们要重视预防接种。

二、气性坏疽

气性坏疽(gas gangrene)是由气性坏疽芽孢杆菌所引起的一系列以肌肉组织广泛坏死和肌炎为特征的严重的急性特异性感染。

【病因和发病机制】

气性坏疽为一种厌氧菌感染，病菌为革兰阳性梭菌芽孢杆菌，主要有产气荚膜杆菌、水肿杆菌、腐败杆菌和溶组织杆菌等。病原菌分解糖类和蛋白质产生大量气体，使组织膨胀，蛋白质分解和组织液化产生硫化氢，使伤口产生恶臭。

【临床表现】

1. 潜伏期　一般为1～4 d，常在伤后3 d发病，最短在伤后6～8 h，最长至伤后5～6 d

发病。

2. 局部　局部组织肿胀和胀裂样剧痛，发展迅速，皮肤苍白→暗红→紫黑，皮下有捻发音，分泌液混有气泡、恶臭。伤口内肌肉组织呈暗红色，无弹性，切割时不流血。

3. 全身症状　严重的毒血症，迅速出现中毒性休克。

【辅助检查】

1. 伤口渗出物涂片检查　可检出革兰阳性粗大杆菌，同时可做伤口渗出物的细菌培养。

2. X线检查　伤口肌群间有气体。

【处理原则】

主要处理为：紧急手术清创，应用抗菌药，高压氧治疗，全身支持治疗，严格隔离和消毒。

【护理】

1. 护理评估

(1) 了解患者有无开放性损伤史，伤口处有无大片组织坏死、深部肌肉损伤或开放性骨折伴有血管损伤等缺氧情况；还要了解受伤的时间、伤后处理经过等。

(2) 身体状况：了解患者有无伤处胀裂感。检查患处有无肿胀、压痛，伤口周围皮肤有无水肿、苍白、发亮或紫红、水疱，有无捻发感等，伤口有无恶臭的夹杂气泡的浆液性或血性液体渗出。测量生命体征，有无高热、脉速、烦躁不安或表情淡漠、呼吸急促、皮肤苍白、出冷汗、贫血等中毒症状，有无感染性休克的表现。

(3) 辅助检查：了解细菌学、X线、血常规、血生化等检查结果，以利对病情作出较全面的估计。

(4) 心理、社会状况：了解患者和家属对疾病的认识、对治疗和预后的知晓程度、家庭经济状况和对患者的支持能力等。该病是在严重创伤的基础上发病，而且病情严重、疼痛剧烈、发展迅速，身体状况常在短时间内急转而下，且要面临广泛切开和组织切除或截肢等致残性治疗，患者和家属常有严重焦虑、恐惧甚至绝望心情。

2. 护理问题

(1) 疼痛：与组织肿胀有关。

(2) 焦虑、恐惧：与疾病发展迅速、可致残的治疗方法有关。

(3) 潜在并发症：感染性休克。

3. 护理措施

(1) 心理护理：理解患者的心情，同情患者的遭遇，做好有关的说服和安慰工作，给予必要的感情支持和精神鼓励，使其能以积极的心态配合治疗和护理。

(2) 消毒隔离：同本节破伤风。

(3) 缓解疼痛：观察局部疼痛的性质、程度和特点，酌情采用非药物镇痛技巧。对疼痛剧烈者，可按医嘱给予麻醉镇痛剂止痛。对截肢后出现幻肢痛者，应耐心解释相关问题，消除其幻觉。

(4) 观察病情：密切观察生命体征、意识、尿量，并记录液体出入量，注意有无感染性休克征象，观察患处疼痛、伤口渗出及周围皮肤颜色、伤处肿胀等情况，若发现病情变化，应及时通知医生，并协助进一步处理。

(5) 配合治疗：在抗休克的同时做好清创术前准备；清创时应提供3%过氧化氢溶液冲洗和湿敷伤口，术后也需用氧化剂湿敷伤口，更换敷料；遵医嘱使用抗菌药物，并观察药物的不良反应;指导患者接受高压氧治疗,氧疗后,应观察伤口的变化情况。

(6) 控制感染:动态观察和记录体温、脉搏等变化;体温高时,遵医嘱予以物理降温,必要时按医嘱应用退热药品;按医嘱及时、准确、合理应用抗感染药物。

(7) 对症处理:控制高热,纠正水、电解质和酸碱平衡失调,抗休克感染。

4. 护理评价

(1) 患者是否自述疼痛减轻或缓解。

(2) 患者体温是否趋于正常,有无局部和全身感染的征象。

(3) 患者受损组织是否修复,皮肤是否完整。

(4) 患者能否接受并应对自身形体改变和肢体功能改变。

(5) 患者是否发生感染性休克等并发症,或并发症发生后得到及时发现、有效处理和护理。

【健康教育】

1. 教育人们加强劳动保护,避免受伤。

2. 一旦受伤,应及时到医院接受清创和大剂量有效抗生素治疗。

3. 对康复期患者,应协助其拟定功能锻炼计划,使其尽快康复并适应身体状况的变化。

案例分析题

患者,男性,32 岁。因阑尾穿孔予急诊行阑尾切除术,术后第 3 天出现伤口疼痛,伤口局部有脓性分泌物渗出,同时体温增高达 39℃,无咳嗽咳痰、尿频、尿急、尿痛等症状。体检:全腹平软,无压痛。右下腹见一手术切口,局部红肿,挤压后可见大量脓性液体渗出。辅助检查:血常规:白细胞 16.0×10^9/L、中性粒细胞 0.85(85%),腹部 B 超示:腹腔内未见明显积液,切口下见 2 cm×3 cm 液性暗区。

问题:(1) 该患者发生了何种情况?如何诊断?

(2) 请说出该疾病的治疗原则有哪些?

(卢　睿)

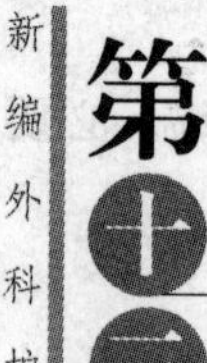

第十三章 损伤患者的护理

损伤(injury)是指各类致伤因子对人体器官造成的结构破坏和功能障碍。由一种致伤因子同时引发多部位损伤或脏器的损伤,称为多发性损伤。两种以上致伤因子对同一个体造成的伤害,称复合性损伤,按致伤因子,损伤可分为四类:

1. 机械性损伤　又称创伤,见于锐器切割、钝器撞击、挤压、牵拉、枪弹伤等,是最常见的损伤。

2. 物理性损伤　见于烧伤、冻伤、电击伤、激光、放射线等。

3. 化学性损伤　常由强酸、强碱、毒气、黄磷等引起的损伤。

4. 生物性损伤　常见于毒蛇、狂犬、昆虫等咬伤。

第一节　创　伤

创伤(trauma)是指由机械性因素引起的损伤,多见于交通事故、生产事故、自然灾害、战伤、打架斗殴等。创伤不仅发生率高而且致残率和死亡率均较高。轻者可出现组织结构破坏和功能障碍,严重者可涉及心、肺、脑、肝、肾等脏器而危及生命。

【病因和分类】

1. 按致伤原因分类　锐器可致刺伤、切割伤等;钝性暴力可致挫伤、挫裂伤、挤压伤等;切线动力可致擦伤、裂伤、撕裂伤等;机械牵拉暴力可致撕脱伤或脱套伤;枪弹可致火器伤等。

2. 按受伤部位分类　可分为颅脑、胸腔、腹腔、盆腔、肢体损伤等。有利于判断损伤可能涉及的软组织、骨骼或脏器。

3. 按受伤程度分类　可分为轻、中、重度创伤。

(1) 轻度:主要伤及局部软组织,对生活、学习、工作无多大妨碍,只需局部处理或小手术治疗。

(2) 中度:伤及广泛软组织,可伴内脏损伤和四肢骨折等,暂时丧失作业能力,需手术治疗,但一般无生命危险。

(3) 重度:组织、脏器损伤极为严重,可危及生命或治愈后可能留有严重残疾。

4. 按皮肤黏膜完整性分类　皮肤、黏膜保持完整者为闭合性损伤;皮肤黏膜有伤口者为开放性损伤。

【病理生理】

机体在致病因素作用下迅速产生局部炎症反应和全身性防御反应。较轻的创伤则全身反应较轻微，较重的创伤则有明显的全身性反应，且容易引起并发症。

1. 局部反应　由于伤后局部组织破坏、细胞变性坏死、病菌侵入及异物存留等，可引起局部炎症反应。表现为局部血管通透性增加，血浆成分外渗，白细胞等趋化因子聚集于伤处吞噬和清除病菌或异物，出现局部肿胀、发热、疼痛等炎症表现。局部炎症反应一般在3～5 d后逐渐消退；若局部伤情严重、渗出过多、组织肿胀明显，则炎症反应持续时间延长，组织修复缓慢。

2. 全身反应　严重创伤时，大量释放出炎性介质和细胞因子可造成全身性病理反应。

(1) 体温反应：创伤后可有大量炎症介质释放，作用于下丘脑体温调节中枢引起发热。

(2) 神经内分泌反应：由于疼痛、精神紧张、失血、失液等原因，下丘脑-垂体-肾上腺皮质轴和交感神经-肾上腺髓质轴可出现应激效应，分泌大量儿茶酚胺、肾上腺皮质激素、生长激素、高血糖素等。同时，肾素-血管紧张素-醛固酮系统被激活，以调节全身器官功能与物理代谢，减轻致伤因素对机体的损害作用。

(3) 代谢反应：在神经内分泌反应的作用下，基础代谢增高，分解代谢亢进，机体处于负氮平衡状态，还可引起水、电解质及酸碱代谢紊乱。

(4) 免疫反应：严重创伤可使机体的免疫功能下降，增加感染的机会。

【创伤的修复】

创伤修复是指伤后组织的缺损，由增生的细胞和细胞间填充、连接或代替的过程。

1. 创伤修复过程

(1) 充填期：在伤后立即发生，常可持续3～5 d。早期伤口由血凝块充填，进入炎症反应期后，因炎性细胞的渗出，使局部血块、坏死组织及异物分解、吸收，被巨噬细胞吞噬而清除，伤口内由血浆纤维蛋白取代血凝块充填，并构成网架，从而起到止血和封闭创面的作用。

(2) 增生期：伤后1～2周，充填期过后，伤口内成纤维细胞、血管内皮细胞和毛细血管大量增生，形成肉芽组织，逐渐变为瘢痕组织，架接于断裂的组织之间而使伤口愈合。

(3) 塑形期：约需1年时间。随着患者机体状态的好转和运动功能的恢复，瘢痕内胶原纤维和其他机制又被转化和吸收，且改变排列顺序，使瘢痕软化，并仍保持张力强度。

2. 伤口愈合类型

(1) 一期愈合：又称原发愈合。伤口组织修复以原来的细胞组织为主，连接处仅有少量纤维组织，伤口边缘整齐、严密、平滑，呈线状。

(2) 二期愈合：又称瘢痕愈合。组织修复以纤维组织为主，见于组织缺损较多、创缘分离较远或继发化脓性感染的伤口，由肉芽组织充填创腔形成瘢痕而愈，伤口瘢痕明显，愈合时间长，愈后影响外观和功能。

3. 影响伤口愈合的因素

(1) 局部因素：伤口内出血，血液积聚形成血肿，使创面分离；伤口坏死组织和异物增加局部渗出，并引起感染；感染伤口引流不畅；细菌产生的酶可溶解蛋白质和胶原纤维，引起出血和血栓形成；伤口周围静脉淤血，供氧不足；伤口引流填充物过紧或包扎过紧等。

(2) 全身因素：凡营养不良、血液循环障碍、抑制组织炎症反应和影响组织生长等因素，均不利伤口愈合。如年老体弱、慢性消耗性疾病使机体蛋白质缺乏、伤口水肿；维生素及锌、铁等微量元素缺乏，影响合成代谢与细胞呼吸；水、电解质失衡，使伤口组织缺水或水肿，激素、抗癌药使伤口炎症反应受抑制等。

【临床表现】

1. 局部表现

(1) 疼痛：其部位与受伤部位的神经分布、损伤轻重、炎症反应强弱等因素有关，一般在伤后 2～3 d 可缓解。严重损伤引发休克时，患者常不能自诉疼痛；内脏损伤所致的疼痛常定位不确切，若疼痛持续或加重，可能已并发感染。

(2) 肿胀：由局部出血和(或)炎症渗出所致，可伴有发红、青紫，组织疏松和血管丰富部位尤其明显，有血肿形成时还可出现波动感。

(3) 功能障碍：组织局部结构破坏，可直接造成功能障碍、局部炎症、疼痛，也常使患者活动受限。

(4) 伤口或创面：开放性损伤时局部皮肤或黏膜被破坏，伤口或创面的形状、大小、深浅与外力的性质、作用力大小等有关。常表现为出血、组织结构破坏甚至深部脏器脱垂，较深的伤口还可引起神经、血管、肌肉肌腱等的损伤，以及泥沙、木刺或弹片等异物的残留。

2. 全身表现

(1) 体温升高：因损伤出血、坏死组织和分解产物的吸收、致炎因子的作用等引起，一般为 38℃左右，若发生脑损伤或并发感染，则可出现高热。

(2) 脉搏、呼吸、血压的改变：受伤后释放的儿茶酚胺，使心率加快；发生大出血或休克时，因心排血量明显减少而使血压降低、脉搏细弱；较重的损伤常使呼吸加快。

(3) 其他：如食欲不振、乏力、脉搏细速、血压偏低、尿量减少、体重减轻等，严重时引起创伤性休克甚至多器官功能衰竭。

3. 并发症

(1) 感染：是最常见的并发症。开放性伤口沾染细菌，闭合性损伤如消化道、呼吸道受累或破裂，均可引起感染。同时，由于损伤后机体免疫力下降、肠道细菌易位等原因，也是并发感染的重要原因。损伤后还可能发生破伤风、气性坏疽等特异性感染。

(2) 休克：因严重的创伤、失血和并发严重感染等，均可引起有效循环血量锐减、微循环障碍而发生休克。休克后可发生多器官功能障碍综合征。

【辅助检查】

1. 实验室检查　血常规和血细胞比容可判断失血或感染情况；尿常规可提示是否有泌尿系统损伤；电解质检查可分析水、电解质和酸碱平衡紊乱的情况。

2. 影像学检查　X 线、超声、CT 等检查可明确损伤部位、性质、程度等。

3. 诊断性穿刺　用于闭合性损伤的诊断，有助于明确有无腔内脏器损伤或出血等，常用的有腹腔穿刺、胸膜腔穿刺、心包穿刺、关节腔穿刺等。

4. 置管灌洗检查　观察灌洗液的性质和量，有助于某些部位损伤的诊断。如腹部损伤可采取腹腔置管灌洗检查；膀胱损伤可采用经导尿管液体灌注试验。

【治疗要点】

1. 局部治疗

(1) 闭合性损伤：48～72 h 内局部冷敷。伤处制动休息，72 h 后热敷；外用消炎止痛药物；也可采用红外线照射等局部物理治疗。

(2) 开放性损伤：伤口有污染，尽早实施清创术，即在无菌操作下，彻底清除伤口内的异物，切除失活和污染严重的组织，修整创缘、止血和缝合，使污染伤口变成清洁伤口，以减少感染的机会，达到伤口一期愈合。开放性损伤应争取伤后 6～8 h 内清创，因为此时病菌仅在伤口表面，尚未引起伤口感染，是清创的最佳时机，清创后可行一期缝合，但对污染较轻的伤口、位于头面部的伤口或早期已使用有效抗菌药物的情况下，清创缝合时间可放宽到 12～24 h。

2. 全身治疗

(1) 预防感染：有开放性伤口者，应根据伤情给予抗菌药物和破伤风抗毒素。一般一次性给予破伤风抗毒素 1 500 U 即可，若伤口污染严重则剂量加倍。

(2) 防治休克：对可能发生休克的重度创伤患者，或已经出现休克征象的患者应尽快静脉输液、给氧、止痛、保暖，必要时输血等，以防止休克。

(3) 防治并发症：根据创伤的部位、性质和严重程度，积极预防和处理相关并发症。

【护理】

1. 护理评估

(1) 健康史：向伤者、家属或目击者了解受伤经过，受伤后的表现及现场救治的情况，转送途中的处理及病情变化。

(2) 身体状况：对于损伤患者首先评估神志、瞳孔、生命体征及肢体活动状况，然后评估局部有无肿胀、瘀斑、血肿、疼痛、伤口大小、深度、有无异物残留及出血情况，是否存在功能障碍。有无低血容量休克表现，有无颅脑、胸、腹等部位脏器复合伤的相应表现，有无继发感染与其他并发症的相应表现，以及三大常规、穿刺、导管检查、X 线、CT、超声波等有无异常。

(3) 心理、社会状况：了解患者和家属的心理状态，观察有无因突发创伤而引起的恐惧、焦虑；了解患者和家属对急性事件的应对能力，以及对创伤可能引起肢体功能障碍、形体改变的承受能力。

2. 护理问题

(1) 疼痛：与组织结构破坏和损伤性炎症有关。

(2) 组织、皮肤完整性受损：与开放性或闭合性损伤有关。

(3) 恐惧和焦虑：与机体遭受创伤较重、担心愈后有关。

(4) 体液不足：与伤后失血、失液或液体补充不足有关。

(5) 潜在并发症：与感染、休克有关。

3. 护理措施

(1) 一般护理

1) 体位：损伤较重的患者除了卧床休息之外，应根据病情安置体位，如适当抬高患肢以利于静脉血液回流，减轻局部肿胀；半坐卧位以利于膈肌活动，改善患者的呼吸。

2) 制动：对于疼痛较重、骨折、关节脱位的患者患处制动，以促进组织的修复。

3) 支持疗法：改善患者的饮食，加强营养，不能经口进食者选用肠内或肠外途径行营养支持，以提高组织的愈合能力。

4) 理疗：损伤初期局部给予冷敷以减少组织内出血和液体的渗出，有效防止组织的肿胀；后期改为热敷，则可以改善局部血液循环，促进渗出液体的吸收和炎症的消退。

(2) 配合全身治疗

1）密切观察病情：损伤患者尤其是合并内脏损伤者病情变化常较复杂，应密切观察患者的生命体征、意识、肢体感觉和运动、伤口、胸腹部及颅脑等情况，及时发现异常并报告医生进行处理。

2）开放性伤口的护理：积极配合医生做好伤口的清创工作，争取使伤口一期愈合；感染伤口给予换药处理，使其逐渐达到二期愈合。伤口内有异物时原则上应及时取出。

3）体液平衡失调的护理：由于损伤造成机体失血、失液、代谢改变，常引起不同程度脱水、代谢性酸中毒等变化，应遵医嘱补充液体，纠正水、电解质和酸碱平衡的紊乱。

4）药物治疗的护理：遵医嘱合理使用镇静止痛药物，缓解患者不适症状，使其得到安静休息，以利机体康复，但对于暂时诊断不明的病例则禁止使用强止痛剂如吗啡、哌替啶等，以免掩盖病情，造成误诊或漏诊。

5）预防感染的护理：损伤尤其是开放性损伤患者必须积极预防感染的发生，保持皮肤及伤口的清洁，加强营养，提高机体抗感染能力。密切注意患者有无发热、咳嗽、咳痰，伤口有无疼痛、红肿和渗液。伤口感染轻、引流充分者不必使用抗生素；严重感染者则需及时做细菌培养和药物敏感试验，并遵医嘱，有效应用抗生素。若伤口深、感染重、有异物时，必须注射破伤风抗毒素。

（3）心理护理：关心患者的心理状态，帮助其面对现实和压力，给予心理支持，缓解其紧张、恐惧和焦虑，保持情绪稳定，同时做好患者家属的工作，使其积极配合治疗和护理。

（4）康复护理：损伤极易引起组织或器官的功能障碍而降低生活质量，因此在治疗和护理过程中，不仅要修复损伤的组织器官，还要尽可能恢复其生理功能。护士应积极向患者及家属解释功能锻炼的意义和必要性，协助或指导患者进行各部位的锻炼，防止因长期制动肌肉萎缩、瘢痕挛缩等引起肢体活动障碍。

4. 护理评价

（1）患者疼痛是否缓解。

（2）患者体液平衡失调是否得到纠正。

（3）是否及时发现患者感染、休克等并发症且给予及时处理。

（4）患者情绪是否稳定，恐惧心理是否减轻。

（5）患者受损组织是否逐渐修复，是否发生功能障碍。

【健康教育】

1. 教育人们加强安全意识，做好安全防护，减少各类创伤的发生，并介绍发生损伤时的自救常识。

2. 说明影响伤口愈合的因素、各项治疗措施的必要性。

3. 指导恢复期患者，遵医嘱进行功能锻炼，以预防伤部或伤肢功能障碍。

4. 定期随访，以了解创伤的恢复情况。

5. 鼓励患者积极锻炼、加强营养，促进机体早日康复。

第二节　烧　伤

烧伤(burn)是指热液、热物或火焰造成全层或断层的皮肤组织细胞损伤。因紫外线、放射线、电和化学引起的皮肤损伤和烟雾吸入引起的呼吸道损伤亦被包括在烧伤范畴内。患者轻者仅损伤皮肤，严重者可引起肌肉、骨骼甚至内脏损害，导致严重的全身性反应，甚至出现休克、多器官功能障碍综合征等而危及生命。

【病理生理】

烧伤的病理改变取决于热力的温度、受热的时间，轻度烧伤仅有局部反应，重度烧伤可出现明显的全身反应。

1. *局部反应*　热力作用于皮肤和黏膜后，局部及其邻近组织的毛细血管发生充血，通透性增高、渗出，渗出液可在表皮真皮间形成水疱，并引起其他组织水肿。强热力则可使皮肤甚至其深部组织坏死和炭化，形成痂皮或焦痂。

2. *全身反应*　浅度、小面积烧伤，除疼痛外，无明显全身影响。深度、大面积烧伤，则可引起明显的全身性变化。根据烧伤病理生理的特点，病程大致分为三期：休克期、感染期、修复期。

(1) 休克期：大面积烧伤后1～2 h内，由于剧烈疼痛、精神紧张等引起血管源性休克。由于大量血浆样液体从创面渗出，或形成水疱使体液聚集在组织间隙，导致有效循环血量骤然减少，出现低血容量性休克。烧伤后的体液渗出一般自伤后数分钟即开始，2～3 h最为急剧，8 h达到高峰，至48 h渐趋恢复则转为吸收。因此，烧伤后48 h内需要高度警惕休克的发生。烧伤面积越大，则体液渗出越多，休克出现越早，且越严重。

(2) 感染期：烧伤后皮肤失去屏障功能，创面上的渗液和坏死组织是细菌的良好培养基，加上损伤使机体抵抗力下降。因此，烧伤后极易继发感染。感染的机制为创面上的微生物侵入血液循环引起创面脓毒症，或创面坏死组织及细菌产生高的毒素侵入血液循环导致毒血症。

(3) 修复期：烧伤后5～8 d，浅部烧伤自行愈合，深部烧伤则需要形成肉芽组织或焦痂脱落甚至植皮方能愈合。Ⅰ度烧伤3～7 d痊愈，不留痕迹；浅Ⅱ度烧伤2周左右痊愈，留有色素沉着，不留瘢痕；深Ⅱ度烧伤3～4周痊愈，留有瘢痕；Ⅲ度烧伤，小面积可通过瘢痕愈合，严重的烧伤，可形成瘢痕挛缩，而引起畸形和功能障碍。

【临床表现】

烧伤患者的临床表现取决于烧伤面积、深度和严重程度。轻度烧伤仅有局部表现，重度烧伤可出现全身症状，甚至出现并发症。

1. *烧伤面积计算*　烧伤面积是指皮肤烧伤区域占全身体表面积的百分数。成人的体表面积为1.5～2 m^2，为方便起见，在计算烧伤面积时常将人体体表面积按100%计算。适合我国情况的烧伤面积估计方法主要有九分法、十分法和手掌法。

(1) 九分法：成人头颈部为9%，双上肢为18%，躯干为27%，双下肢(包括臀部)为46%，共为11×9%+1%=100%。

(2) 十分法：将人体表面分为10个10%，头颈部为10%，双上肢为20%，躯干部为30%(包括臀部)，双下肢为40%。

(3) 手掌法：以患者自身手掌五指并拢为体表面积的1%。

2. *烧伤深度的估计*　一般按国际通用的三度四分法进行判断，即Ⅰ度、浅Ⅱ度、深Ⅱ度和Ⅲ度(表13-1)。

表 13-1　烧伤深度的判断指标

深　度		损伤程度	临床特征	感　觉	创面愈合过程
Ⅰ度(红斑型)		仅累及表皮层	局部轻微红、肿、热、痛、无水疱、干燥	痛觉敏感,常为灼伤痛	2～3 d 症状消退,3～5 d 愈合
Ⅱ度(水疱型)	浅Ⅱ度	伤及生发层及真皮乳头层	肿胀明显,有大小不等水疱,创底红润、潮湿	剧痛,感觉过敏	如无感染,1～2 周愈合,不留瘢痕
	深Ⅱ度	伤及真皮层	肿胀明显,有小水疱,创面微潮 基底部有苍白,可见蜘蛛网状血管栓塞	疼痛感觉迟钝	一般 3～4 周愈合,可遗留瘢痕
Ⅲ度(焦痂型)		伤及皮肤全层、皮下组织、肌肉、骨骼等	创面苍白或焦黄炭化,干燥皮革样,可见树枝样血管栓塞	疼痛消失,感觉迟钝	大多需植皮后愈合,遗留瘢痕畸形

(1) Ⅰ度烧伤:部分表皮层损伤,基膜完整,痛性红斑,几天内愈合。

(2) Ⅱ度烧伤

1) 浅Ⅱ度烧伤:基膜部分损伤。有红斑、水疱,创面受压充盈试验阳性,10～15 d 愈合。

2) 深Ⅱ度烧伤:基膜全部损伤,真皮层部分损伤,毛囊周围仍有上皮细胞残存。有红斑、水疱,创面受压充盈试验阳性。3～4 周勉强愈合或不愈,可能需要植皮。

(3) Ⅲ度烧伤:表皮和真皮全部损伤,皮下组织有或多或少的损伤。创面为棕色、黑色或苍白,无水疱、无感觉,除非从创周上皮移行愈合,否则需植皮愈合。

3. 烧伤程度判断　根据烧伤面积、深度、有无并发吸入性损伤等分为轻度、中度、重度、特重度烧伤(表 13-2)。

表 13-2　成人烧伤严重程度分类

烧伤程度	烧伤总面积(%)	三度面积(%)	并发症
轻度	≤9	0	无
中度	10～29	≤9	无
重度	30～49	10～19	有(休克、呼吸道烧伤、复合伤)
特重度	≥50	≥20	有(严重呼吸道烧伤或休克)

临床上所说的大面积烧伤指成人Ⅱ度、Ⅲ度烧伤面积>15%;小儿>10%。

4. 吸入性烧伤表现　又称呼吸道烧伤。因热力及燃烧时产生的有害性烟雾吸入支气管和肺泡后,产生局部腐蚀和全身毒性作用所致。表现特点如下:

(1) 头面部、颈部、口部周围常有深度烧伤创面,鼻毛烧掉,口、鼻有黑色分泌物。

(2) 有呼吸道刺激症状,咳出炭末样痰,声音嘶哑,呼吸困难。

(3) 肺部可闻及哮鸣音。

(4) 有些患者可无体表烧伤,当场死于吸入性窒息。

5. 全身表现　全身可出现发热、急性脱水、低血容量性休克等,严重者可并发多器官功能障碍综合征。

【辅助检查】

1. 血常规检查　可发现有无血液浓缩、贫血,感染时,血白细胞及中性粒细胞百分率明显增高。

2. 血生化检查和动脉血气分析　可发现有无电解质及酸碱平衡失调、急性肾功能障碍、急性呼吸窘迫综合征等。

【治疗要点】

抗休克、抗感染、创面处理是烧伤治疗的 3 个主要问题,其中创面处理是治疗成败的关键,并贯穿始终,抗休克和抗感染治疗对患者恢复有决定性意义。

1. 创面处理　其原则是保护创面、减轻损伤和疼痛,预防和控制感染。

(1) 创面初期处理:清除创面上沾染的异物和细菌,有休克的患者必须在休克得到控制后方可实施。包括修剪创面周围的毛发,拭去创面上的黏附物;无菌生理盐水冲洗创面。

(2) 创面包扎与暴露:一度烧伤创面一般只需保持清洁和防止再损伤,包扎主要适用于四肢、不合作者或门诊患者的Ⅱ度至Ⅲ度烧伤,以达到保护创面、减少污染、吸收渗液等治疗目的。暴露疗法适用于Ⅲ度、特殊部位(头面部、颈部、会阴部)烧伤,以及特殊感染的创面。

(3) 感染创面的处理:感染性创面,不仅影响愈合,而且可导致脓毒血症和其他并发症,必须认真处理。对于创面的脓性分泌物可选用湿敷、半暴露疗法,使感染创面生长新鲜的肉芽组织,以利植皮或自行愈合。

(4) 焦痂的处理:治疗时应保持焦痂的干燥,可用碘伏涂抹,每 4 h 1 次;避免焦痂部位受压。原则上,深度烧伤采用暴露疗法,在 48～72 h 内开始手术切痂和植皮。面积越大,越应积极采取措施,及早去除痂壳,植皮覆盖全身。

2. 防治休克　液体疗法是防治烧伤休克的关键措施。

(1) 补液量估计:小面积烧伤患者,若无严重恶心、呕吐,能口服者,可及早口服烧伤饮料,成人Ⅱ度、Ⅲ度烧伤面积超过 15%,小儿烧伤面积超过 10%的患者都可能发生休克。因此必须及时、足量、快速静脉补充液体,以迅速恢复有效循环血量。临床上大多遵循复苏补液公式,及时补充各种液体。国内常用公式:

伤后第一个 24 h 补液量(ml):Ⅱ、Ⅲ度烧伤面积(%)×体重(kg)×1.5 ml(胶体液和电解质液)+2 000～3 000 ml(基础水分)。

胶体液和电解质的分配:一般为 1∶2 比例;如果Ⅱ度烧伤面积超过 70%、Ⅲ度烧伤面积超过 50%者,可按 1∶1 的比例补给。估计补液量的半量应在伤后 8 h 内补给(一般伤后 6 h 内渗出最快),伤后第二和第三个 8 h 各输入总量的 1/4 量。

第二个 24 h 补给量:胶体液和电解质液量按第一个 24 h 实际补液量的半量补充,基础水分不变。

(2) 液体的种类与安排:胶体液常用血浆或全血,以血浆为主。紧急时,也可选用血浆代用品,其用量不超过 1 000 ml,电解质溶液首选平衡盐溶液,其次为等渗盐水。生理日需量用 5%葡萄糖溶液。若不能获得胶体液,可完全输入电解质溶液或平衡盐溶液。伤后第 1 个 24 h,每 1%烧伤面积(Ⅱ度、Ⅲ度)每千克体重补 4 ml。由于烧伤后第 1 个 8 h 内渗液最快,所以应在首个 8 h 内输入胶、晶体液总量的 1/2,其余的 1/2 在后 16 h 内均匀输入,生理需要量应在 24 h 内均匀输入。

(3) 液体疗法的有效指标：按输液公式计算的液体量与液体成分，仅提供一个近似值供实施输液时有所遵循。但在实际执行中必须依据患者伤情特点、年龄、体质强弱、开始输液的时间等，作适当的调整，以达到下列输液有效的监测指标：①成人每小时尿量以 30～50 ml 为宜，小儿每千克体重每小时尿量不低于 10 ml；②患者安静、神志清楚、无烦躁不安；③无明显口渴；④脉搏有力，脉率在 120 次/分以下；⑤收缩压维持在 12.0 kPa(90 mmHg)以上，脉压＞2.7 kPa(20 mmHg)；⑥呼吸平稳。若出现血压低、尿量少、烦躁不安等现象，则应加快输液速度。老年人和心肺功能障碍的患者，在输液时要避免液体输入过快、过量，防止心脏负荷过重而引发心力衰竭和肺水肿。

3. 防治感染　烧伤感染可引起脓毒血症，可危及生命，致病菌主要来自创面的金黄色葡萄球菌、铜绿假单胞菌、厌氧菌、大肠埃希菌等。防治方法有：

(1) 合理使用抗生素：抗生素的选用应遵循针对性强、用药及时、停药果断的原则。根据细菌培养和药敏试验合理使用抗生素。严重感染时需联合应用抗生素。

(2) 清除感染源：认真处理创面，清除坏死组织，污染较重的创面需注射破伤风抗毒素。

(3) 加强营养：提高机体抗感染能力。

4. 营养支持　大面积烧伤后分解代谢增强，患者很快出现营养不良，应增加热量和蛋白质的摄入。必要时，给予肠内或肠外营养。

5. 防治并发症　大面积烧伤患者可并发急性肾衰竭、急性呼吸窘迫综合征、应激性溃疡等，应采取相应的防治措施。

【护理】

1. 护理评估

(1) 健康史：向患者、家属或护送人员了解烧伤的原因、时间、热力的大小及接触时间，烧伤后的现场急救情况。

(2) 症状与体征：检查创面的部位及有无水疱、水疱的大小、疱壁厚度、创面水肿、局部温度，评估烧伤的深度与面积；大面积烧伤需测量患者生命体征、意识、尿量等，评估有无休克、并发症及严重程度，同时，评估患者疼痛程度和有无吸入性烧伤及其他复合伤等。

(3) 辅助检查：了解血常规、血生化、动脉血气分析等各项检查结果，以了解血液浓缩、电解质、酸碱平衡及肾功能情况等。

(4) 心理、社会状况：了解患者及家属对烧伤的认识，对急性事件的应对能力。观察患者的心理反应，由于烧伤场景的不良刺激，担忧烧伤后毁容或残疾，患者可能出现焦虑、恐惧、悲哀等心理反应，应了解家属及社会的支持程度。

2. 护理问题

(1) 皮肤完整性受损：与烧伤导致皮肤组织破坏有关。

(2) 疼痛：与组织破坏、局部痛觉敏感，以及烧伤后炎症反应有关。

(3) 恐惧焦虑：与烧伤场面刺激、病情较重、担心治疗和预后有关。

(4) 有感染的危险：与烧伤时组织受损、创面污染、免疫力下降有关。

(5) 有窒息的危险：与吸入性呼吸道烧伤有关。

(6) 体液不足：与烧伤后创面渗出大量血浆样液体有关。

(7) 潜在并发症：如低血容量性休克、全身性感染、急性肾衰竭、急性呼吸窘迫综合征、应激性溃疡等。

(8) 自我形象紊乱:与烧伤后局部瘢痕形成、肢体畸形、活动障碍有关。

3. 护理措施

(1) 现场救护

1) 消除致热源:迅速脱离现场,采取有效措施,消除致伤原因。①若被火焰烧伤应尽快灭火,迅速脱去燃烧的衣服或就地打滚压灭火焰,或跳入附近水池、河沟内灭火,互救者可就近用非易燃物品(如棉被、毯子)覆盖,隔绝空气灭火;②热液烧伤,立即脱去或小心剪开被热液浸湿的衣服,切勿强力剥脱,以免撕脱表皮而引发创面感染,小面积烧伤立即用清水连续冲洗或浸泡,即可缓解疼痛,又可降温;③若被各种强酸(碱)等化学物质烧伤的部位,立即用流动水反复冲洗干净,尽快缩短化学剂接触皮肤的时间,但不可用布擦拭;④若被磷烧伤时,立即将烧伤部位浸入水中或用大量清水冲洗,同时在水中拭去磷颗粒;不可将创面暴露在空气中,避免剩余磷继续燃烧,忌用油质敷料,以免磷溶于油脂被吸收中毒。

2) 保护创面:在现场避免创面再污染或损伤,可用干净敷料或布类保护,简单包扎后立即送医院处理。

3) 保持呼吸道通畅:火焰烧伤常伴呼吸道受烟雾、热力等损伤,应注意保持呼吸道通畅,及时清除口、鼻腔内的分泌物。呼吸道烧伤者要早期行气管插管或气管切开,合并一氧化碳中毒者应放至通风处,必要时吸入氧气。

4) 预防休克:稳定患者情绪,疼痛剧烈者可酌情使用止痛剂,但应注意避免抑制呼吸中枢。及时补充液体,对一般患者可口服含盐饮料,大面积烧伤应及早静脉补液。对大出血、开放性气胸、骨折等患者应先施行相应的急救处理。

5) 快速转运:对于大面积烧伤的患者,最好在伤后 4 h 内送达医院进行抢救。若不能在此时间内送到,应就地抗休克,待休克基本平稳后再转送,转送途中应保持呼吸道通畅,并输液,必要时使用镇静剂。

(2) 病室要求:病室温度应维持在 28～32℃,相对湿度为 30%～40%;室内备有抢救设备和急救物品,严重烧伤患者应安排在单人隔离病室,并严格执行消毒隔离制度。严禁家属探视;进入病室的工作人员应穿戴好口罩、帽子、隔离衣、鞋子等;接触患者创面时,要戴无菌手套;患者用物也应进行无菌处理;病室内空气、地面、台面、物品等,定时消毒。

(3) 休克期护理

1) 严密观察病情:严重烧伤患者病情变化迅速而复杂,应密切观察患者创面、生命体征、意识状态、尿量、末梢循环等变化,及时发现异常情况,报告医生作相应处理。

2) 开放静脉通路:迅速建立 2～3 条静脉通路,低血容量时由于静脉塌陷常使末梢静脉穿刺困难,有条件可做深静脉穿刺置管,以保证快速输液的顺利进行。

3) 合理安排输液速度和顺序:按照先快后慢、先盐后糖、先晶后胶、液种交替等原则,合理安排输液的速度和顺序。

4) 补液效果观察:烧伤患者的伤情和机体条件差别,补液的效果往往不同,所以必须密切观察意识状态、血压、脉率、尿量、中心静脉压等变化,以及时调整补液方案。反映血容量不足的表现有:口渴、尿量少,每小时不足 30 ml,脉搏快,血压低或脉压差小,肢体浅静脉或甲下毛细血管不宜充盈,患者烦躁不安,中心静脉压偏低等。有上述表现时,可加快输液,病情好转后减慢。

(4) 创面护理

1）包扎疗法护理：利用适当厚度的消毒敷料，使烧伤创面不受外源性细菌侵入，并得到充分引流，保护创面。创面的温度既有利于细胞生长，也能促进浅Ⅱ度或深Ⅱ度创面的愈合。包扎疗法还有利于肢体制动和固定，使痛感减轻，达到保暖和防止交叉感染的目的，且有利于患者转运。

护理要点：

a. 应注意包扎肢体的肢端循环，抬高患肢，促进淋巴和静脉回流，减轻肿胀。

b. 敷料有液体外渗时，应立即加添或更换，保持外敷料清洁，防止污染和感染，尤其是大腿根部敷料，要防止大、小便污染。

c. 大腿根部、腋下等处的包扎，应将肢体尽量分开，可用护架，不直接盖被褥。

d. 有发热、疼痛加剧或有臭味时，应通知医生及时处理。

e. 炎热季节应注意防中暑。

2）暴露疗法护理：在一干燥、温暖、消毒的特定环境中，让创面充分暴露于空气中，使创面迅速干燥，达到控制创面感染的目的。

护理要点：

a. 保持室温，注意保暖，冬季室温 32～34℃，夏季 28～30℃。相对湿度维持在 30%～40%为宜。

b. 严格执行消毒隔离制度，严防交叉感染。

c. 保持创面干燥，随时用无菌吸水敷料或棉签将渗液吸干。必要时用红外灯照射，以促进创面干燥。灯与创面距离 50 cm。

d. 暴露创面应做到充分暴露，不盖任何敷料或被单等。

e. 对暴露肢体适当予以保护性约束，以防抓伤或擦伤。

f. 定时翻身，避免创面长期受压而加深。

g. 对环形烧伤的肢体要观察末梢循环，胸部Ⅲ度烧伤时，注意呼吸情况。

3）特殊部位烧伤护理

a. 头面部烧伤：安置半卧位，观察有无呼吸道烧伤表现，必要时，给予相应处理。保持眼、耳、鼻清洁，及时用棉签拭去分泌物；双眼使用抗生素眼膏或眼药水，防止角膜干燥而发生溃疡；保护耳廓，避免患者侧卧，防止耳廓受压发生软骨炎；定时清洁口腔，预防口腔黏膜溃疡及感染。

b. 呼吸道烧伤：床旁准备气管切开包、吸痰器、气管镜等；吸氧；鼓励深呼吸和有效咳嗽，定时翻身、叩背，必要时雾化吸入、吸痰，若发现呼吸困难，分泌物不能有效排出，应行气管切开，并做好相应护理；伤后 5～7 d 气管壁的坏死组织开始脱落，应密切观察和及时处理，以防引起窒息。

c. 会阴部烧伤：将大腿外展，充分暴露创面，以保持局部干燥；保护创面，防止大、小便污染，定时换药；便后用生理盐水或 0.1%苯扎溴铵溶液清洗肛门、会阴部。

(5) 防治感染的护理：烧伤患者由于皮肤黏膜的损伤、免疫力低下，在水肿再吸收和焦痂分离及广泛切痂时，均易发生感染。感染是烧伤的主要死亡原因，所以及早发现感染征象，及时处理，是防治感染的关键。

1）密切观察病情：密切观察生命体征、意识状况、胃肠道反应，及早发现和处理创面感染灶和脓毒症。

2）掌握无菌原则：在创面的护理和各种治疗性导管的护理中，应严格无菌操作。

3）合理应用抗生素：及时做好创面细菌培养及抗生素敏感试验，以便选用有效的抗生素，在应用过程中观察有无不良反应及二重感染的发生。

4）严格消毒隔离：烧伤患者应进行保护性隔离，宜收单间病房，工作人员出入病室要更换隔离衣、口罩、鞋、帽，接触患者前后要洗手，做好病房的消毒工作。

(6) 疼痛护理：由于烧伤创面感觉神经末梢暴露，心理压力和处理创面时反复刺激，可造成患者的严重疼痛。疼痛因个体特点、烧伤程度、面积大小、部位及演变过程不同而异。要判断患者所表现的疼痛反应是否与恐惧、不适、焦虑或缺氧有关，因重症患者的痛苦往往与心理失衡有密切关系。疼痛护理可采取精神放松、引导和转移注意力等方法。减轻患者痛苦，也可用药物镇静方法，如吗啡、哌替啶(度冷丁)等，但因其抑制呼吸和成瘾性，对有吸入性损伤和老年烧伤者慎用。

(7) 营养护理：烧伤患者因蛋白质消耗增加，应加强营养，给予高蛋白、高热量以及多种维生素饮食。根据不同伤情给予口服、鼻饲或胃肠外营养，以促进创面修复及身体功能的康复，对大面积烧伤患者，输入适量血浆或全血或人体血清蛋白，以增强机体抵抗力。

(8) 并发症观察与护理：主要并发症有水、电解质和酸碱平衡失调，急性呼吸窘迫综合征、急性肾衰竭、应激性溃疡等。

1）水、电解质和酸碱平衡失调：严重烧伤后，很多变化都与水、电解质和酸碱失调有关。如烧伤早期的失水、失钠、创面和呼吸道的不显性失水，静脉高营养和治疗用液等溶质增多造成水分不足，创面渗出、呕吐、感染发热、呼吸功能紊乱，以及休克期复苏补液过多，都可以引起水、电解质和酸碱平衡失调，影响内环境的稳定。因此，烧伤护理时，应加强对生命体征、神志、尿量及动脉血气的监测，对出现的异常情况及早发现，及时处理，以纠正水、电解质和酸碱平衡失调。

2）急性呼吸窘迫综合征：若发现患者呼吸急促、呼吸困难进行性加重、发绀，且不因氧疗而改善，提示并发了急性呼吸窘迫综合征，应做好气管切开和机械通气准备，并遵医嘱给予抗菌药物、糖皮质激素等其他处理。

3）急性肾衰竭：若发现患者有肌红蛋白或血红蛋白尿，应遵医嘱输液5%碳酸氢钠，以碱化尿液，防止肾小管阻塞出现急性肾衰竭。若患者出现少尿、尿相对密度低、血肌酐、尿素氮和血钾等升高，表示发生了急性肾衰竭，应遵医嘱控制补液量。

4）应激性溃疡：对严重烧伤患者，遵医嘱给予西咪替丁等静脉滴注，以预防本症。若患者呕吐咖啡样物、呕血、柏油样大便，以及胃肠减压引出咖啡样液体或新鲜血液等，提示发生了应激性溃疡，应遵医嘱给予雷尼替丁、奥美拉唑、生长抑素等静脉滴注，以抑制胃酸分泌、保护胃黏膜、防止病情加重，并给予维生素 K_1 和氨甲苯酸等止血药物。必要时，遵医嘱做好手术治疗准备。

(9) 心理护理：根据不同患者的心理状态，采取相应措施，如鼓励患者表达情感，尽可能满足患者的心理需求，帮助患者消除恐惧及悲哀情绪，正视现实，有效应对心理压力；对伤残或面容受损者，注意沟通技巧，避免伤害患者自尊心，鼓励患者认识自己的人生价值，正确对待伤残，积极配合治疗和护理。

4. 护理评价

(1) 患者情绪是否稳定，能否积极配合治疗和护理。

(2) 创面处理是否得当,有无疼痛或感染。

(3) 呼吸困难症状是否缓解,窒息危险是否解除。

(4) 患者疼痛是否减轻。

(5) 患者体液是否平衡,循环血量是否充足,组织灌注是否良好。

(6) 患者能否正确面对烧伤引起的瘢痕或畸形。

【健康教育】

1. 宣传防火、防电知识,消除居住、工作环境的火灾隐患,杜绝火灾事故发生。

2. 宣传烧伤现场急救知识,教给人们自救方法。

3. 鼓励烧伤患者多进高蛋白、高热量、高维生素饮食,以提高机体抵抗力,促使创面愈合。

4. 指导恢复期患者坚持功能锻炼,以最大限度恢复机体生理功能。

5. 对因瘢痕挛缩造成毁容、功能障碍的患者,应指导其在合适的时间接受整形手术。

第三节 蛇 咬 伤

蛇咬伤(snake bite)多发生于夏季和秋季。蛇咬伤是我国南方农村和山区常见的生物性损伤。我国蛇类有160余种,其中毒蛇50余种,以眼镜蛇、五步蛇、金环蛇、银环蛇、蝰蛇、蝮蛇等比较多见。毒蛇头部多呈三角形,斑纹色彩鲜明,有一对毒牙与毒脉排毒导管相通。毒蛇咬人时,毒脉排出液经毒牙注入人体,被咬处留下一对较深牙痕,引起局部和全身中毒症状,被无毒蛇咬伤时,皮肤留下一排或两排细小牙痕,局部稍肿,可起水疱,无全身反应。

【病因和发病机制】

蛇毒是一种含有毒蛋白酶以及多肽的混合物。按毒性可分为神经毒、血液毒和混合毒三类,不同的蛇毒可引起不同的症状。①神经毒:对神经的传导功能有选择性的抑制作用,可引起呼吸麻痹和肌肉瘫痪,对局部组织破坏较少,常见于金环蛇、银环蛇;②血液毒:有较强的溶组织、溶血或抗凝作用,对局部组织、血管壁、红细胞膜及心肌、肾组织有严重的破坏作用,导致全身广泛出血、溶血,甚至心力衰竭和肾衰竭,局部症状出现早而严重,常见于竹叶青、五步蛇;③混合毒:兼有神经、血液毒的作用,但常以一种毒素为主,如蝮蛇以血液毒为主,眼镜蛇以神经毒为主。

【临床表现】

临床表现与蛇毒种类、蛇毒吸收量及患者的年龄、健康状况等有关,儿童、年老、体弱瘦小者表现较严重。

1. *神经毒类毒蛇咬伤* 表现为头晕、软弱、嗜睡、乏力、视力模糊、眼睑下垂、语言不清、四肢麻木、吞咽困难、呼吸困难等,最后呼吸停止和循环衰竭。局部伤口麻木感或痒感、肿胀和疼痛较轻。

2. *血液毒类毒蛇咬伤* 表现为伤口剧痛、肿胀,并迅速向近端扩散,伤口内渗出血性液;皮下大片瘀斑、皮肤水疱或血疱,甚至全身广泛出血,如眼结膜下出血、鼻出血、呕血、便血、咳血、尿血等,并可引起畏寒、发热、心律失常、谵妄等,严重者出现休克、心力衰竭、肝昏迷、急性肾衰竭等。

3. 混合毒类毒蛇咬伤　兼有神经毒和血液毒的症状，伤口表现类似血液毒，全身表现类似神经毒。

【辅助检查】

1. 尿液检查　可有血红蛋白尿、管型尿。

2. 肝功能检查　可有黄疸指数升高等。

3. 凝血功能检查　可发现异常结果。

【治疗要点】

治疗原则：通过缚扎、冲洗、排毒等措施，对毒蛇咬伤进行现场急救，再行解毒，并防止感染和对症治疗。

1. 阻止蛇毒吸收

(1) 伤肢制动：受伤后，患肢置于低处，尽可能制动，不能奔跑，以减少毒素吸收。

(2) 绑扎法：毒蛇咬伤后，立即用布条、手巾、绷带等物，在伤肢近侧 5～10 cm 处或伤肢根部予以绑扎，以阻断淋巴和静脉回流，阻止蛇毒吸收。

(3) 冰敷法：有条件时，在绑扎的同时，用冰块敷于伤肢，使血管和淋巴管收缩，减慢蛇毒吸收，也可将伤肢浸入 4～7℃冷水中，3～4 h 后改为冰袋冷敷，持续 24～36 h。

2. 促进蛇毒排出

3. 抑制和破坏蛇毒　给予抗蛇毒药物内服或外敷，以及抗蛇毒血清注射等。

4. 全身支持治疗　血压低者给予输液，必要时输血；呼吸困难、缺氧者给予吸氧，使用呼吸兴奋剂；给予肾上腺皮质激素，提高机体对蛇毒的耐受性。

5. 预防感染和其他并发症　使用抗菌药物和 TAT，以预防化脓菌和厌氧菌感染，并积极防治休克、急性心力衰竭、急性肾衰竭等并发症的发生。

【护理】

1. 护理评估

(1) 健康史：详细了解蛇咬伤的时间、部位、蛇的形态特点，以及咬伤后的处理经过。查看咬伤处牙痕特点、伤口情况，判断是何种毒蛇咬伤。

(2) 身体状况：了解伤口情况，有无剧烈疼痛、肿胀、渗出血性液等，观察生命体征是否平稳，有无头晕、嗜睡、乏力、视力模糊、眼睑下垂、语言不清、四肢麻木、吞咽困难、呼吸困难等神经毒性症状和皮下瘀斑、皮肤血疱或水疱，全身广泛出血等血液毒性症状；评估有无休克、心力衰竭、肝昏迷、急性肾衰竭等并发症。

(3) 心理、社会状况：患者受伤后，心理反应强烈，常表现为惊慌、恐惧、不知所措，且常因慌张乱跑而加重病情。应观察家庭对急性事件的应对能力和对患者的支持程度。

2. 护理问题

(1) 恐惧：与病情迅速加重、担忧预后有关。

(2) 疼痛：与血液毒引起局部组织反应有关。

(3) 知识缺乏：缺乏毒蛇咬伤后的急救知识。

(4) 潜在并发症：休克、内脏出血、急性心力衰竭、急性肾衰竭等。

3. 护理措施

(1) 现场急救：急救原则是尽快阻止蛇毒吸收，迅速将蛇毒从局部排出，避免奔跑，就地急救。

1）绑扎：尽快实施绑扎法，绑扎松紧以能阻断浅静脉和淋巴液回流为宜，不可影响动脉血供，每隔 15～30 min 应放松绑扎 1～2 min，以免静脉过度淤血影响血液循环。一般在排毒处理后或服用有效蛇药后半小时解除绑扎。

2）冲洗：用大量清水冲洗伤口及周围皮肤，再用过氧化氢或 1∶5 000 高锰酸钾反复冲洗伤口，减少毒素吸收，破坏蛇毒。

3）排毒：伤口冲洗后，用消毒尖刀以牙痕为中心行组织切开，扩大伤口，使毒液外流，周围肿胀皮肤也可用尖刀多处挑破，增加引流。将患肢下垂，用手自上而下向创口挤压出毒液，持续 10～20 min；也可用拔罐法或吸乳器在伤口处抽吸，促使蛇毒排出。但血液毒素类毒蛇咬伤者，禁忌多处切开，以防出血不止。

(2) 营养支持：给予高热量、高蛋白、高维生素饮食，指导患者多饮水，每天给予足够热量及维生素 B、维生素 C，以增强机体抵抗力。

(3) 防治感染：常规使用破伤风抗毒素及抗菌药物。

(4) 遵医嘱给药：遵医嘱给予蛇伤药口服、外敷或注射；给予抗蛇毒血清、破伤风抗毒素注射，两者注射前均需做过敏试验，试验结果阳性者行脱敏注射。

(5) 重症患者护理：应密切观察神志、血压、脉搏、呼吸和尿量变化，注意有无中毒性休克、急性肾衰竭、心力衰竭、呼吸衰竭以及内脏出血等严重并发症的发生。如给予肾上腺皮质激素，以提高机体对蛇毒的耐受性；患者呼吸困难、缺氧时，应及时给氧，使用呼吸兴奋剂，并准备气管插管及人工呼吸机等器械；有呕血、便血或血尿时，应使用止血药。若出血过多给予输血。因蛇毒对心、肾的毒性较大，故不宜大量快速静脉输液，以防补液过量过快而发生心力衰竭和肺水肿。

(6) 心理护理：关注患者和家属的心理反应，给予安慰和鼓励。并介绍治疗成功的病例和经验，使他们放下思想包袱，树立信心，积极配合治疗和护理。

4. 护理评价

(1) 患者恐惧心理是否减轻、情绪是否稳定。

(2) 局部伤口是否愈合，是否有感染，或感染是否控制。

(3) 中毒症状是否控制，病情是否趋于缓解。

(4) 是否有并发症的发生。

【健康教育】

1. 宣传防止毒蛇咬伤的知识，提高自我防范意识。

2. 在山区、丘陵地带行走时，尽可能避开树林茂密、人迹稀少处，并穿布袜及鞋行走，同时将裤口、袖口扎紧，避免意外伤害发生。

3. 被毒蛇咬伤后切忌慌乱奔跑，应就地绑扎、冲洗、排毒等进行自救和互救。

4. 经上述处理后，尽快将患者转到正规医院进行清创术等后续处理。

第四节　犬咬伤

犬咬伤(dog bite)是日常生活中常见的损伤，随着饲养宠物的不断增加，犬咬伤的发生率也在增加(犬咬伤的临床表现、处理原则、护理，同本章第一节，这里主要讲述狂犬病有关内容)。狂犬病是由狂犬病毒引起的,主要以侵犯神经系统为主的人畜共患急性传染病。因在临床上,患者饮水时会出现吞咽肌痉挛,不能将水咽下,随后患者口极渴亦不敢饮水的特征性症状,故又称恐水症。狂犬病是世界上病死率最高的疾病,一旦发病,死亡率几乎为100%。全世界仅有数例存活的报告。但被狂犬咬伤后,若能及时进行预防注射,则几乎均可避免发病。

【病因和病理】

狂犬病是人畜共患急性传染病。主要传染源是病犬,占80%~90%,其次为猫和狼等。主要传播途径通过被患病动物咬伤、抓伤后,病毒自皮肤损伤处、经涎腺-伤口途径进入人体。人对狂犬病毒普遍易感。狂犬病毒对神经组织具有强大的亲和力,人感染狂犬病毒后,病毒可在伤口及附近的肌细胞内停留1~2周度过潜伏期,并生长繁殖,若未被迅速灭活,则通过乙酰胆碱受体进入神经细胞,并至周围传入神经上行至中枢神经系统,引起狂犬病发病。

【临床表现】

狂犬病临床表现可分为四期:

1. 潜伏期　一般为1~2个月,根据个人体质不同,短者约为10 d,个别伤者可达数月或数年。咬伤越深,伤口越接近口面部,潜伏期越短。在潜伏期中,感染者没有任何症状。

2. 前驱期　感染者开始出现全身不适、低热、头痛、疲倦、烦躁、恐惧不安等症状,被咬伤部位出现感觉异常,如痒、疼痛、麻木等,对声音、光线、风之类的刺激敏感,稍受刺激立即感觉咽喉部发紧。

3. 兴奋期　患者处于高度兴奋状态,各种症状达到顶峰,突出表现为极度恐惧、恐水、怕风,遇到声音、光线等都会出现咽喉部肌肉严重痉挛。严重者因发作性咽肌痉挛导致呼吸困难,而窒息身亡。

4. 昏迷期　患者能够渡过兴奋期而侥幸活下来,就会进入昏迷期。本期患者深度昏迷。狂犬病各种症状均不再明显出现,全身进行性瘫痪,以致出现呼吸和循环系统衰竭而死亡。

【辅助检查】

1. 血、尿常规及脑脊液　外周血白细胞总数升高,中性粒细胞一般占80%以上,尿常规检查可发现轻度白蛋白尿,偶有透明管型,脑脊液压力可稍增高,细胞数稍增多,一般不超过200/mm^3。主要为淋巴细胞,蛋白质增高可达200 mg/dl以上,糖及氯化物正常。

2. 免疫荧光抗体法检测抗原　发病第一周内取唾液、鼻咽洗液、角膜印片、皮肤印片,用荧光抗体染色,狂犬病病毒抗原阳性。

3. 免疫学实验　血清中和抗体于病后6个月测得,病后8个月,50%血清为阳性,15 d后全部为阳性。疫苗注射后,中和抗体大多<10 IU,而临床患者可达640 IU。

4. 病毒分离　有活检与尸检两个途径,活检从涎腺(唾液腺)、脑活检、脑脊液及尿沉淀等均可分离出病毒,以脑组织阳性率最高;尸检时,咬伤局部、心包、肾上腺、胰、肝等均可获阳性培养。

5. 动物接种和内基小体检查　均于死后进行,将10%脑组织悬液接种于2~3周龄乳鼠脑内。阳性者小鼠于6~8 d内出现震颤、竖毛、尾强直、麻痹等现象,10~15 d内因衰竭而死亡,小鼠脑内可发现内基小体。

【治疗要点】

目前尚无有效治疗方法。因此,正确处理伤口、注射狂犬病疫苗、预防狂犬病发生是降低死亡率的关键。一旦发生，给予对症治疗，减轻患者痛苦。

1. 伤口处理 ①被咬后立即挤压伤口周围的软组织，力求将伤口上沾染的犬的涎腺及伤口内带毒液的污血挤出，但绝不能用嘴吸伤口处的污血；②用20%的肥皂水或1%的苯扎溴铵(新洁尔灭酊)彻底清洗，再用清水洗净，继用2%～3%碘酊或75%乙醇(酒精)局部消毒；③局部伤口原则上不缝合、不包扎、不涂软膏、不用粉剂以利伤口排毒，如伤及头面部或伤口大且深、伤及大血管需要缝合包扎时，应以不妨碍引流、保证充分冲洗和消毒为前提，做抗血清处理后才可缝合。

2. 免疫注射 ①疫苗接种，一般咬伤者于受伤当日及3、7、14、28 d各注射狂犬疫苗1剂，共5剂；严重咬伤如头、面、颈、手指、多部位咬伤者应在上述方法的基础上，于受伤当日、3 d各增加1剂。②高价抗狂犬病毒免疫血清的使用：人被咬伤后，除对伤口立即清洗外，还可应用高价抗狂犬病毒免疫血清，以人的免疫血清为佳，剂量为每千克体重肌注20～40 IU，其中一半注射于伤口周围。如应用马的免疫血清需做过敏试验，且阴性者方可注射。

3. 预防感染 给予抗生素和破伤风抗毒素，以预防感染。抗生素注射部位应与抗狂犬病毒血清和狂犬疫苗的注射部位错开。

4. 营养支持 发作期患者不能饮水、多汗，常出现脱水，应静脉补液，维持体液平衡。根据需要给予肠内或肠外营养支持。

5. 对症处理 痉挛发作时给予镇静解痉药物；呼吸困难或分泌物不能排出行气管切开；体温过高，给予降温处理。

【护理】

1. 护理评估

(1) 健康史：了解患者被犬或猫等动物咬伤的经过，现场处理情况。

(2) 身体状况：了解患者被咬伤后是否按标准程序进行伤口处理，是否进行疫苗接种和注射高价抗狂犬病毒免疫血清，以及伤口的部位、深度；有无全身不适、发热、疲倦、不安、被咬部位疼痛、感觉异常等症状；有无恐水、怕光、怕风等症状；有无稍遇到刺激立即感觉咽喉部发紧的症状；有无全身疼痛性抽搐、呼吸困难、进行性瘫痪、呼吸、循环系统衰竭等表现。

(3) 心理、社会状况：观察家庭对急性事件的应对能力和对患者的支持程度。观察患者和家属的心理反应。狂犬咬伤患者多有面临死亡的恐惧心理，家属也会出现恐慌不安。

2. 护理问题

(1) 恐惧：与狂犬病预后有关。

(2) 疼痛：与局部组织反应有关。

(3) 知识缺乏：缺乏犬、猫等温血动物咬伤的急救知识。

(4) 潜在并发症：肺炎、心力衰竭、上消化道出血、急性肾衰竭等。

3. 护理措施

(1) 预防和控制痉挛：安置患者住单人房间，保持病室和周围环境安静。避免光、声、气流、水声等刺激，护理操作应在给予镇静剂后集中进行，以预防反复刺激导致痉挛发作；痉挛或狂躁发作时，遵医嘱给予苯巴比妥、氯丙嗪、地西泮等药物镇静解痉。

(2) 做好消毒隔离：严格遵守消毒隔离制度，专人护理，护理人员需穿隔离衣、戴帽子、口罩和手套，用过的污物敷料及时焚烧，器械要经过特殊处理后才可高压灭菌。

(3) 保持呼吸道通畅：气道分泌物过多时，应定时吸痰；遵医嘱给予氧气吸入；备好急救药品及器械，如镇静剂、呼吸兴奋剂、气管插管及气管切开包、吸痰器及人工呼吸机等。必要时，行气管插管或气管切开，并使用人工呼吸机。

(4) 补充水分和能量：选择容易吞咽的半流质或软食，供给足够的热量、蛋白质和维生素，给患者提供充足的进食时间，每次喂食量宜少，让患者充分咀嚼、吞咽后再继续喂，对不能喝水的患者，需静脉输液，必要时，遵医嘱行肠内或肠外营养。

(5) 实施免疫治疗：遵医嘱注射狂犬病疫苗、抗狂犬病血清、狂犬病免疫球蛋白等。

(6) 积极做好对症处理，防治各种并发症。

4. 护理评价

(1) 患者恐惧心理是否减轻，情绪是否稳定。

(2) 伤口处理方法是否正确。

(3) 局部伤口是否愈合。

(4) 是否按标准程序注射狂犬病疫苗。

【健康教育】

1. 教育养犬的主人，要按规定给犬注射狂犬病疫苗，不得随意放养，以防伤人。

2. 一旦被犬抓伤或怀疑密切接触的犬为病犬，应尽早注射狂犬病疫苗。

3. 被犬咬伤后，应立即在伤口近端捆扎止血带或布条，就地用大量清水反复冲洗伤口，并用手挤压伤口周围组织，以清除沾染伤口上的犬的涎液和伤口内的血液。

4. 及时到正规医院清创，以及注射狂犬病疫苗、注射破伤风抗毒素，防止狂犬病及其他感染的发生。

案例分析题

患者，男性，38岁。因火灾造成烧伤，伤及双侧手臂、面部、颈部及前胸。局部为大小不等的水疱，疱皮厚，基底苍白。查体：体温38.1℃，脉搏98次/分，呼吸24次/分，血压3.73/1.07 kPa(70/50 mmHg)，表情痛苦、烦躁不安。

问题：(1) 患者烧伤面积是多少？为几度烧伤？

(2) 患者的主要护理措施有哪些？

（姒怡冰）

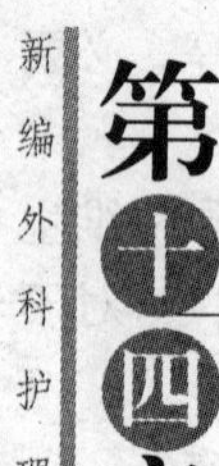

第十四章 器官移植患者的护理

第一节 肾移植

肾移植是将健康者的肾脏移植给有肾脏病变并丧失肾脏功能的患者，是治疗慢性肾衰竭的一项有效手段。肾移植因其供肾来源不同分为自体肾移植、同种肾移植和异种肾移植。习惯把同种肾移植简称为肾移植。其他两种肾移植则冠以“自体”或“异种”肾移植以资区别。

【病因】

各种慢性肾脏疾病如果发展到尿毒症期，药物治疗无效，只有透析治疗或肾移植手术才能挽救生命。透析仅能清除体内产生的部分毒素，长期透析可引起一系列并发症，且长期不能脱离医院，生活质量较常人差之甚远。而肾移植是为患者植入一个健康的肾脏，术后可以彻底纠正尿毒症和终末期肾病的全身并发症，可以重返社会，生活质量与常人无异，这是每一位尿毒症患者所向往的。而且长期费用要比透析少。

【临床表现】

1. 急性排异反应

(1) 急性排异反应的诊断有时十分困难，难以与其他情况鉴别。尤其存在感染时，其治疗原则截然不同，必须及时鉴别。

(2) 急性肾小管坏死手术后早期发生无尿或少尿，多与肾缺血有关，如供肾热缺血时间长，灌注不当，保存时间过久，或由尿路造影或血管造影所致。常需肾活组织检查以鉴别。表现为肾间质水肿、局限性缺血、广泛肾小管变性坏死。

2. 慢性排异反应

(1) 发生于术后6个月至1年以后。系持久的体液免疫和细胞免疫的后果，可兼有两种免疫的特征，常以前者为主。多因术后早期排异反应治疗不彻底，或反复发生急性排异反应所致。常为隐匿性。

(2) 临床表现为进展缓慢的高血压、蛋白尿，移植肾进行性缩小、功能减退，有血尿、少尿，血肌酐、尿素氮升高，内生肌酐清除率降低，血红蛋白降低。

【辅助检查】

肾移植前必须进行常规检查，包括：详细病史、物理检查；血、尿、粪常规，出、凝血时间；组织配型，如血型、淋巴细胞毒试验（CDC）、选择性进行群体反应系统和性抗体（PRA）、人类白细胞抗原（HLA）检查；病毒学、细菌学检查；胸部X线片、EKG、腹部B超检查。

常用的选择性检查有：膀胱尿路造影，平板运动试验，超声心动、24 h动态EKG，冠状动脉造影，胃镜或上消化道内镜。

【护理】

1. 护理评估

(1) 术前评估

1) 健康史：了解患者的年龄、职业、生活环境、饮食饮水习惯、特殊爱好及既往史、家族史等。

2) 身体状况：了解疾病性质、发展程度、重要器官状态及营养状况等，以及辅助检查结果。

3) 心理、社会状况：等待肾脏移植的患者移植前往往存在着复杂的心理活动和心理障碍，常见的有：①迫切型：急切渴望移植；②迟疑型：犹豫不决；③恐惧型：惧怕移植失败。对等待移植的患者进行完整的心理评估，包括一般情况、有无心理问题、心理类型的判定。针对不同的患者分析其心理需要，建立肾移植心理评估表并进行肾移植术前指导。心理护理可以用集体、个案或随机护理的形式进行；心理护理的方法可采用认知、支持、行为、生物反馈、艺术的方法。

(2) 术后评估：评估患者实施手术方式、麻醉方式、术中情况、术后恢复情况、并发症及预后的情况。

2. 护理问题

(1) 焦虑：与恐惧手术、担心预后等有关。

(2) 知识缺乏：与缺乏疾病和手术相关知识有关。

(3) 潜在并发症：切口感染、移植肾破裂、伤口出血、尿瘘、移植肾动脉栓塞等并发症。

3. 护理措施

(1) 自体肾脏移植护理

1) 术前护理

a. 心理护理：根据心理护理评估制订出相应的护理措施。

b. 病室准备：方法：40%甲醛（2 ml/m³）＋高锰酸钾（1 g/m³）密闭熏蒸8 h，可达到空气消毒为＜200 cfu/m³；物品消毒为＜500 cfu/m²；被服消毒为90%细菌被杀灭。床单位消毒，如臭氧消毒机。

2) 术中护理

a. 麻醉：全身麻醉。

b. 体位：平卧位腰部垫一方枕。

c. 术中配合：①见第七章手术室管理和工作。②准备无菌冰块（术前），准备肾移植包、“5-0”普鲁灵血管缝线、“4-0”可吸收缝线等。③提醒麻醉师避免将血压袖带置于有动静脉内瘘的一侧手臂上。④“5-0”普鲁灵线缝合血管，普鲁灵线打结时需给予冲水湿手。⑤术前导尿并夹住尿管；术中充盈膀胱，便于定位；准备60 ml注射器。⑥“4-0”线缝合膀胱输尿管。⑦半支肝素配以200 ml生理盐水，20 ml针筒，平针头进行血管冲洗。⑧选择静脉避开动静脉内瘘以及移植一侧的上、下肢。⑨除常规核对外，必须核对供肾血型。⑩缝合输尿管后开放尿管，观察尿液色、质、量。

3) 术后护理

a. 多尿期护理

(a) 多尿的观察：肾移植后多尿期时间多发生在术后 24～48 h 内，平均尿量 400～1 200 ml/h。由于大量的尿液排出，带出大量的电解质成分，非常容易影响内环境的稳定，容易引起低血钾、低钠综合征。造成多尿的常见原因有：术前水钠潴留，血尿素肌酐水平高，术中、术后甘露醇和利尿药物的应用，供肾低温保存对肾小管功能损害。

(b) 输液的调节：①补液原则是根据每小时尿量量入为出，并注意电解质的含量。②控制输液速度，大致上根据尿液滴数调整输液速度，可根据 CVP、BP 调节。补液量计算每小时输液量＝每小时排尿量＋30 ml(因成人每小时不显性失水约 30 ml)，电解质补充：尿＜300 ml/h时，盐∶糖＝1∶1；尿＞300 ml/h 时，盐∶糖＝2∶1。③具体观察项目和方法：观察测定每小时尿量；记出入量，确保出入平衡，正负不超过 1 500～2 000 ml/d；根据肾功能、尿比重、血尿常规对病情综合判断。

b. 少尿或无尿的观察和护理：术后尿量＜400 ml/24 h 为少尿，＜100 ml/24 h 为无尿。当患者移植后出现少尿或无尿时，首先要确定患者的血压情况、导尿管通畅与否、伤口引流情况、有无尿瘘、尿外渗，并对可能发生的排斥反应或急性肾小管坏死和移植肾功能延迟恢复作出诊断。输液的原则基本同前，尽可能地避免液体过多输入，以免发生急性心力衰竭。要密切警惕和注意高血钾的发生，并作出及时的应急处理。

少尿的处理：如输液，呋塞米(速尿)治疗无反应则应接受放射性核素扫描、多普勒超声检查，血液灌注缺乏的常见原因有肾动脉血栓、肾静脉血栓、吻合口狭窄、超急排斥，如无血流灌注应立即手术探查。

c. 排斥的观察及护理：①主诉有腹胀、关节酸痛、畏寒、疲倦、头痛等，应加强观察，上述症状往往是排斥的先兆。②体温升高：往往表现为突然发热或清晨低热后逐渐升高，应增加测量体温的次数。③体重增加：每日测 2 次体重，若连续升高应考虑排斥的可能。④尿量减少：若尿量减少至原来的 1/3 时，应警惕排斥的发生。⑤体征：每日检查移植肾，注意有无肿胀、质地变硬、压痛等，如有异常，可做超声波检查。⑥化验检查：主要观察血肌酐、尿素氮有无上升，内生肌酐清除率有无降低，尿蛋白定量有否增高，T 细胞亚群等。⑦同时应仔细进行体格检查及注意各种培养结果，以区别有无感染存在。

d. 注意切口引流情况，警惕切口内出血。造瘘管须妥善固定，保持通畅，观察血尿颜色深浅变化，并记录 24 h 尿量。

e. 注意观察手术侧肢体血液循环，避免发生血栓。

f. 移植于髂窝的肾脏位置表浅，应注意保护，防止外伤。

g. 术后 24 h，可以翻身；3 d 后可坐起；5～7 d 后可离床活动。

h. 术后 3 个月复查静脉尿路造影，以了解移植肾功能。

(2) 同种异体肾脏移植护理

1) 术前护理

a. 心理护理：根据心理护理评估制订出相应的护理措施。做好心理护理，向患者讲清手术性质及术后注意事项，了解患者病情及生活习惯。指导患者学会床上大小便，以利术后护理。

b. 病室准备：同前。

c. 术前除做好常规检查外，还应做好尿肌酐、尿素氮、供血者血型、淋巴细胞素试验、HL-A位点配型等。

d. 术前1 d给少渣饮食。

e. 术前备皮后用1∶1 000苯扎溴铵溶液消毒皮肤，然后用消毒大单包裹全腹部。

f. 术前给予硫唑嘌呤，5 mg/kg体重，以做好抗排斥准备。

g. 患者送手术室时，带入药品包括：甲泼尼龙、地塞米松、呋塞米、甘露醇、白蛋白10 g、维生素K_1、10%葡萄糖酸钙，备齐病史及各项化验报告，并带消毒腹带1根。

h. 准备好消毒床单位及一切用具，包括血压表、听诊器、量杯、日表、消毒引流瓶、便器、痰杯、坐浴盆等。

2）术中护理：同自体移植护理。

3）术后护理

a、b、c同自体移植护理。

d. 术后2 d内每小时测体温、脉搏、呼吸、血压各1次，平稳后每2 h测量1次，记录每小时尿量、颜色。取平卧位，移植侧下肢屈曲15°～25°，减少切面疼痛、手术血管吻合处张力，以利愈合。

e. 术后第一个24 h内补液原则：排尿量＜200 ml/h时，应控制补液速度；排尿量为200～500 ml/h时，补液量等于尿量；排尿量＞500 ml/h时，补液为尿量的70%，补液种类为5%葡萄糖与乳酸林格液各50%，两者交替使用，以缩短多尿期。

f. 准确记录24 h出入水量、饮食情况及计算蛋白质含量。每日早晚各测体重1次，并记录。

g. 术后肠蠕动恢复，肛门排气后，给高热量、高蛋白、高维生素、易消化的软食，鼓励患者多饮水。

h. 观察切口渗血情况及有无外科并发症（切口出血、血肿、尿瘘、淋巴瘘、肾破裂等）。如渗血至敷料外要报告医生，及时更换，保持局部清洁干燥，腹带要高压灭菌后使用。

i. 应用大剂量免疫抑制剂时，注射部位要严格消毒，并保持皮肤清洁干燥。移植同侧下肢避免过度屈曲，并禁止做静脉注射。

j. 加强基础护理，预防呼吸道感染，鼓励患者做深呼吸，痰液黏稠者，给予雾化吸入。移植后1个月内，应重点观察急性排斥发生。注意防止感染，严格执行无菌操作，加强病室消毒隔离，注意口腔卫生。

4）消毒隔离常规

a. 病室门、窗、桌椅及一切用具等，每日用消毒液揩擦，地板每日用消毒液拖擦1次，平时保持干燥，避免真菌生长。室内每日用紫外线照射3次，每次30 min。每月做空气培养1次，如发现有致病菌生长，应立即做病室彻底消毒。

b. 严格禁止非工作人员入内，带菌者不宜参加工作。工作人员进入病室前，应换好隔离鞋，再用含500 mg/L聚维酮碘溶液洗手，然后带好帽子、口罩，穿好隔离衣，每接触一个患者，都应用消毒液洗手。如带菌者必须对患者做检查，应戴2只口罩。每病室准备洗手液1盆，每日更换1次，隔离鞋每天用消毒溶液浸洗1次。

c. 患者衣裤、床单等，均需高压灭菌后使用。移植后1个月内，每天更换1次，如有污染或潮湿，应立即更换。

d. 每位患者备用1套口表、血压计、听诊器、便器、量杯等，不得交叉使用。患者食具均需煮沸消毒。

e. 每天行口腔护理2次，每次食后用1∶5 000呋喃西林溶液漱口，每次大便后用高锰酸钾坐浴。

f. 留置集尿袋每天更换1次，操作时带好无菌手套。女患者每天行会阴护理2次。

g. 移植后1个月内家属不允许携带物品至病室。如2人合居一室，应做好床边隔离，以免交叉感染。

h. 患者如需外出检查、治疗等，需穿好隔离衣，戴好帽子、口罩。

【健康教育】

1. *术后早期及恢复期(术后1个月内)的饮食* 这时需要摄取足够的蛋白质及热量以维持正氮平衡，促进伤口愈合，降低感染的危险。肠蠕动恢复后，可进流质饮食，如:米汤、藕粉、蛋花汤等。但不要过早饮牛奶，避免引起腹胀。继而可改为半流质饮食，如:汤面条、鸡蛋羹、黑鱼汤等，并逐渐过渡到普食。

2. *家庭康复期的饮食* 因为离开医护人员的密切监护，加之食欲明显增加，体重增加较快，这时就需要制定长期饮食管理目标。

(1) 水:每天饮水量应在2 000 ml以上。

(2) 盐:手术后早期应低盐饮食，一般每天盐的摄入为3～4 g。半年后每天少于6 g。

(3) 糖类(碳水化合物):包括米饭及面食。每天摄入量为300 g左右。

(4) 蛋白质:体重60 kg的成年人每天摄入量为100～150 g，主要食用牛奶、鸡蛋、黑鱼、鲤鱼等。

(5) 脂肪:不食油炸食品，限制高胆固醇食物，如动物内脏、蛋黄、蟹黄、鱼子、猪蹄、肉皮、鸡皮等的摄入，推荐食用植物油、鸡油、鱼肉等。

(6) 钙:可间歇进食含钙丰富的牛奶、排骨等。熬骨头汤时可适当加点醋，这样可增加钙的溶解吸收。

3. *食用提高免疫功能的食物及保健品* 如白木耳、黑木耳、香菇、红枣、蜂王浆、人参、黄芪、党参、太子参、保龄参、西洋参、猪苓多糖、灵芝等。

4. *注意饮食卫生* 由于免疫功能低下，故选择食物一定要新鲜、质量好，忌用腐败变质的食品。外面买来的熟食，一定要进行加工后再食用，尤其在夏秋季节，生吃蔬菜瓜果时，一定要清洗干净，谨防病从口入。

第二节 肝 移 植

肝移植是治疗终末期肝病的一种有效方法，不但可以延长患者生命，而且可使其正常工作和生活。肝移植最长存活34年。我国肝移植从20世纪70年代末期开始应用于临床，目前最长存活已超过10年，首次肝移植手术存活率已超过90%，5年存活率也逾75%，而且生活质量良好。

肝移植适应于终末期肝病伴有曲张静脉出血、难治性腹水、难治性肝性脑病和肝合成功能低下者，以及成人终末期肝硬化、急性肝衰竭、肝肿瘤、缺乏其他有效治疗方法的先天性胆道闭锁、肝豆状核变性等患者。但恶性肿瘤患者有肝外转移、全身性感染、重要器官功能衰竭者禁忌肝移植。

【手术治疗】

肝移植标准术式是经典肝移植和背驮式肝移植。背驮式肝移植是保留受者下腔静脉的原位肝移植，其优点是当供肝的肝上下腔静脉吻合完成之后，即可一直维持下腔静脉的回心血流。该式无需阻断受者下腔静脉，也无需用体外静脉转流系统，因移植肝像挂在受者下腔静脉状，故称为背驮式肝移植。而在背驮式肝移植基础上改进的各种改良背驮式肝移植术也越来越多应用于临床工作中。

(1) 减体积肝移植：就是把成人的肝减体积后植入儿童体内。

(2) 劈离式肝移植：是把一个供肝一分为二，同时分别移植给两个不同的受者。

(3) 活体肝移植：多为亲属的活体供肝，分为成人活体肝移植与儿童活体肝移植。可选用左外叶、左叶、左半肝、右半肝移植，对供者危害性不大，其疗效优于脑死亡尸肝的全肝移植术。

【护理】

1. 护理评估

(1) 健康史：了解肝脏疾病的发生、发展和诊疗情况，有无其他疾病史。

(2) 身体状况：评估患者肝区症状的性质、范围和程度，了解患者的生命体征、营养状况和心、肺、肾、脑等脏器功能情况，了解血型、HLA 配型、肝炎病毒相关检查、肝恶性肿瘤者有无肝外转移等。了解肝脏分泌和排泄情况，以及机体代谢变化、评估肝移植的效果及并发症发生情况。

(3) 心理、社会状况：肝移植患者的心理特征有抑郁、悲观、消极等，评估患者对肝移植相关知识的认知程度和心理反应，了解家属和社会对患者的关心与支持程度。

2. 护理问题

(1) 焦虑/恐惧：与担心疾病预后、手术效果、家庭和社会地位及经济状况改变有关。

(2) 营养失调：低于机体需要量，与肝衰竭及摄入量减少有关。

(3) 体液过量/不足：前者与大量输液和肝功能障碍有关，后者与手术时体液流失和术后引流有关。

(4) 体温过高/体温过低：前者与术后感染、排斥反应有关，后者与长时间手术和麻醉有关。

(5) 低效型呼吸形态：与术后肺扩张不全和肺部感染有关。

(6) 潜在并发症：出血、感染、胆道并发症、肝性脑病、免疫排斥等。

3. 护理措施

(1) 术前护理

1) 心理护理：向患者介绍肝移植的相关知识，说明相关检查的目的和意义。指导患者如何配合医疗和护理，树立起患者的信心，保持良好的心态。

2) 加强营养：给予高蛋白、高热量、高维生素易消化的低脂饮食为原则，以免加重肝脏负担，必要时输血、输液、输白蛋白等，纠正患者贫血、营养不良、低蛋白血症和凝血功能障碍。

3）环境设施

a. 病房准备：术前彻底清洁病室，采光充足，维持室温 20℃左右，对病房门窗、家具、地板、被褥和衣物及医疗用具进行消毒，医护人员进入病室应穿隔离衣。

b. 物品准备：肝移植床单位、多功能监护仪、呼吸机、吸引器、隔离衣、无菌帽子及口罩、清洁拖鞋、患者的衣裤、被服及日常生活用品等。

c. 药物准备：备齐所需的免疫抑制剂、白蛋白、抗生素、护肝、抗凝、纠酸药、抢救药物。

（2）术中护理

1）麻醉方式：全身麻醉。

2）手术体位：仰卧位。

3）术中配合

a. 见第七章手术室管理和工作。

b. 患者双下肢穿防栓袜，以防下肢深静脉栓塞。

c. 双足跟垫人工肉足圈，尾骶部贴防压疮贴，以防压疮。

d. 术中使用保温毯（水暖加风暖）保温，根据手术要求调节温度。

e. 术前准备冷冻软袋生理盐水 3～4 袋，4 度 UW 液，以备修肝（供肝）时用。

f. 肝脏手术出血较多，术前做好充足准备。肝阻断时积极配合医生操作，尽可能缩短无肝期，同时备好冷热盐水纱布垫及各种止血材料。

（3）术后护理

1）严格执行消毒隔离制度

a. 每天用 1 000 mg/L 有效氯消毒液擦拭病室台面，紫外线消毒空气。

b. 病室门口放置含有 2 000 mg/L 有效氯消毒液的脚垫。

c. 工作人员进出隔离室必须更换无菌隔离衣、帽子、口罩及鞋，非工作人员不得入内。

d. 患者使用的物品使用前后必须消毒处理。

2）严密监测病情：观察和记录患者意识、体温、脉搏、呼吸、血压、中心静脉压、尿量、引流液等，有无黄疸发生，观察和记录伤口情况，保持敷料清洁干燥。

a. 体温的监测：体温是观察排斥反应和感染的敏感指标。高热提示发生排斥反应或感染的可能性较大，但有时体温不升也要重视，因为大剂量使用免疫抑制剂可导致体温调节异常。每小时测量 1 次体温，平稳后改为每 4 h 测量 1 次。

b. 呼吸的监测：术后无自主呼吸的患者，呼吸机进行机械通气辅助支持，此时必须做好气管的护理，保持气道通畅。保证吸入足够的氧气，维护呼吸功能。严密观察呼吸频率、节律、深浅度、气道内压、潮气量，监测氧饱和度、血气分析及咳嗽、咳痰等情况，鼓励患者行深呼吸、有效咳嗽，定时予以翻身、拍背、雾化吸入，以清除呼吸道分泌物和促进肺泡扩张。注意观察有无肺水肿、胸腔积液的发生。

c. 循环的监测：严密监测心率、血压、肺动脉压、心排血量的变化，监测中心静脉压及每小时尿量等。如每小时尿量＜50 ml，提示肾功能不全循环血量减少。

d. 凝血功能的监测：严密监测 DIC、PT、INR、血常规，同时密切观察引流液的量、性质，防止腹腔内出血；注意尿色的变化，以防止膀胱出血；注意全身皮肤黏膜有无淤血斑、出血点，尽量减少动静脉穿刺；观察神志变化及肢体活动情况，以防止颅内出血。

e. 管道的监测：肝移植术后一般需要放置气管插管、胃管、腹腔引流管、T 管、导尿管、漂浮导管、动脉测压管等，应保持各引流管固定、通畅，严格无菌操作，观察引流物的量、颜色、性状。

(4) 活动与营养

1) 活动：早期移植肝与膈面等组织未形成致密粘连，体位改变可能造成肝脏移位，从而影响肝脏的血液循环。术后 24 h 取平卧位，血压平稳后可取斜坡卧位。帮助患者翻身、更换体位，术后 10 d 左右可下床活动。

2) 加强营养：肠功能恢复后尽早进食，给予高蛋白、高糖类(碳水化合物)、高维生素及含有适当脂肪的饮食，保证患者的能量供应，适当输入新鲜血液和白蛋白、血浆及维生素 B 和维生素 C，改善和恢复肝功能，维持水、电解质和酸碱平衡。

(5) 排斥反应的观察和护理：肝脏移植的排斥反应比肾移植要轻。急性排斥反应一般发生在术后 5～7 d，可反复出现和转为慢性。其表现有：①发热、精神萎靡、失眠、乏力、黄疸、肝肿大和肝胀痛等；②白细胞升高，血清胆红素升高，转氨酶和碱性磷酸酶等升高；③最直接、反应最快的指标是胆汁量锐减，颜色变清且稀薄。肝穿刺活检可确诊，确诊后遵医嘱给予抗排斥药物。

(6) 并发症的观察和护理：①出血：腹腔内出血多见于肝移植术后 48 h 内，是早期严重并发症，表现为伤口和引流管大量渗鲜血和全身失血表现，应每小时记录腹腔引流量及性质，及时补充新鲜血、凝血因子和浓缩血小板及凝血药物，必要时手术探察止血。②感染：是肝移植术后导致患者死亡的重要原因，以肺部感染和败血症的死亡率最高。术后采取严格消毒隔离措施，做好各班基础护理，定期取分泌物、引流物、血液进行培养和药敏，合理使用抗生素。③胆道并发症：包括胆道感染、胆瘘、胆道梗阻等。应严密观察腹部体征、胆汁引流情况，注意皮肤黏膜有无黄染，定期胆道影像学检查。早期开始胆道冲洗和抗生素治疗，必要时手术处理。

4. 护理评价

(1) 患者的焦虑、恐惧心理是否得到缓解或减轻。

(2) 患者营养状况是否得到改善，体液平衡是否得到维持。

(3) 体液失调是否得到纠正。

(4) 体温是否维持正常。

(5) 患者呼吸型态是否正常，有无缺氧发生。

(6) 并发症是否发生，若发生是否被及时发现和处理。

【健康指导】

1. 保持心情愉快和规律的生活习惯，注意休息，适当参加健身活动，以增强体质。

2. 避免出入公共场所，养成良好的卫生习惯，预防各种感染。

3. 指导患者按医嘱服用各种药物，强调患者切勿擅自更换药物剂量或停药。禁止服用未经允许的任何药物。

4. 注意饮食卫生，应少量多餐，禁烟、酒，进食前各种食物须经煮沸消毒或微波消毒。

5. 指导患者学会自我检测，每天定时测量体重、体温、腹围、血压、血糖等；定期来院复查各项生化指征，了解肝功能状况和免疫抑制剂的使用情况。

6. 如有发热、黄疸、腹痛等情况及时就医，以免耽误病情。

案例分析题

患者，男性，24 岁。2007 年 10 月发现尿蛋白(++)，尿潜血(+)，2008 年 10 月出现高血压(170/100 mmHg)，均未予治疗。2009 年 3 月因恶心，伴头痛、视物模糊就诊，SCr 900 μmol/L，B 超提示“双肾萎缩”，诊断为“慢性肾小球肾炎，慢性肾功能不全尿毒症期”，开始行规律血液透析，于 2009 年 4 月 21 天入院治疗。患者无药物过敏史。入院后继续给予充分血液透析，血钾 5.8～7.2 mmol/L(包括血液透析后)。

问题：(1) 该患者是否符合肾移植手术指征？为什么？

(2) 肾移植术后，该如何对患者进行饮食、药物、活动方面的指导？

(顾　珺)

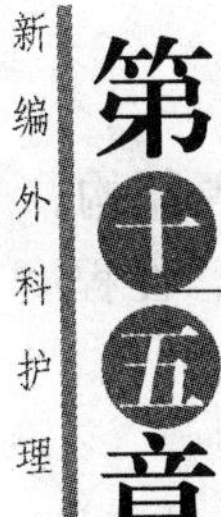

第十五章 肿瘤患者的护理

第一节 概 述

肿瘤(tumor)是人体的正常细胞在不同始动与促进因素长期作用下，产生的增生与异常分化而形成的新生物。根据肿瘤对人体的影响可分为良性肿瘤、恶性肿瘤和交界性肿瘤三类。恶性肿瘤已成为我国目前死亡常见原因之一。恶性肿瘤临床常表现为肿块、疼痛、溃疡、出血、梗阻等，中晚期可伴随全身症状。肿瘤的治疗采用局部与整体结合的综合治疗方案，手术是目前治疗实体肿瘤最有效的方法。为减少肿瘤对人类的危害，应切实做好三级预防。护理肿瘤患者，应认真评估患者的身体状况和心理社会支持状况，做好心理护理、疼痛护理、营养支持护理，预防和护理疾病，以及化疗、放疗所致的并发症。

【分型】

根据肿瘤的形态和对机体的影响，将肿瘤分为良性、恶性和介于良恶性之间的交界性肿瘤三大类。

1. *良性肿瘤* 一般称为“瘤”，多数有包膜或边界清楚，为膨胀性生长，生长缓慢，无浸润和转移能力，彻底切除后少有复发。

2. *恶性肿瘤* 来源于上皮组织者称为“癌”，来源于间叶组织者称为“肉瘤”。恶性肿瘤多数无包膜，边界不清，呈浸润性生长，生长迅速，有浸润和转移能力，容易复发、转移。

3. *交界性肿瘤* 组织形态和生物学行为介于良性和恶性之间的肿瘤。

【病因】

恶性肿瘤病因尚未完全了解，目前认为环境因素与机体内在因素相互作用是肿瘤发生的原因。肿瘤约80%以上由环境因素所致，肿瘤在分子水平上最直接的病因是基因改变。

(1) 外界因素：包括物理因素、化学因素、生物因素。

(2) 内在因素：包括遗传因素、内分泌因素、免疫因素、心理和社会因素。

【病理生理】

1. *恶性肿瘤的发生、发展* 包括癌前期、原位癌、浸润癌三个阶段。

(1) 癌前期：广义是指凡有可能发展为癌的病变；狭义是一个组织病理学概念，指癌变倾向较大的病变。

(2) 原位癌:是指癌变细胞只限于上皮层,未突破基膜的早期癌。

(3) 浸润癌:是指原位癌突破基膜,向周围组织浸润发展,并破坏周围组织的正常结构。

2. *肿瘤细胞的分化* 分为高分化、中分化、低分化(或未分化)三类。高分化恶性程度低,未分化显示高度恶性。

3. *转移途径* 包括直接蔓延、淋巴转移、血行转移和种植转移四种。

4. *肿瘤分期* 国际抗癌联盟(UICC)提出 TNM 分期法。T 指原发肿瘤、N 为淋巴结、M 为远处转移。再根据肿瘤的发展程度在字母后标以数字 0～4,0 代表无,1 代表小,4 代表大。

【临床表现】

1. *局部表现* 肿块常是位于体表或浅在肿瘤的第一症状,还可以表现为疼痛、溃疡、出血,随着肿瘤生长阻塞或者压迫空腔脏器出现梗阻症状,肿瘤浸润与转移也可以引起相应症状。

2. *全身表现* 早期症状不明显,中期出现慢性消耗和中毒症状,晚期可出现恶病质表现。

【辅助检查】

诊断恶性肿瘤最可靠的依据是病理检查。

【处理原则】

采用局部与整体结合的综合治疗方案。

1. *手术治疗* 是目前治疗实体瘤最有效的方法。

(1) 根治手术:切除原发癌所在器官的部分和全部,连同周围的正常组织和区域淋巴结整块切除。

(2) 扩大根治术:在根治手术基础上适当切除附近的器官和区域淋巴结。

(3) 预防性手术:切除癌前病变,预防癌变。

(4) 诊断性手术:通过活检或探查获取肿瘤组织标本并进行病理学检查以明确诊断。

(5) 姑息性手术:对于晚期肿瘤的患者仅将原发灶切除或将其旷置,以减轻痛苦,延长生命。

2. *化疗药物疗法*

(1) 简称化疗,是指应用特殊化学药物杀灭恶性肿瘤组织或细胞的治疗方法。

(2) 常用的药物:①细胞毒类,如环磷酰胺等;②抗代谢类,如 5-氟尿嘧啶等;③抗生素类,如多柔比星(阿霉素)等;④生物碱类,如长春新碱类等;⑤激素类,如泼尼松等;⑥其他类,如顺铂等。

(3) 化疗不良反应:①白细胞、血小板减少;②消化道反应,如恶心、呕吐、腹泻、口腔溃疡等;③脱发、色素沉着等;④免疫功能低下;⑤血尿;⑥静脉炎、静脉栓塞。

3. *放射治疗法* 指利用放射线的电离辐射作用,破坏杀灭肿瘤细胞,达到治疗目的的方法。分为内照射和外照射两种。

恶性肿瘤对放射线的敏感性分为三类:①高度敏感,如淋巴造血系统肿瘤、肾母细胞瘤、多发性骨髓瘤、性腺肿瘤等低分化肿瘤;②中度敏感,鳞状细胞癌和一部分未分化癌,如鼻咽癌、食管癌、乳腺癌等;③低度敏感,如胃肠道腺癌、软组织及骨肉瘤等。

放疗不良反应：①白细胞、血小板减少；②皮肤黏膜改变，可分为三度：一度表现为红斑有烧灼感和刺痒，可有脱屑；二度表现为高度充血、水肿、水疱，伴渗出、糜烂；三度表现为溃疡、坏死，难以愈合；③胃肠道反应。

4. **生物治疗** 包括免疫治疗与基因治疗。

5. **其他** 包括中医治疗、内分泌治疗等。

【预防】

癌症预防分为三级。

(1) 一级预防：消除或减少可能致癌的因素，降低发病率。

(2) 二级预防：早期发现、早期治疗，以提高生存率，降低死亡率。

(3) 三级预防：是诊断和治疗后的康复，包括延长生命、减轻痛苦、提高生存质量。

第二节 肿瘤患者的护理

1. 化疗护理

(1) 化疗前期的护理

1) 评估患者身心状况，了解其化疗经历。

2) 配合医生完成化疗前常规化验检查，协助签订知情同意书。

3) 遵医嘱给予化疗前用药并观察用药反应。

4) 对首次化疗的患者做好解释工作，对复发患者应鼓励患者增强战胜疾病的信心，并做好家属的心理护理工作。

5) 评估患者营养情况，给予高蛋白、高维生素、高糖类饮食，对放、化疗患者鼓励进食高蛋白、低脂肪、易消化清淡饮食，避免刺激性食物，多饮水(保证 2 500 ml/d 以上)。观察患者的进食和营养，并及时调整食谱。危重患者可采用要素膳和胃肠外营养。

6) 疼痛护理

a. 做好疼痛评估，理解患者有权获得充分止痛。具有麻醉止痛药的基本知识。

b. 运用非药物止痛方法起到转移注意力作用，必要时根据医嘱用药。

c. 晚期肿瘤按三阶梯镇痛方案处理：①一级镇痛适用于疼痛较轻者，使用解热消炎镇痛药；②二级镇痛适用于中度持续性疼痛者，使用弱阿片类药物；③三级镇痛适用于重度疼痛者，使用强阿片类药物。

d. 癌性疼痛的给药原则：无创、按时、阶梯化、个体化给药，注意细节。

(2) 化疗期间的护理

1) 保护静脉

a. 保护血管以备长期用药，注射部位从远心端到近心端按计划使用，每次更换，不宜采用下肢及手腕部给药，鼓励患者尽量选择 PICC。

b. 妥善固定针头，输液过程中加强巡视，穿刺部位有无红肿，告知患者有疼痛及时通知医务人员。

c. 操作时应先用生理盐水进行穿刺，待成功后再注射药液。

d. 药液滴注出现外渗及外漏时应立即停止注入，重新穿刺。

e. 外渗部位可用冰袋冷敷(除植物碱类)，或遵医嘱应用硫酸镁湿敷。

2) 化疗不良反应护理：化疗药要新鲜配制，剂量、浓度及使用方法要准确无误，以免影响药效。

a. 恶心、呕吐：①少量多餐，避免吃过甜、油腻食物，避免过多饮水；②饭前和饭后适当的散步；③遵医嘱，化疗前后应用止吐剂；④告诉患者用药后如胃肠道反应严重应及时通知医生及护士；⑤若患者呕吐时给予侧卧以防误吸，呕吐后协助患者漱口，观察记录呕吐物的色、质、量；⑥准确及时按医嘱给患者补液，以维持水、电解质平衡。

b. 口腔溃疡：①在化疗开始前 7～14 d 完成口腔感染、牙龈炎、溃疡、龋病的治疗；②每日饭后和睡前清洁口腔，嘱患者不要使用牙刷，用棉签轻轻擦洗口腔；③多饮水，饮食上予清淡易消化软食，忌烟、酒，忌过硬、过粗、过冷、过热及辛辣食物；④每天三餐前后可用漱口液漱口，溃疡局部可遵医嘱用药涂抹；⑤遵医嘱口服抗菌、抗病毒类药防感染，服用维生素 A、维生素 E 类药，以保护黏膜、促进愈合。

c. 骨髓抑制(出血)：①警惕出血倾向，如牙龈、鼻出血、皮肤瘀斑、血尿及便血；②适宜温湿度，干燥的鼻黏膜和口唇部可涂石蜡油防止干裂；③禁用牙签剔牙及手挖鼻腔，使用软毛牙刷，禁食粗糙、坚硬食物；④静脉穿刺注射完毕时压迫针眼 5～10 min，严防利器损伤皮肤。

d. 骨髓抑制(感染)：①保持病室清洁、阳光充足、空气新鲜，并减少探视；②保持患者皮肤清洁，勤洗澡，及时更换内衣，勤理发、剃胡须；③保持口腔清洁，每天晨起、饭后、睡前用盐水或朵贝漱口液漱口；④指导患者注意肛门及外生殖器清洁卫生，每次便后用温水冲洗干净；⑤严格执行各项无菌操作，防止医源性感染。

e. 泌尿系统损伤：如尿痛、尿频、血尿，应予①多次饮水，4 000 ml/d 以上，尿量在 3 000 ml 以上；②以白开水、矿泉水最好；③遵医嘱应用泌尿系统保护剂，如巯乙基磺酸钠(美斯纳)治疗。

f. 脱发：①化疗开始前剪短头发，易梳理发式，梳理时顺其自然；②洗头动作轻柔，使用含蛋白质软性洗发剂，自然风干；③避免烫发，尤其是化学烫发和染发。

(3) 化疗恢复期护理

1) 继续观察化疗药物的不良反应，出现症状采取相应的对症护理。

2) 做好家属及患者心理沟通，鼓励其配合医生完成下一周期的治疗。

3) 指导患者遵医嘱服药及定期门诊回访。

4) 指导患者加强营养及锻炼，做好防寒保暖，防止各种并发症。

5) 向患者宣教各种肿瘤急症。

2. 放疗护理

(1) 防止皮肤黏膜损伤，促进受损组织修复，并选择宽松柔软的内衣保持局部清洁干燥。

(2) 避免照射部位冷热刺激和阳光直射，不在照射部位涂抹油剂、乳剂、水剂。

(3) 照射野皮肤忌摩擦、搔抓，禁止涂擦碘酒、乙醇等。

(4) 照射野皮肤有脱皮现象禁止用手撕脱，应让其自然脱落。

案例分析题

患者，女性，50 岁。左乳腺癌改良根治术后 5 个月余。已进行 5 次术后辅助化疗，方案：紫杉醇 210 mg/dl＋表柔比星（表阿霉素）80 mg/dl 化疗顺利。本次入院行第 6 次术后辅助化疗，化疗结束后行内分泌治疗。查体：T 37℃，P 76 次/分，R 16 次/分，BP 95/60 mmHg，PS 0 分，神志清，精神可，发育正常，营养中等，查体合作，对答切题。皮肤巩膜无黄染，无皮疹。浅表淋巴结未扪及肿大。双眼球运动正常，伸舌居中。左乳切除，左侧胸部可见一 30 cm 长手术切口，已愈合，无红肿渗出。周围散在皮肤破损，无明显渗出。右乳未扪及肿块，乳头无凹陷，皮肤无橘皮样改变。双肺呼吸音清，未闻及干湿啰音。心率 76 次/分，律齐，各瓣膜区未闻及杂音。腹平软，无压痛，肝、脾肋下未扪及，移动性浊音（－）。四肢无水肿。实验室及辅助检查：血常规、肝肾功能正常。心电图、胸片：未见明显异常。

问题：(1) 该患者的观察和护理要点是什么？

(2) 你如何评估患者的心理感受及给予怎样的健康指导？

（沈蕴之）

第二篇

普通外科患者的护理

第十六章 颈部疾病患者的护理

第一节 解剖和生理概要

【解剖】

甲状腺位于颈前区甲状软骨下方、气管的两旁，由左右两侧叶和中央峡部构成。成人甲状腺重约 30 g，由内层甲状腺固有被膜和外层甲状腺外科被膜所包裹，做吞咽运动时，甲状腺可随之上下移动。在甲状腺两叶的背面、两层被膜间隙间，一般附有 4 个甲状旁腺。

甲状腺的血液供应丰富，主要由两侧的甲状腺上动脉和甲状腺下动脉供应。甲状腺上、下动脉的分支间及分支与喉部、气管、咽部和食管的动脉分支都有广泛吻合和沟通，故手术结扎两侧甲状腺上、下动脉后，残留腺体和甲状旁腺仍有足够的血液供应。甲状腺有 3 条主要静脉，即甲状腺上、中、下静脉。甲状腺上、中静脉血液流入颈内静脉；甲状腺下静脉血液直接注入无名静脉。甲状腺的淋巴液汇入颈深淋巴结。

声带的运动由来自迷走神经的喉返神经支配，喉返神经穿行于甲状腺下动脉的分支之间。喉上神经亦来自迷走神经，分内支和外支。内支(感觉支)分布于喉黏膜；外支(运动支)行走同甲状腺上动脉贴近，支配环甲肌，使声带紧张。由于此解剖特点，该两神经受损或被肿瘤侵犯后可出现其支配部位的相应症状。

【生理】

甲状腺有合成、储存和分泌甲状腺素的功能。甲状腺素分三碘甲状腺原氨酸(T_3)和四碘甲状腺原氨酸(T_4)两种。甲状腺素与甲状球蛋白结合，储存于甲状腺滤泡中。释放入血的甲状腺素与血清蛋白结合，其中 90%为 T_4，10%为 T_3。T_3 活性较强而迅速，因而 T_3 的量虽少于 T_4，其生理作用却比 T_4 高 4～5 倍。甲状腺素主要参与人体物质和能量的代谢，作用包括：增加全身组织细胞的氧消耗和产热；促进蛋白质、脂肪和糖类的分解；促进人体的生长发育和组织分化，并影响体内水和电解质的代谢等。

甲状腺的功能与人体各器官系统的活动和外部环境相互联系。甲状腺功能的主要调节机制包括下丘脑-垂体-甲状腺轴控制系统和甲状腺腺体内的自身调节系统。甲状腺素的产生和分泌受垂体分泌的促甲状腺激素(TSH)的调节，TSH 能刺激与加速甲状腺合成和分泌甲状腺素，而又受血液中甲状腺素浓度的反馈性抑制；TSH 的分泌还受下丘脑促甲状腺激素释放激素(TRH)的直接刺激。若甲状腺素分泌过多或大量摄入时,除对垂体 TSH 释放有抑制外,对下丘脑 TRH 的释放也有对抗作用。此外,甲状腺本身对体内碘缺乏或过剩时存有改变甲状腺素产生和释放的适应性调节系统。甲状腺通过上述调节控制体系维持机体正常的生长、发育和代谢功能。

第二节 甲状腺功能亢进症

甲状腺功能亢进(hyperthyroidism,简称甲亢)多见于女性,男女性之比约 1∶4,系各种原因所致正常甲状腺分泌的反馈控制机制丧失,引起循环中甲状腺素异常增多,出现以全身代谢亢进和神经系统功能紊乱为主要特征的内分泌疾病。分原发性甲亢、继发性甲亢和高功能腺瘤。甲亢治疗有抗甲状腺药治疗、放射性碘治疗及甲状腺大部切除术。甲状腺大部切除术仍是目前治疗中度甲亢的一种常用而有效的方法,能使 90%~95%的患者获得痊愈,手术死亡率低于 1%,主要缺点是有一定的并发症,有 4%~5%的患者术后甲亢复发,少数患者有甲减的可能。

【病因和发病机制】

甲亢的病因迄今未明。近年来认为原发性甲亢是一种自身免疫性疾病,其淋巴细胞产生的两类 G 类免疫球蛋白,即长效甲状腺激素(LATS)和甲状腺刺激免疫球蛋白(TSI)能抑制腺垂体分泌 TSH,并与甲状腺滤泡壁细胞膜上的 TSH 受体结合,导致甲状腺素的大量分泌。继发性甲亢和高功能腺瘤患者血中 LATS 等的浓度不高,可能与结节本身的自主性分泌紊乱有关。

【病理】

甲亢患者甲状腺的病理改变主要表现为腺体内血管增多和扩张,淋巴细胞浸润;滤泡壁细胞多呈高柱状增生,并形成乳头状突起伸入滤泡腔,腔内胶质减少。

【临床表现】

轻重不一,典型表现有高代谢症候群、甲状腺肿及眼征三大主要症状。

1. 甲状腺激素分泌过多症候群　主要表现为性情急躁、易激惹、失眠、双手颤动、怕热、多汗、易疲劳等;食欲亢进却体重减轻、肠蠕动亢进和腹泻;心悸、脉快有力(脉搏常在 100 次/分以上,休息和睡眠时间仍快)、脉压增大;月经失调、阳痿,极个别患者伴有局限性颈前黏液性水肿。

2. 甲状腺肿大　多数患者有不同程度的弥漫性、对称性甲状腺肿大,肿大程度与甲亢轻重无明显关系;多无局部压迫症状。由于腺体内血管扩张、血流加速,左、右叶下极可扪及震颤感和闻及血管杂音。

3. 眼征　突眼为眼征中重要且较特异的体征之一,突眼多与甲亢同时发生。典型者双侧眼球突出、睑裂增宽。严重者眼球向前突出、瞬目减少、上眼睑挛缩、睑裂宽;向前平视时,角膜上缘外露;向上看物时,前额皮肤不能皱起;看近物时,眼球辐辏不良;甚至伴眼睑肿胀肥厚,结膜充血、水肿等。

【辅助检查】

1. 基础代谢率测定　基础代谢率是指人体在清醒、空腹、无精神紧张和外界环境(如温度)的影响下的能量消耗率。可用基础代谢率测定器测定，较可靠；也可根据脉压和脉率计算，常用计算公式为：基础代谢率％＝(脉率＋脉压)－111，以±10％为正常，20％～30％为轻度甲亢，30％～60％为中度甲亢，60％以上为重度甲亢。测定必须在清晨、空腹和静卧时进行。

2. 血清 T_3、T_4、TSH 测定　甲亢时 T_3 值的上升较早而快，约高于正常值的4倍；T_4 上升较迟缓，仅高于正常的2.5倍，故测定 T_3 对甲亢的诊断具有较高的敏感性。诊断困难时，可做促甲状腺激素释放激素(TRH)兴奋实验，即静脉注射TRH后，促甲状腺激素(TSH)不增高(阴性)则更有意义。

3. B超检查　测定甲状腺大小、血供情况，除外肿瘤。

4. 放射性检查　必要时可做甲状腺核素扫描和甲状腺摄 ^{131}I 测定。

5. 五官科声带检查　了解声带完好情况及有无手术禁忌。

【治疗要点】

甲亢治疗有抗甲状腺药治疗、放射性碘治疗及甲状腺大部切除术。甲状腺大部切除术仍是目前治疗中度甲亢的一种常用而有效的方法。术前需抗甲状腺药物应用控制症状，待血清 T_3、T_4 正常后，用复方碘溶液口服2～3周方可手术。

1. 手术适应证　①继发性甲亢或高功能腺瘤；②中度以上的原发性甲亢；③腺体较大，伴有压迫症状，或胸骨后甲状腺肿等类型的甲亢；④抗甲状腺药物或 ^{131}I 治疗后复发或坚持长期用药有困难者。鉴于甲亢对妊娠可造成不良影响(流产和早产等)，而妊娠又可能加重甲亢，因此，妊娠早、中期的甲亢患者凡具有上述指征者，仍应考虑手术治疗。

2. 手术禁忌证　①青少年患者；②症状较轻者；③老年患者或有严重器质性疾病不能耐受手术治疗者。

【护理】

1. 护理评估

(1) 术前评估

1) 健康史和相关因素：患者是否曾患有结节性甲状腺肿或伴有其他自身免疫性疾病；有无甲状腺疾病的用药或手术史；近期有无感染、劳累、精神刺激或创伤等应激因素；有否甲亢家族史。

2) 身体状况

a. 局部：①甲状腺有无弥漫性、对称性肿大；肿块大小、质地、有无触痛，肿块与甲亢症状轻重的关系；甲状腺有无震颤或血管杂音等；②有无突眼征。

b. 全身：了解甲亢症状控制情况。有无以下几类症状：①高代谢综合征：基础代谢率增高、怕热、多汗、皮肤温暖而湿润；②神经系统症状：神经过敏、易激动、烦躁多虑、多言多动、注意力分散和双手平伸时手指细颤；③心血管系统症状：心律失常、脉压增大、心动过速，且在休息和睡眠时心率仍然加快等；④消化系统症状：食欲亢进、消瘦和腹泻等；⑤其他：肌无力、肌萎缩，甚至甲亢性肌病等；女性患者月经减少、闭经不孕；男性患者阳痿、乳房发育和生育能力下降等。

c. 辅助检查：血清 T_3、T_4 含量，TSH值，放射性核素扫描，B超等检查结果，以助判断病情。

3) 心理、社会状况

a. 心理状态：患者的情绪因内分泌紊乱而受到不同程度的影响，纷乱的情绪状态使患者人际关系恶化，更加重了患者的情绪障碍。此外，外形的改变，如突眼、颈部粗大可造成患者自我形象紊乱。因此，需评估患者有无情绪不稳定、坐卧不安、遇事易急躁、难以克制自己情绪或对自己的疾病顾虑重重等。

b. 社会、家人状况：评估患者及亲属对疾病和手术治疗的了解程度；评估有无因长期治疗造成经济负担加重而影响家庭生活的现象；了解患者所在社区的医疗保健服务情况等。

(2) 术后评估

1) 一般资料：包括麻醉方式、手术种类，术中情况、术后生命体征和切口、引流管情况等。

2) 呼吸和发音、吞咽：对甲状腺术后患者尤应加强呼吸节律、频率和发音、吞咽状况的评估，以利早期发现并发症。

3) 术后继续口服复方碘溶液1周。

4) 并发症：甲亢术后常见并发症有甲状腺危象、呼吸困难和窒息、喉返神经损伤、喉上神经损伤和甲状旁腺损伤。

a. 甲状腺危象：是甲亢术后的严重并发症之一，可危及患者生命。临床表现为术后12～36 h内患者出现高热(>39℃)、脉快而弱(>120次/分)、大汗、烦躁不安、谵妄，甚至昏迷，常伴有呕吐、水泻。若处理不及时或不当，患者常迅速死亡。其原因和诱因可能与术前准备不充分使甲亢症状未能很好控制，及其长期甲亢所致肾上腺皮质激素的合成和分泌亢进使肾上腺皮质功能减退，以及手术创伤致甲状腺素过量释放等有关。

b. 甲状腺功能减退：多因甲状腺组织切除过多引起，也可能由于残留腺体的血液供应不足所致。临床上出现轻重不等的黏液性水肿症状：皮肤和皮下组织水肿，面部尤甚，按之不留凹痕，且较干燥，并有毛发疏落。患者常感疲乏、性情淡漠、智力较迟钝、动作缓慢、性欲减退，此外，脉率慢、体温低、基础代谢率低。甲状腺功能减退术后发生率低，治疗予以甲状腺片口服。

c. 呼吸困难和窒息、喉返神经损伤、喉上神经损伤和甲状旁腺损伤(参见第三节)。

2. 护理问题

(1) 潜在并发症：有甲状腺危象，呼吸困难和窒息、喉返神经损伤、喉上神经损伤和甲状旁腺损伤。

(2) 营养不良：低于机体需要量，与甲亢时基础代谢率显著增高所致代谢需求量大于摄入量有关。

(3) 有受伤的危险：与突眼造成的眼睑不能闭合，有潜在的角膜溃疡、感染而致失明的可能有关。

3. 护理措施

(1) 有效预防和及时处理甲状腺危象

1) 预防措施：关键在于做好充分的术前准备，使患者基础代谢率降至正常范围，甲亢症状控制，血清 T_3、T_4 含量，TSH值正常后再手术，术后继续口服复方碘溶液1周。

a. 避免诱因：避免诱发甲亢患者甲状腺危象的因素，如应激状态(感染、手术、放射性碘治疗等)；严重的躯体疾病(心力衰竭、脑血管意外、急腹症、重症创伤、败血症、低血糖等)；口服过量甲状腺激素制剂；严重精神创伤及手术中过度挤压甲状腺等。

b. 提供安静轻松的环境：保持病室安静，室温稍低，色调和谐，避免患者精神刺激或过度兴奋,使患者得到充分的休息和睡眠。必要时可给患者提供单人病室,以防患者间的互相干扰。

c. 术前药物准备的护理:术前通过药物使甲亢症状基本控制是甲亢患者手术准备的重要环节,护士应遵医嘱正确指导甲亢患者完成术前药物准备。术前药物准备方法通常有:①先用硫脲类药物,待甲亢症状基本控制后停药,再单独服用碘剂1～2周,再行手术。因硫脲类药物能使甲状腺肿大充血,手术时极易发生出血,增加手术风险;而碘剂能减少甲状腺的血流量,减少腺体充血,使腺体缩小变硬,因此服用硫脲类药物后必须服用碘剂。常用的碘剂是复方碘化钾溶液,每天3次口服,第1天每次3滴,第2天每次4滴,依次逐天递增至每次16滴止,然后维持此剂量;或复方碘化钾溶液10滴每天3次,连续2周。由于碘剂可刺激口腔和胃黏膜,引起恶心、呕吐、食欲不振等不良反应,因此,护士可指导患者于饭后用冷开水稀释后服用,或在用餐时将碘剂滴在馒头或饼干上一同服用。②开始即用碘剂,2～3周后待甲亢症状得到基本控制(患者情绪稳定、睡眠好转、体重增加,脉率<90次/分以下,基础代谢率<20%)后,便可进行手术。碘剂的作用在于抑制蛋白水解酶,减少甲状球蛋白的分解,逐渐抑制甲状腺素的释放,有助避免术后甲状腺危象的发生。但因碘剂只能抑制甲状腺素的释放,而不能抑制甲状腺素的合成,停服后会致储存于甲状腺滤泡内的甲状球蛋白大量分解,使原有甲亢症状再现,甚或加重。故碘剂不能单独治疗甲亢,仅用于手术前准备;凡不拟行手术治疗的甲亢患者均不宜服用碘剂。③对于不能耐受碘剂或合并应用硫脲类药物,或对此两类药物无反应的患者,主张与碘剂合用或单用普萘洛尔做术前准备,每6 h服药1次,每次20～60 mg,一般服用4～7 d后脉率即降至正常水平。由于普萘洛尔半衰期不到8 h,故最末一次服用须在术前1～2 h,术后继续口服4～7 d。术前不用阿托品,以免引起心动过速。

2) 加强观察:术后早期加强巡视和病情观察,一旦出现甲状腺危象的征象,立即通知医生,并配合急救。

3) 急救护理:对发生甲亢危象者,护士应遵医嘱及时落实各项治疗和护理措施。首先给予镇静剂,静脉输入大量葡萄糖溶液;吸氧,减轻组织缺氧;降温可使用物理降温,必要时药物降温;口服复方碘化钾溶液3～5 ml,紧急时1～2 g碘化钠加入等渗盐水中做静脉滴注;近年来多用β受体阻滞剂或抗交感神经药,常用的有普萘洛尔(心得安)5 mg加入5%葡萄糖100 ml做静脉滴注,或口服40～80 mg,每6 h 1次;利舍平2 mg肌内注射,每6 h 1次;同时给予大量肾上腺皮质激素。

4) 心理护理:患者在经历危象的发作和抢救后,不仅躯体备感疲乏,在心理上更对疾病充满恐惧和对预后的担忧。护士在完善患者各项治疗、提供各项生活护理的同时,更要做好对患者的心理安慰,鼓励其树立战胜疾病的勇气和信心,以良好的心态积极配合各项治疗和护理措施的顺利实施。

(2) 有效防治呼吸困难和窒息、喉返神经损伤、喉上神经损伤和甲状旁腺损伤等并发症(参见第三节)。

(3) 加强营养支持,满足机体代谢的需要。

1) 术前:患者因代谢高、常感饥饿,为满足机体代谢亢进的需要,每天需供给患者5～6餐,鼓励其进食高热量、高蛋白质和富含维生素的均衡饮食。主食应足量,可适当增加奶类、蛋类、瘦肉类等优质蛋白以纠正负氮平衡,两餐之间增加点心。每天饮水2 000～3 000 ml,

以补充出汗、腹泻、呼吸加快等所丢失的水分。但有心脏疾病患者应避免大量摄水，以防水肿和心力衰竭。禁用对中枢神经有兴奋作用的浓茶、咖啡等刺激性饮料，戒烟、酒。勿进食增加肠蠕动及易导致腹泻的富含纤维的食物。

2）术后：清醒患者，即可给予少量温或凉水，若无呛咳、误咽等不适，可逐步给予微温流质饮食，注意过热可使手术部位血管扩张，加重创口渗血。以后逐渐过渡到半流质及高热量、高蛋白质和富含维生素的饮食，以利切口早期愈合。

（4）突眼护理：对眼睑不能闭合者必须注意保护角膜和结膜，经常点眼药水，防止干燥、外伤及感染，外出戴墨镜或使用眼罩以避免强光、风沙及灰尘的刺激。睡眠时头部抬高，以减轻眼部肿胀。若患者不易或无法闭合眼睛时，应涂抗生素眼膏，并覆盖纱布或使用眼罩，预防结膜炎和角膜炎。结膜发生充血水肿时，用0.5%醋酸可的松眼剂滴眼，并加用冷敷；眼睑闭合严重障碍者可行眼睑缝合术。对于严重突眼者还应加强心理护理，多关心和照顾，帮助其树立治疗的信心，同时应完善术前准备，以择期行眶内减压术。

4. 护理评价

（1）患者是否出现甲状腺危象，或已发生的甲状腺危象是否得到及时发现和治疗。

（2）患者术后生命体征是否稳定，有无呼吸困难和窒息、喉返神经和喉上神经损伤、手足抽搐等并发症出现，防治措施是否恰当及时，术后恢复是否顺利。

（3）患者的营养需求是否得到满足，体重是否维持在标准体重的(100±10)%。

（4）患者眼结膜是否发生溃疡和感染，是否得到有效防治。

【健康教育】

1. 休息　劳逸结合，适当休息和活动，以促进各器官功能的恢复。

2. 饮食　选用高热量、高蛋白质和富含维生素的饮食，以利切口愈合和维持机体代谢需求。

3. 心理调适　引导患者正确面对疾病、症状和治疗，合理控制自我情绪，保持精神愉快和心境平和。

4. 用药指导　使患者了解甲亢术后继续服药的重要性、方法并督促执行。

5. 随访　患者出院后应定期门诊复查甲状腺功能，若出现心悸、手足震颤、抽搐等症状应及时就诊。

第三节　甲状腺肿瘤

一、甲状腺腺瘤

甲状腺腺瘤(thytoid adenoma)系最常见的甲状腺良性肿瘤，腺瘤周围有完整包膜。按形态学可分为：滤泡状腺瘤和乳头状腺瘤（世界卫生组织将其改名为乳头型滤泡性腺瘤），临床以前者多见。

【临床表现】

本病以40岁以下女性多见，且多数患者无不适症状，常在无意间或体检时发现颈部有圆形或椭圆形结节，多为单发。结节表面光滑，边界清楚，包膜完整，无压痛，随吞咽上下移动；

质地依瘤体性质而异，腺瘤质地较软，而囊性者质韧。腺瘤一般生长缓慢，但乳头状囊性腺瘤因囊壁血管破裂所致囊内出血时，瘤体在短期内可迅速增大并伴局部胀痛。

【辅助检查】

1. B超检查　可发现甲状腺内肿块；若伴囊内出血，提示存在囊性病变。

2. 放射性检查　必要时可作甲状腺核素扫描和甲状腺摄^{131}I测定。

【处理原则】

因甲状腺腺瘤可诱发甲亢(20%)和恶变(10%)，故应早期行腺瘤侧甲状腺大部分或部分(小腺瘤)切除，且切除标本须即刻行病理学检查，以明确肿块病变性质，若为恶性病变需按甲状腺癌治疗。

二、甲状腺癌

甲状腺癌(thyroid carcinoma)是甲状腺最常见的恶性肿瘤，约占全身恶性肿瘤的1%，女性发病率高于男性。涉及预后的因素很多，以病理类型最为重要。分化良好的甲状腺癌患者，95%可以较长期存活，特别是乳头状腺癌的生物学倾向良好，预后最好，但少数也可间变为恶性程度极高的未分化癌。手术切除是除未分化癌以外各型甲状腺癌的基本治疗方式，并辅助应用放射性核素、甲状腺激素和放射外照射治疗。除髓样癌外，多数甲状腺癌起源于滤泡上皮细胞。

【病理分类】

1. 按肿瘤的病理类型可分为

(1) 乳头状腺癌：约占成人甲状腺癌的60%和儿童甲状腺癌的全部。多见于中青年女性。属低度恶性，生长较缓慢，较早可出现颈淋巴结转移，但预后较好。

(2) 滤泡状腺癌：约占甲状腺癌的20%。多见于中年人，肿瘤生长较迅速，属中度恶性；可经血液转移至肺、肝、骨和中枢神经系统，预后较乳头状腺癌差。

(3) 未分化癌：约占15%，多见于老年人。发展迅速，其中约50%者早期即有颈淋巴结转移，属高度恶性。肿瘤除侵犯气管和(或)喉返神经或食管外还常经血液转移至肺和骨，预后很差。

(4) 髓样癌：仅占7%，常伴家族史。来源于滤泡旁细胞(C细胞)，可分泌降钙素，瘤内有淀粉样物沉积；较早出现淋巴结转移，且可经血行转移至肺和骨，恶性程度中等。预后比乳头状腺癌和滤泡状腺癌差，但略好于未分化癌。

【临床表现】

1. 发病初期多无明显症状，仅在颈部出现单个、质地硬而固定、表面高低不平、随吞咽上下移动的肿块。未分化癌块可在短期内迅速增大，并侵犯周围组织。因髓样癌组织可产生激素样活性物质，患者可出现腹泻、心悸、脸面潮红和血清钙降低等症状，并伴其他内分泌腺体的增生。

2. 晚期癌肿除伴颈淋巴结肿大外，常因喉返神经、气管或食管受压而出现声音嘶哑、呼吸困难或吞咽困难等；若颈交感神经节受压可引起Horner综合征；若颈丛浅支受累可出现耳、枕和肩等处疼痛。甲状腺癌远处转移多见于扁骨(颅骨、椎骨、胸、盆骨等)和肺。

【辅助检查】

1. 实验室检查　除血生化和尿常规检查外，还包括测定甲状腺功能，血清降钙素测定有助于髓样癌的诊断。

2. B超检查　测定甲状腺大小，探测结节的位置、大小、数目及邻近组织的关系。结节若为实质性且呈不规则反射，则恶性可能大。

3. 放射性核素扫描　甲状腺核素扫描和甲状腺摄^{131}I测定。

4. X线检查　颈部X线摄片可了解有无气管移位、狭窄、肿块钙化及上纵隔增宽。胸部及骨骼摄片有助于排除肺和骨转移的诊断。

5. 细针穿刺细胞学检查　系明确甲状腺结节性质的有效方法，该诊断的准确率可达80％以上。

【治疗要点】

手术切除是各型甲状腺癌的基本治疗方法，并辅助应用甲状腺激素、放射性核素和放射外照射等治疗。

1. 手术治疗　一般多行患侧腺体连同峡部全切除、对侧腺体大部分切除，并根据病情及病理类型决定是否加行颈部淋巴结清扫或放射性碘治疗等。

2. 内分泌治疗　甲状腺癌行次全或全切除者应终身服用甲状腺素片，可用甲状腺片或左甲状腺素口服，用药期间定期测定血T_3、T_4和TSH，以此调整用药剂量。一般剂量以控制TSH保持在低水平，但不引起甲亢为宜。

3. 放射性核素治疗　术后^{131}I治疗主要适用于45岁以上乳头状腺癌和滤泡状腺癌、多发癌灶、局部侵袭性肿瘤及有远处转移者。

4. 放射外照射治疗　主要适用于未分化型甲状腺癌。因其恶性程度高、发展迅速，常在发病2～3个月后即出现局部压迫或远处转移症状，故对该类患者通常以外放射治疗为主，手术治疗仅为解除压迫症状。

【护理】

1. 护理评估

(1) 术前评估

1) 健康史和相关因素：除评估患者的一般资料，如年龄、性别等外，还应询问其有无其他肿瘤病史，了解其既往健康状况及有无手术史和相关疾病的家族史。

2) 身体状况

a. 局部：①肿块与吞咽运动的关系；②肿块的大小、形状、质地和活动度；③肿块的生长速度；④颈部有无肿大的淋巴结。

b. 全身：①有无压迫症状，如声音嘶哑、呼吸困难、吞咽困难、Horner综合征等；②骨和肺转移征象；③腹泻、心悸、脸面潮红和血清钙降低等症状；④伴有其他内分泌腺体的增生。

3) 辅助检查：包括基础代谢率，甲状腺摄^{131}I率，血清T_3、T_4含量，TSH测定，放射性核素扫描和B型超声等检查。

4) 心理、社会状况

a. 心理状态：患者常在无意中发现颈部肿块，病史短且突然，或因已存有多年的颈部肿块在短期内迅速增大，因而担忧肿块的性质和预后，表现为惶恐、焦虑和不安，故需正确了解和评估患者患病后的情绪、心情和心理变化状况。

b. 认知程度：患者和家属对疾病、手术和预后的不同认知程度会影响患者对手术和治疗的依从性及疗效。护士对患者和家属应分别做好评估：①对甲状腺疾病的认知态度；②对手术的接受程度；③对术后康复知识的了解程度。

(2) 术后评估

1) 一般情况：包括麻醉方式、手术方式，术中情况、术后生命体征、切口和引流情况等。

2) 呼吸和发音：加强对甲状腺术后患者的呼吸节律、频率和发音状况的评估，以利早期发现并发症。

3) 并发症：甲状腺术后常见并发症有呼吸困难和窒息、喉返神经损伤、喉上神经损伤和甲状旁腺损伤。

a. 呼吸困难和窒息：是最危急的并发症，多发生于术后48 h内。临床表现为进行性呼吸困难、烦躁、发绀，甚至窒息；可有颈部肿胀，切口渗出鲜血等。常见原因：①切口内出血压迫气管，主要系手术时止血不完善、血管结扎线滑脱或凝血功能障碍所致。②喉头水肿，可因手术创伤或气管插管所致。③气管塌陷，气管壁长期受肿大甲状腺压迫而发生软化；在切除甲状腺大部分腺体后，软化气管壁失去支撑所致。④双侧喉返神经损伤。

b. 喉返神经损伤：发生率为0.5%。单侧喉返神经损伤，大多引起声音嘶哑，虽可经健侧声带向患侧过度内收而代偿，但不能恢复其原有音色。双侧喉返神经损伤依其平面的不同，可因双侧声带麻痹而失声，严重者发生呼吸困难，甚至窒息。喉返神经损伤多数是由于手术时损伤，如切断、缝扎、钳夹或牵拉过度所致，少数是由于血肿压迫或瘢痕组织的牵拉引起。前者在术中立即出现症状，后者在术后数天才出现症状。损伤的后果与损伤的性质（永久性或暂时性）和范围（单侧或双侧）密切相关。

c. 喉上神经损伤：多在处理甲状腺上极时损伤喉上神经内支（感觉支）或外支（运动支）所致。外支受损可使环甲肌瘫痪，引起声带松弛和声调降低。内支受损会使喉部黏膜感觉丧失，在进食，特别是饮水时，患者因喉部反射性咳嗽的丧失而易发生误咽或呛咳。

d. 甲状旁腺损伤：多数患者症状轻且短暂，常在术后1～2 d出现面部、唇或手足部的针刺、麻木或强直感；少数严重者可出现面肌和手足伴有疼痛的持续性痉挛、抽搐；每日发作多次，每次持续10～20 min或更长，甚至可发生喉、膈肌痉挛和窒息。其主要系手术时甲状旁腺被误切除、挫伤或其血液供应受累，致血钙浓度下降，神经、肌应激性增高所致。

2. 护理问题

(1) 焦虑：与颈部肿块性质不明、环境改变、担心手术及预后有关。

(2) 潜在并发症：呼吸困难和窒息、喉返和（或）喉上神经损伤、甲状旁腺损伤等。

(3) 清理呼吸道无效：与咽喉部及气管受刺激、分泌物增多及切口疼痛有关。

3. 护理措施

(1) 术前护理

1) 热情接待患者，了解其对所患疾病的感受，告知患者有关甲状腺肿瘤及手术方面的知识，说明手术必要性及术前准备的意义，有效缓解焦虑。

2) 指导患者进行手术体位的练习（将软枕垫于肩部，保持头低、颈过伸位），以利术中手术野的暴露。

3) 对精神过度紧张或失眠者，遵医嘱适当应用镇静剂或安眠药物，使其处于接受手术的最佳身心状态。

4) 皮肤准备：男性应剃除胡须。

(2) 术中护理

1）麻醉：颈丛神经阻滞麻醉或全身麻醉。

2）体位：仰卧位，颈部过伸位（患者肩部垫高，头后仰，两侧放置沙袋固定，使头部与躯干保持在同一条直线上）。

3）术中配合

a. 见第七章手术室管理和工作。

b. 手术床前后各准备一升降桌，分别放置头单和甲单，打开甲单后，将甲单的两根带子从双肩上接过绕耳后，系于颈后；在铺巾时用两块治疗巾分别做两个球置于颈部两侧沙袋上。

c. 在切开颈阔肌后，用直血管钳或鼠齿钳分离皮瓣。在剥离甲状腺上、下动静脉时，注意调节灯光及准备缝扎线。

d. 密切观察患者呼吸情况，配合手术医生检查患者声音是否嘶哑，以便及时发现喉返神经损伤。

e. 手术即将结束时，将患者的头部放平，减少伤口的张力，便于缝合。

f. 在包扎伤口时，注意胶布不要粘到患者的头发上。

g. 术毕搬运时用手托住患者头、颈部，防患者自行用力，引起出血。

(3) 术后护理

1）指导患者保持头颈部舒适体位，在改变卧位、起身和咳嗽时可用手固定颈部，以减少震动和保持舒适。

2）做好生命体征观察，尤其是呼吸、发音和吞咽情况。密切观察伤口敷料及引流管情况，有异常发现及时处理。

3）饮食：全麻术后清醒无呕吐者，6 h 后即可进食，一般术后第 2 天进食。

4）行颈淋巴结清扫术者，因手术创伤大、疼痛不适会加重患者对预后的担忧，故需遵医嘱及时给予镇痛，以利休息和缓解焦虑。

5）做好术后并发症观察和护理，一旦发现并发症，及时通知医生，配合抢救。

a. 呼吸困难和窒息：多发生于术后 12～48 h，因血肿压迫所致呼吸困难或窒息。主要预防和急救措施包括：床旁备气切包，对因血肿压迫所致呼吸困难或窒息者，须立即配合进行床边抢救，即剪开缝线，敞开伤口，迅速除去血肿，结扎出血的血管。若患者呼吸仍无改善则需行气管切开、吸氧；待病情好转，再送手术室作进一步检查、止血和其他处理。对喉头水肿所致呼吸困难或窒息者，应即刻遵医嘱应用大剂量激素，如地塞米松 30 mg 静脉滴入，若呼吸困难无好转，可行环甲膜穿刺或气管切开。

b. 喉返和喉上神经损伤：观察患者术后发音情况，有无声调降低或声音嘶哑。术中缝扎引起的神经损伤属永久性；钳夹、牵拉或血肿压迫所致损伤者多为暂时性，经理疗等处理后，一般在 3～6 个月内可逐渐恢复；若严重损伤所致呼吸困难和窒息者多需即刻作气管切开。喉上神经内支受损者，因喉部黏膜感觉丧失所致反射性咳嗽消失，患者在进食，尤其在饮水时，易发生误咽和呛咳，故要加强对该类患者在饮食过程中的观察和护理，并鼓励其多进食固体类食物，一般经理疗后可自行恢复。

c. 甲状旁腺损伤：与术中甲状旁腺误切有关。观察术后患者有无口唇及四肢麻木情况。一旦患者主诉有口唇麻木等，立即通知医生，测血钙、磷，按医嘱口服补钙或静脉补钙。

4. 护理评价

(1) 患者情绪是否稳定，能否安静休息。患者及其家属对甲状腺手术的接受程度和治疗护理配合情况。

(2) 患者术后生命体征是否稳定，有无呼吸困难、出血、喉返和喉上神经损伤、甲状旁腺损伤等并发症出现，防治措施是否恰当及时，术后恢复是否顺利。

(3) 患者术后能否有效咳嗽，及时清除呼吸道分泌物，保持呼吸道通畅。

【健康教育】

1. 心理调适　甲状腺癌患者术后存有不同程度的心理问题，应指导患者调整心态，正确面对现实，积极配合治疗。

2. 功能锻炼　为促进颈部功能恢复，术后患者在切口愈合后可逐渐进行颈部活动，直至出院后 3 个月。颈淋巴结清扫术者，因斜方肌不同程度受损，功能锻炼尤为重要，故在切口愈合后即应开始肩关节和颈部的功能锻炼，并随时保持患侧上肢高于健侧的体位，以防肩下垂。

3. 治疗　甲状腺全切除者应遵医嘱坚持服用甲状腺素制剂；术后需行放射治疗者应遵医嘱按时治疗。

4. 随访　教会患者颈部自行体检的方法；患者出院后须定期随访，复诊颈部、肺部和甲状腺功能等。若发现结节、肿块或异常应及时就诊。

第四节　常见颈部肿块

颈部肿块可以是颈部或非颈部疾病的共同表现。据统计，恶性肿瘤、甲状腺疾患及炎症、先天性疾病和良性肿瘤约占颈部肿块的 1/3。

【病因】

1. 肿瘤　有原发性和转移性肿瘤两类。以后者居多，原发病灶常位于口腔、鼻咽部、甲状腺、肺、纵隔、乳房和胃肠道等处，且以发生锁骨上区转移多见。在原发性肿瘤中，良性肿瘤有甲状腺腺瘤、腮腺瘤、舌下囊肿和血管瘤等；恶性肿瘤有甲状腺癌、恶性淋巴瘤和涎腺癌等。

2. 炎症　急、慢性淋巴结炎，淋巴结结核、软组织化脓性感染等。

3. 先天性畸形　甲状腺舌骨囊肿或瘘、囊状淋巴管瘤、颏下皮样囊肿等。

【临床表现】

1. 颈淋巴结结核　多见于儿童和青年。临床表现为颈部单侧或双侧出现多个大小不等的肿大淋巴结，以单侧者居多，90％患者仅累及一组淋巴结。早期，肿大淋巴结较硬、无痛，且能活动，随后可融合成团或形成串珠状结节性肿块；晚期，淋巴结发生干酪样坏死、液化，形成寒性脓肿，甚或破溃形成经久不愈的窦道或慢性溃疡。少数患者可伴低热、盗汗、食欲不振和消瘦等全身症状。患者可通过胸部透视、结核菌素试验，必要时经淋巴结或活组织病理学检查有助明确诊断。

2. 慢性淋巴结炎　多为继发于头、面和颈部的炎性病灶。肿大的淋巴结常散于颈侧区、颌下或颏下区，略硬，但表面光滑、能活动，可有轻度压痛或不适。

3. 转移性肿瘤　在颈部肿块中期发病率仅次于慢性淋巴结炎和甲状腺疾病，约占颈部恶性肿瘤的 3/4。头颈部的转移性肿瘤多见于鼻咽癌和甲状腺癌的转移；锁骨上窝转移性肿瘤的原发病灶大多位于胸腹部。肿瘤转移性淋巴结质地较硬，初起常为单发、无痛，尚可被推动；以后迅速增大，肿块呈结节状、表面不平、固定，且伴局部或放射性疼痛；晚期，肿块可发生坏死、破溃、感染和出血，且分泌物带有恶臭。

4. 恶性淋巴瘤　为源于淋巴组织恶性增生的实体瘤(包括霍奇金病和非霍奇金淋巴瘤)，多见于男性青壮年。肿大淋巴结常先出现于一侧或双侧颈侧区，散在、稍硬、尚活动、无压痛；继之病情迅速发展，淋巴结逐渐融合成团，伴腋窝、腹股沟淋巴结和肝脾肿大及不规则高热。血常规检查和淋巴结病理学检查可确诊本病。

5. 甲状腺舌管囊肿　是与甲状腺发育有关的先天性畸形。多见于15岁以下儿童。表现为位于颈前区中线、舌骨下方的1～2 cm圆形肿块，边界清楚，表面光滑，有囊性感，无压痛，并随吞咽或伸、缩舌而上、下活动。囊肿可多年无变化和无症状；若并发感染，可出现红、肿、热、痛及全身感染症状。感染性囊肿破溃后，便形成经久不愈的瘘管。

6. 腮腺多形性腺瘤(混合瘤)　是一种含有腮腺组织、黏液和软骨样组织的腮腺肿瘤，故称混合瘤。肿瘤外层为一层很薄的包膜，由腮腺组织受压变形而成，并非真性包膜。多见于青壮年，肿瘤位于耳垂下方，较大时可伸向颈部。该病有潜在恶性生物学行为，故临床将其视为临界瘤。

【辅助检查】

1. 实验室检查　血常规及肿瘤标记物测定有助于区别恶性肿瘤或炎性肿块。

2. 影像学检查　X线、B超、CT、动脉造影及MRI等检查有助于胸、腹腔肿瘤的诊断。

3. 内镜检查　纤维胃镜、结肠镜等检查不仅能发现胃肠道的早期病变，且可同时获取组织标本做病理学检查。

4. 肿块穿刺或活组织检查　诊断不明的肿块亦可做细针穿刺或切取组织进行病理学检查。

【治疗要点】

颈部常见肿块的治疗原则依肿块性质而不同。

1. 结核　治疗包括全身和局部治疗。全身治疗包括加强休息、营养和抗结核药物治疗综合措施。局部治疗：对少数较大且能推动的淋巴结，在药物治疗的同时可予以手术切除；尚未破溃的寒性脓肿可穿刺抽脓，再注入抗结核药物；继发化脓性感染的寒性脓肿，先切开引流，待感染控制后，必要时再行刮除术；无继发感染的窦道或溃疡，行刮除术，并开放引流。

2. 炎症　慢性淋巴结炎本身无需治疗，检查时应注意寻找原发感染灶。一般原发灶的感染控制后，肿大淋巴结多自行消退；对长期淋巴结肿大者，必要时可切除肿大淋巴结，并做病理学检查，以排除结核或肿瘤等病变。

3. 肿瘤　除恶性淋巴瘤以放、化疗为首选治疗方法外，肿瘤的治疗仍以早期手术为原则；若疑为转移性肿瘤，在全面查找原发病灶同时，还应早期行活组织检查，以早期明确诊断和治疗。

4. 先天性畸形　彻底切除囊肿及其残留的管状结构，合并急性感染者，需在控制感染后手术。

【护理】

1. 护理评估

(1) 术前评估

1) 健康史和相关因素：患者是否曾患有颈部肿块、其他部位恶性肿瘤、局部感染和先天性畸形等。

2）身体状况

a. 局部：颈部肿块的部位、形状、大小、质地、活动度、表面光滑度，以及伴随症状常因原发病而异，故须对患者进行仔细评估。如：①恶性肿瘤的肿块质硬、固定、表面不光滑呈结节状和无压痛；②炎性肿块可有不同程度的红、肿、热和痛的表现；③动脉瘤有扩张性搏动和震颤；④血管瘤质软，加压后体积缩小，解除压力后又恢复原状；⑤囊肿有张力、光滑，加之不能使之缩小；⑥来自甲状腺的肿块多可随吞咽上下移动。

b. 全身：许多颈部肿块是全身性疾病在颈部的表现，故还应注意评估有无伴有以下情况：①全身其他部位的转移灶；②体重减轻和营养不良等恶液质的表现；③低热、盗汗、食欲不振和消瘦等全身症状；④周身淋巴结和肝、脾肿大；⑤发热和脉搏增快等全身炎症反应等。

c. 辅助检查：包括血常规、肿瘤标记物测定、X 线、B 超、CT、动脉造影和 MRI 等检查，有助于判断和确定护理计划。

3）心理、社会状况

a. 患者对患病的情绪和心理反应。

b. 患者及家属对疾病和手术治疗的了解和接受程度。

(2) 术后评估(参见第二节、第三节)。

2. 护理问题

(1) 焦虑：与颈部肿块性质不明、环境改变、担心手术及预后有关。

(2) 清理呼吸道无效：与咽喉部及气管受刺激、分泌物增多及切口疼痛有关。

3. 护理措施(参见第二节、第三节)。

4. 护理评价

(1) 患者情绪是否平稳，能否安静地休息。患者及其家属对颈部肿块切除术的接受程度和治疗护理配合情况。

(2) 患者术后生命体征是否稳定，有无呼吸困难、出血等并发症出现，防治措施是否恰当及时；术后恢复是否顺利。

【健康教育】

(1) 患有颈部肿块的患者应定期随访，尽早明确病因和对症治疗。

(2) 教会患者自我检查颈部的方法，注意观察肿块的生长情况，包括大小、活动度、质地和有无伴局部压痛等；注意颈部肿块与全身症状的关系。

案例分析题

患者，女性，62 岁，因体检发现甲状腺肿块 2 个月，即来院就诊。患者 2 个月前体检发现右甲状腺上极可扪及一个质硬，大小为 1.0 cm×1.0 cm×1.5 cm 的肿块，表面高低不平，吞咽时肿块上下移动减低，声音嘶哑，无呼吸困难，右颈部区域可触及数枚肿大的淋巴结。心肺听诊阴性，腹软。首测生命体征：体温 37℃、呼吸 20 次/分、脉搏 82 次/分、血压 146/86 mmHg。既往有高血压史 10 年，无肺结核、心脏病、糖尿病等病史。实验室检查：血 TT 正常，B 超提示：右侧甲状腺结节伴钙化。

问题:(1) 该患者的初步诊断是什么?

(2) 该患者的护理评估要点有哪些?

(3) 该患者的主要护理问题、护理措施有哪些?

(施美丽)

第十七章 乳腺疾病患者的护理

第一节 解剖和生理概要

【解剖】

乳腺为女性性器官，由表皮的皮肤、皮下的纤维结缔组织以及乳腺组织共同组成。乳腺位于胸大肌浅表，约在第2和第6肋骨水平浅筋膜的浅、深层之间；外上方形成乳腺液尾部伸向腋窝。乳头位于乳房中央，周围皮肤色素沉着区为乳晕。

乳腺有15～20个腺叶，每个腺叶分成很多小叶，腺小叶由小乳管和腺泡组成，是乳腺的基本单位。每一腺叶由各自汇总的导管（大乳管），呈放射状开口于乳头。大乳管近开口的1/3段略为膨大，是乳管内乳头状瘤的好发部位。腺叶间有许多与皮肤垂直的纤维束，上连皮肤及浅筋膜深层，称Cooper韧带（乳房悬韧带），起支持、固定乳房的作用。

乳腺的淋巴网甚为丰富，其淋巴液输出主要通过4个途径：

大部分淋巴液经胸大肌外缘淋巴管流至腋窝淋巴结，再流向锁骨下淋巴结，继之到锁骨上淋巴结；

部分乳房内侧的淋巴液通过肋间淋巴管流向胸骨旁淋巴结；

两侧乳房间皮下有交通淋巴网，一侧乳房淋巴液可流向对侧乳房；

乳房深部淋巴网可沿腹直肌鞘和肝镰状韧带的淋巴管流向肝。

目前常以胸小肌为界，将腋区淋巴结分三组：腋下（胸小肌侧）组，包括乳腺外侧组、中央组、肩胛下组及腋静脉淋巴结；腋中（胸小肌后）组，包括胸小肌深面的腋静脉淋巴结；腋上（锁骨下）组，包括胸小肌内侧锁骨下静脉淋巴结。

【生理】

乳腺是一个外分泌器官，受下丘脑-垂体-肾上腺、性腺的影响，尤其受雌激素、孕激素和泌乳素的影响大。雌激素主要作用于乳腺导管系统，刺激导管增殖。孕激素主要作用于腺泡，刺激腺泡和小叶的发育。泌乳素促进乳汁分泌与排出。育龄期女性乳腺随着月经周期性的更替，在激素影响下呈周期性的生理变化，绝经后腺体逐渐萎缩，为脂肪组织所替代。乳腺具有分泌乳汁的功能，也是一种性征器官，具有体现女性第二性征和参与性活动的功能，它是女性身体曲线的组成部分，是女性形体美的重要元素。

第二节 乳腺非肿瘤性疾病

【各类型概述】

1. 多乳头、多乳房畸形 多乳头、多乳房畸形又称副乳头和副乳腺，一般位于腋窝到同侧腹股沟中点的两条乳线上，尤以腋窝和腋前皱襞处最多见。副乳较小或仅有乳头乳晕时影响不大，如较明显，影响美观时可做手术切除，极少数副乳可发生腺瘤或癌变。

2. 急性乳腺炎 一般指乳腺的急性化脓性感染性炎症，不同于浆细胞性乳腺炎等慢性乳腺炎的急性表现和脓肿形成。极大多数急性乳腺炎发生在产后哺乳期的妇女，尤以初产妇多见，常发生在产后3～4周，故称哺乳期乳腺炎。经停止哺乳、全身抗感染治疗、脓肿引流可治愈。

3. 乳腺囊性增生病 是妇女常见病和多发病，多见于30～45岁女性，该病被认为是乳腺正常的增生和退变失常引起的乳腺结构紊乱，表现为乳腺腺体和间质增生伴有大小不等的囊性形成。若出现导管和腺泡上皮的不典型增生，则有恶变的可能。

【病因和发病机制】

1. 多乳头、多乳房畸形的病因和发病机制 人胚胎发育至第9周时，乳腺始基除胸前区的1对继续发育外，其余的均退化消失，如退化不全，出生后即会出现多乳头、多乳房畸形。

2. 急性乳腺炎的病因和发病机制 主要是在乳汁淤积的基础上继发细菌感染，以金黄色葡萄球菌最为常见，产后全身抵抗力下降也是其原因之一。

(1) 乳汁淤积：是急性乳腺炎的重要诱因。乳汁为细菌的良好培养基，乳汁淤积为入侵细菌提供有利的生长繁殖条件。乳汁淤积的主要原因有：①乳头发育不良，如乳头过小或内陷，影响婴儿吸引乳汁；②乳汁过多或哺乳过少，使乳汁不能完全排出；③乳管堵塞或不通畅，影响乳汁排出。

(2) 细菌侵入：乳头因哺乳被婴儿咬破或糜烂，致使细菌侵入，并沿淋巴管蔓延引起炎症，这是感染的主要途径。乳头皮肤和婴儿口腔的细菌直接进入乳管也是感染的途径之一。

3. 乳腺囊性增生病的病因和发病机制 其病因和发病机制尚不清楚，可能与内分泌失调及精神因素有关，如黄体酮分泌减少，雌激素相对增多。由于性激素失调导致乳腺周期性的增生和退变失常，从而出现结构紊乱。

【病理】

乳腺囊性增生病病理主要表现：乳腺导管扩张和囊肿形成；导管和腺泡上皮增生（伴或不伴不典型增生）；终末导管内多发性乳头状瘤形成；间质纤维化。

【临床表现】

1. 多乳头、多乳房畸形临床表现 多见一侧或双侧腋下隆起，伴或不伴胀痛，有或无副乳头。

2. 急性乳腺炎临床表现

(1) 局部：患侧乳房胀痛，局部红、肿、热，并有压痛性肿块；常伴患侧腋窝淋巴结肿大和触痛。

(2) 全身：随炎症发展，患者可有寒战、高热和脉搏加快。

3. 乳腺囊性增生病临床表现　周期性乳房胀痛和团块。

(1) 乳房胀痛：特点是胀痛，具有周期性，表现为月经来潮前疼痛加剧，月经结束后减轻或消失，有时整个月经周期都有疼痛。

(2) 乳房团块：一侧或双侧乳腺有弥漫性增厚，可呈局限性改变，多位于乳房外上象限，轻度触痛，也可分散于整个乳房。团块呈结节状或片状，大小不一，质韧而不硬，增厚区与周围乳腺组织分界不清。

(3) 乳头溢液：少数患者可有乳头溢液，呈无色或淡黄色。

【辅助检查】

1. 多乳头、多乳房畸形辅助检查　通过B超、钼靶即可确诊。

2. 急性乳腺炎辅助检查　了解血常规检查、B超检查结果，有助于判断乳房炎症的轻重和脓肿情况。

3. 乳腺囊性增生病　根据临床表现及体征，结合B超检查即可诊断本病，但要注意有无恶变征象。

【治疗要点】

1. 根据病情选择治疗方式　多乳头、多乳房畸形影响美观，以及发生腺瘤或恶变者宜手术切除，对副乳癌应行根治性清扫和术后辅助治疗。

2. 急性乳腺炎治疗要点

(1) 局部治疗：患侧停止哺乳，局部热敷、理疗或外敷药物，以促进炎症消散。

(2) 全身抗感染治疗：早期、足量、有效的抗生素应用，首选青霉素类抗生素。

(3) 手术治疗：一旦形成脓肿，应及时切开引流。

(4) 对感染严重者，应采取措施终止乳汁分泌。

3. 乳腺囊性增生病治疗要点　以非手术治疗为主，每半年复查1次，如发现有恶变可能则应及时手术确诊。

【护理】

主要述及急性乳腺炎的护理。

1. 护理评估

(1) 术前评估

1) 健康史：了解患者的乳头发育情况、哺乳方法、婴儿的口腔卫生情况。

2) 目前身体状况：有无其他慢性疾病。

3) 心理、社会状况：担心婴儿营养状况。

(2) 术后评估：伤口愈合情况。

2. 护理问题

(1) 疼痛：与乳汁淤积、肿胀、乳腺炎症、手术切开引流有关。

(2) 体温过高：与乳腺炎症有关。

(3) 知识缺乏：缺乏急性乳腺炎的预防知识。

(4) 潜在并发症：脓毒血症、乳瘘等。

3. 护理措施

(1) 疼痛护理

1) 减轻乳汁淤积：患乳暂停哺乳，定时用吸乳器吸净或挤净乳汁。

2）乳房托起：用宽松胸罩托起乳房，以减轻疼痛和水肿。

3）局部处理：可局部热敷或用50%硫酸镁湿敷，促进局部血液循环、消除炎症和水肿。

4）脓肿切开引流术后：保持伤口敷料干燥，换药前按医嘱给予止痛药。

（2）全身治疗护理

1）休息和营养：注意休息，多饮水，进易消化、富营养饮食。

2）控制感染：遵医嘱，及时、合理地使用抗生素。

3）观察病情：定时测体温、脉搏、呼吸，以及血白细胞计数和分类情况。

4）高热者：予以物理降温，必要时遵医嘱给予解热镇痛药。

【健康教育】

1. 预防　重点是急性乳腺炎的预防教育。

2. 纠正乳头内陷　乳头内陷者，应于分娩前3～4个月开始每天挤捏、提拉乳头。

3. 保持乳头和乳晕清洁　妊娠后期应经常用温水清洗乳头；每次哺乳前后均需清洁乳头。

4. 正确哺乳　每次哺乳应将乳汁吸尽，如有乳汁淤积，应及时用吸乳器或手法按摩排空乳汁。养成婴儿不含乳头睡觉的习惯。

5. 保持婴儿口腔卫生　预防或及时治疗婴儿口腔炎症。

6. 及时处理乳头破损　有破损时暂停哺乳，待愈合后再行哺乳，症状严重时应及时诊治。

第三节　乳腺良性肿瘤

【各类型概述】

临床常见乳腺良性肿瘤为乳腺纤维瘤（fibroadenoma）和乳管内乳头状瘤（intraductal papilloma）。

乳腺纤维瘤是最常见的乳腺良性肿瘤，好发于20～25岁的女性。

乳管内乳头状瘤多见于40～50岁女性。75%发生于大乳管近乳头的壶腹部，瘤体小，且有很多薄壁血管，容易出血。乳管内乳头状瘤目前国内主要依据其发生部位分为大导管内乳头状瘤和乳头状瘤病。相对于大导管内乳头状瘤而言，乳头状瘤病是指发生于中、小导管内的乳头状瘤，常为多发，其生物学特性趋向于癌变。

【病因和发病机制】

乳腺纤维瘤：乳腺小叶内纤维细胞对雌激素的敏感性增高，可能与纤维细胞所含雌激素受体的量或质的异常有关。卵巢处于功能旺盛阶段的青少年女性由于体内雌激素水平较高，所以该病的发病率较高。

【临床表现】

1. 乳腺纤维瘤　主要表现为乳腺可扪及肿块，肿块质韧有弹性，表面光滑，活动度大，易推动。月经周期对肿块的大小无影响。肿块小者或较深者可扪不到肿块。

2. 乳管内乳头状瘤　主要表现为乳头溢液，溢液为鲜红色、暗棕色或黄色。肿瘤通常很小，不易触及。大乳管的乳头状瘤可在乳晕区扪及直径为数毫米的小结节，多呈圆形、质软、可推动，轻压肿块，可见乳头溢出血性液体。

【辅助检查】

1. B超检查　可确定肿块的大小与部位，并初步判断其性质。

2. 钼靶检查　可显示乳腺钙化与肿块，并初步判断其性质。建议40岁以上女性检查。

3. 溢液涂片检查　可检查乳头溢液中有无癌细胞，但阳性率较低。

【治疗要点】

乳腺良性肿瘤，发现后应及时手术切除，术后常规做病理检查。

【护理】

1. 护理评估

(1) 术前评估：包括乳腺肿块情况及全身情况(有无其他慢性疾病如心脏病等)。

(2) 术后评估：伤口愈合情况。

2. 护理问题

(1) 知识缺乏：与缺乏乳腺纤维瘤诊治的相关知识有关。

(2) 焦虑：与乳头溢液、缺乏乳管内乳头状瘤诊治的相关知识有关。

3. 护理措施

(1) 告知患者有关疾病的病因、治疗方法，解除患者思想顾虑。

(2) 术后保持伤口敷料干燥，伤口1周后拆线，拆线1～2 d后可洗澡，但勿用力搓洗伤口皮肤。

(3) 定期随访。

第四节　乳　腺　癌

【概述】

乳腺癌(breast cancer)是女性最常见的恶性肿瘤之一，在我国占全身各种恶性肿瘤的7%～10%，近年来乳腺癌的发病率呈上升且年轻化趋势，部分大城市报告乳腺癌占女性恶性肿瘤首位。

【病因和发病机制】

乳腺癌的病因尚不清楚，可能与下列因素有关。

1. 雌酮和雌二醇　乳腺癌可能与雌激素增加或者对雌激素的敏感性增强有关。

2. 家族史　一级亲族有乳腺癌的危险性增加2～3倍。有其他癌症家族史也是危险因素。可能与同一家族所处的环境和生活饮食习惯相同有关。

3. 危险因素　月经初潮早、停经晚、月经周期短、未生育、初产生育晚、未哺乳或哺乳时间短均为乳腺癌的危险因素。与乳腺细胞受高浓度雌激素刺激的时间长有关。

4. 饮食　高脂肪饮食和肥胖可增加患乳腺癌的危险性。长期食用含雌激素的食品、吸烟、饮酒、过量喝咖啡可能增加患乳腺癌的风险。

5. 精神因素　主要通过引起内分泌紊乱导致发病。长期精神压抑的女性患乳腺癌的危险性增加，复发率也高。

6. 环境因素与电离辐射　环境及食物中的致癌物、放射线等增加乳腺癌的危险性，经常性的胸部X线透视和拍片增加乳腺癌的风险。

7. 乳腺癌前病变　有些乳腺良性疾病如乳腺囊性增生伴不典型增生属癌前病变，可发展为乳腺癌。

【病理】

1. 乳腺癌的病理类型　乳腺癌的病理表现复杂多样，分类也不统一。国内一般分为：非浸润性癌、早期浸润性癌、浸润性特殊癌和浸润性非特殊癌。乳腺癌的病理类型是影响治疗及预后的重要因素，特殊性乳腺癌的预后一般好于非特殊性的浸润性导管癌。

2. 乳腺癌的转移途径

(1) 直接浸润：癌细胞沿导管或筋膜间隙蔓延，进而浸润皮肤、胸膜、胸肌等周围组织。

(2) 淋巴转移：腋窝淋巴结转移率为60%，胸骨旁淋巴转移率为20%～30%。

(3) 血行转移：最常见部位是骨、肺和肝。

3. 乳腺癌分期　国际上通用TNM分期：

0期　$TisN_0M_0$

Ⅰ期　$T_1N_0M_0$

ⅡA期　$T_{0\sim1}N_1M_0$；$T_2N_0M_0$

ⅡB期　$T_2N_1M_0$；$T_3N_0M_0$

ⅢA期　$T_0N_2M_0$；$T_{1\sim2}N_2M_0$；$T_3N_{1\sim2}M_0$

ⅢB期　$T_4N_{0\sim2}M_0$

ⅢC期　$T_{0\sim4}N_3M_0$

Ⅳ期　$T_{0\sim4}N_{0\sim4}M_1$

【临床表现】

1. 肿块　多为单发小肿块，患者多为无意中(洗澡、更衣)发现。肿块多位于乳房外上象限，质硬、不光滑、分界不清、活动度差。早期临床可摸不到肿块。

2. 皮肤改变　早期可无改变。晚期可出现：浅静脉显露、酒窝征、橘皮样改变、皮肤红肿、卫星结节、溃烂，以及"铠甲胸"，即癌细胞侵犯大片乳房皮肤时表面出现多个坚硬小结或条索，呈卫星样围绕原发病灶，结节彼此融合、弥漫成片，可延伸至背部及对侧胸壁，致胸壁紧缩呈铠甲状时，呼吸受限。

3. 乳头乳晕改变　乳头歪斜、凹陷或回缩、乳头糜烂、乳头溢液、湿疹样变。

4. 转移征象　腋窝淋巴结肿大、融合，上肢水肿、疼痛；锁骨上、对侧腋窝淋巴结肿大；骨转移性疼痛；若有肺、肝转移会出现相应症状。

【辅助检查】

1. X线检查　钼靶X线摄片可发现乳腺内密度增高的肿块影，边界不规则，或呈毛刺状，或见细小钙化灶。

2. B超检查　可确定肿块的大小、性质及淋巴结情况。

3. 乳腺导管内镜检查　对乳头溢液者需做此检查。

4. MRI检查　对疑难病例及保乳手术患者可做该检查。

5. 细胞学和活组织病理学检查

【治疗要点】

乳腺癌是一种全身性疾病，其治疗原则：以手术治疗为主的综合治疗。局部治疗包括手术治疗和放射等治疗;全身治疗主要是化疗、内分泌治疗和生物治疗。

1. 手术治疗 1894 年 Halsted 提出的乳腺癌根治术是治疗乳腺癌的标准术式,目前主张缩小手术范围,同时加强术后综合辅助治疗。

2. 乳腺癌改良根治术 是目前国内最常用的手术方式,即全乳切除加腋下淋巴结清扫。与乳腺癌根治术区别在于保留胸大小肌。又分两种术式:一种是胸大、小肌均保留;另一种是保留胸大肌、切除胸小肌。

3. 乳腺癌保乳术(乳腺肿瘤广泛切除加腋下淋巴结清扫) 完整切除肿块及肿块周围 1 cm 正常乳腺组织,加腋下淋巴结清扫。为国外较常用的术式。

4. 乳腺癌根治术 切除整个乳腺、胸大肌、胸小肌、腋窝及锁骨下淋巴结。

5. 单纯乳腺切除 切除整个乳腺,包括腋尾部及胸大肌筋膜。适用于原位癌、微小灶前哨淋巴结活检无转移的,以及年迈体弱不宜做根治术或晚期乳腺癌尚能局部切除者。

6. 乳腺癌扩大根治术 在传统根治术的基础上再行胸廓内动、静脉及其周围淋巴结清扫。该术式目前较少应用。

【护理】

1. 护理评估

(1) 术前评估

1) 健康史及相关因素:了解患者年龄、月经史、孕育史、哺乳情况、饮食习惯、生活环境等,既往有无患乳房良性肿瘤,有无乳腺癌家族史。

2) 身体状况

a. 局部:①乳房外形和外表:两侧乳房的形状、大小是否对称,乳头是否在同一水平,近期有无出现一侧乳头内陷的现象;乳房浅表静脉是否扩张;乳房皮肤有无红、肿及橘皮样改变,乳头和乳晕有无糜烂;②乳房肿块:了解有无乳房肿块,肿块大小、质地和活动度,肿块与深部组织的关系,表面是否光滑、边界是否清楚;有无局限性隆起或凹陷等改变情况。

b. 全身:①有无癌症远处转移的征象,如锁骨上、腋窝淋巴结和其他部位有无肿大淋巴结,淋巴结的位置、大小、数目、质地及活动性;有无肺、骨和肝转移的征象。②全身的营养状况以及心、肺、肝、肾等重要器官的功能状态。

3) 辅助检查:包括 B 超、钼靶、病理学检查结果,以及与手术耐受性有关的心超、肺功能检查。

4) 心理、社会状况:患者面对恶性肿瘤对生命的威胁,不确定的疾病预后,乳房缺失致外形受损,各种复杂而痛苦的治疗(手术、放疗、化疗、内分泌治疗等),婚姻生活可能受影响等问题所产生的心理反应,如焦虑、恐惧程度,能否很好地应对;患者对拟采取的手术方式及手术后康复锻炼知识的了解和掌握程度;家属尤其是配偶对本病及其治疗、疾病预后的认知程度和心理承受能力。

(2) 术后评估:皮瓣和切口愈合情况。有无皮下积液;患侧上肢有无水肿,肢端血循环情况,患肢功能锻炼计划的实施情况及肢体功能恢复情况;患者对康复期保健和疾病相关知识的了解和掌握程度。

2. 护理问题

(1) 焦虑、恐惧 :与担心预后及手术后乳腺缺失致形体改变有关。

(2) 自我形象紊乱:与乳腺切除及放、化疗引起脱发有关。

(3) 有组织完整性受损的危险：与留置引流管、患侧上肢淋巴回流受阻、皮下积液、伤口感染有关。

(4) 知识缺乏：缺乏有关术后患肢功能锻炼的知识。

3. 护理措施

(1) 术前护理

1) 一般护理：患者术前应高蛋白、高维生素、高热量、低脂肪饮食。有电解质紊乱患者应予纠正。

2) 皮肤准备：主要是患侧腋窝皮肤，须植皮者则包括准备对侧大腿皮肤及阴毛。

3) 心理护理：护理人员应有针对性地进行心理护理，多了解和关心患者，向患者和家属耐心解释手术的必要性和重要性，鼓励患者表述手术创伤对自己今后角色的影响，介绍患者与曾接受过类似手术且已经痊愈的患者联系，通过成功者的现身说法帮助患者度过心理调适期，使之相信一侧乳房切除将不影响正常的家庭生活、工作和社交；告知患者今后行乳房重建的可能，鼓励其树立战胜疾病的信心，并以良好的心态面对疾病和治疗。

(2) 术中护理

1) 麻醉：全身麻醉。

2) 体位：患侧肩腋下垫一软枕，头下垫头圈，患侧上肢外展不超过 90°。

3) 术中配合：见普外科一般护理之术中护理。

a. 手术野上下各铺治疗巾一块，头侧铺一块小单与治疗巾连接，脚侧铺一块包布与升降桌连接；抬高患侧外展的手，小单对折衬垫于患者背部底下及搁手板上，再用大包布包裹患侧手及肘部，并以无菌绷带包扎，固定于搁手板。

b. 在分离腋静脉周围的脂肪及淋巴组织时巡回护士要注意调节灯光。

c. 标本取下后用抗肿瘤药物冲洗剖面，洗手护士予以记时，浸泡 5 min，并更换器械及手套后缝合皮肤。

d. 如需使用肾上腺素药液，按手术医生医嘱调配。

e. 注意无瘤技术的运用。

f. 手术结束后，协助手术医生包裹多头胸带。

(3) 术后护理

1) 一般护理

a. 体位：舒适体位。一般为低半卧位，患侧肩下适当垫一薄枕。

b. 饮食：6 h 后普食。

2) 病情观察：术后严密观察生命体征每小时 1 次连续 4 次，观察切口敷料情况，乳腺癌扩大根治术有损伤胸膜可能，患者若感胸闷、呼吸困难，应及时报告医生，以便及早发现气胸等并发症。

3) 伤口及引流管护理：手术部位用多头带或弹性绷带加压包扎，加压包扎一般维持 7～10 d，包扎期间告知患者不能自行松解绷带，搔痒时不能将手指伸入敷料下抓搔。若有松脱，应及时重新加压包扎。乳腺癌根治术后，皮瓣下常规放置引流管并接负压吸引，以便及时、有效地吸出残腔内的积液、积血，并使皮瓣紧贴胸壁，有利于伤口愈合。护理时应注意：

a. 保持有效的负压吸引：负压吸引的压力大小要适宜。若负压过高可致引流管腔瘪陷，致引流不畅；过低则不能达到有效引流目的，易致皮下积液、积血。若引流管外形无改变，但未闻及负压抽吸声，应观察连接是否紧密、压力调节是否适当。

b. 妥善固定引流管：引流管长度要适宜，患者卧床时将其固定于床旁，起床时固定于上身衣服。

c. 保持引流畅通：防止引流管受压和扭曲。引流过程中若有局部积液、皮瓣不能紧贴胸壁且有波动感，应报告医生，及时处理。

d. 观察引流液的颜色和量：术后1～2 d每日引流血性液50～200 ml，以后颜色及量逐渐变淡、减少。活动性出血：一般发生在术后24 h内，如连续观察2 h，每小时引流量＞100 ml或24 h引流量＞500 ml，则为活动性出血，应立即停止负压，通知医生，并做好再次手术止血准备。

e. 拔管：术后4～5 d，每日引流液转为淡黄色、量少于10～15 ml，创面与皮肤紧贴，手指按压伤口周围皮肤无空虚感，即可考虑拔管。若拔管后仍有皮下积液，可在严格消毒后抽液并局部加压包扎。注意观察患者体温情况。

4）患肢护理：预防患侧上肢肿胀：患侧上肢肿胀系患侧液窝淋巴结清扫、静脉回流受阻、局部积液或感染等因素所致。护理时应注意：

a. 患侧上肢不宜测血压、抽血、做静脉或皮下注射等。

b. 保护患侧上肢：平卧时患肢下方垫枕抬高10～15 cm，肘关节轻度屈曲；半卧位时屈肘90°放于胸腹部；下床活动时用吊带托或用健侧手将患肢抬高于胸前，需他人扶持时只能扶健侧，以防腋窝皮瓣滑动而影响愈合；避免患肢下垂过久。

c. 按摩患侧上肢或进行握拳、屈、伸肘运动，以促进淋巴回流。肢体肿胀严重者，可戴弹力袖促进淋巴回流；局部感染者，及时应用抗生素治疗。

5）患肢活动：鼓励和协助患者循序渐进做好患肢的功能锻炼。

a. 术后肩关节制动1周。术后24 h开始活动手指及腕部，可做伸指、握拳、屈肘活动。

b. 术后1～3 d：可做上肢肌肉的等长收缩，利用肌肉泵作用促进血液、淋巴回流；可用健侧上肢或他人协助患侧上肢进行屈肘、伸臂等活动。

c. 术后4～7 d：鼓励患者用患侧手洗脸、刷牙、进食等。

d. 术后1～2周：术后1周皮瓣基本愈合后，开始循序渐进做肩部关节活动，以肩部为中心，前后摆臂。术后10 d左右皮瓣与胸壁黏附已较牢固，拆线后，做手指爬墙（每天标记高度，逐渐递增幅度，直至患侧手指能高举过头），梳头（以患侧手越过头顶梳对侧头发、扪对侧耳朵）等的锻炼。指导患者做患肢功能锻炼时应注意锻炼的内容和活动量，并根据患者的实际情况而定，一般以每日3～4次，每次20～30 min为宜；应循序渐进，功能锻炼的内容应逐渐增加；术后7～10 d内不外展肩关节，不要以患侧肢体支撑身体，以防皮瓣移动而影响创面愈合。

4. 护理评价

（1）患者焦虑、恐惧有否缓解，情绪是否稳定，患者及家属能否正确接受所致的乳房外形改变。

（2）置引流管期间患者有否出现感染征象，创面是否愈合良好，患侧肢体有否出现肿胀，功能有否障碍。

（3）患者是否掌握患肢功能锻炼的方法。

【健康教育】

1. 患肢保护　术后近期避免用患侧上肢搬动，并提取重物，继续行功能锻炼。避免患肢损伤。

2. *定期随访* 术后2年内:3～6个月随访1次,2年后:6个月至1年随访1次至每年随访1次,并做好另一侧乳腺的自检。

3. *避孕* 术后5年内应避免妊娠,以免乳腺癌复发。

4. *放疗或化疗* 放疗期间应注意保护皮肤,出现放射性皮炎时应及时就诊。化疗期间应定期检查肝、肾功能,每次化疗前1 d或当天查血常规白细胞计数,化疗后5～7 d复查血常规白细胞计数,若白细胞数$<3\times10^9$/L,需及时就诊。放疗、化疗期间因抵抗力低,应少到公共场所,以减少感染机会;加强营养,多食高蛋白、高维生素、高热量、低脂肪的食物,以增加机体的抵抗力。

5. *义乳或假体* 它是提供患者改善自我形象的方法。

(1) 介绍假体的作用和应用。

(2) 出院时暂佩戴无重量的义乳(有重量的义乳在治愈后佩戴),乳房硕大者,为保持体态匀称,待伤口一期愈合即可带有重量的义乳。

(3) 避免衣着过度紧身。

(4) 根治后3个月可行乳房再造术,但有肿瘤转移或乳腺炎者,严禁假体植入。

6. *乳房自我检查(breast self-examination)* 20岁以上的女性应每月自查乳房1次,宜在月经干净后5～7 d进行;绝经后妇女可每月固定时间自查。40岁以上的妇女、乳腺癌术后患者每年行钼钯X线检查1次,以便早期发现乳腺癌或乳腺癌复发征象。高危人群,更要高度警惕。乳房自查方法包括:

(1) 视诊:站在镜前以各种姿态(两臂放松垂于身体两侧、向前弯腰或双手上举置于头后),观察双侧乳房的大小和外形是否对称;有无局限性隆起、凹陷或皮肤橘皮样改变;有无乳头回缩或抬高。

(2) 触诊:仰卧位,肩下垫软薄枕,被查侧的手臂枕于头下,使乳房完全平铺于胸壁。对侧手指并拢平放于乳房,从乳房外上象限开始检查,依次为外上、外下、内下、内上象限,然后检查乳头、乳晕,最后检查腋窝注意有无肿块、乳头有无溢液。若发现肿块和乳头溢液,应及时到医院做进一步检查。

案例分析题

患者,女性,28岁。产后4周,主诉哺乳期间,右侧乳房疼痛,体检:右乳红肿、硬结。触诊发现右侧乳房皮肤温度升高,测血常规白细胞12×10^9/L,中性粒细胞0.80(80%)。

问题:(1) 对该患者的诊断是什么?

(2) 目前该患者主要的护理措施有哪些?

(施美丽)

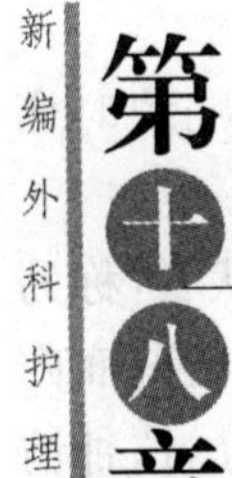

第十八章 腹外疝患者的护理

第一节 概 述

体内任何内脏器官或组织离开其正常解剖位置，通过先天或后天形成的薄弱点、缺损或孔隙进入另一部位，称为疝，一般都发生于腹部。腹部疝又以腹外疝多见。腹外疝是由腹腔内某一器官或组织连同腹壁腹膜，经腹膜薄弱点或孔隙向体表突出所形成，是最常见的外科疾病。

【病因】

1. 腹壁强度降低　最常见的因素有：某些组织穿过腹壁的部位，如精索或子宫圆韧带穿过腹股沟管、股动静脉穿过股管、脐血管穿过脐环等处；腹白线因发育不全也可成为腹壁的薄弱点；手术切口愈合不良、外伤、感染、腹壁神经损伤、年老、久病、肥胖所致肌萎缩等均是常见的腹壁强度降低的原因。

2. 腹内压力增高　常见原因有：慢性咳嗽、慢性便秘、排尿困难（如良性前列腺增生、膀胱结石）、腹水、妊娠、举重、婴儿经常啼哭等。正常人因腹壁强度正常，虽时有腹内压增高情况，但不致发生疝。

【病理解剖】

典型的腹外疝由疝环、疝囊、疝内容物和疝外被盖四部分组成。

1. 疝环　即腹壁薄弱或缺损处，如腹股沟管内环、股管的股环等，疝囊和疝内容物经此处而突出腹腔。通常以疝环所在的解剖部位为疝环命名，如腹股沟疝、股疝、脐疝等。

2. 疝囊　是壁层腹膜经疝环向外突出形成的囊袋状物，分为疝囊颈、疝囊体、疝囊底三部分，一般呈梨形或半球形。疝囊颈是疝环所在部位，由于疝内容物进出反复摩擦可致疝囊颈增厚。当疝囊颈狭小时易使疝内容物在此处受到嵌顿和绞窄。

3. 疝内容物　是指进入疝囊的腹腔脏器或组织，以小肠最常见，大网膜次之。此外，盲肠、阑尾、横结肠、膀胱、输卵管、卵巢等均可进入疝囊，但较少见。

4. 疝外被盖　是指覆盖在疝囊外表的腹壁各层组织，通常为筋膜、肌肉、皮下组织和皮肤。

【临床类型】

1. 易复性疝　最常见。站立或腹内压增高时疝内容物突出，平卧或用手推送疝块时疝内容物容易回纳入腹腔者，称为易复性疝。

2. 难复性疝　疝内容物不能回纳或不能完全回纳入腹腔，但并不引起严重症状者，称为难复性疝。难复性疝可因疝块反复突出、疝囊颈受摩擦发生损伤和粘连所致，这种情况疝内容物多为大网膜，也可由于滑动疝引起。滑动疝是指疝内容物构成疝囊颈的一部分，这种情况疝内容物可为盲肠、乙状结肠、膀胱、输卵管、卵巢等。

3. 嵌顿性疝　在疝环狭小、腹内压突然增高时，疝内容物强行通过疝环而进入疝囊，随后疝环弹性回缩，将疝内容物卡住而不能回纳入腹腔，称为嵌顿性疝。此时疝内容物可发生淤血和水肿，疝囊内可有淡黄色渗液积聚；若疝内容物为肠管，可表现出肠梗阻症状。

4. 绞窄性疝　疝内容物不能回纳，合并有严重的血运障碍，疝内容物变黑、坏死，称为绞窄性疝。此时疝囊内渗液变为淡红色或暗红色血水；若疝内容物为肠管，可出现绞窄性肠梗阻症状和肠穿孔，继发急性腹膜炎和疝外被盖蜂窝织炎。绞窄疝与嵌顿疝是同一个病理过程的两个阶段，两者区别在于疝内容物有无坏死，但在手术证实之前难以截然区分。

第二节　常见腹外疝

一、腹股沟疝

腹股沟疝(inguinal hernia)是指经过腹股沟区突出的疝，包括腹股沟斜疝和腹股沟直疝，其中以斜疝为多见。腹股沟斜疝是指腹腔内脏器或组织经腹壁下动脉外侧的内环、腹股沟管、外环向体表突出者，多见于男性，以小儿和青壮年发病率最高。腹股沟直疝是指腹腔内脏器或组织经腹壁下动脉内侧的直疝三角向体表突出者，多发生于老年人，以男性居多。

【病因和发病机制】

1. 腹股沟斜疝

(1) 先天性解剖异常：婴儿出生后，若鞘突发育不闭锁或闭锁不完全，与腹腔相通，当小儿啼哭、排便等腹内压力增高时，可使未闭合的鞘突突然扩大，肠管、大网膜等即可进入鞘突形成疝，鞘突就称为先天性斜疝的疝囊。

(2) 后天性腹壁薄弱或缺损：任何腹外疝，都存在腹横筋膜不同程度的薄弱或缺损，此外腹股沟区解剖缺损、腹横肌和腹内斜肌发育不全对发病也起着重要作用。但腹内压增加时，内环处的腹膜自腹壁薄弱处向外突出形成疝囊，腹腔器官组织随之进入疝囊。

2. 腹股沟直疝　直疝三角的外侧边是腹壁下动脉，内侧边为腹直肌外侧缘，底边为腹股沟韧带。此处腹壁缺乏完整的腹肌覆盖，且腹横筋膜较周围部分薄，故易发生疝。

【临床表现】

1. 腹股沟斜疝　主要的临床表现是腹股沟区有一突出的肿块。有的患者开始时肿块较小，仅通过内环刚进入腹股沟管，疝环处仅有轻度坠胀感。

(1) 易复性斜疝：除腹股沟区有肿块和偶有胀痛外，并无其他症状。肿块常在站立、行走、咳嗽或劳动时出现，可降至阴囊或大阴唇。用手按肿块同时嘱患者咳嗽，可有膨胀性冲击感。若患者平卧休息或用手将肿块向腹腔推送，肿块可向腹腔回纳而消失。疝内容物如为肠襻，则肿块触之柔软、光滑，叩之呈鼓音；若内容物是大网膜，则肿块坚韧叩之浊音，回纳缓慢。

(2) 难复性斜疝：在临床方面除胀痛稍重外，主要特点是疝块不能回纳。

(3) 嵌顿性斜疝：发生在强力劳动或用力排便等腹内压骤增时。表现为疝块突然增大，并伴有明显疼痛，平卧或用手推送不能使疝块回纳。肿块紧张发硬、有明显触痛。嵌顿内容物如为大网膜，局部疼痛较轻微；如为肠襻，不但局部疼痛明显，还可伴有腹部绞痛、恶心、呕吐，停止排便排气、腹胀等机械性肠梗阻的表现。

(4) 绞窄性斜疝：临床症状多较严重，但在肠襻坏死穿孔时，疼痛可因疝块压力骤降而暂时有所缓解。故疼痛减轻而肿块仍存在者，不可认为是病情好转。绞窄时间较长者由于疝内容物发生感染，侵及周围组织，引起疝外被盖组织的急性炎症。严重者可发生脓毒血症。

2. *腹股沟直疝*　常见于年老体弱者，主要表现为患者直立时，在腹股沟区内侧端、耻骨结节上外方出现一半球形肿块，且不伴疼痛或其他症状。由于直疝囊颈宽大，疝内容物又直接由后向前顶出，故平卧后疝块多能自行消失，不需用手推送复位。直疝绝不进入阴囊，极少发生嵌顿。疝内容物常为小肠或大网膜。

【辅助检查】

1. *B超检查*　可有腹壁局部缺损及疝内容物突出影像。对于斜疝，还可与鞘膜积液作出鉴别诊断。

2. *实验室检查*　嵌顿疝或绞窄疝时，血生化检查可显示存在水、电解质和酸碱平衡失调。绞窄疝合并感染时，血常规检查可显示白细胞计数及中性粒细胞比例增高。

【治疗要点】

腹股沟疝如不及时处理，疝块可逐渐增大，终将加重腹壁的损坏而影响劳动力；斜疝又常可发生嵌顿或绞窄而威胁患者的生命。因此除少数情况外，腹股沟疝一般均应尽早实施手术治疗。

1. *非手术治疗*　1岁以下婴儿可暂不手术。年老体弱或伴有其他严重疾病而禁忌手术者，白天可在回纳疝内容物后，使用医用疝带阻止疝突出。长期使用疝带可使疝囊颈经常受到摩擦变得肥厚坚韧而增高疝嵌顿的发生，并有促使疝囊与疝内容物发生粘连的可能。

2. *手术治疗*　腹股沟疝最有效的方法是手术修补。但如有慢性咳嗽、排尿困难、便秘、腹水、妊娠等腹内压力增高情况或糖尿病存在时，手术前应先予处理，否则术后易复发。手术方法可归纳为传统的疝修补术、无张力修补术和经腹腔镜疝修补术。

(1) 传统的疝修补术：传统手术强调“缝”，就像衣服的口袋破了一样，需要用线把“窟窿”(腹壁的缺损)直接缝上，其缺点有以下几点：①用患者已有缺陷的邻近组织进行修补；②强行拉拢非正常解剖部位的组织进行缝合，由于张力很大而不易愈合；③疼痛剧烈，麻醉要求高，手术前后要禁食，输液多，术后恢复慢，需要卧床和陪住，并发症多，复发率高；④修补术会留有大量线结，从而会增加术后发生并发症的机会；⑤有严重内科疾病，如慢性支气管炎咳嗽、老年性前列腺增生、慢性便秘、肝硬化腹水及其他心脑血管疾病，都是传统疝修补的禁忌证。

(2) 无张力疝修补术：传统疝修补术存在缝合张力大，术后部位有牵拉感、疼痛和修补的组织愈合差等缺点。现代疝手术强调在无张力的情况下进行缝合修补。最大优点是易于获得、应用方便，不需要在患者身上另作切口，节省了手术时间，术后手术部位疼痛较轻。临床上应用的生物合成材料应具有：组织液不能改变其物理性能，化学性质是惰性的，不引起炎症及异物反应，无致癌性，能够对抗机械性应力，能够消毒使用，不引起变态或过敏反应，可根据需要制作成不同形状。

(3) 腹腔镜下疝修补术：① 经腹膜前补片植入术(TAPP)；② 全腹膜外补片植入术(TEP) 基本原理是从腹腔内部用合成纤维网片加强腹壁缺损处，使内环缩小。以上 TAPP 和 TEP 两种方法是将补片与牢固的结构组织固定，同时覆盖了斜疝内口、直疝三角和股环口，术式合理，是目前最主要的两种腹腔镜腹股沟疝修补手术方法。研究显示腹腔镜腹股沟疝修补术与开放式手术相比，切口小、疼痛轻、恢复正常体力活动早。

二、股疝

股疝是指腹腔内器官或组织经股环、股管，自卵圆窝向体表突出者。多发生于中年以上女性。

【病因】

股疝的原因与女性骨盆宽大、联合肌腱和腔隙韧带较薄弱，导致股环上口宽大松弛有关。妊娠导致的腹内压增高是主要原因。

【临床表现】

症状和体征：表现为腹股沟韧带下方大腿根部的卵圆窝处突出一半球形肿块。可复性疝多无临床症状，常为偶然发现。因股环较小及周围为坚韧的韧带，且股管几乎垂直、疝块又在卵圆窝处突至体表，故极易嵌顿。嵌顿后局部有明显疼痛，若内容物为肠管常伴急性机械性肠梗阻症状。

【辅助检查】

B超检查有助于明确诊断，可与腹股沟淋巴结肿大或其他肿块作出鉴别。

【治疗要点】

股疝是最容易嵌顿的腹外疝。因此，一旦确诊应及时手术治疗。

三、脐疝

脐疝是指腹腔内器官或组织自脐环突出者。脐疝分为婴儿型(先天性)和成人型(后天性)两种，以婴儿型多见。

【病因】

1. 婴儿型脐疝　因脐环闭锁不全或脐部组织薄弱，在哭闹、便秘及包茎所致排尿困难等因素的作用下可形成脐疝。

2. 成人型脐疝　较少见，多发生于中年以上女性，多因过度肥胖、多次妊娠使腹壁薄弱或肝硬化、腹腔肿瘤等导致腹内压增高所致。

【临床表现】

1. 婴儿型脐疝　表现为出生后数周、数月脐部出现球形肿块、哭闹时出现，安静时消失。肿块回纳后可触及脐环的边缘，极少发生嵌顿或绞窄性。

2. 成人型脐疝　内容物与疝囊发生粘连，疝块常不能完全回纳，因脐环狭小，且边缘较坚韧而缺乏弹性，故容易发生嵌顿或绞窄。

【辅助检查】

B超检查有助于诊断，并可明确内容物的性质。

【治疗要点】

1. 非手术治疗　2岁以内小儿，可用自制压迫垫压迫脐部，外加绷带包扎固定，这种方法可阻止疝内容物突出。随着小儿身体发育，腹壁肌肉逐渐强壮，脐环可自行闭合。

2. 手术治疗　2岁以上小儿，若脐环直径＞1.5 cm，应行手术治疗。成人型脐疝，应适时手术，若发生嵌顿应行急诊手术。

四、切口疝

切口疝是指腹腔内脏器自腹壁手术切口瘢痕处突出者。可发生于各种腹部切口，但以经腹直肌切口最常见。

【病因】

1. 切口及缝合处　腹部纵形切口可切断除腹直肌外的腹壁各层肌肉及筋膜等；缝合时缝线易在组织纤维间滑落；已缝合的组织常因受到肌肉的横向牵力而发生哆开。

2. 切口愈合不良　切口感染、留置引流物、血肿或缝合不严密，以及肥胖、老龄、营养不良、糖尿病等因素均可导致切口愈合不良，使局部承受不起腹内压力而向外突出，形成切口疝。

3. 腹内压增高　术后剧烈咳嗽、胃肠胀气致切口内层裂开。

【临床表现】

表现为术后或外伤后数周或数月，在伤口瘢痕处出现柔软的肿块，站立或用力时更为明显，平卧或用手推送可缩小或消失，肿块回纳后可摸到腹壁深处的缺损。因疝环比较宽大，很少发生嵌顿，一般无明显症状，较大者可有腹胀、消化不良、腹壁沉重感等。

【辅助检查】

B超检查有助于诊断，可明确疝内容物的性质。

【治疗要点】

治疗原则上以手术为主。手术切除原手术切口瘢痕，回纳疝内容物后在无张力的条件下拉拢疝环边缘，逐层缝合健康的腹壁组织。对于较大的切口疝，可用合成纤维网片或自体筋膜组织加以修补。

第三节　护　　理

【护理】

1. 护理评估

(1) 健康史：了解有无引起腹内压增高的因素，如慢性咳嗽、习惯性便秘、前列腺增生、膀胱结石、多次妊娠、从事重体力劳动、大量腹腔积液、婴儿经常啼哭等；有无引起腹壁强度受损的因素，如腹部手术切口感染或愈合不良、腹壁外伤、年老体弱和过度肥胖等。

(2) 身体状况：了解有无腹壁肿块突出，病史的长短，肿块突出的部位、大小、与用力或体位的关系，有无局部不适感，伴疼痛或腹胀、呕吐、排气排便停止等情况。检查疝块的部位、大小、有无压痛、能否回纳、回纳时有无肠鸣音，疝块有无扩大和咳嗽冲击感；若为嵌顿疝应注意有无肠梗阻表现；若为绞窄疝应检查有无腹膜刺激症、局部蜂窝织炎、脱水、发热等体征。

(3) 辅助检查：B超检查、实验室检查及X线检查等，以判断有无疝，疝内容物的性质，有无疝的嵌顿和绞窄，是否合并水、电解质和酸碱平衡失调。

(4) 心理、社会状况：腹外疝患者可有不同的心理反应。如小儿家长对麻醉和手术安全感到担忧，还会担心影响将来的生育功能，可表现为焦虑；妊娠妇女担心腹内压增高而加重腹外压，存在矛盾心理；急性发作的嵌顿疝或绞窄疝，更容易使患者和家属产生恐惧和焦虑的心情。

2. 护理问题

(1) 焦虑：与担心疾病和手术愈合有关。

(2) 疼痛：与疝内容物嵌顿或绞窄、手术创伤等有关。

(3) 潜在并发症：术后疝复发、切口感染等。

(4) 知识缺乏：与预防腹外疝复发的相关知识缺乏有关。

3. 护理措施

(1) 术前护理

1) 一般护理：疝块较大者减少活动，多卧床休息；建议患者离床活动时使用疝带压住疝环口避免腹腔内容物脱出而造成嵌顿疝。

2) 消除引起腹内压升高的因素：如术前患者有咳嗽、便秘、排尿困难等腹内压升高的因素，应相应处理，控制症状后再手术。指导患者注意保暖，预防呼吸道感染。吸烟者应在术前两周戒烟。

3) 术前训练：对年老、腹壁肌薄弱者或切口疝、复发疝的患者，术前应加强腹壁肌锻炼，并练习卧床排便、使用便器等。

4) 术前准备

a. 备皮：脐部至大腿中段，包括会阴部。术前清洁会阴部，预防伤口感染。

b. 手术前排空膀胱。

c. 嵌顿疝及绞窄性疝患者多需急诊手术。一般护理，应予禁食、输液、抗感染，纠正水、电解质和酸碱平衡失调，必要时胃肠减压、备血。

5) 心理护理：向患者解释造成腹外疝的原因和诱发因素、手术治疗的必要性，了解患者的顾虑，尽可能地予以理解，使其安心配合治疗。

(2) 术中护理

1) 麻醉：蛛网膜下隙阻滞麻醉、硬膜外腔阻滞麻醉、全身麻醉。

2) 体位：仰卧位，膝下可垫枕，使腹股沟部略松弛。

3) 术中配合

a. 见第七章手术室管理和工作。

b. 根据每个患者的情况准备疝修补片及修补缝线、纱带1根。

c. 在外环上方切开腹外斜肌腱膜后，用纱带牵拉开精索，提出腹外斜肌腱膜。

d. 洗手护士接到疝修补片后妥善保管。

e. 在使用疝修补片时应根据医嘱，用后要及时登记并粘贴产品名称于使用登记单上及患者体温单上。

(3) 术后护理

1) 一般护理

a. 体位:患者回病室后取平卧位,膝下垫一软枕,使髋关节微屈,以减低腹股沟区切口的张力和减少腹腔内的压力,利于切口愈合和减轻切口疼痛。

b. 活动:采用无张力疝修补术的患者可早期离床活动。年老体弱、复发性疝、绞窄性疝、巨大疝等患者可适当延迟下床活动。

c. 饮食:术后 6～12 h,若无恶心、呕吐,可根据患者食欲进食,不需特殊限制。行肠切除吻合术术后应禁食,待肠功能恢复后,方可进食。

2) 病情观察:注意体温和脉搏的变化,观察切口有无红、肿、痛,阴囊部有无出血、血肿。

3) 伤口护理:手术切口可用沙袋加压,保持切口敷料清洁、干燥,不被大小便污染,预防切口感染。

4) 防止腹内压升高的因素:术后仍需注意保暖,防止受凉引起咳嗽;指导患者在咳嗽时用手掌扶持、保护切口,在增加负压(如咳嗽动作)时用手掌稍加压于切口。保持排便通畅,避免用力排便。

5) 预防阴囊水肿:术后可用"丁"字带托起或小软枕抬高阴囊,并密切观察阴囊肿胀的情况,预防阴囊血肿或水肿。

4. 护理评价

(1) 患者能否正确描述预防腹内压升高的有关知识。

(2) 患者腹痛能否得以缓解。

(3) 患者体液代谢是否维持平衡,或已发生的代谢紊乱是否纠正。

(4) 有无阴囊水肿、切口感染;若发生,是否得到及时发现和处理。

【健康教育】

1. 患者出院后逐渐增加活动量,3 个月内应避免重体力劳动和提举重物。

2. 注意避免腹内压升高的因素,如剧烈咳嗽、用力排便等。

3. 若疝复发,应及早诊治。

案例分析题

患者,男性,64 岁。两年前因剧烈喷嚏后自觉右腹股沟区有肿块突出,且久立时肿块突出,平卧后肿块消失。2 年来逐渐增大伴胀痛不适。无嵌顿史,肿块突出时无恶心、呕吐,无停止排便排气。体检:腹平软,全腹无压痛、反跳痛,无肌卫,右腹股沟区可见 5 cm×4 cm 大小肿块,圆形,质软,无触痛,可回纳,咳嗽时指尖有冲击感。辅助检查:B超腹壁局部可见 6 cm×5 cm 缺损,疝内容物突出。

问题:(1) 请说出该患者的临床诊断。其诊断依据是什么?

(2) 该患者应采取何种首选治疗方法?请简述该治疗方法。

(卢　容)

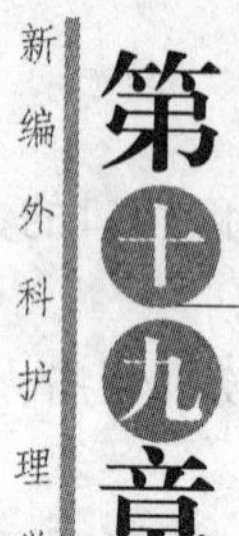

第十九章 急性化脓性腹膜炎患者的护理

第一节 解剖和生理概要

【解剖位置】

腹膜是一层很薄的浆膜，由间皮细胞组成，分为壁层腹膜和脏层腹膜两部分，两者相互连续而围成的潜在的腔隙，称为腹膜腔(peritoneal cavity)，通常称为腹腔。壁层腹膜贴附于腹壁、膈脏面和盆腔内面；脏层腹膜覆盖于内脏表面，形成网膜、系膜和韧带。腹腔是人体最大的浆膜腔，如果全部展开，其总面积与全身皮肤面积相等，约为 2 m^2。男性腹腔是封闭的，女性腹腔则经输卵管漏斗、子宫、阴道与体外相通。腹腔分为大腹腔和小腹腔两部分，经由网膜孔相通。小腹腔位于小网膜、胃后壁和胃结肠韧带的后方。剩余部分包括盆腔在内均成为大腹腔。从严格的解剖学意义上来讲，腹腔内并无脏器，但习惯上把腹膜脏层所覆盖的脏器，如胃、空回肠等，都称为腹腔内脏器。

【神经及血管来源】

腹膜的动脉来自肋间动脉和腹主动脉分支，静脉汇入门静脉和下腔静脉，当门静脉和下腔静脉循环受阻时，腹腔内可积聚大量液体。壁层腹膜由 6～12 肋间神经及第 1 腰神经的分支所支配，对痛觉敏感，定位准确。因此，当腹前壁壁层腹膜受炎症刺激后可引起局部疼痛、压痛及反射性腹肌紧张；膈肌中心部分的腹膜受刺激后，通过膈神经反射引起肩部放射性疼痛和呃逆。脏层腹膜由交感神经及迷走神经分支支配，属于自主神经，对牵拉、胃肠内压力增高及炎症、压迫等刺激较为敏感，表现为钝痛，定位较差，多集中于脐部；严重刺激可引起心率减慢、血压下降和肠麻痹等。

【生理功能】

腹膜的生理功能是润滑、吸收和渗出，有防御和修复功能。

1. 润滑　正常腹膜腔内只有少量液体，为 75～100 ml，呈草黄色清亮液体，胃肠道蠕动时能减少与其他脏器接触时的摩擦。

2. 吸收　腹膜是双向的半透膜，不但可以渗出少量液体以润滑腹腔，而且具有强大的吸收能力，不但能将腹腔内积液、血液、空气、微小颗粒和细菌、电解质、尿素等很快吸收，也可吸收毒素以减轻对腹膜的刺激，但大量毒素被吸收时可导致中毒性休克。腹腔上部腹膜的吸收能力比盆腔腹膜的吸收能力要强。故腹部炎症和手术后患者多取半卧位，以减轻腹膜对有害物质的吸收。

3. 渗出　在腹膜炎时，腹膜可渗出大量液体，内含蛋白质和电解质，起到稀释毒素和减少对腹膜刺激的作用，但渗出量太大时可引起水与电解质失调。胃肠浸泡在脓液中，胃肠壁高度充血水肿，肠管内充满大量液体和气体，肠管高度膨胀、肠蠕动减弱或消失，形成麻痹性肠梗阻。膨胀的肠管可迫使膈肌升高，从而影响心、肺功能。最后可导致多器官功能障碍综合征(MODS)。

4. 防御　腹膜渗出液中的淋巴细胞和吞噬细胞能吞噬细菌、异物和碎片组织，具有强大的防御能力，大网膜的防御作用尤为显著，可将感染局限，防止感染扩散。

5. 修复　炎性渗出液中的纤维蛋白可沉积在病变周围，包裹、填塞病灶，使炎症局限并修复受损组织；但亦可因此形成腹腔内广泛的纤维性粘连，造成脏器功能受损，如粘连性肠梗阻。

第二节　急性化脓性腹膜炎

急性腹膜炎(acute peritonitis)是指由于细菌感染、腹部损伤、化学刺激(如胃液、胆汁、胰液、血液)等所引起的脏腹膜和壁腹膜的急性炎症。根据病因分为细菌性(如化脓性、结核性)与非细菌性(如血性)，根据发病机制分为原发性与继发性。临床上所称的急性腹膜炎多指急性继发性化脓性腹膜炎，是一种常见的外科急腹症。

【病因和发病机制】

1. 原发性腹膜炎(primary peritonitis)　又称自发性腹膜炎，较少见，指在腹腔内无原发性病灶，细菌经血液循环、淋巴道、泌尿道或女性生殖道等途径播散到腹腔所引起的腹膜炎。婴儿和儿童较多见，也见于体质衰弱、肝硬化腹水、肾病、猩红热、营养不良等患者，或在抵抗力低下的情况下，或并发上呼吸道感染时均可致病。常见的病原菌为溶血性链球菌、肺炎双球杆菌和大肠埃希菌。

2. 继发性腹膜炎(secondary peritonitis)　是临床上常见的急性腹膜炎，是指在腹腔内某些疾病或损伤的基础上发生的腹膜炎，约占腹膜炎的98%。继发于腹腔脏器穿孔、脏器的损伤破裂、炎症和手术污染等。病原菌多为肠道的常驻菌群，其中以大肠埃希菌最常见，其次为厌氧拟杆菌、粪链球菌和变形杆菌等，大多为混合型感染，毒性剧烈。

(1) 腹内脏器穿孔、破裂：是急性继发性化脓性腹膜炎最常见的原因。常见的有急性阑尾炎穿孔、胃及十二指肠溃疡急性穿孔、急性胆囊炎、透壁性感染或穿孔、外伤性肠穿孔、伤寒肠穿孔等。

(2) 腹内脏器绞窄及炎症扩散：也是急性继发性腹膜炎的常见原因。如绞窄性肠梗阻或肠系膜血管血栓形成引起肠坏死(细菌通过坏死的肠壁进入腹腔)、急性胰腺炎、回肠憩室炎、肝脓肿破裂、女性的产后感染、急性输卵管炎、输卵管妊娠破裂以及生殖器官化脓性感染等。

(3) 其他：如腹部手术污染腹腔、胃肠道吻合口漏、腹前后壁的严重感染等，也可引起腹膜炎。

【病理生理】

1. 局部和全身反应　腹膜受细菌、胃内容物、血液、尿液、胆汁、胰液等刺激后，迅速产生炎症反应，出现充血、水肿、渗出。炎症初期渗出液为浆液性，数小时后因其中含有较多的巨噬细胞、中性粒细胞，加之坏死组织、细菌和渗出纤维蛋白的不断增多，可转变为混浊的脓性。继发性腹膜炎一般以大肠埃希菌为主的混合型感染，脓液多呈黄绿色、稠厚、有粪臭味。腹膜炎引起的大量渗液、呕吐、麻痹性肠梗阻等，可导致水、电解质及酸碱平衡失调，血容量减少，甚至休克；细菌及病菌毒素的作用，可引起高热、脉速、呼吸急促、大汗等感染中毒症状，甚至出现感染性休克和多器官功能障碍综合征等。此外，肠麻痹和腹胀，可使膈肌抬高，造成呼吸和循环功能障碍。

2. 腹膜炎的转归　急性腹膜炎的转归取决于污染病菌的性质、数目、时间，以及人体全身与腹膜局部的防御能力、治疗与护理措施的及时性和有效性等多方面因素。

(1) 炎症吸收或局限：若腹膜炎症较轻、人体抵抗力较强、治疗及时有效，炎症可以完全吸收，腹腔内可遗留不同程度的纤维性粘连；也可因肠管、其他脏器或大网膜等粘连而局限于腹腔某一部位，形成局限性腹膜炎，若局部有脓液积聚则形成腹腔脓肿，如膈下、肋间、盆腔脓肿等。

(2) 炎症扩散：若腹膜炎较重、人体抵抗力较弱、治疗不及时，腹膜炎可加重并扩散，由于大量渗液和感染中毒，可引起脱水、电解质平衡紊乱、代谢性酸中毒、贫血、低蛋白血症，甚至发生低血容量性休克或感染性休克。

(3) 肠粘连：腹膜炎治愈后腹腔内会遗留不同程度的纤维性粘连，膜状或片状粘连一般不影响肠管的通畅性，常无临床症状；若粘连带压迫肠管或粘连后使肠管形成锐角、过度扭曲等，则可引起机械性肠梗阻。

【临床表现】

由于致病原因的不同，腹膜炎可以是突然发生，也可能是逐渐发生。腹膜炎的不同阶段其临床表现亦有不同。急性化脓性腹膜炎主要临床表现早期为腹膜刺激表现(腹痛、压痛、反跳痛和腹肌紧张等)，后期由于感染和毒素吸收，主要表现为全身感染中毒症状。

1. 腹痛　是腹膜炎最主要的症状。常起始于原发灶部位。疼痛的程度随炎症的发展而有不同，一般都很剧烈，难以忍受，且呈持续性。深呼吸、咳嗽、转身时都可加剧疼痛，故患者不愿变动体位。

2. 恶心、呕吐　早期因腹膜受刺激引起反射性的恶心、呕吐，呕吐物多为胃内容物。腹膜炎如并发麻痹性肠梗阻时，呕吐物含黄绿色胆汁，甚至为棕褐色粪样肠内容物。

3. 体温、脉搏变化　其变化与炎症的轻重有关。开始时体温可以正常，之后逐渐升高。老年衰弱的患者，体温不一定随病情加重而升高。脉搏通常随体温的升高而加快。如果脉搏增快、体温反而下降，多为病情恶化的征象。

4. 感染中毒症状　随着病情进一步发展，患者常出现高热、大汗、口干、脉快、呼吸浅促等全身中毒表现。后期由于大量毒素吸收，患者出现表情淡漠、面容憔悴、眼窝深陷、口唇发绀、肢体冰冷 、呼吸急促、脉搏细弱、体温骤升或下降、血压下降等重度脱水，以及代谢性酸中毒和休克表现。

5. 体征

(1) 急性病容：常呈强迫体位，如弯腰捧腹或侧卧蜷曲。

(2) 腹部体征

1) 视诊：腹胀、腹式呼吸减弱或消失，腹胀加重常是病情恶化的一个重要标志，麻痹性肠梗阻时全腹膨隆。

2) 触诊：腹部压痛、反跳痛和腹肌紧张是腹膜炎的标志性体征，称腹膜刺激征。弥漫性腹膜炎时，全腹肌紧张、压痛和反跳痛持续存在，但以原发病变部位最为明显。腹肌紧张程度随病因和患者全身状况的不同而轻重不一。胃酸和胆汁的化学性刺激可引起剧烈的腹肌紧张，甚至呈"木板样"强直，临床上称为"板状腹"。而老年人、幼儿或极度虚弱的患者，腹肌紧张可能不明显而被忽视。

3) 叩诊：肠胀气时呈鼓音；胃肠道穿孔时肝浊音界缩小或消失；腹腔内积液多时可叩出移动性浊音。

4) 听诊：肠鸣音减弱或消失。

(3) 直肠指检：如直肠前窝饱满及触痛，则表示盆腔感染或脓肿形成。

【辅助检查】

1. 血常规检查　可见白细胞计数及中性粒细胞比例升高，但病情险恶、老年人及免疫功能低下者，白细胞计数可不升高，仅有中性粒细胞比例升高，甚至出现中毒颗粒。

2. 血生化检查　可发现水、电解质及酸碱平衡紊乱。

3. 腹腔穿刺　可依据穿刺液体的颜色、浑浊度、气味、涂片镜检判断原病灶，以明确病因。如胃、十二指肠溃疡穿孔时穿刺液呈黄色混浊状，无臭味，有时可能抽出食物残渣；急性化脓性阑尾炎腹穿液呈稀脓性，有臭味；绞窄性肠梗阻可抽出血性脓液，臭味重；抽出血性渗出液且胰淀粉酶含量高，提示出血性坏死性胰腺炎的可能；抽出不凝固血液，说明腹腔内实质性脏器破裂。

4. 腹部X线检查　可见肠腔普遍胀气并有多个小气液面等肠麻痹征象，胃肠道穿孔时，立位透视可见膈下游离气体。

5. B超、CT或MRI检查　对腹腔内实质性脏器病变(如急性胰腺炎)的诊断有帮助，也可显示腹腔内的积液。

【治疗要点】

1. 非手术治疗　原发性腹膜炎、继发性腹膜炎病情较轻或病程已超过24 h，且腹部体征已减轻或已有减轻的趋势者，或伴有严重心肺等脏器疾病不能耐受手术者，可行非手术治疗。

(1) 半卧位：以利于腹腔炎性渗出液引流至盆腔和降低腹壁张力、减轻腹痛。

(2) 禁食、胃肠减压：减少胃肠道穿孔或破裂时消化液的外溢，减少肠管内积气、积液，减轻腹胀，改善腹膜血液循环，促进炎症的吸收和局限。

(3) 补液：根据患者水、电解质及酸碱平衡失调的性质、程度拟定补液计划，纠正体液代谢失衡。

(4) 营养支持：酌情给予肠外营养，必要时输注血浆、人体白蛋白、全血等以补充腹膜腔因渗出而丢失的血浆和蛋白质，纠正感染中毒造成的贫血，提高机体的抵抗力。

(5) 应用抗菌药物：是治疗腹膜炎必不可少的措施，可先使用广谱抗生素和甲硝唑，再根据细菌培养和药物敏感试验结果调整抗生素的种类。

(6) 对症处理：如发热者给予降温；疼痛者给予止痛，但诊断未明确之前禁止使用吗啡类止痛药物。

2. *手术治疗* 绝大多数急性继发性腹膜炎需手术治疗，手术目的是探查腹膜腔，明确病因，处理原发病灶。适应证有：

(1) 非手术治疗 6～8 h 后，腹膜炎症状不缓解或反而加重；

(2) 腹腔内原发病严重，如胃肠或胆囊穿孔、绞窄性肠梗阻、腹内脏器破裂等；

(3) 腹膜炎较重，出现严重肠麻痹、感染中毒症状或合并休克等；

(4) 腹膜炎病因不明确，无局限趋势。手术治疗方法包括：处理原发病灶、清理腹腔、充分引流等。

第三节 腹腔脓肿

脓液在腹腔内积聚，由肠管、内脏、网膜或肠系膜等粘连包裹，与腹腔隔离，形成腹腔脓肿(abdominal abscess)。腹腔脓肿可谓一个或数个，常继发于急性化脓性腹膜炎或腹腔内手术后，多位于原发病灶附近。可分为膈下脓肿、盆腔脓肿、肠间隙脓肿等，以膈下脓肿和盆腔脓肿多见。

一、膈下脓肿

脓液积聚在膈肌之下、横结肠及系膜之上的间隙内者，称膈下脓肿(subphrenic abscess)。膈下间隙分为肝上、肝下两大间隙，镰状韧带及肝圆韧带分别把肝上及肝下间隙再分为左右两侧共 4 个间隙。平卧位膈下部位最低，易形成脓肿，以右膈下脓肿多见。膈下脓肿全身感染中毒反应较严重，可经淋巴途径蔓延到胸腔引起胸膜炎、胸腔积液，亦可传入胸腔形成脓胸、肺脓肿等。

【临床表现】

表现特点是全身症状明显而局部症状隐匿。

1. *全身症状* 发热、心悸、乏力、盗汗、消瘦、衰竭等症状。

2. *局部症状* 脓肿部位可有持续钝痛，深呼吸时疼痛加重；脓肿位于肝下后方可有肾区痛，并可牵涉到颈、肩部；脓肿刺激膈肌可引起呃逆；感染波及胸膜腔可出现胸腔积液、气促、咳嗽和胸痛等症状；患侧下方呼吸音减弱或消失；膈下脓肿可使肝浊音界扩大；10%～25%的脓腔内含有气体。

【辅助检查】

1. *血常规检查* 白细胞计数和中性粒细胞比例增加。

2. *X 线检查* 可见患侧膈肌抬高，活动受限，肋膈角模糊，胸腔积液，肺下叶部分不张，脓肿含气者可有液平面。

3. *B 超或 CT 检查* 对膈下脓肿的诊断价值较大，也可在 B 超引导下行诊断性穿刺。

【治疗要点】

小的膈下脓肿经非手术治疗可被吸收；较大的脓肿需穿刺或切开引流。术前及术后要补液、营养支持和应用抗生素。

1. *经皮穿刺引流术* 其适应证是：与体壁贴近的局限的单房脓肿，据 B 超或 CT 显示的脓肿位置，确定穿刺的部位、方向和深度，进行穿刺抽吸或引流，吸净脓液，并可用盐水或抗生素冲洗。

2. 切开引流术　常用以下两种方法。

(1) 经前腹壁肋缘下切口：此途径最常用，适用于肝右叶上、肝右叶下位置靠前及膈左下靠前的脓肿。

(2) 经后腰部切口：适用于肝右叶上下、膈左下靠后的脓肿。

无论何种入路切开脓肿，必须充分引流、放置引流管，并酌情进行脓腔冲洗。

二、盆腔脓肿

盆腔处于腹腔最低位，腹腔内的渗出物或脓液积聚于此形成盆腔脓肿(pelvic abscess)。盆腔腹膜面积小，吸收毒素能力低，全身中毒症状较轻。

【临床表现】

表现特点是局部症状明显而全身症状较轻。

1. 多发生于急性腹膜炎治疗过程中，或阑尾穿孔、结直肠手术后。

2. 腹部手术后有体温下降后又升高、脉速、倦怠等表现，而腹部检查常无阳性发现。

3. 出现典型的直肠或膀胱刺激症状，如里急后重、排便次数增多而量少、黏液便或尿频、尿急、排尿困难等。

4. 直肠指检时直肠前窝饱满且有触痛，部分患者有压痛性包块及波动感。

【辅助检查】

B超及CT检查可帮助明确诊断，以确定脓肿的大小及位置、与周围组织的关系。

【治疗要点】

盆腔脓肿未形成时，多采用非手术治疗，包括应用抗生素、热水坐浴、温盐水保留灌肠及物理治疗等，多数患者的炎症能吸收消散。脓肿较大者可经直肠前壁切开排脓，已婚女性亦可经阴道后穹隆切开引流。

第四节　护　理

【护理评估】

1. 健康史　了解患者有无胃十二指肠溃疡、阑尾炎、胆囊炎、胰腺炎等病史；有无腹部外伤或手术史。对于女性患者还应了解有无生殖器官化脓性炎症史；有无停经史和妊娠反应，以排除输卵管妊娠破裂。对于儿童需了解有无呼吸道感染、泌尿道感染、营养不良或其他导致机体抵抗力降低的因素。

2. 身体状况　了解患者腹痛发生的诱因、时间、部位、性质、程度、范围，以及有无恶心、呕吐、发热、口渴等伴随症状。检查腹部有无压痛、肌紧张和反跳痛及其部位、程度和范围；肠鸣音有无减弱或消失；有无移动性浊音。测量生命体征，观察意识、皮肤黏膜的颜色和温度、口渴、尿量等，注意有无感染中毒症状及水、电解质、酸碱失衡或休克表现等。还应了解有无腹腔脓肿的症状和体征，直肠指检有无阳性体征。

3. 辅助检查　了解血常规、腹部X线、B超、CT等检查，以及腹腔穿刺或腹腔灌洗液检查结果，以利于对腹膜炎的病因和严重程度做出判断。

4. 心理、社会状况　了解患者和家属对疾病的认识程度和心理承受能力，了解患病后的心理反应，有无发病突然、疼痛剧烈、病情危重而造成的严重恐慌或焦虑等。

【护理问题】

1. 疼痛　腹痛与腹膜炎症刺激、手术创伤等有关。

2. 体温过高　与腹膜炎毒素吸收有关。

3. 体液不足　与腹腔内大量渗出、高热、禁食、呕吐等有关。

4. 营养失调　与禁食、感染后分解代谢增加有关。

5. 焦虑、恐惧　与病情严重、担心预后有关。

6. 潜在并发症　感染性休克、粘连性肠梗阻等。

【护理措施】

1. 非手术治疗患者的护理

(1) 心理护理：做好患者及家属的解释和安慰工作，稳定患者情绪，减轻焦虑和恐惧程度，使其能以积极、平静的心态配合治疗和护理。

(2) 体位与休息：无休克者安置半卧位，并尽量减少搬动和按压腹部，以减轻疼痛。指导患者活动双下肢，协助其变换体位，以预防下肢深静脉血栓形成和压疮。有休克者取平卧位或仰卧中凹位。

(3) 禁食及胃肠减压：遵医嘱通知患者禁食、插胃管，并保持胃肠减压通畅，同时向患者说明留置胃管的重要性，使其配合胃肠减压治疗。待腹膜炎症状和体征消失、肠蠕动恢复、肛门排气后则拔除胃管，给予流质饮食，若无不适，逐渐过渡到半流质饮食和普食。禁食期间，应做好口腔护理。

(4) 输液与营养支持：应建立静脉通路，遵医嘱补充适当的晶体液和胶体液，安排好输液的速度和顺序；必要时输血或血浆，维持有效循环血量，防止休克的发生；对实施肠外营养的患者，应按要求做好相关护理。

(5) 控制感染：遵医嘱给予抗菌药物，当多种抗菌药物联合应用时，应注意配伍禁忌；有过敏反应的抗生素，使用前必须按要求做皮肤过敏试验；注意观察抗菌药物的不良反应。

(6) 对症护理：如遵医嘱给高热患者降温、对疼痛患者使用止痛药物、为盆腔脓肿患者用温盐水灌肠等。

(7) 观察病情：定时测量体温、脉搏、呼吸和血压，必要时监测尿量、中心静脉压、血清电解质及血气分析等指标，记录 24 h 出入液量；观察腹部症状和体征的变化，并注意治疗前后对比和动态观察；观察腹腔脓肿的症状和体征有无加重或减轻。观察期间应尽量减少搬动患者，以免加重病情；诊断不明确者不予注射止痛剂，以免掩盖病情；禁用泻剂、灌肠，以防消化道穿孔或破裂时肠内容物进一步溢出而加重腹腔污染。

2. 手术治疗患者的护理　由于盆腔脓肿的患者大小便次数多，应协助患者在床上或床边排大小便。

(1) 术前护理：同非手术治疗患者的护理，同时做好手术前各项准备。

(2) 术后护理

1) 了解手术及麻醉情况：如手术方式、麻醉方式、手术经过和腹腔内炎症情况，重点了解各种引流管放置的部位及目的。

2) 体位与活动：全麻未清醒者应去枕平卧，头偏向一侧，以免呕吐时误吸。全麻已清醒者或硬膜外麻醉后，血压、脉搏平稳者，可改为半卧位，以利于腹腔引流，减轻腹胀。卧床期间指导患者深呼吸和有效咳嗽、加强翻身和活动肢体等；病情允许时应尽早下床活动，以促进肠蠕动、预防肠粘连、防止下肢静脉血栓。

3）禁食、胃肠减压：术后继续禁食、胃肠减压，减轻胃肠道内积液积气，有利于伤口愈合及肠功能恢复，一般 2～3 d 后肠蠕动功能恢复、肛门排气，便可拔除胃管，逐步恢复经口进食。胃肠道切除及吻合者，进食时间、性质和食量须严格控制。禁食期间应做好口腔护理。

4）输液与营养支持：遵医嘱继续补充水、电解质，必要时需输血浆、人体白蛋白或全血等，维持水、电解质及酸碱平衡和机体代谢的需要，以保证切口顺利愈合，预防术后并发症。

5）观察病情变化：继续监测体温、脉搏、血压、呼吸、尿量、腹部症状及体征、血白细胞计数等动态变化情况；注意手术后有无腹腔内出血、伤口感染、腹腔脓肿、粘连性肠梗阻等近、远期各种并发症的发生。

6）控制感染：遵医嘱应用有效抗菌药物，进一步控制腹腔内感染。

7）切口护理：观察切口敷料有无渗血、渗液或其他污染，必要时应及时更换；注意切口愈合情况和有无感染征象，发现异常及早协助处理。对腹胀明显的患者可加用腹带，以使患者舒适及防止伤口裂开。

8）腹腔引流护理：妥善固定引流管，防止脱出或受压；观察并记录引流液的颜色、性状和量；对负压引流者应使其呈负压状态，维持有效引流；引流袋每天更换；当引流量减少、颜色变清、患者体温正常、血白细胞计数正常时可考虑拔除引流管；如引流液为脓性，应延长引流管放置时间；如为“烟卷”条引流，则应保持外层敷料干燥，每天换药时应同方向转动“烟卷”并拔出少许，剪除过长的尾端后用别针固定以防滑入腹腔，“烟卷”引流条一般在术后 24～48 h 拔除；对进行腹腔灌洗治疗者，应根据引流液情况调整灌入液量和灌入速度，并维持出入量相等。

9）其他护理：如遵医嘱给予止痛剂减轻患者痛苦，保证有效休息；做好皮肤护理，预防压疮。

(3) 并发症的预防和护理

1）腹腔脓肿的预防和护理

a. 采取适当的卧位：术后患者血压平稳后取半卧位，以利于腹腔内渗液的引流，避免感染扩散，防止腹腔脓肿形成。

b. 保持引流通畅：妥善固定引流管，防止受压、扭曲、堵塞等。

c. 控制感染：根据脓液或渗液细菌培养和药敏试验的结果，选用敏感的抗菌药物。

d. 及时处理腹腔脓肿：若形成腹腔脓肿，应及时穿刺抽脓、冲洗或置管引流，必要时做好手术切开引流的准备。

2）肠梗阻的预防和护理

a. 保持引流通畅：尽快引流清除腹腔内的脓液及渗出液，防止脓液在腹膜与肠间形成纤维粘连而引起肠粘连及肠梗阻。

b. 控制感染：遵医嘱应用有效的抗菌药物，促使腹腔内感染尽快吸收。

c. 早期活动：鼓励患者多翻身早期下床，促进术后恢复，预防肠粘连及肠梗阻。

3）切口感染的预防和护理

a. 切口护理：及时更换被污染的敷料，保持切口敷料清洁、干燥。

b. 控制感染:遵医嘱应用有效的抗菌药物。

c. 加强观察:定期换药,查看切口愈合情况及更换敷料。若术后 2～3 d,患者出现切口疼痛加重、体温升高,查看切口出现红肿、压痛、波动感,应考虑切口感染。

d. 及时处理切口感染:应配合医生做好穿刺抽脓,或拆除缝线引流脓液等。

【护理评价】

1. 患者腹痛是否减轻或缓解。

2. 体温是否得到控制并逐渐降至正常范围。

3. 水、电解质及酸碱平衡失调和营养状况是否得到纠正。

4. 患者焦虑、恐惧程度是否减轻,情绪是否稳定。

5. 潜在并发症是否得到有效预防。

【健康教育】

1. 提供疾病护理、治疗的知识　向患者说明非手术期间禁食、胃肠减压、半卧位的重要性,教会患者注意腹部症状和体征的变化。

2. 饮食指导　向患者讲解术后恢复饮食的知识,鼓励其循序渐进、少量多餐,进食高蛋白质、高热量、高维生素、易消化的食物,以促进手术创伤的修复和切口的愈合。

3. 康复指导　鼓励患者卧床期间进行床上活动,术后早期下床走动,促进肠功能恢复,防止发生肠粘连。

4. 出院后注意休息,适当活动　加强自我监测,发生腹痛或不适应及时就诊。

案例分析题

患者,男性。因急性阑尾炎行阑尾切除术,术后 4 d 出现下腹坠胀、尿频、里急后重。查体:血压 125/65 mmHg,脉搏 90 次/分,体温 38.9℃;腹部无明显的压痛、反跳痛和肌紧张;直肠指诊触及直肠前窝饱满及触痛,有波动感;血红蛋白 119 g/L,血白细胞 18.5×10^9/L,中性粒细胞 0.85。

问题:(1) 对该患者最可能的诊断是什么?

(2) 请阐述治疗要点及主要的护理措施。

(王　莺)

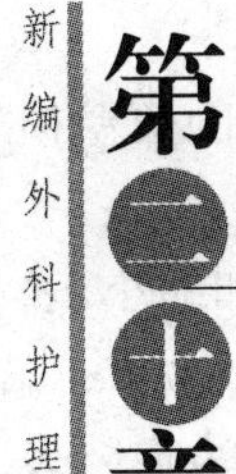

第二十章 腹部损伤患者的护理

第一节 概 述

腹部损伤(abdominal injury)是常见的外科急症，其发生率平时占各种损伤的 0.4%～2.0%；战争年代高达 50%左右。腹部损伤常伴有内脏损伤，若伴有腹腔实质性脏器或大血管损伤时，可因大出血而致死；空腔脏器受损破裂时，则可因并发严重的腹腔感染而威胁生命。腹部损伤的死亡率可高达 10%，早期、准确的诊断和及时、合理的处理是降低腹部损伤患者死亡的关键。

【病因和分类】

根据腹壁是否有开放性伤口，可将腹部损伤分为开放性和闭合性两大类。开放性损伤多由利器或火器，如刀刺、枪弹等所引起；闭合性损伤多为钝性暴力，如高处坠落、碰撞、挤压、拳打脚踢等所致。此外，临床上行各种穿刺、内镜、灌肠、刮宫、腹部手术等诊治措施也能导致医源性腹部损伤。

1. 开放性损伤(open injury)　腹壁伤口穿破腹膜者为穿透伤(多伴内脏损伤)；无腹膜破损者为非穿透伤(偶伴内脏损伤)。开放性损伤者腹壁有伤口，多数需行剖腹手术，比较容易发现伴有的内脏损伤。

2. 闭合性损伤(closed injury)　闭合性损伤体表无伤口，可合并内脏损伤。而闭合性损伤者，由于体表无伤口，需要确定是否伴有内脏损伤有一定的难度，故闭合性腹部损伤更具有临床意义。

无论是开放性或闭合性损伤，都有可能导致腹内脏器损伤，常见的受损内脏依次为脾、肾、肝、胃、结肠等，胰、十二指肠、膈、直肠等由于解剖位置较深，损伤发生率较低。

腹部损伤的范围及严重程度取决于暴力的程度、速度、着力部位、力的作用方向等因素，另外还受解剖特点、脏器的功能状态以及是否有病理情况等内在因素的影响。受到暴力打击后，肝、脾及肾的组织结构脆弱，血供丰富，位置比较固定，比其他脏器更容易破裂；上腹部受到碰撞、挤压时，胃窦、十二指肠水平部或胰腺可被压在脊柱上而断裂；肠道的固定部分(上端空肠、末端回肠)比活动部分更易受损；充盈脏器(饱餐后的胃、未排空的膀胱)比排空者更易破裂；病理状态的脏器(粘连的肠管)更易受损。

【临床表现】

因致伤原因、受伤器官及损伤的严重程度，以及是否伴有合并伤等而异。轻微的腹壁损伤，可无明显症状和体征，而严重者则可出现休克甚至处于濒死状态。

1. 单纯腹壁损伤　临床症状和体征较轻，其范围和程度随时间推移逐渐减轻和缩小，表现为受伤部位疼痛、胀痛和压痛，也可有皮下淤血，严重者出现腹直肌断裂。

2. 实质性脏器损伤　如肝、脾、胰、肾等或大血管损伤时，主要是腹腔内出血的临床表现。患者面色苍白、脉搏加快、细弱、脉压变小，严重时血压不稳甚至休克；腹痛呈持续性，一般不剧烈，腹肌紧张程度及压痛、反跳痛也不严重，但可伴有明显腹胀和腹部移动性浊音；肝破裂伴有肝内、外胆管断裂或胰腺损伤伴有胰管断裂时，由于胆汁或胰液溢入腹腔而出现剧烈的腹痛和腹膜刺激征等近似空腔脏器破裂的表现，肝、脾破裂后刺激膈肌，可产生肩部放射痛；泌尿系统损伤时，可出现腰背痛、血尿等症状。

3. 空腔脏器损伤　如胃肠道、胆道等破裂时，主要表现为消化道症状（恶心、呕吐、呕血或便血等）、腹膜刺激征、腹腔内游离气体及之后出现的全身感染症状。上消化道破裂时表现为剧烈腹痛、腹肌紧张、压痛、反跳痛等典型的腹膜炎体征，是由于胃液、胆汁或胰液等的强烈化学刺激引起，胃液、胆汁、胰液最强，肠液次之，血液最轻。下消化道破裂时早期表现为肠鸣音减弱或消失，然后因肠麻痹而出现的腹胀、细菌感染远较上消化道破裂时严重，可导致感染性休克，而腹膜炎体征出现较晚，程度也较轻。空腔脏器破裂后腹腔内游离气体可致肝浊音界缩小或消失。直肠破裂常出现鲜红色血便。如实质性脏器和空腔脏器两类器官同时损伤，则出血和腹膜炎两种临床表现可同时出现。

【辅助检查】

如腹内脏器损伤诊断已经确定，尤其是伴有休克者，应抓紧时间处理，不能为了进行某种检查而搬动患者，以免加重病情，延误治疗。

1. 实验室检查　腹腔内实质性脏器破裂出血时，红细胞、血红蛋白、血细胞比容等数值明显下降，白细胞计数略有增高；空腔脏器破裂时，白细胞计数和中性粒细胞比例明显上升；胰腺、胃或十二指肠损伤时，血、尿淀粉酶值多见升高。尿常规检查若发现血尿，提示有泌尿系统损伤。

2. 影像学检查

(1) B型超声检查：主要用于诊断肝、脾、肾等实质性脏器损伤，确诊率可达90%左右，可发现脏器内直径1～2 cm的血肿。若发现腹腔内积液和积气，则有助于空腔脏器破裂或穿孔的诊断。

(2) X线检查：最常用的是胸片及立卧位腹部平片。可辨别有无气胸、膈下游离气体、腹腔内积液以及某些脏器的大小、形态和位置的改变；还可了解有无季肋部肋骨骨折、腹膜后积气或腰大肌阴影消失等。如腹腔游离气体可表现为膈下新月形阴影；腹内大量积血仰卧位时可使小肠浮动到腹部中央；腹膜后血肿时，腰大肌影消失；脾破裂时胃泡右移、横结肠下移、胃大弯有弧形压迹；肝破裂时可表现为右膈抬高，肝正常外形消失及右下胸肋骨骨折等。条件允许时，可行选择性动脉造影。

(3) CT检查：能清晰地显示肝、脾、肾等脏器的包膜是否完整、大小及形态结构是否正常、出血量多少，对显示胰腺损伤及腹膜后间隙的异常变化比B超更准确，但对肠管损伤的诊断价值有限。

3. 诊断性腹腔穿刺术(diagnostic peritoneo－centesis)和腹腔灌洗术(peritoneal lavage)

(1) 诊断性腹腔穿刺术：1880年Mikulicz首先将腹腔穿刺术应用于临床，本法经济、安全，诊断阳性率高达90%以上。操作方法：患者向穿刺侧卧位5 min后，在局部麻醉下，选择脐和髂前上棘连线的中、外1/3交界处或经脐水平线与腋前线相交处作为穿刺点，缓慢进针，刺穿腹膜后有落空感，将有多个侧孔的细塑料管经针管送入腹腔深处，即可进行抽吸。

腹腔穿刺可在床旁进行，对伤情较重者尤为适用，亦可反复穿刺。根据穿刺抽得液体可判断受损脏器的性质。若为不凝固血液，提示为实质性脏器或大血管破裂所致的内出血，系因腹膜的脱纤维作用使血液不凝固；若抽得血液迅速凝固，多为误入血管所致。若抽出液为胃肠内容物、浑浊腹水、胆汁或尿液等，可依此判断哪类脏器受损。对伴有严重腹胀、妊娠，既往因手术或炎症可能形成广泛腹腔粘连的伤者，可在B超引导下进行，以提高穿刺的阳性率。

(2) 诊断性腹腔灌洗术：1965年Root首先倡导使用腹腔灌洗术，适用于临床高度怀疑有化脓性腹膜炎而腹腔穿刺阴性者，并可作连续动态观察；另外对于腹腔内出血量较少者诊断可靠性较高，有利于早期诊断。操作方法：在腹中线上取穿刺点，穿刺方法与诊断性腹腔穿刺术相同，将有多个侧孔的细塑料管经针管送入腹腔深处后，在管的尾端连接一盛有500～1 000 ml无菌生理盐水的输液瓶，使生理盐水缓慢流入腹腔。当液体流完或患者感到腹胀时，将瓶置于床面以下，利用虹吸作用使腹腔内灌注液流回输液瓶内。取瓶中液体进行肉眼或显微镜下检查，必要时涂片、培养或检测淀粉酶含量。符合下列任何一项者，检查结果即为阳性：①肉眼见灌洗液为血性，含胆汁、胃内容物或证明是尿液；②显微镜下红细胞计数超过$100\times10^9/L$或白细胞计数超过$0.5\times10^9/L$；③淀粉酶超过100个索氏单位；④灌洗液涂片检查发现细菌。此项检查很敏感，假阴性率低，但操作较为繁琐，现临床上并不常用。

4. 腹腔镜　在患者血流动力学稳定、可耐受全身麻醉，并且上述检查不能确诊且怀疑有内脏损伤时，可考虑进行腹腔镜检查，直接观察脏器损伤的部位、程度，阳性率90%以上，可避免不必要的剖腹探查。

【治疗要点】

1. 救治原则　腹部损伤往往伴有腹部以外的合并伤，应全面衡量各种损伤的轻重缓急，优先处理对生命威胁最大的损伤，如心跳呼吸骤停、窒息、大出血、张力性气胸等。若腹部为开放性伤口，应采取措施及时止血；对已脱出的内脏处理切忌强行将其回纳腹腔，以免加重腹腔污染。在积极防止休克的前提下，尽早剖腹探查止血。

2. 非手术治疗

(1) 适应证

1) 暂时不能确定有无内脏器官损伤者。

2) 诊断明确，已证实为轻度实质性脏器损伤，未发现其他内脏的合并伤，生命体征稳定者。

(2) 处理方法

1) 不随意搬动伤者，以免加重伤情。

2) 禁食，在未明确诊断前应禁食和胃肠减压。

3）营养支持，维持水、电解质及酸碱平衡，给予静脉营养支持。

4）防治感染和休克，输血、输液、补充血容量，维持有效循环，防止休克，联合应用广谱抗菌药物，预防和治疗可能存在的腹腔内感染。

5）对症处理，对已明确诊断、腹痛剧烈的患者，可酌情应用镇痛剂以减轻创伤所致的不良刺激；未明确诊断者，为防止掩盖症状和体征，禁止使用镇痛剂。

6）在非手术治疗期间，针对腹部损伤较重的患者还应做好手术前的准备工作。

3. *手术治疗*　已确诊为腹内脏器破裂者应及时手术治疗。此外，对非手术治疗者在观察期间出现以下情况者，应终止观察，行剖腹探查术。

(1) 出现明显的腹膜刺激征或呈进行性加重、范围扩大。

(2) 全身情况有恶化趋势，出现口渴、烦躁、脉率增快或体温升高，血压由稳定转为不稳定，甚至出现休克。

(3) 膈下有游离气体或腹腔穿刺抽得不凝固血液、胆汁、胃内容物等。

(4) 白细胞计数上升，红细胞计数进行性下降。

(5) 肠鸣音逐渐减弱或消失，患者出现明显腹胀。

(6) 胃肠道出血不易控制。

剖腹探查是治疗腹内脏器损伤的关键，手术本身包括全面探查、止血、修补、切除或引流有关病灶、清除腹腔内残留液体。

【护理】

1. *护理评估*

(1) 术前评估

1）健康史：了解患者的年龄、性别、饮食习惯，既往史及家族史，包括受伤的时间、地点、致伤源及致伤条件、伤情、受伤至就诊之间的病情变化及就诊前的急救措施等。女性患者有无停经史或不规则阴道出血。

2）身体状况：患者生命体征的变化，有腹痛、腹膜刺激征、休克、移动性浊音、肠鸣音消失等阳性体征，同时通过全面细致的体格检查判断有无合并胸部、颅脑、四肢及其他部位损伤。了解辅助检查结果，评估手术耐受性。

3）心理、社会状况：了解意外事件对患者的精神心理刺激强度，了解患者和家属对损伤后的治疗和可能发生并发症的认知程度、焦虑和恐惧程度及家庭经济承受能力等。

(2) 术后评估：评估患者实施的手术、麻醉方式、术中情况、术后放置引流种类及位置，患者术后恢复情况，并发症及预后情况。

2. *护理问题*

(1) 疼痛：与腹部损伤、出血及破裂空腔脏器的内容物刺激腹膜、手术创伤等有关。

(2) 体液不足：与损伤致腹腔内出血、渗出及呕吐有关。

(3) 焦虑、恐惧：与意外创伤的刺激、出血及内脏脱出的视觉刺激有关。

(4) 潜在并发症：失血性或感染性休克、腹腔脓肿、切口感染等。

3. *护理措施*

(1) 急救护理：以挽救生命为首要目的，先处理危及生命的创伤，如心跳骤停、窒息、张力性气胸和大出血等。对已发生休克者，应尽快建立静脉通路，输液、输血。对开放性腹部损伤者，应妥善处理伤口，及时止血和包扎固定。若有肠管脱出，可用消毒或清洁器皿覆盖后再包扎，以免肠管受压、缺血、坏死，切忌现场还纳入腹腔，以免加重腹腔污染。

(2) 非手术治疗的护理

1) 心理护理：做好患者及家属的解释安慰工作，稳定患者情绪，减轻焦虑，使其配合治疗。

2) 休息与体位：绝对卧床休息，不要随意搬动患者或让患者下床大小便，以防肝、脾被膜下血肿等突然破裂发生大出血；若病情稳定，可取半卧位。

3) 禁食、胃肠减压：对疑有空腔脏器损伤的患者，应绝对禁食水，同时行胃肠减压，以减少胃内容物漏入腹腔，减轻疼痛。

4) 补液与营养支持：同急性腹膜炎。

5) 应用抗菌药物：遵医嘱应用广谱抗生素防治腹腔感染，开放性损伤还应同时注射破伤风抗毒素。

6) 镇静止痛：诊断不明确时，禁用镇痛剂，以免掩盖病情，延误治疗；诊断明确时，病情稳定，疼痛剧烈者可遵医嘱给予镇痛解痉药物，同时应加强病情观察。

7) 病情观察

a. 生命体征变化：每 15～30 min 测量 1 次脉搏、呼吸、血压；

b. 腹部检查：每 30 min 进行 1 次腹部检查，注意腹膜刺激征的范围和程度变化，肝浊音界有无缩小或消失，有无移动性浊音；

c. 血常规：疑有腹腔内出血者，每 30～60 min 复查 1 次血常规，以判断腹腔内有无活动性出血；

d. 其他：必要时复查 B 超、诊断性腹腔穿刺术或灌洗术、血管造影术等；观察期间禁止使用泻剂、灌肠，以防肠破裂时肠内容物进一步溢出而加重腹腔感染。

病情观察期间，若出现下列情况之一，应高度警惕腹内脏器损伤存在，并及时通知医生，且做好急诊手术准备：①早期出现明显的失血性休克表现；②持续性剧烈腹痛呈进行性加重，伴恶心、呕吐等消化道症状；③明显的腹膜刺激征；④肝浊音界缩小或消失；⑤腹部明显胀气、肠蠕动减弱或消失；⑥腹部出现移动性浊音；⑦有便血、呕血或尿血；⑧直肠指检示前壁有压痛或波动感，或指套染血。

8) 对症处理：同急性腹膜炎患者的护理。

4. 护理评价

(1) 患者疼痛是否得到控制。

(2) 体液不足状况是否得到及时纠正。

(3) 患者焦虑、恐惧是否有所缓解或减轻，如情绪稳定、配合治疗护理等。

(4) 潜在并发症是否得到有效预防，是否及时发现和处理并发症。

【健康教育】

1. 加强宣传劳动保护、安全生产、安全行车、遵守交通规则的知识，避免意外损伤的发生。

2. 普及各种急救知识，在发生意外事故时，能进行简单的急救或自救。

3. 一旦发生腹部损伤，无论轻重，都应请专业医务人员检查，以免延误治疗。

4. 对恢复期的患者，应指导其适当休息，加强锻炼，增加营养，促进康复；若有腹痛、腹胀、呕吐、停止排气排便等，应警惕粘连性肠梗阻，及时到医院就诊。

第二节 常见的实质性脏器损伤

一、脾破裂

脾是腹部最容易受损伤的器官,脾破裂(splenic rupture)发生率约占各种腹部损伤的40%,已有病理改变的脾(如血吸虫感染、疟疾、门静脉高压、传染性单核细胞增多症、淋巴瘤等)更容易破裂。

【病理生理】

根据脾破裂部位及范围可分为三种:①中央型破裂,为脾实质深部破裂;②被膜下破裂,为脾被膜下实质周边部分破裂;③真性破裂,为脾被膜和脾实质均破裂。一般以真性破裂多见,约占85%,破裂部位多见于脾上极和膈面,有时在破裂对应部位有肋骨骨折。裂口靠近脾门时,有撕裂脾蒂的可能,可引起严重的失血性休克,甚至来不及抢救而死亡。中央型破裂和被膜下破裂者,因脾被膜完整、出血量受限,临床上无明显内出血征象,可形成血肿而被吸收,但血肿较大时,尤其是被膜下血肿,在某些微弱外力的作用下,可突然转为真性破裂。此种情况常发生在腹部外伤后1～2周,应予警惕。少数中央型血肿可因并发感染而形成脓肿。

【临床表现】

主要表现为腹腔内出血和出血性休克。血性腹膜炎所致的腹膜刺激征多不明显。

【辅助检查】

B超或CT检查可显示脾被膜不连续,以及左上腹的血肿和积血,诊断即可确立。

【治疗要点】

除轻微的脾撕裂伤或小范围的脾包膜下血肿可采取非手术疗法,其他类型的脾损伤都需要紧急手术,基本手术方式是脾切除(splenectomy)。近年来认识到脾脏是一重要的免疫功能器官,全脾切除,尤其在儿童脾切除后,可引起暴发性感染,所以有人提出除脾的严重粉碎性破裂或伴有脾蒂损伤外,应采取保脾手术或行脾部分切除或半脾切除术。对损伤严重难以修补或保留的粉碎性脾破裂,将切除的脾切成小薄片移植入大网膜囊内,总量占原脾的1/3,以恢复脾功能。

二、肝破裂

肝破裂(rupture of liver)在各种腹部损伤中占15%～20%,右肝破裂比左肝破裂为多见,原有肝硬化与慢性肝病时发病率更高。

【病理生理】

肝破裂的致伤因素和病理类型都与脾极为相似,分为真性破裂(包膜和实质均有裂伤)、被膜下破裂(实质裂伤但包膜完整)、中央型破裂(肝深部实质裂伤,可伴有或无包膜裂伤)三种。肝被膜下破裂可在伤后数小时、数天或更长时间突然转为真性破裂,引起迟发性腹腔内出血;中央型肝破裂易发展为继发性肝脓肿;较深的肝破裂常伴有大血管和胆管损伤,引起严重出血性和化学性腹膜炎,短期内引起休克。

【临床表现】

肝破裂的临床表现类似于脾破裂，主要是右上腹痛和内出血的表现，但有胆汁溢入腹腔者，腹痛和腹膜刺激征较脾破裂更为明显。肝破裂后的血液有时可通过胆管进入十二指肠而出现呕血或黑便。

【辅助检查】

B超或CT检查可发现肝的裂伤及周围的血肿，腹腔穿刺可抽到不凝的血液。

【治疗要点】

以手术治疗为主。

1. *手术治疗*　原则是彻底清创、止血，消除胆汁溢漏和建立通畅的引流。对粉碎性肝破裂或严重肝挫伤者，可将损伤的肝组织做整块切除或肝叶切除术，但应尽量保留健康的肝组织。手术治疗指征如下：

(1) 失血量超过全身血容量的40%。

(2) 循环复苏后又继续出血。

(3) 伴有其他脏器损伤需手术治疗。

2. *非手术治疗*

(1) 非手术治疗指征

1) 入院时伤者神志清楚，能正确对答问题和配合体格检查。

2) 血流动力学稳定，收缩压在90 mmHg以上，脉率低于100次/分。

3) 无腹膜炎体征。

4) B超或CT检查确定肝损伤为轻度。

5) 未发现其他内脏合并伤。

(2) 在非手术治疗过程中，必须注意：

1) 持续血压、脉搏监测，观察输液、输血后患者的反应，经输液或输血300～500 ml后，血压和脉率是否很快恢复正常，并保持稳定。

2) 反复检查患者的体征是否加重，重复B超检查观察腹腔内积血量是否增加。

三、胰腺损伤

胰腺损伤(injury of pancreas)占腹腔脏器损伤的1%～2%。损伤原因主要是上腹部受到强力挤压使暴力直接作用于脊柱所致，如车把、汽车方向盘等撞击上腹部所致。

【病理生理】

胰腺损伤以胰的颈、体部多见。由于胰腺位于腹膜后，位置深，较隐蔽，损伤后不易发现；损伤后因造成胰瘘而并发弥漫性腹膜炎，因胰液侵蚀性极强，又影响消化功能，故胰腺损伤的死亡率高达10%～20%。部分患者可形成胰腺假性囊肿。

【临床表现】

主要为上腹部压痛和腹肌紧张，部分患者伴有肩部放射痛，系由胰腺损伤后，胰液经网膜孔进入腹腔，致弥漫性腹膜炎所致。若未及时发现并处理，漏出的胰液被局限在网膜囊内，日久可形成具有纤维壁的胰腺假性囊肿。

【辅助检查】

腹腔液和血清淀粉酶升高对诊断有一定参考价值。B超或CT检查可发现胰腺周围积血、积液，CT 扫描显示胰腺轮廓是否完整，有助胰腺损伤的诊断。

【治疗要点】

手术治疗，原则是全面探查，彻底清创、止血，制止胰液外漏及处理合并伤。根据胰腺受损的部位和程度，选择不同的手术方式，包括胰腺修补术和部分切除术等。若发生胰瘘，除加强引流外，应禁食并给予肠外营养支持。应用生长抑素可明显减少胰液分泌量，有利于胰瘘的愈合。

第三节　常见的空腔脏器损伤

一、十二指肠损伤

十二指肠损伤(injury of duodenum)的发生率较低，仅占腹部外伤的 3.7%～5%。

【病理生理】

十二指肠损伤多发生于第二或第三部(3/4 以上)，由于其位置较深，大部分位于腹膜后，周围解剖关系复杂，一旦损伤，诊断和处理常较其他脏器的损伤更为困难，死亡率和并发症发生率相当高。若同时伴有胰腺、大血管等相邻器官损伤，死亡率更高。

【临床表现】

腹膜后血肿、胆汁染色和捻发音，是十二指肠损伤的典型表现。十二指肠破裂后，可因胰液和胆汁流入腹腔，腹膜炎和体征明显，故早期发现不难。若损伤发生在腹膜后，早期常无明显症状和体征，以后可因十二指肠溢出的气体、胰液和胆汁在腹膜后疏松结缔组织内扩散而引起严重的腹膜后感染，临床逐渐出现持续且进行性的右上腹和腰背部疼痛，但并无腹膜刺激征；部分患者可有血性呕吐物。

【辅助检查】

早期腹部 X 线平片可见膈下游离气体，有时可见腹膜后有气泡；右肾和腰大肌轮廓模糊，有时可见腹膜后呈花斑状改变(积气)并逐渐扩展；胃管内注入水溶性碘剂可见外溢；直肠指检有时可在骶前扪及捻发音；CT 显示腹膜后及右肾前间隙有气泡。

【治疗要点】

及时剖腹探查。手术时应仔细探查十二指肠附近的组织，尤其是合并胰腺损伤者，应切开十二指肠外侧腹膜和横结肠系膜根部腹膜，探查十二指肠降部与横部及胰头。手术方式很多，主要取决于损伤部位，如单纯修补术、带蒂肠片修补术、损伤肠段切除吻合术、损伤修复加幽门旷置术等。治疗十二指肠破裂的任何手术方式，都应附加减压手术，以保证十二指肠创伤愈合，减少并发症。

二、小肠破裂

小肠破裂(small intestine rupture)占腹部闭合性损伤的 5%～15%，肠壁和肠系膜损伤占到腹部闭合性损伤的 1.3%。

【病理生理】

小肠面积大，占据中、下腹部的大部分空间，故受伤机会较多。小肠破裂后可在早期即产生明显的腹膜炎，诊断一般并不困难。

【临床表现】

明显的腹膜炎体征是小肠破裂的早期表现。部分患者可无气腹征，小的破裂口可被食物残渣、纤维蛋白或突出的黏膜所堵，可能无弥漫性腹膜炎的表现。

【治疗要点】

小肠破裂的诊断一旦确定，应立即手术治疗。手术方式以简单修补为主。有以下情况时，则应采取部分小肠切除吻合术。

1. 裂口较大或裂口边缘部肠壁组织挫伤严重者。
2. 小段肠管有多处破裂者。
3. 肠管大部或完全断裂者。
4. 肠系膜损伤影响肠管血液循环者。

三、结肠破裂

结肠破裂(rupture of colon)发生率较小肠低，常见于腹内多器官损伤时，且多为单发穿孔，损伤早期症状和体征常不明显，故易漏诊。

【病理生理】

结肠的肠壁薄、蠕动强、血运差、愈合力弱，并且肠内容物液体成分少而细菌含量多，因此腹膜炎出现晚，但严重且预后不良。

【临床表现】

表现为迟发且严重的腹膜炎。结肠损伤早期无明显的症状和体征，低位损伤常伴有血便。部分结肠位于腹膜后，常导致严重的腹膜后感染。

【辅助检查】

由于结肠内气体多，位于腹腔内的结肠有较大的损伤，腹腔感染重，X线摄片易发现膈下游离气体，结合伤后有血便即可诊断。

【治疗要点】

对右半结肠破裂口小、腹腔污染轻、全身状况良好的患者可行一期修补或一期切除吻合术；大部分患者均须先采用肠造口或肠外旷置术处理，待3～6个月后患者情况好转再关闭造口。

四、直肠破裂

直肠破裂(rupture of rectum)可由各种外科操作、直肠乙状结肠镜、异物嵌入以及会阴的钝性、贯通性损伤所致。

【病理生理】

直肠上端在盆底腹膜反褶之上，损伤后的病理生理改变与结肠损伤基本相同；直肠下端则在反褶之下，损伤后可导致严重的直肠周围感染，但不引起腹膜炎。假如直肠破裂未治疗，为败血症留下隐患，其死亡率近100%。

【临床表现】

患者主诉直肠疼痛，疼痛延迟到直肠破裂后几小时到几天；直肠破裂后，直肠指诊可发现直肠内有出血，有时还可摸到直肠破裂口。

【辅助检查】

体格检查应包括直肠指诊和仔细的会阴触诊；女性患者应该进行阴道检查；必要时可做直肠镜检查，但必须注意避免加重损伤；直肠灌肠有助于看清视野。

【治疗要点】

如怀疑直肠破裂，应尽早应用广谱抗生素，最好不超过伤后 6 h；上段直肠破裂应剖腹进行修补，并实施乙状结肠双腔造口术，2～3 个月后闭合造口；下段直肠破裂应充分引流直肠周围间隙，以防感染扩散，同时行乙状结肠造口术，使粪便改道直至伤口愈合。

案例分析题

患者，男性。高处坠落 2 h，着落时碰伤左季肋部，当时神志清、四肢活动正常，自觉腹痛来院急诊。查体：血压 80/50 mmHg，脉搏 110 次/分，体温 37℃。左上腹压痛(＋＋)，全腹膨隆，神志清，反应迟钝，面色苍白，腹式呼吸减弱。辅助检查：血红蛋白 75 g/L，白细胞 12×10^9/L。X 线检查：左上腹有明显积血，左侧第 4 肋骨骨折。

问题：(1) 目前对该患者的初步诊断是什么？

(2) 简述目前的急救措施及主要治疗要点。

（王　莺）

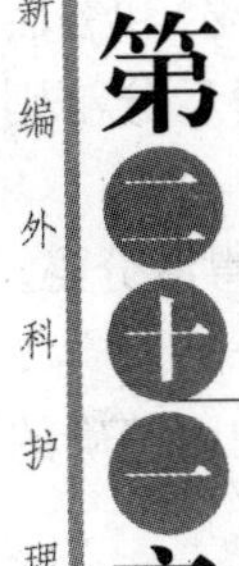

第二十一章 胃、十二指肠疾病患者的护理

第一节 解剖和生理概要

【胃的解剖和生理】

1. 胃的解剖　胃位于上腹部膈下略偏左，为一弧形囊状器官，上连接食管，下连接十二指肠，入口为贲门，出口为幽门。胃的左侧成弧形突出为胃大弯，右侧与大弯相应处向内凹陷为胃小弯。将胃大弯和胃小弯各做三等分，再连接各对应点而将胃分为3个区域，上1/3为贲门胃底部U(upper)区；中1/3为胃体部M(middle)区；下1/3为胃窦、幽门部L(lower)区。胃与周围器官有韧带相连，包括肝胃韧带、肝十二指肠韧带、胃结肠韧带、胃脾韧带、胃胰韧带和胃膈韧带，凭借韧带固定于上腹部。

胃壁从外向内分为浆膜层、肌层、黏膜下层和黏膜层。胃的浆膜层即是脏层腹膜；胃壁的肌层为发达的平滑肌层，在贲门和幽门处环形肌增厚，分别形成贲门和幽门括约肌；黏膜下层有丰富的血管、淋巴管及神经丛；胃的黏膜层含大量胃腺，分布在胃底和胃体。

胃的血液供应极为丰富，胃体有腹腔动脉发出分支，在胃小弯和胃大弯分别组成动脉弓供应；胃底部由胃短动脉供应；胃后动脉供应胃体上部与胃底后壁。上述动脉之间有丰富的吻合，形成网状分布。胃的静脉与同名动脉伴行，彼此之间有丰富的交通支，分别注入脾静脉、肠系膜上静脉并汇集或直接注入门静脉。

胃黏膜下淋巴管非常丰富，胃壁各层中都分布着毛细淋巴管。胃周共有16组淋巴结，胃的淋巴液最后经腹主动脉周围淋巴管汇入胸导管。

胃的神经属于自主神经系统，包括交感神经和副交感神经。胃的交感神经主要抑制胃的分泌和运动并传出痛觉；胃的副交感神经来自左、右迷走神经，主要促进胃的分泌和运动。两种神经纤维在肌层和黏膜下组成神经网，以协调胃的分泌和运动功能。

2. 胃的生理

(1) 胃的运动：胃通过运动完成胃内食物的混合、搅拌及有规律的排空。胃的蠕动波起自胃体通向幽门，后者发挥括约肌作用，调控食糜进入十二指肠。每次胃蠕动后食糜进入十二指肠的量取决于蠕动的强度与幽门的开闭状况。幽门关闭时食物在胃内往返运动，幽门开放时，将5～15 ml食糜送入十二指肠。混合性食物从进食至胃完全排空需4～6 h。

(2) 胃的分泌：胃腺分泌胃液，正常成人每日分泌量为1 500～2 500 ml。胃液的主要成分为胃酸、胃酶、电解质、黏液和水分。胃液的分泌可分为基础分泌(消化间期分泌)和餐后分泌(消化期分泌)。基础分泌是指不受食物刺激时的自然胃液分泌,量甚小。餐后分泌则可分为3个时相:

1) 迷走相或称头相:食物经味觉、视觉、嗅觉等刺激,引起迷走神经兴奋,促使胃液分泌。

2) 胃相:食物进入胃内,主要通过食物成分刺激,产生促胃素,引起胃液大量分泌。

3) 肠相:食糜进入小肠后引起的胃液分泌量较小。消化期胃液分泌有着复杂而精确的调控机制,并维持胃液分泌的相对稳定。

【十二指肠的解剖和生理】

1. *十二指肠的解剖* 十二指肠位于幽门和空肠之间,长约25 cm,呈C形环绕胰腺头部,是小肠最粗和最固定的部分。按走行分为四个部分:

(1) 球部:长约5 cm,属腹膜间位,活动度大,黏膜平整光滑,是十二指肠溃疡及穿孔的好发部位。

(2) 降部:长为7～8 cm,与球部呈锐角下行,固定于后腹膜,内侧与胰头紧密相连,胆总管和胰管开口于此部中下1/3交界处内侧肠壁的十二指肠乳头。

(3) 水平部:自降部向左走行,长约10 cm,完全固定于腹后壁,其末端的前方有肠系膜上动、静脉跨越下行。

(4) 升部:先向上行,然后急转向下、向前,与空肠相接,形成十二指肠空肠曲。由十二指肠悬韧带(Treitz韧带)固定于后腹壁,此韧带是十二指肠与空肠分界的解剖标志。

十二指肠的血供来自胰十二指肠上、下动脉,两者分别起源于胃十二指肠动脉与肠系膜上动脉,两者的分支在胰腺前后吻合成动脉弓。

2. *十二指肠的生理* 十二指肠是胃内排除食糜、胆汁和胰液的汇集处。十二指肠黏膜内有Brunner腺,分泌碱性的十二指肠液,含有多种消化酶如肠蛋白酶、脂肪酶、蔗糖酶、乳糖酶等,还可分泌胃泌素、抑胃肽、胆囊收缩素、促胰液素等肠道激素,对胃液、胆汁和胰液的分泌起调节作用。

第二节 胃　癌

胃癌(gastric carcinoma)是我国常见的恶性肿瘤之一,居消化道恶性肿瘤的首位,年死亡率为25.21人/10万人,发病年龄以40～60岁多见,男女性比例约为3∶1。

【病因和发病机制】

1. *胃的慢性疾病* 慢性胃溃疡恶变率约为5%,萎缩性胃炎恶变率约为10%,胃腺瘤性息肉恶变率约为10%,尤其是直径>2 cm者。以上胃的慢性疾病均被视为"癌前期病变"。

2. *胃幽门螺杆菌* 胃幽门螺杆菌(HP)是发生胃癌的重要因素之一。HP感染的人群中胃癌的发生率是HP感染阴性者的3～6倍。可能因为HP感染后产生的氨中和胃酸,有利于细菌生长,并促使硝酸盐降解为有明显致癌作用的亚硝酸盐及亚硝胺而致癌;HP的代谢产物,包括一些酶和毒素也有可能直接损害胃黏膜细胞的DNA而产生基因突变,从而导致癌的发生。

3. *饮食、环境因素* 饮食与胃癌的发生有明显的相关性,长期进食熏烤、腌制、含亚硝酸盐以及添加防腐剂的食物，可能诱发胃癌。胃癌的发病率在不同国家之间或同一国家的不同地区之间有明显的差异，这可能与环境及生活习惯有关，吸烟与胃癌也有一定的关系。

4. 遗传因素　胃癌常见于近亲中，A 型血的人胃癌发病率高于其他血型的人群，说明胃癌与遗传因素有关。许多证据表明，抑癌基因 P53、APC、DCC 杂合性丢失和突变与胃癌的发生有关，胃癌组织中 P53 杂合性缺失高达 63%，而癌旁异型增生的黏膜中未见 P53 缺失。分子生物学研究显示，胃癌组织中癌基因 c－met、K－ras 有明显扩增或过度表达，胃癌的侵袭性和转移则与 CD44v 基因的异常表达有关。

【病理】

胃癌可发生于胃的任何部位，多见于胃窦部，约占 50%，其次为胃小弯和贲门部，其他部位较少见。

1. 大体分型　胃的大体形态随病期而不同，故将其分为早期胃癌和进展期胃癌。

(1) 早期胃癌：指病变仅侵及黏膜及黏膜下层，不论病灶大小或是否有淋巴结转移。其中，局限在黏膜内的称为原位癌；癌灶直径为 0.6～1 cm 和＜0.5 cm 时分别称为小胃癌和微小胃癌；病灶更小，仅在胃镜黏膜活检时诊断为胃癌，但切除后的胃标本未见癌组织称“一点癌”。早期胃癌的肉眼形态分为三型：

1) 隆起型：癌块突出黏膜约 0.5 cm 以上；

2) 浅表型：癌块微隆或低陷 0.5 cm 以内，有三个亚型：浅表隆起型、浅表平坦型和浅表凹陷型；

3) 凹陷型：深度超过 0.5 cm。此外还有混合型。

(2) 进展期胃癌：指病变超过黏膜或黏膜下层，又称中、晚期胃癌，临床上比较常见。按 Bormann 分类法将其分为四型：Ⅰ型：肿块型，为突入胃腔的息肉样或菜花样肿块，边界清楚；Ⅱ型：局限溃疡型，呈单个或多个溃疡，溃疡发生于突入胃腔的癌组织上；Ⅲ型：浸润溃疡型，癌中心有明显的溃疡，癌组织向周围组织浸润，边界不清；Ⅳ型：弥漫浸润型，癌细胞弥漫浸润胃壁各层，可累及胃的大部或全部，使胃腔缩窄，胃壁僵硬而呈皮革状，称之为“皮革胃”，恶性程度高，发生淋巴转移早。

2. 组织学分型　按世界卫生组织提出的分类法，将胃癌分为：

(1) 腺癌，占绝大多数，包括乳头状癌、管状癌、黏液癌和印戒细胞癌。

(2) 腺鳞癌。

(3) 鳞状细胞癌。

(4) 未分化癌。

(5) 未分化类癌。

3. 转移途径

(1) 直接蔓延：癌肿直接侵入腹腔临近器官或组织。

(2) 淋巴转移：是最主要的转移途径，发生较早。早期胃癌亦可发生淋巴转移，进展期胃癌的淋巴转移率高达 70%左右。部分癌肿可超越常规转移方式，直接侵及远处淋巴结，即跳跃式转移。恶性程度较高或较晚期的胃癌可经胸导管转移到左锁骨上淋巴结，或经肝圆韧带转移到脐周。

(3) 血行转移：多发生在晚期，最常见的转移部位是肝和肺，其他依次为胰、肾上腺、骨、脑等处。

(4) 腹腔种植：癌肿浸润穿透浆膜层，癌细胞脱落而种植于腹膜、大网膜或盆腔脏器表面。癌细胞广泛播散时，可形成大量腹腔积液或血性腹水。

4. 临床分期　国际抗癌联盟制定的 TNM 分期，是现今通用的分期标准，对选择合适的治疗方法具有重要意义。T 指癌肿浸润深度，T_1 表示浸润至黏膜或黏膜下；T_2 浸润至肌层或浆膜层；T_3 穿破浆膜；T_4 侵及临近结构或腔内扩展到食管、十二指肠，N 表示淋巴结转移状况，N_0 淋巴结无转移；N_1 距原发灶边缘 3 cm 以内的淋巴结转移，为第一站转移；N_2 距原发灶边缘 3 cm 以外的淋巴结转移，为第二站转移。M 表示远处转移，M_0 表示无远处转移，M_1 表示有远处转移。

【临床表现】

1. 症状　早期胃癌患者多无明显症状，少数患者有嗳气、反酸、食欲减退等类似溃疡病的上消化道症状，无特异性。随病情进展，症状日益加重，此时可出现上腹不适、进食后饱胀、食欲下降、消瘦、乏力、贫血及体重减轻。进展期胃癌最常见的症状就是疼痛和体重减轻。贲门胃底癌可有胸骨后疼痛、呃逆和进行性吞咽困难；近幽门的胃癌可引起幽门梗阻而出现恶心、呕吐；肿瘤破坏血管后可有呕血、黑便，甚至上消化道大出血。晚期胃癌患者常出现发热、贫血、消瘦、营养不良甚至恶病质等表现。当胃癌转移至肝脏和腹膜时，可产生黄疸、腹水等；转移到肺或胸膜时，可有咳嗽和呼吸困难；当出现剧烈而持续性上腹痛并放射到肩背部时，提示肿瘤已穿入胰腺。胃癌穿孔后出现急性腹膜炎的表现。

2. 体征　早期胃癌可无任何体征，进展期胃癌的常见体征是上腹压痛和腹部肿块。能否发现腹块，与癌肿的部位、大小及患者腹壁厚度等有关。胃窦部癌扪及腹部肿块者较多。若出现肝脏等远处转移时，可有肝大、腹水、锁骨上淋巴结肿大；发生直肠前凹种植转移时，直肠指诊可摸到肿块，晚期表现为恶液质。

【辅助检查】

1. 纤维胃镜　是诊断早期胃癌的有效方法，可直接观察病变部位，通过观察并与细胞学、组织学检查联合应用，可以确定胃癌的类型、病灶浸润范围，诊断准确率达 90%以上。超声胃镜能观察到胃黏膜以下各层和周围邻近脏器的图像，有助于胃癌的诊断和 TNM 分期。

2. X 线钡餐检查　有助于确定病变范围及浸润程度，并可了解胃壁形态变化。X 线钡餐双重对比造影法可清晰显示胃黏膜表面的微细结构，能发现 1 cm 以内的小胃癌，甚至 5 mm 以内的微小胃癌，是胃癌早期诊断的主要手段之一。此项检查无痛苦，易被患者接受，早期胃癌确诊率达 85%。

(1) 早期胃癌的 X 线表现：局限性浅的充盈缺损，基底广，表面呈颗粒状；或呈现以龛影，边缘不规则呈锯齿状，周围黏膜有中断、变性或融合现象；或黏膜有灶性积钡等征象。对怀疑早期胃癌者，应从不同角度进行 X 线检查，并仔细分析。

(2) 进展期胃癌的 X 线表现：凸入胃腔的肿块，表现为较大而不规则的充盈缺损；溃疡型癌主要发生在肿块之上，故其龛影位于胃轮廓之内，龛影直径常＞2.5 cm，边缘部整齐，可示半月征、环堤征，邻近黏膜僵直、蠕动消失，皱襞中断；如累及全胃，则呈固定、腔小无蠕动的皮革状胃。

3. B 超检查　主要用于判定胃的邻近器官受浸润及淋巴转移的情况，有助于术前分期及预后判断。

4. 螺旋 CT 与正电子发射成像(PET)检查　多排螺旋 CT 扫描结合三维立体重建和模

拟内镜技术，是一种新型无创检查手段，有助于胃癌的诊断和术前临床分期。正电子发射成像技术可以判断淋巴结与远处转移情况，准确性较高。

5. 实验室检查　粪潜血试验持续阳性，有助于胃癌的诊断；胃液游离酸测定显示游离酸缺乏或减少；癌基因研究表明，CA50、CA199、P53 基因过度表达为早期胃癌的诊断和判断预后的参考指标。

6. 胃液细胞学检查　在胃冲洗液中查到癌细胞即可诊断。

【治疗要点】

早期发现、早期诊断和早期治疗是提高胃癌疗效的关键。目前胃癌的治疗以手术为主，辅以化疗、中医中药、生物治疗等综合治疗来提高疗效。

1. 手术治疗　只要患者全身情况允许，无明确的远处转移，均应实施手术探查，切除肿瘤。

(1) 根治性切除术：按癌肿部位完整地切除全胃或胃的大部，全部大、小网膜和局部淋巴结，并重建胃肠道，切除端应距癌肿边缘 5 cm 以上。该术式是胃癌，特别是早期胃癌的有效治疗方法。

(2) 姑息性切除术：适用于癌肿广泛浸润并远处转移，无根治可能，但原发肿瘤尚可切除者。可行包括原发肿瘤在内的胃远端部分切除术。

(3) 捷径吻合术：如肿瘤导致幽门梗阻又难以切除时，可行胃空肠吻合术、食管空肠吻合术等，以解决梗阻问题。可在术中安置动脉、静脉、腹腔等多途径的皮下区域灌注化疗装置，为术后综合治疗创造条件。

(4) 微创手术：指在胃镜下行胃黏膜癌灶切除和腹腔镜下的胃楔形切除、胃部分切除甚至是全胃切除术。

2. 化疗　是最主要的辅助治疗方法，以联合用药为主，目的是清除残留的癌灶或脱落的癌细胞。早期胃癌根治术后原则上不必辅助化疗；进展期胃癌根治术后、姑息手术后、根治术后复发者需化疗。可在术前、术中和术后用药。常用药物有 5-氟尿嘧啶(5-FU)、丝裂霉素 C(MMC)、多柔比星(阿霉素，ADM)、呋喃氟尿嘧啶(FT-207)等。化疗方法包括全身化疗、腹腔灌注化疗、动脉介入化疗等，也可配合生物治疗、中医中药治疗等。

3. 介入疗法　对不能手术切除的晚期胃癌患者，将导管经股动脉选择性插入胃左动脉或腹腔动脉有关分支，或经术中安置的区域化疗装置、化疗药物进行联合灌注，并可用明胶海绵、碘油等栓塞治疗。

4. 免疫治疗　自 20 世纪 80 年代初期，随着细胞生物学、分子生物学及生物工程技术的迅速发展产生了生物治疗。但疗效仍难以确定，包括白细胞介素-2、淋巴因子活化细胞等。

5. 中药治疗　目前主要是配合手术及化学治疗，以及对不能切除的晚期胃癌进行综合治疗。

【护理】

1. 护理评估

(1) 术前评估

1) 健康史：了解患者年龄、性别、饮食习惯、药物，特别是非甾体消炎药物和皮质类固醇用药史等，既往史(如患者有无长期溃疡病史或慢性萎缩性胃炎、胃肠息肉等)，以及家族史等。

2) 身体状况：了解疾病的性质和严重程度，重要器官的功能状态及营养状况等，以及辅助检查的结果。

3）心理、社会状况：了解患者及家属对诊断、预后、术前检查、手术方式和术后康复的知晓程度，注意有无焦虑、恐惧等心理反应；了解家庭对患者手术及术后综合治疗的认识及经济承受能力。

（2）术后评估

1）手术情况：患者的麻醉方式、手术名称、术中补液、输血情况等。

2）康复情况：生命体征、胃肠减压引流液的色、质、量，切口愈合、肠蠕动恢复情况，是否有并发症发生。

3）心理和认知状况：患者和家属的心理状态，对术后护理的配合。饮食、活动及有关康复等知识的掌握程度。

2. 护理问题

（1）恐惧/焦虑：与癌症对生命的威胁、患者对疾病的发展及预后缺乏了解，惧怕手术、化疗等治疗，以及担心预后有关。

（2）营养失调：低于机体需要量，与肿瘤消耗、食欲减退、营养摄入不足、术后禁食、化疗后消化道反应等因素有关。

（3）疼痛：与癌细胞浸润和手术创伤有关。

（4）知识缺乏：缺乏有关胃癌的医疗护理知识。

（5）潜在并发症：胃出血、急性穿孔、幽门梗阻、贲门梗阻，术后吻合口破裂、梗阻、倾倒综合征、腹泻等。

3. 护理措施

（1）术前护理

1）心理护理：关心、了解患者，告知有关疾病和手术的知识、术前和术后的配合；稳定患者情绪，提供医疗信息，增强患者及家属信心，使其积极配合治疗和护理。

2）饮食和营养：择期手术患者饮食应少量多餐，给予高蛋白、高热量、富含维生素、易消化、无刺激的食物，纠正负氮平衡，提高患者对手术的耐受力和术后恢复的效果；不能进食或禁食的患者，应从静脉补给足够能量、氨基酸、电解质和维生素等营养物质。

3）用药护理：按时给予减少胃酸分泌、解痉及抗酸的药物，并观察药物疗效。

4）并发症的护理：合并急性穿孔的患者应严密观察生命体征、腹痛情况、腹膜刺激征、肠鸣音变化等，禁食、胃肠减压，维持水、电解质平衡，积极应用抗生素，预防及治疗休克；合并出血的患者应观察并记录呕血、便血情况，观察患者有无口渴、肢冷、尿少等循环血量不足的表现，输液、输血、镇静、止血，积极治疗休克和纠正贫血；合并幽门梗阻的患者应禁食，非完全梗阻者可给予无渣半流质饮食，输液、输血，纠正营养不良及低氯、低钾性碱中毒。合并症的患者应积极做好手术准备。

5）胃肠道准备：术前 1 d 进半流质，术前晚或术晨清洁灌肠，术晨留置胃管吸净胃内容物。有幽门梗阻者，术前 3 d 开始每晚用温生理盐水洗胃，消除胃内潴留物，减轻胃黏膜水肿，便于术中操作，减少手术时对腹腔的污染，同时可以预防术后胃肠吻合口漏及切口感染。

（2）术中护理

1）麻醉：全身麻醉。

2）体位：胃大部手术采用仰卧位，全胃切除术采用平卧位（经腹）或 45°侧卧位或 90°侧卧位（胸腹联合切口）。

3）术中配合：

a. 见第七章手术室管理和工作。

b. 准备 60 mm、90 mm 国产关闭器各一；钉包、荷包钳、荷包线各一；根据不同的患者准备不同的侧侧吻合器及管状吻合器，肝脏拉钩或盘状拉钩一套；全胃切除手术时，除以上物品外，还需准备直角钳及进胸特殊包等；放置侧卧位时应准备翻身枕头及骨盆固定架、头圈、护臂套等。

c. 妥善保管病理标本并及时送检，清扫淋巴结时，巡回护士帮忙记录淋巴结部位。

d. 熟练使用各类吻合器及关闭器，使用前后确保完整性。

e. 吻合过程中，纱布均一次性使用，以免污染伤口；各吻合手术完毕后，手术者重新洗手或更换手套，手术台上重铺无菌巾，以减少污染。

f. 注意无瘤技术的运用。

g. 添加物品时，要及时做好登记工作。

（3）术后护理

1）病情观察：密切监测生命体征，意识，面色，末梢循环，尿量，切口渗血、渗液等情况，注意有无内出血征象。

2）体位与活动：术后取平卧位，血压平稳后改半卧位，以利于腹腔引流，减轻腹胀、腹部切口张力和疼痛，有利于呼吸和循环。术后鼓励患者早期活动，促进肠蠕动恢复，防止肠粘连。

3）饮食与胃肠减压：术后禁食并留置胃管进行持续胃肠减压，观察胃肠引流液的性质和量，并妥善固定；做好口腔护理，定期更换固定用胶布，保持胃肠减压的负压状态；根据患者胃肠道恢复情况，在拔出胃肠减压后逐步恢复饮食，由流质、半流质逐渐过渡到普食，一般需要 7～10 d。

4）静脉营养：在禁食期间应加强静脉营养支持，提供患者每日所需的水、电解质及其他营养物质，改善患者的营养状态，有利于切口和吻合口的愈合。

5）镇痛：根据医嘱适当应用止痛药物，对于使用患者自控止痛泵者，应注意预防并处理可能发生的并发症，如尿潴留、恶心、呕吐等。

6）预防感染：合理预防性应用抗生素。注意患者体温变化、腹部症状、体征及切口的观察。

7）腹腔引流管护理：妥善固定引流管，防止脱出、扭曲或受压。记录引流液的色、质、量和性状，对负压引流者要及时调整负压，保持引流通畅。

8）术后并发症的观察和护理

a. 胃大部切除术后的并发症

（a）术后胃出血：术后注意观察胃肠引流液的性质和量，一般为咖啡色，24 h 量不超过 300 ml，并逐渐减少。术后胃出血多可采取非手术疗法，包括禁食、应用止血药物和输血等。若非手术治疗不能达到止血效果或出血量＞500 ml 时，应手术止血。

（b）十二指肠残端破裂：是 BillrothⅡ式胃大部切除术后近期严重并发症，一般发生于术后 3～6 d。表现为突发右上腹剧痛和急性弥漫性腹膜炎症状。应立即手术治疗，术后加强全身支持，完全胃肠外营养，同时控制感染，积极纠正水、电解质紊乱。

（c）吻合口破裂或瘘：少见，多发生于术后 5～7 d。多数因吻合口处张力过大、低蛋白血症、组织水肿等致组织愈合不良而发生。表现为腹部剧烈疼痛,伴腹膜炎及全身中毒症状,引流管引出混浊含肠内容物的液体。无弥漫性腹膜炎者,可行禁食、胃肠减压、充分引流,若经久不愈,则需再次手术。

(d) 术后梗阻:包括输入襻梗阻、吻合口梗阻和输出襻梗阻。主要表现为呕吐伴上腹部疼痛和压痛。一般输入襻梗阻时呕吐物量少,不含胆汁;吻合口梗阻和输出襻梗阻时呕吐物含胆汁。可先行禁食、胃肠减压、营养支持等非手术治疗。若无好转,应手术解除梗阻。

(e) 残胃蠕动无力或胃排空延迟:发生于术后 7～10 d,表现为拔胃管进食后患者出现频繁呕吐,呕吐物含胆汁。一般无须手术,经过禁食、胃肠减压、肠外营养支持,维持水、电解质和酸碱平衡,应用促胃动力药物,轻者 3～4 d 自愈,严重者 20～30 d 一般也能经非手术治疗治愈。

(f) 倾倒综合征:①早期倾倒综合征:多发生于餐后 10～30 min 内,表现为上腹饱胀不适、恶心呕吐、肠鸣音频繁,可有绞痛,继而腹泻,并伴有全身无力、头昏、晕厥、面色潮红或苍白、大汗淋漓、心悸、心动过速等症状。症状持续 60～90 min 后自行缓解。可通过调整饮食,包括少食多餐,避免过甜、过咸、过浓的流质饮食,宜进食低糖类、高蛋白饮食,进餐时限饮水,餐后平卧 10～20 min。多数患者在术后半年到 1 年内能逐渐自愈,极少数症状严重而持久的患者应考虑手术治疗。②晚期倾倒综合征:又称低血糖综合征,为高渗食物迅速进入小肠,快速吸收、引起高血糖,后者致使胰岛素大量释放,继而发生反应性低血糖。表现为餐后 2～4 h,患者出现心慌、无力、眩晕、出汗、手颤、嗜睡,也可导致虚脱。饮食中减少糖类含量,增加蛋白质比例,少量多餐可防止其发生。

b. 迷走神经切断术后并发症

(a) 吞咽困难:多见于迷走神经干切断术后,因食管下段运动失调或食管炎所致。常出现于术后早期开始进食固体食物时,下咽时有胸骨后疼痛,X 线吞钡见食管下段狭窄,贲门痉挛。多于术后 1～4 个月能自行缓解。

(b) 胃潴留:可发生于各类术后,但高选择性迷走神经切断术后较少见。表现为术后3～4 d,拔出胃管后出现上腹不适、饱胀、呕吐胆汁和食物。X 线钡餐造影见胃扩张、大量潴留、无排空。治疗包括禁食、持续胃肠减压、用温热高渗盐水一日多次洗胃,输血、输液,也可用新斯的明肌内注射。症状一般于术后 10～14 d 逐渐自行消失。

(c) 胃小弯坏死穿孔:见于高选择性迷走神经切断术后。穿孔后突然发生上腹部剧烈疼痛和急性弥漫性腹膜炎症状,须立刻进行手术修补。

(d) 腹泻:多因迷走神经切断术后肠道功能紊乱、胆道和胰腺功能失常。注意饮食或口服助消化的药物及收敛剂,多数患者于术后数月症状可逐渐减轻或消失。

c. 远期并发症

(a) 碱性反流性胃炎:多发生于术后数月至数年,由于碱性十二指肠液、胆汁反流入胃,破坏了胃黏膜的屏障作用所致。表现为上腹部或胸骨后烧灼痛,伴体重减轻或贫血。症状轻者用 H_2 受体拮抗剂等治疗,严重者需手术治疗。

(b) 吻合口溃疡:多数发生在术后 2 年内,以选择性迷走神经切断术后溃疡复发率较高。主要症状为溃疡病症状重现,可有腹痛及消化道出血。纤维胃镜可明确诊断。可采用制酸剂、抗 HP 感染保守治疗,无效者可再次手术。

(c) 营养性并发症:由于胃肠道吸收功能紊乱或障碍所致,常见有营养不良、贫血、脂肪泻、骨病等。应注意调节饮食、补充缺乏的营养素,必要时可用药物预防和治疗。

(d) 残胃癌:指因良性疾病行胃大部切除术后 5 年以上,发生于残胃的原发癌。多发生于术后 20～25 年,与胃内低酸、胆汁反流及肠道细菌逆流入残胃引起慢性萎缩性胃炎有关。患者有胃癌的症状,纤维胃镜可明确诊断,需行手术治疗。

【护理评价】

1. 患者恐惧/焦虑情绪是否减轻,能否积极配合治疗。
2. 疼痛是否有所减轻或缓解。
3. 低蛋白血症是否得到纠正。
4. 水、电解质是否维持平衡,生命体征是否平稳。
5. 术后并发症是否得到预防、及时发现和处理。
6. 患者和家属掌握术后康复知识的程度,能否配合护理、合理饮食、适量活动等。

【健康教育】

1. 向患者解释并强调疾病的治愈须靠术后长期的配合。
2. 指导患者术后早期下床活动,促进肠功能恢复,防止肠粘连。
3. 指导患者合理饮食,术后早期应少食多餐,多进蛋白、脂肪类食物,控制甜食,限制液体食物,餐后平卧 10～20 min,以预防倾倒综合征的发生;少食腌制食品,避免过冷、过烫、过辣、煎炸食物。
4. 指导患者自我调节情绪,保持乐观积极的心态;术后 3 个月可恢复正常工作,避免过于劳累,不熬夜,饮食规律,注意劳逸结合;告知饮酒、吸烟对其疾病的危害性。
5. 指导药物的服用时间、方式、剂量,说明药物不良反应。避免服用对胃黏膜有损害性的药物,如阿司匹林、吲哚美辛、皮质类固醇等。
6. 讲解化疗的必要性,定期检查血象、肝功能等,注意预防感染。
7. 定期门诊随访,若有不适及时就诊。

第三节 胃、十二指肠溃疡

胃、十二指肠溃疡(gastroduodenal ulcer)是一种常见的消化道疾病,因溃疡的形成与酸性胃液对黏膜的消化作用有关,故又称消化性溃疡(peptic ulcer),是指胃、十二指肠局限性圆形或椭圆形的全层黏膜缺损。主要表现为慢性病程和周期性发作的节律性疼痛。男性发病率高,男女性比例为 5～6∶1,以青壮年发病居多,秋冬和冬春之交为好发季节。其病因有:①胃酸分泌过多,激活胃蛋白酶,使胃十二指肠黏膜发生"自家消化";②某些药物、食物等使胃黏膜屏障受损;③幽门螺杆菌感染;④其他,神经因素、遗传因素、应激性因素等。

胃、十二指肠溃疡者大多数经严格内科治疗可以痊愈,外科治疗主要指征包括急性穿孔、出血、瘢痕性幽门梗阻或药物治疗无效的溃疡病患者,以及胃溃疡恶性病变等情况。

一、胃、十二指肠溃疡急性穿孔

急性穿孔(acute perforation)是胃、十二指肠溃疡的严重并发症,以十二指肠溃疡多见。发病急、变化快,需要紧急处理,若诊治不及时可危及生命。

【病因和发病机制】

1. 病因　胃、十二指肠溃疡发病是多因素综合作用的结果，主要有胃酸过多、胃黏膜屏障损害、幽门螺杆菌等因素，另外还与遗传、吸烟、咖啡因、应激和心理压力等有关。

2. 发病机制　活动期的胃、十二指肠溃疡可以逐渐向深部侵蚀，穿破浆膜而形成穿孔。如溃疡穿透浆膜层而达游离腹腔，称为急性穿孔；如溃疡穿透并与邻近器官、组织粘连，则称为穿透性溃疡或溃疡慢性穿孔。十二指肠溃疡穿孔好发于十二指肠球部前壁，而胃溃疡穿孔好发于胃小弯，穿孔直径多在 0.5～1.0 cm。急性穿孔时，有强烈刺激性的胃酸、胆汁、胰液等消化液和食物溢入腹腔，引起化学性腹膜炎，导致剧烈腹痛和大量腹腔渗液，6～8 h 后细菌开始繁殖并逐渐转变为细菌性腹膜炎，病原菌以大肠埃希菌多见。因强烈的化学刺激、细胞外液的丢失及细菌毒素吸收等因素，可导致患者休克。

【临床表现】

多数患者既往有溃疡病病史，穿孔前数日溃疡病症状加重。在情绪波动、过度疲劳、刺激性饮食或服用皮质激素类药物等诱因下，突然发生。

1. 症状　多数发生于夜间空腹或饱食后，表现为骤起上腹部刀割样剧痛，迅速扩散至全腹，疼痛难以忍受，常伴面色苍白、出冷汗、脉搏细速、血压下降等表现。消化液可沿右侧结肠旁沟向下流至右下腹，出现右下腹痛。继发细菌感染后，腹痛加重。

2. 体征　患者表情痛苦、仰卧微屈膝、不愿移动、腹式呼吸减弱或消失。全腹有明显的压痛、反跳痛，肌紧张可呈“板样”强直，以左上腹最为明显。叩诊肝浊音界缩小或消失，可有移动性浊音。肠鸣音减弱或消失。随着感染加重，患者可出现发热、脉快，甚至肠麻痹、感染性休克。

【辅助检查】

1. X 线检查　患者站立位 X 线检查，80％可见膈下新月状游离气体影。

2. 血常规检查　白细胞计数及中性粒细胞比例增高。

3. 诊断性腹腔穿刺　抽出液可含有胆汁或食物残渣。

【治疗要点】

1. 非手术治疗　对症状轻、一般情况好的单纯性空腹小穿孔、腹膜炎较局限者，多采取非手术治疗。主要措施包括：

(1) 禁食、持续胃肠减压。

(2) 输液以维持水、电解质平衡，并给予营养支持。

(3) 全身应用抗生素控制感染。

(4) 经静脉给予 H_2 受体阻断剂或质子泵抑制剂等制酸药物。若治疗 6～8 h 后病情仍继续加重，应立即行手术治疗。

2. 手术治疗　是胃、十二指肠溃疡急性穿孔的主要治疗方法，手术方式包括单纯穿孔缝合术和彻底性溃疡切除术。此外，近年来开展了电视腹腔镜手术，经电视腹腔镜行大网膜覆盖穿孔修补术或胃大部切除术，十二指肠单纯性穿孔修补术后服用抗溃疡药物多数可取得治愈效果。

(1) 胃大部切除术：是治疗胃、十二指肠溃疡的首选术式。胃大部切除术治疗溃疡的原理：①切除胃窦部，减少 G 细胞分泌的促胃液素所引起的体液性胃酸分泌；②切除大部分胃体，减少了分泌胃酸、胃蛋白酶的壁细胞和主细胞数量；③切除了溃疡本身即溃疡的好发部位。胃大部切除术的范围是胃远侧 2/3～3/4，包括部分胃体、胃窦部、幽门和十二指肠壶腹部的近胃部分。胃大部切除术后胃肠道重建的基本方式包括胃、十二指肠吻合和胃、空肠吻合。

1) 毕(Billroth)Ⅰ式胃大部切除术：即在胃大部切除后将残胃与十二指肠吻合，多适用于胃溃疡。优点是重建后的胃肠道接近正常解剖生理状态，胆汁、胰液反流入残胃少；不足之处是当十二指肠溃疡有炎症、瘢痕或粘连时，采用这种术式技术上常有困难，有时为避免残胃与十二指肠吻合口的张力过大致使切除胃的范围不够，增加了术后溃疡复发的机会。

2) 毕(Billroth)Ⅱ式胃大部切除术：即胃大部切除后残胃与空肠吻合，十二指肠残端关闭。适用于各种胃、十二指肠溃疡，特别是十二指肠溃疡。该术式的优点是即使胃切除较多，胃空肠吻合口也不至于张力过大，术后溃疡复发率低；缺点是吻合方式改变了正常的解剖生理关系，术后发生胃肠道功能紊乱的可能性较毕Ⅰ式多。

3) 胃大部切除后胃空肠 Roux－en－Y 吻合术：即胃大部切除后关闭十二指肠残端，在距十二指肠悬韧带 10～15 cm 处切断空肠，将残胃和远端空肠吻合，距此吻合口以下 45～60 cm 处将空肠与近侧断端吻合。此法临床使用较少，但有防止术后胆胰液逆流入残胃的优点。

(2) 胃迷走神经切除术：此手术方法目前临床已较少应用。迷走神经切断术治疗溃疡的原理：①阻断迷走神经对壁细胞的刺激，消除神经性胃酸分泌；②阻断迷走神经引起的促胃液素分泌，减少体液性胃酸分泌。可分为三种类型：①迷走神经干切除术；②选择性迷走神经切断术；③高选择性迷走神经切断术。

【护理】

1. 护理评估

(1) 健康史：了解患者的年龄、性别、性格特征、职业、饮食习惯；有无非类固醇类消炎药或皮质类固醇用药史；有无节律性腹痛、泛酸、嗳气等病史。

(2) 身体状况：观察生命体征；对溃疡合并穿孔者，应观察腹痛的部位、性质、程度、范围，注意腹膜刺激征的变化及有无休克征象；对急性大出血者，应观察呕血和黑便的程度及伴随症状，有无失血性休克征象；对瘢痕性幽门梗阻者，应了解呕吐的严重程度，有无水、电解质和酸碱平衡失调、营养不良等表现。

(3) 辅助检查：了解实验室检查、X 线检查、胃镜检查等结果，有利于对病情作出较准确的评估。

(4) 心理、社会状况：了解患者对疾病、术前检查、治疗、护理手术方式和术后康复知识的知晓程度；观察患者和家属对突发腹痛、呕血和便血有无恐慌、焦虑等心理反应；了解家庭对患者的支持程度及经济承受能力。

2. 护理问题

(1) 焦虑或恐惧：与突发腹痛、对疾病缺乏了解、担心预后有关。

(2) 疼痛：与穿孔后胃肠液对腹膜的刺激有关。

(3) 体液不足：与急性穿孔后禁食、腹膜大量渗出液及胃肠减压消化液大量丢失有关。

(4) 潜在并发症：①休克与穿孔后低血容量及感染中毒有关；②腹腔脓肿、切口感染与穿孔后胃肠内容物进入腹腔引起腹膜炎有关。

3. 护理措施

(1) 术前护理

1）心理护理：向患者讲解有关疾病的知识和治疗方法。关心、安慰患者，消除其焦虑或恐惧心理，使其能够配合治疗和护理。

2）病情观察：严密观察患者的生命体征、腹痛、腹膜刺激征、肠鸣音的变化。

3）体位：伴有休克者应予休克体位，抗休克治疗改善后应改为半卧位。

4）禁食、禁水、胃肠减压：减少胃肠内容物继续流入腹腔。

5）其他：补液，维持水、电解质平衡，应用抗生素预防和治疗感染。

(2) 术后护理(见本章第二节)。

4. 护理评价

(1) 患者及家属的焦虑或恐惧情绪是否有所缓解或消失，能有效地配合治疗和护理工作；对疾病的了解和疾病相关知识的掌握是否达到预期目标。

(2) 患者的疼痛程度是否得到有效的控制。

(3) 体液不足是否得到有效纠正，水、电解质和酸碱平衡是否得到有效调节，患者是否出现低血容量休克症状。

(4) 潜在并发症(休克、腹腔脓肿、切口感染等)是否得到有效预防或及时发现并治疗。

【健康教育】

见本章第二节。

二、胃、十二指肠溃疡大出血

胃、十二指肠溃疡出血是上消化道出血中最常见的原因，约占上消化道出血病因的50%。5%～10%的患者需要外科手术治疗。

【病因和发病机制】

溃疡基底部的血管被侵蚀并导致破裂出血。胃溃疡大出血好发于胃小弯，出血源自胃左、右动脉及其分支；十二指肠溃疡大出血好发于球后壁，出血源自胰十二指肠上动脉或胃、十二指肠动脉及其分支。大出血后血容量减少、血压降低、血流缓慢，可在血管破裂处形成凝血块而暂时止血；由于胃肠道蠕动和胃、十二指肠内容物与溃疡病灶的接触，暂时停止的出血可能再次出血。

【临床表现】

1. 呕血和黑便　溃疡大出血的临床表现主要取决于出血量和出血的速度，突然大量呕血和柏油样便为主要症状。胃溃疡出血常表现为大呕血，而十二指肠溃疡出血以出现柏油样便为多。呕血前常有恶心，便血前后可有心悸、头晕、目眩，甚至晕厥。多数患者曾有典型的溃疡病史。

2. 休克　初始时可出现面色苍白、口渴、脉快有力、血压正常或稍高等休克代偿期的表现。在短期内失血量超过800～1 000 ml时，可出现休克表现，如出冷汗、脉搏细速、呼吸急促、血压下降、少尿或无尿等。

3. 其他症状　无明显腹痛，腹部体征也可不明显，腹部稍胀，上腹部可有轻度压痛，肠鸣音亢进。当伴有溃疡穿孔时出现严重腹痛及腹膜刺激征。

【辅助检查】

1. 胃镜检查　可明确出血的原因和部位，出血24 h内胃镜检查的阳性率可达70%～80%。

2. *血管造影*　选择性腹腔动脉或肠系膜上动脉造影可明确病因与出血部位，并可采取栓塞治疗或动脉注射垂体升压素等介入性止血措施。

3. *血常规检查*　大量出血早期，由于血液浓缩，血常规变化不大，以后红细胞计数、血红蛋白、血细胞比容均呈进行性下降。

【治疗要点】

1. *非手术治疗*　卧床休息、吸氧、适当使用镇静剂，积极补充血容量，应用 H_2 受体阻断剂如西咪替丁或质子泵抑制剂、生长抑素等，同时可经胃肠减压管注入去甲肾上腺素的冰生理盐水，使血管收缩或急诊胃镜直视下向出血灶喷洒止血药物，并注射硬化剂或电凝、激光等止血治疗。

2. *手术治疗*　手术应争取在出血 48 h 内进行，以免反复止血无效而延误病情，增加手术危险。

(1) 手术指征

1) 出血量大，短期内出现休克。

2) 6～8 h 内输血 600～800 ml 后病情不见好转或 24 h 需输血 1 000 ml 以上才能维持血压。

3) 近期曾有过类似大出血史，或合并瘢痕性幽门梗阻，或并发急性穿孔者。

4) 正规药物治疗溃疡病期间发生大出血。

5) 60 岁以上患有动脉硬化者。

6) 疑有胃溃疡恶变者。

7) 溃疡病史长、胃镜证实溃疡位于十二指肠球部后壁或胃小弯，并有多处瘢痕者。

(2) 手术方式：包括胃大部切除术、贯穿缝扎术、在贯穿缝扎处理溃疡出血后做迷走神经干切断加胃窦切除或幽门成形术。

【护理】

1. *护理评估*　见胃、十二指肠溃疡急性穿孔。

2. *护理问题*

(1) 恐惧或焦虑：与对疾病缺乏了解、突发大量呕血和(或)柏油样便的视觉刺激和担心预后有关。

(2) 体液不足：与大量呕血和便血导致机体的血容量降低有关。

(3) 潜在并发症：主要是休克，与大出血导致机体血容量降低有关。

3. *护理措施*

(1) 术前护理

1) 心理护理：关心、安慰患者，消除其焦虑或恐惧心理，使其能够配合治疗和护理。过度紧张者可遵医嘱给予镇静剂。

2) 病情观察：严密观察患者的神志、血压、脉搏、尿量等，监测中心静脉压。观察胃管引流液，判断有无活动性出血，并及时报告医生。

3) 止血：应用止血药物、冰生理盐水洗胃、内镜下止血等。

4) 体位：应取平卧位，卧床休息。有呕吐者，头偏向一侧，并及时为患者清理呕吐物。

5) 抗休克治疗：建立多条静脉通路，快速补液、输血，维持体液平衡，应用血管活性药物。

6) 其他：禁食水、胃肠减压；应用抗生素预防和治疗感染。

(2) 术后护理:见本章第二节。

4. 护理评价

(1) 患者及家属的焦虑或恐惧情绪是否有所缓解或消失,能有效地配合治疗和护理工作;对疾病的了解和疾病相关知识的掌握是否达到预期目标。

(2) 患者出血情况是否得到控制。

(3) 体液不足是否得到有效纠正,患者是否出现低血容量休克症状。

【健康教育】

见本章第二节。

三、胃、十二指肠溃疡瘢痕性幽门梗阻

由于幽门管、幽门溃疡或十二指肠球部溃疡反复发作而形成瘢痕性狭窄,合并幽门痉挛水肿时引起幽门梗阻,是胃、十二指肠溃疡常见的并发症,占2%~4%。

【病因和发病机制】

溃疡引起幽门梗阻的原因有痉挛、炎性水肿及瘢痕三种:①痉挛性:幽门括约肌反射性痉挛可引起间歇性梗阻;②炎症水肿性:溃疡附近炎症水肿,使幽门狭窄;但炎症水肿减轻后,梗阻缓解或消除;③瘢痕性:幽门附近溃疡愈合后瘢痕所致梗阻,为持续性梗阻,需进行手术治疗。常见于十二指肠球部,也见于胃窦及幽门部。

梗阻初期,胃因排空受限,胃蠕动增强而使胃壁肌代偿性增厚,胃轻度扩大。随着病情发展,胃代偿功能减退,失去张力,胃高度扩大,蠕动消失。胃内容物滞留而出现呕吐,引起水、电解质丢失,低氯低钾性碱中毒和贫血,以及营养不良等。

【临床表现】

1. 呕吐与腹痛　呕吐、腹痛及腹胀是幽门梗阻的主要表现。早期患者进食后上腹部呈不适饱胀感、阵发性胃收缩痛,进而出现嗳气、恶心、呕吐。呕吐多发生于下午或晚上,呕吐量大,一次可达1 000 ml以上,呕吐物为瘀积的食物,伴有腐败酸臭味,不含胆汁。呕吐后胃部饱胀感改善,患者常有贫血、营养不良性消瘦等慢性消耗性表现。

2. 胃型及胃蠕动波　上腹部可见局部隆起,有时可见到胃蠕动波。

3. 震水音　胃扩张,胃内潴留物过多,叩击上腹时,可闻及震水音。

【辅助检查】

1. 胃镜检查　可见胃内有大量潴留的胃液和食物残渣。

2. X线钡餐检查　可见胃高度扩张、蠕动弱、有大量空腹潴留液,钡剂下沉出现气、液、钡三层现象。24 h后仍有钡剂存留。完全性幽门梗阻者避免此检查,可口服泛影葡胺做X线透视检查。

【治疗要点】

瘢痕性幽门梗阻是手术治疗绝对适应证。手术的目的是解除梗阻,使食物和胃液能进入小肠,从而改善全身状况。术前需要充分准备,主要包括:①禁食、胃肠减压、温生理盐水洗胃以减轻胃黏膜水肿;②输液、输血,纠正脱水、营养不良、低氯低钾性碱中毒。

手术以胃大部切除为主,也可考虑应用迷走神经切断加胃窦切除术。对胃酸低、溃疡已愈合的患者,特别是老年或全身情况差的患者,可仅做胃空肠吻合术解除梗阻或加做迷走神经切断术。

【护理】

1. 护理评估　见胃、十二指肠溃疡急性穿孔。

2. 护理问题

(1) 体液不足：与消化道梗阻大量呕吐或胃肠减压大量水、电解质丢失有关。

(2) 营养失调：低于机体需要量，与消化道梗阻摄入不足或禁食有关。

3. 护理措施

(1) 术前护理

1) 维持水、电解质及酸碱平衡：记录 24 h 液体出入量，遵医嘱合理补液，纠正脱水及低钾低氯性碱中毒。

2) 纠正贫血及低蛋白血症：给予营养支持，完全梗阻者应禁食、禁水，行全胃肠外营养；不完全梗阻者可进食无渣半流质饮食。贫血者输血或其他血制品。

3) 手术前准备：术前 3 d 开始，每晚以 300～500 ml 温生理盐水洗胃，以减轻胃壁水肿和炎症，有利于胃肠吻合口愈合。

(2) 术后护理：见本章第二节。

4. 护理评价

(1) 患者呕吐、腹胀症状是否有过缓解或减轻。

(2) 水、电解质是否得到及时补充，是否有效维持体液的酸碱平衡。

(3) 营养失调状况是否得到有效改善。

【健康教育】

见本章第二节。

案例分析题

患者，男性，58 岁，工人。近 3 个月来，进食后腹胀、呕吐，呕吐物为夜宿食，近半个月来只能进食流质，进行性消瘦。住院后患者亲属做病史补充：该患者有反复发作上腹部疼痛 5 年余，为空腹痛及夜间痛，常有反酸、嗳气，未能重视。患者性格内向，愁眉不展，寡言少语，并说“不想住院……”查体：上腹膨隆，可见胃型，有震水音，肠鸣音 3 次/分，血红蛋白 75 g/L。

问题：(1) 对该患者最可能的诊断是什么？

(2) 请阐述该患者目前主要的护理问题。

（王　莺）

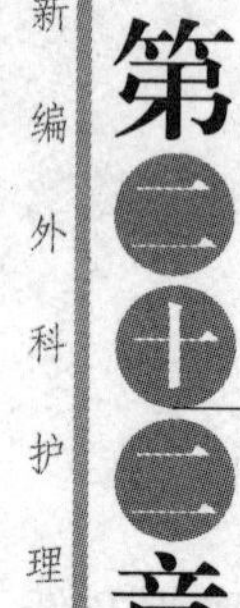

第二十二章 其他肠疾病患者的护理

第一节 急性阑尾炎

急性阑尾炎(acute appendicitis)是指阑尾发生的急性炎症反应,是常见的外科急腹症之一,多发生于青壮年,男性发病率高于女性。

【病因和发病机制】

1. 阑尾管腔阻塞　是急性阑尾炎最常见的病因,造成阻塞的最常见原因是淋巴组织的明显增生,约占60%,多见于青年人。粪石也是阻塞的原因之一,约占35%。较少见的是由异物、炎性狭窄、食物残渣、蛔虫、肿瘤等引起的。

2. 细菌入侵　阑尾管腔阻塞后,内容物排出受阻,腔内细菌繁殖并分泌内、外毒素,黏膜上皮受损并形成溃疡,细菌穿透溃疡进入肌层。阑尾壁间质压力升高,动脉血流受阻,导致阑尾缺血,最终造成梗死和坏疽。致病菌多为肠道内的各种革兰阴性杆菌和厌氧菌。

3. 其他　胃肠道疾病,如急性肠炎直接蔓延至阑尾;饮食因素,如经常进食高脂肪、高糖和缺乏纤维的食物者可因肠蠕动减弱、菌群改变、粪便黏稠而易形成粪石。

【病理】

1. 根据急性阑尾炎的病理生理变化及临床过程,可分为四种病理类型。

(1) 急性单纯性阑尾炎:为病变早期。炎症多局限于黏膜和黏膜下层,外观轻度肿胀,浆膜充血并失去光泽,表面有少量纤维素性渗出物。临床症状和体征较轻。

(2) 急性化脓性阑尾炎:亦称急性蜂窝织炎性阑尾炎。常由急性单纯性阑尾炎发展而来。阑尾肿胀明显,浆膜高度充血,表面覆有脓性渗出物。阑尾周围的腹腔内有稀薄脓液,形成局限性腹膜炎。临床症状和体征较重。

(3) 坏疽性及穿孔性阑尾炎:炎症进一步加剧,管腔严重阻塞,压力升高,管壁血运障碍,阑尾管壁坏死,呈暗紫色或黑色,严重者可发生穿孔,穿孔多发生在阑尾根部或近端,如未被包裹,感染继续扩散,可引起急性弥漫性腹膜炎。

(4) 阑尾周围脓肿:急性阑尾炎化脓、坏疽或穿孔时,大网膜可移至右下腹,包裹阑尾形成局部炎性肿块或阑尾周围脓肿。

2. 转归

(1) 炎症消退。

(2) 炎症局限化。

(3) 炎症扩散。

【临床表现】

1. 常见症状和体征

(1) 症状

1) 转移性右下腹痛：腹痛常始于上腹部或脐周，位置不固定，数小时(6～8 h)后转移并固定于右下腹，70%～80%的急性阑尾炎患者具有这种典型症状。部分病例发病开始即表现为右下腹痛。腹痛特点可因阑尾位置及阑尾炎的不同类型而有所差异：单纯性阑尾炎表现为轻度隐痛；化脓性阑尾炎呈阵发性胀痛和剧痛；坏疽性阑尾炎则表现为持续性剧烈腹痛；穿孔性阑尾炎因阑尾腔内压力骤降，腹痛可暂时减轻，但出现腹膜炎后，腹痛又会持续加剧。不同位置的阑尾炎，其腹痛部位也稍有区别。

2) 胃肠道反应：早期可有厌食、恶心和呕吐，部分患者还可发生腹泻或便秘。弥漫性腹膜炎时可引起麻痹性肠梗阻，表现为腹胀、排便排气减少等症状。

3) 全身表现：多数患者早期仅有乏力、低热。炎症加重可出现全身中毒症状，如寒战、高热、脉速、烦躁不安等。阑尾穿孔引起腹膜炎时，可有心、肺、肾等器官功能不全的表现，若发生门静脉炎可出现轻度黄疸。

(2) 体征

1) 右下腹固定压痛：是急性阑尾炎最常见的重要体征。压痛点常位于脐与右髂前上棘连线中外 1/3 交界处，即麦氏(McBruney)点，亦可随阑尾位置变异而改变，但始终表现为一个固定位置的压痛。

2) 腹膜刺激征：包括腹肌紧张、压痛、反跳痛、肠鸣音减弱或消失等。这是由于壁层腹膜受炎症刺激出现的防卫反应，提示阑尾炎症加重，出现化脓、坏疽或穿孔等病理变化。

3) 右下腹包块：部分阑尾炎形成阑尾包块和(或)脓肿的患者，在其右下腹可扪及位置固定、边界不清的压痛性包块。

4) 其他：结肠充气试验、腰大肌试验、闭孔内肌试验及肛门直肠指检等可作为辅助诊断依据。

2. 特殊类型急性阑尾炎的临床特点

(1) 小儿急性阑尾炎：病史不清、体征不典型、穿孔率高、易扩散，且病情发展快而重；并发症和死亡率也较高，治疗原则是及早手术治疗。

(2) 老年急性阑尾炎：症状与体征不典型、穿孔率高、易扩散。一旦诊断明确应及时手术，同时注意处理伴发的高血压、冠心病等疾病。

(3) 妊娠期急性阑尾炎：表现不典型、炎症不易局限、易诱发流产或早产。治疗以早期阑尾切除为主，围手术期应加用黄体酮。临产期的急性阑尾炎并发阑尾穿孔或全身感染症状严重者，应行剖宫产术，同时行阑尾切除术。

【辅助检查】

1. 实验室检查　多数患者的血常规检查可见白细胞计数和中性粒细胞比例升高。白细胞计数可高达(10～20)×10^9/L，可发生核左移现象。尿液检查一般无阳性表现。

2. 影像学检查　腹部X线平片可见盲肠扩张和液气平面。B超有时可发现肿大的阑尾或脓肿。CT扫描可获得与B超相似的效果，尤其有助于阑尾周围脓肿的诊断。但这些特殊检查只在诊断不肯定时才选择应用。

【治疗要点】

1. 手术治疗　绝大多数急性阑尾炎一经确诊,应早期行阑尾切除术。阑尾切除术可用传统的开腹方法,亦可采用腹腔镜作阑尾切除。应根据阑尾炎不同病理类型选择不同手术方式。如阑尾穿孔已被包裹,阑尾周围脓肿形成,全身应用抗菌药治疗或同时联合局部外敷药物,促进脓肿吸收消退;待肿块缩小局限、体温正常 3 个月后再手术切除阑尾;若脓肿无局限趋势,则应行脓肿切开引流手术,待 3 个月后再作Ⅱ期阑尾切除术,术后应用有效抗菌药。

2. 非手术治疗　适用于诊断不甚明确、症状比较轻者。主要治疗措施包括应用抗菌药控制感染、禁食、补液或中药治疗等。在非手术治疗期间,应密切观察病情,若病情有发展趋势,应及时行手术治疗。

【护理】

1. 护理评估

(1) 术前评估

1) 健康史:了解患者一般情况、既往病史、发病前是否有剧烈活动、不洁饮食等诱因。

2) 身体状况:了解患者腹痛的特点、全身情况、辅助检查结果等。

3) 心理、社会状况:了解患者和家属对急性腹痛及阑尾炎的认知、心理承受能力及对手术的认知、经济承受能力等。

(2) 术后评估:了解手术类型和术中情况,切口愈合情况、并发症及术后康复知识的掌握程度等。

2. 护理问题

(1) 疼痛:与阑尾炎症刺激腹膜有关。

(2) 体温过高:与急性阑尾炎有关。

(3) 焦虑:与突然发病、缺乏术前准备及术后康复等相关知识有关。

(4) 知识缺乏:与缺乏疾病和手术的相关知识有关。

(5) 潜在并发症:出血、切口感染、腹腔脓肿等。

3. 护理措施

(1) 术前护理

1) 病情观察:密切观察患者的腹部症状和体征变化,尤其加强对非手术治疗患者的观察和随访,为治疗提供依据。

2) 对症处理:疾病观察期间,患者禁食;遵医嘱静脉输液,保持水、电解质平衡,应用抗生素控制感染。协助患者采取半卧位或斜坡卧位,以减轻腹壁张力,有助于缓解疼痛。禁服泻药及灌肠,以免肠蠕动加快,增高肠内压力,导致阑尾穿孔或扩散。对诊断明确的剧烈疼痛患者,可遵医嘱给予解痉或止痛药,以缓解疼痛。

3) 术前常规准备。

4) 心理护理。

(2) 术中护理

1) 麻醉:蛛网膜下隙阻滞麻醉、硬膜外腔阻滞麻醉、全身麻醉、局部麻醉。

2) 体位:平卧位。

3) 术中配合

a. 见第七章手术室管理和工作。

b. 手术铺巾同上腹部手术铺巾。

c. 切开腹膜后用两块纱布垫分别垫于切口的两侧，用直血管钳将腹膜与纱垫固定，以保护切口不被污染。

d. 切除阑尾时，应用无菌盐水纱布保护切口周围，已污染的器械应分开放置。

e. 凡接触阑尾残端的器械及敷料等放入指定容器，防止污染手术野。

(3) 术后护理

1) 一般护理：术后患者血压平稳后，给予半坐卧位，以利于腹腔内渗液积聚于腹腔或引流。鼓励患者术后在床上翻身、活动肢体，术后 24 h 可起床活动，促进肠蠕动恢复，防止粘连。

2) 病情观察：密切观察生命体征及腹部体征的变化。若术后 5～7 d 患者体温下降后又升高，且伴腹痛、腹胀、腹肌紧张或腹部包块等，常提示腹腔感染或脓肿。

3) 切口及引流管的护理：保持切口敷料清洁、干燥，及时更换敷料。保持引流管通畅，确保有效引流，防止因引流不畅而致积液或脓肿等。

4) 用药护理：遵医嘱正确应用有效抗生素，控制感染。术后 3～5 d 禁用强泻剂和刺激性强的肥皂水灌肠，以免增加肠蠕动，而使阑尾残端结扎线脱离或缝合伤口裂开，如术后便秘可口服轻泻剂。

5) 并发症的预防和护理

a. 切口感染：是阑尾术后最常见的并发症。多见于化脓或穿孔性急性阑尾炎，表现为术后 2～3 d 体温升高，切口胀痛或跳痛，局部红肿、压痛等，可先行试穿刺抽出脓汁，或于波动处拆除缝线，排出脓液，放置引流，定期换药。手术中加强切口保护、彻底止血、消灭死腔等措施可预防切口感染。

b. 腹腔脓肿：给予半坐卧位，保持引流管通畅，控制感染，加强观察。一经确诊，应配合医生做好超声引导下穿刺抽脓、冲洗或置管引流，必要时遵医嘱做好手术切开引流的准备。

c. 粘连性肠梗阻：病情重者需手术治疗。早期手术、早期离床活动可适当预防此并发症。

4. **护理评价**

(1) 患者腹痛是否得到缓解或控制。

(2) 患者是否发生并发症，或并发症得到及时发现或治疗。

【健康教育】

(1) 保持良好的饮食、卫生及生活习惯，餐后不作剧烈运动，尤其是跳跃、奔跑等。

(2) 及时治疗胃肠道炎症或其他疾病，预防慢性阑尾炎急性发作。

(3) 术后早期下床活动，防止发生肠粘连甚至粘连性肠梗阻。

(4) 阑尾周围脓肿者，出院时应告知患者 3 个月后再次住院行阑尾切除术。

(5) 发生腹痛或腹胀等不适，及时就诊。

第二节　肠梗阻

肠梗阻(intestinal obstruction)是指肠内容物由于各种原因不能正常运行、顺利通过肠道，是常见的外科急腹症之一。

【病因和发病机制】

1. 根据肠梗阻发生的基本原因可以分为以下几种。

(1) 机械性肠梗阻：为最常见的类型，是各种机械性原因导致的肠腔缩窄、肠内容物通过障碍。主要原因包括：肠腔堵塞，如结石、粪块、寄生虫、异物等；肠管受压，如肠扭转、腹腔肿瘤压迫、腹外疝、腹内疝等；肠壁病变，如肠肿瘤、肠套叠、先天性肠道闭锁等。

(2) 动力性肠梗阻：较前类少见，肠壁本身无器质性病变，是神经反射或腹腔内毒素刺激引起肠壁肌肉功能紊乱，使肠内容物无法正常通行。可分为麻痹性肠梗阻及痉挛性肠梗阻两类。前者常见于急性弥漫性腹膜炎、低钾血症及某些腹部手术后等；后者较少见，可继发于尿毒症、重金属中毒和肠功能紊乱等。

(3) 血运性肠梗阻：是由于肠管局部血供障碍致肠道功能受损、肠内容物通过障碍，如肠系膜血栓形成、栓塞或血管受压等。

2. 根据肠壁有无血运障碍，可以分为以下几种。

(1) 单纯性肠梗阻：只是肠内容物通过受阻，而无肠管血运障碍。

(2) 绞窄性肠梗阻：伴有肠管血运障碍的肠梗阻。

3. 其他分类方法

(1) 按梗阻的部位：分为高位(空肠上段)和低位(回肠末段与结肠)梗阻。

(2) 按梗阻的程度：分为完全性和不完全性肠梗阻。

(3) 按发展过程的快慢：分为急性和慢性肠梗阻。

【病理】

可分为局部及全身性变化。

1. 肠管局部的变化

(1) 肠蠕动增强：当肠管梗阻时，首先引起梗阻以上的肠段蠕动增强，以克服阻力，推动肠内容物通过梗阻部位。

(2) 肠腔积气、积液、扩张：梗阻使肠腔内不断积气、积液，积气主要来自咽下的气体，部分由肠道内容物细菌分解和发酵产生；积液主要来自胃肠道内分泌液，正常情况下，小肠分泌 7～8 L 肠液，大肠主要分泌黏液。大量的积气、积液引起近端肠管扩张、膨胀，因小肠较为狭窄，蠕动活跃，这一变化出现更早，小肠分泌大量的肠液，后果更为严重。

(3) 肠壁充血、水肿、血运障碍：随着梗阻时间延长和加剧，肠腔内压力不断增加，压迫肠壁导致血运障碍，先是肠壁静脉回流受阻，肠壁淤血、水肿，呈暗红色；如压力进一步增加而无法缓解，则肠壁动脉血流受阻，血栓形成，肠壁失去光泽，呈紫黑色，最后因缺血而坏死、穿孔。

2. 全身性改变

(1) 水、电解质和酸碱平衡失调：大量的呕吐和肠液吸收障碍导致水、电解质丢失，高位肠梗阻患者因严重呕吐丢失大量胃酸和氯离子，低位肠梗阻患者钠、钾离子丢失更多，脱水、缺氧状态使酸性代谢产物剧增，患者出现严重的水、电解质紊乱和酸碱平衡失调。

(2) 感染：肠腔内积气、积液，产生巨大的压力使肠道的吸收能力减弱，静脉回流减少，静脉充血，血管通透性增加，致使体液自肠壁渗透至肠腔和腹腔；同时，肠壁通透性增加，肠内细菌和毒素渗入腹腔，肠腔内容物潴留导致细菌繁殖并产生大量毒素，可引起腹膜炎、脓毒症,甚至全身感染。

(3) 呼吸和循环功能障碍:肠腔膨胀使腹内压力增高,膈肌上升,腹式呼吸减弱,影响肺脏气体交换功能。同时下腔静脉回流受到阻碍,加剧循环功能障碍。

【临床表现】

1. 症状　肠梗阻患者临床表现取决于受累肠管的部位和范围、梗阻对血运的影响、梗阻是否完全、造成梗阻的原因等多方面因素,主要表现为腹痛、呕吐、腹胀和停止排便排气等。

(1) 腹痛:在不同类型的肠梗阻表现不尽相同。单纯性机械性肠梗阻,尤其是小肠梗阻表现为典型的、反复发作的、节律性的、阵发性绞痛,疼痛的原因是肠管加强蠕动试图将肠内容物推过梗阻部位,不断加剧的腹胀也是疼痛的原因之一。当腹痛的间歇不断缩短、程度不断加重,继而转为持续性腹痛时,可能发生绞窄性肠梗阻。麻痹性肠梗阻表现为持续性胀痛。

(2) 呕吐:常为反射性,根据梗阻部位不同,呕吐出现的时间和性质各异。高位肠梗阻时,呕吐出现早且频繁,呕吐物主要为胃液、十二指肠液和胆汁;低位肠梗阻呕吐出现较晚,呕吐物常为带臭味的粪汁样物。若呕吐物为血性或棕褐色液体,常提示肠管有血运障碍。麻痹性肠梗阻时的呕吐呈溢出性。

(3) 腹胀:一般出现较晚,其程度与梗阻部位有关。高位肠梗阻由于呕吐频繁,腹胀不明显;低位或麻痹性肠梗阻则腹胀明显,遍及全腹,主要因呕吐无法完全排出内容物,造成积气、积液,内容物积聚,肠腔扩大,腹胀明显。

(4) 停止排便、排气:见于急性完全性肠梗阻。但梗阻早期,尤其是高位肠梗阻,因梗阻以下肠内残存的粪便和气体仍可排出,故早期有少量排便时,不能否定肠梗阻存在。绞窄性肠梗阻,可排出血性黏液样便。

2. 体征

(1) 全身:单纯性肠梗阻早期全身情况多无明显改变,晚期可有唇干舌燥、眼窝内陷、皮肤弹性差、尿少等脱水体征。严重缺水或绞窄性肠梗阻时,可出现脉搏细速、血压下降、面色苍白、四肢发凉等休克征象。

(2) 腹部:单纯性机械性肠梗阻常可出现腹胀、肠型和蠕动波,肠扭转时腹胀多不对称,麻痹性肠梗阻则腹胀均匀。单纯性肠梗阻可有轻度压痛但无腹膜刺激征,绞窄性肠梗阻时可有固定压痛和腹膜刺激征。绞窄性肠梗阻时腹腔有渗液,可有移动性浊音。如闻及气过水声或金属音,且肠鸣音亢进,为机械性肠梗阻表现;麻痹性肠梗阻,则肠鸣音减弱或消失。

【辅助检查】

1. 实验室检查　单纯性肠梗阻的早期,变化不明显。随着病情的发展,因缺水和血液浓缩而使血红蛋白值及血细胞比容升高。绞窄性肠梗阻时,可有明显的白细胞计数及中性粒细胞增加。水、电解质和酸碱失衡时可有血钠、钾、氯及血气分析值的变化。

2. X 线检查　一般在肠梗阻发生 4～6 h,X 线立位平片可见胀气的肠襻,以及多数阶梯状液平面;空肠梗阻可见"鱼肋骨刺"状的环形黏膜纹;绞窄性肠梗阻,X 线检查可见孤立、突出胀大的肠襻,不因时间而改变位置。

3. 直肠指检　若见指套染血,应考虑绞窄性肠梗阻;若触及肿块,可能为直肠肿瘤等。

【治疗要点】

解除梗阻和纠正因梗阻引起的全身性生理紊乱。

1. 非手术治疗

(1) 禁食、胃肠减压：是治疗肠梗阻的重要措施之一。通过胃肠减压，吸出胃肠道内的气体和液体，从而减轻腹胀、降低肠腔内压力，减少肠腔内的细菌和毒素，改善肠壁血运。

(2) 纠正水、电解质和酸碱平衡失调：输液的量和种类根据呕吐及脱水情况、尿量，并结合血液浓度、血清电解质值及血气分析结果决定。肠梗阻已存在数日、高位肠梗阻及呕吐频繁者，需补充钾。必要时输血浆、全血或血浆代用品，以补偿已丧失的血浆和血液。

(3) 防治感染：使用针对肠道细菌的抗生素防治感染、减少毒素的产生。

2. 手术治疗　适用于绞窄性肠梗阻、肿瘤、先天性肠道畸形引起的肠梗阻，以及经非手术治疗无效的肠梗阻患者。原则是在最短时间内，以最简单的方法解除梗阻或恢复肠腔的通畅。方法包括粘连松解术、肠切开取出异物、肠切除吻合术、肠扭转或套叠复位术、短路手术和肠造口术等。

【护理】

1. 护理评估

(1) 术前评估

1) 健康史：患者的年龄，有无感染、饮食不当、过劳等诱因，既往有无腹部手术及外伤史、腹部疾病史。

2) 身体状况：评估局部和全身各种体征出现的时间及动态变化的过程。

3) 心理、社会状况：了解患者和家属有无因肠梗阻的急性发生而引起的焦虑或恐惧、对疾病的了解程度、治疗费用的经济承受能力等。

(2) 术后评估：评估患者术后恢复情况，有无发生腹腔内感染或肠瘘等并发症，腹腔引流管的引流情况等。

2. 护理问题

(1) 疼痛：与肠内容物不能正常运行或通过肠道障碍有关。

(2) 舒适的改变：腹胀、呕吐，与肠梗阻致肠腔积液、积气有关。

(3) 体液不足：与呕吐、禁食、肠腔积液、胃肠减压有关。

(4) 潜在并发症：肠坏死、腹腔感染、休克。

3. 护理措施

(1) 非手术治疗和术前护理

1) 饮食：肠梗阻患者应禁食，如梗阻缓解，患者排气、排便、腹痛、腹胀消失后可逐步进流质饮食，忌吃易产气的甜食和牛奶等。

2) 胃肠减压：胃肠减压期间注意观察和记录引流液的颜色、性状和量，如发现有血性液，应考虑有绞窄性肠梗阻的可能。

3) 缓解疼痛：在确定无肠绞窄或肠麻痹后，可应用阿托品类抗胆碱药物，以解除胃肠道平滑肌痉挛，使患者腹痛得以缓解。但不可随意应用吗啡类止痛剂，以免影响观察病情。

4) 呕吐的护理：呕吐时应坐起或头侧向一边，及时清除口腔内呕吐物，以免误吸引起吸入性肺炎或窒息；观察记录呕吐物的颜色、性状和量。呕吐后给予漱口，保持口腔清洁。

5) 记录出入液量：准确记录输入的液体量，同时记录胃肠引流管的引流量、呕吐及排泄的量、尿量，并估计出汗及呼吸的排出量等，为临床治疗提供依据。

6) 缓解腹胀：除行胃肠减压外，予以热敷或按摩腹部，并针灸双侧足三里穴；如无绞窄性肠梗阻，也可从胃管注入液状石蜡，每次 20～30 ml，可促进肠蠕动。

7）输液护理：遵医嘱静脉输液，维持水、电解质和酸碱平衡；遵医嘱应用抗生素，防治感染，减少毒素产生。

8）严密观察病情变化：定时测量记录体温、脉搏、呼吸、血压，严密观察腹痛、腹胀、呕吐及腹部体征情况，若患者症状与体征不见好转或反而有加重，应考虑有肠绞窄的可能。绞窄性肠梗阻可能发生严重的后果，必须及时发现，尽早处理。如出现以下情况应考虑绞窄性肠梗阻，及时报告医生。

a. 腹痛发作急骤，起始即为持续性剧烈疼痛，或在阵发性加重之间仍有持续性剧烈疼痛，肠鸣音可不亢进，呕吐出现早、剧烈而频繁。

b. 病情发展迅速，早期出现休克，抗休克治疗后改善不显著。

c. 有明显腹膜刺激征，体温升高，脉率增快，白细胞计数增高。

d. 腹胀不对称，腹部有局部隆起或触及有压痛的肿块。

e. 呕吐物、胃肠减压抽出液、肛门排出物为血性，或腹腔穿刺抽出血性液体。

f. 经积极非手术治疗而症状体征无明显改善。

g. 腹部 X 线，符合绞窄性肠梗阻的特点。

9）术前准备：除常规术前准备外，酌情备血。

(2) 术中护理

1）麻醉：硬膜外腔阻滞麻醉、全身麻醉。

2）体位：平卧位。

3）术中配合：见第七章手术室管理和工作。

(3) 术后护理

1）观察病情变化：观察生命体征变化。观察有无腹痛、腹胀、呕吐及排气等。如有腹腔引流时，应观察记录引流液颜色、性质及量。

2）体位：血压平稳后给予半卧位。鼓励患者早期下床活动，促进肠蠕动恢复，防止粘连性肠梗阻发生。

3）饮食：术后禁食，禁食期间应给予补液。肠蠕动恢复并有排气后，可开始少量饮水，无不适可进食半量清流质，全量流质，逐步过渡至半流质、软食。肠吻合术后的进食时间应适当推迟。饮食原则是少量多餐，禁食油腻，逐渐过渡。

4）术后并发症的观察与护理：术后尤其是绞窄性肠梗阻后，如出现腹部胀痛、持续发热、白细胞计数增高、腹部切口处红肿，或腹腔引流管周围流出较多带有粪臭味液体，应警惕腹腔内感染及肠瘘的可能，并积极处理。

4. 护理评价

(1) 生命体征是否平稳，组织灌注量是否恢复正常。

(2) 疼痛是否减轻。

(3) 患者是否舒适，腹痛、腹胀、呕吐是否得到缓解，肠蠕动是否恢复正常。

(4) 是否补充足够的液体，脱水或电解质及酸碱失衡是否得到相应处理。

(5) 并发症是否得到预防或及时发现。

【健康教育】

1. 告知患者注意饮食卫生，不吃不洁的食物，避免暴饮暴食。

2. 嘱患者出院后进易消化食物，少食刺激性食物；避免腹部受凉和饭后剧烈活动；保持大便的通畅。

3. 老年便秘者应及时服用缓泻剂，以保持大便通畅。

4. 出院后若有腹痛、腹胀，停止排气、排便等不适，应及时就诊。

第三节 肠　　瘘

肠瘘(intestinal fistula)是指肠管与其他空腔脏器、体腔或体表之间存在异常的通道，肠内容物经此通道进入其他脏器、体腔或至体外。肠瘘在腹部外科临床工作上并不少见。由于外科技术的进步使手术范围不断扩大，且对同一患者常应用手术治疗、化学疗法、放射治疗等多种疗法，均使肠瘘的发生率有所增高。

【病因和发病机制】

按肠瘘发生的原因、是否与其他器官或体表相通、肠道的连续性及所在部位有不同的分类。

1. 按肠瘘发生的原因

(1) 先天性：与胚胎发育异常有关，如先天性异常卵黄管未闭可造成先天性脐部肠瘘。

(2) 后天性：占肠瘘发生率的95%以上，与多种因素有关。

1) 腹腔或肠道感染，如憩室炎、腹腔脓肿、克罗恩(Crohn)病、溃疡性结肠炎等。

2) 肠道缺血性疾病。

3) 腹腔内脏器或肠道的恶性病变，如肠道恶性肿瘤。

4) 腹部手术或创伤，绝大多数肠瘘都是由手术或创伤引起，如腹部损伤导致的肠管损伤或手术时误伤、吻合口愈合不良等。

(3) 治疗性：是指根据治疗需要而施行的人工肠造瘘，如回肠造瘘等。

2. 按肠腔是否与体表相通

(1) 肠外瘘：指肠腔通过瘘管与体表相通。肠外瘘又可根据瘘口的形态分为管状瘘及唇状瘘。前者是肠外瘘中较常见的类型，是指肠壁瘘口与腹壁外口之间存在一瘘管；后者为肠壁直接与皮肤黏着，瘘口处肠黏膜外翻成唇状。

(2) 肠内瘘：指肠腔通过瘘管与腹内其他脏器或肠管相通，如胆囊横结肠瘘、直肠膀胱瘘、直肠阴道瘘和空肠结肠瘘等。

3. 按肠道连续性是否存在

(1) 侧瘘：肠壁瘘口小，仅有部分肠壁缺损，肠腔仍保持连续性。

(2) 端瘘：肠腔连续性完全中断，其近侧端与体表相通，肠内容物经此全部流出体外，亦称为完全瘘。此类型很少见，多为治疗性瘘。

4. 按瘘管所在的部位

(1) 高位瘘：指距离十二指肠及屈氏韧带下方100 cm范围内的肠瘘，如胃十二指肠瘘、十二指肠空肠瘘。

(2) 低位瘘：指距离十二指肠及屈氏韧带下方100 cm范围外的肠瘘，如空肠下段瘘、回肠瘘和结肠瘘。

5. 按肠瘘的日排出量

(1) 高流量瘘:指每天排出的消化液在 500 ml 以上。

(2) 中流量瘘:指每天排出的消化液在 200～500 ml 范围内。

(3) 低流量瘘:指每天排出的消化液在 200 ml 以内。

【病理】

肠瘘引起的病理生理改变可因瘘的部位、大小、数目等相关。一般而言,高位肠瘘以水、电解质紊乱及营养素丢失较为严重;低位肠瘘则以继发性感染更为明显。大致有下述病理生理改变。

1. 水和电解质、酸碱平衡的紊乱　成年人每日胃肠道分泌液量估计为 7 000～8 000 ml,大部分在回肠和结肠近段重吸收。发生肠瘘时,这些消化液可经瘘管排至体外、其他器官或间隙,或因消化道短路,过早地进入低位消化道,致重吸收率大大降低和大量消化液丢失。伴随消化液的流失,可有相应电解质的丧失,出现低氯低钾性碱中毒,或代谢性酸中毒,低钠、低钾血症等。

2. 营养不良　随着肠液的丢失尚有大量消化酶和蛋白质的丧失,消化吸收功能受到损害,于是造成负氮平衡、维生素缺乏、贫血、低蛋白血症,患者体重急剧减轻,甚至形成恶液质而死亡。

3. 消化液腐蚀及感染　由于排出的消化液中含有大量的消化酶,可消化腐蚀瘘管周围的组织、皮肤而引起局部糜烂、出血等,并继发感染。消化液若流入腹膜腔或其他器官内,还可引起弥漫性腹膜炎、腹腔内器官感染、腹腔脓肿等。

【临床表现】

肠瘘的临床表现因不同部位、不同病因而异,而且肠瘘形成的不同时期亦有不同的表现。

1. 腹膜炎期　多发生于腹部手术后 3～5 d。

(1) 局部:患者可有腹痛、腹胀、恶心呕吐、乏力、大便次数增多或由于麻痹性肠梗阻而停止排便、排气。肠外瘘者,可于体表找到瘘口,并见消化液、肠内容物及气体排出,周围皮肤被腐蚀,出现红肿、糜烂、剧痛,甚至继发感染,破溃出血。

(2) 全身:继发感染的患者有体温升高,达 38℃以上。患者可出现严重的水、电解质及酸碱平衡失调等全身症状,严重脱水者可出现低容量性休克现象,表现为脸色苍白、皮肤湿冷和血压下降。患者若未得到及时、有效处理,则有可能出现脓毒血症、多器官功能障碍或衰竭,甚至死亡。

2. 腹腔内脓肿期　多发生于瘘发生后 7～10 d,肠内容物漏入腹腔后引起纤维素性渗出等反应,若渗出物和渗出液得以局限,则形成腹腔内脓肿。患者除了继续表现为发热外,尚可因脓肿所在部位而有不同的临床表现,如恶心呕吐、腹痛、腹胀或里急后重等,部分患者可触及压痛性包块。若腹腔冲洗和引流通畅,患者的全身症状可逐渐减轻。

3. 瘘管形成期　大多发生于肠瘘发生后 1～2 个月,在引流通畅的情况下,腹腔脓肿逐渐缩小,沿肠内容物排出的途径形成瘘管。此时患者的感染已基本控制,营养状况逐渐恢复,全身症状减轻甚至消失,仅留有瘘口局部刺激症状或肠粘连表现。

4. 瘘管闭合　瘘管炎症反应消失、愈合,患者临床症状消失。

【辅助检查】

1. 实验室检查

(1) 血常规:可出现血红蛋白值、血细胞比容下降;白细胞计数及中性粒细胞比例升高,血小板计数下降等。

(2) 血生化检查:可有低钾、低钠等血清电解质紊乱的表现;血清清蛋白、转铁蛋白、前清蛋白水平和总淋巴细胞计数下降;GPT、GOT等及胆红素升高。

2. 特殊检查

(1) 口服染料或药用炭:是最简便、实用的检查手段。通过口服或瘘管内注入亚甲蓝(美蓝)或骨炭末等,观察和初步判断瘘的部位和瘘口大小。

(2) 瘘管组织活检及病理学检查:可明确是否存在结核、肿瘤等病变。

3. 影像学检查

(1) B超及CT检查:有助于发现腹腔深部脓肿、积液及其与胃肠道的关系等。

(2) 瘘管造影:适用于瘘管已形成者。有助于明确瘘的部位、长度、走向、大小、脓腔范围及引流通畅程度,同时还可了解其周围肠管或与其相通肠管的情况。

【治疗要点】

肠瘘的治疗因不同病期而异。

1. 腹膜炎期及腹腔内脓肿期

(1) 纠正低血容量和水、电解质紊乱:维持内环境平衡。

(2) 控制感染:根据肠瘘的部位及常见菌群或药敏试验结果合理应用抗生素。

(3) 有效冲洗和引流:于腹膜炎期在瘘口旁置双腔套管行负压引流及腹腔灌洗术。已形成脓肿者,可在B超定位引导下穿刺或手术引流,以消除感染灶、促进组织修复和瘘管愈合。

(4) 营养支持:早期应禁食,予以完全胃肠外营养。待腹膜炎控制、肠蠕动恢复、瘘口流出量明显减少且肛门恢复排便时,即可逐渐改为肠内营养和经口饮食。

(5) 控制肠道分泌:采用抑制消化液分泌的制剂,以抑制胃酸、胃蛋白酶、胃泌素、胰腺外分泌的分泌,抑制胃肠蠕动,达到降低瘘的排出量、减少体液丢失的目的。

(6) 回输引流的消化液:将引流出的肠液收集在无菌容器内,经处理后再经空肠造瘘管回输入患者肠道,以恢复消化液的胃肠循环及胆盐的肝肠循环,从而减少水、电解质和消化酶的丢失、紊乱及并发症的发生。

2. 瘘管形成期　除了以上治疗外,重点为纠正营养摄入不足、提高机体抵抗力,促进瘘口愈合,无法愈合者则为进一步手术治疗创造有利条件。

(1) 加强营养:包括胃肠外营养、肠内营养和经口饮食。

(2) 堵塞瘘管:部分患者在内环境稳定、营养状态改善后,瘘口可自行愈合。无法愈合者,可在控制感染后,采用瘘管内放置硅胶或乳胶片堵塞瘘管的方法,阻止肠液外流,以促进瘘口自行愈合。

3. 手术治疗　在瘘发生2~3个月后,经以上非手术治疗瘘口仍不能自行封闭时,应考虑手术修复。手术方式的选择应根据肠瘘位置及病变情况而定。手术方式有肠段部分切除吻合术、肠瘘局部楔形切除缝合术、肠瘘旷置术、小肠浆膜补片覆盖修补术等。

【护理】

1. 护理评估

(1) 术前评估

1) 健康史和相关因素:患者有无腹部外伤或手术史、治疗经过、并发症等。

2）身体状况：评估局部和全身各种体征出现的时间及动态变化的过程。

3）心理和社会状况：了解患者的心理状况、家庭的经济支持情况和对疾病的了解程度等。

(2) 术后评估：患者有无发生堵片移位或松脱、肝肾功能障碍、胃肠道或瘘口出血、腹腔感染、粘连性肠梗阻等并发症。

2. 护理问题

(1) 营养失调：低于机体需要量，与禁食、肠液大量丢失、炎症和创伤引起的机体高消耗有关。

(2) 体液不足：与禁食、肠液大量外漏及胃肠减压有关。

(3) 皮肤完整性受损：与瘘口周围皮肤被消化液腐蚀有关。

(4) 潜在并发症：堵片移位或松脱、肝肾功能障碍、胃肠道或瘘口出血、腹腔感染、粘连性肠梗阻等。

3. 护理措施

(1) 非手术治疗护理

1）一般护理：做好心理护理，取低半卧位，加强营养支持。

2）负压引流护理：在瘘口内放置持续负压吸引管和滴液管，位置正确，调节负压 4～6.6 kPa，每天等渗盐水冲洗液量 3 000～5 000 ml，肠液黏稠，则加快冲洗速度；保持引流通畅，若双套管有堵塞，可取出内管清洗或转动外管。

3）堵瘘的护理：注意外堵物是否合适，及时清除溢出的肠液，并及时更换敷料，瘘口周围涂氧化锌软膏保护皮肤。对于内堵片，护理应观察有无因堵片损伤周围组织而致炎症，注意堵片位置。

(2) 手术治疗的护理

1）术前护理：术前 3～5 d 禁食，并口服肠道不吸收的抗生素。术日晨从肛门及瘘管行清洁灌肠。

2）术中护理

a. 麻醉：硬膜外麻醉、全身麻醉。

b. 体位：仰卧位。

c. 术中配合

(a) 见第七章手术室管理和工作。

(b) 切口：瘘管周围梭形切口。

(c) 堵塞瘘管：用纱布团将瘘孔塞紧，连同切除的皮肤加以缝合，以防止肠内容物外漏。

(d) 分离瘘管：自皮下层开始锐性与钝性分离瘘管，逐渐分离至腹膜，用组织钳提起瘘管，先将腹膜切一小口，用手指小心探查、分离切口附近的粘连；然后，扩大腹膜切口，将瘘管与连接的肠管提出手术野。

(e) 切除瘘管：若瘘管与肠壁连接的面积很小，可将与瘘管连接的肠壁梭形切除；若瘘管与肠壁连接的面积较大，需将这一段肠管切除。

(f) 吻合肠管：若是肠壁小部分切除，可将切口横行缝合。先作 2 针固定牵引缝线，内层用 2-0 细肠线或 1-0 号丝线作全层间断或连续缝合，外层用细丝线作浆肌层间断缝合，内翻肠壁切缘。若系肠管部分切除，则可将肠管作端端吻合。

3）术后护理

a. 观察生命体征、伤口渗血、腹腔引流管内液体量和性质，以及腹腔内感染或再次发生瘘的表现。

b. 营养支持：行全胃肠外营养直至肠功能恢复，应注意输液的速度和中心静脉导管的护理，避免导管性感染。

c. 做好引流管的护理：如肠排列管、肠造口管、腹腔负压引流管、胃肠减压管、导尿管等。

d. 术后并发症的预防与护理

(a) 预防堵片移位或松脱：若发现异常，应及时通知医生。

(b) 肝、肾功能障碍：及时纠正水、电解质和酸碱失衡，有效控制感染；加强监测：定期复查肝、肾功能合理补充热量，尽早恢复经口饮食。

(c) 胃肠道或瘘口出血：病情监测：严密监测生命体征的变化，观察伤口渗血、渗液情况，以及引流液的性状、颜色和量；保持有效吸引：根据引流情况及时调整负压吸引压力，保持引流通畅；应用止血药物：根据医嘱应用止血药物并观察用药效果。必要时做好手术准备。

(d) 腹腔感染：加强引流护理；遵医嘱应用抗菌药物；严密观察患者腹部体征、伤口情况，及早发现感染征象。

(e) 粘连性肠梗阻：体位和活动：指导患者在术后早期进行床上活动；病情观察：监测患者有无腹痛、腹胀、恶心呕吐、停止排便、排气等肠梗阻症状。若发生，应及时汇报医生并协助处理，做好手术治疗的准备。

e. 指导患者早期活动：活动在瘘口封闭后进行，先开始肢体被动活动、深呼吸；随着体质增强，指导患者自行床上活动。当瘘口愈合，可指导患者早期离床活动。

【健康教育】

1. 告诫患者出院后切忌暴饮暴食，早期应以低脂肪、适量蛋白质、高糖类(碳水化合物)、清淡低渣饮食为宜；随着肠道功能的恢复，可逐步增加蛋白质及脂肪含量。

2. 保持心情舒畅，坚持每天进行适量户外锻炼。

3. 定期门诊随访，若发现腹痛、腹胀、排便不畅等现象应及时就医。

第四节　大　肠　癌

大肠癌是消化道恶性肿瘤之一。大肠癌的流行病学特点为：①直肠癌的发生率较结肠癌高，比例约1.5∶1，但近年来，结肠癌发病率呈明显上升趋势；②不同地区大肠癌的发生部位有所差异，如高发区其发生部位以乙状结肠及上段直肠为主，而低发区则以右半结肠为主，提示其致病因素可能存在差异；③大肠癌的发病率随年龄的增加而逐步上升，但我国青年人患大肠癌的比例较高，<30岁者占10%～15%；④大肠癌患者的性别差异不大。

【病因和发病机制】

大肠癌的病因尚不清楚，可能与下列因素有关。

1. 饮食习惯　与高脂肪、高蛋白和低纤维饮食有一定的相关性；过多摄入腌制食品可增加肠道中致癌物质，诱发大肠癌；维生素、微量元素及矿物质的缺少均可能增加大肠癌的发病率。

2. 遗传因素　20%～30%大肠癌的病因中，遗传因素占主要因素。常见的有家族性腺瘤性息肉病，此类患者发生大肠癌的机会远高于正常人。

3. 癌前病变　多数大肠癌来自腺瘤癌变，其中以绒毛状腺瘤及家族性肠息肉病癌变率最高；而近年来大肠的某些慢性炎症改变，如溃疡性结肠炎也已被列为癌前病变。

【病理】

1. 根据肿瘤的大体形态分类

(1) 肿块型：肿瘤向肠腔内突出，呈菜花状，大的肿块表面易发生溃疡。恶性程度较低，转移较晚，预后较好。

(2) 浸润型：肿瘤沿肠壁呈环状浸润，易引起肠腔狭窄，发生肠梗阻症状。转移较早，分化程度低，预后差。

(3) 溃疡型：肿瘤向肠壁深层生长并向四周浸润；早期可有溃疡、边缘隆起、中央凹陷；表面糜烂、易出血、感染或穿孔；转移较早、恶性程度高。该型是大肠癌最常见类型。

2. 组织学分类

(1) 腺癌：为最常见的组织学类型。

(2) 黏液癌：预后较腺癌差。

(3) 未分化癌：预后最差。

3. 临床病理分期　普遍采用 Dukes 法。

A 期：癌肿局限于肠壁内，未突出浆膜层，且无淋巴结转移。

B 期：癌肿穿透肠壁，侵入浆膜或浆膜外组织、器官，但无淋巴结转移。

C 期：癌肿侵及肠壁任何一层，且有淋巴结转移，可分为两期：

C1 期：淋巴结转移仅限于癌肿附近。

C2 期：淋巴结转移到系膜和系膜根部淋巴结。

D 期：已有淋巴广泛转移或肝、肺、骨等远处器官转移，或广泛侵及邻近脏器无法切除。

4. 扩散和转移方式

(1) 淋巴转移：是大肠癌最常见的播散方式。

(2) 血行转移：多见肝，其次为肺、骨等。

(3) 直接浸润。

(4) 种植播散。

【临床表现】

1. 结肠癌　早期多无明显症状，随着病程的发展可出现一系列症状。

(1) 排便习惯与粪便性状的改变：常是最早出现的症状。多表现为排便次数增多、腹泻、便秘、便中带血、脓或黏液。

(2) 腹痛：也是早期症状之一，常为持续性的定位不清的隐痛，或为腹部不适或腹胀感，出现肠梗阻时则腹痛加重或为阵发性绞痛。

(3) 腹部肿块：肿块通常较硬，位于横结肠或乙状结肠的癌肿可有一定活动度。若癌肿穿透肠壁并发感染，可表现为固定压痛的肿块。

(4) 肠梗阻：一般属结肠癌的晚期症状，多表现为慢性低位不完全性肠梗阻，主要表现是腹胀和便秘，腹部胀痛或阵发性绞痛。若发生完全性梗阻，症状加剧。

(5) 全身表现:因慢性失血、癌肿溃烂、感染、毒素吸收等,患者可出现贫血、消瘦、乏力、低热等,晚期可出现恶病质。

由于癌肿病理类型和部位不同,临床表现也各异。右半结肠肠腔较大,粪便稀薄,肿瘤以肿块型多见,故临床上以全身症状、贫血和腹部肿块等为主要表现。左半结肠肠腔较小,肿瘤多为浸润型,引起环状狭窄,临床上以肠梗阻、便秘、腹泻、便血等为主要表现。

2. 直肠癌　早期仅有少量便血或排便习惯改变,易被忽视。当病程发展并伴感染时,才出现显著症状。

(1) 直肠刺激症状:便意频繁、便前肛门下坠感、里急后重、排便不尽感;晚期有下腹痛。

(2) 肠腔狭窄症状:癌肿侵犯致肠腔狭窄,大便变形,便条变细。若肠管发生部分梗阻,可表现为腹痛、腹胀、肠鸣音亢进等不完全性肠梗阻症状。

(3) 癌肿破溃感染症状:大便表面带血及黏液,甚至脓血便。血便是直肠癌最常见的症状。

(4) 其他症状:癌肿侵犯前列腺、膀胱,可出现尿频、尿痛、血尿。癌肿侵及骶前神经,可发生骶尾部持续性剧烈疼痛。晚期出现肝转移时,可出现腹水、肝大、黄疸、贫血、消瘦、水肿、恶病质等症状。

【辅助检查】

1. 大便潜血检查　为大肠癌的初筛手段,阳性者再进一步检查。

2. 直肠指检　是最重要且简便易行的方法,约75%以上的直肠癌可于肛门指检时触及。

3. 内镜检查　可通过直肠镜、乙状结肠镜或纤维结肠镜检查,观察病灶的部位、大小、形态、肠腔狭窄的程度等,并可在直视下获取活组织行病理学检查,是诊断大肠癌最有效、可靠的方法。

4. 影像学检查

(1) X线气钡双重造影检查:是结肠癌重要检查方法之一,能发现较小的结肠病变,但对直肠癌诊断价值不大。

(2) 腔内B超检查:用腔内探头可检查癌肿浸润肠壁的深度及有无侵犯邻近脏器。

(3) CT检查:了解直肠癌盆腔内扩散情况,及有无肝转移。

5. 血清癌胚抗原(CEA)测定　主要用于预测直肠癌的预后和监测复发。

【治疗要点】

以手术切除为主,配合放疗、化疗的综合疗法。

1. 手术治疗　手术方式的选择应综合考虑癌肿的部位、范围、大小、活动度、细胞分化程度等因素。

(1) 根治性手术

1) 结肠癌根治术:术式包括右半结肠切除术、横结肠切除术、左半结肠切除术及乙状结肠切除术。

2) 直肠癌根治术:凡能切除的直肠癌,又无其他手术禁忌证,都应尽早施行直肠癌根治术。

a. 局部切除术:适用于早期瘤体小、局限于黏膜或黏膜下层、分化程度高的直肠癌。

b. 腹会阴联合直肠癌根治术(Mils手术):主要适用于腹膜返折以下的直肠癌。切除乙状结肠、全部直肠、肛管及肛门周围5 cm直径的皮肤及全部肛门括约肌,于左下腹行永久性乙状结肠或结肠造口。

c. 经腹腔直肠癌切除术(直肠前切除术,Dixon 手术):适用于癌肿距齿状线 5 cm 以上者。经腹切除乙状结肠和直肠大部分,做乙状结肠和直肠吻合,保留正常肛门。

d. 经腹直肠癌切除、近端造口、远端封闭术(Hartmann 手术):适用于全身情况差、无法耐受 Miles 手术或因急性肠梗阻不宜行 Dixon 手术的患者。

(2) 姑息性手术:用于不能根治的晚期患者。

2. 非手术治疗

(1) 化疗:用于处理残存癌细胞或隐性病变,以提高术后 5 年生存率。

(2) 放疗:术前放疗可缩小癌肿体积、降低癌细胞活力及淋巴结转移,提高手术切除率及生存率。术后放疗多用于晚期癌肿、手术无法根治或局部复发者,以降低局部复发率。

(3) 局部治疗:对于不能手术切除且发生肠管缩窄的大肠癌患者,可局部放置金属支架扩张肠腔;对直肠癌患者亦可用电灼、液氮冷冻和激光烧灼等治疗,以改善症状。

(4) 其他治疗:中医药治疗、基因治疗、导向治疗、免疫治疗等。

【护理】

1. 护理评估

(1) 健康史:了解患者年龄、性别、饮食习惯、既往史和家族史等。

(2) 身体状况:了解疾病性质、发展程度、重要器官状态及营养状况等,以及辅助检查结果。

(3) 心理和社会状况:患者和家属是否了解疾病和手术治疗的相关知识,以及他们的焦虑和恐惧程度、经济承受能力等。

2. 护理问题

(1) 焦虑、悲观:与恐惧癌症、手术及担心造口影响生活、工作等有关。

(2) 自我形象紊乱:与结肠造口的建立和排便方式改变有关。

(3) 知识缺乏:与缺乏疾病和手术的相关知识有关。

(4) 潜在并发症:出血、感染、吻合口瘘、造口缺血坏死或狭窄及造口周围皮炎等并发症。

3. 护理措施

(1) 术前护理

1) 一般护理:患者术前应补充高蛋白、高热量、丰富维生素、易消化的少渣饮食;对于贫血、低蛋白血症的患者,应给予少量多次输血;对于脱水明显的患者,应注意纠正水、电解质及酸碱平衡,以提高患者对手术的耐受力。

2) 肠道准备:目的是避免术中污染、术后腹胀,减少切口感染和吻合口瘘等。

a. 传统肠道准备法:①控制饮食:术前 2～3 d 流质饮食,术前 1 d 禁食;②术前 3 d 口服肠道抗菌药物,同时给予口服维生素 K;③术前 3 d,每晚用番泻叶泡饮,或口服泻剂硫酸镁,术前 2 d 晚用肥皂水灌肠,术前 1 d 晚清洁灌肠。

b. 全肠道灌洗法:于术前 12～14 h 开始服用 37℃左右等渗平衡电解质溶液,总灌洗量不少于 6 000 ml。也可采用口服 5%～10%甘露醇 1 500 ml,因甘露醇在肠道内被细菌酵解,可产生易引起爆炸的气体,因此手术中禁用电刀。对体弱,心、肾等重要脏器功能障碍和肠梗阻者不宜选用。

3) 心理护理。

4）术日晨放置胃管和留置导尿管，如癌肿侵及女患者的阴道后壁，术前 3 d 每晚应冲洗阴道。

（2）术中护理

1）麻醉：全身麻醉。

2）体位：升结肠和部分横结肠手术采用平卧位；部分横结肠、降结肠以及乙状结肠、直肠手术采用截石位（大腿外展 120°～135°）骶下垫一软枕，抬高肛门并超越软枕游离缘 4 cm，截石位搁脚架上垫两块保护垫，调节截石位搁脚架的高度，使患者膝关节处于生理功能位。

3）术中配合

a. 见第七章手术室管理和工作。

b. 准备截石位铺单、放置体位用的截石位搁脚板、保护垫、小软枕、绑脚带。

c. 清点物品。在缝合盆底腹膜和关腹时各清点 1 次纱布。

d. 分离直肠时巡回护士将床头板降低 15°，冲洗腹腔时将床头抬高 15°。

e. 会阴部使用的电刀手柄、手术器械及敷料等物品不可与腹部切口合用，若使用一台电凝器时，会阴部和腹部不可同时使用电刀手柄。

f. 腹腔手术部位较深，则需用长组织剪和长弯血管钳分离组织，同时注意调节灯光。

g. 注意无瘤技术的运用。

h. 注意患者安全，防止下肢过于外展，防止周围神经损伤，防止压疮。

（3）术后护理

1）一般护理

a. 体位：病情平稳者取半卧位，以利于呼吸和腹腔引流。

b. 饮食：患者术后禁食水、胃肠减压，由静脉补充水和电解质。2～3 d 后肛门排气或造口开放后即可拔除胃肠减压，进流质饮食，若无不良反应，进半流质饮食，1 周后改进少渣饮食，2 周左右可进普食。食物应以高热量、高蛋白、丰富维生素、低渣为主。

2）病情观察：密切观察生命体征、腹腔引流液的性状和量，以及腹部和会阴部伤口敷料有无渗液、渗血。

3）引流管和切口护理：保持腹腔及骶前引流管通畅，观察引流液的量和性质。骶前引流管在术后 1 周可逐渐拔除，拔管后填塞纱条，防止伤口封闭形成死腔。

4）留置导尿管的护理：导尿管约放置 2 周，每日 2 次进行尿道口护理，术后 5～7 d 起开始钳夹导尿管，每 4～6 h 开放 1 次，训练膀胱收缩功能。

5）结肠造口护理

a. 观察造口情况：开放前用凡士林或生理盐水纱布外敷结肠造口。观察造口的血液循环和张力情况，若发现有出血、坏死和回缩等异常，应及时报告医生并协助处理。

b. 保护腹部切口：结肠造口一般于术后 2～3 d，肠蠕动恢复后，开放时，取左侧卧位，防止造口流出物污染腹部切口敷料。可用塑料薄膜隔开造口与腹壁切口，保护腹部切口。

c. 保护造口周围皮肤：保持造口周围皮肤清洁干燥，用生理盐水或中性皂液清洗造口周围皮肤，必要时可涂氧化锌软膏；观察造口周围皮肤有无红肿、破溃等现象。

d. 正确应用造口袋：选择合适的造口袋，当造口袋内充满 1/3 排泄物时应及时倾倒排泄物。及时更换造口袋，造口袋不宜长期持续使用，以防造口黏膜及周围皮肤糜烂。除使用一次性造口袋外，患者也可备 3～4 个造口袋用于更换。

e. 并发症的预防：①造口狭窄：造口处拆线后每日进行扩肛 1 次；②切口感染：保持干燥，应用抗生素，会阴部切口于术后 4～7 d 开始 1∶5 000 的高锰酸钾溶液坐浴，每日 2 次；③吻合口瘘：注意观察有无吻合口瘘的表现，术后 7～10 d 不可灌肠。

4. 护理评价

(1) 患者焦虑是否缓解或减轻，如情绪是否稳定，食欲、睡眠状况是否改善。

(2) 是否掌握与疾病有关的知识，能否主动配合治疗和护理工作。

(3) 能否自理，或自理能力是否提高，能否正确护理造口。

(4) 对造口的态度，能否接受造口，以及有无不良情绪反应。

(5) 术后并发症是否得到预防，是否及时发现和处理并发症。

【健康教育】

1. 宣传防治大肠癌的知识，摄入低脂肪、适量蛋白及富含纤维素食物；不吃发霉变质的食物，少吃腌、熏、烧烤和油煎炸的食品；防治慢性肠道疾病，如肠息肉。高危人群应定期行内镜检查。

2. 教会患者自我护理造口，每 1～2 周扩张造口 1 次，持续 3 个月。患者每日定时结肠灌洗，训练定时排便习惯。

3. 术后 1～3 个月勿参加重体力劳动。

4. 坚持术后化疗，3～6 个月门诊复查 1 次。

案例分析题

患者，女性，52 岁。自觉半年以来大便不畅，伴有大便带血，既往有痔疮史多年故未予重视，近 2 个月来出现腹泻 4～5 次/天，伴有里急后重感，大便与鲜血相混合，来院检查肛指示距肛门 5 cm 处触及一肿块指套染血，其后行肠镜检查示距肛门 5 cm 处一菜花样肿块，质脆，触之易出血，取病理活检报告示直肠低分化腺癌。CT 检查发现肝脏有转移灶，血 CA199、CEA 均高于正常。随即入院在完善各项术前检查后于全麻下行 Miles 术，现术后第 6 天，患者神清，少言寡语，生命体征平稳，造口内有排气、排便，无腹痛、腹胀，病理报告示直肠腺癌Ⅱ级，侵及全层，淋巴结共 10 枚，其中有 2 枚转移，复查血 CA199、CEA 均降至正常。

问题：(1) 何谓 Miles 术？简述 Miles 术与 Dixon 术的区别。

(2) 造口护理要点有哪些？

（赵　琦）

第二十三章 直肠、肛管疾病患者的护理

第一节 解剖和生理概要

【解剖】

直肠位于盆腔的后部，平第3骶椎处上接乙状结肠，沿骶、尾骨前面下行，穿过盆膈转向后下，至尾骨平面与肛管相连，形成约90°的弯曲。直肠下部扩大成直肠壶腹，是暂存粪便的部位。直肠长度为12～15 cm，从外科解剖学观点以腹膜反褶为界将直肠分为上段直肠和下段直肠(图23-1)。上段直肠前面的腹膜反褶成直肠膀胱陷凹或直肠子宫陷凹。临床上直肠指诊检查这个部位可以帮助诊断有无炎性液体或腹腔肿瘤，下段直肠全部位于腹膜外。直肠的基层与结肠相同。直肠环肌在直肠下端增厚而成为肛管内括约肌，属不随意肌，受自主神经支配，有协助排便的功能，无括约肛门的功能。直肠纵肌下端与肛提肌和内、外括约肌相连。在直肠壶腹部有上、中、下3条半月形的直肠横襞，内含环肌纤维，称为直肠瓣。直

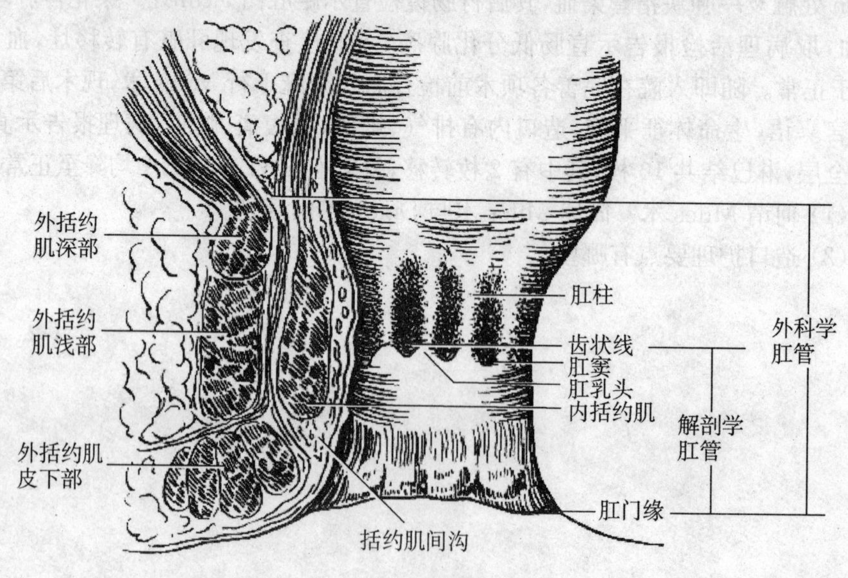

图23-1　直肠肛管的解剖

肠下端由于与口径较小且呈闭缩状态的肛管相连，直肠黏膜呈现 8～10 个隆起的纵形皱襞，称为肛柱。肛柱基底之间有半月形皱襞，称为肛瓣。肛瓣与肛柱下端共同围成的小隐窝，称肛窦。窦口向上，肛门腺开口于此。窦内容易积存粪屑，易于感染而发生肛窦炎。肛管与肛柱连接的部位，有三角形的乳头状隆起，称为肛乳头。肛瓣边缘和肛柱下端共同在直肠和肛管交界处形成一锯齿状的环形线，称齿状线。下面介绍一些重要的临床概念。

1. 解剖学肛管　位于齿状线至齿状线下方 1.2～1.5 cm 处（肛缘），长度 1.5 cm。

2. 外科学肛管　位于肛门直肠环至齿状线下方 1.2～1.5 cm 处，包括直肠柱区与解剖学肛管，直肠柱区长为 1.5～2.0 cm，故外科肛管长为 3.0～3.5 cm。肛肠外科疾病如痔、瘘等大多在这段区域内发生。

3. 直肠系膜　直肠中、下 1/3 是从直肠的后方及两侧包裹着直肠、形成半圈 1.5～2.0 cm 厚的结缔组织，内含动脉、静脉、淋巴组织及大量的脂肪组织，上自第 3 骶椎前方、下达盆膈，临床外科称之为直肠系膜。在直肠癌手术中有重要意义。

4. 肛管　上自齿状线，下自肛门缘，长为 1.5～2.0 cm。肛管内层上部为移行上皮，下部为角化的复层扁平上皮。肛管为肛管内、外括约肌所环绕，平时呈环状收缩封闭肛门。肛管内括约肌为肠壁环肌增厚而成，属不随意肌；肛管外括约肌是围绕肛管的环形横纹肌，属随意肌，分为皮下部、浅部和深部。肛管外括约肌组成 3 个肌环：深部为上环，与耻骨直肠肌合并，附着于耻骨联合，收缩时将肛管向上提举；外括约肌浅部肌环为中环，附着于尾骨，收缩时向后牵拉；皮下部为下环，与肛门前皮下相连，收缩时向前下牵拉。3 个环同时收缩将肛管向不同方向牵拉，加强肛管括约肌的功能，使肛管紧闭。

5. 肛提肌　是位于直肠周围并与尾骨肌共同形成盆膈的一层宽薄的肌，左右各一。肛提肌起自骨盆两侧壁、斜行向下止于直肠壁下部两侧，左右连合呈向下的漏斗状，对于承托盆腔内脏、帮助排粪、括约肛管有重要作用。

6. 肛管直肠环　由肛管内括约肌、直肠壁纵肌的下部、肛管外括约肌的深部和邻近的部分肛提肌纤维共同组成的肌环，绕过肛管和直肠分界处，在直肠指检时可清楚扪到。此环是括约肛管的重要结构，如手术时不慎完全切断，可引起大便失禁。

7. 直肠肛管周围间隙　在直肠与肛管周围有数个间隙，是感染的常见部位，故有重要的临床意义。

(1) 在肛提肌以上的间隙：①骨盆直肠间隙，在直肠两侧，左右各一，位于肛提肌之上，盆腔腹膜之下；②直肠后间隙，在直肠与骶骨间，与两侧骨盆直肠间隙相通。

(2) 在肛提肌以下的间隙：①坐骨肛管间隙（亦称坐骨直肠间隙），位于肛提肌以下，坐骨肛管膈以上，相互经肛管后相通（此处亦称深部肛管后间隙）；②肛门周围间隙，位于坐骨肛管膈以下至皮肤之间，左右两侧也于肛管后相通（亦称浅部肛管后间隙）。

8. 齿状线　是直肠与肛管的交界线，在胚胎时期是内、外胚层的交界处，故齿状线上、下的血管、神经及淋巴来源都不同，是重要的解剖学标志。其意义如下：①齿状线以上为黏膜，由交感神经和副交感神经支配，无疼痛感；齿状线以下为皮肤，受阴部内神经支配，痛感敏锐；②齿状线以上的供应动脉主要来自肠系膜下动脉的终末支——直肠上动脉，其次为来自髂内动脉的直肠下动脉和骶正中动脉，齿状线以下属肛管动脉供应；③齿状线以上是直肠上静脉丛通过直肠上静脉回流至门静脉；齿状线以下为直肠下静脉丛通过肛管静脉回流至腔静脉；④直肠肛管的淋巴引流亦是以齿状线为界，分上、下两组。上组在齿状线以上，有 3 个引流方向：向上沿直肠上动脉到肠系膜下动脉旁淋巴结，这是直肠最主要的淋巴引流途径；向两侧经直肠下动脉旁淋巴结引流到盆腔侧壁的髂内淋巴结；向下穿过肛提肌至坐骨肛管间隙，沿肛管动脉、阴部内动脉旁淋巴结到达髂内淋巴结。下组在齿状线以下，有两个引流方向：向下外经会阴及大腿内侧皮下注入腹股沟淋巴结，然后到髂外淋巴结；向周围穿过坐骨直肠间隙沿闭孔动脉旁引流到髂内淋巴结。这对恶性肿瘤淋巴转移时有重要的参考意义。

【生理功能】

直肠有排便、吸收和分泌功能。可吸收少量的水、盐、葡萄糖和一部分药物，也能分泌黏液以利排便。肛管主要功能是排泄粪便。排便过程是非常复杂的神经反射。直肠下端是排便反射的主要发生部位，是排便功能中的重要环节，在直肠手术时应予以足够的重视。

第二节　常见直肠肛管疾病

一、肛裂

肛裂(anal fissure)是齿状线下肛管皮肤层裂伤后形成的小溃疡。方向与肛管纵轴平行，长为 0.5～1.0 cm，呈梭形或椭圆形，常引起肛周剧痛。多见于中青年人，绝大多数肛裂位于肛管的后正中线上，也可在前正中线上，侧方出现肛裂极少。若侧方出现肛裂应想到肠道炎性疾病(如结核、溃疡性结肠炎及克罗恩病等)或肿瘤的可能。

【病因和发病机制】

肛裂的病因尚不清楚，可能与多重因素有关。长期便秘、粪便干结引起排便时的机械性创伤是大多数肛裂形成的直接原因。肛管外括约肌浅部在肛管后方形成的肛尾韧带伸缩性差、较坚硬，此区域血供亦差；肛管与直肠成角相延续，排便时，肛管后壁承受压力最大，故后正中线处易受损伤，这些也是导致肛裂的原因。

急性和慢性肛裂因反复发作，底深不整齐、质硬、边缘纤维化、肉芽灰白。裂口上端的肛门瓣和肛乳头水肿，形成肥大乳头；下端皮肤因炎症、水肿及静脉、淋巴回流受阻，形成袋状皮垂向下突出于肛门外，称“前哨痔”。因肛裂、“前哨痔”、乳头肥大常同时存在，称为肛裂“三联征”。

【临床表现】

肛裂常见于妇女和青壮年。老年人由于肌肉松弛，肛裂较少见。但肛裂在小儿并不少见，有时婴幼儿时期可出现并可导致获得性巨结肠的发生。

1. *疼痛*　排便时有剧痛，可持续超过 1 h，便后可迅速缓解，至下次排便时再次剧痛。缓解期可持续数天至数周，患者因害怕疼痛而不愿排便，久而久之引起便秘。

2. *出血*　排便时常在粪便表面或便纸上见到少量血迹。

3. *分泌物*　形成较久的肛裂常伴有少量分泌物。

【辅助检查】

依据典型的临床病史、肛门检查时发现的肛裂“三联征”，不难作出诊断。肛裂行肛门检查时，常会引起剧烈疼痛，有时需在局部麻醉下进行。

【治疗】

首先考虑保守治疗，包括泻药和化学药物制成的油膏，可用来松弛肛门括约肌和改善血流。如果保守治疗失败，则考虑手术治疗，包括内括约肌切断术或肛裂切除术。

二、痔

【病因和发病机制】

痔(hemorrhoid)的发生是由于固定肛垫的悬韧带 Treitz 肌和 Park 韧带发生损伤或断裂，导致肛垫的脱垂和下移引起，这是痔发生的病因学现代概念。痔的发生目前有两大学说：一是肛垫下移学说，二是血管源性学说。实际上痔的发生可能是多因素的结果。

【分类和临床表现】

根据痔所在部位不同分为三类。

1. *内痔*　内痔的主要临床表现是出血和脱出。无痛性间歇性便后出鲜血是内痔的常见症状。内痔的好发部位为截石位 3、7、11 点。

内痔的分度：Ⅰ度：出血，便后出血可自行停止，无痔脱出；Ⅱ度：常有便血，排便时有痔脱出，便后可自行还纳；Ⅲ度：偶有便血，排便或久站、咳嗽、劳累、负重时，痔脱出需用手还纳；Ⅳ度：偶有便血，痔脱出不能还纳或还纳后又脱出。

2. *外痔*　外痔的主要临床表现是肛门不适、潮湿不洁，有时有瘙痒，若发生血栓形成及皮下血肿则有剧痛。血栓性外痔最常见，结缔组织外痔(皮垂)及炎性外痔也较常见。

3. *混合痔*　混合痔临床表现为内痔和外痔的症状可同时存在。内痔发展到Ⅲ度以上时多形成混合痔。混合痔逐渐加重，呈环状脱出肛门外，脱出的痔块在肛周呈梅花状时，称为环状痔。脱出痔块若被痉挛的括约肌嵌顿，以致水肿、淤血甚至坏死，临床上称为嵌顿性痔或绞窄性痔。

【辅助检查】

依据病史和肛管直肠指检、肛门镜检查，并参照痔的分类和内痔分度作出临床诊断。左侧卧位检查，在肛门括约肌松弛、增大腹压时，可以辨明痔的分类和分度。如稍有可疑应进一步检查，除外结、直肠，肛管的良、恶性肿瘤的炎性疾病。

【治疗】

1. *治疗原则*

(1) 无症状的痔无需治疗，不能见痔就治。

(2) 有症状的痔无需根治，意在减轻或消除症状。

(3) 以保守治疗为主，保守失败才考虑手术。

(4) 根据痔的不同情况，选择不同的治疗方法，一般主张个体化原则。解除痔的症状应视为治疗效果的标准。

2. *治疗方法*

(1) 非手术治疗：目的在于减少患者不适，缓解症状和痛苦，预防脱垂，消除炎症和水肿，减少出血。主要使用于Ⅰ、Ⅱ度内痔。无明显症状的痔也可采用非手术疗法；虽有明显(或严重)症状，但不宜立即行手术疗法者亦可先行非手术疗法。具体包括使用保护直肠黏膜的栓剂、软膏，口服药物，硬化剂注射，套扎法等各种疗法。忌用腐蚀性药物。一般治疗包括多饮水、多进食膳食纤维、保持大便通畅、防治便秘和腹泻、温热坐浴、保持会阴清洁等，对于各

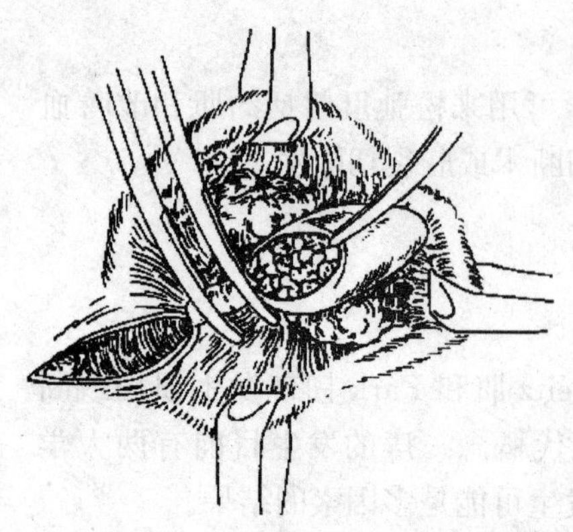

图 23-2 游离外痔和缝扎内痔，切除痔组织

类痔的治疗也是必要的。

(2) 手术疗法：主要适用于重度贫血的Ⅱ、Ⅲ、Ⅳ度内痔、混合痔及包括外痔血栓形成或血肿在内的非手术治疗无效者。主要手术方法有痔吻合器痔上黏膜环切术(PPH)和外剥内扎法(图 23-2)。不论采用何种手术方法，均应尽量保留病变不严重的肛垫，注意避免术后出血、肛门狭窄、肛门功能不全等并发症。

三、肛瘘

肛瘘(anal fistula)是指肛门周围的肉芽肿性窦道，由内口、瘘管、外口三部分组成。内口常位于直肠下部或肛管，多为一个；外口在肛周皮肤上，可为一个或多个，呈经久不愈或间歇性反复发作，是常见的直肠肛管疾病之一，任何年龄都可发病，多见于青壮年男性。常因肛门直肠周围脓肿破溃引起。瘘管持续排液，长期反复感染，故很少会自愈。

【分类】

1. 按瘘管位置高低分类

(1) 低位肛瘘：瘘管位于外括约肌深部以下。可分为低位单纯性肛瘘(只有 1 个瘘管)和低位复杂性肛瘘(有多个瘘口和瘘管)。

(2) 高位肛瘘：瘘管位于外括约肌深部以上，可分为高位单纯性肛瘘(只有 1 个瘘管)和高位复杂性肛瘘(有多个瘘口和瘘管)。此种分类方法，临床较为常用。

2. 按瘘管与括约肌的关系分类

(1) 肛管括约肌间型：瘘管位于内、外括约肌之间，内口在齿状线附近，外口大多在肛缘附近，为低位肛瘘。

(2) 肛管括约肌型：可为低位或高位肛瘘。瘘管穿过外括约肌、坐骨直肠间隙，开口于肛周皮肤上。

(3) 肛管括约肌上型：为高位肛瘘，瘘管在括约肌间向上延伸，越过耻骨直肠肌，向下经坐骨直肠间隙穿透肌周皮肤。

(4) 肛管括约肌外型：瘘管自会阴部皮肤向上经坐骨直肠间隙和肛提肌，然后穿入盆腔或直肠。这类肛瘘常因外伤、肠道恶性肿瘤、克罗恩病引起，治疗较为困难。

【临床表现】

痔外口流出少量脓性、血性、黏液性分泌物为主要症状。当外口愈合、瘘管中有脓肿形成时，可感到明显疼痛，脓肿穿破或切开引流后，症状缓解。上述症状的反复发作是肛瘘的临床特点。

【治疗】

肛瘘难以自愈，如不治疗，则会反复发作，引起直肠肛管周围脓肿，因此绝大多数需手术治疗。治疗原则是将瘘管切开，形成敞开的创面，促使其愈合。手术方式很多，手术应根据内口位置高低、瘘管与肛管括约肌的关系来选择。手术的关键是尽量减少肛管括约肌损伤，防止肛门失禁，同时避免瘘的复发。低位肛瘘采用瘘管切开术，因瘘管在外括约肌深部以下，切开后只损伤外括约肌皮下部和浅部，不会出现术后肛门失禁。距肛缘 3～5 cm 内的瘘管采用挂线方法，有内、外口的低位或高位单纯性肛瘘，或作为复杂性肛瘘切开、切除的辅助治疗。它的最大优点是不会造成肛门失禁。低位单纯性肛瘘宜行肛瘘切除术；高位复杂性瘘管则针对病因治疗或按各分型治疗。

四、直肠肛管周围脓肿

直肠肛管周围脓肿(perianorectal abscess)是指直肠肛管周围软组织内或其周围间隙发生的急性化脓性感染，并形成脓肿。脓肿破溃或切开后常形成肛瘘。脓肿是直肠肛管周围炎症的急性期表现，而肛瘘则为其慢性期表现。

【病因】

绝大部分直肠肛管周围脓肿由肛腺感染引起。感染延及肛腺后首先易发生括约肌间感染。直肠肛管周围间隙为疏松的脂肪结缔组织，感染极易蔓延、扩散。以肛提肌为界将直肠肛管周围脓肿分为肛提肌下部脓肿和肛提肌上部脓肿。前者包括肛门周围脓肿、坐骨直肠间隙脓肿；后者包括骨盆直肠间隙脓肿、直肠后间隙脓肿、高位肌间脓肿。克罗恩病、溃疡性结肠炎及血液病患者易并发直肠肛管周围脓肿。

【临床表现】

低位脓肿主要症状为肛周持续性跳动性疼痛，全身感染性症状不明显。病变处明显红肿，有硬结和压痛，脓肿形成可有波动感，穿刺时抽出脓液。高位脓肿全身感染症状明显，如头痛、乏力、发热、食欲不振、恶心、寒战等。局部体征不明显。

【治疗】

1. 非手术治疗

(1) 抗生素治疗。

(2) 温水坐浴。

(3) 局部理疗外敷。

(4) 口服缓泻剂或液状石蜡，以减轻排便时疼痛。

2. 手术治疗　脓肿切开引流是治疗直肠肛管周围脓肿的主要方法，一旦诊断明确，即应切开引流。

第三节　护　理

【护理评估】

术前评估

(1) 健康史：了解患者年龄、性别、饮食习惯、既往史及家族史等。

(2) 身体状况：了解疾病性质、发展程度、重要血管状态及营养状况等，以及辅助检查结果。

(3) 心理和社会状况：患者和家属是否了解疾病和手术治疗的相关知识，其焦虑和恐惧程度、经济承受能力等。

【护理问题】

1. 焦虑、恐惧　与害怕手术及担心影响生活、工作有关。

2. 知识缺乏 与缺乏疾病和手术的相关知识有关。

3. 潜在并发症 出血、感染等并发症。

【护理措施】

1. 术前护理

(1) 一般护理:按外科术前护理常规。

(2) 肠道准备:目的是避免术中污染、术后腹胀、减少切口感染的发生。

2. 术中护理

(1) 麻醉:蛛网膜下隙阻滞麻醉、硬膜外腔阻滞麻醉。

(2) 体位:折刀位或膀胱截石位。

(3) 术中配合

1) 见第七章手术室管理和工作。

2) 肛周使用牵拉特殊胶布;放置体位用物(长圆枕×3 只、方枕×1、头圈×1);液状石蜡、凡士林纱布、短橡皮管、别针;肛瘘切除者备亚甲蓝(美蓝);痔疮患者做根治性环切时,备特殊的管状吻合器。

3) 翻身时,注意保护会阴部,不让其受压。

4) 用橡皮膏牵开肛门时,必须贴牢,保证手术部位的暴露。

5) 脓肿手术按感染手术处理。

3. 术后护理

(1) 体位:侧卧位。

(2) 饮食:调节饮食结构,注意饮食清淡、少饮酒、忌辛辣刺激性食物,少吃高热量饮食,多进新鲜水果、蔬菜和粗粮,多饮水,保持大便通畅。

(3) 肛周皮肤较敏感,咳嗽、翻身,甚至换药,均可引起牵拉疼痛,应遵医嘱予镇痛,提高患者舒适度。

(4) 术后第 1 天起口服收敛止泻药,如阿片酊;术后第 3 天后口服缓泻药,以软化大便。

(5) 保持伤口干燥、清洁,女性患者应抬高臀部后排尿。

(6) 术后第 2 天起便后用 1∶5 000 高锰酸钾溶液坐浴,温度 43~46℃,每日 2~3 次,每次 20~30 min。

【护理评价】

1. 患者焦虑、恐惧是否缓解或减轻。

2. 是否掌握与疾病有关的知识,能否主动配合治疗和护理工作。

3. 术后并发症是否得到预防,是否及时发现和处理并发症。

【健康教育】

1. 调节饮食,保持大便通畅。

2. 便后坚持用 1∶5 000 高锰酸钾溶液坐浴。

3. 发现局部有出血、便血、红肿、疼痛等及时就医。

4. 养成定时大便的良好习惯。

案例分析题

患者，27 岁，女性。主诉因“孕 20 周，发现肛周肿物脱出伴疼痛 2 天”而急诊就医。患者缘于怀孕 5 个月余，2 天前用力排便后于肛门出现一肿物，约鸽蛋大小，肿物质硬，伴胀痛难忍，最初几次可用手回纳入肛。2 天来患者活动时肛门坠胀疼痛感明显，肿物体积增大，脱出后不能用手回纳。无腹痛、腹泻，无寒战、发热，小便无明显异常，大便未排。为进一步诊治而急诊收入我科。既往体健，有内痔史 5 年。查体：T 36.4℃，P 82 次/分，R 21 次/分，BP 105/70 mmHg，一般情况好。心、肺未见异常。腹膨隆，未见胃肠型及蠕动波，未见腹壁静脉曲张，肝、脾肋下未触及，叩鼓音，移动性浊音阴性，肠鸣音正常。外科情况：膝胸位肛检于肛缘一周形成环状隆起肿物，为 3 cm×4 cm 大小，呈暗红色，边界尚清，张力高，无波动感，触痛明显。肛周组织高度水肿，皮下血栓形成。1、5 点嵌顿内痔黏膜表面糜烂。肛门指诊：患者因疼痛拒绝。初步诊断：急性嵌顿痔。

问题：(1) 简述妊娠中期的痔急性发作的处理原则。

(2) 简述嵌顿痔早期手术治疗的时机选择，与保守治疗的效果比较。

（王俐稔）

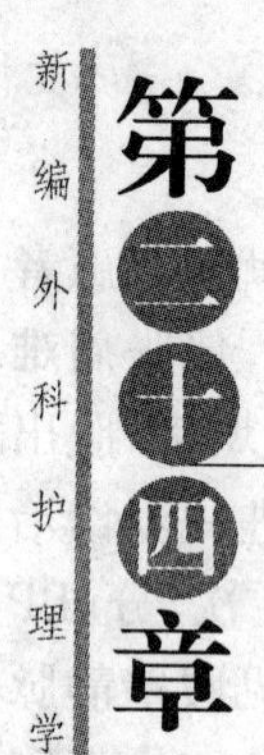

第二十四章 门静脉高压症患者的护理

第一节 解剖和生理概要

正常人全肝的血流量每分钟约为 1 500 ml，其中门静脉血流量每分钟为 1 100 ml，平均占肝血流量的 75%。肝动脉血流量平均占全肝血流量的 25%，每分钟约为 350 ml。由于肝动脉的压力大、血含氧量高，故门静脉和肝动脉对肝的供氧比例几乎相等。

门静脉主干由肠系膜上、下静脉和脾静脉汇合而成，其中约 20%的血液来自脾。门静脉在肝门处分为左、右两支，分别入左、右半肝并逐渐分支，其小分支和肝动脉小分支的血流汇合于肝小叶的肝窦，然后汇入肝小叶的中央静脉，再汇入小叶下静脉、肝静脉，最后汇入下腔静脉。所以，门静脉系位于两个毛细血管网之间，一端是胃、肠、脾、胰的毛细血管网；另一端是肝小叶的肝窦(肝的毛细血管网)。

门静脉的正常压力在 1.27～2.35 kPa(13～24 cmH_2O)之间，平均为 1.76 kPa(18 cmH_2O)左右。门静脉高压症时，压力可升高至 2.94～4.90 kPa(30～50 cmH_2O)。

门静脉和腔静脉之间存在的四组交通支见图 24 - 1。

1. 胃底、食管下段交通支　门静脉血流经胃冠状静脉、胃短静脉，通过食管胃底静脉与奇静脉、半静脉的分支吻合，流入上腔静脉。

2. 直肠下端、肛管交通支　门静脉血流经肠系膜下静脉、直肠上静脉与直肠下静脉、肛管静脉吻合，流入下腔静脉。

3. 前腹壁交通支　门静脉左支的血流经脐旁静脉与腹上深静脉、腹下深静脉吻合，分别流入上、下腔静脉。

4. 腹膜后交通支　肠系膜上、下静脉在腹膜后有许多分支与下腔静脉分支相互吻合。

在四组交通支中，最主要的是胃底、食管下段交通支。这些交通支在正常情况下都很细小，血流量很小。

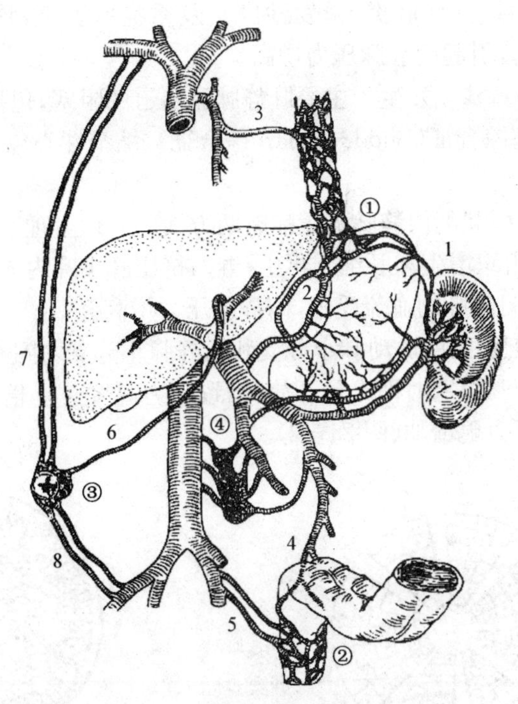

图 24-1 门静脉与腔静脉之间的交通支

1. 胃短静脉；2. 胃冠状静脉；3. 奇静脉；4. 直肠上静脉；
5. 直肠下静脉、肛管静脉；6. 脐旁静脉；7. 腹上深静脉；8. 腹下深静脉
① 胃底、食管下段交通支；② 直肠下端、肛管交通支；③ 前腹壁交通支；④ 腹膜后交通支

第二节 门静脉高压症

门静脉高压症(portal hypertension)是指门静脉血流受阻、血流淤滞、门静脉系统压力增高，继而引起脾大及脾功能亢进、食管和胃底黏膜下静脉曲张及破裂出血、腹水等一系列症状的临床病症。

【病因和发病机制】

根据门静脉血流受阻因素所在的部位，门静脉高压症可以分为肝前型、肝内型和肝后型三大类。

1. 肝前型门静脉高压症　指发生于门静脉主干及其主要属支的血栓形成或其他原因所致的血流受阻。感染、创伤可引起门静脉主干内血栓形成。在小儿，多见门静脉主干的先天性畸形。此外，上腹部肿瘤对门静脉或脾静脉的浸润、压迫也可引起门静脉高压症。

2. 肝内型门静脉高压症　肝内型门静脉高压症在我国最常见，占 95%以上。根据血流受阻的部位可分为窦前型、窦型和窦后型。我国窦前型门静脉高压症主要以血吸虫病肝硬化为代表。血吸虫病肝硬化在南方地区较常见，窦型和窦后型门静脉高压症是门静脉高压症的最常见因素。在我国常为肝炎后肝硬化所引起。慢性酒精中毒所致的肝硬化在西方国家常见，在我国则较少。某些非肝硬化性肝病也能引起门静脉高压症，如儿童先天性肝纤维

化，各类肝病如脂肪肝，急、慢性肝炎，暴发性肝炎及重症肝炎等，均可引起肝细胞坏死、肿胀、脂肪变性等压迫肝窦，引起门静脉压力增高。

3. 肝后型门静脉高压症　发生于主要肝静脉流出道的阻塞，包括肝静脉、下腔静脉甚至右心阻塞，如肝静脉阻塞综合征（Budd－Chiari 综合征）、缩窄性心包炎、严重右心衰竭等。

【病理生理】

1. 肝炎后肝硬化　引起的门静脉高压症有两方面的病理生理改变。

（1）肝小叶内纤维组织增生和肝细胞再生，继而挤压肝小叶内的肝窦，使其变窄或闭塞。这种肝窦和窦后阻塞使门静脉的血流受阻，门静脉压力增高。

（2）位于肝小叶间汇管区的肝动脉小分支和门静脉小分支之间有许多动静脉交通支，平时不开放，而在肝窦受压和阻塞时即大量开放，以致压力高 8～10 倍的动脉血直接反注入门静脉小分支，使门静脉压力更增加（图 24－2）。

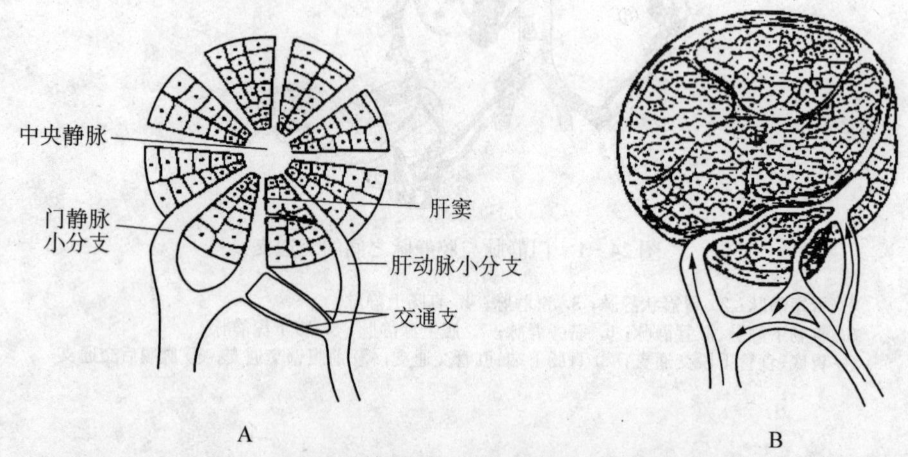

图 24－2　门静脉、肝动脉小分支之间的交通支在门静脉高压症发病中的作用

A 正常时，门静脉、肝动脉小分支分别流入肝窦，它们之间的交通支细而不开放。B 肝硬变时，交通支开放，压力高的肝动脉血流注入压力低的门静脉，从而使门静脉高压更增高。

2. 血吸虫性肝硬化　为血吸虫在门静脉系统内发育成熟并产卵形成虫卵栓子，顺门静脉血流到达肝小叶间汇管区的门静脉小分支，造成门静脉肝内小分支阻塞，使管腔变窄、周围发生肉芽肿性反应，致血流受阻，门静脉压力随之增加。门静脉高压症形成之后，可发生以下病理变化：

（1）脾大（splenomegaly）、脾功能亢进（hypersplenism）：这是首先出现的病理变化。门静脉高压症形成之后，脾充血肿大，脾窦长期充血发生纤维组织和脾髓细胞增生，发生脾功能亢进，使血液中红细胞、白细胞的血小板均减少。

（2）静脉交通支的扩张：由于正常的门静脉通路受阻，门静脉又无静脉瓣，门静脉高压时，门静脉系和腔静脉系之间的交通支逐渐扩张，形成静脉曲张。其中，食管、胃底黏膜下静脉离门静脉主干最近，离腔静脉亦近，故压力差最大，易发生静脉曲张、破裂和上消化道急性大出血。出血的常见诱因为：

1）酸性胃液反流入食管，腐蚀食管黏膜形成溃疡。

2）进食质地较硬的粗糙食物，划破食管曲张静脉。

3）剧烈咳嗽、呕吐、打喷嚏或用力排便时，由于腹腔内压力骤然升高，致使门静脉压力突然大幅度上升而致曲张静脉破裂。

4）进食刺激性较强的食物或饮料使食管黏膜充血而易于破裂。直肠下端和肛管处的静脉丛曲张则可形成痔。

3. 腹水(ascites)　腹水的形成与下列因素有关。

(1) 门静脉压力升高使门静脉系毛细血管床的滤过压增加，以致大量淋巴液自肝表面漏入腹腔、组织液回吸收减少而引起腹水。

(2) 肝硬化后肝功能减退，血浆清蛋白的合成障碍，且水平降低，引起血浆胶体渗透压降低。

(3) 肝功能不全时，肾上腺皮质的醛固酮和神经垂体的血管升压素继发性增多，促进肾小管对钠和水的再吸收，引起钠和水的潴留。

(4) 肾的因素：肝功能损害发展到一定程度，有效循环血容量与肾血流量降低，使肾小球滤过率下降，近端肾小管钠重吸收增加。

【临床表现】

1. 脾大及脾功能亢进　正常情况下触摸不到脾。脾大后，则在左肋缘下可触及；程度不一，大者可达脐下。巨型脾大在血吸虫病性肝硬化患者中多见。早期，肿大的皮质软、活动；晚期，由于脾内纤维组织增生粘连而活动度减少，脾较硬。脾大均伴发程度不同的脾功能亢进，患者表现为容易发生感染，感染后较难控制，黏膜及皮下出血，逐渐出现贫血。

2. 呕血和黑便　食管胃底曲张静脉破裂出血(variceal bleeding)是门静脉高压症患者常见的危及生命的并发症，一次出血量可达1 000～2 000 ml，出血部位多在食管下1/3和胃底。患者发生急性出血时，呕吐鲜红色血液，血液在胃肠内经胃酸及其他消化液的作用，随粪便排出时呈柏油样黑便。由于肝功能损害使凝血酶原合成发生障碍和脾功能亢进使血小板减少，一旦发生出血，难以自止。约50%患者在第一次大出血时可直接因失血引起严重休克或肝组织严重缺血缺氧而引起肝衰竭死亡。在第一次出血后1～2年内，又有相当一部分患者再次出血。

3. 腹水　腹水是肝功能损害的表现，约1/3患者有腹水。大出血后常引起或加剧腹水的形成。有些顽固性腹水甚难消退。腹水患者常伴腹胀、气急、食欲减退。

4. 其他　门静脉高压症患者由于门静脉压力增高使消化道处于充血状态，又由于营养不良使胃肠道的消化、吸收及蠕动发生障碍，患者常出现食欲减退、恶心、呕吐。此外，患者还可有腹泻、便秘、消瘦、虚弱无力等。

患者多显示营养不良，部分出现黄疸、贫血或面色灰暗，颈胸有蜘蛛痣，有肝掌，男性有乳腺增生；重者腹部膨隆，腹壁静脉怒张，脾大，腹部叩诊可有移动性浊音；下肢因低蛋白血症而有凹陷性水肿。

【辅助检查】

1. 实验室检查　评价肝功能的代偿能力(表24-1)。

表24-1　Child肝功能分级

	A级	B级	C级
血清胆红素(μmol/L)	<34.2	34.2～51.3	>51.3
血浆清蛋白(g/L)	>35	30～35	<30

续 表

	A级	B级	C级
腹水	无	易控制	难控制
肝性脑病	无	轻	重、昏迷
营养状态	优	良	差

(1) 血常规：脾功能亢进者白细胞计数降至 3×10^9/L 以下，血小板计数减少至(70～80)$\times10^9$/L 以下，血红蛋白和血细胞比容下降。

(2) 肝功能检查：有不同程度的损害和酶谱变化，血清胆红素增高，低蛋白血症，白/球蛋白倒置，凝血酶原时间延长。

2. 影像学检查

(1) X线检查：钡餐检查可知有无食管静脉曲张以及曲张的范围和程度。70%～80%的患者可显示明显的静脉曲张。在食管为钡剂充盈时，曲张的静脉使食管的轮廓呈虫蚀状改变；排空时，曲张的静脉表现为蚯蚓样或串珠状负影。静脉肾盂造影可了解双肾情况，为脾、肾分流做准备。

(2) B超检查：有助于了解有无肝硬化、腹水、脾大小，还可以测定脾、门静脉的直径与走向。脾门部静脉直径>1 cm者可肯定诊断。

3. 内镜检查　是诊断食管静脉曲张的重要手段，可以直接观察食管、胃底部有无静脉曲张，阳性率高于上消化道钡餐检查。急诊内镜检查有助于明确呕血者的出血部位及鉴别出血原因。

4. 静脉压力测定　主要用于预测食管静脉曲张出血，以及估计药物治疗和硬化剂治疗的反应。有以下几种方法：

(1) 术中测压；

(2) 脐静脉插管测压；

(3) 经皮肝穿刺门静脉测压；

(4) 食管曲张静脉测压。

【治疗要点】

预防和控制急性食管、胃底曲张静脉破裂引起的上消化道出血；解除或改善脾大、脾功能亢进；治疗顽固性腹水。

1. 食管胃底曲张静脉破裂出血的处理

(1) 非手术治疗：对于并发急性上消化道出血的患者，原则上首先采取非手术治疗制止出血，主要包括输液、输血补充血容量，给予止血和保肝药，应用三腔二囊管压迫止血，局部硬化剂注射治疗，以及经颈静脉肝内门体分流术。

1) 补充血容量：尽快恢复有效循环血量，立即输血、输液，最好用新鲜血，若估计失血量已达 800 ml 以上，即应快速输血。输液应先输电解质溶液，以平衡液为佳，防治休克。

2) 应用止血和保肝药物

a. 垂体后叶素：是垂体产生的 9-肽氨基酸，通过使血管收缩、减少门静脉的回血量、降低门静脉压力而产生止血作用。该药可减少门静脉向肝灌注量而加重肝损害，不宜多用；对高血压和冠心病患者禁用。

b. 三甘氨酰赖氨酸加压素：是人工合成的血管升压素衍生物，能更长时间维持平滑肌收缩，因而能更有效地控制出血。每 6 h 给药 2 mg 的止血率可达 70%，而且对心脏的影响较轻。

c. β 肾上腺素受体阻断剂：普萘洛尔是治疗门静脉高压药物中研究最广泛的一种，可使肝血流量明显降低，故对食管静脉曲张出血有治疗和预防作用。

d. 应用维生素 K_1、6-氨基己酸、酚磺乙胺、对羧基苄胺、维生素 B、维生素 C 等药物可增强凝血和改善肝功能。

3）三腔二囊管压迫止血：通过充气囊机械性压迫胃贲门及食管下端静脉曲张起止血作用。该管是治疗门静脉高压所致上消化道出血的简单有效的方法，内有三腔，一通圆形气囊，可充水 150～200 ml 后压迫胃底；另一通长椭圆形气囊，可注水 100～150 ml 后压迫食管下段；再一通胃腔，经此腔可行吸引、冲洗和注入药物。牵引重量约为 0.5 kg。此方法止血成功率在 44%～90%，但再出血率约 50%，故已不常用，仅作为一种暂时性措施，为准备其他急救止血方法赢得时间（图 24-3）。

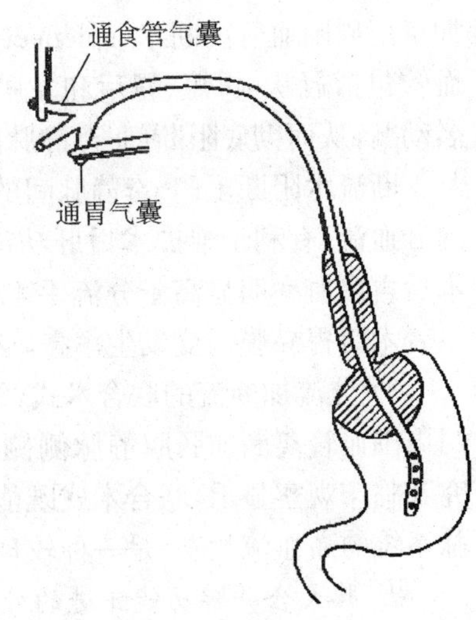

图 24-3　三腔管压迫止血法

4）硬化剂注射治疗：利用纤维内镜将硬化剂直接注入曲张静脉内，以引起血栓形成并止血，还可注射至曲张静脉旁引起黏膜下水肿和纤维化。

5）经颈静脉肝内门体分流术：经颈静脉肝内门体分流术（transjugular intrahepatic portosystemic shunt, TIPS）是一种治疗门静脉高压症的新技术，属于介入治疗。其方法是经颈内静脉、肝静脉插管，穿刺肝内门静脉分支，扩张肝实质内通道并以支架支撑，从而形成肝内门腔静脉分流。TIPS 可明显降低门静脉的压力，一般可降低至原来压力的一半，对控制出血，特别对腹水的消失有较好的效果。其主要问题是支撑管可进行性狭窄和并发肝衰竭（5%～10%）、肝性脑病（20%～40%），适用于肝功能及一般情况较差的患者。

（2）手术治疗：可急症或择期手术。积极采取手术止血，不但可以防止再出血，而且是预防发生肝性脑病的有效措施。常用手术方式有门体分流术和断流术。分流术仅适用于无活动性肝病变及肝功能代偿良好者。

1）门体分流术（portosystemic shunts）：即通过手术将门静脉和腔静脉连接起来，使压力较高的门静脉系血液直接分流到腔静脉中去；手术可分为非选择性分流术和选择性分流术（包括限制性分流术）两类。

a. 非选择性分流术：门体分流术控制出血的近期及远期效果满意，控制出血率可达 85%～100%，且可缓解胃黏膜病变。门体分流术存在的主要问题是致门静脉向肝血流减少，甚至形成离肝血流。术后患者肝功能受不同程度的影响，肠道内产生的氨被吸收后不再经肝解毒而直接进入腔静脉和全身循环，致肝性脑病的发生率较高。

b. 选择性分流术：远端脾-肾静脉分流或称选择性分流，是选择性地引流脾胃区及食管下段血流而保存向肝血流的手术。选择性分流术后早期的肝性脑病的发生率较典型的门体静脉分流术者低。

限制性门腔侧侧分流术利用限制分流口径的方法以维持门静脉系统内的轻度高压和门静脉血液的向肝灌流，手术后肝性脑病的发生率低于典型的门腔侧侧分流术。

2）断流术：通过阻断门-奇静脉间反常血流达到止血目的。最有效的手术方式是脾切除加贲门周围血管离断术(splenectomy with periesophagogastric devascularization),贲门周围血管包括冠状、胃短、胃后和左膈下四组静脉,彻底切断上述静脉,同时结扎、切断伴行的同名动脉,从而彻底阻断门-奇静脉间的反常血流。

断流术阻断了门-奇静脉间的反常血流,从而防止曲张静脉破裂出血,又能保持门静脉的向肝血流,有利于维护术后肝功能。断流术的不足之处在于食管、胃底的静脉易再次曲张,术后再出血率明显高于分流手术后;对于伴有腹水的患者,术后腹水往往加重且难以控制;患者术后胃黏膜病变发生率高,这可能是导致断流术后再出血的重要原因之一。

3) 分流加断流的联合术式:常见的术式包括门腔静脉侧侧分流加肝动脉强化灌注数、贲门周围血管离断加肠腔静脉侧侧分流术、脾次全切除腹膜后移位加断流术等。初步试验研究和临床观察显示,联合术式既能保持一定的门静脉压力及门静脉向肝血供,又能疏通门静脉系统的高血流状态,是一种较理想的治疗门静脉高压症的手术方法。

2. 脾大合并脾功能亢进的处理　对严重脾大合并脾功能亢进者应做脾切除。此对于肝功能较好的晚期血吸虫性肝硬化患者疗效较好。

3. 顽固性腹水的处理　可采用腹腔-颈静脉转流术,即将具有活瓣作用的微型转流装置置于腹膜外肌层下,一端接多孔硅胶管通腹腔;另一端接硅胶导水管经胸壁皮下隧道插入右颈内静脉而达上腔静脉,利用腹腔内压力差,使腹水随呼吸运动节律性地流入上腔静脉。

对于终末期肝硬化门静脉高压的患者,肝移植是唯一有效的治疗手段,既替换了病肝,又使门静脉系统血流动力学恢复正常。

【护理】

1. 护理评估

(1) 术前评估

1) 健康史及相关因素:包括患者的一般情况、病因和诱因、脾功能亢进和胃底、食管下段曲张静脉出血情况、既往史。

a. 一般情况:患者的年龄、性别、婚姻和职业。

b. 相关因素:有无慢性肝炎、血吸虫病,有无大量饮酒史,有无黄疸、腹水、呕血、黑便、肝性脑病史。发病与饮食的关系,如是否进食粗硬、刺激性食物;是否有腹腔内压力骤然升高的因素,如剧烈咳嗽、呕吐、打喷嚏或用力排便等。

c. 脾功能亢进的程度:是否容易发生感染,是否常有黏膜及皮下出血,是否贫血。

d. 呕血和黑便的特点:有无呕血或黑便,出血的缓急,呕吐物及排泄物性状、量及次数,此外,还要评估出血与出血原因的关系。

(a) 食管胃底静脉曲张破裂出血常有肝硬化病史,出血常突然发生,以呕血为主,鲜红色,量多,常呈喷射状呕出,不易止血,继后黑便。

(b) 消化道溃疡出血患者多有周期性上腹疼痛史,出血前数天上腹疼痛加剧。胃溃疡出血量大时,以呕血为主,呈暗红色,伴有黑便;十二指肠溃疡大量出血以黑便为主或有呕血。出血后疼痛减轻。

(c) 胃癌患者多有渐进性上腹不适、贫血和消瘦病史,出血一般为少量、持续性,可呕出黑褐色咖啡样物,大便隐血持续阳性。出血后上腹痛无明显缓解。

e. 既往史:有无消化系统疾病如食管异物、慢性胃炎、消化性溃疡;有无血液病,如白血病、血小板减少性紫癜、血友病;其他疾病如尿毒症、血管瘤;近期有无外伤手术、精神应激、肾上腺皮质激素治疗、抗凝血剂治疗等情况；有无用(服)药史或过敏史。

2）身体状况

a. 局部：有无腹部膨隆、腹壁静脉怒张，肝大、脾大的程度和质地，有无腹水及其程度，腹围大小，有无移动性浊音。

b. 全身：评估患者的生命体征、意识、面色、皮肤温度、弹性及色泽、尿量变化，有无出血性休克表现，有无肝性脑病及肝性脑病先兆症状。有无黄疸、肝掌、蜘蛛痣及皮下出血点，下肢有无水肿等。

c. 辅助检查：了解血常规、肝功能和影像学等检查结果。根据血白细胞、血小板、红细胞计数可了解有否脾功能亢进及其程度，红细胞数、血红蛋白水平、血细胞比容可动态了解患者出血情况；肝功能状况有助于判断患者对手术的耐受程度及预后；X线钡餐、纤维胃镜检查和静脉压力测定对判断患者胃底、食管下段静脉曲张的程度及出血部位有重要意义。

3）心理和社会状况

a. 患者对突然大量出血是否感到紧张、恐惧。

b. 患者有否因长时间、反复发病，工作和生活受到影响而感到焦虑不安和悲观失望。

c. 家庭成员能否提供足够的心理和经济支持。

d. 患者及家属对门静脉高压症的治疗和预防再出血的知识的了解程度。

2. **护理问题**

(1) 恐惧：与突然大量呕血、便血、病情危重有关。

(2) 有体液不足的危险：与食管胃底曲张静脉破裂出血有关。

(3) 潜在并发症：出血、肝性脑病、感染和静脉血栓。

(4) 体液过多：腹水与肝功能损害致低蛋白血症、血浆胶体渗透压降低及醛固酮分泌增加有关。

(5) 知识缺乏：与缺乏预防上消化道出血的相关知识有关。

3. **护理措施**

(1) 术前护理

1）一般护理：改善营养状况，给予高能量、适量蛋白、丰富维生素饮食。可输全血或白蛋白，纠正贫血和低蛋白血症。

2）肠道准备：分流术前2天口服肠道杀菌剂，术前晚灌肠，防止术后肝性脑病。

3）心理准备：减轻恐惧，稳定情绪，帮助患者树立战胜疾病的信心。

(2) 术中护理

1）麻醉：全身麻醉。

2）手术体位：仰卧位或右背部垫一小软枕，45°侧卧位。

3）术中配合

a. 见第七章手术室管理和工作。

b. 准备脾蒂钳、血管缝线若干、红色导尿管数根。

c. 暂时阻断脾门时，洗手护士要记录阻断脾门的时间(一般每次10～15 min)。

d. 见胃部手术。

(3) 术后护理

1）一般护理

a. 体位：病情稳定者可取半卧位，以利于呼吸和腹腔引流。同时对预防膈下感染有重要意义。

b. 饮食：患者术后禁食，胃肠减压，由静脉补充水和电解质。术后 24～48 h 肠蠕动恢复后可进流质，以后逐步改为半流质及软食。

2）病情观察：密切观察生命体征，定时测定肝功能并监测血氨浓度，观察黄疸是否加深，有无发热、厌食、肝臭等肝衰竭的表现。

3）预防和控制感染：保持各引流管引流的通畅、无菌；观察和记录引流液的性状和量。引流量应逐日减少，色逐日清淡，若有异常，应及时汇报医生。其次应加强基础护理，卧床期间防止压疮的发生；禁食期间注意口腔护理，鼓励深呼吸、咳嗽、咳痰，予超声雾化吸入，防止肺部并发症。

4）预防和处理静脉栓塞：脾切除术后 2 周内应隔天检查血小板，术后血小板常迅速上升，可达 $1\,000\times10^{9}$/L，注意观察有无腹痛、腹胀和便血。

4. 护理评价

(1) 患者的情绪是否平稳，能否积极配合各项治疗、检查和护理。

(2) 患者体液能否维持平衡，是否摄入足够的液体，生命体征是否稳定，有无脱水征，是否保持尿量 30 ml/h。

(3) 患者有否出血、肝性脑病、感染或静脉血栓形成等并发症；对其能否得到及时发现和处理。

(4) 腹水程度有无减轻，腹水引起的身体不适有无减轻，腹围是否缩小。

(5) 患者能否正确描述预防再出血的有关知识。

【健康教育】

1. 饮食　进食高热量、丰富维生素的饮食，维持足够的能量摄入；肝功能损害较轻者，可酌情摄取优质高蛋白饮食(50～70 g/d)；肝功能严重受损及分流术后患者，限制蛋白质的摄入；有腹水患者限制水和钠的摄入。少量多餐，养成规律进食习惯。进食无渣软食，避免粗糙、干硬及刺激性食物，以免诱发大出血。指导患者制定戒烟、酒计划。

2. 活动　避免劳累和过度活动，保证充分休息。一旦出现头晕、心慌、出汗等症状，应卧床休息，逐步增加活动量。

3. 避免引起腹内压增高的因素　如咳嗽、打喷嚏、用力大便、提举重物等，以免诱发曲张静脉破裂出血。

4. 情绪　保持乐观、稳定的心理状态，避免精神紧张、抑郁等不良情绪。

5. 注意自身防护　用软毛牙刷刷牙，避免牙龈出血，防止外伤。

6. 定时复诊　指导患者及家属掌握出血先兆、基本观察方法和主要急救措施，列举出急救电话号码、紧急就诊的途径和方法。

案例分析题

患者，男性，42 岁。肝硬化病史 4 年，近 6 个月来常感全身乏力、食欲减退、右上腹部不适。2 周前因劳累又出现腹胀，食欲更差。今上午突然呕鲜血 200 ml，排柏油样大便 350 ml，出冷汗、头昏，来院急诊。体格检查：体温 37℃，脉搏 118 次/分，血压 10.7/8 kPa(80/

60 mmHg)，神志清楚，消瘦，面色苍白，巩膜轻度黄染，右侧颈部可见一个蜘蛛痣，心肺听诊正常，腹平软，脾肋下 2 cm，质中等，无压痛，移动性浊音阳性，肠鸣音亢进。

问题：(1) 该患者病情发生了什么变化？

(2) 列出该患者目前主要的护理问题及相应的护理措施。

(3) 如何配合医生进行急救？

(王俐稔)

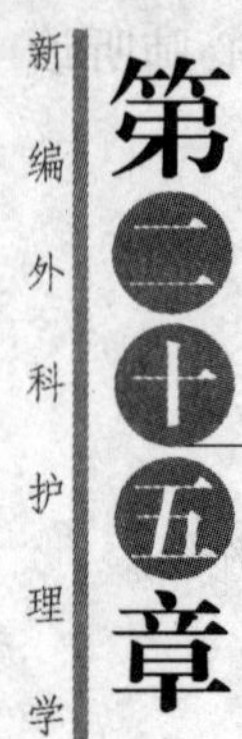

第二十五章 肝脏疾病患者的护理

第一节 解剖和生理概要

【解剖】

肝脏大部分位于右上腹的膈下及季肋深面。肝上界相当于右锁骨中线第 5～6 肋间，下界与右肋缘平行。正常肝脏于右肋缘下不能触及。肝脏外观呈不规则楔形。分脏、膈两面，膈面光滑隆凸，与膈肌相贴附。肝的膈面和前面有左右三角韧带、冠状韧带、廉状韧带和肝圆韧带，使其与膈肌和前腹壁固定(图 25－1)；肝的脏面还有肝胃韧带和肝十二指肠韧带，后者包括：门静脉、肝动脉、肝总管、淋巴管、淋巴结和神经，又称肝蒂。在肝的脏面，门静脉、肝动脉、肝总管在横沟各自分出左、右侧支进入肝实质，此处又称第一肝门。肝的显微结构表现为肝小叶，肝小叶中央是中央静脉，在其周围呈放射状排列的单层细胞索，肝细胞索之间为肝窦(窦状隙)，肝窦的一端与肝动脉和门静脉的小分支相通，另一端与中央静脉相连。肝窦壁上有库普弗(Kupffer)细胞，具有吞噬功能。肝小叶之间是结缔组织构成的汇管区，其中有肝动脉、门静脉的分支和胆管。胆管可分为胆小管和毛细胆管。肝脏具有以下生理功能。

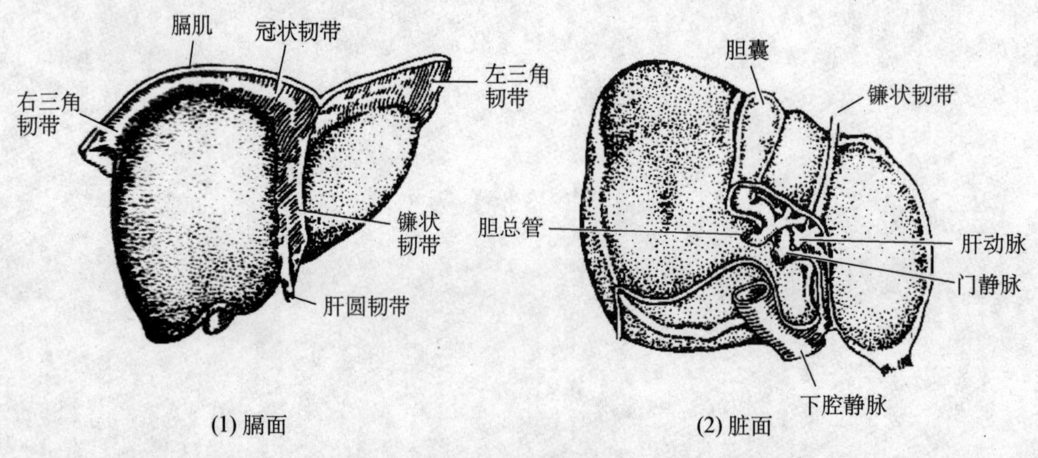

图 25－1 肝外观

1. 分泌胆汁　肝脏每日分泌胆汁 600～1 000 ml，由胆管流入十二指肠，以利于脂肪消化及脂溶性维生素的吸收。

2. 代谢功能　参与体内多种物质的代谢过程，如糖类、蛋白质、脂肪、维生素及激素等。

(1) 糖代谢：由肠道吸收、经门静脉系统进入肝内的碳水化合物和脂肪转化为糖原，储存于肝内；当血糖减少时，又将肝糖原分解为葡萄糖释放入血液，以维持血糖浓度的恒定。

(2) 蛋白质代谢：在蛋白质代谢中，肝脏起合成、脱氨和转氨作用。当肝细胞受损时，可出现低蛋白血症，凝血功能障碍，血氨、转氨酶增高等。

(3) 脂肪代谢：肝脏在脂肪代谢中对体内各种脂质，如磷脂和胆固醇的恒定及保持一定的浓度起重要作用。

(4) 维生素代谢：可将胡萝卜素转化为维生素 A 并储存，其他可被肝脏储存的维生素有维生素 B 族、维生素 C、维生素 D、维生素 E、维生素 K 等。

(5) 激素代谢：肾上腺皮质醇和醛固酮的中间代谢过程大部分在肝内进行。肝脏对雌激素、抗利尿激素具有灭活作用。肝硬化时，该作用减退，可引起蜘蛛痣、肝掌、水钠潴留等。

3. 合成凝血物质　肝脏合成许多凝血物质，包括纤维蛋白原、凝血酶原及凝血因子 Ⅴ、Ⅶ、Ⅷ、Ⅸ、Ⅹ、Ⅺ和Ⅻ；肝内储存的维生素 K 是凝血酶原和凝血因子Ⅷ、Ⅸ、Ⅹ的合成所必需的。

4. 解毒作用　通过分解、氧化和结合等使体内代谢过程中产生的毒素及外来有毒物质失去毒性或排出体外。

5. 吞噬或免疫作用　库普弗(Kupffer)细胞具有吞噬作用，可将细菌、毒素和其他碎屑从血液中除去。

第二节　原发性肝癌

原发性肝癌(primary liver cancer)是指发生于肝细胞和肝内胆管上皮细胞的癌，是我国常见的恶性肿瘤之一。肝癌流行于我国东南沿海地区，好发于 40～50 岁年龄段，男女性比例约为 2∶1。近年来发病率有增高趋势，年死亡率位居我国恶性肿瘤的第二位。

【病因和病理】

原发性肝癌的病因和发病机制尚未确定，目前认为与肝硬化、病毒性肝炎、黄曲霉素等某些化学致癌物质和水土因素有关。

原发性肝癌的大体病理形态可分 3 型：结节型、巨块型和弥漫型。按肿瘤大小分：微小肝癌(直径≤2 cm)、小肝癌(2～5 cm)、大肝癌(5～10 cm)和巨大肝癌(>10 cm)。

从病理组织上可分为 3 类：肝细胞型、胆管细胞型和两者同时出现的混合型。我国绝大多数原发性肝癌是肝细胞型。

原发性肝癌极易肝内播散，肝外血行转移最多见于肺，其次为骨、脑等，淋巴转移致肝门淋巴结最多，其次为胰周、腹膜后、主动脉旁及锁骨上淋巴结。

【临床表现】

1. 肝区疼痛　有半数以上患者以此为首发症状，多为持续性钝痛、刺痛或胀痛。当肝癌结节发生坏死、破裂，引起腹腔内出血时，则表现为突然引起右上腹剧痛和压痛，出现腹膜刺激征等急腹症表现。

2. 全身和消化道症状　表现为乏力、消瘦、食欲减退、腹胀等，部分患者可伴有恶心、呕吐、发热、腹泻等症状。晚期则出现贫血、黄疸、腹水、下肢水肿、皮下出血及恶病质等。

3. 肝大　为中、晚期肝癌最常见的主要体征。肝大呈进行性，质地坚硬，边缘不规则，表面凹凸不平呈大小结节或巨块。

原发性肝癌的并发症，主要有肝性昏迷、上消化道出血、癌肿破裂出血及继发感染。

【辅助检查】

肝癌出现了典型症状，诊断并不困难，但往往已非早期。采用甲胎蛋白(AFP)检测和B超等现代影像学检查，有助于早期发现。

1. 血清甲胎蛋白测定　持续血清 AFP≥400 μg/L，并能排除妊娠、活动性肝病、生殖腺胚胎源性肿瘤等，即可考虑肝癌的诊断。AFP 低度升高者，应作动态观察，并结合肝功能变化或其他血液酶学等改变及影像学检查加以综合分析判断。临床上约 30%的肝癌患者 AFP 为阴性。

2. 超声检查　分辨率高的B超检查，可显示肿瘤的大小、形态、所在部位以及肝静脉或门静脉内有无癌栓等，是目前有较好诊断价值的非侵入性检查方法。

3. CT 检查　CT 具有较高的分辨率，对肝癌的诊断符合率>90%；应用动态增强扫描可提高分辨率，有助于鉴别血管瘤。

4. 磁共振成像(MRI)诊断　价值与CT 相仿，对良性和恶性肝内占位病变，特别与血管瘤的鉴别优于CT。

5. 放射性核素肝扫描　有助于诊断大肝癌，但不易发现直径<3 cm 的肿瘤。

6. 其他　选择性腹腔动脉或肝动脉造影检查。

【治疗要点】

早期诊断、早期治疗是提高疗效的关键；而早期施行手术切除仍是目前首选、最有效的治疗方法。

1. 手术治疗

(1) 根治性肝切除术

1) 单发的微小肝癌。

2) 单发的小肝癌。

3) 单发的向肝外生长的大肝癌或巨大肝癌，表面较光滑，周围界限较清楚，受肿瘤破坏的肝组织<30%。

4) 多发性肿瘤，肿瘤结节<3 个，且局限在肝的一段或一叶内。

(2) 姑息性肝切除术

1) 3～5 个多发性肿瘤，局限于相邻 2～3 个肝段或半肝内，影像学显示无瘤肝组织明显代偿性增大，达全肝的 50%以上；如超越半肝范围，可分别作局限性切除。

2) 左半肝或右半肝的大肝癌或巨大肝癌，边界较清楚，第一、二肝门未受侵犯，影像学显示无瘤侧肝明显代偿性增大，达全肝组织的 50%以上。

3) 位于肝中央区(肝中叶，或Ⅳ、Ⅴ、Ⅷ段)的大肝癌，无瘤肝组织明显代偿性增大，达全肝的 50%以上。

4) Ⅰ或Ⅷ段的大肝癌或巨大肝癌。

5) 肝门部有淋巴结转移者，如原发性肝肿瘤应作肿瘤切除，同时进行肝门部淋巴结清扫；淋巴结难以清扫者，术后可进行放射治疗。

6) 周围脏器(结肠、胃、膈肌或右肾上腺等)受侵犯，如原发肿瘤可切除，应连同受侵犯脏器一并切除。远处脏器单发转移性肿瘤(如单发肺转移)，可同时作原发性肝癌切除和转移瘤切除术。

(3) 对不能切除的肝癌的外科治疗：可根据具体情况，术中采用肝动脉结扎、肝动脉化疗栓塞、射频、冷冻、激光、微波等治疗，都有一定的疗效。

(4) 根治性切除术后复发肝癌的再手术治疗：对根治性切除术后患者进行定期随诊，早期发现复发，如一般情况良好、肝功能正常，病灶局限能允许切除，可实行再次切除。

(5) 对肝癌破裂出血的患者，可行肝动脉结扎或动脉栓塞术，也可作射频或冷冻治疗，情况差者可仅作填塞止血。全身情况较好、病变局限，在技术条件具备的情况下，可行急诊肝叶切除术治疗。对出血量较少，血压、脉搏等生命体征尚稳定，估计肿瘤又不可能切除者，也可在严密观察下进行输血，应用止血剂等非手术治疗。

2. 非手术治疗

(1) B超引导下治疗：经皮穿刺肿瘤行射频、微波或注射无水乙醇治疗，以及体外高能超声聚焦疗法等。这些方法适用于瘤体较小而又不能或不宜手术切除者，特别是肝切除术后早期肿瘤复发者。

(2) 化学药物治疗：原则上不作全身化疗。经剖腹探查发现癌肿不能切除，或作为肿瘤姑息切除的后续治疗者，可采用肝动脉和(或)门静脉置泵(皮下埋藏式灌注装置)作区域化疗或化疗栓塞；对未经手术且估计不能切除者，也可行放射介入治疗，常可使肿瘤缩小，部分患者可因此获得手术切除的机会。

(3) 放射治疗：对一般情况较好，肝功能尚好，不伴有肝硬化，无黄疸、腹水，无脾功能亢进和食管静脉曲张，癌肿较局限，尚无远处转移而又不适于手术切除或手术后复发者，可采用以放射为主的综合治疗。

(4) 生物治疗：主要是免疫治疗。

(5) 中医中药治疗。

【护理】

1. 护理评估

(1) 健康史：了解患者的一般情况、病因、疼痛的发生情况及既往史。

(2) 身体状况：了解局部和全身的身体状况、疾病的发展程度、重要血管状况及辅助检查情况。

(3) 心理和社会状况：患者和家属对疾病的了解程度、焦虑和恐惧程度、经济承受能力等。

2. 护理问题

(1) 预感性悲哀：与担忧疾病预后和生存期限有关。

(2) 疼痛：与肿瘤迅速生长导致肝包膜张力增加或手术后的不适有关。

(3) 营养失调：低于机体需要量，与肿瘤消耗、肝功能不全、摄入不足有关。

(4) 潜在并发症：出血、肝性脑病、膈下积液或脓肿、肝衰竭等。

3. 护理措施

(1) 术前护理

1) 一般护理:加强营养支持,纠正低蛋白血症,提高手术耐受力。

2) 改善凝血功能,预防术后出血:术前 3 d 补充维生素 K_1,以改善凝血功能。同时告诫患者尽量避免剧烈咳嗽、用力排便等致腹内压骤升的动作,防止肿瘤破裂出血。

3) 肠道准备:术前晚清洁灌肠,目的是减少氨的来源和消除术后可能发生的肝性脑病。

4) 心理准备:加强心理支持,减轻悲哀。

(2) 术中护理

1) 麻醉:全身麻醉。

2) 体位:左半肝或左外叶切除术时,仰卧位;右半肝或右三叶切除时,在患者肩部和腰部各垫一枕向上、向左倾斜 30°,右上肢固定于乙醚架上。

3) 术中配合

a. 见第七章手术室管理和工作。

b. 准备肝脏拉钩、氩气刀头、脚控开关、氩气钢瓶、可吸收肝脏缝线若干、止血纱布等。

c. 暂时阻断肝门时,洗手护士要记录每次阻断肝门的时间(一般每次 10~15 min),如临近 20 min 需提醒医生尽早完成切肝以放松阻断,避免肝细胞过度受损。约 5 min 后再第二次阻断至切断肝组织。

d. 肝脏手术出血量较多,应加快配合速度,尽可能缩短手术时间,准备好热盐水纱垫及各种止血材料,用于肝创面止血。

e. 巡回护士协助麻醉师保证输液的通畅。

f. 做好患者的保暖工作和皮肤护理。

g. 见胃部手术。

(3) 术后护理

1) 饮食:术后禁食,胃肠减压,待肠蠕动恢复后逐步给予流质、半流质,直至正常饮食。患者术后肝功能受影响,易发生低血糖,禁食期间应从静脉输入等,予以葡萄糖或营养支持。术后 2 周内适量补充白蛋白和血浆,以提高机体抵抗力。

2) 密切观察病情,预防并发症的发生

a. 出血:手术后出血是肝切除术常见的并发症之一,因此,术后应注意预防和控制出血。

(a) 严密观察病情变化:术后 48 h 内应有专人护理,动态观察患者生命体征的变化。

(b) 体位与活动:手术后患者血压平稳,可给予半卧位,为防止术后肝断面出血,一般不鼓励患者早期活动。术后 24 h 内卧床休息,避免剧烈咳嗽,以免引起术后出血。

(c) 引流液的观察:肝叶切除术后,肝断面和手术创面有少量渗出,常放置引流管,应加强对引流液的观察。一般情况下,手术后当日可从肝旁引流管引流出血性液体 100~300 ml,若血性液体增多,应警惕腹腔内出血。若明确为凝血机制障碍性出血,可遵医嘱给予凝血酶原复合物、凝血因子Ⅰ、输新鲜血、纠正低蛋白血症。若短期内持续引流较大量的血液,或经输血、输液,患者血压、脉搏仍不稳定时,应做好再次手术止血的准备。

b. 肝性脑病

(a) 病情观察:患者因肝解毒功能降低及手术创伤,易致肝性脑病。肝性脑病常发生于肝功能失代偿或濒临失代偿的原发性肝癌者。应注意观察患者有无肝性脑病的早期症状,若出现性格行为变化,如欣快感、表情淡漠或扑翼样震颤等前驱症状时,及时通知医生。

(b) 吸氧:作半肝以上切除的患者,需间歇吸氧 3~4 d,以提高氧的供给,保护肝功能。

(c) 避免肝性脑病的诱因,如上消化道出血、高蛋白饮食、感染、便秘、应用麻醉剂、镇静催眠药等。

(d) 禁用肥皂水灌肠,可用生理盐水或弱酸性溶液(如食醋 1~2 ml 加入生理盐水 100 ml),使肠道 pH 值保持为酸性。

(e) 口服新霉素或卡那霉素,以抑制肠道细菌繁殖,有效减少氨的产生。

(f) 使用降血氨药物,如谷氨酸钾或谷氨酸钠静脉滴注。

(g) 给予富含支链氨基酸的制剂或溶液,以纠正支链/芳香族氨基酸的比例失调。

(h) 肝性脑病者限制蛋白质摄入,以减少血氨的来源。

(i) 便秘者可口服乳果糖,促使肠道内氨的排出。

c. 膈下积液及脓肿:膈下积液和脓肿是肝切除术后的一种严重并发症。术后引流不畅或引流管拔除过早,使残肝旁积液、积血,或肝断面坏死组织及渗漏胆汁积聚造成膈下积液,如果继发感染则形成膈下脓肿。护理时应注意以下几点。

(a) 保持引流畅通,妥善固定引流管,避免受压、扭曲和折叠;每天更换引流瓶,观察引流液色、质、量,若引流量逐日减少,一般在术后 3~5 d 拔除引流管。对经胸手术放置胸腔引流管的患者,应按闭式胸腔引流的护理要求进行护理。

(b) 加强观察:膈下积液及脓肿多发生于术后 1 周左右,若患者术后体温在正常后再度升高,或术后体温持续不降,同时伴有上腹部或右季肋部胀痛、呃逆、脉快、白细胞增多,中性粒细胞达 90%以上等表现时,应疑有膈下积液或膈下脓肿。

(c) 脓肿引流护理,若已形成膈下脓肿,必要时协助医生行 B 超或超声引导下穿刺抽脓,对穿刺后置入引流管者,加强冲洗和吸引护理。

(d) 加强支持治疗和抗菌药的应用护理。

4. 护理评价

(1) 患者能否正确面对疾病、手术及预后。

(2) 疼痛是否得到有效控制或缓解。

(3) 患者营养状况有无改善,血浆蛋白是否得到提升。

(4) 患者有否发生出血、肝性脑病、膈下积液及脓肿、肝衰竭等并发症。

【健康教育】

1. 休息　在病情和体力允许的情况下可适量活动,但切忌过量、过度运动。

2. 营养　多食用营养丰富、均衡和富含纤维素的食物,以清淡、易消化为宜,伴有腹水、水肿者,应严格控制食盐摄入量。

3. 随访　遵医嘱定期随访并接受化疗或其他治疗。嘱患者和家属,一旦有水肿、体重减轻、出血倾向、黄疸或疲倦等症状时,及时就诊。每 2~3 个月复查 AFP、胸片和 B 超。

4. 预防肝性脑病　肝功能代偿者,可适量应用缓泻剂,保持大便通畅,以免因肠腔内氨吸收所致的血氨升高。

第三节 肝 脓 肿

肝受感染后形成的脓肿，称为肝脓肿(liver abscess)，属于继发性感染性疾病。一般根据病原菌的不同分为细菌性肝脓肿和阿米巴性肝脓肿。临床上细菌性肝脓肿较阿米巴性肝脓肿多见。

【病因和病理】 细菌可经下列途径侵入肝。

1. 胆道 胆道蛔虫症、胆管结石等并发化脓性胆管炎是引起细菌性肝脓肿的主要原因。

2. 肝动脉 体内任何部位的化脓性病变，如化脓性骨髓炎、中耳炎、痈等并发菌血症时，细菌可经肝动脉侵入肝。

3. 门静脉 已较少见，如坏疽性阑尾炎、痔核感染、菌痢等，细菌可经门静脉入肝内。细菌性肝脓肿(bacterial liver abscess)的致病菌多为大肠埃希菌、金黄色葡萄球菌、厌氧链球菌、类杆菌属等。

一、细菌性肝脓肿

【临床表现】

起病较急，主要症状是寒战、高热、肝区疼痛和肝大。体温常可高达39～40℃，多表现为弛张热，伴有大量出汗、恶心、呕吐、食欲不振和周身乏力。肝区钝痛或胀痛多属持续性，肿大的肝有压痛；如脓肿在肝前下缘比较表浅部位时，可伴有右上腹肌紧张和局部明显触痛。

【辅助检查】

白细胞计数增高，核明显左移；有时出现贫血。X线胸、腹部检查：右叶脓肿可使右膈肌升高；肝阴影增大或有局部性隆起；B超检查可明确其部位和大小，其阳性率高，为首选的检查方法。必要时可作CT检查。

【治疗要点】

细菌性肝脓肿必须早期诊断，积极治疗。

1. 全身支持疗法 纠正水和电解质平衡失调等。

2. 抗生素治疗 在未确定病原菌以前，可首选青霉素、氨苄西林加氨基糖苷类抗生素或头孢菌素类、甲硝唑等药物。然后根据细菌培养和抗生素敏感试验结果选用有效抗生素。

3. 经皮肝穿刺脓肿置管引流术 适用于单个较大的脓肿。

4. 切开引流 适用于较大脓肿，常用的手术途径有以下几种。

(1) 经腹腔切开引流，术中应注意用纱布妥善隔离保护腹腔和周围脏器，避免脓液污染。脓腔内安置双套管负压引流。

(2) 经腹膜外切开引流，主要适用于肝右叶后侧脓肿。

5. 中医中药治疗 多与抗生素和手术治疗配合应用，以清热解毒为主。

二、阿米巴性肝脓肿

阿米巴性肝脓肿(amebic liver abscess)是肠道阿米巴感染的并发症，以抗阿米巴药物(甲硝唑、氯喹、依米丁)治疗和必要时反复穿刺吸脓以及支持疗法为主。大多数患者可获得良好疗效。

【治疗要点】

手术治疗方法如下。

1. 经皮肝穿刺置管闭式引流术　适用于病情较重、脓肿较大、有穿破危险者，或经抗阿米巴治疗，同时行多次穿刺吸脓，而脓腔未见缩小者。

2. 切开引流术　适用于：

(1) 经抗阿米巴治疗及穿刺吸脓，而脓肿未见缩小，高热不退者；

(2) 脓肿伴继发细菌感染，经综合治疗不能控制者；

(3) 脓肿已穿破入胸、腹腔或邻近器官；

(4) 脓肿位于左外叶，有穿破入心包的危险，切开引流后也应采用闭式引流。

细菌性肝脓肿与阿米巴性肝脓肿的鉴别见表25－1。

表25－1　细菌性肝脓肿与阿米巴性肝脓肿的鉴别

项目	细菌性肝脓肿	阿米巴性肝脓肿
病史	继发于胆道感染或其他化脓性疾病	继发于阿米巴痢疾后
症状	病情急骤严重，全身脓毒症	起病慢，病程长，可有高热、盗汗
血液化验	白细胞及中性粒细胞可明显增加，血液细菌培养可阳性	白细胞计数可增加，阿米巴抗体阳性
粪便检查	无特殊表现	部分患者可找到阿米巴滋养体
脓液	多为黄白色脓液，涂片可发现细菌	大多为棕褐色脓液，无臭味，镜检有时可找到阿米巴滋养体
诊断性治疗	抗阿米巴药物治疗无效	抗阿米巴药物治疗有好转
脓肿	较小，常为多发性	较大，多为单发，多见于肝右叶

【护理】

1. 护理评估

(1) 健康史：了解患者年龄、性别、既往史。

(2) 身体状况：了解疾病性质、发展程度、疼痛部位和性质、体温等。

(3) 心理和社会状况：患者及家属对肝脓肿疾病的认知、心理承受程度及对手术的认知。

2. 护理问题

(1) 体温过高：与肝脓肿及其产生的毒素吸收有关。

(2) 疼痛：与肝脓肿致肝包膜张力增高有关。

(3) 营养失调：低于机体需要量，与进食减少、感染引起分解代谢增加有关。

3. 护理措施

(1) 术前护理

1) 一般护理：患者术前应补充高蛋白、高热量、丰富维生素、易消化的饮食，对于胃纳差的患者，应从静脉输液中补充。

2) 高热护理。

3) 病情观察：加强对生命体征和腹部体征的观察，注意脓肿是否破溃引起腹膜炎、膈下脓肿、胸腔内感染等严重并发症。肝脓肿若继发脓毒血症、急性化脓性胆管炎者或出现中毒性休克征象时，可危及生命，应立即抢救。

4）心理护理。

（2）术后护理

1）一般护理

a. 体位：病情平稳后取半卧位，有利于呼吸和腹腔引流。

b. 饮食：肝脓肿系消耗性疾病，应鼓励患者多食高蛋白、高热量、富含维生素和膳食纤维的食物，保证足够的液体摄入量；必要时静脉输注血制品或提供肠内、外营养支持。

2）病情观察：加强对生命体征和腹部体征的观察。

3）高热护理

a. 加强对体温的动态观察。

b. 保持病室内空气新鲜和患者舒适，及时更换汗湿的衣裤和床单。

c. 保证高热患者每天的摄入量，以防缺水。

d. 根据医嘱，给予患者物理降温或药物降温。

4）有效控制感染，做好引流管的护理

a. 通畅：彻底引流脓液，促进脓腔闭合。

b. 固定：妥善固定引流管，防止滑脱。

c. 无菌：严格遵守无菌原则，防止逆行感染。

d. 观察和记录：准确、及时观察和记录引流液的色、质、量。

4. 护理评价

（1）患者体温是否逐渐恢复正常。

（2）疼痛是否有效缓解。

（3）营养状况是否改善。

【健康教育】

1. 养成良好的生活和卫生习惯。

2. 一旦感染应积极、彻底治疗。

案例分析题

患者，男性，53岁。因"右上腹胀痛1月余"入院。患者既往有乙肝病史数年，1个月前感右上腹胀痛不适，B超及CT提示：肝右叶巨大占位。入院后完善各项术前准备，在全麻下行右肝叶切除，术中输血800 ml，置胃肠减压、负压球2只、保留导尿，术后予以抗炎、止血、支持治疗、吸氧、深静脉留置、心电监护。

问题：（1）对该患者的临床诊断是什么？

（2）目前患者存在的主要护理问题及护理措施是什么？

（3）目前对患者的护理观察要点是什么？

（王俐稔）

第二十六章 胆道疾病患者的护理

第一节 解剖和生理概要

【概述】

胆道系统分肝内和肝外两大系统,包括肝内、肝外胆管、胆囊,以及 Oddi 括约肌等。胆道系统起于肝内毛细胆管,开口于十二指肠乳头。

1. 肝内胆管　起自肝内毛细胆管,逐级汇合成小叶间胆管、肝段、肝叶胆管和肝内左右肝管。其行径与肝内动脉、门静脉分支基本一致,三者同由一结缔组织鞘(Glisson 鞘)包裹。

2. 肝外胆管　由肝外左、右肝管及肝总管、胆囊、胆总管等组成(图 26-1)。

(1) 肝外左、右肝管和肝总管:肝内左、右胆管出肝脏后称为肝外左、右肝管,两者于肝门下方汇合形成肝总管。左肝管较细,与肝总管形成约 90°的夹角;右肝管较粗,长为 1.0～3.0 cm,与肝总管间的夹角约 150°。肝总管长约 3.0 cm,直径为 0.4～0.6 cm,沿肝十二指肠韧带右前下行与胆囊管汇合形成胆总管。

(2) 胆总管:长为 7.0～9.0 cm,直径为 0.6～0.8 cm。根据其行程和毗邻关系,胆总管可分为四段:十二指肠上段、十二指肠后段、胰腺段、十二指肠壁内段。80%～90%人的胆总管与主胰管在十二指肠壁内汇合形成共同通道,并膨大形成胆胰壶腹,又称乏特(Vater)壶腹,周围有 Oddi 括约肌包绕,开口于十二指肠乳头。另有 15%～20%个体的胆总管与主胰管分别开口于十二指肠。Oddi 括约肌具有控制和调节胆汁及胰液排放,以及防止十二指肠内容物反流的作用。

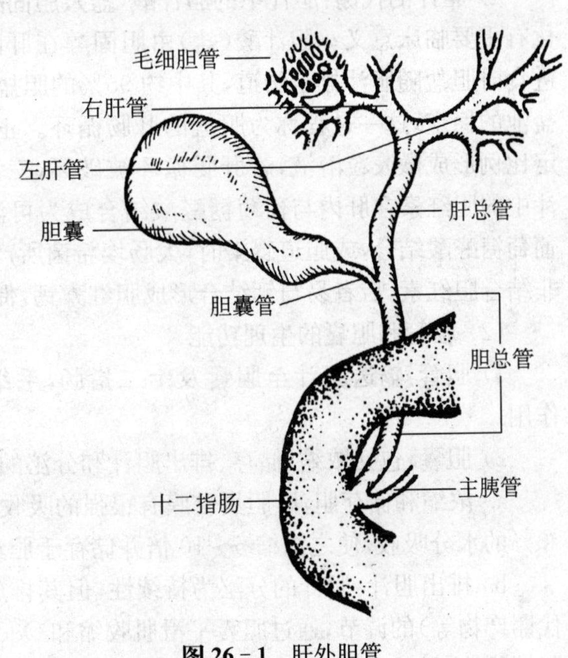

图 26-1　肝外胆管

(3) 胆囊和胆囊管:胆囊为一外观呈

梨形的囊性器官，位于肝脏面的胆囊窝内，长 8.0～12.0 cm，宽 3.0～5.0 cm，容积为 40～60 ml。分底、体、颈三部分。底部圆钝，为盲端；体部向前上弯曲变窄形成胆囊颈，颈上部呈囊性膨大，称为 Hartmann 袋，常是胆囊结石滞留的部位。胆囊管由胆囊颈延伸形成，呈锐角与肝总管汇合。肝总管、胆囊管和肝脏下缘之间的三角区域称为胆囊三角(Calot 三角)，内有胆囊动脉、肝右动脉、副右肝管穿行，是胆道手术易误伤的部位。

3. 生理功能　胆道系统具有分泌、储存、浓缩和输送胆汁的功能，对胆汁排入十二指肠有重要的调节作用。

(1) 胆汁的生成、分泌和代谢

1) 胆汁的生成和成分：正常成人肝细胞、胆管每天分泌胆汁 800～1 200 ml，其中约 3/4 由肝细胞分泌。胆汁中 97%是水，胆汁呈中性或弱碱性，其他成分包括胆汁酸、胆盐、胆固醇、磷脂酰胆碱(卵磷脂)、胆色素、脂肪酸、酶类、无机盐和刺激因子等。

2) 胆汁的生理功能

a. 乳化脂肪：胆盐进入肠道后与食物中的脂肪结合使之形成能溶于水的脂肪微粒，有利于肠黏膜吸收。

b. 促进脂溶性维生素吸收：胆汁刺激胰酶分泌并被激活，利于脂肪、胆固醇和维生素 A、维生素 D、维生素 E、维生素 K 的吸收。

c. 抑制肠内致病菌生长和内毒素生成。

d. 刺激肠蠕动。

e. 中和胃酸。

3) 胆汁分泌的调节：胆汁的分泌受神经内分泌的调节。迷走神经兴奋，胆汁分泌增加；交感神经兴奋，胆汁分泌减少。十二指肠黏膜分泌的促胰素和促缩胆囊素均可引起胆囊平滑肌收缩、Oddi 括约肌松弛及胰液分泌。

4) 胆汁的代谢：胆汁中的胆汁酸(盐)、胆固醇、胆色素、磷脂酰胆碱的代谢及其含量的变化有重要临床意义。胆汁酸(盐)由胆固醇在肝内合成后随胆汁分泌至胆囊内储存并浓缩。进食时胆盐随胆汁排至肠道，其中约 95%的胆盐被肠道(主要是回肠)重吸收入肝，以保持胆盐池的稳定，这一过程称为胆盐的肝肠循环。正常胆汁中的胆盐、磷脂酰胆碱、胆固醇按一定比例形成微胶粒溶液，若肝肠循环被破坏，三者比例失调，则胆固醇易析出形成结石。胆汁中的胆红素在肝内与葡萄糖醛酸结合成为可溶性的结合胆红素，若胆红素在肝内不能与葡萄糖醛酸结合，或胆道感染时，大肠埃希菌所产生的 β 葡萄糖醛酸酶将结合胆红素水解为非结合胆红素，后者易与钙结合形成胆红素钙，促发胆色素结石形成。

(2) 胆管和胆囊的生理功能

1) 胆管：输送胆汁至胆囊及十二指肠，毛细胆管在调节胆汁流量和成分方面有重要作用。

2) 胆囊：包括浓缩、储存、排出胆汁和分泌的功能。

a. 浓缩和储存胆汁：胆囊黏膜有很强的吸收胆汁中的水和电解质的功能，可将胆汁中约 90%的水分吸收，使之浓缩 5～10 倍并储存于胆囊。

b. 排出胆汁：胆汁的分泌为持续性，但其排放则受神经系统和体液因素(胃肠道激素和代谢产物等)的调节，通过胆囊平滑肌收缩和 Oddi 括约肌松弛而实现，并随进食而断续进行。胆汁排放时间的长短和量与所进食物的种类和量有关。当胆囊长期炎症或 Oddi 括约肌功能失调时，胆汁排出障碍和胆汁淤滞，易致固体成分析出，形成结石。

c. 分泌功能：胆囊黏膜每天分泌约 20 ml 黏性物质。主要成分是黏蛋白，具有保护和润滑胆囊黏膜的功能。当胆囊管完全阻塞但未合并感染时，胆汁中的胆红素被吸收，胆囊黏膜分泌的黏液积存在胆囊内成为无色透明状液体，称为白胆汁。此时胆囊被称为胆囊积水。若胆囊被切除，胆总管可代偿性扩张、管壁增厚、黏膜腺体肥厚增生，使胆汁通过胆管系统时得到一定的浓缩。

第二节　胆道疾病的特殊检查和护理

20 世纪 70 年代以来，现代影像学诊断技术迅速发展，胆道疾病的诊断有了明显的改善，对检查的准备及配合也提出了不同的要求。目前临床常用的特殊检查有以下几种。

1. B 超检查　是一种安全、快速、经济而又简单准确的检查方法，是普查和诊断胆道疾病的首选方法。对胆囊结石的诊断准确率高达 95%以上；对肝外胆管结石的诊断准确率亦可达到 80%左右；根据胆管有无扩张、扩张部位及程度可对黄疸原因进行定位和定性诊断。

(1) 目的：了解肝内、外胆管及胆囊病变部位和大小；引导肝胆管穿刺、引流、取石。

(2) 适应证：胆囊结石、胆囊炎、胆道肿瘤、胆道蛔虫、胆道畸形等胆道系统疾病的诊断。

(3) 护理

1) 检查前准备：胆囊检查前，常规禁食 8 h 以上。检查前 1 d 晚餐进清淡饮食，以保证胆囊和胆管内胆汁充盈，减少胃肠道内容物和气体的影响；肠道气体过多者可事先口服缓泻剂或通便，以减少气体干扰。超声检查应安排在其他内镜和钡餐造影检查前或钡餐检查 3 d 后、胆系造影 2 d 后进行。

2) 检查中护理：检查时多取仰卧位；左侧卧位有利于显示胆囊颈及肝外胆管病变；坐位或站位可用于胆囊位置较高者。

2. 放射学检查

(1) 口服法胆囊造影(oral cholecystography, OC)：用于检查胆囊的形态、功能及有无结石、肿瘤等。口服碘番酸经肠道吸收后入肝，并随胆汁排入胆囊，含有造影剂的胆汁使胆囊在 X 线下显影。进食高脂肪餐后可观察胆囊的收缩情况。由于此项检查结果易受多种因素的影响，现已基本被 B 超检查所代替。

(2) 静脉胆道造影(intravenous cholangiography, IVC)：用于检查胆道系统有无结石、肿瘤、梗阻、蛔虫等，亦可观察胆囊、胆道的形态及功能情况。造影剂经静脉途径输入人体后随肝脏分泌的胆汁排入胆道，使胆道在 X 线下显影。由于此法显影率较低，已基本被经皮肝穿刺胆道造影、内镜逆行胰胆管造影等方法取代。

(3) 腹部 X 线平片：大多数结石在平片上不能显影，仅约 15%的胆囊结石可在腹部平片上显影，因其显影率低，一般不作为临床的常规检查。但有的患者可在胸部 X 线检查时无意间发现结石。

(4) 经皮肝穿刺胆管造影(percutaneous transhepatic cholangiography, PTC)：是在 X 线透视下或 B 超引导下，用特制穿刺针经皮肤穿入肝胆管，再将造影剂直接注入胆道，使整个胆道系统迅速显影的一种顺行性胆道造影方法。本法为有创检查，有可能发生胆漏、出血、胆道感染等并发症，故术前应作充分的准备，术后加强观察，以及时发现和处理并发症。

1）目的：了解肝内外胆管的情况、病变部位、范围、程度和性质，必要时可置管引流胆汁。

2）适应证

a. 原因不明的梗阻性黄疸行 ERCP 失败者。

b. 术后疑有残余结石或胆管狭窄者。

c. B 超提示肝内胆管扩张者。

3）禁忌证：心肺功能不全、凝血时间异常、急性胆道感染及碘过敏者。

4）护理

a. 检查前准备：检测凝血酶原时间及血小板计数。有出血倾向者，予以止血治疗，待出血倾向纠正后再行检查；碘过敏试验；全身预防性使用抗生素 2～3 d；术前 1 d 晚口服缓泻剂或灌肠，术日晨禁食。

b. 检查中护理：根据穿刺位置采取相应的体位，经肋间穿刺时患者取仰卧位，经腹膜外穿刺时取俯卧位；指导患者保持平稳呼吸，避免屏气或做深呼吸。

c. 检查后护理：术后平卧 4～6 h，每小时监测血压、脉搏、呼吸至平稳；严密观察腹部体征，注意穿刺点有无出血；置管引流者应维持有效引流，注意观察引流液的量、颜色及性质；遵医嘱应用抗菌药及止血药。

（5）内镜逆行胰胆管造影（endoscopic retrograde cholangio - pancreatography，ERCP）：是在纤维十二指肠镜直视下通过十二指肠乳头将导管插入胆管或胰管内进行造影的方法。

1）目的

a. 直接观察十二指肠及乳头部的病变，对病变部位取材做活检。

b. 收集十二指肠液、胆汁及胰液进行理化及细胞学检查。

c. 通过造影显示和诊断胆道系统和胰管的病变。

d. 用于治疗，如鼻胆管引流、Oddi 括约肌狭窄切开术、胆总管下端取石及蛔虫等。

2）适应证：胆道疾病伴黄疸；疑为胆源性胰腺炎、胆胰或壶腹部肿瘤；先天性胆胰异常。

3）禁忌证：急性胰腺炎、碘过敏者禁忌作此项检查。

4）护理

a. 检查前准备：基本同其他内镜检查前准备，检查前 15 min 常规注射地西泮 5～10 mg、东莨菪碱 20 mg。

b. 检查中护理：插内镜时指导患者进行深呼吸并放松，造影过程中若发现特殊情况应及时终止操作、就地观察并做相应处理。

c. 检查后护理：造影后 2 h 方可进食；由于本检查可能诱发急性胰腺炎和胆管炎等并发症，故造影后 3 h 内及第 2 d 晨各检测血清淀粉酶 1 次，注意观察患者的体温和腹部情况，发现异常及时处理；遵医嘱预防性应用抗菌药。

（6）计算机体层摄影（cornputed tomography，CT）、磁共振成像（magnetic resonance imaging，MRI）或磁共振胰胆管造影（magnetic resonance cholangiopancreatography，MRCP）：具有成像无重叠、分辨率高等特点，尤其是 MRCP 能更好地显示肝内外胆管扩张及梗阻的情况，但由于费用较高，故不作为常规检查的手段。近年来，在 MRCP 基础上采用的磁共振仿真内镜（magnetic retrograde virtual cholangioscopy，MRVC）三维重建技术，能较好地显示胆囊、胆管、胰管，尤其是扩张胰胆管腔内的三维解剖及病理改变。

1）目的：了解肝、胆、胰的形态结构及其内部的结石、肿瘤、梗阻、扩张等情况。

2）适应证：主要用于B超诊断不清、疑有肿瘤及指导术中定位。

3）禁忌证：置有心脏起搏器、神经刺激器、人工心脏瓣膜、心脏血管支架、眼球异物、动脉瘤夹及金属节育环等的患者。

4）护理

a. 检查前2 d进少渣和产气少的食物，以减少肠道内气体的产生；检查前1 d行碘过敏试验，检查前禁食4 h。近期内曾行钡剂检查的患者，应在钡剂排尽后再行CT检查，以防钡剂形成伪影；腹部CT检查前30 min口服1.5%～3%泛影葡胺溶液500～800 ml，临检查前再口服200 ml，使造影剂充盈胃及中上段小肠。准备好急救器械和药品，以备造影剂引起的过敏反应或休克时抢救之用。

b. 磁共振检查前嘱咐患者取下义齿、发夹、戒指、耳环、钥匙、手表、硬币等一切金属物品，以免造成金属伪影而影响成像质量。手机、磁卡亦不能带入检查室。此外，应告知患者检查中梯度场启动可有噪声，使患者有心理准备。幼儿、恐惧症患者检查前可给予镇静剂，如水合氯醛或地西泮等。

（7）术中及术后胆管造影：手术中可经胆囊通过胆囊颈插管至胆总管或经T管作胆道造影。术后拔除T管前常规经T管作胆道造影。

1）目的：了解胆道有无残余结石、异物及通畅情况；了解胆总管与肠吻合口是否通畅。

2）适应证

a. 术中疑有胆道残余结石、狭窄或异物者。

b. 胆总管切开留置T管引流者。

3）护理

a. 检查前准备：向患者说明检查的目的，以取得合作；T管造影检查一般于术后2周进行。

b. 检查中护理：患者取仰卧位，左侧抬高约15°，将T管的体外部分常规消毒并排除其内空气后，将抽好的造影剂注射器连接T管，使造影剂借助注射器自身重力的作用自行流入胆道。造影剂注入后立即摄片。

c. 检查后护理：造影完毕，即将T管连接引流袋、开放引流24 h以上，以排出造影剂；必要时遵医嘱使用抗菌药。

（8）放射性核素显像：是一种无创检查，辐射量小，对患者无损害。将示踪剂^{99m}Tc标记的二乙基亚氨二醋酸（^{99m}Tc—EHIDA）经静脉注射后再经肝脏分泌的胆汁进入胆道，其在胆道系统流经的路径可以利用相机或单光子束发射计算机断层扫描仪连续摄影作动态观察。多数情况下胆管、十二指肠在10 min左右相继显影，胆囊多在15～30 min显影，一般不超过60 min。胆道梗阻时显影时间延迟或延长。

1）目的：了解肝内外胆管有无结石及通畅情况。

2）适应证：适用于肝、肝内外胆管病变的检查，如肝内胆管结石、急慢性胆囊炎、胆道畸形、胆道术后检查及黄疸的鉴别诊断。

3）护理：胆囊检查前可进食少量素食早餐，不宜进高脂肪餐；拟诊为急性胆囊炎者应禁食2 h以上，必要时行灌肠后再作检查。

（9）选择性肝动脉造影（selective hepatic arteriography）：即经股动脉插管到达肝动脉，

并注入造影剂，观察胆管肿瘤有无侵犯血管或肝内胆管有无出血及出血的部位，是一种微创检查。用于判断上段胆管癌是否能手术切除。由于检查费用较高，故不作为常规检查。

(10) 纤维胆道镜检查(fibro－choledochoscope examination)：协助诊断和治疗胆道结石，了解胆道有无狭窄、畸形、肿瘤和蛔虫等，亦可在胆道镜直视下行取石术或取活组织行病理检查。

(11) 术中胆道镜(intraoperative choledochoscope，IOC)：通过胆总管切口或胆囊切口经胆囊管插入胆道镜进行检查和治疗。检查顺序为先肝内胆管、后肝外胆管。

1) 目的

a. 了解胆道有无结石、肿瘤、畸形、狭窄或蛔虫等；

b. 了解胆囊取石术后有无残留结石。

2) 适应证

a. 术前胆道疾病诊断不明，高度怀疑胆管内肿瘤。

b. 疑有胆管内残留结石。

c. 有胆总管下段及肝内主要胆管分支开口处有狭窄。

d. 经胆囊造瘘或腹腔镜胆囊取石术后疑有残余结石者。

3) 护理：操作过程中随时协助吸尽溢出的胆汁和腹腔内渗出物，防止发生并发症。

(12) 术后胆道镜(postoperative choledochoscope，POC)：经 T 管窦道或皮下空肠盲襻插入纤维胆道镜进行检查和治疗。

1) 目的：诊断和治疗胆道术后的其余问题。

2) 适应证

a. 胆道术后残余结石、胆道蛔虫、狭窄、出血等。

b. 胆道冲洗或灌注药物。

3) 禁忌证：严重心功能不全、胆道感染或有出血倾向者。

4) 护理

a. 检查前准备：术后单纯胆道镜检查应于术后 4 周、胆道镜取石于术后 6 周方可进行。

b. 检查中护理：患者取仰卧位，T 管拔除后从窦道插入胆道镜，检查时注意观察患者反应。

c. 检查后护理：观察患者有无发热、恶心、呕吐、腹泻和胆道出血等；观察患者腹部情况，注意有无腹膜炎的症状和体征，以及时发现和处理。

第三节　胆　石　病

胆石病(cholelithiasis)指发生于胆囊和胆管的结石，是胆道系统的常见病、多发病。据 1983～1991 年全国多份调查结果，自然人群中的患病率约为 5.6%，近年来随着生活水平的提高，人们的饮食结构发生变化，胆石病的发病特点亦发生了改变。胆囊结石的发病率高于胆管结石，某些地区胆囊结石与胆管结石的发生率之比已高达 7.35∶1；胆固醇结石多于胆色素结石；女性发病率高于男性。胆固醇结石以城市高于农村，胆管结石则为农村高于城市。

【概述】

1. 胆囊结石(cholecystolithiasis)　发生于胆囊内的结石，主要为胆固醇结石和以胆固醇为主的混合性结石，常与急性胆囊炎并存，是常见病、多发病。主要见于成年人，以女性多见，男女性之比约为1∶3。但随着年龄增长其性别差异逐渐减小，老年男女性发病比例基本相等。

2. 胆管结石(choledocholithiasis)　为发生于肝内外胆管的结石。

(1) 根据胆管结石发病的原因可分为：

1) 原发性胆管结石：在胆管内形成的结石，以胆色素结石或混合性结石多见。

2) 继发性胆管结石：胆管内结石来自于胆囊结石者，以胆固醇结石多见。

(2) 根据结石所在的部位，胆管结石可分为肝外胆管结石和肝内胆管结石，肝管分叉部以下的胆管结石为肝外胆管结石，肝管分叉部以上的胆管结石为肝内胆管结石。

【病因和发病机制】

胆石的成因十分复杂，是多因素综合作用的结果，主要与胆道感染、代谢异常、致石基因等因素有关。

1. 胆道感染　胆汁淤滞、细菌或寄生虫入侵等引起胆道感染时，细菌产生的β葡萄糖醛酸酶和磷脂酶能水解胆汁中的脂质，使可溶性的结合性胆红素水解为游离胆红素，后者与钙盐结合，成为胆红素结石的起源。

2. 胆管异物　虫卵(蛔虫、华支睾吸虫)或成虫的尸体可成为结石的核心，促发结石形成；胆道手术后的手术线结或Oddi括约肌功能紊乱时食物残渣随肠内容物反流入胆道成为胆石形成的核心。

3. 胆道梗阻　可引起胆汁滞留，滞留于胆汁中的胆色素在细菌作用下分解为非结合胆红素，形成胆色素结石。

4. 代谢因素　主要与脂类代谢有关，脂类代谢异常可引起胆汁的成分和理化性质发生变化，使胆汁中的胆固醇呈过饱和状态并析出、沉淀、结晶而形成结石。此外，胆汁中可能存在的促成核因子及黏液糖蛋白促使成核和结石形成；结石还与胆汁中的糖蛋白含量和葡萄糖二酸-1.4内酯的浓度有明显的关系，如胆固醇结石好发于高蛋白、高脂肪膳食的人群；胆色素结石多见于高碳水化合物及低脂饮食的人群。

5. 胆囊功能异常　胆囊收缩功能减退、胆囊内胆汁淤滞亦有利于结石形成。胃大部或全胃切除、迷走神经干切断术后、长期禁食或完全胃肠外营养治疗的患者，可因胆囊收缩减少、胆汁排空延迟而增加发生结石的可能。

6. 致石基因及其他因素　近年来的研究表明，胆囊结石的发生可由多种未确定的基因及环境因素相互作用而致。如在胆固醇结石易感基因(Lith基因)作用下缩胆囊素(CCK)受体表达被抑制甚至错误，使胆囊动力受损导致胆囊排空障碍。肥胖、短期内体重迅速下降、妊娠期、生长抑素、高三酰甘油血症、克罗恩病、肝硬化及糖尿病等均为结石的危险因素。此外，在性别差异中，雌激素的水平及其作用可能与胆囊结石形成有关。

【病理】

1. 胆囊结石　饱餐及进食油腻食物后引起胆囊收缩，或睡眠时体位改变致结石移位并嵌顿于胆囊颈部而导致胆汁排出受阻，胆囊因强烈收缩而发生胆绞痛。较大的结石长时间持续嵌顿和压迫胆囊壶腹部或颈部，尤其在解剖学变异导致胆囊管与胆总管平行者，可引起肝总管狭窄或胆囊胆管瘘，临床可出现胆囊炎、胆管炎或梗阻性黄疸，称为 Mirizzi 综合征；较小的结石可经过胆囊管排入胆总管形成继发性胆管结石。进入胆总管的结石在通过胆总管下端时可损伤 Oddi 括约肌或嵌顿于壶腹部引起胆源性胰腺炎；较大结石可经胆囊十二指肠瘘进入小肠，可引起个别患者发生胆石性肠梗阻。此外，结石及炎症反复刺激胆囊黏膜可诱发胆囊癌。若胆囊结石长期嵌顿而未合并感染时，积聚于胆汁中的胆色素被胆囊黏膜吸收，加上胆囊分泌的黏性物质而形成胆囊积液，积液呈无色透明，称为白色胆汁。

2. *胆管结石* 所致的病理生理改变与结石的部位、大小及病史的长短有关。胆管结石可引起胆道不同程度地梗阻，梗阻可使近端胆管呈现不同程度扩张、管壁增厚、胆汁滞留在胆管内；胆管壁的充血、水肿进一步加重梗阻，使之从不完全性梗阻变为完全性梗阻而出现梗阻性黄疸。胆管的完全性梗阻可继发化脓性感染，引起急性梗阻性化脓性胆管炎；脓液在胆管内积聚，使胆管内压力继续升高，当胆管内压力超过 1.96 kPa(20 cmH_2O)时，细菌和毒素可随胆汁逆流入血，引起脓毒血症；当感染致胆管壁坏死、溃破，甚至形成胆管与肝动脉或门静脉瘘时，可并发胆道大出血。胆管的梗阻和化脓性感染可造成肝细胞损害，甚至肝细胞坏死或形成胆源性肝脓肿；长期梗阻(或)反复发作可引起胆汁性肝硬化和门静脉高压症。当结石嵌顿于胆总管壶腹部时，可造成胰液排出受阻甚至发生逆流而引起胆源性急、慢性胰腺炎。

肝内胆管结石可局限于一叶或一段肝内，也可弥漫分布于所有肝内胆管，临床以左叶及右后叶肝内胆管结石多见。其基本病理生理改变为结石导致的肝内胆管狭窄或扩张、胆管炎及肝纤维组织增生、肝硬化、萎缩，甚至癌变。

【临床表现】

1. *胆囊结石* 约 30%的胆囊结石患者可终身无临床症状，而仅于体检或手术时发现的结石称为静止性结石。患者是否出现临床症状与结石大小、部位、是否合并感染、梗阻及胆囊的功能有关。单纯性胆囊结石、无梗阻和感染时，常无临床症状或仅有轻微的消化系统症状；当结石嵌顿时，则可出现明显症状和体征。

(1) 症状

1) 腹痛：表现为突发的右上腹阵发性剧烈绞痛，可向右肩部、肩胛部或背部放射。常发生于饱餐、进食油腻食物后或睡眠时。此乃由于油腻饮食后胆囊收缩或睡眠时体位改变致结石移位并嵌顿于胆囊颈部，使胆汁排空受阻，胆囊强烈收缩所致。

2) 消化道症状：常伴恶心、呕吐、厌食、腹胀、腹部不适等非特异性的消化道症状。

(2) 体征：有时可在右上腹部触及肿大的胆囊。可有右上腹部压痛，若继发感染，右上腹部可有明显压痛、肌紧张或反跳痛。检查者将左手平放于患者右肋部，拇指置于右腹直肌外缘与肋弓交界处，嘱患者缓慢深吸气，使肝脏下移，若患者因拇指触及肿大的胆囊引起疼痛而突然屏气，称为 Murphy 征阳性。

2. *胆管结石* 取决于胆道有无梗阻、感染及其程度。当结石阻塞胆管并继发感染时，可表现为典型的 Charcot 三联症：腹痛，寒战、高热和黄疸。

(1) 肝外胆管结石

1) 腹痛：发生于剑突下或右上腹部，呈阵发性绞痛，或持续性疼痛阵发性加剧，疼痛可向右肩背部放射。其原因是结石嵌顿于胆总管下端或壶腹部，刺激胆管平滑肌，引起 Oddi 括约肌痉挛收缩所致。

2）寒战、高热：系胆管梗阻并继发感染后引起的全身性中毒症状，多发生于剧烈腹痛后，体温可高达39～40℃，呈弛张热型。

3）黄疸：系胆管梗阻后胆红素逆流入血所致。黄疸的程度取决于梗阻的程度及是否继发感染，若梗阻不完全或结石有松动，则黄疸程度轻，且呈波动性；若为完全性梗阻，则黄疸呈进行性加深；患者可有尿色变黄和皮肤瘙痒等症状。

4）消化道症状：多数患者有恶心、腹胀、嗳气、厌食油腻食物等。

(2) 肝内胆管结石：常与肝外胆管结石并存，其临床表现与肝外胆管结石相似。当胆管梗阻和感染仅发生在部分肝叶、段胆管时，患者可无症状或仅有轻微的肝区和患侧胸背部胀痛；若一侧肝内胆管结石合并感染而未能及时治疗并发展为叶、段胆管积脓或肝脓肿时，患者可由于长时间发热、消耗而出现消瘦、体弱等表现；部分患者可有肝大、肝区压痛和叩痛等体征。

【辅助检查】

1. 实验室检查

(1) 血常规检查可见白细胞计数及中性粒细胞比例明显升高。

(2) 血清胆红素、转氨酶和碱性磷酸酶升高。

(3) 尿液检查示尿胆红素升高，尿胆原降低甚至消失。

(4) 粪便检查示粪中尿胆原减少。

2. 影像学检查

(1) B超检查可显示胆囊、胆管内结石影，近端胆管扩张。

(2) PTC、ERCP或MRCP等检查可显示梗阻部位、程度、结石大小和数量等。

(3) CT及MRI检查亦能显示结石，但其价格昂贵，临床不作为常规检查。

【治疗要点】

1. 胆囊结石

(1) 手术治疗

1）适应证

a. 胆囊造影时胆囊不显影。

b. 结石直径＞2 cm。

c. 胆囊萎缩或瓷样胆囊。

d. B超提示胆囊局限性增厚。

e. 病程＞5年，年龄在50岁以上的女性患者。

f. 结石嵌顿于胆囊颈部。

2）手术类型：切除胆囊是治疗胆囊结石的首选方法，但对无症状的胆囊结石，一般无需立即手术切除胆囊，只需观察和随诊。根据病情选择经腹或腹腔镜作胆囊切除术。

腹腔镜胆囊切除术（laparoscopic cholecytecystectomy，LC）是指在电视腹腔镜窥视下，通过腹壁的3～4个小戳孔，将腹腔镜手术器械插入腹腔行胆囊切除术。该术式为微创手术，具有创伤小、恢复快、瘢痕小等优点，已得到迅速普及。其手术适应证与开腹胆囊切除术基本相同，但还不能完全替代开腹胆囊切除术，尤其当腹腔镜探查发现胆囊周围严重粘连时，应及时行开腹手术。禁忌证有：

a. 不能排除胆囊癌变者；

b. 合并胆管狭窄；

c. 腹腔内严重感染；

d. 凝血功能障碍及出血倾向；

e. 合并妊娠；

f. 既往有腹部手术史，疑有腹腔广泛粘连者。

行胆囊切除术时，若有下列情况应同时行胆总管探查术：

a. 既往有梗阻性黄疸病史；

b. 术前检查发现胆总管扩张或有结石；

c. 术中扪及胆总管内有结石、蛔虫或肿块；

d. 术中发现胆总管扩张或管壁增厚；

e. 术中胆道造影提示胆总管结石；

f. 术中胆总管穿刺抽出脓性，或血性胆汁，或胆汁内有泥沙样胆色素颗粒；

g. 有胰腺炎病史或术中发现胰腺呈弥漫性炎症改变而不能排除胆管病变者。

(2) 非手术治疗：对有严重心血管疾病不能耐受手术的老年患者，可采取溶石或排石疗法。

2. 胆管结石

(1) 肝外胆管结石常用的手术方法有

1) 胆总管切开取石加T管引流术：可采用开腹或经腹腔镜手术。适用于单纯胆管结石，胆管上、下端通畅，无狭窄或其他病变者。有胆囊结石者同时切除胆囊，但需征得患者及家属的同意。

2) 胆肠吻合术：又称胆肠内引流术。适用于：

a. 胆总管扩张≤2.0 cm，胆管下端梗阻性病变，且难以手术方法解除者。

b. 胆管内泥沙样结石，不易手术取尽者。常用的术式有：胆总管空肠 Roux-en-Y 吻合术、旷置空肠胆管十二指肠吻合术等。行胆肠内引流手术时同时切除胆囊。

3) Oddi 括约肌成形术：适应证同胆肠吻合术，尤其适用于胆总管扩张程度较轻不宜行胆肠内引流术者。

4) 经内镜 Oddi 括约肌切开取石术：适用于胆石嵌顿在壶腹部或胆总管下端良性狭窄及 Oddi 括约肌功能障碍者，尤其是已行胆囊切除的患者。

(2) 肝内胆管结石宜采取以手术为主的综合治疗

1) 手术治疗：常用手术方法有：

a. 高位胆管切开取石：沿胆总管纵行切口向上延伸作肝总管及左右肝管的Y形切开，在直视下取出结石。对病损严重、病灶局限的肝段可予以切除，切除后可经肝断面胆管开口与肝门区胆管开口会师取石。对远离肝门又可在肝表面触及的表浅结石，可经肝实质切开直接进入肝内胆管取石。对泥沙样结石，可在肝断面胆管开口或肝实质胆管切开处置管冲洗、引流。

b. 去除肝内病灶：肝内胆管结石反复并发感染、引起肝局限性纤维化或萎缩者，可行病变肝叶切除术。常见于肝左外叶和右后叶，术中可经肝断面胆管进一步清除肝内胆管结石。

c. 胆肠内引流：高位胆管切开取石后，常作胆总管空肠 Roux-en-Y 吻合术或旷置空肠胆管十二指肠吻合术，以引流残留结石、预防结石复发及胆管再度狭窄。

2）非手术治疗

a. 中西医结合治疗：在手术解除梗阻、去除病灶及通畅引流的基础上，可配合针灸及服用消炎利胆类中药，对控制炎症、排出结石有一定的作用。

b. 经胆道镜取残余结石：术后发现胆道残留结石时，可经 T 管窦道插入纤维胆道镜，用取石钳、网篮等直视下取石。

【护理】

1. 护理评估

（1）术前评估

1）健康史及相关因素：如一般情况、腹痛病因及诱因、腹痛的缓急和发生时间、与饮食和活动的关系；腹痛的特点，与腹痛加剧或缓解相关的因素；有无消化道或全身伴随的症状；疼痛与活动和睡眠的关系。

2）身体状况

a. 局部：腹痛部位、腹部形态、腹膜刺激程度、肠鸣音、肝浊音等。

b. 全身：生命体征有无消化道伴随症状；呕吐物或排泄物色、质、量；有无寒战、高热、黄疸、休克等。

c. 辅助检查：完善各项实验室检查及影像学检查等。

3）心理和社会状况。

（2）术后评估

1）有无腹腔残余脓肿、出血和瘘等并发症。

2）疼痛。

3）心理情况。

4）全身皮肤情况。

2. 护理问题

（1）疼痛：与结石嵌顿致胆道梗阻、感染及 Oddi 括约肌痉挛和手术创伤有关。

（2）体温过高：与胆管结石梗阻导致急性胆管炎有关。

（3）营养失调：低于机体需要量，与长时间发热及摄入不足有关。

（4）有皮肤完整性受损的危险：与胆管梗阻、胆盐沉积致皮肤黄疸、瘙痒及术后胆汁渗漏有关。

（5）潜在并发症：腹胀、腹痛、出血、胆瘘及感染等。

（6）知识缺乏：与缺乏腹腔镜手术相关的知识有关。

3. 护理措施

（1）减轻或控制疼痛

1）卧床休息。

2）禁食、胃肠减压及指导患者深呼吸并放松等，以缓解疼痛。

3）对诊断明确的剧烈疼痛患者，可遵医嘱通过口服、注射等方式给予消炎利胆、解痉或止痛药。

（2）降低体温

1）降温：根据患者的体温情况，采取物理降温和（或）药物降温的方法尽快降低患者的体温。

2）控制感染：遵医嘱应用足量有效的抗菌药，以有效控制感染，恢复患者正常体温。

(3) 营养支持

1）对梗阻未解除的禁食患者：通过胃肠外途径补充足够的热量、氨基酸、维生素、水、电解质等，以维持良好的营养状态。

2）对梗阻已解除、进食量不足者，指导和鼓励患者进食高蛋白、高糖类(碳水化合物)、高维生素和低脂饮食。

(4) 防止皮肤破损

1）提供相关知识：胆道结石患者常因胆道梗阻导致胆汁淤滞、胆盐沉积而引起皮肤瘙痒等。应告知患者相关知识，不可用手抓挠，防止抓破皮肤。

2）保持皮肤清洁：可用温水擦洗皮肤，减轻瘙痒。

3）瘙痒剧烈者：可遵医嘱应用外用药物和(或)其他药物治疗。

4）注意引流管周围皮肤的护理：若术后放置引流管，应注意其周围皮肤的护理。若引流管周围见胆汁样渗出物，应及时更换被胆汁浸湿的敷料，局部皮肤涂敷氧化锌软膏，防止胆汁刺激和损伤皮肤。

(5) 术中护理

1）麻醉：全身麻醉。

2）体位：制造气腹时采用仰卧位；观察游离解剖胆囊时，采用头高左倾位(30°)。

3）术中配合

a. 见第七章手术室管理和工作。

b. 准备腹腔镜成像系统一套，二氧化碳钢瓶×1；腹腔镜特殊用线(根据医师的习惯准备)；电线套、光源线、腹腔镜30°镜头、特殊钛夹钳及钛夹若干。

c. 腹腔镜器械妥善保管，防摔落损坏。

d. 根据手术步骤，及时更换体位。

e. 根据不同的患者或手术调节 CO_2 气腹压力，常规腹腔内压力 12 mmHg，CO_2 流量为 3～4 L。

f. 取出胆囊时应注意保护切口。

g. 术中密切观察病情，尤其是生命体征、氧饱和度与 $PaCO_2$。

h. 术中如有标本袋或小纱布塞入腹腔，应及时提醒医师取出，并检查完整性。

(6) 并发症的预防和护理

1）出血的预防和护理：术后早期出血的原因多由于术中结扎血管线脱落、肝断面渗血及凝血功能障碍所致，应加强预防和观察。

a. 卧床休息：对于肝部分切除术后的患者，术后应卧床 3～5 d，以防过早活动致肝断面出血。

b. 改善和纠正凝血功能：遵医嘱予以维生素 K 10 mg 肌内注射，每天 2 次，以纠正凝血机制障碍。

c. 加强观察：术后早期若患者腹腔引流管内引流出血性液增多，每小时超过 100 ml，持续 3 h 以上，或患者出现腹胀、腹围增大，伴面色苍白、脉搏细速、血压下降等表现时，提示患者可能有腹腔内出血，应立即报告医生，并配合医生进行相应的急救和护理。

2）胆瘘的观察和护理：胆管损伤、胆总管下端梗阻、T 管引流不畅等均可引起胆瘘。

a. 加强观察:术后患者若出现发热、腹胀和腹痛等腹膜炎的表现,或患者腹腔引流液呈黄绿色胆汁样,常提示患者发生胆瘘。应及时与医生联系,并配合进行相应的处理。

b. 妥善固定引流管:无论是腹腔引流管还是T管应用缝线将其妥善固定于腹壁,以防患者在翻身或活动时被牵拉而脱出。对躁动及不合作的患者,应采取相应的防护措施,防止脱出。

c. 保持引流通畅:避免腹腔引流管或T管扭曲、折叠及受压,定期从引流管的近端向远端挤捏,以保持引流通畅。

d. 观察引流情况:定期观察并记录胆汁的量、颜色及性质。正常成人每天分泌胆汁量为800～1 000 ml,呈黄绿色、清亮、无沉渣、有一定黏性。术后24 h内引流量约为500 ml,恢复进食后,每天可有600～700 ml,以后逐渐减少至每天300～400 ml。术后1～2 d胆汁的颜色可呈淡黄色混浊状,以后逐渐加深、清亮。若胆汁突然减少甚至无胆汁引出,提示引流管阻塞、受压、扭曲、折叠或脱出,应及时查找原因和处理;若胆汁量过多,常提示胆管下端梗阻,应进一步检查,并采取相应的处理措施。

3) 感染的预防和护理

a. 采取合适的体位:病情允许时应采取半坐或斜坡卧位,以利于引流和防止腹腔内渗液积聚于膈下而发生感染;平卧时引流管的远端不可高于腋中线,坐位、站立或行走时不可高于腹部手术切口,以防止引流液和(或)胆汁逆流而引起感染。

b. 加强皮肤护理:每天清洁、消毒腹壁引流管口周围皮肤,并覆盖无菌纱布,保持局部干燥,防止胆汁浸润皮肤而引起炎症反应。

c. 加强引流管的护理:定期更换引流袋,并严格执行无菌技术操作。

d. 保持引流管的通畅:避免T管扭曲、受压和滑脱,以免胆汁引流不畅,胆管内压力升高而致胆汁渗漏和腹腔内感染。

(7) T管拔管的护理:若T管引流出的胆汁色泽正常,且引流量逐渐减少,可在术后10 d左右,试行夹管1～2 d,夹管期间应注意观察病情,患者若无发热、腹痛、黄疸等症状,可经T管作胆道造影,如造影无异常发现,在持续开放T管24 h充分引流造影剂后,再次夹管2～3 d。患者仍无不适时即可拔管。拔管后残留窦道可用凡士林纱布填塞,1～2 d内可自行闭合。若胆道造影发现有结石残留,则需保留T管6周以上,再作取石或其他处理。

4. 护理评价

(1) 疼痛减轻或解除,舒适度改善。

(2) 掌握相关疾病知识,能积极配合,主动治疗。

(3) 未发生腹胀、腹痛、胆瘘等潜在并发症。

【健康教育】

1. 合理安排作息时间　劳逸结合,避免过度劳累及精神紧张。

2. 饮食疗法　胆囊炎胆石症除用药物和外科手术治疗外,营养治疗有一定的辅助作用,尤其在疼痛缓解和手术后健康恢复阶段更不容忽视。有关营养要求及饮食治疗原则如下。

(1) 营养治疗的总目的是通过控制脂肪的摄入量,减轻或解除患者的疼痛和预防结石的发生。急性发作期的重症患者应禁食,可静脉补给各种营养素;当能进食时,应禁食脂肪和刺激性食物,短期可食用含高糖类(碳水化合物)的流质饮食。随病情逐渐缓解可给予低脂半流质或低脂少渣软饭。每天应少食多餐,仍须限制肉及含脂肪多的食物。慢性胆囊炎者应给予充足热量的高蛋白质、高糖类(碳水化合物)和适量限制脂肪的饮食,同时要有丰富的维生素。

(2) 既要有足够热量,保证患者的需要。但如果患者体重过重,应给予低热量饮食,使患者体重减轻。低热量饮食中含脂肪量也要少,以适合对胆囊病患者限制脂肪的要求。

(3) 对慢性胆囊炎患者,为了保持身体健康、增进食欲、促进胆囊收缩利于胆囊排空,应尽可能提高饮食中蛋白质比例。每天蛋白质供给量以每千克体重 1～1.2 g 为宜,但要避免随着蛋白质摄入过量的胆固醇。

(4) 由于脂肪能促使病变的胆囊收缩而引起剧烈疼痛,故在发作期应对其严加限制。每天脂肪供给量应低于 40 g 或禁食,病情好转后可适量进食。

(5) 在食用糖类(碳水化合物)的流质饮食时,主要的营养物质是糖。可给充足的糖类,每天供给 300～350 g,特别是在发作期应予静脉补给。

(6) 要供给丰富的多种维生素,特别要注意补充维生素 B、维生素 K。

(7) 忌用刺激性食物和酒类。

3. *非手术治疗或行胆囊造口术的患者* 应遵医嘱服药,定期医院检查;年老体弱不能耐受手术的慢性胆囊炎患者,应严格遵守饮食疗法,配合消炎利胆解痉药物。若出现腹痛、发热和黄疸等症状时,应及时就诊。

第四节 胆道感染

胆道感染是指胆囊壁和(或)胆管壁受到细菌的侵袭而发生炎症反应,胆汁中有细菌生长。胆道感染与胆石症常互为因果关系,胆石症可引起胆道梗阻,梗阻可造成胆汁淤积、细菌繁殖而致胆道感染;胆道反复感染又是胆石形成的致病因素和促发因素。

【概述】

1. *胆囊炎* 是指发生于胆囊的细菌性和(或)化学性炎症。根据发病的缓急和病程长短分为急性胆囊炎和慢性胆囊炎。约 95%的急性胆囊炎患者合并胆囊结石,称为急性结石性胆囊炎;未合并胆囊结石者,称为急性非结石性胆囊炎。

2. *急性重症胆管炎* 以往称急性梗阻性化脓性胆管炎,是指胆管严重的急性梗阻性化脓性感染,常伴胆管内压升高。患者除了有右上腹痛,畏寒、发热,黄疸(Charcot)三联征外,还伴有休克及精神异常症状(Reynolds)五联征。本病是我国胆道疾病最突出的急症,也是最严重的感染性急腹症。近年来对本病的诊断和治疗虽然取得很大进展,但病死率仍然较高。本病多因胆石症、胆道蛔虫或肝脓肿引起。感染的细菌绝大多数是大肠埃希菌、铜绿假单胞菌(绿脓杆菌)、变形杆菌等。其特点是发病急骤、病情危重、发展迅速,常伴有中毒性休克,如处理不及时,常会出现严重后果。

【病因和发病机制】

1. *胆囊管梗阻* 由于结石阻塞或嵌顿于胆囊管或胆囊颈,导致胆汁排出受阻、胆汁淤积,胆汁中的胆汁酸刺激胆囊黏膜而引起水肿、炎症甚至坏死。另外,结石亦可直接损伤受压部位的胆囊黏膜引起炎症。

2. *细菌感染* 细菌多来源于胃肠道,致病菌通过胆道逆行,直接蔓延或经血液循环和淋巴途径入侵胆囊。

3. 多因素相互作用　如严重创伤、化学性刺激、肿瘤压迫等，亦可由结石以外的梗阻原因引起，如蛔虫、胆囊管扭曲等。

【病理】

本病的基本病理变化是胆管完全梗阻和胆管内化脓性感染。梗阻部位可在肝外和肝内胆管。梗阻后胆管扩张，管壁黏膜充血、水肿、增厚，形成溃疡。胆管内压力升高，胆管腔内充满脓液或脓性胆汁。高压的脓性胆汁可逆行入肝实质，造成肝脏急性化脓性感染，引起肝细胞坏死。肝实质充血、肿大，甚至并发多发性胆源性细菌性肝脓肿。少数患者的脓性胆汁可穿越破碎的肝细胞进入肝窦，再循肝静脉至肺静脉，造成肺内胆砂性血栓。同时大量细菌和毒素进入血液内，进一步发展成革兰阴性杆菌脓毒症、感染性休克和多器官功能障碍综合征。

【临床表现】

1. 胆囊炎

(1) 急性胆囊炎

1) 症状

a. 腹痛：多数患者有上腹部疼痛史，表现为右上腹阵发性绞痛，常在饱餐、进油腻食物后或夜间发作，疼痛可放射至右肩及右肩胛下。

b. 消化道症状：患者腹痛发作时常伴有恶心、呕吐、厌食等消化道症状。

c. 发热或中毒症状：根据胆囊炎症反应程度的不同，患者可出现不同程度的体温升高或脉搏加速。

2) 体征

a. 腹部压痛：右上腹可有不同程度和不同范围的压痛、反跳痛和肌紧张，Murphy 征阳性。

b. 黄疸：10%～25%的患者可出现轻度黄疸，多见于胆囊炎症反复发作合并 Mirizzi 综合征的患者。

(2) 慢性胆囊炎：症状常不典型，主要表现为上腹部饱胀不适、厌食油腻和嗳气等消化不良的症状，以及右上腹和肩背部隐痛。多数患者曾有典型的胆绞痛病史。

2. 急性重症胆管炎

(1) 多有胆道感染或胆道手术史。

(2) 起病急，有夏科三联征伴恶心、呕吐等消化道症状。

(3) 约 50%患者出现烦躁不安、昏睡或昏迷。

(4) 体温高热或不升；脉快(120 次/分以上)，血压下降；神志改变，呈休克状态。

(5) 右上腹肌紧张、压痛、肝大、胆囊大，有触痛，肠胀气明显。

【辅助检查】

1. 胆囊炎

(1) 急性胆囊炎

1) 实验室检查：血常规检查可见白细胞计数及中性粒细胞比例升高，部分患者可有血清胆红素、转氨酶、ALP(AKP)及淀粉酶升高。

2) 影像学检查：B 超检查可显示胆囊增大、胆囊壁增厚，大部分患者可见胆囊内有结石光团。

(2) 慢性胆囊炎:B超检查显示胆囊壁增厚、胆囊腔缩小或萎缩,排空功能减退或消失,常伴胆囊结石。

2. 急性重症胆管炎

(1) 实验室检查:血常规检查白细胞高达 20×10^9/L 以上,核左移,血清胆红素升高,代谢性酸中毒。

(2) 血细菌培养可阳性。

(3) B超检查示胆囊、肝增大,胆管扩张,内有蛔虫。

(4) 术中见胆总管增粗、压力高,有脓性胆汁,细菌培养阳性。

(5) CT或MRI显示胆管内有结石或蛔虫影。

【治疗要点】

1. 胆囊炎

(1) 非手术疗法

1) 适应证

a. 诊断明确,病情较轻的急性胆囊炎患者;

b. 老年人或伴有严重心血管疾病不能耐受手术的患者,在非手术治疗的基础上积极治疗各种合并症,待患者一般情况好转后再考虑择期手术。

2) 方法

a. 卧床休息,禁食,腹胀者胃管减压;

b. 补液,纠正水、电解质和酸碱平衡失调;

c. 解痉止痛;

d. 静脉联用有效抗生素,对80%~85%的早期病例有效。

在非手术治疗期间若病情加重或出现胆囊穿孔、腹膜炎等并发症时应及时手术治疗。

(2) 手术治疗

1) 适应证:主要指急诊手术的适应证。

a. 发病在48~72 h以内者;

b. 经非手术治疗无效且病情持续加重者;

c. 合并胆囊穿孔、弥漫性腹膜炎、急性梗阻性化脓性胆管炎、急性坏死性胰腺炎等严重并发症者。

2) 方法:胆囊切除和胆囊造口术。

a. 胆囊切除术:根据病情选择开腹或腹腔镜行胆囊切除术。有下列情况应同时作胆总管切开探查及T管引流术:①患者有黄疸史;②胆总管内扪及结石或术前B超提示肝总管、胆总管结石;③胆总管扩张,直径>1 cm者;④胆总管内抽出脓性胆汁或有胆色素沉淀者;⑤患者合并有慢性复发性胰腺炎者。

b. 胆囊造口术:目的是减压和引流胆汁。主要适用于年老体弱,合并严重心、肺、肾等功能障碍不能耐受手术的患者,或局部水肿、粘连严重导致局部解剖不清者。待病情稳定,局部炎症消退后再视情况决定是否手术。

2. 急性重症胆管炎(急性梗阻性化脓性胆管炎) 治疗原则是紧急手术,在抗休克同时进行手术,解除胆道梗阻,并减压引流。

手术前应积极准备,包括纠正水、电解质和酸碱平衡紊乱,给予有效足量抗生素、肾上腺皮质激素、维生素等，及时使用多巴胺等扩张血管的药物，防治急性呼吸衰竭和肾衰竭。

手术是以切开胆管减压并引流胆汁，挽救患者生命为主要目的，所以手术应力求简单有效，尽可能地仔细探查胆管、解除梗阻。胆囊病变多系继发，一般不作急症胆囊切除，可留待二期手术处理。胆囊造口常难以达到减压目的，一般不宜采用。

【护理】

1. 护理评估

(1) 术前评估

1) 健康史及相关因素。

2) 一般情况：患者的年龄、性别、职业、居住地及饮食习惯，女患者询问月经周期及生育史。

3) 腹痛的病因及诱因：腹痛发生的时间、是否与进食油腻的食物有关，以及与夜间睡眠改变体位有关。

4) 腹痛的性质：是否是突发性腹痛，腹痛为绞痛还是隐痛，是阵发性还是持续性疼痛，有无放射至右肩背部或右肩胛下等。

5) 既往史：有无胆石症、胆囊炎、胆道蛔虫史；有无消化性溃疡及类似疼痛发作史；过敏史及腹部手术史等。

6) 身体状况：腹痛的部位，有无腹膜刺激征；有无发热、恶心、黄疸、体重减轻和神经系统的改变等。

7) 查看实验室及影像学辅助检查结果。

8) 评估患者及家属对本病的认知、家庭经济情况、心理承受能力和对治疗的期望。

(2) 术后评估

1) 术后病情：术后的神志、生命体征、疼痛情况，以及伤口敷料渗血情况，引流管的固定和通畅，引流液的色、质、量。

2) 对手术和手术后康复的认知度及配合度。

2. 护理问题

(1) 疼痛：与结石突然嵌顿、胆汁排空受阻致胆囊强烈收缩或继发胆囊感染有关。

(2) 有体液不足的危险：与不能进食和手术前后要禁食有关。

(3) 潜在并发症：胆囊穿孔、脓毒血症及感染性休克。

(4) 体温过高：与胆道急性感染、化脓有关。

(5) 营养失调：低于机体需要量，与禁食、摄入减少、消耗大、机体需要量增加有关。

3. 护理措施

(1) 减轻或控制疼痛：根据疼痛的程度和性质，采用非药物或药物的方法止痛。

1) 卧床休息：安置舒适的体位，指导其有效、有节律的深呼吸，达到放松和减轻疼痛的目的。还可给予患者听音乐，转移分散注意力。

2) 药物止痛：诊断明确的剧烈疼痛者可遵医嘱予以镇痛剂。

3) 饮食护理：对于非手术治疗者，指导其清淡饮食，忌油腻饮食；病情严重且拟手术患者给予禁食、禁水，必要时胃肠减压，以减轻腹胀和腹痛。

4) 控制感染：遵医嘱及时合理使用抗生素，通过控制胆囊炎症，减轻胆囊肿胀和胆囊压力达到减轻、控制疼痛的效果。

(2) 维持体液平衡:在禁食期间,根据医嘱静脉补充足够的水、电解质和能量,以维持水、电解质和酸碱平衡。

(3) 术中护理

1) 麻醉:硬膜外腔阻滞麻醉、全身麻醉。

2) 手术体位:见胃部手术。

3) 术中配合

a. 见第七章手术室管理和工作。

b. 准备胆道造影剂、一次性小单、60 ml 注射器;根据手术需要准备不同型号的 T 管、引流袋;使用胆道镜时要准备电线套、生理盐水×1、输液皮条×1 等。

c. 由于多数取小切口,应准备窄而细长的直角拉钩。在胆总管处操作时,应递给手术医师胆道镊。

d. 胆总管造影时,应遵医嘱配置造影剂。做造影时,应用无菌小单覆盖切口,以防伤口被污染。

e. 切除胆囊时,要给无菌盐水纱垫保护切口周围,防止胆汁或炎症污染腹腔。

f. 见胃部手术。

(4) 术后护理

1) 病情观察:手术伤口的渗血情况,生命体征,疼痛情况,引流液的色、质、量,并准确记录。

2) 导管护理:导管妥善固定,防止扭曲、折叠、引流不畅,更换引流袋时要无菌操作。

3) 降低体温

a. 物理降温:根据患者体温升高的程度,采用温水擦浴、冰敷等物理方法,防止体温继续升高。

b. 药物降温:在物理降温的基础上遵医嘱经口服、注射,以及其他途径给予药物降温。

c. 控制感染:遵医嘱联合应用足量有效广谱抗生素,以有效控制感染,使体温恢复正常。

4) 指导患者床上合适卧位:术后 6 h 后生命体征平稳,无不适主诉可给予半卧位,有利于引流液的引流,减轻腹部伤口张力,缓解疼痛。

5) 鼓励早期下床活动:术后第二天患者身体能够耐受的可下床活动;身体不能耐受的指导床上翻身、下肢活动,防止长期卧床导致下肢静脉血栓。

6) 教会患者有效的咳嗽方法,特别是对于呼吸功能不良的年老患者,必要时用超声雾化,防止坠积性肺炎的发生。

7) 胃肠减压:减少胃内积气积液,减轻腹胀,改善呼吸功能的效果。

8) 吸氧,保证组织器官的氧气供给。

9) 营养支持:术前禁食和术后肠道功能未恢复前应静脉给予能量,予以氨基酸、维生素、水及电解质,以维持和改善营养状况。

10) 并发症的预防和观察:加强观察腹部伤口、生命体征、尿量,以及引流液的色、质、量,同时注意实验室检查。若 T 管内引流出血性液体,伴腹痛、发热症状,应考虑胆道出血;若腹腔引流液呈黄绿色胆汁样,应警惕胆瘘的发生;若患者出现精神症状,黄疸加深,每小时尿量减少或无尿,肝、肾功能异常等提示多器官功能障碍,应及时通知医生,并协助处理。

11) 维护器官功能:一旦发生多器官功能障碍或衰竭的征象,立即通知医生,配合抢救。

4. 护理评价

(1) 患者腹痛是否得到缓解，能否叙述自我缓解疼痛的方法。

(2) 患者在禁食期间是否得到相应的体液补充。

(3) 患者是否发生胆囊穿孔或能否及时发现和处理已发生的胆囊穿孔。

【健康教育】

1. 合理饮食　见本章第三节。

2. 自我监测　出现腹痛、发热、黄疸应及时就医。

3. T管护理

(1) 妥善固定，穿着宽松的裤子，引流袋应固定在低于伤口处，防止胆汁逆流而引发感染。

(2) 保持T管周围皮肤的干燥，必要时可涂氧化锌软膏，以保护周围皮肤，避免胆汁刺激。

(3) 准确记录胆汁的色、质、量，更换引流袋时注意无菌操作，避免感染。

(4) 避免举重物或过度活动，以防管道脱出或胆汁逆流。

(5) 沐浴时应采取淋浴的方式，并用塑料薄膜覆盖伤口处。

第五节　胆道蛔虫病

胆道蛔虫病(biliary ascariasis)指肠道蛔虫上行钻入胆道所引起的一系列临床症状，是一种较常见的异位蛔虫症，也是常见的外科急腹症之一。多见于青少年和儿童。以往农村发病率明显高于城市，随着生活环境、卫生条件改善和防治工作的开展，本病的发生率已明显下降。

【病因和病理生理】

蛔虫寄生于小肠中下段，有钻孔的习性，喜碱性环境，当某些因素使寄生环境发生改变，如胃肠道功能紊乱、饥饿、发热、驱虫不当、妊娠、Oddi 括约肌功能失调时，肠道内蛔虫即可上行钻入胆道。蛔虫钻入时的机械性刺激可引起 Oddi 括约肌痉挛，诱发剧烈绞痛，亦可诱发急性胰腺炎。虫体带入的肠道细菌可致胆道感染，严重时可引起肝脓肿或急性重症胆管炎。蛔虫经胆囊管进入胆囊，可引起胆囊穿孔。蛔虫在胆道内死亡后，其残骸和虫卵在胆道内沉积，可成为结石形成的核心。

【临床表现】

特点为临床症状与体征不相符。

1. 症状　表现为突发性剑突下或上腹部钻顶样剧烈疼痛，可向右肩背部放射，由于蛔虫成虫上窜入胆道，Oddi 括约肌痉挛产生绞痛，呈阵发性、反复发作，患者辗转不安，全身大汗，痛苦异常。虫体静止或完全进入胆道后，绞痛即缓解甚至完全消失，患者可安静入睡。患者常伴恶心、呕吐，甚至呕出蛔虫。由于蛔虫钻入引起的梗阻多为不完全性，因而黄疸较少见或较轻。

2. 体征　多数患者无黄疸及感染症状，腹部柔软、剑突下或右上腹有轻度的深压痛，但无反跳痛、无腹肌紧张。若继发感染或胆道梗阻时，可出现急性胆囊炎、胆管炎、胰腺炎、肝脓肿的相应症状和体征。

【辅助检查】

1. 实验室检查　血常规检查可见白细胞计数和嗜酸性粒细胞比例升高。粪便或十二指肠引流液中有虫卵。

2. 影像学检查　B超检查是诊断本病的首选方法，可见蛔虫体，胆总管略扩张。ERCP亦可用于检查胆总管下段的蛔虫，亦可在ERCP下取出虫体而作为治疗的手段。

【治疗要点】

以非手术治疗为主，仅在非手术治疗无效或出现严重并发症时方考虑手术。

1. 非手术治疗

(1) 解痉止痛：疼痛发作时，可遵医嘱注射阿托品、山莨菪碱(654-2)等，必要时可应用哌替啶。

(2) 利胆驱虫

1) 将食醋、30%硫酸镁或氧气经胃管注入可有驱虫的作用。

2) 中西医结合治疗，如口服中药方剂乌梅汤、针刺穴位等。

3) 缓解期驱虫可选用驱虫药哌嗪(驱蛔灵)、驱虫净或左旋咪唑等，驱虫后需继续服用消炎利胆药2周，以排出虫体或虫卵，防止结石形成。

(3) 控制感染：应用足量抗菌药，预防和控制感染。应用甲硝唑、庆大霉素等药物。

(4) 在内镜ERCP直视下用取石钳取出虫体，诊断和治疗效果也较好。

2. 手术治疗　主要适用于经非手术治疗无效或症状加重、进入胆道的蛔虫较多、胆囊蛔虫病或有严重并发症，如肝脓肿、急性重症胆管炎、急性坏死性胰腺炎或胆汁性腹膜炎等。手术方式通常采用胆总管切开、探查、取虫及T管引流术，术后继续驱虫治疗。

【护理】

1. 护理问题

(1) 疼痛：与蛔虫刺激导致Oddi括约肌痉挛有关。

(2) 知识缺乏：缺乏饮食卫生保健知识。

2. 护理措施

(1) 减轻或控制疼痛：根据疼痛的程度，采取非药物或药物的方法止痛。

(2) 卧床休息：协助患者卧床休息和采取舒适体位，指导患者进行有节律的深呼吸，达到放松和减轻疼痛的目的。

(3) 解痉止痛：遵医嘱通过口服或注射等方式给予解痉或止痛药，以缓解疼痛。

(4) 做好饮食卫生保健知识的宣教，使其掌握并应用。

(5) 手术治疗的护理：对于手术治疗的患者，按胆总管探查及T管引流术后的护理措施进行护理。

3. 护理评价

(1) 疼痛减轻或解除，舒适度改善。

(2) 是否掌握相关的知识，能否主动配合。

【健康教育】

1. 养成良好的饮食及卫生习惯　不喝生水，蔬菜要洗净煮熟，水果应洗净或削皮后吃，饭前便后要洗手。

2. 正确服用驱虫药　应于清晨空腹或晚上临睡前服用，服药后注意观察大便中是否有蛔虫排出。

3. 其他　对症处理：患者呕吐时应作好呕吐的护理，大量出汗时应及时协助患者更衣。疼痛间歇期指导患者注意休息、合理饮食，保证足量水分摄入。必要时作好 ERCP 取虫的准备。

第六节　胆道肿瘤

【概述】

1. 胆囊息肉样病变　胆囊息肉样病变是胆囊壁向胆囊腔内突出或隆起的局限性息肉样病变的总称。以良性多见，形状多样，有球形或半球形，带蒂或基底较宽。

2. 胆囊癌　胆囊癌(carcinoma of gallbladder)是指发生于胆囊的癌性病变，以胆囊体和底部多见。在所有癌症中所占比例不高，但在胆道系统恶性肿瘤中却是较常见的一种，约占肝外胆管癌的 25%。发病年龄多集中在 50 岁的老年人，女性发病率为男性的 3～4 倍。

3. 胆管癌　胆管癌(carcinoma of bile duct)指原发于肝外胆管包括左、右肝管至胆总管下端的癌性病变。以 50～70 岁的男性多见，有 50%～75%的胆管癌发生在上 1/3 段胆管，即肝门部胆管。

【病因和发病机制】

1. 胆囊癌　病因尚不清楚，约 85%的胆囊癌患者合并有胆囊结石，可能与胆囊黏膜受结石长期物理性刺激、慢性炎症及细菌代谢产物中的致癌物质等因素的作用而导致细胞异常增生有关。近年的流行病学调查显示：胆囊癌发病与萎缩性胆囊炎、胆囊息肉样病变有一定的关系，胆囊空肠吻合术后、完全钙化的瓷化胆囊和溃疡性结肠炎等亦可能成为致癌因素。

2. 胆管癌　尚不明确，但大量研究表明，胆管癌与胆管结石、原发性硬化性胆管炎、先天性胆管扩张症、胆管空肠吻合术后及肝吸虫等有关。近年的研究提示，胆管的发生还与乙型肝炎、丙型肝炎病毒感染有关。

【病理】

1. 胆囊息肉样病变　胆囊息肉样变的分类尚有争议，通常按病理分类。

(1) 肿瘤性息肉样病变包括腺瘤、腺癌、血管瘤和平滑肌瘤等，以腺瘤多见。腺瘤表面可有破溃出血、坏死、感染等。

(2) 非肿瘤性息肉样病变常见有胆固醇息肉、炎性息肉和腺肌性增生等。

2. 胆囊癌　多发生在胆囊体和底部，癌细胞浸润可使胆囊壁呈弥漫性增厚，乳头状癌突出囊腔内可阻塞胆囊颈和胆囊管而引起胆囊积液。胆囊癌以腺癌多见，其次是未分化癌、鳞状上皮细胞癌和混合性癌。胆囊癌预后与其分期有关。

(1) 病理分期：临床常用的分期方法有 Nevin 分期和 UICC 分期，前者常作为临床选择治疗方法的参考，后者有助于判断预后。

1) Nevin 分期：1976 年 Nevin 将胆囊癌分为五期。

Ⅰ期：黏膜内原位癌；

Ⅱ期：侵犯黏膜和肌层；

Ⅲ期：侵犯胆囊壁全层；

Ⅳ期：侵犯胆囊壁全层和周围淋巴结转移；

Ⅴ期：侵犯或转移至肝和其他内脏器官。

2）UICC 分期：1987 年，国际抗癌联盟（UICC）按照 TNM 分期将胆囊癌分为四期：

Ⅰ期：侵犯黏膜和肌层（$T_1N_0M_0$）；

Ⅱ期：侵犯胆囊壁全层（$T_2N_1M_0$）；

Ⅲ期：侵犯肝＜2 cm，区域淋巴结转移（$T_3N_0M_0$）；

ⅣA 期：侵犯肝＞2 cm（$T_4N_0M_0$，$T_xN_1M_0$）；

ⅣB 期：远处淋巴或内脏器官转移（$T_xN_0M_1$）。

（2）转移胆囊癌可直接侵犯周围组织，也可通过淋巴、血液循环及腹腔内种植等途径转移。以淋巴转移多见，通常先累及胆囊周围和门静脉及胆总管淋巴结，然后转移至胰头部、肠系膜上动脉、肝动脉周围淋巴结以及腹主动脉旁淋巴结。肝内转移亦较多见，主要为直接侵犯或淋巴转移所致。

3. 胆管癌　按胆管癌的大体形态可分为：

（1）乳头状癌：呈息肉状向管腔内生长，多发生于胆管下段。

（2）结节状癌：小而局限的硬化型或结节状，多发于胆管中、上段。

（3）弥漫性癌：广泛浸润胆管，使胆管壁增厚、管腔狭窄，并可向肝十二指肠韧带浸润。组织学分类中，以腺癌多见，约占 95%，此外还有低分化、未分化、鳞状细胞癌等。胆管癌生长缓慢，主要沿胆管壁向上、下浸润生长。转移方式主要为淋巴转移，亦可经腹腔种植或血行转移。

【临床表现】

1. 胆囊息肉样病变　常无特殊临床表现。部分患者有右上腹部疼痛或不适，偶尔有恶心、呕吐、食欲减退、消化不良等轻微的症状。体格检查可有右上腹部深压痛。若胆囊管梗阻，可扪及肿大的胆囊。

2. 胆囊癌　发病隐匿，早期无典型和特异性的症状。部分患者可因胆囊结石行胆囊切除时意外发现胆囊癌。不同的病变部位及病程可有不同的临床表现。合并结石或慢性胆囊炎者，早期多表现为类似胆囊炎或胆石症的症状，如上腹部持续性隐痛、食欲减退、恶心、呕吐等。当肿瘤侵犯到浆膜层或胆囊床时，可有类似急性胆囊炎和胆囊结右的症状，如右上腹痛、发热、黄疸等。胆囊管梗阻时可触及肿大的胆囊。晚期胆囊患者，可能在右上腹触及肿块，此时患者可出现腹胀、腹痛、黄疸、贫血或恶液质等表现。肿瘤也可穿透浆膜，导致胆囊急性穿孔，以及急性腹膜炎、胆道出血等。

3. 胆管癌

（1）症状

1）黄疸：大部分患者表现为进行性加重的黄疸，尿色变黄；大便颜色呈灰白或白陶土色。

2）腹痛：表现为上腹部饱胀不适、隐痛、胀痛或绞痛，可向腰背部放射，常伴全身皮肤瘙痒、恶心、厌食、消瘦、乏力等症状，合并感染时可出现急性胆管炎的临床表现。

（2）体征

1）黄疸：巩膜、皮肤黄染。

2）胆囊改变：肿瘤发生在胆囊以下胆管时，常可触及肿大的胆囊，Murphy 征可呈阴性；当肿瘤发生在胆囊以上胆管和肝门部胆管时，胆囊常缩小而不能触及。

3）肝大：部分患者可出现肝大、质硬，有触痛或叩痛；晚期患者在上腹部触及肿块，可伴有腹水和下肢水肿。

【辅助检查】

1．实验室检查

（1）血生化检查示血清癌总胆红素、直接胆红素、ALP 显著升高，肝功能受损害时可出现酶谱异常升高。

（2）肿瘤标记物 CEA、CA199、CA125 可升高或正常。

（3）凝血酶原时间延长。

2．影像学检查

（1）B 超检查：可见胆囊腔内隆起的回声光团、胆囊壁呈不同程度增厚或显示胆囊内新生物，以及肝内转移灶或肿大的淋巴结和肝内和外胆管扩张及肿瘤的位置、大小。

（2）CT、MRI 检查：可显示胆道梗阻的部位及肿瘤大小等，磁共振成像胰胆管造影（MRCP）在显示胆管扩张方面优于 CT。

（3）ERCP：可帮助了解胆总管下段的病变。

（4）放射性核素扫描显影和血管造影：有助于了解肿瘤与血管的关系。

（5）经皮行肝胆管穿刺造影：在超声引导下行 PTC 可了解胆道情况及穿刺活检，帮助明确诊断。

【治疗要点】

1．胆囊息肉样病变

（1）随访观察：良性病变者，可定期随访观察，视病情发展选择相应的治疗方法。

（2）手术治疗：对症状明显的患者，在排除胃、十二指肠及其他胆道疾病后，宜手术治疗。部分无症状但有以下情况者仍需考虑手术治疗。

1）直径超过 1 cm 的单发病变。

2）年龄超过 50 岁者。

3）短期内病变迅速增大者。

4）合并胆囊结石或胆囊壁增厚者，若发生恶变，则按胆囊癌处理。

2．胆囊癌　主要治疗方法是手术，可根据病情和病理分期采取不同的手术方式。

（1）手术治疗

1）单纯胆囊切除术：适用于 Nevin Ⅰ期的病变。

2）胆囊癌根治性切除术：适用于 Nevin Ⅱ、Ⅲ、Ⅳ期的胆囊。切除范围包括胆囊、胆囊床外 2 cm 肝组织及胆囊引流区淋巴结清扫。

3）胆囊癌扩大根治术：可用于 Nevin Ⅲ、Ⅳ期和 UICC Ⅲ、Ⅳ期的患者。除根治性切除外，扩大切除的范围，包括右半肝或右三叶肝切除、胰十二指肠切除、肝动脉和（或）门静脉重建术。该术式创伤较大。

4）姑息性手术：主要达到缓解黄疸、瘙痒等症状的目的，用于癌肿晚期不能手术切除者。术式包括肝总管空肠吻合术、PTCD 术、经内镜 Oddi 括约肌切开、胆总管、肝总管内支架置放术等。

（2）非手术治疗：癌肿晚期不能手术切除者可根据病情采取放疗、化疗的方法。此外，放疗和化疗也可作为术前、术后的辅助治疗，如利用放射性核素的射线、各种加速器所产生的电子束、质子、介子，以及其他重粒子等用于肿瘤治疗，但其疗效还有待进一步的研究。

3. 胆管癌　主要为手术治疗。中、上段胆管癌在切除肿瘤后行胆管空肠吻合术；下段胆管多需行胰十二指肠切除术。肿瘤晚期无法手术切除者，可选择作胆管空肠 Roux-en-Y 吻合术、U 形管引流术、PTCD 和经 PTCD 或 ERCP 放置内支架引流等。

【护理】

1. 护理评估

(1) 术前评估

1) 健康史及相关因素：如一般情况、腹痛病因及诱因、腹痛的缓急和发生时间、与饮食和活动的关系；腹痛的特点，与腹痛加剧或缓解相关的因素；有无消化道或全身伴随的症状；疼痛与活动和睡眠的关系。

2) 身体状况

a. 局部：腹痛部位、腹部形态、腹膜刺激程度、肠鸣音、肝浊音等；

b. 全身：生命体征有无消化道伴随症状；呕吐物或排泄物色、质、量；有无寒战、高热、黄疸、休克等。

c. 辅助检查：完善各项实验室检查及影像学检查等。

3) 心理和社会状况。

(2) 术后评估

1) 有无腹腔残余脓肿、出血和瘘等并发症。

2) 疼痛。

3) 心理状况。

4) 全身皮肤情况。

2. 护理问题

(1) 焦虑：与担心肿瘤预后及病后家庭、社会地位改变有关。

(2) 疼痛：与肿瘤浸润、局部压迫及手术创伤有关。

(3) 营养失调：低于机体需要量，与肿瘤所致的高代谢状态、摄入减少及吸收障碍有关。

3. 护理措施

(1) 减轻焦虑：根据患者的心理特点及心理承受能力，提供相应的护理措施和心理支持。

(2) 积极主动关心患者，鼓励患者表达内心的感受，让患者产生信赖感。

(3) 说明手术的意义、重要性及手术方案，使患者积极配合检查、手术及护理。

(4) 及时为患者提供有利于治疗及康复的信息，增强战胜疾病的信心。

(5) 缓解疼痛：根据疼痛的程度，采取非药物或药物方法止痛。

(6) 卧床休息：指导其采取舒适体位、深呼吸、分散注意力等。

(7) 遵医嘱应用止痛药物。

(8) 对接受手术治疗的患者，按腹部和胆道手术后患者的护理措施进行相应护理。

4. 护理评价

(1) 患者焦虑是否缓解或减轻，如情绪是否稳定，食欲、睡眠状况是否改善。

(2) 疼痛减轻或解除，舒适度改善。

(3) 体液和营养得到及时补充，手术耐受力增强。

【健康教育】

1. 营造良好的进餐环境，提供清淡、爽口的饮食。

2. 对于因疼痛、恶心、呕吐而影响食欲的患者，餐前可适当用药控制症状，鼓励患者尽可能经口摄入营养素。

3. 不能经口进食或经口摄入不足者，根据其营养状况，给予肠内、肠外营养支持，以改善患者营养状况，提高对手术及其他治疗的耐受性，促进康复。

案例分析题

患者，男性，59 岁。昨晨在无明显诱因下突发右上腹隐痛不适感，呈持续发作，未累及左肩及后背。疼痛渐加重，伴恶心、呕吐，呕吐物为胃内容物及胆汁，呕吐后症状缓解不明显。今晨出现发热，最高达 T 39℃，伴寒战，尿色加重，皮肤泛黄，未排便，有排气，来院急诊。查血常规：WBC 17×10^9/L，N 0.92；淀粉酶 115U/L，血胆红素 136 μmol/L，尿胆红素(2+)，GPT 79 U/L。B 超示："胆结石，胆总管扩张，结石可能。"予抗炎治疗效果不佳，急诊收住入院治疗。体检：神清，HR 90 次/分，BP 100/60 mmHg，皮肤黏膜轻度黄染，全腹平软，未扪及腹块，右上腹轻压痛，无肌卫，反跳痛。Murphy 征(－)，肝肾区叩击痛(－)，移动性浊音(－)，肠鸣音 4 次/分。

问题：(1) 入院后，患者在非手术治疗期间应如何观察其病情变化？

(2) 如果患者需要手术治疗应行什么手术？术后如何护理？

（张　静　顾　倩）

第二十七章 胰腺疾病患者的护理

第一节 解剖和生理概要

胰腺是人体第二大腺体。长为 17～20 cm，宽为 3～5 cm，厚为 1.5～2.5 cm，重为 82～117 g，斜向左上方紧贴于第 1～2 腰椎体前面。分为胰头、颈、体、尾四部分，各部相互移行，无明显界限。除胰尾被浆膜包绕外，其余部分均位于腹膜后。因此胰腺病变的表现往往比较深在、隐蔽。胰头较为膨大，嵌入十二指肠环内，其下部向左突出并绕至肠系膜上动、静脉后方的部分称钩突，此处常有 2～5 支小静脉汇入肠系膜上静脉。肠系膜上静脉前方的部分为胰颈。胰颈和胰尾之间为胰体，占胰的大部分，其后紧贴腰椎体，当上腹部钝挫伤时受挤压的机会最大。胰尾是胰左端的狭细部分，行向左上方抵达脾门。脾切除时胰尾易受损伤而形成胰瘘。

胰管（Wirsung 管）也称主胰管，直径为 2～3 mm，横贯胰腺全长，由胰尾行至胰头，沿途接纳小叶间导管。约 85％的人胰管与胆总管汇合形成"共同通道"，下端膨大部分称 Vater 壶腹，开口于十二指肠乳头（也称十二指肠大乳头），其内有 Oddi 括约肌；一部分虽有共同开口，但两者之间有分隔；少数人两者分别开口于十二指肠（图 27－1）。这种共同开口或共同通道是胰腺疾病和胆道疾病互相关联的解剖学基础。在胰头部胰管上方有副胰管（Santorini 管），通常与胰管相连，收纳胰头前上部的胰液，开口于十二指肠小乳头。

胰头血供来源于胃十二指肠动脉和肠系膜上动脉的胰十二指肠前、后动脉弓。胰体尾部血供来自于脾动脉的胰背动脉和胰大动脉。通过胰横动脉构成胰腺内动脉网（图 27－2）。胰的静脉多与同名动脉伴行，最后汇入门静脉。胰腺的淋巴也很丰富，起自腺泡周围的毛细淋巴管，在小叶间汇成稍大的淋巴管，沿血管达胰表面，注入胰上、下淋巴结与脾淋巴结，然后注入腹腔淋巴结。胰的多个淋巴结群与幽门上下、肝门、横结肠系膜及腹主动脉等处淋巴结相连通。胰腺受交感神经和副交感神经的双重支配，交感神经是胰腺疼痛的主要通路，副交感神经传出纤维对胰岛、腺泡和导管起调节作用。

胰腺具有外分泌和内分泌两种功能。胰腺的外分泌为胰液，是一种透明的等渗液体，每天分泌 750～1 500 ml，pH 值为 7.4～8.4。其主要成分为由腺泡细胞分泌的各种消化酶，以及由中心腺泡细胞和导管细胞分泌的水和碳酸氢盐。胰消化酶主要包括胰淀粉酶、胰蛋白酶、糜蛋白酶、弹性蛋白酶、胶原酶、羧基肽酶、核糖核酸酶、脱氧核糖核酸酶、胰脂肪酶、胰磷

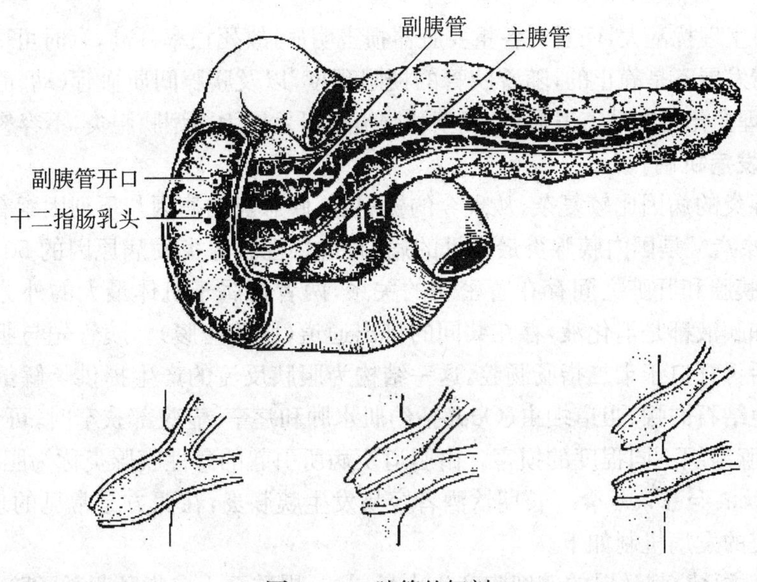

图 27-1 胰管的解剖

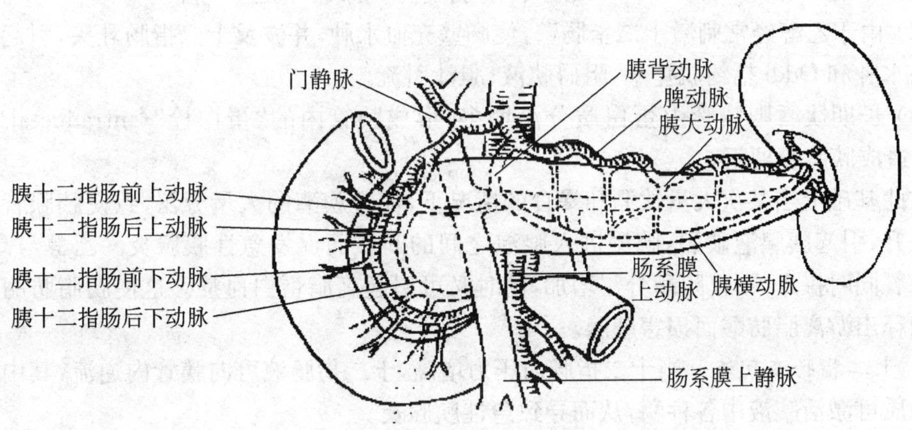

图 27-2 胰腺的血液供应

脂酶等。胰液的分泌受迷走神经和体液的双重控制，但以体液调节为主。胰腺的内分泌来源于胰岛。胰岛是大小不等、形状不定的细胞集团，散布于腺泡之间。胰腺约有 100 万个胰岛，主要分布于胰体尾。胰岛有多种细胞，以 β(B)细胞为主，分泌胰岛素；其次是 α(A)细胞分泌胰高糖素，以及 δ(D)细胞分泌生长抑素；还有少数 PP 细胞分泌胰多肽、G 细胞分泌促胃液素(胃泌素)和 D1 细胞分泌血管活性肠肽(VIP)等。

第二节 急性胰腺炎

急性胰腺炎为腹部外科常见的急腹症之一，一般认为该病是由胰腺分泌的胰酶在胰腺内被激活，对胰腺组织自身"消化"而引起的急性化学性炎症。临床病理常把急性胰腺炎分为急性轻型胰腺炎(水肿型)和重型胰腺炎(出血坏死型)两种。近年来重型胰腺炎发病率逐渐增多。由于它对生理扰乱大，而且对各重要脏器损害明显，故死亡率甚高，有时可引起骤然死亡。胰腺炎的病情发展不是静止的，随着胰管的梗阻程度，以及胰腺间质血管（动、静脉及淋巴管）的改变，其病理变化是在动态发展着，轻型胰腺炎也可发展为重型胰腺炎，不容忽视。

【病因和发病机制】

急性胰腺炎的病因比较复杂，从现今的资料看，胰腺炎的病因与下列因素有关。

1. 胆道疾病　是国内胰腺炎最常见的病因，占急性胰腺炎发病原因的 50%以上。从解剖学上来看，胰腺和肝脏之间存在着密切的关系，两者都属于机体最大的外分泌器官之一，分泌的胆汁和胰液都是消化液，存在共同的排出通道（胆胰壶腹）。胰管先与胆总管汇合，形成共同通道后再开口于十二指肠肠腔，这一结构为胆胰反流的产生提供了解剖学基础，当胆总管下端发生结石嵌顿、胆道蛔虫、Oddi 括约肌水肿和痉挛、壶腹部狭窄时，可使胆汁逆流入胰管，引起胰腺组织不同程度的损害。由胆道疾病所引起的急性胰腺炎称为胆源性胰腺炎。

2. 过量饮酒和暴饮暴食　长期饮酒者容易发生胰腺炎，在西方是常见的现象，占 70%。酒精性胰腺炎的发病机制如下。

(1) 乙醇（酒精）刺激胃的壁细胞产生大量胃酸，胃酸至十二指肠刺激肠壁的 S 细胞及小肠壁的 I 细胞，而产生 CCK－PZ，在短时间内胰管内形成一高压环境。

(2) 由于乙醇经常刺激十二指肠壁，使肠壁充血水肿，并波及十二指肠乳头，引起十二指肠乳头水肿和 Oddi 括约肌痉挛，阻碍胰液、胆汁引流。

(3) 长期饮酒则胰管内蛋白质分泌增多，形成胰管内的“蛋白栓”（intraductal protein plug），造成胰腺管梗阻。

在此基础上当某次大量饮酒和暴食的情况下，促进胰酶的大量分泌，致使胰腺管内压力骤然上升，引起胰腺泡破裂，胰酶进入腺泡之间的间质而促发急性胰腺炎。乙醇与高蛋白、高脂肪餐同时摄入，不仅胰酶分泌增加，同时又可引起高脂蛋白血症。这使胰脂肪酶分解三酰甘油释出游离脂肪酸而损害胰腺。

3. 十二指肠液反流　当十二指肠内压力增高，十二指肠液可向胰管内逆流，其中的肠激酶等物质可激活胰液中各种酶，从而导致急性胰腺炎。

4. 外伤和医源性因素　胰腺外伤使胰腺管破裂，胰腺液外溢以及外伤后血液供应不足，导致发生急性重型胰腺炎。医源性胰腺炎有两种情况会发生胰腺炎：一种是在做胃切除时发生，特别是在胃窦冲淡或十二指肠后壁溃疡，穿透至胰腺，当行胃切除时，对胰腺上的溃疡面进行搔刮而形成胰漏，胰液漏出对胰腺进行自我消化。另一种情况是手术并未波及胰腺，而发生手术后胰腺炎，这多因在胰腺邻近器官手术引起的，可能是因 Oddi 括约肌水肿，使胰液引流不畅，损伤胰腺血运，以及各种原因刺激迷走神经，使胰液分泌过多等。

5. 血管因素　胰腺的小动、静脉急性栓塞、梗阻，发生胰腺急性血循环障碍而导致急性胰腺炎。

6. 感染因素　急性胰腺炎可以发生各种细菌感染和病毒感染，如腮腺炎病毒、腺病毒、甲型肝炎病毒以及细菌性肺炎等感染。病毒或细菌是通过血液或淋巴进入胰腺组织，并引起胰腺炎。一般情况下，这种感染均为单纯水肿性胰腺炎，发生出血坏死性胰腺炎者较少。

7. 代谢性疾病

(1) 高钙血症：高钙血症所引起的胰腺炎，可能与下列因素有关：钙盐沉积形成胰管内钙化，阻塞胰管使胰液进入间质而发生胰腺炎；促进胰液分泌；胰蛋白酶原转变为胰蛋白酶。

(2) 高脂血症:发生急性胰腺炎病例中约1/4的患者有高脂血症。可能是因为胰腺的小血管被凝聚的血清脂质颗粒栓塞,另外因高浓度的胰脂肪酶分解血清三酰甘油,释出大量游离脂肪酸,造成胰腺小血管的损害并栓塞。当血中三酰甘油达到5～12 mmol/L时,则可出现胰腺炎。

8. 其他因素　如药物过敏、药物中毒、肾上腺皮质激素、遗传等。

【病理】

正常情况下,胰液中的酶原不具有活性,仅在十二指肠内被激活后方有消化功能。当胆汁、胰液排除受阻,以及反流和胰管内压增高引起胰腺导管破裂、上皮受损,胰液中的大量胰酶被激活而消化胰腺组织时,胰腺发生充血、水肿及急性炎症反应,称为水肿性胰腺炎。若病变进一步发展,或发病初期即有胰腺细胞的大量破坏,胰蛋白酶原及其他多种酶原,如糜蛋白酶、弹力纤维酶、磷脂酶A及脂肪酶等被激活,导致胰腺及其周围组织的广泛出血和坏死,则形成出血性坏死性胰腺炎。此时胰腺除有水肿外,被膜下有出血斑甚或血肿;腹膜后和腹膜腔形成血性腹水;大小网膜、肠系膜、腹膜后脂肪组织发生坏死溶解、与钙离子结合形成皂化斑;浆膜下多处出血或血肿形成;甚至胃肠道也有水肿、出血等改变。

大量胰酶被腹膜吸收入血液,使血淀粉酶和脂肪酶升高,并可通过激活体内多种活性物质的作用,导致多器官功能受损。

重症急性胰腺炎的病程可归纳为三期,但并非所有患者都有明显的三期病程。

1. 急性反应期　自发病至2周左右,因腹腔液大量渗出、麻痹的肠腔内液体积聚、呕吐及出血,使血容量锐减,可导致休克、呼吸衰竭和肾衰竭等并发症。

2. 全身感染期　发病2周至2个月,以全身细菌感染、深部真菌感染(后期)或双重感染为主要表现。

3. 残余感染期　为发病2～3个月后,主要表现为全身营养不良、后腹膜感染、胰瘘或肠瘘。部分患者可形成胰腺假囊肿、慢性胰腺炎等。

重症急性胰腺炎的严重程度分级:无脏器功能障碍为Ⅰ级,伴脏器功能障碍为Ⅱ级。

【临床表现】

急性胰腺炎病理变化的不同阶段,其全身反应亦不一样,即使是同样为出血性坏死性胰腺炎,由于发病时间、机体的状况亦可表现有较大的差异。概括的表现是:急性水肿性胰腺炎主要症状为腹痛、恶心、呕吐、发热。而出血性坏死性胰腺炎的症状除上述情况外,又因胰腺有出血、坏死和自溶,故又可出现休克、高热、黄疸、腹胀以至肠麻痹、腹膜刺激征以及皮下出现淤血瘀斑等。

1. 症状

(1) 腹痛:为最早出现的症状,往往在饱餐和饮酒后,或极度疲劳之后发生,多为突然发作。腹痛剧烈,为持续性进行性加重似刀割样,位于上腹正中或偏左,疼痛向背部、肋部放射。剧烈的腹痛多系胰腺水肿或炎性渗出压迫、刺激腹腔神经丛。若为出血性坏死性胰腺炎,发病后短暂时间内即为全腹痛,呈急剧腹胀,似向腹内打气样感,同时很快即出现轻重不等的休克。饮酒诱发的胰腺炎常在饮酒后12～48 h发病。

(2) 腹胀、恶心、呕吐:与腹痛同时存在,为迷走神经被炎性刺激的表现,早期呕吐剧烈而频繁,呕吐物为十二指肠内容物,起初为胆汁样物,病情进行性加重后可为粪样。呕吐后腹痛不缓解。随病情发展,因肠管浸泡在含有大量胰液、坏死组织和毒素的血性腹水中而发生麻痹，甚或梗阻，腹胀更为明显，并可出现持续性呕吐。

(3) 发热：提示继发胰周感染、胰腺脓肿或肺部感染。体温常超过39℃。

(4) 呼吸困难：由于渗出液的炎性刺激，可出现胸腔反应性胸腔积液，以左侧为多见，可引起同侧的肺不张，并出现呼吸困难。

2. 体征

(1) 腹膜炎：急性水肿性胰腺炎时，压痛多只限于中上腹部，常无明显肌紧张；急性出血性坏死性胰腺炎时，压痛明显，并有肌紧张和反跳痛，移动性浊音界阳性，肠鸣音减弱或消失。

(2) 黄疸：急性水肿性胰腺炎出现的较少，约占1/4，而在急性出血性胰腺炎则出现的较多。黄疸的出现多由于：同时存在胆管结石嵌顿，胆总管开口水肿、痉挛，肿大的胰头压迫胆总管下端，或因病情重度，以及腹腔严重感染而造成肝功能损害。

(3) 皮下出血：在腰部、季肋部和腹部皮肤出现大片青紫色瘀斑，称 Grey－turner 征；脐周围皮肤出现的蓝色改变，称 Cullen 征。见于少数严重出血性坏死性胰腺炎，主要系外溢的胰液沿组织间隙到达皮下，溶解皮下脂肪使毛细血管破裂出血所致。

(4) 水、电解质紊乱：患者可有程度不等的脱水、代谢性酸中毒、代谢性碱中毒及低血钙，部分患者可因低血钙而引起手足抽搐、肠麻痹。而重型胰腺炎在短时间内即可出现严重的脱水及电解质紊乱，主要原因是因后腹膜炎症刺激，可有数千毫升液体渗入后腹膜间隙，似无形丢失。出血性坏死性胰腺炎，发病后数小时至十几小时即可呈现严重的脱水现象，无尿或少尿。

(5) 休克：出血性坏死性胰腺炎患者可出现休克，表现为脉搏细速、血压下降等。早期以低血容量性休克为主，晚期合并感染性休克。

(6) 血糖升高：早期由于应激反应，后期可因胰岛细胞破坏所致。

【辅助检查】

1. 实验室检查

(1) 胰酶测定：血清、尿淀粉酶测定最为常用。血清淀粉酶在发病3 h内升高，24 h达高峰，5 d后逐渐降至正常；尿淀粉酶在发病24 h才开始上升，48 h达高峰，下降较缓慢，1～2周恢复正常。血清淀粉酶升高＞5 000 U/L（正常值400～1 800 U/L，Somogyi 法）或尿淀粉酶超过3 000 U/L（正常值800～3 000 U/L，Somogyi 法），具有诊断意义。应注意淀粉酶升高的幅度和病变严重程度不一定成正比。因为严重的出血性坏死性胰腺炎，胰腺腺泡广泛破坏、胰酶生成减少、血淀粉酶测得值反而不高。诊断性腹腔穿刺抽取血性渗出液，所含淀粉酶值高也有利于诊断。

(2) 血生化检查：血钙下降，能反映病情严重性和预后。起病后2～5 d血钙低于1.87 mmol/L（7.5 mg/dl），当降至1.75 mmol/L（7 mg/dl）以下时，患者死亡率较高，主要与脂肪坏死后释放的脂肪酸与钙离子结合形成皂化斑有关；血糖升高，与高血糖素代偿性分泌增多或胰岛细胞破坏、胰岛素分泌不足有关，并且有血气分析指标异常等。

2. 影像学检查

(1) 腹部B超检查：首选，可发现胰腺肿胀；还可显示是否合并胆道结石和腹水。水肿性胰腺炎胰腺呈均匀性肿大，而出血性坏死性胰腺炎胰腺组织回声不均匀。

(2) 胸、腹部X线平片：可见横结肠、胃十二指肠充气扩张，左侧膈肌升高、胸腔积液等。

(3) 腹部CT检查：可见胰腺弥漫性肿大，密度不均匀，边界模糊，胰周脂肪间隙消失。

若在此基础上出现质地不匀、液化和蜂窝状低密度区，则提示胰腺出血坏死。有助明确坏死部位、胰外侵犯程度和诊断。

【治疗要点】

急性胰腺炎尚无继发感染者，均首选非手术治疗。急性出血性坏死性胰腺炎继发感染者需手术治疗。

1. 非手术治疗　目的是减少胰腺分泌，防止感染及MODS的发生。

(1) 禁食与胃肠减压：一般为期2～3周。持续胃肠减压可减少促胰液素、缩胆囊素及促胰酶素的分泌，从而减少胰酶和胰液的分泌，使胰腺得到休息。另外可减轻恶心、呕吐和腹胀。

(2) 纠正体液失衡和微循环障碍：根据病情，快速经静脉输入晶体液、血浆、人体白蛋白等，以恢复有效循环血量和纠正酸碱失衡。适当补充低分子右旋糖酐，降低血液黏稠度，有利于微循环的改善。

(3) 营养支持：是治疗重症胰腺炎的基本措施之一。早期经中心静脉置管予以肠外营养(TPN)，当血清淀粉酶恢复正常，症状、体征消失后可逐步向肠内营养过渡。

(4) 镇痛和解痉：对腹痛较重的患者给予止痛药，如哌替啶等，勿用吗啡，以免引起Oddi括约肌痉挛。可同时给予解痉药，如山莨菪碱、阿托品等，以松弛Oddi括约肌痉挛。

(5) 抑制胰腺分泌及抗胰酶疗法：可应用抑制胰腺分泌或胰酶活性的药物。抑肽酶有抑制胰蛋白酶合成的作用。奥曲肽、施他宁则能有效抑制胰腺的外分泌功能。H_2受体阻滞剂，如西咪替丁，可间接抑制胰腺分泌；生长抑素可用于病情比较严重的患者。

(6) 抗菌药的应用：急性胰腺炎在发病数小时内即可合并感染，故一经诊断应立即使用抗菌药预防和控制感染。早期选用广谱抗菌药或针对革兰阴性菌的抗菌药，如环丙沙星、甲硝唑等，以后根据细菌培养和药敏试验结果选择应用。

(7) 中药治疗：对恢复肠道功能有一定效果。呕吐基本控制后，经胃管注入中药，常用复方清胰汤加减。注入后夹管2 h。

(8) 腹腔灌洗：通过在腹腔和盆腔内置管、灌洗和引流，可将大量胰酶和多种有害物质的腹腔渗出液稀释并排出体外。

(9) 防治多器官功能障碍：如休克、呼吸功能障碍、急性肾衰竭等。

2. 手术治疗　手术治疗包括：清除胰腺和胰周坏死组织或规则性胰腺切除，腹腔灌洗引流。若为胆源性胰腺炎，则应同时解除胆道梗阻，畅通引流。术后胃造瘘可引流胃酸，减少胰腺分泌，空肠造瘘可留待肠道功能恢复时提供肠内营养。

手术治疗适应证：

(1) 胰腺坏死继发感染；

(2) 虽经非手术治疗，临床症状继续恶化；

(3) 胆源性胰腺炎；

(4) 重症胰腺炎经过短期(24 h)非手术治疗、多脏器功能障碍仍不能得到纠正；

(5) 病程后期合并肠瘘或胰腺假性囊肿；

(6) 不能排除其他外科急腹症。

【护理】

1. 护理评估

(1) 术前评估

1）健康史和相关因素：有无胆道疾病、酗酒、饮食不当、腹部手术、胰腺外伤、感染及用药等诱发因素。

2）身体状况：了解疾病的性质、严重程度及对手术的耐受性，包括重要脏器功能状况和营养状况。

a. 局部：腹痛的性质、程度、时间及部位；呕吐次数，呕吐物色、质、量；腹胀程度，有无腹膜刺激征、移动性浊音及肠鸣音变化。

b. 全身：评估患者的生命体征，注意有无呼吸增快、呼吸音减弱、发绀等急性呼吸窘迫综合征（ARDS）的征象。皮肤黏膜色泽、皮肤温度、尿量，以及有无休克和程度。

c. 辅助检查：血、尿淀粉酶值有无异常，有无水、电解质失衡及凝血功能障碍，患者的营养状况。

3）心理和社会状况：评估患者及家属对疾病的了解程度、患者对疾病的反应，有无焦虑、恐惧等不良情绪。由于本病病程长、治疗期间病情反复、花费较大，需了解患者家庭经济承受能力及家属的配合情况。

（2）术后评估

1）身体状况：评估腹部症状和体征，有无伤口渗血、渗液。各种引流是否有效，引流液是否正常。全身营养状况是否得以维持。辅助检查结果是否恢复正常；是否继发感染、出血，有无多器官功能障碍；后期有无胰瘘、肠瘘等并发症。

2）心理和社会状况：患者对长期接受治疗的心理反应，对有关胰腺炎复发因素和出院康复知识的掌握程度。

2. 护理问题

（1）疼痛：与胰腺及其周围组织炎症、胆道梗阻有关。

（2）有体液不足的危险：与渗出、出血、呕吐、禁食等有关。

（3）营养失调：低于机体需要量，与呕吐、禁食、胃肠减压和大量消耗有关。

（4）潜在并发症：MODS、感染、出血、胰瘘或肠瘘。

（5）知识缺乏：与缺乏疾病防治和康复相关知识有关。

3. 护理措施

（1）疼痛护理：禁食、胃肠减压，以减少胰液的分泌，减轻对胰腺及周围组织的刺激。遵医嘱给予抗胰酶药、解痉药或止痛药。协助患者变换体位，使之膝盖弯曲、靠近胸部以缓解疼痛；按摩背部，增加舒适感。

（2）防止休克，维持水、电解质平衡：密切观察患者生命体征、意识状态、皮肤黏膜温度和色泽；准确记录 24 h 出入水量和水、电解质失衡状况；必要时留置导尿，记录每小时尿量。留置中心静脉导管，监测中心静脉压的变化。早期应迅速建立 2 条静脉输液通路，补充水、电解质，并及时补充胶体液。根据脱水程度、年龄和心功能状况调节输液速度。补液过程中，若患者突然烦躁不安、面色苍白、四肢湿冷、脉搏细弱、血压下降、少尿或无尿时，提示已发生休克，应立即通知医生，同时备好抢救物品，给予休克体位，注意保暖，加盖被、毛毯等，禁用热水袋。

（3）维持营养素供给：观察患者营养状况，如皮肤弹性、上臂肌皮皱厚度、体重等。禁食期间，根据医嘱给予营养支持。若病情稳定、淀粉酶恢复正常，肠麻痹消除；可通过空肠造瘘管给予肠内营养，多选要素膳或短肽类制剂。不足部分由胃肠外营养补充。肠内、外营养液输注期间需加强护理，避免导管性、代谢性或胃肠道并发症。若无不良反应，可逐步过渡到全肠内营养和经口进食。开始进食少量米汤或藕粉，再逐渐增加营养，但应限制高脂肪膳食。

(4) 并发症的观察和护理

1) 多器官功能障碍：常见有急性呼吸窘迫综合征和急性肾衰竭。

a. 急性呼吸窘迫综合征：观察患者呼吸型态，根据病情监测血气分析；若患者出现严重呼吸困难及缺氧症状，给予气管插管或气管切开，应用呼吸机辅助呼吸并做好气道护理。

b. 急性肾衰竭：详细记录每小时尿量、尿比重及 24 h 出入水量。遵医嘱静脉滴注碳酸氢钠，应用利尿剂或作血液透析。

2) 感染

a. 加强观察和基础护理：监测患者体温和血白细胞计数；协助并鼓励患者定时翻身，予深呼吸、有效咳嗽及排痰；加强口腔和尿道口护理。

b. 维持有效引流：急性胰腺炎患者术后多留置多根引流管，包括胃管、腹腔双套管、T 形管、空肠造瘘管、胰引流管、导尿管等。应分清每根导管的名称和部位，贴上标签后与相应引流装置正确连接固定，防止引流管扭曲、堵塞和受压。定期更换引流瓶、袋，注意无菌操作，分别观察记录各引流液的颜色、性质和引流量。护理胃、肠造瘘管及腹腔双套管灌洗引流时应注意：

(a) 保持各管道通畅，妥善固定。

(b) 冲洗液常用生理盐水加抗菌药，现配现用，维持 20～30 滴/分，维持一定的负压，但吸引力不宜过大，以免损伤内脏组织和血管。若有脱落坏死组织、稠厚脓液或血块堵塞管腔，可用 20 ml 生理盐水缓慢冲洗，无法疏通时需协助医生在无菌条件下更换内套管。

(c) 观察和记录引流液的量、色和性质，若为混浊、脓性或粪汁样液体，同时伴有发热和腹膜刺激征，应警惕消化道瘘而引起腹腔感染。须及时通知医生。

(d) 保护引流管周围皮肤，可用凡士林纱布覆盖或氧化锌软膏涂抹，防止皮肤侵蚀并发感染。

(e) 经空肠造瘘给予要素饮食时，营养液要现配现用，注意滴注的速度、浓度和温度。

c. 根据医嘱，合理应用抗菌药。

3) 出血：重症急性胰腺炎可使胃肠道黏膜防御能力减弱，引起应激性溃疡出血。应定时监测血压、脉搏；观察患者的排泄物、呕吐物和引流液色泽。若引流液呈血性，并有脉搏细数和血压下降，可能为大血管受腐蚀破裂引起的继发出血；若因胰腺坏死引起胃肠道穿孔、出血，应及时清理血迹和引流的污物，立即通知医生，遵医嘱给予止血药和抗菌药等，并作好急诊手术止血的准备。

4) 胰瘘、胆瘘或肠瘘：部分急性出血性坏死性胰腺炎患者可并发胰瘘、胆瘘或肠瘘。若从腹壁渗出或引流出无色透明或胆汁样液体时应疑为胰瘘或胆瘘；若腹部出现明显的腹膜刺激征，且引流出粪汁样或输入的肠内营养样液体时，则要考虑肠瘘。故应密切观察引流液的色泽和性质，动态监测引流液的胰酶值；注意保持负压引流通畅和引流管周围皮肤干燥，清洁后涂以氧化锌软膏，防止胰液对皮肤的浸润和腐蚀。

(5) 心理护理：患者由于发病突然，病情进展迅速，又多需在重症监护病房治疗，常会产生恐惧心理。此外，由于病程长、病情反复，患者易产生悲观消极情绪。护士应为患者提供安全舒适的环境，了解患者的感受，耐心解答患者的问题，讲解有关疾病治疗和康复的知识，配合患者家属，帮助患者树立战胜疾病的信心。

4. 护理评价

(1) 患者疼痛主诉是否减少，腹痛程度是否减轻。

(2) 患者水、电解质是否平衡，生命体征是否平稳，有无休克发生。

(3) 患者营养是否得到适当补充，是否逐步恢复经口进食。

(4) 并发症是否得到预防、及时发现和处理。

(5) 患者是否掌握与疾病有关的知识，能否复述教育内容并配合护理工作。

【健康教育】

1. 帮助患者及家属正确认识胰腺炎，强调预防复发的重要性。出院后 4～6 周，避免举重物和过度疲劳。避免情绪激动，保持良好的精神状态。

2. 大多数急性胰腺炎由胆道疾病引起，因此待急性胰腺炎病情稳定、患者全身情况逐渐好转后，即应积极治疗胆道结石和胆道疾病，防止诱发胰腺炎。

3. 胰腺炎与暴饮暴食和嗜酒有关。酒精性胰腺炎患者，首要的是戒酒；暴饮暴食者应养成良好的饮食习惯，规律饮食；高脂血症引起胰腺炎者，应长期服降脂药，并摄入低脂、清淡饮食。

4. 指导患者遵医嘱服药，并了解服药须知，如药名、作用、剂量、途径、不良反应及注意事项。

5. 因胰腺内分泌功能不足而表现为糖尿病的患者，应遵医嘱服用降糖药物；如果行胰腺全切者，则需终身注射胰岛素。要定时监测血糖和尿糖；严格控制主食的摄入量，不吃或少吃含糖量较高的水果，多进食蔬菜；注意适度锻炼。

6. 加强自我观察，定期随访。胰腺炎渗出物往往需要 3～6 个月才能完全被吸收。在此期间，可能会出现胰腺囊肿、胰瘘等并发症。如果发现腹部肿块不断增大，并出现腹痛、腹胀、呕血、呕吐等症状需及时就医。

第三节 胰腺癌和壶腹部癌

胰腺癌是一种恶性程度很高的消化道恶性肿瘤。近年来，胰腺癌发病率呈明显上升趋势。早期诊断率不高，而中晚期的手术切除率低，使胰腺癌的病死率接近其发病率，预后很差。胰腺癌多发生于 40～70 岁的中老年人，男女性发病比例为 1.5：1。胰腺癌多发于胰头部，约占 75%，其次为胰体尾部，全胰癌少见，少数可为多中心癌。

壶腹部癌是指发生于胆总管末端、Vater 壶腹部和十二指肠乳头的恶性肿瘤，因其临床表现与胰头癌有很多相似之处，故统称为壶腹部周围癌。壶腹部癌临床症状出现早，较易早期发现和早期诊断，其恶性程度明显低于胰头癌，因此，手术切除率和术后 5 年生存率都明显高于胰头癌。

【病因和发病机制】

胰腺癌的病因尚未确定。其好发于高蛋白、高脂肪摄入及嗜酒、吸烟者。长期接触某些金属、石棉、N-亚硝基甲胺的人群及糖尿病、慢性胰腺炎患者，其胰腺癌的发生率明显高于一般人群。胰腺癌患者的亲属患胰腺癌的危险性增高，约有 35%的胰腺癌是通过遗传形成。

【病理】

胰腺癌的病理类型较多,其中来自导管立方上皮细胞的导管腺癌最多见,约占 90%,其次为来自腺细胞的腺泡细胞癌及较少见的黏液性囊腺癌和胰母细胞癌等。

壶腹部癌大体形态上可呈息肉状及结节状,常分为肿块型和溃疡型。病理组织类型以腺癌最多见,其次为乳头状癌、黏液癌。

胰腺癌和壶腹部癌的肿瘤组织均呈浸润性生长,首先侵犯胰管、胆管。胰头癌和壶腹部癌可由此引起梗阻性黄疸和消化不良等症状,肿瘤一旦溃破可出现消化道或腹腔内出血。如果肿瘤巨大,呈肿块性生长,可引起十二指肠梗阻。

胰腺癌和壶腹部癌的转移和扩散途径主要为局部浸润和淋巴转移。在早期即可直接浸润到邻近的门静脉。肠系膜上静脉、腹腔动脉、肝动脉、下腔静脉和脾动、静脉等。易受浸润的器官有胃窦部、十二指肠、胆总管、横结肠及周围腹膜组织和神经丛,也可经血行转移至肝、肺及椎骨等。

【临床表现】

胰腺癌出现临床症状时往往已属晚期。早期无特异性症状,仅为上腹部不适、饱胀或有消化不良等症状,极易与胃肠、肝胆等疾病相混淆。因此,常被患者或医生忽视而延误诊断。

1. 上腹饱胀不适和上腹痛　是最早出现的症状,有时还可向肩背部或腰部放射。胰体尾癌出现腹痛症状往往已属晚期,且腹痛在左上腹或脐周。晚期胰腺癌呈持续性腹痛,并出现腰背痛,多呈持续性剧烈腹痛,影响睡眠和饮食,患者常取膝肘位以求缓解疼痛。

2. 消化道症状　早期上腹饱胀、食欲不振、消化不良,可出现腹泻。腹泻后上腹饱胀不适并不消失,后期无食欲,并出现恶心、呕吐、呕血或黑便,常提示出现消化道梗阻症状。

3. 黄疸　是胰腺癌尤其是胰头癌的主要症状,约 80%的胰腺癌患者在发病过程中出现黄疸,其原因多为肿瘤侵犯或压迫胆总管,引起梗阻性黄疸,其特点为无痛性进行性加重。同时尿呈茶色,大便呈陶土色,出现皮肤瘙痒。胰体尾癌一旦出现黄疸,往往提示患者存在肝门淋巴结转移或肝内转移。

4. 腹块　属晚期体征。肿块形态不规则,大小不一,质硬且固定,可伴压痛。

5. 消瘦乏力　是胰腺癌患者主要的临床表现之一,与消耗过多、饮食减少、消化不良、睡眠不足和恶性肿瘤消耗能量密切相关。随病程进展,症状越来越严重,甚至出现贫血、低蛋白等营养不良症状。

6. 其他　患者可出现发热、胰腺炎发作、糖尿病、脾功能亢进等其他症状。

壶腹部癌与胰头癌的临床表现很相似,但也有其临床特点,主要包括:黄疸出现早,且因肿瘤溃烂、坏死、脱落等过程使黄疸深浅呈波浪式变化;胃肠道出血常见,主要是由于癌肿溃烂、坏死、脱落所致,出血量一般不大;腹痛,尤其是胆绞痛较胰头癌多见,主要是由于肿瘤阻塞胆总管下端并发胆道感染。

【辅助检查】

胰腺癌早期无典型症状,诊断困难。对于近期出现不明原因的上腹饱胀不适、隐痛或者消化道症状者,在排除了胃、十二指肠、肝胆疾病后,要警惕胰腺癌的存在。而壶腹部癌的症状虽较胰腺癌出现早,但在临床上仍易被忽略,需引起足够重视。

1. 实验室检查

(1) 血清生化检查:血清碱性磷酸酶(ALP)、γ-谷氨酰转移酶(γ-GT)及乳酸脱氢酶

(LDH)的升高,血清胆红素进行性升高,以直接胆红素升高为主,提示胆道梗阻,需进一步排除肿瘤的可能性。而对于壶腹部癌,血清胆红素的波动甚至降低,并不意味着病情的好转。

(2) 肿瘤标志物:肿瘤相关抗原的检测对于胰腺癌的诊断是一个重要手段,尤其以CA199的敏感性和特异性为较高,一般表现为CA199的进行性升高。术后出现CA199的下降后再升高往往提示复发可能。在壶腹部癌患者中,CA199升高的比例较胰腺癌少,但CA199阴性并不能排除肿瘤的存在。此外,胰腺癌或壶腹部癌的患者均可能出现CA199阴性,但CEA、CA125或CA50等肿瘤标志物升高。

2. 影像学检查

(1) B超检查:是首选的检查方法,可检测出直径在2 cm以上的胰腺癌或壶腹部癌。但胰尾癌或十二指肠乳头癌由于气体的遮挡,检出率较低。超声内镜(EUS)能发现直径1 cm以下的小胰腺癌。

(2) CT检查:是诊断胰腺疾病较为可靠的检查方法,能显示肿瘤的位置、大小、形态,与周围血管的关系以及后腹膜淋巴结转移情况,以判断肿瘤切除的可能性。

(3) 核磁共振胆道造影(MRCP):能直观地显示胆管、胰管的梗阻部位及扩张情况。

(4) 逆行性胰胆管造影(ERCP):可通过内镜技术直接观察十二指肠乳头病变,并通过造影显示胰头癌侵犯十二指肠和胆总管的程度。经内镜收集胰液、胆汁进行细胞学和活体组织检查,更可通过放置鼻胆管或内支架进行梗阻性黄疸的减黄治疗。

3. 细胞学检查　通过ERCP收集胰液或胆汁;在EUS或CT定位下进行细针穿刺,并作活组织检查是很有价值的诊断方法,但需要较高的技术设备要求。

【治疗要点】

同其他肿瘤一样,胰腺癌和壶腹部癌的治疗是以手术切除为主,并配合放疗、化疗的综合疗法。

1. 手术治疗　手术方式的选择应综合考虑癌肿的部位、范围、大小、活动度、细胞分化程度等因素。

(1) 根治性手术

1) 胰头十二指肠切除术(Whipple):适用于胰头癌和壶腹部癌,手术范围包括切除胰头(包括钩突部)、肝总管以下胆总管(包括胆囊),以及远端胃、十二指肠和部分空肠,同时清扫区域淋巴结,然后进行胰腺、胆道、消化道重建。胰头十二指肠切除术手术风险大、时间长、技术要求高、患者创伤大,但它降低了手术治疗死亡率,提高了患者的5年生存率和生存水平。壶腹部癌的手术治疗效果明显好于胰腺癌。

2) 保留幽门的胰头十二指肠切除术(PPPD):在原胰头十二指肠切除术的基础上保留全胃、幽门和十二指肠球部,减少了手术创伤和术后并发症,改善了术后的营养状况,但仅适用于微小的壶腹部癌或者早期的胰头癌(钩突部为主)。

3) 胰体尾切除术:适用于胰体尾癌的肿瘤根治术,肿瘤如果巨大,或者侵犯脾脏血管,则联合脾脏切除。

4) 全胰切除术:对于多灶性胰腺癌或者胰腺弥漫性病变,癌肿巨大者可行全胰切除术,术后患者丧失内外分泌功能,需要终生药物维持,生活质量和预后不佳。

(2) 姑息性手术:对于无法切除的胰腺癌或壶腹部癌患者,如出现胆道梗阻,经内镜放置内支架失败,则需要行胆-肠引流术;对于同时有十二指肠梗阻的患者,可一并行胃-空肠吻合术。极少部分患者由于癌肿压迫胰管，反复发作胰腺炎，可行胰-空肠吻合术。

2. 非手术治疗

(1) 化疗：一般使用5-FU和吉西他滨联合化疗，可延长患者生存时间。

(2) 放疗：对于后腹膜淋巴结转移，引起疼痛的患者，放疗可明显减轻疼痛，并改善生活质量。术后辅助放疗可降低局部复发率。

(3) 其他治疗：中医药治疗、基因治疗、导向治疗、免疫治疗等。

【护理】

1. 护理评估

(1) 术前评估

1) 健康史：了解患者年龄、性别、饮食习惯，以及既往史、家族史等。

2) 身体状况：了解疾病性质、发展程度、重要器官状态及营养状况等，以及辅助检查结果。

3) 心理和社会状况：患者和家属是否了解疾病和手术治疗的相关知识、焦虑和恐惧程度、经济承受能力等。

(2) 术后评估：评估患者实施手术方式、麻醉方式、术中情况、术后恢复情况、并发症及预后的情况。

2. 护理问题

(1) 疼痛：与疾病过程及手术伤口有关。

(2) 营养失调：低于机体需要量，与饮食减少或禁食、恶心、呕吐、吸收不良及肿瘤消耗有关。

(3) 有感染的危险：与机体抵抗力降低有关。

(4) 恐惧：与得知癌症的诊断及身体完整性受到威胁有关。

(5) 知识缺乏：与缺乏疾病的康复知识有关。

3. 护理措施

(1) 术前护理

1) 心理护理

a. 评估患者焦虑程度及造成其焦虑、恐惧的原因；鼓励患者说出不安的想法和感受。

b. 及时向患者列举同类手术后康复的病例，鼓励同类手术患者间互相访视；同时加强与家属及其社会支持系统的沟通和联系，尽量帮助患者解决后顾之忧。

c. 教会患者减轻焦虑的方法。

2) 胰腺癌饮食护理

a. 了解患者喜欢的饮食和饮食习惯，与营养师制定患者食谱。

b. 记录进食量，并观察进食后消化情况，根据医嘱给予助消化药物。

3) 对于有摄入障碍的患者，按医嘱合理安排补液，补充营养物质，纠正水、电解质和酸碱失衡等。

4) 按医嘱输注白蛋白、氨基酸、新鲜血、血小板等，纠正低蛋白血症、贫血、凝血机制障碍等。

5) 监测肝功能、电解质、凝血功能等。

6) 皮肤护理：每日用温水擦浴1～2次，擦浴后涂止痒剂；出现瘙痒时，可用手拍打，切忌用手抓;瘙痒部位尽量不用肥皂等清洁剂清洁;瘙痒难忍影响睡眠者,按医嘱予以镇静催眠药物。

(2) 术中护理

1) 麻醉:全身麻醉。

2) 手术体位:仰卧位。手术时间较长时,骨隆突处放置软垫。

3) 术中配合

a. 见第七章手术室管理和工作。

b. 准备脑室引流管×4、血管缝线若干、盘状拉钩×1、石炭酸若干、空肠造瘘管等;血管特殊包、胰腺特殊包及根据不同患者的情况准备各类关闭器及吻合器等。

c. 安全正确使用石炭酸。

d. 留取的标本如各组淋巴结按序放置,并及时交予巡回护士送检。

e. 备好血管吻合器械,术中保证灯光的照明,根据手术进程及时传递器械。

f. 巡回护士应配合麻醉师保持静脉通路通畅。

g. 正确使用各种吻合器械。

h. 见胃部手术。

(3) 术后护理

1) 卧位及活动:全麻患者术后去枕平卧,头偏向一侧,生命体征平稳后取半卧位,以减轻腹部切口张力,有利于引流,术后第一天协助患者床上翻身及肢体活动,术后 48 h 内避免过度频繁活动,避免术后出血。

2) 一般护理:建立严格的监护措施,如心电图、呼吸、血压、氧饱和度的监护;给予持续吸氧,有呼吸功能不全的患者甚至需要呼吸机辅助通气。严密观察生命体征的变化,注意水、电解质平衡,准确记录 24 h 出入液量,并重点注意尿量,以便补充液体及电解质。

3) 疼痛护理:患者从麻醉中逐渐苏醒恢复的过程中,必然伴随疼痛,主要是由于腹部切口的剧烈锐痛,以及部分患者由于长期平卧,手术中又保持同一姿势过长时间引起的后背、腰骶部、双上肢或肩部的酸痛。对此在术后 3 h 左右可对症给予止痛、镇静药物,如哌替啶(度冷丁)、吗啡、异丙嗪(非那根)等,既能缓解疼痛,也能使患者安然入睡,有助于病情恢复。

4) 引流管护理:引流管的护理是重中之重,因而要正确区分各部位的引流管,引流管用胶布贴上注明,妥善固定每一根引流管,防止由于进行护理操作或患者翻身时因牵拉而造成引流管脱出。定时挤压引流管,每天 2~3 次,以确保通畅,注意各引流管引流物的色泽、量以及性质的变化。交接班时应检查引流管的引流情况。一般来说,胰十二指肠切除术后留置的引流管主要包括:

a. 胃肠减压引流管:一般术后 24 h 内胃液多呈暗红或深褐色,2~3 d 后逐渐减少,如有鲜红色血液吸出,说明术后有出血,此时多为术中止血不理想,或者凝血功能不佳所致,应准确估计出血性质、部位、出血量,尽快建立静脉通路,给予输液、输血,并予止血药控制出血量,配合医生进行抢救。术后必须保持胃引流管通畅,若有阻塞,可用生理盐水 30~50 ml 缓慢低流量冲洗,再将胃内气体及胃内容物吸出,降低胃肠道内压力,促进伤口愈合。

b. 导尿管:为了观测及评估体液平衡,导尿管也必不可少,准确记录 24 h 的尿量,观察尿液的颜色和性质能够帮助评估肾脏功能及循环容量。

c. 腹腔引流管：胰十二指肠切除术的患者一般留置3～4根腹腔引流管，位置主要为：胰腺上下缘、肝肾隐窝等，必要时脾窝及盆腔也可留置。在术后24 h内，腹腔引流管内引流液的颜色一般应为淡血性清澈液体，有时也可伴有絮状沉淀，须密切观察腹腔引流液的量、颜色，并准确记录24 h引流量。同时观察腹腔引流管内以及管周伤口有无渗血，如发现有血性液体及时通知医生，早期处理，使患者安全度过危险期。

d. 空肠造瘘管：由于患者进行了胰头十二指肠切除术，消化道的结构进行了彻底重建，在短时间内无法正常进食。为了保证正常足量的营养能量摄取，同时避免长期静脉营养导致的消化道黏膜萎缩，留置空肠造瘘管以便在术后进行肠内营养。术后24 h内，消化道功能没有恢复，因此空肠造瘘管暂时无须使用，在护理时必须将管口密封，避免暴露在外，以免发生感染。

5）预防感染：按医嘱正确使用抗生素，做好口腔护理，保持口腔清洁；做好导尿管护理，保持会阴部清洁，预防尿路感染，做好皮肤护理，协助床上擦浴并指导定时变换卧位，活动四肢，保持皮肤清洁而预防压疮发生，伤口敷料有渗血、渗液时，及时通知医生换药，保持伤口干燥，预防感染；指导患者进行有效咳嗽，咳痰，翻身拍背，常规2～3次氧气雾化以利痰液咳出，预防肺部感染。

6）并发症的观察和护理

a. 出血：详见引流管护理。

b. 胰瘘、胆瘘：胰瘘是术后最危险的并发症之一，一般发生于术后2周内，胆瘘比较少见，术后2周内应密切观察患者腹部体征，引流液的性质、颜色、量、气味以及体温的变化，若患者出现腹痛、腹胀，并有压痛、反跳痛伴引流液增加，立即报告医生，根据医嘱监测腹腔引流液淀粉酶，禁食、禁水，加强肠外营养，并遵医嘱使用生长抑素等药物。

7）心理护理：由于患者及家属对胰腺癌的治疗不了解，情绪沮丧，而且术后患者虚弱，疼痛不适严重，病情较重。因此，医护人员应认真地进行评估，确定护理问题及制定护理计划。询问患者的不适，并进行对应的解释，使患者放松心情；向家属解释手术的情况，以及目前患者主要存在的问题，提醒家属加强观察和监护，一旦发生异常情况，需要立刻通知医护人员。

4. 护理评价

(1) 患者焦虑是否缓解或减轻，如情绪是否稳定，食欲、睡眠状况是否改善。

(2) 是否掌握与疾病有关的知识，能否主动配合治疗和护理工作。

(3) 血糖自我监测是否控制得当。

(4) 术后并发症是否得到预防，是否及时发现和处理并发症。

【健康教育】

(1) 讲解疾病有关知识，告知出现疼痛的原因，介绍帮助缓解疼痛的方法。

(2) 介绍手术环境、程序、术中配合方法、术后常见不适与并发症的预防措施、术后护理配合方法等。

(3) 讲解黄疸出现的原因及其对皮肤的影响，告知不能用力搔抓皮肤的原因，介绍皮肤自我保护方法。

(4) 告知凝血机制障碍的原因，嘱注意自我防护、避免外伤等。

(5) 讲解情绪与健康的关系，嘱保持情绪稳定、适当休息与锻炼。

(6) 介绍进一步治疗(放、化疗等)的意义、方法、疗效和常见不适与并发症的预防,以及所需费用等信息。

(7) 鼓励坚持治疗,定期随访,发现异常征象及时就诊。

案例分析题

患者,男性,47 岁。既往健康。阵发性上腹不适 7 d,持续性中上腹痛 2 d。查体:T 38.5℃,其余生命体征正常。巩膜无明显黄染,中上腹压痛明显,无反跳痛,肠鸣音 2 次/分,音调低。血常规:WBC 15×10^9/L, N 0.88(88%)。血淀粉酶:707 U/L,血钙、血糖均正常。B超:胆囊增大,胆囊内泥沙样结石,胆总管扩张。腹部 CT 扫描:肝内胆管扩张,胆囊为 9 cm×4 cm 大小,胆总管扩张(最大处直径约 1.4 cm),壶腹部似有软组织影,胰腺体尾部轻度肿胀,胰管无扩张,胰腺周围无明显渗液,胰腺无局限性低密度灶。经抗感染、制酸及胃肠减压等一般处理 1 天后生命体征稳定,腹痛有减轻,体温有下降,中上腹压痛明显,无反跳痛。

问题:结合案例考虑该患者可能的诊断是什么?主要治疗措施有哪些?

(张　静)

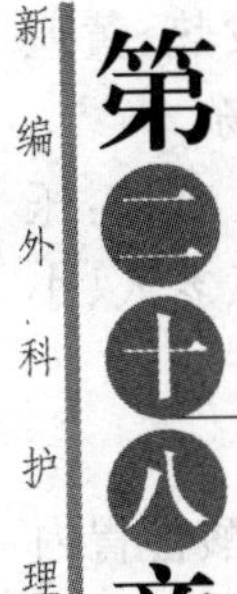

第二十八章 外科急腹症患者的护理

第一节 急腹症的鉴别诊断

急腹症是指腹腔内、盆腔内和腹膜后组织或脏器发生了急剧性生理变化，而产生的以腹部症状、体征为主，同时伴有全身反应的临床表现。急性腹痛是急腹症患者最常见的临床表现。引起急腹症的病因繁杂，腹内脏器病变大致可归纳为以下几类：炎症性，脏器破裂或穿孔性，梗阻或绞窄性，出血性，脏器扭转性，脏器损伤性及血管性病变等。腹外脏器病变和全身性疾病亦可引起急性腹痛。各种急腹症的共同特点为：发病急、进展快、病情重、变化多，有一定的危险性，需要紧急处置和给予足够重视。

急性腹痛的机制按腹痛的分类，腹痛可分为真性内脏痛、体位痛和牵涉痛三种。通常内脏痛是一种来自受累脏器定位模糊的弥散性钝痛，真性内脏痛早期迷走神经受刺激，可出现恶心、呕吐、缓脉、血压下降等症状。体位痛又称体壁痛是体壁内面受刺激引起的尖锐的定位明确的局部痛感，且牵拉腹膜或肠系膜及炎症、化学、物理性刺激均可引起疼痛。因呼吸、咳嗽、活动等引起的腹肌活动剧烈可加重疼痛。牵涉痛是由于病变器官与牵涉痛部位（皮肤）具有同一脊髓节段的神经纤维分布，通常胃、十二指肠、肝、胆囊、胰腺的牵涉痛在上腹部，空肠、回肠、横结肠的牵涉痛局限于脐周，而降结肠、乙状结肠、直肠的牵涉痛多位于耻骨上区域。

【鉴别诊断】

1. 炎症性疾病

(1) 急性胆囊炎：表现为突发的右上腹剧烈疼痛，常间隙性加重，并向右肩放射，伴寒战、高热、恶心、呕吐、腹胀等。体检：嘱患者深吸气，使肝脏下移，若患者用拇指触及肿大的胆囊引起疼痛突然屏气，称为 Murphy 征阳性，1/3 患者可触及肿大胆囊，40%～50%患者可出现黄疸。

(2) 急性胰腺炎：水肿型症状轻，最多见，积极内科治疗有效。出血性坏死性胰腺炎则病情危重，死亡率甚高，主张手术在内的个体化治疗。发病常以饱食、酗酒、胆道梗阻、情绪激动为诱因。多表现为急性中上腹痛，常阵发性加剧，并向左腰背部放射，常伴发热、恶心、呕吐，查体可见腹胀、腹肌紧张。血清、尿淀粉酶测定对确诊有重要意义，但需排除其他可能引起血清、尿淀粉酶升高的疾病，如胃十二指肠溃疡穿孔、肠梗阻、胆囊炎、胆石症等。

(3) 急性梗阻性化脓性胆管炎：亦为外科危重急症，表现为右上腹痛、寒战、发热、黄疸等，出现休克或精神症状时，死亡率高，需急诊手术解除胆道梗阻以减压，并引流通畅。

(4) 急性阑尾炎：以转移性右下腹痛为特点，但非绝对，常伴发热、恶心、呕吐。查体：压痛集中于麦氏点，而结肠充气试验阳性。后位阑尾时，腰大肌征亦常阳性。需注意老人、小儿、孕妇及各脏器衰竭患者可无明显腹肌紧张。

2. 脏器破裂或穿孔性疾病

(1) 十二指肠溃疡急性穿孔：病程经过可分为三期：第一阶段为化学刺激期，系酸性胃内容物流入腹腔形成化学性炎症刺激腹膜，腹膜刺激征明显；第二阶段为反应性期，因穿孔几小时后大量腹腔炎性渗出中和了胃酸，腹痛反而减轻，极易忽视而延误手术时机；第三阶段为化脓性感染期，通常病情危重，死亡率高。腹部立位 X 线平片常可见膈下游离气体，有助于诊断。

(2) 急性穿孔：年龄超过 40 岁，全身情况差，明显消瘦，曾呕吐咖啡样胃内容物，穿孔前疼痛不规律，呈顽固性腹痛，口服碱性药物无效者，应考虑胃癌可能。

(3) 肠穿孔：可因肠坏死、溃疡或外伤等原因所致，多见于肠伤寒、肠结核、慢性结肠炎、急性出血性坏死性肠炎、结肠阿米巴病等，因注意与急性胃十二指肠溃疡穿孔、急性阑尾炎穿孔、异位妊娠破裂等相鉴别。

3. 梗阻或绞窄性疾病

(1) 胆道系统结石：胆总管结石、胆囊结石、肝胆管结石均可引起急性右上腹或右季肋部疼痛，而伴发热或黄疸等表现是因为结石梗阻了胆道引流，继发感染等所致。急诊手术的目的在于解除梗阻、通畅引流、消除病灶。

(2) 急性肠梗阻：临床常见，按病因可分为机械性、麻痹性、血运性三种。按肠管局部病理改变可分为单纯性和绞窄性，后者肠管出现血运障碍。急性机械性肠梗阻最常见。

(3) 腹腔脏器急性扭转：胃、大网膜、脾、卵巢等均可发生急性扭转，但均少见。

4. 腹腔脏器破裂的出血性疾病　可因外伤、肿瘤和炎症等原因所致，均有类似的急性失血乃至休克表现，常表现为突发腹痛、肤色苍白、冷汗、手足厥冷、脉搏细数、进行性红细胞与血红蛋白减少、休克等。

5. 腹腔血管性病变

(1) 肠系膜上动脉栓塞：栓子多来自心血管系统，少数因动脉硬化所致。

(2) 腹主动脉瘤：其破裂出血死亡率极高。其典型症状是急性腹痛和腰背痛，并迅速发生休克。唯一有效的治疗方式是迅速手术，以有效地控制腹主动脉瘤的近端，并做相应的外科处置。

【临床表现】

外科急腹症特点先有腹痛后有发热。

1. 胃、十二指肠穿孔　突发的上腹部刀割样剧痛，呈“舟状腹”；十二指肠后壁穿透性溃疡患者可伴有 $T_{11\sim12}$ 右旁区域牵涉痛。

2. 胆道结石合并感染　持续性右上腹痛，伴右肩背牵涉痛；胆管结石并发急性胆管炎有腹痛、寒战高热和黄疸称之为 Charcot 三联症，急性梗阻性化脓性胆管炎除有 Charcot 三联症外，还可伴有精神症状和休克，即为 Reynolds 五联症。

3. 急性胰腺炎　为上腹部持续性疼痛，伴左肩或腰背部束装带疼痛；发作早期伴恶心、呕吐和腹胀。急性坏死性胰腺炎可伴休克。

4. 肠梗阻、肠扭转和肠系膜血管血栓　肠梗阻、肠扭转时多为中上腹阵发性绞痛，随病情进展时可表现为持续性疼痛、阵发性加剧，伴呕吐、腹胀和肛门停止排便、排气；肠系膜血管血栓或绞窄性肠梗阻时为持续性胀痛，呕吐物、肛门排除物和腹腔穿刺液呈血性。

5. 急性阑尾炎　转移性的右下腹痛伴呕吐和不同程度发热。

6. 内脏破裂出血　突发性上腹部剧痛，腹腔穿刺液为不凝固的血液。

7. 肾或输尿管结石　上腹部和腰部钝痛或绞痛，可沿输尿管行经向下腹部、腹股沟区或会阴部放射，可伴呕吐和血尿。

【辅助检查】

1. 实验室检查　包括三大常规、生化和血黏度检查。

2. 影像学检查　包括 X 线片、B 超、CT 和 MRI 检查。

3. 内镜检查　包括胃镜、肠镜、腹腔镜和内镜逆行性胰胆管造影。

4. 诊断性穿刺　腹腔穿刺。

【治疗要点】

以及时、准确、有效为原则。手术治疗和非手术治疗。

第二节　护　　理

【护理】

1. 术前评估

(1) 健康史及相关因素：如一般情况，腹痛病因及诱因、腹痛的缓急和发生时间、与饮食和活动的关系；腹痛的特点，与腹痛加剧或缓解相关的因素；有无消化道或全身伴随的症状；疼痛与活动和睡眠的关系。

1) 一般情况：患者的年龄、性别、婚姻和职业；女性患者有无停经、月经过期或月经不正常史等。

2) 腹痛的缓急和发生时间：腹痛是突发性且迅速加重，还是缓慢发生但逐渐加重。此外还应评估腹痛发生的时间与病因的关系。

3) 腹痛的病因和发生时间：有无腹部外伤，与饮食的关系，有无接触致敏原，有无情绪波动、剧烈活动或过度疲劳等现象。

4) 腹痛的性质

a. 阵发性绞痛：提示空腔脏器发生梗阻或痉挛，如急性胃肠炎。当阵发性绞痛转变为持续性疼痛伴加剧，提示病情进展，如嵌顿性疝发展为绞窄性疝。

b. 持续性钝痛或胀痛：多见于腹腔内脏缺血或炎性病变。

5) 腹痛的程度：炎性病变程度较轻，腹腔内脏穿孔或梗阻、扭转、嵌顿、缺血和内脏破裂缺血引起的腹痛程度较重。

6) 既往史：有无消化性溃疡、胆道和泌尿系结石，以及心房颤动等病史；有无服药史、过敏史及腹部手术史。

(2) 身体状况

1）局部：腹痛部位、腹部形态、腹膜刺激程度、肠鸣音、肝浊音等；

2）全身：生命体征有无消化道伴随症状；呕吐物或排泄物色、质、量；有无寒战、高热、黄疸、休克等。

3）辅助检查：完善各项实验室检查及影像学检查等。

（3）心理和社会状况。

2. 术后评估

（1）有无腹腔残余脓肿、出血和瘘等并发症。

（2）疼痛。

（3）心理状况。

（4）全身皮肤情况。

3. 护理问题

（1）疼痛。

（2）有体液失衡的可能。

（3）焦虑/恐惧。

（4）有并发症的可能(脓肿、瘘、出血)。

（5）有皮肤完整性受损的可能。

（6）术后感染可能。

4. 护理措施

（1）疼痛护理

1）观察：腹痛的部位、性质、程度和伴随症状有无变化及其与生命体征的关系。

2）非药物性措施：如按摩、听音乐、分散注意力等。

3）体位：非休克者取半卧位，有助于减轻腹壁张力，减轻疼痛。

4）禁食和胃肠减压：禁食并通过胃肠减压吸出胃内残存物，减少胃肠内的积气、积液，减轻消化液和胃内容物自穿孔部位漏入腹腔，从而减轻腹胀。

5）对诊断明确、疼痛剧烈的急腹症或术后切口疼痛者可遵医嘱予止痛剂，密切观察止痛效果及不良反应。

（2）维持体液失衡

1）消除病因：有效控制体液进一步丢失。

2）补充血容量：迅速建立静脉通路，必要时输血。

3）正确记录出入液量：神志不清、休克者予留置导尿并根据尿量调整输液速度。

4）取合适的体位：休克者取头低脚高位。

（3）心理护理

1）术前：主动关心患者，热情相迎，做好解释工作。

2）术后：加强心理护理及护患沟通，提供相应的健康宣教和指导。

（4）并发症护理

1）腹腔内残余脓肿和瘘

a. 体位：取半卧位为宜，炎症局限于盆腔，因盆腔黏膜吸收毒素能力较弱，可减轻全身中毒症状。

b. 有效引流：腹腔内置引流管时，须保持引流管通畅并观察引流液的色、质、量。

c. 加强观察：如引流物为肠内容物或浑浊脓性液体、患者腹痛加剧，出现腹膜刺激症且伴发热、白细胞计数及中性粒细胞比例上升，多为腹腔感染或瘘可能，应及时报告医生。

d. 有效控制感染：遵医嘱，合理、正确使用抗生素。

e. 处理发热：高热者，可予药物后物理降温。

2）出血

a. 加强生命体征的观察并做好记录。观察患者的尿量，皮肤温、湿度，有否休克早期表现，以及实验室检查指标等。

b. 根据医嘱输液、输血、补充血容量和使用止血药。

c. 记录每小时尿量。

（5）皮肤护理

1）保持床单位整洁、干燥。

2）对长期卧床者，每 2 h 辅助翻身，预防压疮的发生。

3）做好患者每日的皮肤护理，并观察全身皮肤情况。

4）营养支持护理：按医嘱积极正确提供肠内、外营养支持的同时，应观察和预防与营养支持相关的并发症，以提高抗病能力。

（6）预防感染

1）严格无菌操作。

2）生命体征监测。

3）遵医嘱合理使用抗生素。

4）鼓励患者深呼吸，有效咳嗽排痰，防止肺部感染。

5）保持各导管引流通畅，观察引流液色、质、量，如有异常及时通知医生。

5. 护理评价

（1）减轻或有效缓解疼痛。

（2）维持体液平衡。

（3）消除患者焦虑、恐惧，做好心理护理。

（4）做好并发症的观察、预防和护理。

（5）保证患者皮肤的完整性。

【健康教育】

1. 养成良好的饮食和卫生习惯。

2. 保持清洁和易消化的均衡膳食。

3. 积极控制诱发急腹症的因素，如有溃疡病者，按医嘱正规服药；胆道疾病和慢性胰腺炎者需适当控制油腻饮食；反复发生粘连性肠梗阻者应避免暴饮暴食及饱餐后剧烈运动；月经不正常者及时就医。

4. 急腹症行手术治疗者，术后应早期开始活动，以预防粘连性肠梗阻。

案例分析题

患者，女性，72 岁。昨午餐饮酒后突发上腹疼痛，呈持续性刀割样剧痛，伴频繁呕吐，腹胀明显，已一天未进食，今来院急诊，体检：神清，体温 38.3℃，血压 85/58 mmHg。上腹部压痛广泛，以左侧明显，有明显的肌紧张和反跳痛，叩诊有移动性浊音，查血、尿淀粉酶均高于正常值，行腹腔穿刺，抽出血性腹水，患者既往有胆石症病史。

问题：(1) 对该患者的诊断是什么？为什么？

(2) 目前护理措施有哪些？

（张　静）

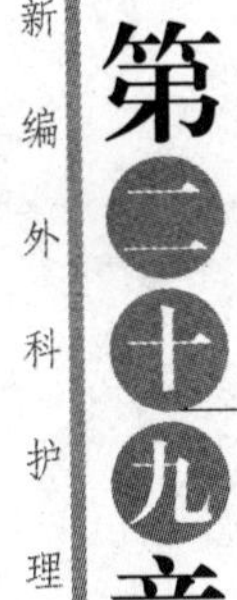

第二十九章 周围血管疾病患者的护理

第一节 下肢静脉曲张

周围血管疾病主要包括静脉系统疾病和动脉系统疾病两大类，其中静脉系统疾病包括静脉倒流性疾病及静脉回流障碍性疾病；动脉系统疾病包括动脉闭塞性疾病及动脉扩张性疾病。周围血管疾病常有肢体疼痛与水肿，皮肤温度、色泽及感觉异常，以及溃疡与坏疽等症状。常用治疗方法包括药物治疗、传统手术治疗及腔内治疗。护理要点包括肢体血运观察及皮肤护理、体位、药物护理、功能锻炼、并发症的预防和护理。

【概述】

原发性下肢静脉曲张(primary lower extremity varicose veins)指单纯涉及隐静脉和浅静脉伸长、迂曲呈曲张的状态；多发生于从事持久站立工作、体力活动强度高，或久坐少动的人。

【解剖和生理】

1. 下肢静脉　由浅静脉、深静脉、交通静脉和肌静脉组成。浅静脉位于皮下，深静脉位于肌中间与同名动脉伴行，深、浅静脉之间通过交通静脉连接。肌静脉位于小腿后侧屈肌内，直接汇入深静脉。

(1) 下肢浅静脉：主要有大隐静脉和小隐静脉两条主干。大隐静脉起自足背静脉网的内侧，沿下肢内侧上行，在腹股沟韧带下穿过卵圆窝注入股总静脉。大隐静脉注入股总静脉前，主要有 5 个分支：阴部外静脉、腹壁浅静脉、旋髂浅静脉、股内侧静脉和股外侧静脉(图 29 - 1)。

小隐静脉起自足背静脉网的外侧，自外踝后方上行，逐渐转至小腿背侧中线，在腘窝处穿过深筋膜注入腘静脉。

(2) 下肢深静脉：主要由胫前、胫后和腓静脉组成，三者先后汇合成为腘静脉，经腘窝进入内收肌管裂孔、上行为股前静脉，在大腿上部与股深静脉汇合为股总静脉(图 29 - 2)。

(3) 下肢交通静脉：连接于深、浅静脉之间。小腿内侧以踝交通静脉最重要，小腿外侧的交通静脉多位于小腿中段、大腿内侧的交通静脉大多位于大腿中、下 1/3 处。

(4) 小腿肌静脉：由腓肠肌静脉和比目鱼肌静脉组成，直接汇入深静脉。

2. 下肢静脉瓣膜　下肢静脉内有许多向心单向开放的瓣膜，阻止静脉血逆流，保证下肢静脉血由下向上、由浅入深地单向回流。在大隐静脉注入股静脉及小隐静脉注入腘静脉处都有较坚韧的瓣膜，对于阻止静脉血逆流起到重要作用。

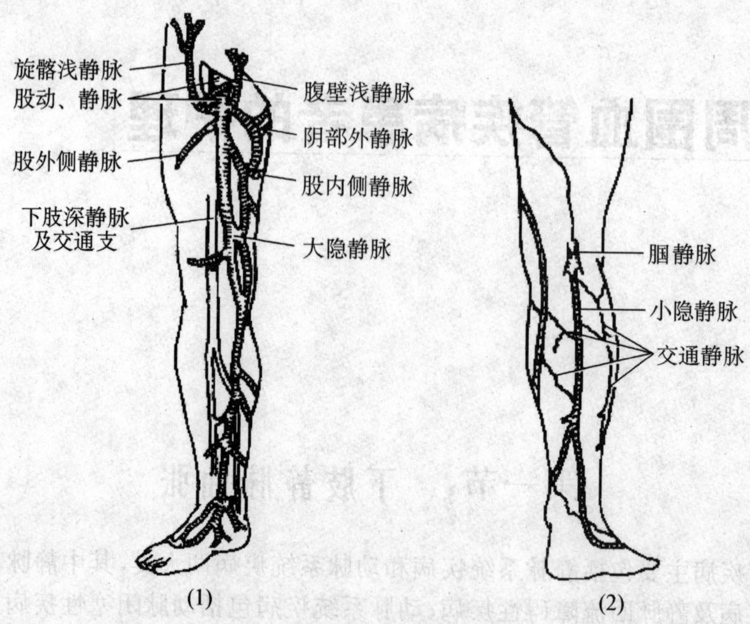

图 29－1 下肢浅静脉

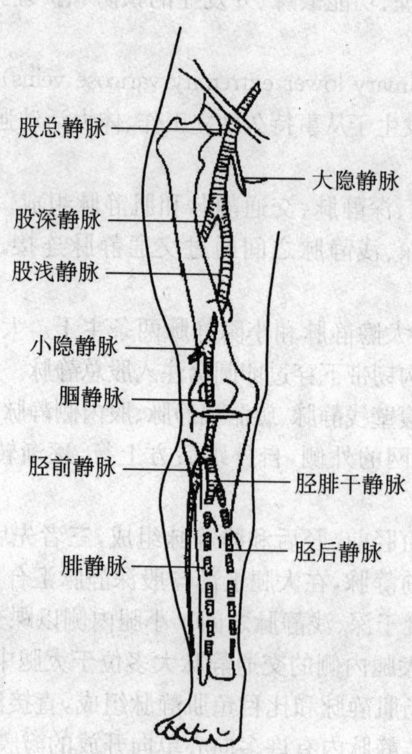

图 29－2 下肢深静脉

3. 静脉壁结构　静脉壁由外膜、中膜和内膜组成。外膜主要为结缔组织，内膜为内皮细胞，中膜为肌层；静脉壁的强弱与收缩功能相关。下肢远侧深静脉及小腿浅静脉分支的管壁较近侧薄，而承受的静脉血柱压力比近侧静脉高，故易发生静脉曲张。静脉壁结构异常主要是胶原纤维减少、断裂、扭曲，使静脉壁失去应有强度而扩张。

4. 下肢血流动力学　下肢静脉血流能对抗重力而向心回流，主要依赖于：

(1) 静脉瓣膜向心单向开放功能。

(2) 肌关节泵的动力功能。

(3) 心脏的搏动和胸腔内负压对周围静脉血的向心吸引作用。

【病因】

静脉壁软弱、静脉瓣膜缺陷以及浅静脉内压力持续升高是引起浅静脉曲张的主要原因。相关因素有以下两种。

1. 先天因素　静脉瓣膜缺陷和静脉壁薄弱是全身支持组织薄弱的一种表现，与遗传因素有关。有些患者下肢静脉瓣膜稀少，有的甚至完全缺如，造成静脉血逆流。

2. 后天因素　增加下肢血柱重力和循环血量超负荷是造成下肢静脉曲张的后天因素。任何增加血柱重力的因素，如长期站立、重体力劳动、妊娠、慢性咳嗽、习惯性便秘等，都可使静脉瓣膜承受过度的压力，并逐渐松弛而关闭不全。且循环血量经常超过负荷，造成压力。

【病理生理】

下肢静脉曲张的主要血流动力学改变是主干静脉和皮肤毛细血管压力升高。主干静脉高压导致浅静脉扩张；皮肤毛细血管压力升高造成皮肤微循环障碍、毛细血管通透性增加，血液中的大分子物质渗入组织间隙并积聚、沉积在毛细血管周围，形成阻碍皮肤和皮下组织细胞摄取氧气和营养的屏障，导致皮肤色素沉着、纤维化、皮下脂质硬化和皮肤萎缩，最后形成溃疡。

当大隐静脉瓣膜遭到破坏而关闭不全后，可影响远侧和交通静脉的瓣膜，甚至通过属支而影响小隐静脉。静脉瓣膜和静脉壁距离心脏越远，承受的压力就越高。因此，下肢静脉曲张后期的进展要比初期迅速，曲张的静脉在小腿部远比大腿部明显。

【临床表现】

以大隐静脉曲张多见，单独的小隐静脉曲张比较少见；左下肢多见，但双下肢可先后发病。主要表现为下肢浅静脉曲张、蜿蜒扩张、迂曲。

1. 早期　仅在长时间站立后患肢小腿感觉沉重、酸胀、乏力和疼痛。

2. 后期　深静脉和交通静脉瓣膜功能破坏后，曲张静脉明显隆起，蜿蜒成团，并可出现踝部轻度肿胀和足靴区皮肤营养不良，包括皮肤萎缩、脱屑、瘙痒、色素沉着、皮肤和皮下组织硬结及并发症。如：①血栓性浅静脉周围炎，曲张静脉内血流缓慢，易引起血栓形成，并伴有感染性静脉炎及曲张静脉周围炎，炎症消退后常遗有局部硬结并与皮肤粘连；②湿疹或溃疡，好发于足靴区，皮肤溃疡多合并感染，愈合后也常复发；③曲张静脉破裂出血，多发生于足靴区及踝部。临床表现为皮下淤血或皮肤破溃时出血。

【辅助检查】

1. 特殊检查

(1) 大隐静脉瓣膜功能试验(Trendelenburg test)：患者平卧，抬高下肢排空静脉，在大腿根部扎止血带阻断大隐静脉，然后让患者站立，10 秒内放开止血带。若出现自上而下的静脉逆向充盈，提示瓣膜功能不全；若未放开止血带前，止血带下方的静脉在30秒内已充盈，则提示交通静脉瓣膜关闭不全。根据同样原理在腘窝部扎止血带，可检测小隐静脉瓣膜的功能（图29-3）。

（2）深静脉通畅试验(Perthes test)：用止血带阻断大腿浅静脉主干，嘱患者连续用力踢腿或做下蹲活动12余次，随着小腿肌泵收缩迫使浅静脉血向深静脉回流而排空。若在活动后浅静脉曲张更为明显、张力增高，甚至出现胀痛，提示深静脉不通畅(图29-3)。

（3）交通静脉瓣膜试验(Pratt test)：患者仰卧，抬高下肢，在大腿根部扎上止血带，然后从足趾向上至腘窝缠缚第一根弹力绷带，再自止血带处向下，缠绕第二根弹力绷带；让患者站立，一边向下解开第一根弹力绷带，一边向下缚缠第二根弹力绷带，如果在第二根弹力绷带之间的间隙内出现曲张静脉，即意味该处有功能不全的交通静脉(图29-3)。

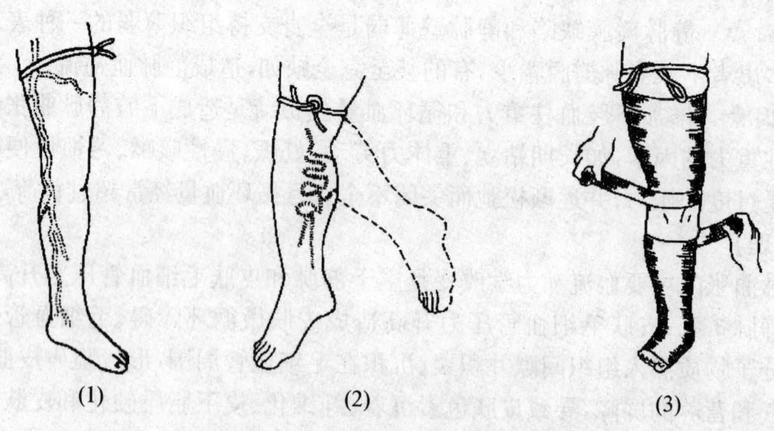

图29-3　下肢静脉瓣膜功能试验

(1) Trendelenburg test; (2) Perthes test; (3) Pratt test

2．影像学检查

（1）下肢静脉造影：可观察下肢静脉是否通畅、瓣膜功能情况以及病变程度。在深静脉逆行造影时，若见到造影剂向远段逆流，提示深静脉瓣膜功能不全，而非原发性下肢静脉曲张。

（2）血管超声检查：超声多普勒血流仪能观察静脉反流的部位和程度，超声多普勒显像仪可以观察瓣膜关闭活动及有无逆向血流。

【治疗原则】

1．*非手术治疗*　只能改善症状。适用于：

（1）病变局限，症状较轻；

（2）妊娠期间发病；

（3）症状虽然明显，但不能耐受手术者，主要方法有：

1）促进静脉回流：避免久站、久坐，间隙性抬高患肢。患肢穿弹力袜或用弹力绷带，使曲张静脉处于萎瘪状态。弹力袜远侧的压力应高于近侧，以利回流。

2）注射硬化剂和压迫疗法：适用于病变范围小且局限者，亦可作为手术的辅助治疗，处理残留的曲张静脉。常用的硬化剂有鱼肝油酸钠、酚甘油等。将硬化剂注入曲张的静脉后局部加压包扎，利用硬化剂造成的静脉炎症反应使其闭塞。

3）处理并发症

a. 血栓性浅静脉炎：给予抗菌药及局部热敷治疗。

b. 湿疹和溃疡：抬高患肢并给予创面湿敷。

c. 曲张静脉破裂出血：经抬高患肢和局部加压包扎止血，必要时予以缝扎止血。待并发症改善后择期手术治疗。

2. 手术治疗

适用于深静脉通畅、无手术禁忌证者，是治疗下肢静脉曲张的根本方法。

(1) 传统手术：涉及3个方面：

1）高位结扎大隐或小隐静脉；

2）剥除大隐或小隐静脉主干及曲张静脉；

3）结扎功能不全的交通静脉。

(2) 微创疗法：伴随医学激光和超声等技术的飞速发展，近年来出现了静脉腔内激光治疗(endovascular laser treatment, EVLT)、内镜筋膜下交通静脉结扎术(subfascial endoscopic perforator vein surgery, SEPS)、旋切刀治疗，以及静脉内超声消融治疗等微创疗法。微创手术的特点是创伤小、恢复快，有替代传统治疗方式的趋势。

【护理】

1. 护理评估

(1) 术前评估

1）健康史和相关因素：职业及工作特点、是否妊娠、有无腹内压增高等病史，是否使用过弹力袜或穿紧身衣裤。

a. 一般情况：患者的年龄、性别；是否从事长时间站立、久坐或重体力工作。

b. 患肢情况：长时间站立后患肢的感觉，是否出现小腿沉重、酸胀、乏力和疼痛；是否出现过曲张静脉破裂出血；是否有过经久不愈的溃疡等。

c. 既往史：是否有长期慢性咳嗽、习惯性便秘、终末期肝病或腹水。

2）身体情况

a. 局部：①小腿静脉曲张的部位和程度；②患肢有无踝部肿胀；③局部皮肤营养状态，足靴区皮肤是否有萎缩、脱屑、瘙痒、色素沉着和硬结；④局部有无并发症：血栓性浅静脉炎、湿疹和溃疡、曲张静脉破裂出血。

b. 辅助检查：静脉瓣膜功能和通畅试验及影像学检查有无阳性发现。

3）心理和社会支持：下肢静脉曲张是否影响生活与工作；患者是否因慢性溃疡或创面经久不愈而紧张不安和焦虑；患者对本病防治知识的了解程度。

(2) 术后评估

1）患肢血液循环：包括患肢远端皮肤的温度、色泽、动脉搏动、感觉等有无异常。

2）局部伤口：有无渗血，有无红、肿、压痛等感染征象，能否早期离床活动及正常行走。

2. 护理问题

(1) 活动无耐力：与下肢静脉回流障碍有关。

(2) 皮肤完整性受损：与皮肤营养障碍、慢性溃疡有关。

(3) 潜在并发症：深静脉血栓形成、小腿曲张静脉破裂出血。

3. 护理措施

(1) 术前护理

1) 减轻下肢静脉血液淤滞及水肿

a. 正确缚扎弹力绷带或穿弹力袜:使用前患者躺下并抬高患肢,由足背至大腿缚扎弹力绷带或穿上弹力袜(弹力袜必须符合患者腿部的尺寸),以促进静脉回流。

b. 维持良好姿势:避免坐位时双膝交叉,压迫、影响腘窝静脉回流,避免长时间站立。

c. 避免腹内压增高:保持大便通畅,防治便秘;肥胖者应有计划减轻体重。

d. 卧床时抬高患肢 30°～40°,以利于静脉淋巴回流,减轻患肢水肿。

2) 下肢皮肤薄弱处加以保护,避免破损。若局部发生溃疡或湿疹,应保持创面清洁,用生理盐水湿敷,应用抗生素控制感染,炎症控制后再行手术。

3) 术前做好充分的皮肤准备,备皮范围包括患肢及腹股沟、会阴部皮肤。动作轻柔,以免损伤凹凸不平的皮肤或静脉。

(2) 术中护理

1) 麻醉:蛛网膜下隙阻滞麻醉、硬膜外麻醉。

2) 体位:仰卧位。

3) 术中配合:

a. 见第七章手术室管理和工作。

b. 准备无菌绷带、无菌石蜡油、大隐静脉剥脱器数根、烫伤敷料若干、无菌驱血带数根等。

c. 使用剥脱器前须用石蜡油润滑,用完后必须检查其完整性。

d. 大隐静脉抽剥前,用无菌驱血带螺旋形绑至大腿根部,并记录驱血时间,最长不超过一个半小时,若要再次驱血必须间隔半小时。

(3) 术后护理

1) 术后体位:术后平卧 6 h 后改为半卧位。患肢垫软枕抬高 30°,以促进静脉回流,预防患肢肿胀。

2) 患肢观察:观察切口敷料是否干燥、皮下有无渗血,局部有无红、肿、压痛等感染征象。同时观察患肢血运情况,以保持正常的皮肤温度、颜色和能扪及足背动脉,这也是血运良好的指标。

3) 继续应用弹力绷带:术后用纱布覆盖患肢,并用弹力绷带加压包扎,包扎时注意松紧适宜,以不妨碍关节活动、不影响血液循环为宜;弹力绷带加压包扎 2～3 周,过早拆除易复发。

4) 早期活动:卧床期间指导患者做足背伸屈运动;术后 24～48 h 鼓励患者下床活动,促进下肢静脉血液回流,避免深静脉血栓形成。

5) 小腿慢性溃疡者,应继续换药,并延长使用弹力绷带的时间。

4. 护理评价

(1) 患者活动耐力是否逐渐增加,增加活动量后有无不适感。

(2) 患者是否发生小腿慢性溃疡,或溃疡是否得到有效处理并愈合。

(3) 并发症是否得到有效预防、及时发现与处理。

【健康教育】

1. 指导患者进行适当的体育锻炼,增加血管壁弹性。

2. 非手术治疗患者应坚持长期使用弹力袜或弹力绷带，术后宜继续使用1～3个月。

3. 平时应保持良好的坐姿，避免久站；坐时避免双膝交叉过久，休息时抬高患肢。

4. 去除影响下肢静脉回流的因素；避免用过紧的腰带和紧身物。

5. 保持大便通畅，避免肥胖。

第二节　深静脉血栓形成

深静脉血栓形成(deep venous thrombosis, DVT)是指血液在深静脉内不正常地凝结、阻塞管腔，导致静脉回流障碍。全身主干静脉均可发病，以下肢静脉多见；若未予及时治疗，将造成慢性深静脉功能不全，影响生活和工作，甚至致残。

【病因】

静脉壁损伤、血流缓慢和血液高凝状态是导致深静脉血栓形成的三大因素，其中血液高凝状态是最重要的因素。静脉损伤时，可因内膜下层及胶原而启动内源性凝血系统，形成血栓；血流缓慢主要见于长期卧床、手术以及肢体制动的患者；血液高凝状态主要见于妊娠、产后、术后、肿瘤、长期服用避孕药等情况，也可由于血小板数增高、凝血因子含量增加、抗凝血因子活性降低而造成血管内异常凝结形成血栓。

【病理生理】

典型的血栓包括：头部为白血栓，颈部为混合性血栓，尾部为红血栓。血栓形成后可向主干静脉近端和远端滋长蔓延；随后，可在纤溶酶的作用下溶解消散，或血栓与静脉壁粘连并逐渐机化；最终形成边缘毛糙、管径粗细不一的再通静脉。同时，因静脉瓣膜的破坏，造成继发性深静脉瓣膜功能不全。

【临床表现】

因血栓形成的部位不同，临床表现各异。主要表现为血栓静脉远端回流障碍的症状。

1. 上肢深静脉血栓形成

(1) 腋静脉血栓：主要表现为前臂和手部肿胀、胀痛，手指活动受限。

(2) 腋-锁骨下静脉血栓：整个上肢肿胀，伴有上臂、肩部、锁骨上和患侧前胸壁等部位的浅静脉扩张。上肢下垂时，症状加重。

2. 上、下腔静脉血栓形成

(1) 上腔静脉血栓：在上肢静脉回流障碍的临床表现基础上，还有面颈部和眼睑肿胀、球结膜充血水肿；颈部、胸部和肩部浅静脉扩张；常伴有头痛、头胀及其他神经系统和原发疾病的症状。常见于纵隔器官或肺的恶性肿瘤。

(2) 下腔静脉血栓：表现为双下肢深静脉回流障碍和躯干的浅静脉扩张。主要是由于下肢深静脉血栓向上蔓延所致。

3. 下肢深静脉血栓形成　最常见。根据血栓发生的部位、程度及临床分型不同而有不同的临床表现。

(1) 中央型：血栓发生于髂-股静脉，左侧多于右侧。表现为起病急骤，患侧髂窝、股三角区有疼痛和压痛，浅静脉扩张，下肢肿胀明显，皮温及体温均升高。

(2) 周围型：包括股静脉及小腿深静脉血栓形成。前者主要表现为大腿肿痛而下肢肿胀不严重；后者的特点为突然出现小腿剧痛，患足不能着地和踏平，行走时症状加重，小腿肿胀且有深压痛，距小腿关节过度背屈试验时小腿剧痛（Homans 征阳性）。

(3) 混合型：为全下肢深静脉血栓形成。主要表现为全下肢明显肿胀、剧痛、苍白（股白肿）和压痛，常有体温升高和脉率加速；任何形式的活动都可使疼痛加重。若进一步发展，肢体极度肿胀而压迫下肢并出现动脉痉挛，从而导致下肢血供障碍，足背和胫后动脉搏动消失，进而足背和小腿出现水疱，皮肤温度明显降低并呈青紫色（股青肿）；若处理不及时，可发生静脉性坏疽。

【辅助检查】

1. 超声多普勒检查　通过测定静脉最大流出率可判断下肢主干静脉是否有阻塞，但对小静脉的血栓敏感性不高。

2. 静脉造影　可直接显示下肢静脉的形态、有无血栓存在，以及血栓的形态、位置、范围和侧支循环。

3. 放射性核素检查　新鲜血栓对^{125}碘[凝血]因子Ⅰ的摄取量远远大于等量血液的摄取量，基于此，若摄取量超过正常 5 倍，即提示早期血栓形成。

【治疗原则】

包括非手术治疗和手术取栓两类。急性期以血栓消融为主，中晚期则以减轻下肢静脉淤血和改善生活质量为主。

1. 非手术治疗

(1) 一般处理：卧床休息，抬高患肢，适当应用利尿剂以减轻肢体肿胀。全身症状和局部压痛缓解后，可进行轻便活动。下床活动时，应穿弹力袜或用弹力绷带。

(2) 溶栓疗法：适用于病程不超过 72 h 者。常用药物有尿激酶、重组组织纤溶酶原激活物等药物，溶于液体中经静脉滴注，共 7～10 d。

(3) 抗凝疗法：适用于范围较小的血栓。通过肝素和香豆素类抗凝剂预防血栓的繁衍和再生、促进血栓的消融。大多先用肝素，继以香豆素类药物，一般用华法林，维持 3～6 个月。

(4) 去聚疗法：去聚药物有右旋糖酐、丹参等药物，能扩充血容量、稀释血液、降低黏稠度。其他抗血小板凝聚药物，如阿司匹林、双嘧达莫（潘生丁）等，可以防止血小板凝聚，常作为辅助疗法。

2. 手术治疗　常用于下肢深静脉，尤其髂-股静脉血栓形成不超过 48 h 者。对已出现股青肿征象，即使病期较长者，亦应行手术取栓以挽救肢体。采用 Fogarty 导管取栓，术后辅以抗凝、去聚疗法，以防止再发。

【护理】

1. 护理评估

(1) 术前评估

1) 健康史：患者有无外伤、手术、妊娠分娩、感染史；有无长期卧床、输液史；有无出血性疾病。

2) 身体情况

a. 局部：下肢发生胀痛的时间、部位；下肢肿胀和浅静脉扩张的程度。足背动脉搏动有无减弱或消失，小腿皮肤温度和色泽有无改变。

b. 全身非手术治疗期间有无出血倾向及治疗效果。

c. 辅助检查：了解深静脉血栓形成的部位、范围和形态等。

3）心理和社会支持：突发的下肢剧烈胀痛和肿胀有无引起患者的焦虑与恐惧；患者及家属对预防本病发生的有关知识的了解程度。

（2）术后评估

1）术后患肢血管的通畅程度：包括患肢远端皮肤的温度、色泽、感觉和脉搏的变化。

2）抗凝治疗期间有无出血倾向：如切口穿刺点、鼻、牙龈异常出血及有无血尿、黑便。

3）患者活动情况：有无按计划行早期活动。

2. 护理问题

（1）疼痛：下肢胀痛，与下肢深静脉血栓形成致血流不畅或手术创伤有关。

（2）潜在并发症：栓塞、出血。

（3）自理缺陷：与急性期需绝对卧床休息有关。

3. 护理措施

（1）预防血栓形成

1）增加活动：手术、分娩、长期卧床等是引发深静脉血栓形成的重要因素，应预防深静脉血栓形成。

a. 长期卧床患者，应协助其定时翻身。

b. 对术后、产后妇女，应指导和鼓励其早期床上活动，包括深呼吸、下肢的被动及主动活动，如膝、踝、趾关节的伸屈、举腿活动。若病情允许，鼓励此类患者尽早离床活动。

2）避免血液淤滞：避免在膝下垫硬枕、过度屈髋，以免影响静脉回流；避免用过紧的腰带、吊袜和紧身衣物。

3）预防静脉管壁受损：对长期输液者，尽量保护其静脉，避免在同一静脉的同一部位反复穿刺；输注刺激性药物时，避免药物渗出血管外。

4）早期发现：手术后若患者出现站立后下肢沉重、胀痛等不适，应警惕下肢深静脉血栓形成的可能，且及时报告医生，并协助处理。

（2）非手术治疗的护理

1）卧床休息：急性期患者应绝对卧床休息 10～14 d，床上活动时避免动作幅度过大；禁止按摩患肢，以防血栓脱落。

2）抬高患肢：患肢宜高于心脏平面 20～30 cm，以促进血液回流，防止静脉淤血；并可降低下肢静脉压，从而减轻水肿与疼痛。

3）病情观察：观察患肢脉搏和皮肤温度的变化，每日测量并记录患肢不同平面的周径。

4）并发症的观察

a. 出血：抗凝疗法期间，每日检查凝血酶原时间，判断有无出血倾向。

b. 肺动脉栓塞：若患者出现胸痛、呼吸困难、血压下降等异常情况，提示可能发生肺动脉栓塞，应立即嘱患者平卧，避免作深呼吸、咳嗽、剧烈翻动，同时给予高浓度氧气吸入，并报告医生，配合抢救。

5）禁烟：以防止烟雾中尼古丁刺激引起静脉收缩，影响血液循环。

6）饮食：进食低脂、含丰富纤维素的食物，以保持排便通畅，尽量避免因排便困难引起的腹内压增高，影响下肢静脉回流。

7）术前准备：除做好常规准备外，还应：

a. 全面了解年老体弱患者的心、脑、肺、肝、肾等重要器官的功能。

b. 了解出、凝血系统的功能状态。

c. 训练患者床上排尿、排便；为避免术后过早排便，术前 2～3 d 起少渣饮食，术前晚灌肠，排空积粪。

(3) 术中护理

1) 麻醉：局部麻醉。

2) 体位：仰卧位。

3) 术中配合

a. 见第七章手术室管理和工作；

b. 准备并检查介入器械及材料；

c. 协助医生手术结束后穿刺点加压包扎；

d. 配合医生监测患者肝素化情况并做好记录；

e. 术中注意监测生命体征变化。

(4) 术后护理

1) 体位与活动：抬高患肢 30°，鼓励患者尽早活动，以免再次血栓形成。恢复期患者逐渐增加活动量，如增加行走距离和锻炼下肢肌肉，以促进下肢深静脉再通和侧支循环的建立。

2) 加强观察

a. 血管通畅度：取栓术后观察患肢远端皮肤的温度、色泽、感觉和脉搏强度，以判断术后血管的通畅程度。

b. 有无出血倾向。

3) 预防感染：继续应用抗生素。

4) 抗凝治疗时的护理

a. 肝素：是一种有效的抗凝剂，作用快，静脉注射 10 min 后即产生抗凝作用，但作用时间短，一般维持 3～6 h。

(a) 途径：无论采用任何给药途径，均应于用药前 1 h 测定凝血时间，以调节用药的剂量。给药途径：皮下注射、肌内注射和静脉注射(包括持续静脉滴注法和间隙静脉注射法)。

(b) 剂量调节：凝血时间(试管法)以维持在约超过正常值的 2 倍为宜，若测得凝血时间为 20～25 min，剂量减半；若超过 25 min，停药 1 次，4～6 h 后再测定，以决定肝素用量。

b. 香豆素类衍化物：属凝血酶原抑制剂。其作用诱导期长，一般用药后 24～48 h 开始起效。半衰期也长，有药物积累作用，停药后 4～10 d 药物作用才完全消失。应用时需根据每日测定的凝血酶原时间调节剂量，凝血酶原应维持在正常值的 20%～30%。

抗凝药物最严重的并发症是出血，因此，在抗凝治疗时要严密观察有无全身性出血倾向和切口渗血情况。每次应用肝素或香豆素类衍化物后都应在专用记录单上记录日期、时间、药名、剂量、给药途径和凝血时间、凝血酶原时间的测定结果，并签名。若因肝素用量过多引起出血，可用硫酸鱼精蛋白作为拮抗剂。按 1～1.5 mg 对肝素 1 mg 的剂量，作静脉注射，每 4 h 1 次，直至出血停止。若香豆素类药物过量引起出血，须立即停药，同时静脉注射维生素 K_1 10～20 mg，1～2 次/天；严重出血时，剂量加倍，必要时输新鲜血。

4. 护理评价

(1) 患者下肢胀痛程度有无减轻。

(2) 患者的并发症是否得到预防、及时发现和处理;有无因血栓脱落引起肺动脉栓塞;溶栓治疗期间有无全身性出血现象。

(3) 患者绝对卧床期间,生理需求是否得到满足。

【健康教育】

1. *戒烟*　告戒患者要绝对禁烟,防止烟草中尼古丁刺激引起血管收缩。

2. *饮食*　进低脂、多纤维的饮食;保持大便通畅。

3. *适当运动,促进静脉回流*　鼓励患者加强日常锻炼,促进静脉回流,预防静脉血栓形成。

4. *指导患者和家属*　对于长期卧床和制动的患者应同时指导其家属,加强患者床上运动,如定时翻身,协助患者做四肢的主动或被动锻炼。避免在膝下垫硬枕、过度屈髋、用过紧的腰带和紧身衣物而影响静脉回流。

5. *保护静脉*　静脉壁损伤也是引发深静脉血栓形成的因素,长期静脉输液者,应尽量保护静脉,避免在同一部位反复穿刺。

6. *及时就诊*　若突然出现下肢剧烈疼痛、浅静脉曲张伴有发热等,应警惕下肢深静脉血栓形成的可能,及时就诊。

第三节　血栓闭塞性脉管炎

血栓闭塞性脉管炎(thromboangiitis obliterans, Buerger's disease)是一种累及血管的炎症性、节段性和周期性发作的慢性闭塞性疾病。主要侵袭四肢小动脉,小静脉也常受累。好发于男性青壮年。

【病因】

病因尚未明确,与多种因素有关,基本可归纳为以下两个方面:

1. *外来因素*　主要有吸烟、寒冷与潮湿的生活环境、慢性损伤和感染。

2. *内在因素*　自身免疫功能紊乱、性激素和前列腺素失调及遗传因素。上述因素中,主动或被动吸烟是参与本病发生和发展的重要环节。多数患者有吸烟史,戒烟可使病情缓解,再度吸烟常使病情反复。在患者的血清中有抗核抗体存在,罹患动脉中发现免疫蛋白和C3复合物,因此免疫功能紊乱可能是本病发病的重要因素。

【病理生理】

病变主要累及四肢的中、小动脉和静脉,常起始于动脉,后累及静脉,由远端向近端发展,病变呈节段性,两段之间血管比较正常。早期为血管全层非化脓性炎症、血管内皮细胞和成纤维细胞增生、淋巴细胞浸润、管腔狭窄和血栓形成;后期为炎症消退、血栓机化、新生毛细血管形成,动脉周围有广泛纤维组织形成,常包埋静脉和神经组织,闭塞血管远端的组织可出现缺血性改变甚至坏死。静脉受累时的病理改变与病变动脉相似。

【临床表现】

起病隐匿,进展缓慢,呈周期性发作。根据肢体缺血程度和表现,结合Fontaine分类法,临床分为四期:

(1) Ⅰ期:无明显临床症状,或只有患肢麻木、发凉、针刺等异常感觉,患肢皮肤温度稍低，色泽较苍白，足背和(或)胫后动脉搏动减弱。此期患者动脉已有局限性狭窄病变。

(2) Ⅱ期：以患肢活动后出现间隙性跛行为突出症状。患肢皮肤温度降低、色泽更为苍白，同时出现皮肤干燥、趾(指)甲增厚变形；小腿肌萎缩，足背或胫后动脉搏动消失。动脉狭窄的范围与程度均超过Ⅰ期，患肢依靠侧支循环维持血供。

(3) Ⅲ期：以缺血性静息痛为主要症状。在Ⅱ期症状加重的基础上，伴有趾(指)腹色泽暗红、肢体远侧水肿；患肢出现持续性剧烈疼痛，夜间更甚，迫使患者日夜屈膝抚足，不能入睡。动脉广泛、严重狭窄，仅靠侧支循环无法代偿肢体静息时的血供，组织濒临坏死。

(4) Ⅳ期：以出现趾(指)端发黑、干瘪、坏疽和溃疡为主要症状。临床症状继续加重，疼痛剧烈。若继发感染，则干性坏疽转为湿性坏疽，患者可有高热、烦躁等全身中毒症状，病程长者伴消瘦、贫血。此期，侧支循环供血已不能维持组织的存活。

【辅助检查】

1. 特殊检查

(1) 测定跛行距离和跛行时间。

(2) 测定温度：若双侧肢体对应部位皮肤温度相差 2℃以上，提示皮温降低侧肢体动脉血流减少。

(3) 检查患肢远端动脉搏动情况：若搏动减弱或不能扪及常提示血流减少。

(4) 肢体抬高试验(Buerger test)：患者平卧，患肢抬高 70°～80°，持续 60 s，若出现麻木、疼痛、苍白或蜡黄色者为阳性，提示动脉供血不足。再让患者下肢自然下垂于床缘以下，正常人皮肤色泽可在 10 s 内恢复正常。若超过 45 s 且皮肤色泽不均匀，进一步提示患肢存在动脉供血障碍。

2. 影像学检查

(1) 肢体血流图：有助于了解肢体血流通畅情况。血流波平坦或消失，表示血流量明显减少，动脉严重狭窄。

(2) 超声多普勒检查：可显示动脉的形态、直径和流速、血流波形等；血流的波形幅度降低或呈直线状态，表示动脉血流减少或动脉闭塞。同时还能做节段动脉压测定，了解病变部位和缺血的程度。踝肱指数，即踝压(踝部胫前或胫后动脉收缩压)与同侧肱动脉压之比，正常值>1。若比值为 0.5～1，为缺血性疾病；<0.5，为严重缺血。

(3) 动脉造影：可以明确动脉阻塞的部位、程度、范围及侧支循环建立的情况。患肢中小动脉多节段狭窄或闭塞是血栓闭塞性脉管炎的典型征象。

【治疗原则】

防止病变进展，改善和促进下肢血液循环。

1. 非手术治疗

(1) 一般处理：严格戒烟，防止受潮和外伤，肢体保暖但不做热疗，以免组织需氧量增加而加重症状。疼痛严重者，可用止痛和镇静剂。早期患者患肢进行适度锻炼，可促使侧支循环建立。

(2) 药物治疗：适用于早、中期患者。

1) 扩张血管和抑制血小板聚集：①凯时(E1, PGE1)，具有扩张血管和抑制血小板聚集的作用，可以改善患肢血供，对缓解静息痛有一定效果；②α 受体阻滞剂和 β 受体兴奋剂，如妥拉唑啉等；③硫酸镁溶液，有较好的扩张血管作用；④低分子右旋糖酐，能降低血黏度，对抗血小板聚集。

2）预防或控制感染：对并发感染者，根据细菌培养及药物敏感试验，选用有效抗生素。

3）中医中药：辨证施治，常用的治疗方案有：温经散寒、活血通络；活血化瘀；清热利湿；补气养血辅以活血化瘀等。

4）高压氧疗法：通过高压氧治疗，提高血氧含量，促进肢体的血氧弥散，改善组织的缺氧程度。

5）创面处理：对干性坏疽创面，应在消毒后包扎创面，预防继发感染。感染创面可给予湿敷和换药。

2. *手术治疗*　目的是增加肢体血供和重建动脉血流管道，改善缺血引起的不良后果。

（1）动脉重建术

1）旁路转流术：适用于主干动脉闭塞，但在闭塞的近侧和远端仍有通畅的动脉通道者。

2）血栓内膜剥脱术：适用于短段的动脉阻塞者。

（2）分期动、静脉转流术：适用于动脉广泛闭塞并无流出道者。在下肢建立人为的动-静脉瘘，通过静脉逆向灌注，向远端肢体提供动脉血，4～6个月再次手术结扎近侧静脉。

（3）大网膜移植术：适用于动脉广泛闭塞者。将游离的大网膜血管与股部血管吻合，并将裁剪延长的大网膜通过皮下隧道延伸至小腿下段，借建立的侧支循环为缺血组织供血。

（4）截肢术：肢体远端坏死已有明确界限者，或严重感染引起毒血症者，需做截肢（趾、指）术。

【护理】

1. *护理评估*

（1）术前评估

1）健康史：患者年龄、性别，有无长期大量吸烟史，有无感染、外伤史，有无长期在湿冷环境下工作史。

2）身体状况

a. 患肢疼痛的程度、性质、持续时间；有无采取相应的止痛措施及止痛效果。

b. 患肢皮肤温度、颜色、感觉、足背动脉搏动情况。

c. 患肢（趾、指）有无坏疽、溃疡与感染。

d. 辅助检查：了解动脉闭塞的部位、范围、性质、程度以及侧支循环建立情况。

3）心理和社会状况：患者对患肢反复出现的极度疼痛、肢端坏死与感染产生的痛苦、焦虑和悲观情绪；家庭成员能否给予患者足够的支持；患者对预防本病发生的有关知识的了解程度。

（2）术后评估

1）手术情况、手术方式、范围和麻醉方式。

2）生命体征变化：有无体温升高及局部切口渗血、渗液情况。

3）患肢远端皮肤的温度、色泽、感觉和足背动脉搏动的变化。

2. *护理问题*

（1）疼痛：与患肢缺血、组织坏死有关。

（2）焦虑：与患肢剧烈疼痛、经久不愈有关。

（3）活动无耐力：与患肢远端供血不足有关。

(4) 有皮肤完整性受损的危险。

(5) 潜在并发症：溃疡与感染。

(6) 知识缺乏：与缺乏患肢锻炼方法的知识及本病的预防知识有关。

3. 护理措施

(1) 心理护理：由于肢端疼痛和坏死使患者异常痛苦和极度焦虑，医护人员应以极大的同情心关心体贴患者，耐心做好患者的思想工作，使其情绪稳定，能配合治疗和护理。

(2) 改善下肢血液循环，预防组织损伤。

1) 绝对戒烟：告知患者吸烟的危害，消除烟碱对血管的收缩作用。

2) 肢体保暖：避免肢体暴露于寒冷环境中，以免血管收缩。保暖可促进血管扩张，但应避免用热水袋、热垫或热水给患肢直接加温，因热疗使组织需氧量增加，将加重肢体病变程度。

3) 体位：患者睡觉或休息时取头高脚低位，使血液容易灌流至下肢。告知患者避免长时间维持同一姿势（站或坐），以免影响血液循环。坐时应避免将一腿搁在另一腿膝盖上，防止腘动、静脉受压，阻碍血流。

4) 保持足部清洁、干燥，每天用温水洗脚。

5) 保护皮肤：皮肤瘙痒时，可涂拭止痒药膏，但应避免用手抓痒，以免造成开放性伤口和继发感染。

(3) 缓解疼痛：早期轻症患者可用血管扩张剂、中医中药等治疗。对疼痛剧烈的中、晚期患者常需使用麻醉性镇痛药。若疼痛难以缓解，可用连续硬膜外阻滞方法止痛。

(4) 休息和运动

1) 步行：鼓励患者每天多走路，以疼痛的出现作为活动量的指标。

2) 指导患者进行 Buerger 运动，促进侧支循环的建立。运动方法有：

a. 平卧位，抬高患肢 45°以上，维持 2～3 min。

b. 坐位，双足自然下垂，足跟踏地。做足背屈、趾屈和左右摆动运动；足趾向上翘并尽量伸开，再往下收拢，每一组动作持续 3 min。

c. 回复平卧姿势，双腿平放，盖被保暖，休息 5 min。

d. 抬高足趾、足跟运动 10 次，完成运动。

3) 有以下情况时不宜运动：

a. 腿部发生溃疡及坏死时，运动将增加组织耗氧。

b. 动脉或静脉血栓形成时，运动可致血栓脱落造成栓塞。

c. 皮肤溃疡或坏死的护理：卧床休息，减少损伤部位的耗氧量；保持溃疡部位的清洁，避免受压及刺激；加强创面换药，可选用敏感的抗生素湿敷，并遵医嘱应用抗感染药物。

(5) 术前准备：按常规准备，需植皮者做好植皮区的皮肤准备。

(6) 术后护理

1) 体位：静脉疾病术后抬高患肢 30°，以利血液回流；动脉疾病术后平置患肢。

2) 病情观察

a. 密切观察血压、脉搏、肢体温度及切口情况。

b. 血管重建术及动脉血栓内膜剥除术后，需观察患肢远端的皮肤温度、色泽、感觉和脉搏强度以判断血管通畅度。若动脉重建术后出现肢体肿胀、皮肤颜色发紫、皮温降低，应考虑重建部位的血管发生痉挛或继发性血栓形成，应报告医生，协助处理或做好再次手术探查准备。

3）制动：静脉血管重建术后应卧床制动1周，动脉血管重建术后制动2周。自体血管移植者若愈合较好，卧床制动时间可适当缩短。

4）活动：卧床制动患者，应鼓励其在床上做足背伸屈活动，以利小腿深静脉血液回流。

5）防止感染：应密切观察患者的体温变化和切口情况，若发现伤口有红、肿现象，应及早处理，并遵医嘱合理使用抗生素。

4. 护理评价

(1) 患肢疼痛程度有无减轻。

(2) 患者焦虑、悲观程度有无减轻，如情绪是否稳定，能否配合各项治疗和护理。

(3) 患者活动耐力有否增加，逐步增加活动量后有无明显不适。

(4) 皮肤有无破损，有无溃疡与感染发生；若发生，能否得到及时发现和处理。

(5) 患者能否正确描述本病的预防知识，并学会患肢的锻炼方法。

【健康教育】

1. 劝告患者坚持戒烟。

2. 保护患肢，切勿赤足行走，避免外伤。鞋子必须合适，不穿高跟鞋。穿棉制或羊毛制的袜子，每日勤换袜子，预防真菌感染。

3. 避免长时间维持同一姿势（久站或久坐）。

案例分析题

患者，男性，65岁，农民。因左下肢静脉增粗，迂曲10余年，小腿内侧肿块2年余收住入院。患者10年前无明显诱因下出现左下肢静脉增粗迂曲，以小腿为甚，伴下肢酸胀沉重感，以长久站立后明显，伴皮肤瘙痒，色素沉着，无下肢疼痛、麻木抽搐，无皮温升高、溃疡及出血，无下肢变白变凉及行走困难，无发热、畏寒。近几年来，上述症状逐渐加重，2年前患者左小腿内侧迂曲处出现一质硬肿块伴疼痛。入院后测体温36.5℃、脉搏74次/分、呼吸20次/分、血压16.5/10 kPa（125/75 mmHg）。既往无肺结核、高血压、糖尿病、心脏病病史，否认药物食物过敏史，无饮酒、吸烟习惯。实验室检查：血生化、血常规、血糖均在正常范围，胸部X线片检查无异常。

问题：(1) 对该患者的初步临床诊断是什么？

(2) 针对该患者的护理评估要点有哪些？

(3) 该患者的主要护理问题、护理措施有哪些？

（王俐稔）

第三篇

神经外科患者的护理

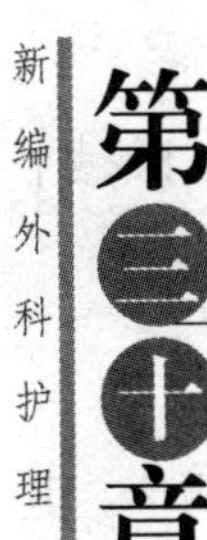

第三十章 颅内压增高患者的护理

第一节 颅内压增高

颅内压增高(intracranial hypertension)是神经外科常见的临床病理综合征。颅脑损伤、脑肿瘤、脑出血、脑积水和颅内炎症等疾病可引起颅腔内容物体积增加而导致不同程度的颅内压增高。当颅内压持续升高,成人超过 1.96 kPa(200 mmH_2O),儿童超过 1.0 kPa(100 mmH_2O),并出现相应的临床症状时,即为颅内高压。

【病因】

可以导致颅内压增高的原因很多,大体可分为两大类。

1. 颅腔内容物体积或量增加

(1) 脑体积增加,如脑水肿。

(2) 脑脊液增多,如脑积水。

(3) 脑血流量增加,如高碳酸血症、颅内静脉回流受阻或过度灌注等使脑血流量增多。

(4) 颅内占位性病变,如脑脓肿、脑肿瘤、脑出血。

2. 颅内空间相对变小　如窄颅症、颅底凹陷症。

【发病机制】

影响颅内压增高的因素主要有以下几种。

1. 年龄　婴幼儿及小儿的颅缝未闭合或尚未牢固融合,或老年人由于脑萎缩,使颅内的代偿空间增多,均可使颅腔的代偿能力增加,从而缓和或延迟了病情的进展。

2. 病变的进展速度　1965 年 Langlitt 用狗做颅腔内容物的体积与颅内压之间关系的实验,得出颅内压与体积之间的关系是指数关系,两者之间的关系可以说明一些临床表现,如当颅内占位性病变时,随着病变的缓慢增长,可以长期不出现颅内压增高症状,一旦由于代偿功能失调,颅内压急剧上升,则病情将迅速发展,往往在短期内即出现颅内高压危象或脑疝。

3. 病变部位　在颅脑中线或颅后窝的占位性病变,容易阻塞脑脊液循环通路,导致颅内压增高症状;颅内大静脉窦附近的占位性病变,由于早期即可压迫静脉窦,引起颅内静脉血液的回流或脑脊液的吸收障碍,使颅内压增高症状亦可早期出现。

4. 伴发脑水肿的程度　脑寄生虫病、脑脓肿、脑结核、脑肉芽肿等由于炎症性反应均可伴有明显的脑水肿，早期即可出现颅内压增高的症状。

5. 全身系统性疾病　其他系统的严重病变如尿毒症、肝昏迷、毒血症、肺部感染、酸碱平衡失调等都可引起继发性脑水肿致颅内压增高。高热可加重颅内压增高的程度。

【病理生理】

颅内压持续增高，可引起一系列中枢神经系统功能紊乱和病理变化。

1. 脑血流量的降低　正常成人每分钟约有 1 200 ml 血液进入颅内，并能自动调节。其公式为：

$$\text{脑血流量(CBF)} = \frac{\text{脑灌注压(CPP)}}{\text{脑血管阻力(CVP)}}$$

脑灌注压(CPP)＝平均动脉压(MAP)－颅内压(ICP)，正常值为 9.3～12 kPa(70～90 mmHg)，脑血管阻力为 0.16～0.33 kPa(1.2～2.5 mmHg)，此时脑血管的自动调节功能良好。如因颅内压增高而引起的脑灌注压下降，可通过血管扩张，以降低血管阻力的自动调节反应，维持脑血流量稳定。如果颅内压不断增高使脑灌注压低于 5.3 kPa(40 mmHg)时，脑血管自动调节功能失效，脑血流量随之急剧下降，就会造成脑缺血缺氧。当颅内压升至接近平均动脉水平时，颅内血流几乎完全停止，患者就会处于严重的脑缺血缺氧状态，最终出现脑死亡。

2. 脑疝　详见下节。

3. 脑水肿　颅内压增高可直接影响脑的代谢和血流量，从而产生脑水肿，使脑的体积增大，进而加重颅内压增高。颅内压增高使脑血流量降低，造成脑组织缺血缺氧，加重脑水肿，进而加重颅内压增高，引发脑疝，使脑组织移位，压迫脑干，导致脑干功能衰竭(呼吸、循环衰竭)。

4. 库欣综合征　颅内压急剧升高时，患者出现血压升高(全身血管加压反应)、心跳和脉搏减慢、呼吸节律紊乱及体温升高等各项生命体征变化，这种变化即称库欣综合征。多见于急性颅内压增高病例。

5. 胃肠功能紊乱　部分颅内压增高患者，可首先表现为胃肠功能紊乱，出现呕吐，胃、十二指肠溃疡，出血和穿孔等，这与颅内压增高引起的下丘脑自主神经中枢功能紊乱有关。

6. 神经性肺水肿　有 5%～10%的急性颅内压增高病例出现，表现为呼吸急促、痰鸣，并有大量泡沫性血性痰，这与下丘脑、延髓受压导致 α-肾上腺能神经活性增强有关。

【临床表现】

1. 头痛　是颅内压增高最常见的症状之一，其程度可随颅内压的增高而进行性加重。头痛性质以胀痛和撕裂痛为多见。

2. 恶心、呕吐　呕吐呈喷射性，与饮食关系不大而与头痛剧烈程度有关。位于后颅窝及第四脑室的病变较易引起呕吐。

3. 视神经乳头水肿　此为颅内压增高的客观证据，若持续时间较长，可引起视神经萎缩和失明。

以上三者是颅内压增高的典型表现，称之为颅内压增高“三主征”。

4. 意识障碍及生命体征变化　颅内压增高的初期意识障碍可出现嗜睡、反应迟钝等。持续及严重的颅内压增高，会出现昏睡、昏迷，伴有瞳孔散大、对光反应消失、脑疝、去皮质强直。患者可伴有典型的生命体征变化，即血压升高，尤其是收缩压升高，脉压差增大；脉搏缓慢，洪大有力；呼吸深慢等。

5. 其他症状和体征　颅内压增高还可引起一侧或双侧外展神经麻痹或复视、头晕、猝倒等。小儿颅内压增高时可有头皮静脉怒张、头颅增大、颅缝增宽或分离、前囟饱满，以及脑肿瘤占位、脑血肿合并神经损伤等。

【实验室及其他检查】

1. 头颅计算机体层摄影(CT)及磁共振成像(MRI)　目前，CT是诊断颅内占位性病变的首选辅助检查措施。在CT不能确诊的情况下，可进一步行MRI检查，以利于确诊。可见脑沟变浅，脑室、脑池缩小或脑结构变形等，通常能显示病变的位置、大小和形态。

2. 脑血管造影或数字减影血管造影　主要用于疑有脑血管畸形或动脉瘤等疾病的检查。

3. 头颅X线摄片　颅内压增高时，可见脑回压迹增多、加深，鞍背骨质稀疏及蝶鞍扩大，颅骨的局部破坏或增生等，小儿可见颅骨骨缝分离。X线片对于诊断颅骨骨折、垂体瘤所致蝶鞍扩大，以及听神经瘤引起内听道孔扩大等具有重要价值。

4. 腰椎穿刺　腰穿可在取脑脊液检查的同时测量颅内压力。但对有明显颅内压增高症状和体征的患者禁忌腰穿，因腰穿时可能引发脑疝。

【治疗要点】

根本的治疗方法是去除颅内压增高的病因，如切除颅内肿瘤、清除血肿、控制颅内感染等。如病因未查明或一时不能解除病因者可作对症治疗。

1. 非手术治疗

(1) 脱水治疗：常用高渗性和利尿性脱水剂，使脑组织间的水分通过渗透作用进入血液循环再由肾脏排出，从而达到缩小体积、降低颅内压的目的。

(2) 激素治疗：肾上腺皮质激素可通过稳定血-脑屏障、预防和缓解脑水肿达到改善患者症状的目的。该疗法多见于脑肿瘤引起的颅高压患者的治疗。

(3) 过度通气：当颅内压增高达危险水平(≥2.67～3.33 kPa)时，如能及时进行过度通气，可增加血液中的氧分压、排出CO_2，使脑血管收缩，减少脑血流量。$PaCO_2$每下降0.13 kPa(1 mmHg)，可使脑血流量递减2%，从而使颅内压相应降低，故过度通气是治疗颅内高压征的急救措施。

(4) 冬眠低温治疗：冬眠低温疗法或亚低温疗法有利于降低脑的新陈代谢率，减少脑组织的氧耗量，防止脑水肿的发生与发展，对降低颅内压亦起一定作用。但目前临床上较少使用此治疗方法。

(5) 抗感染：伴有颅内感染者，使用抗菌药物控制感染。

(6) 脑室内颅内压监测(ICP)：颅脑外伤患者进行脑室内插管连接外部压力监测装置是最精确、可靠的ICP监测方法。ICP监测临床意义：①量化监测颅内压，了解颅内压容积代偿能力；②早期发现颅内血肿与脑水肿，及时处理，提高疗效，判断预后，降低死亡率。

2. 手术治疗　主要施行手术减压。

(1) 开颅切除病变组织。

(2) 颅骨切除术。

(3) 建立脑脊液引流系统。

1) 内引流

a. 脑室心房分流(V－A);

b. 脑室腹腔分流(V－P);

c. 脑室—矢状窦分流;

d. 侧脑室—心房分流;

e. 侧脑室—小脑延髓池分流。

2) 外引流:脑室引流,脑室穿刺引流脑脊液至体外,可以暂时降低颅内压,以便进一步施行手术治疗。

【护理】

1. 护理评估

(1) 术前评估

1) 健康史及相关因素

a. 一般情况:注意患者的年龄。婴幼儿及小儿的颅缝未闭合或融合尚未牢固,老年人脑萎缩,均可使颅腔的代偿能力增加,从而延缓病情进展。

b. 加重颅内压增高的因素:了解患者有无脑外伤、颅内炎症、脑肿瘤及高血压、脑动脉硬化病史,是否合并其他系统疾病,如尿毒症、肝性脑病、毒血症、酸碱平衡失调等。密切监测患者生命体征及瞳孔变化;注意患者是否有高热,因其可加剧颅内压增高。

c. 致颅内压急骤升高的相关因素:有无呼吸道梗阻、便秘、剧烈咳嗽、癫痫等。注意患者有无剧烈头痛、喷射性呕吐等症状,密切观察疾病发展。

2) 身体状况

a. 局部:头痛的部位、性质、程度、持续时间及变化,有无诱因及加重因素,了解头痛是否影响患者休息和睡眠。患者有无因肢体功能障碍而影响自理能力。

b. 全身:呕吐的程度,是否影响患者进食而导致水、电解质紊乱及营养不良;患者有无视力障碍、意识障碍等。

c. 辅助检查:血电解质检查提示有无水、电解质紊乱;CT 及 MRI 检查是否证实颅内出血或占位性病变等;注意颅内病变的部位,位于颅脑中线及颅后窝的病变易阻塞脑脊液循环通路,即使病变不大也可导致颅内压升高,而位于颅内大静脉附近的病变,可压迫静脉窦,阻碍颅内静脉回流和脑脊液吸收,也可使颅内压增高症状较早出现。关注患者伴发脑水肿的因素,如脑脓肿、脑结核、脑肉芽肿等,均可伴有明显脑水肿,患者早期即可出现颅内压升高。

3) 心理和社会状况:头痛、呕吐等不适可引起患者烦躁不安、焦虑等心理反应。了解患者及家属对疾病的认知和适应程度。

2. 护理问题

(1) 脑组织灌注异常:与颅内压增高有关。

(2) 有体液不足的危险:与颅内压增高引起的剧烈呕吐及应用脱水剂有关。

(3) 疼痛:与颅内压增高有关。

(4) 营养失调:低于机体的需要量,与呕吐和长期不能进食有关。

(5) 有受伤的危险:与意识障碍有关。

(6) 潜在并发症:如脑疝、窒息等。

3. 护理措施

(1) 术前护理

1）一般护理

a. 密切观察病情变化：意识状态、生命体征、瞳孔变化、颅内压监护，预防及处理并发症。

b. 体位：抬高床头 15°～30°，以利于颅内静脉回流，减轻脑水肿。注意安全，使用床旁护栏。

c. 保持呼吸道通畅：护理时应及时清除呼吸道分泌物。舌根后坠者，可托起下颌或放置口咽通气道，防止颈部过曲、过伸或扭曲。对意识不清及咳痰困难者，应尽早行气管切开术。持续或间断吸氧，改善脑缺氧，使脑血管收缩，降低脑血流量。

d. 维持正常体温和预防感染：高热可使机体代谢率增高，加重脑缺氧，故应及时给予高热患者有效的降温措施；临床上常使用冰毯物理降温方法辅助患者降低体温，降温期间加强皮肤护理，防止冻伤，密切观察体温变化，一般予以每小时 1 次。遵医嘱应用抗菌药物预防和控制感染。

e. 及时控制癫痫发作：遵医嘱定时定量给予患者抗癫痫药物，一旦发作应协助医生及时给予抗癫痫及降颅内压处理。劝慰患者安心休养、避免情绪激动。

f. 躁动的处理：若躁动患者变安静或由原来安静变躁动，常提示病情发生变化。对于躁动患者应寻找并解除引起躁动的原因，不盲目使用镇静剂或强制性约束，以免患者挣扎而使颅内压进一步增高。对患者应适当加以保护，以防外伤及意外。

g. 缓解疼痛：有效降低颅内压、镇痛。

h. 避免剧烈咳嗽和便秘：避免并及时治疗感冒、咳嗽，防止肺部感染；应鼓励患者多吃蔬菜和水果以防止便秘；对已有便秘者，予以口服缓泻剂通便，必要时，戴手套掏出粪块，禁忌高压灌肠。

i. 维持电解质的正常：颅脑外伤后维持电解质在正常范围亦极其重要，我们对重型颅脑损伤的患者监测电解质，并保持出入液量平衡。

2）脱水药物的护理：遵医嘱定时、定量给予脱水剂，如 20%甘露醇 250 ml，需在 15～20 min 内输完，用药后应观察治疗效果，并注意有无水、电解质平衡失调等不良反应。

3）轻度过度通气：根据需要调整呼吸机的参数，定时进行动脉血气分析，维持 $PaCO_2$ 在 30～35 mmHg。

（2）术中护理

1）开颅切除病变组织的术中护理

a. 麻醉方式：全身麻醉。

b. 手术体位：根据病变部位采用仰卧位、仰卧头侧位、侧卧位、俯卧位等。

c. 术中配合要点

（a）术中冲洗脑内的无菌生理盐水需保持 35～37℃，硬脊膜内和硬脊膜外冲洗的生理盐水需分开放置，不能混用；

（b）使用气钻钻孔和用铣刀铣开骨瓣时，必须用灌洗器不断地进行冲洗，达到降温及减少周围组织的损伤和减少骨屑飞溅的目的，并准备好骨蜡止血；

（c）打开脑膜前应重新建立一个无菌的区域；

（d）洗手护士，应注意经常用生理盐水纱布拭去双极电凝镊的头部的血迹和烧焦的组织，并做到单齿擦拭，始终保持双极电凝镊头部清洁无焦痂，以发挥其有效的止血作用；

（e）关闭脑膜前需用无菌庆大霉素生理盐水冲洗术野（500 ml 生理盐水中加庆大霉素 8

万单位)；

(f) 侧卧位或俯卧位患者需特别注意身体受压部位的皮肤保护，衬垫必须保持绝对平整、干燥，防止压伤；

(g) 俯卧位使用头托的患者，脸部需贴上护脸胶布，以防脸部皮肤受压后破损。术中严密观察患者眼睛是否受压，特别是做好骨窗以后，注意身体各部位是否有移动；

(h) 俯卧位患者注意胸部避免受压，男性患者避免生殖器受压。小腿上垫一大方软枕，使患者腿部稍有弯曲，更舒适。

2) 颅骨切除术的术中护理

a. 麻醉方式：全身麻醉。

b. 手术体位：额、颞、顶部取仰卧位，头部处于正中或偏向健侧；枕部和后颅窝部位取侧卧位。

c. 术中配合要点

(a) 术前准备动作要敏捷，特别是遇病情危急者，尽可能去赢得抢救时间；

(b) 对于意识不清、极度烦躁者注意安全，保持静脉通路的通畅；

(c) 同前 f～h 点。

3) 建立脑脊液引流系统术中护理

a. 麻醉方式：全身麻醉。

b. 手术体位：仰卧位，头侧向健侧，患侧肩下垫一小枕或小沙袋，头圈固定。

c. 术中配合要点

(a) 消毒头部，颈、胸、腹部皮肤，铺无菌巾，贴无菌保护膜。

(b) 辅助护士将分流装置拆封前需再次确认分流管的型号，洗手护士应将分流管和阀门浸泡于含有庆大霉素溶液的生理盐水中。

(c) 在形成皮下隧道时，辅助护士应将垫在肩部的小沙袋取出。

(d) 安装分流管前，护士先检查分流管装置是否通畅，以及阀门内要充满液体。如使用可调压的分流管，应事先调节好阀门的压力。

(3) 术后护理

1) 脑室引流的护理

a. 妥善固定导管、保持引流通畅。

b. 观察引流液的颜色、性质、量：正常脑脊液无色透明，无沉淀，每日分泌 400～500 ml。术后 1～2 d 引流液呈淡红色，以后转为橙黄色。若引流液中有大量鲜血或血性颜色逐渐加深，常提示脑室出血，若引流液混浊，呈毛玻璃状或有絮状物，表示存在颅内感染，均应及时处理。若 24 h 引流液超过 500 ml，应通知医生，调整引流管高度。

c. 预防感染：定时按无菌原则更换引流管口处的敷料和引流袋；更换引流袋或搬动患者时，应将引流管暂时夹闭，防止脑脊液倒流入脑室引起感染。

d. 按期拔管：开颅术后一般引流 3～4 d，不宜超过 5～7 d，因引流时间过长，可能发生颅内感染。拔管前 1 d，应试行抬高引流袋或夹闭引流管，如患者无头痛、呕吐等症状即可拔管，反之，则重新开放引流。拔管后，应观察引流管口处有无脑脊液漏出。

2) 脑脊液分流术后的护理

a. 避免受伤：患者头部应给予适当支持，以防颈部受伤。

b. 并发症的观察、处理和护理：①判断分流术的效果：术后早期应注意囟门张力的大小，以估计分流管的流量是否合适。若分流过度，患者可出现体位性头痛，即立位时加重、卧位时缓解；若分流不足，则患者术后症状不缓解。②避免分流系统堵塞及感染等并发症：ⓐ分流系统堵塞：是最常见的并发症。可出现在术后任何时间段，最常见于术后6个月。原因：脑脊液蛋白含量过高、脑室内出血以及周围组织粘连包裹或挤入引流管等。一旦发生阻塞，患者的脑积水症状、体征会复发。应分析原因给予相应处理和护理。ⓑ感染：多发生于分流术后两个月内。可有伤口感染、脑膜炎、腹膜炎、分流管感染等。一旦出现分流管感染，单纯依靠抗菌药通常无效，应协助医生去除分流管并提供相应护理。

3）颅内压监测护理：将导管或微型压力感受器探头安置于颅腔内，另一端与ICP监护仪连接，将ICP压力变化动态转变为电信号，显示于示波屏或数字仪上，并用记录器连续描记压力曲线，以便随时了解ICP情况。监护前调整记录仪与传感器的零点。患者保持平卧或头抬高15°～30°，保持呼吸道通畅，躁动患者适当使用镇静药，避免外来因素干扰监护。防止管道阻塞、扭曲、打折及传感器脱出。监护过程严格无菌操作，预防感染。监护时间不宜过长，通常不超过1周（图30－1）。

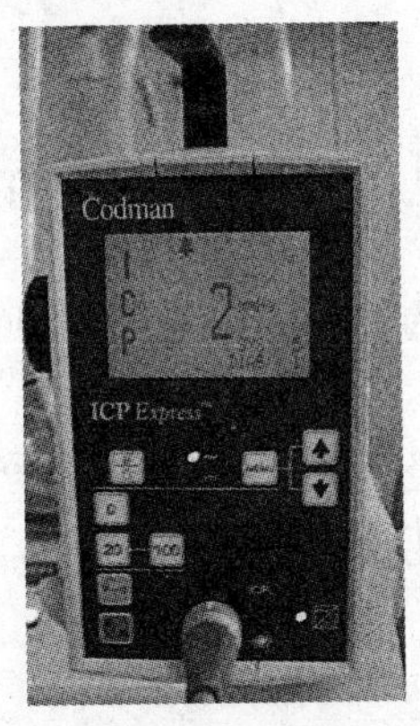

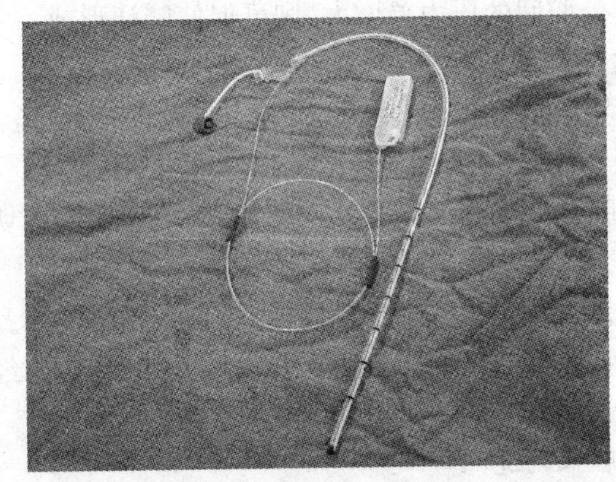

图30－1　颅内压监护仪示意图

4. 护理评价

（1）是否维持出入液量及电解质平衡，生命体征是否平稳，尿比重是否在正常范围，有无脱水症状和体征。

（2）患者颅内压增高症状是否得到缓解，头痛是否减轻，意识状态是否改善。

（3）患者是否出现脑疝或出现脑疝征象，是否被及时发现和处理。

（4）患者呼吸是否平稳、有无误吸发生。

（5）患者的营养状态如何，营养素供给是否得到保证。

（6）患者是否出现长期卧床造成的并发症。

【健康教育】

1. 饮食应清淡，不宜摄入过多钠盐。

2. 保持乐观情绪，维持稳定血压。

3. 保持大便通畅，防止便秘，避免用力排便。

4. 防止呼吸道感染，避免剧烈咳嗽。

5. 癫痫小发作时应积极治疗，防止癫痫大发作。

第二节 急性脑疝

当颅腔内某一分腔有占位性病变时，该分腔的压力大于邻近分腔，脑组织由高压力区向低压力区移动，导致部分脑组织被挤入颅内生理空间或裂隙，产生相应的临床症状和体征，称为脑疝。

【病因和发病机制】

1. 外伤所致各种颅内血肿，如硬膜外血肿、硬膜下血肿及脑内血肿。

2. 颅内脓肿。

3. 颅内肿瘤尤其是颅后窝中线部位及大脑半球的肿瘤。

4. 颅内寄生虫病及各种肉芽肿性病变。

5. 医源性因素，对于颅内压增高患者，进行不适应的操作如腰椎穿刺，放出脑脊液过多、过快，使各分腔间的压力差增大，则可促使脑疝形成。

【分类】

根据移位的脑组织及其通过的硬脑膜间隙和孔道，脑疝可分为小脑幕切迹疝、枕骨大孔疝、大脑镰下疝。

1. 小脑幕切迹疝又称颞叶沟回疝，是位于小脑幕切迹缘的颞叶的海马回、沟回疝入小脑幕裂孔下方。

2. 枕骨大孔疝又称小脑扁桃体疝，是小脑扁桃体及延髓经枕骨大孔被挤向椎管内。

3. 大脑镰下疝又称扣带疝，是一侧半球的扣带回经镰下孔被挤入对侧分腔。

【临床表现】

1. 小脑幕切迹疝

(1) 颅内压增高：剧烈头痛，进行性加重，伴躁动不安、频繁呕吐。

(2) 进行性意识障碍：由于阻断了脑干内网状结构上行激活系统的通道，随脑疝的进展患者出现嗜睡、浅昏迷、深昏迷。

(3) 瞳孔变化：脑疝初期由于患侧瞳孔变小，对光反射迟钝；随病情发展，患侧动眼神经麻痹，患者瞳孔逐渐散大，直接和间接对光反射均消失，并伴上睑下垂及眼球外斜；晚期，对侧动眼神经因脑干移位也受到推挤时，则出现双侧瞳孔散大，对光反射消失，患者多处于濒死状态。

(4) 运动障碍：钩回直接压迫大脑脚，锥体束受累后，病变对侧肢体肌力减弱或麻痹，病理征阳性。脑疝进展时可致双侧肢体自主活动消失，严重时可出现去皮质强直状，这是脑干严重受损的信号。

(5) 生命体征：若脑疝不能及时解除，病情进一步发展，则患者出现深昏迷，双侧瞳孔散大固定，血压骤降，脉搏快弱，呼吸浅而不规则，呼吸、心跳相继停止而死亡。

2. 枕骨大孔疝　是小脑扁桃体及延髓经枕骨大孔被挤向椎管中，又称小脑扁桃体疝。由于颅后窝容积较小，对颅内高压的代偿能力也小，病情变化更快。患者常有进行性颅内压增高的临床表现，如头痛剧烈，呕吐频繁，颈项强直或强迫头位，生命体征紊乱出现较早，意识障碍，瞳孔改变出现较晚。因脑干缺氧，瞳孔可忽大忽小。因位于延髓的呼吸中枢受损严重，患者早期即可突发呼吸骤停而死亡。

【影像学检查】

CT 可见脑沟变浅，脑室、脑池缩小或脑结构变形等，通常能显示病变位置、大小和形态，对判断引起颅内压增高的原因有重要参考价值（图 30－2）。

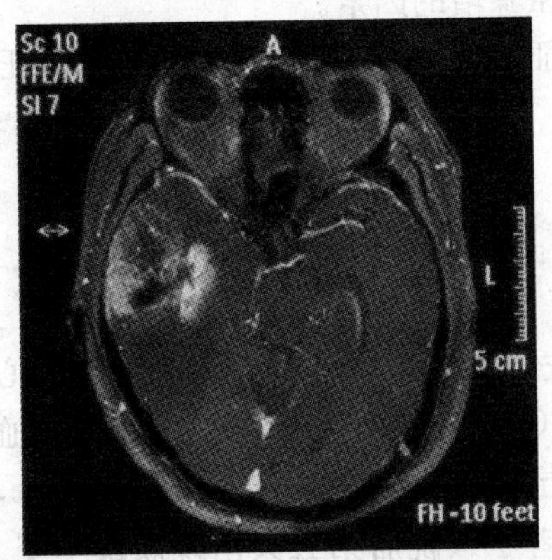

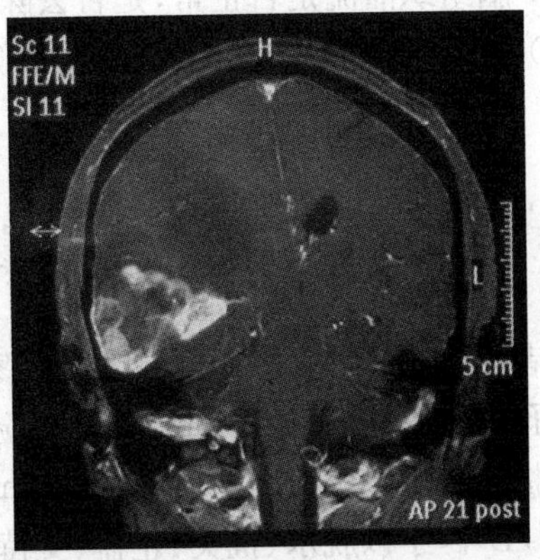

图 30－2　右侧颞叶沟回疝

【治疗要点】

关键在于及时发现和处理。

1. *非手术治疗*　患者一旦出现典型的脑疝症状，应立即给予脱水治疗，以缓解病情，争取时间。

2. *手术治疗*　确诊后，尽快手术，去除病因，如清除颅内血肿或切除脑肿瘤等；若难以确诊或虽确诊但病变无法切除者，可通过脑脊液分流术、侧脑室外引流术或病变侧颞肌下、枕肌下减压术等降低颅内压。

【护理】

1. *护理评估*

（1）健康史：了解患者受伤的情况，现场的急救情况，患者既往的健康情况。

（2）目前的身体情况：评价患者的生命体征，意识状态，瞳孔，GCS 评分。结合 CT 的检查结果，监测患者的电解质、血气分析，评估患者有无水、电解质、酸碱平衡紊乱。

（3）心理和社会状况：了解家属对疾病的认识程度，以及家庭经济状况和社会支持。

2. *护理问题*

（1）脑组织灌流不足：与颅内高压、脑疝有关。

（2）潜在并发症：意识障碍、呼吸、心跳骤停。

（3）体温改变：与脑干损伤有关。

3. *护理措施*

（1）纠正脑组织灌注不足

1）脱水治疗和护理：快速静脉输入甘露醇、山梨醇、呋塞米等强力脱水剂，并观察脱水效果。

2）维持呼吸功能：保持呼吸道通畅，吸氧，以维持适当的血氧浓度。对呼吸功能障碍者，行人工辅助呼吸。

(2) 密切观察病情变化，尤其注意呼吸、心跳、瞳孔及意识变化。

(3) 紧急做好术前特殊检查及术前准备。

(4) 其他护理措施参见第一节。

4. 护理评价

(1) 脑组织灌流是否正常，是否去除引起颅内压骤增的因素。

(2) 是否维持出入液量及电解质平衡，生命体征是否平稳，有无脱水症状和体征。

案例分析题

患者，男性，61岁。2009年12月在家中不慎跌倒致头部外伤，当时有头痛伴恶心、呕吐，双侧瞳孔等大等圆，直径2 mm，对光反应均灵敏，GCS评分12分，CT示“左颞颅内血肿”收入院。腰穿结果：“压力2.45 kPa(250 mmH_2O)，蛋白1.5 g/L，细胞数270×10^6/L，白细胞18×10^6/L”。予以脱水、抗炎、止血、支持治疗。患者于入院后第二天出现烦躁不安、频繁呕吐、血压升高、脉搏呼吸缓慢、双侧瞳孔不等大、对光反应均消失、GCS评分下降。于急诊全麻下行“左颞颅内血肿清除术＋去骨瓣减压术＋ICP植入术”，术后予以脱水、抗炎、止血、抗癫痫、醒脑、扩容治疗，以及鼻饲等。术后患者双侧瞳孔直径均为2 mm，对光反应均灵敏，GCS评分14分。

问题：(1) 什么叫颅内压增高？

(2) 颅内压增高的三主征有哪些？

(3) 颅内压增高患者非手术治疗方案是什么？

(郑红云)

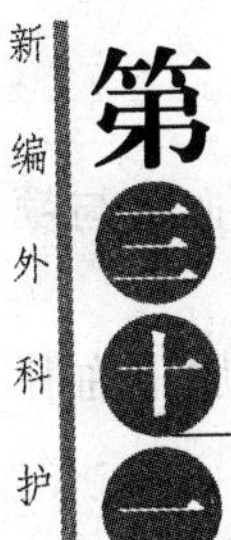

第三十一章 颅脑损伤患者的护理

第一节 解剖和生理概要

颅脑损伤为一种常见外伤，其死亡率和致残率均较高。根据其致伤机制不同分为闭合性颅脑损伤和开放性颅脑损伤。颅脑损伤的发生率仅次于四肢骨折，占全身各部位伤的20%，居第二位，而重型颅脑损伤患者的死亡率高达30%～60%。因此对颅脑损伤患者进行早诊治和加强护理是提高其救治效果的关键。

颅脑损伤可分为：头皮损伤（scalp injury）、颅骨损伤（skull injury）、脑损伤（brain injury），三者可单独或合并存在。

【头皮】

头皮由外向内可分为皮肤、皮下组织、帽状腱膜、帽状腱膜下层和骨膜五层（图 31－1）。头皮血供丰富，由颈内、外动脉的分支供血，各分支间有广泛吻合支，抗感染及愈合能力较强。

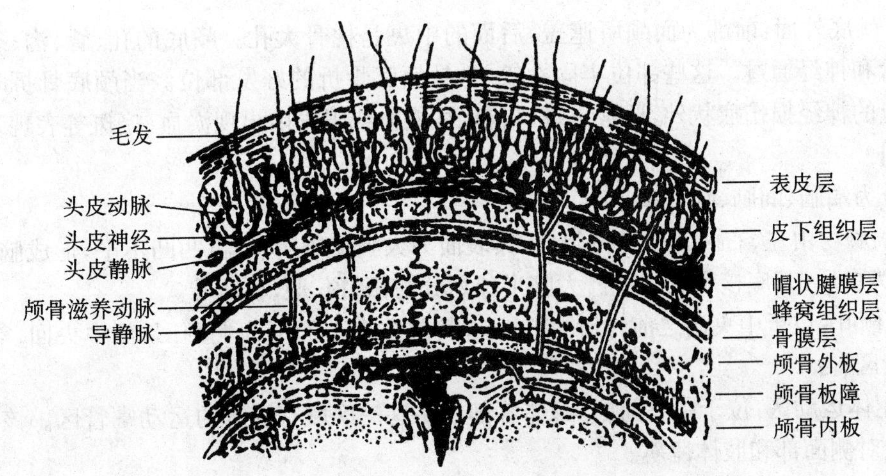

图 31－1 头皮解剖

1. *皮肤* 内含大量汗腺、皮脂腺、毛囊，具有丰富的血管，外伤时易出血。

2. 皮下组织　由致密的结缔组织和脂肪组织构成，内有血管、神经穿行。

3. 帽状腱膜　与皮肤连接紧密，与骨膜连接疏松。

4. 帽状腱膜下层　位于帽状腱膜和骨膜之间的疏松结缔组织，其间有许多导血管与颅内静脉窦相通，是颅内感染和静脉窦栓塞的途径之一。

5. 骨膜　由致密结缔组织构成，在颅缝处贴附紧密，其他部位贴附疏松，故骨膜下血肿易被局限。

【颅骨】

分为颅盖和颅底两部分，均有左右对称的骨质增厚部分，并形成颅腔的坚强支架。

1. 颅盖　呈卵圆形，前窄后宽；额骨和两顶骨的连接处是冠状缝，两顶骨连接处是矢状缝，两顶骨和枕骨的连接处是人字缝。

(1) 颅盖的内面，在正中线上有上矢状窦沟，侧面上有呈树枝状的浅沟，为脑膜中动脉沟。

(2) 颅盖的外面，在两侧各有一个广阔的凹陷称颞窝，窝的外下方有一个横架于颧骨至外耳门的颧弓。在颞窝的前部，于冠状缝和蝶骨大翼上缘相接处，有一翼点，这个小区域骨质较薄，而内侧面又有脑膜中动脉通过，所以这个部位的颅骨骨折可撕裂脑膜中动脉而产生硬膜外血肿。

2. 颅底　分为颅底内面和外面。

(1) 颅底内面不平坦，呈现三级阶梯状的窝，与脑底面的结构相对应，分别称为颅前、中、后窝，其中颅前窝最高，颅中窝次之，颅骨后窝最低。

1) 颅前窝：由额骨、筛骨和位于他们后方的蝶骨小翼构成。由于筛板和额骨眶部菲薄，颅前窝骨折常发生于此。

2) 颅中窝：较颅前窝低，由蝶骨体、蝶骨大翼和颞骨岩部等构成。在窝的中央，位于蝶骨体上面的中央凹窝为垂体窝。

3) 颅后窝：为3个颅窝中最深的一个，由颞骨岩部的后面及枕骨组成。窝中央的最低处有枕骨大孔。

(2) 颅底外面：前部为面颅所遮盖，后面的中央是枕骨大孔。颅底的孔、管、沟、裂，一般都有血管和神经通过。这些部位牢固性较差，是颅底骨折的好发部位。当颅底骨折时，除了出现相应的神经损伤症状外，还常出现口、鼻、耳流血或眼眶内出现淤血、瘀斑等表现。

【脑】

可分为端脑、间脑、脑干和小脑。

1. 端脑　由左、右两大脑半球组成，其表面为大脑皮质所覆盖，凹凸不平，形成脑沟和脑回；内部为白质、基底核和侧脑室。大脑半球划分为额、顶、颞、枕四叶。

(1) 额叶：位于中央沟之前，外侧裂之上，其前方自上而下为上额回、额中央回、额下回。主要功能区有：

1) 躯体运动区：位于中央前回，身体各部位在这一区域有固定的运动掌管区。该区病变主要导致对侧面部和肢体瘫痪。

2) 额前区：主要与精神活动有关。该区损伤可能导致癫痫、记忆力、情感障碍。

3) Broca区：位于左侧(或优势侧)大脑半球外侧裂上方和额下回后部交界的三角区。该区病变引起运动性失语。

(2) 顶叶：位于中央沟之后、外侧裂之上、顶枕裂和枕前切迹之前。主要功能区有：

1) 躯体感觉区：位于中央后回，主管对侧肢体感觉。

2) 书写、文字代表区：位于顶叶缘上回附近，该区病变引起失写、失读。弥漫性顶叶病变还可出现失认、失用征。

(3) 颞叶：位于外侧裂下方，分为颞上回、中回、下回。颞上回的后端为颞横回，为听觉中枢，该区损害导致感觉性失语。另外，颞叶病变产生与时间-记忆改变有关的精神障碍，以颞叶癫痫最常见。

(4) 枕叶：位于顶枕裂和枕前切迹连线之后。矩状裂两侧为视觉皮质区，一侧枕叶完全损伤可导致病变侧对侧同向偏盲，两侧枕叶损伤则导致完全性皮质盲。

2. 间脑　位于脑干的头端、中脑的前上方，分为丘脑、后丘脑、上丘脑、下丘脑和底丘脑五个部分。

3. 脑干　由中脑、脑桥和延髓组成，上与间脑相接，下与脊髓相连。脊髓与间脑、大脑和小脑间的上、下行纤维束及12对脑神经核均分布于脑干中，脑干任何水平的损害均可出现病变同侧脑神经麻痹和病变对侧的肢体瘫痪。脑干也为呼吸、血管运动中枢等生命中枢之所在。脑神经共12对(表31-1)，按性质可分为感觉神经、运动神经和感觉与运动混合神经。

表31-1　脑神经一览表

序数	名称	性质	序数	名称	性质
Ⅰ	嗅神经	感觉性	Ⅶ	面神经	混合性
Ⅱ	视神经	感觉性	Ⅷ	位听神经	感觉性
Ⅲ	动眼神经	运动性	Ⅸ	舌咽神经	混合性
Ⅳ	滑车神经	运动性	Ⅹ	迷走神经	混合性
Ⅴ	三叉神经	混合性	Ⅺ	副神经	运动性
Ⅵ	展神经	运动性	Ⅻ	舌下神经	运动性

【脑的被膜】

1. 硬脑膜　坚韧而致密，硬脑膜与颅盖骨结合疏松，当硬脑膜血管破裂时，易在颅骨和硬脑膜之间形成硬膜外血肿。硬脑膜与颅底结合紧密，当颅底骨折时，易使硬脑膜和蛛网膜同时撕裂，出现脑脊液外漏。

2. 脑蛛网膜　薄而透明，无血管神经，位于硬脑膜的深面，与软脑膜之间有许多结缔组织小梁相连，两者之间为蛛网膜下隙，内含脑脊液。在上矢状窦附近蛛网膜呈颗粒状突入窦内，称蛛网膜颗粒。

3. 软脑膜　紧贴脑的表面，随血管伸入脑实质中。

4. 小脑　位于颅后窝，小脑上面的原裂分小脑为前叶和后叶；下面的后外侧裂分隔后叶和绒球小结叶，并位于两侧小脑半球的下面。蚓垂两旁的膨隆称小脑扁桃体。主要功能为：

(1) 绒球小脑叶：维持身体平衡。

(2) 前叶：调节肌张力。

(3) 后叶：协调共济运动。

第二节　头 皮 损 伤

头皮是颅脑部防御外界暴力的屏障，具有较大的弹性和韧性，对压力和牵张力均有较强的抵抗力。头皮损伤是颅脑损伤中最常见的损伤，常因暴力的性质、方向及强度不同而致损伤各异。

一、头皮血肿

【病因】

头皮血肿多由钝器伤所致，按血肿出现于头皮的层次分为皮下血肿、帽状腱膜下血肿和骨膜下血肿。

1. 皮下血肿　血肿位于皮肤表层与帽状腱膜之间。常见于产伤或碰伤。

2. 帽状腱膜下血肿　血肿位于帽状腱膜和颅骨骨外膜之间。由于头部受到斜向暴力，头皮发生剧烈滑动，是撕裂该层的导血管所致。

3. 骨膜下血肿　血肿位于颅骨骨外膜和颅骨外板之间。常由于颅骨骨折引起或产伤所致。

【临床表现】

1. 皮下血肿　血肿体积小、张力高、压痛明显，有时周围组织肿胀隆起，中央反而凹陷、稍软，易误为凹陷性颅骨骨折。

2. 帽状腱膜下血肿　因该处组织疏松，出血较易扩散，严重者血肿边界可与帽状腱膜附着缘一致，覆盖整个穹隆部，似戴一顶有波动的帽子，小儿及体弱者，可因此导致休克或贫血。

3. 骨膜下血肿　血肿多局限于某一颅骨范围内，以骨缝为界，张力较高，可有波动感。

各类头皮血肿的临床特点见表 31－2。

表 31－2　头皮血肿的类型及临床特点

血肿类型	临 床 特 点
皮下血肿	血肿范围小，位于损伤中央，中心硬、周围软，无液波感
帽状腱膜下血肿	血肿范围大，可蔓延至帽状腱膜下层，有明显液波感
骨膜下血肿	血肿范围不超过颅缝，张力高，有液波感，常伴该部颅骨骨折

【辅助检查】

头颅 X 线、CT 检查结果阴性。

【治疗要点】

较小的头皮血肿，一般 1～2 周可自行吸收，无需特殊处理，早期可给予加压冷敷以减少出血和疼痛，24～48 h 后改用热敷以促进血肿吸收，切忌用力揉搓。若血肿较大，则应在严格无菌操作下，分次穿刺抽吸后加压包扎。

【护理】

1. 护理评估

(1) 健康史：详细了解受伤过程、现场急救情况，了解患者既往健康状况。

(2) 目前身体状况：评估患者意识、瞳孔、生命体征、GCS 评分及神经系统体征的变化。

(3) 心理和社会状况：了解患者和家属的心理反应及对疾病的认识。

2. 护理问题

(1) 疼痛：与头皮血肿有关。

(2) 潜在并发症：感染、出血性休克。

3. 护理措施

(1) 减轻疼痛：早期冷敷以减少出血和疼痛，24～48 h 后改用热敷，以促进血肿吸收。

(2) 预防并发症：嘱患者切勿用力揉搓，以免增加出血。注意观察患者的体温是否正常，意识状况、生命体征和瞳孔等有无变化，警惕合并颅骨损伤及脑损伤的可能。

4. 护理评价

(1) 患者及家属对头皮血肿有无一定了解，焦虑情绪是否得到缓解。

(2) 经过有效的处理，患者的疼痛是否减轻，有无发生潜在并发症，如有发生，是否得到及时处理。

二、头皮裂伤

【病因】

头皮裂伤是常见的开放性头皮损伤，多为锐器或钝器打击所致。由于头皮血管比较丰富，所以裂伤后出血量较多，可因失血而发生失血性休克。

【临床表现】

头皮裂伤较浅时，因断裂血管受头皮纤维隔的牵拉，断裂不能收缩，出血量反较帽状腱膜全层裂伤者多。由于出血多，常引起患者紧张，使血压升高，加重出血。

【治疗要点】

现场急救可局部压迫止血，争取在 24 h 内实施清创缝合。头皮裂伤应争取一期缝合，清创时需注意将帽状腱膜下层的头发和异物彻底清除，否则易导致伤口感染。实施清创缝合后，常规应用抗菌药和破伤风抗毒素(TAT)。

【护理】

1. 护理评估

(1) 健康史：详细了解现场急救情况、受伤过程，以及患者既往健康状况。

(2) 目前身体状况：评估患者生命体征、意识状态、瞳孔，以及 GCS 评分和神经系统体征的变化。

(3) 心理和社会状况：了解患者和家属的心理反应及对伤后恢复的疑虑。

2. 护理问题

(1) 疼痛：与头皮裂伤有关。

(2) 潜在并发症：感染、休克。

3. 护理措施

(1) 作好解释工作，缓解患者的紧张情绪，必要时给予镇静剂和镇痛剂。

(2) 注意头皮裂伤有合并颅骨损伤及脑损伤的可能，应注意观察生命体征、神志和瞳孔等变化。遵医嘱应用抗菌药和 TAT 预防感染。

4. 护理评价

(1) 患者及家属对头皮裂伤有无一定了解,焦虑情绪是否得到缓解。

(2) 患者的疼痛是否缓解。

(3) 采取及时有效的处理和预防措施。患者有无发生潜在并发症,如有发生,是否得到及时处理。

三、头皮撕脱伤

【病因】

头皮撕脱伤是一种严重的头皮损伤,帽状腱膜下组织疏松,当大量的毛发受到暴力撕扯时可将整个头皮甚至连同额肌、颞肌或骨膜一并撕脱。根据撕脱的程度可分为完全性撕脱或部分性撕脱。多见于女工在工作中头发不慎被机器卷入所致。

【临床表现】

大量出血及剧烈疼痛可导致失血性或疼痛性休克。较少合并颅骨损伤及脑损伤,但可合并颈椎骨折和脱位。

【治疗要点】

(1) 加压包扎止血、镇痛剂止痛、防止休克。

(2) 尽可能在伤后 6~8 h 内清创,做头皮瓣复位再植或自体皮移植。

(3) 对于骨膜已撕脱不能再植者,清洁创面后在颅骨外板上多处钻孔,深达板障,待骨孔内肉芽组织生成后再行植皮。

【护理】

1. 护理评估

(1) 健康史:详细了解受伤过程、现场急救情况,了解患者既往健康状况。

(2) 目前身体状况:评估患者生命体征、意识状态、瞳孔,以及 GCS 评分和神经系统体征的变化。

(3) 心理和社会状况:了解患者和家属的心理反应,以及对伤后恢复的焦虑情绪。

2. 护理问题

(1) 疼痛:与头皮撕脱伤有关。

(2) 潜在并发症:感染、休克。

3. 护理措施

(1) 急救过程中应注意保护撕脱的头皮,避免污染,用无菌敷料包裹,隔水放置于有冰块的容器内,随伤员一同送往医院,争取清创后再植。

(2) 出现休克的患者,在送往医院途中应保持平卧。

(3) 患者植皮术后应保护植皮片不受压、不滑动,利于皮瓣存活。

(4) 遵医嘱应用镇痛剂缓解疼痛,应用抗菌药物预防感染。

(5) 密切观察生命体征,注意有无休克及其他并发症。

4. 护理评价

(1) 患者及家属对头皮撕脱伤有无一定了解,焦虑情绪是否得到缓解。

(2) 经有效止痛,患者疼痛是否减轻,舒适感有无增加。

(3) 经过有效的观察及预防,患者有无发生潜在并发症,如有发生,是否得到及时处理。

第三节　颅骨骨折

颅骨骨折指颅骨受暴力作用所致颅骨结构的改变。颅骨骨折占颅脑损伤的15%～20%。其临床意义不在于骨折本身，而在于骨折引起的脑膜、脑、血管和神经损伤，可合并脑脊液漏、颅内血肿及颅内感染等。

【分类】

颅骨骨折按骨折部位分为颅盖骨折和颅底骨折，颅盖和颅底骨折相连时，称为联合骨折；按骨折形态分为线性骨折、凹陷性骨折、粉碎性骨折和穿入(洞型)骨折；按骨折是否与外界相通分为开放性骨折和闭合性骨折。

【骨折机制】

颅腔近似球形，颅骨有一定的弹性，也有相当抗压缩和抗牵张能力。因此，当颅骨受到强大外力的打击时，不仅着力点局部可有下陷变形，整个颅腔也可随之变形。如果暴力强度较大、受力面积较小，多以颅骨的局部变形为主，当受力点呈锥形内陷时，内板首先受到较大牵张力而折裂。此时若外力作用终止，则外板可弹回复位保持完整，仅造成内板骨折，骨折片可穿破硬脑膜造成局限性脑挫裂伤，较易被忽视，是后期外伤性头痛及外伤性癫痫的原因。如果外力继续作用，则外板也将随之折裂，形成凹陷性骨折或粉碎性骨折。当外力引起颅骨整体变形较严重、受力面积又较大时，可不发生凹陷性骨折，而在较为薄弱的颞骨鳞部或颅底引发线性骨折，局部骨折线往往沿暴力作用方向和颅骨脆弱部分延伸(图31-2)。

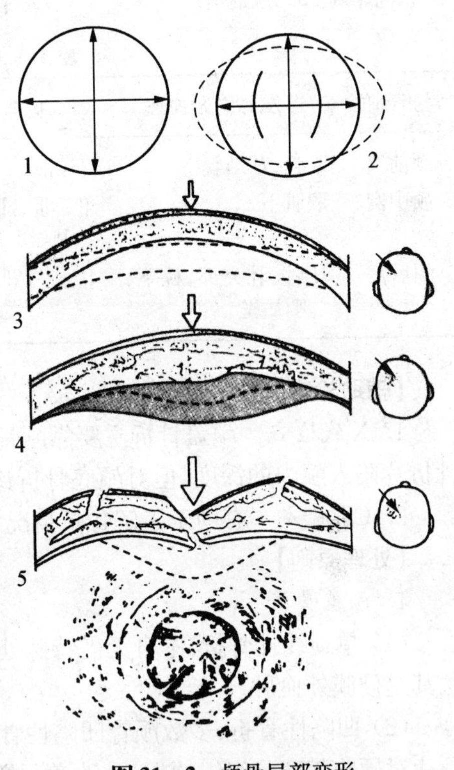

图31-2　颅骨局部变形

【临床表现】

1. *颅盖骨折*

(1) 线性骨折：发生率最高，局部压痛、肿胀。患者常伴局部头皮血肿、头皮裂伤等。当骨折线横跨颞骨时，易并发硬膜外血肿。

(2) 凹陷性骨折：好发于额、顶部。多为全层凹陷，局部可扪及局限性下陷区，部分患者仅有内板凹陷。若骨折片损伤脑重要功能区浅面，可出现偏瘫、失语、癫痫等神经系统定位病征。

2. *颅底骨折*　多因强烈的间接暴力作用于颅底所致，常为线性骨折。由于颅底硬脑膜与颅骨结合紧密，骨折时常引起硬脑膜破裂，出现脑脊液漏和局部出血，属于开放性颅脑损伤。颅底骨折常因出现脑脊液漏而确诊。依骨折的部位不同可分为颅前窝骨折(图31-3)、颅中窝骨折(图31-4)和颅后窝骨折(图31-5)，临床表现各异(表31-3)。

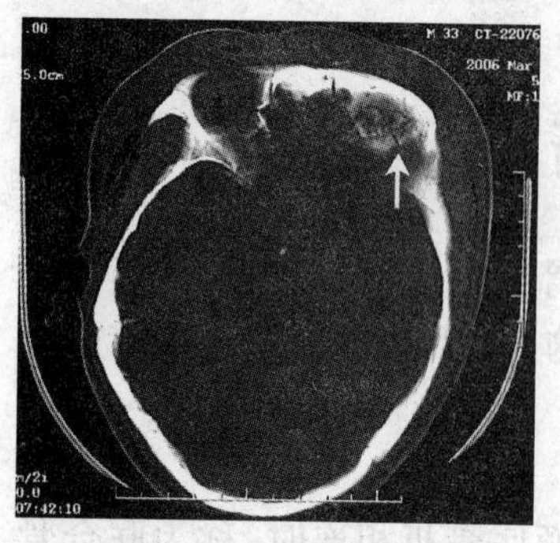
图 31－3　颅前窝

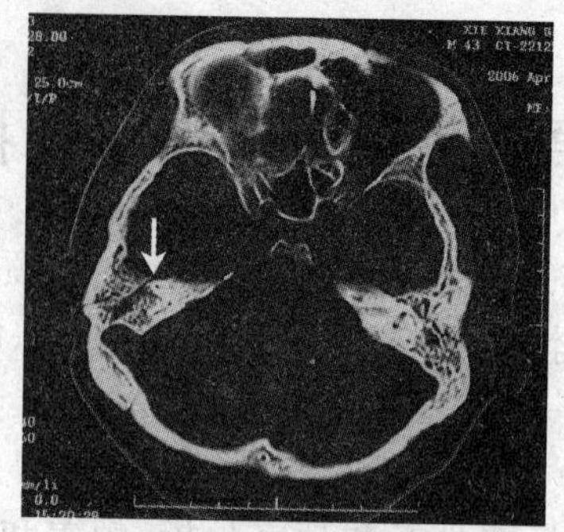
图 31－4　颅中窝

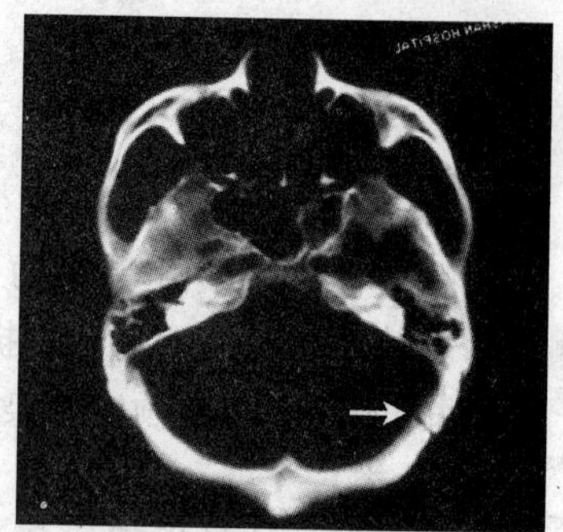
图 31－5　颅后窝

表 31－3　颅底骨折的临床表现

骨折部位	迟发黏膜淤血斑	脑神经损伤	脑脊液漏	合并脑损伤
颅前窝	眼睑、球结膜下	Ⅰ、Ⅱ	鼻漏	额底、额极
颅中窝	颞肌下	Ⅱ、Ⅲ、Ⅳ、Ⅴ、Ⅵ、Ⅶ、Ⅷ	耳漏、鼻漏	额底、额极、下丘脑、垂体
颅后窝	耳后、乳突部、枕下、咽后壁	Ⅸ、Ⅹ、Ⅺ、Ⅻ	乳突、胸锁乳突肌处皮下	小脑、脑干、对冲伤

【辅助检查】

1. X 线检查　颅盖骨折主要靠颅骨 X 线摄片确诊。对于凹陷性骨折，X 线摄片可显示骨折片陷入颅内的深度，但对颅底骨折诊断意义不大。

2. CT 检查　有助于了解骨折情况和有无合并脑损伤。

【处理原则】

1. *颅盖骨折*

(1) 单纯线性骨折：本身无需特殊处理，关键在于处理因骨折引起的脑损伤或颅内出血，尤其是硬膜外血肿。

(2) 凹陷性骨折：多数颅骨凹陷性骨折需采取手术治疗，手术目的在于彻底清创、去除碎骨片对硬脑膜和脑组织的压迫，改善局部血液循环，修补破损的硬脑膜，减少日后癫痫的发生。出现下述情况者须手术治疗。

1) 合并脑损伤或大面积骨折片陷入颅腔，凹陷直径＞5 cm 或深度＞1 cm，导致颅内压升高。

2) CT 检查示中线结构移位，有脑疝可能。

3) 骨折片压迫脑重要部位引起神经功能障碍。

4) 非功能区部分的小面积凹陷性骨折，无颅内压增高，但深度超过 1 cm 者可考虑择期手术。

5) 开放性粉碎性凹陷性骨折。

2. *颅底骨折*　骨折本身无须特殊治疗，主要针对由骨折引起的伴发症和后遗症进行治疗。出现脑脊液漏时即属开放性损伤，应使用 TAT 及抗菌药预防感染，大部分脑脊液漏在伤后 1～2 周自愈。若 4 周以上仍未停止，可行手术修补硬脑膜。若骨折片压迫视神经，应尽早手术减压。

【护理】

1. 护理评估

(1) 健康史:详细了解受伤过程,了解患者既往健康状况。

(2) 目前身体状况:评估患者生命体征、意识状态、瞳孔,以及 GCS 评分和神经系统体征的变化。结合 X 线、CT 检查结果,判断颅脑损伤程度及有无其他复合伤等。

(3) 心理、社会状况:了解患者和家属的心理反应,以及对伤后功能恢复的疑虑、支持能力和程度。

2. 护理问题

(1) 疼痛:与手术和颅内压增高有关。

(2) 相关知识缺乏:与缺乏脑脊液外漏的相关知识有关。

(3) 有感染的危险:与脑脊液外漏有关。

(4) 潜在并发症:颅内出血、颅内压增高、颅内低压综合征。

3. 护理措施

(1) 严格执行"四禁、三不、二要、一抗",预防颅内感染。

1) 四禁:对于脑脊液漏者,严禁从鼻腔吸痰或放置鼻胃管;禁止耳、鼻滴药;禁冲洗和填塞;禁忌做腰穿。

2) 三不:嘱患者不用力屏气排便、不剧烈咳嗽、不擤鼻涕或打喷嚏等,以免颅内压骤然升降导致气颅或脑脊液逆流。

3) 二要:嘱患者取平卧位或遵医嘱取半卧位,抬高床头 15°～30°,维持至停止漏液后 3～5 d;头部要垫无菌巾,保持局部清洁。

4) 一抗:遵医嘱应用抗菌药及破伤风抗毒素。

(2) 病情观察:及时发现和处理并发症。

1) 明确有无脑脊液外漏:鉴别脑脊液和血液,以及脑脊液与鼻腔分泌物,可将血性液滴于白色试纸上,若血迹外周有月晕样淡红色浸渍圈,则为脑脊液漏;或留取分泌物行脑脊液常规、生化检查,以明确诊断。

2) 注意有无颅内继发性损伤:颅骨骨折患者可合并脑组织、血管损伤,导致癫痫、颅内出血、继发性脑水肿、颅内压增高等。脑脊液外漏可推迟颅内压增高症状的体现,一旦出现颅内压增高的症状,救治更为困难。因此,应严密观察患者的意识、生命体征、瞳孔及肢体活动等情况,以及时发现颅内压增高和脑疝的早期迹象。

3) 注意颅内低压综合征:若脑脊液外漏多,可使颅内压过低而导致颅内血管扩张,出现剧烈头痛、眩晕、呕吐、厌食、反应迟钝、脉搏细弱、血压偏低,头痛在立位时加重,卧位时缓解。出现上述症状,应及时通知医生。

4. 护理评价

(1) 患者及家属对颅骨骨折有无一定了解,焦虑情绪有无得到缓解。

(2) 患者脑脊液漏的情况是否改善。

(3) 患者是否发生相关潜在并发症,如有发生是否得到及时发现和处理。

【健康教育】

(1) 颅骨骨折达到骨性愈合需要一定时间。线性骨折,一般成人需要 2～5 年,小儿需 1 年。

(2) 颅底骨折合并脑脊液漏者,主要是预防颅内感染,要劝告患者勿挖外耳道、抠鼻孔和擤鼻。

(3) 注意预防感冒,以免咳嗽、打喷嚏。

(4) 合理饮食,防止便秘,避免屏气和用力排便。

第四节 脑损伤

脑损伤是指头颅受到外界暴力作用后,引起脑膜、脑组织、脑血管以及脑神经的损伤。它是神经外科常见的一种外伤,由于伤及中枢神经系统,故有较高的致残率和死亡率。

【病因和发病机制】

脑损伤是由外力作用于头部而引起,致伤作用的大小主要与外力的强度和运动速度有关。根据外力作用的方式,可分为直接暴力与间接暴力。

1. *直接暴力* 是直接作用于头部导致损伤的外力,可以根据作用点来判断损伤的部位和性质。常见有加速性损伤、减速性损伤、挤压性损伤三种情况。例如:一建筑工人在工地高处工作时,突然被高处坠落的石块击中头部,头部由静止状态转变为加速向前运动所造成加速性脑损伤;而后致使该工人从高处坠落,头部触撞地面,此时头部是在运动中突然撞击地面而停止所造成减速性脑损伤。脑损伤既可发生于着力部位,也可发生于对冲部位,即冲击点伤和对冲伤。

2. *间接暴力* 是指作用于其他部位后通过传递作用于头部引起颅脑损伤的外力。间接暴力虽然着力点不在头部,头部可无外力作用痕迹,但其导致的损伤往往较重。常见有三种情况:

(1) 外力作用于足部或臀部,经脊柱传导而到达头部,致对冲性损伤。

(2) 外力作用于胸腹部使胸腔或腹腔内压突然增高,致使上腔静脉的压力骤升,血液逆流入颅内,甚至使动脉血形成倒流,造成颅内外血管壁受损及颅内外广泛的点状出血。患者可表现为脑损伤症状,同时胸部外伤又可造成肺水肿、出血等,与颅脑损伤相互作用,引起严重后果。

(3) 外力作用于躯体,使躯体突然产生加速或减速运动,由于惯性作用,头部与颈部交界处发生强烈过伸或过屈动作,造成韧带、关节、骨与脊髓的损伤及脑表面的挫伤,脑实质内产生弥漫性轴突伤。

颅脑损伤通常是多种应力共同作用的结果,其损伤的原理常常比较复杂,因此损伤的程度和类型也多种多样。

【分类】

1. 根据脑组织是否与外界相通分为开放性和闭合性脑损伤。

(1) 开放性脑损伤:多由火器或锐器直接造成,常伴有头皮裂伤、颅骨骨折和硬脑膜破裂,有脑脊液漏。

(2) 闭合性脑损伤:多为钝器或间接暴力所致,硬脑膜完整,无脑脊液漏。

2. 根据脑损伤机制和病理改变可分为原发性和继发性脑损伤。

(1) 原发性脑损伤:是指脑组织在外界暴力作用后立即出现病理性损害,主要有脑震荡、脑挫裂伤等。

(2) 继发性脑损伤：是指头部受伤后一段时间内逐渐出现的病理性损害，主要有颅内血肿、脑水肿和脑疝等。

一、脑震荡

脑震荡是原发性脑损伤中最轻的一种，是脑干网状结构一过性功能障碍，可能有微小的病理改变，如轻微脑弥漫性轴索伤。预后较好。

【临床表现】

患者在受伤后即刻出现意识障碍，时间短暂，一般不超过 30 min，这与脑干网状结构受损有关。清醒后不能回忆受伤经过，但对伤前事件尚能记忆，称为近事遗忘，并伴有头痛、头晕、恶心、呕吐、乏力等症状。神经系统检查无异常发现。恢复期患者常有头痛、头晕、耳鸣、失眠等症状，一般在受伤后数周或数月逐渐消失。

【辅助检查】

CT 检查阴性，脑脊液中无红细胞。

【治疗要点】

无需特殊治疗。一般卧床休息 1～2 周，给予适当的心理护理及对症治疗，即可完全恢复。

【护理】

1. 护理评估

(1) 健康史：详细了解受伤过程、现场急救情况，了解患者既往健康状况。

(2) 目前身体状况：评估患者生命体征、意识状态、瞳孔，以及 GCS 评分和神经系统体征的变化。结合 X 线、CT 检查结果，判断颅脑损伤程度及有无其他复合伤等。

(3) 心理、社会状况：了解患者及家属的心理反应。

2. 护理问题

(1) 焦虑：与知识缺乏、担心预后有关。

(2) 头痛：与疾病有关。

(3) 潜在并发症：脑震荡后遗症。

3. 护理措施

(1) 心理疏导：消除陌生环境带来的不安，讲解疾病相关知识、治疗及预后。正确认识疾病，减轻焦虑情绪。

(2) 遵医嘱给予适当的止痛剂，创造舒适、安静环境，卧床休息 1～2 周。

(3) 加强生命体征、意识状态及神经系统病症观察。

4. 护理评价

(1) 患者及家属对脑震荡有无一定了解，焦虑情绪是否得到缓解。

(2) 患者的疼痛是否减轻，舒适感有无增加。

(3) 经过有效的观察及预防，患者是否发生潜在并发症，如有发生，是否得到及时处理。

二、脑挫裂伤

脑挫裂伤是指暴力作用于头部，造成脑组织的器质性损伤，包括脑挫伤和脑裂伤，前者指脑组织遭受破坏较轻，软脑膜尚完整；后者指软脑膜、血管和脑组织同时有破裂，伴有外伤性蛛网膜下隙出血。两者常同时存在，合称为脑挫裂伤。

【临床表现】

脑挫裂伤的临床表现因受伤的范围和性质，以及合并损伤不同而存在很大的差异。

1. *意识障碍* 其程度是衡量脑挫裂伤轻重的客观指标。脑挫裂伤的患者伤后多立即昏迷，昏迷时间可由半小时至数天，甚至数月，最严重者持续昏迷至死亡。

2. *局灶症状与体征* 根据损伤部位和程度的不同而表现各异。损伤发生于皮质功能区，则可出现偏瘫、失语、感觉障碍或癫痫发作。临床体检可有病理反射等阳性体征。损伤发生于非重要功能区时，则无明显神经系统阳性表现。

3. *生命体征的改变* 损伤当时，可有脉搏细速、血压下降和呼吸缓慢的表现，多数迅速恢复，如血压持续降低，则提示脑干损伤严重或有其他合并损伤。当血压、心率恢复正常后，患者出现血压升高、脉搏慢而有力、呼吸深而缓慢，则表示中枢压力增高及脑缺氧引起的代偿反应。如脑损害严重、颅内压持续增高，最终导致中枢神经功能衰竭。

4. *头晕、头痛、呕吐* 与颅内压增高、自主神经功能紊乱或蛛网膜下隙出血有关。后者还可出现脑膜刺激症，脑脊液检查有红细胞。

【辅助检查】

1. CT 检查是首选项目，可显示脑挫裂伤的部位、范围、脑水肿的程度及有无脑室受压、中线结构移位，有无原发或继发颅内血肿等的诊断具有重要价值(图 31-6)。

2. MRI 对脑挫裂伤的敏感性要明显优于 CT，MRI 对显示脑干损伤和颅后窝损伤方面要显著优于 CT。

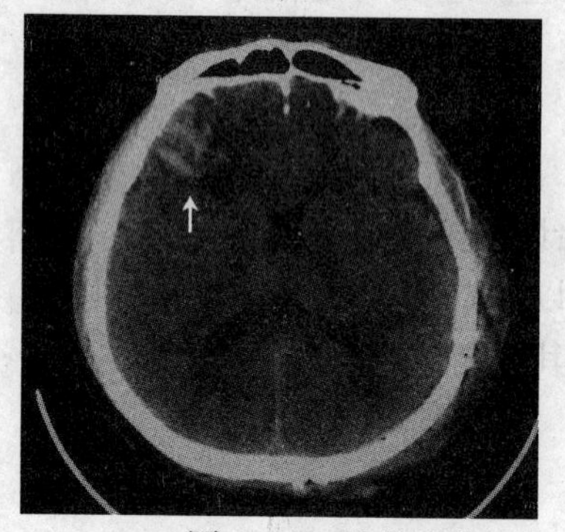

图 31-6 脑挫裂伤

【治疗要点】

脑挫裂伤的治疗以非手术治疗为主，以减轻脑损伤后的病理生理改变，维持机体的生理平衡，防治颅内血肿及各种并发症的发生。

1. *非手术治疗*

(1) 一般处理

1) 卧床休息，床头抬高 15°～30°，宜取健侧卧位。

2) 维持生命体征稳定，保持呼吸道通畅，稳定血压，维持脑灌注压在 70 mmHg 左右。

3) 营养支持，维持水、电解质和酸碱平衡。

4) 应用抗生素预防感染。

5) 对症处理。

6) 严密观察病情变化。

(2) 防治脑水肿：应使用脱水剂、激素、脑脊液外引流、亚低温疗法等及时进行减轻脑水肿、降低颅内压的治疗措施。

(3) 促进脑功能恢复：神经营养、促苏醒药物的应用，如胞磷胆碱、三磷腺苷、醒脑静等，以供应能量、改善细胞代谢和促进脑细胞功能恢复。

2. *手术治疗* 主要是解决颅内压顽固性增高，可行手术清除挫伤脑组织并行去骨瓣减压术，但应尽可能保护功能区脑组织。

【护理】

1. 护理评估

(1) 健康史：详细了解受伤过程，有无恶心、呕吐、头痛、失语、意识障碍等，了解患者既往健康状况。

(2) 目前身体状况：评估患者生命体征、意识状态、瞳孔，以及 GCS 评分和神经系统体征的变化。结合 X 线、CT 检查结果，判断颅脑损伤程度及有无其他复合伤等。

(3) 心理和社会状况：了解患者和家属的心理反应，以及对伤后功能恢复的疑虑、支持能力和程度。

2. 护理问题

(1) 清理呼吸道无效：与脑损伤后意识障碍有关。

(2) 营养失调：低于机体需要量，与脑损伤后高代谢、呕吐、高热等有关。

(3) 有废用综合征的危险：与意识障碍和肢体功能障碍及长期卧床有关。

(4) 潜在并发症：颅内压增高、脑疝、蛛网膜下隙出血、癫痫发作、消化道出血。

3. 护理措施

(1) 保持呼吸道通畅

1) 评估呼吸频率、咳嗽、排痰能力，痰液的色、质、量及缺氧程度。

2) 给予患者舒适的体位，一般取侧卧位，抬高床头 15°～30°，每 2 h 1 次翻身、拍背。保持室内适宜的湿度和温度，鼓励多饮水，给予雾化吸入，湿化气道，促进痰液排出。

3) 及时清除呼吸道分泌物，深昏迷患者应抬起下颌或放置口咽通气道，必要时行气管插管或气管切开。

(2) 加强营养

1) 及时、有效的补充能量和蛋白质。早期可采用肠外营养，待肠蠕动恢复后，逐步过渡到肠内营养。

2) 定期评估患者的营养状况，如体重、血生化指标等。

(3) 做好相应护理，加强观察，预防并发症

1) 评估患者肢体活动度、意识状况，引起废用综合征的程度。

2) 与患者及家属宣教卧床时肢体活动的重要性，鼓励患者尽可能使用健侧肢体协助患侧肢体活动，一起制定活动计划，指导肢体功能锻炼的方法。

3) 保持皮肤的清洁干燥，定时翻身，保持肢体处于功能位，防止足下垂。

4) 定时给予肢体被动运动或肢体按摩，观察并记录肢体活动程度。

(4) 减轻脑水肿，防治颅内高压和脑疝

1) 密切观察患者意识、瞳孔、GCS 评分、生命体征，有无头痛、恶心、呕吐、颈项强直等情况。

2) 抬高床头 15°～30°，以利于静脉回流，减轻脑水肿。保持头和脊柱在同一直线上，防止头部过屈和过伸。

3) 遵医嘱及时使用预防消化道出血药物、抗癫痫药物，以及脱水、利尿剂。

4) 避免颅内压骤然增高的因素，如躁动、呼吸道梗阻、高热、剧烈咳嗽、便秘、抽搐发作等均可造成颅内压的升高，应及时有效的处理。

5）记录24 h出入液量，监测呕吐物、大便的颜色、量及化验报告。每次鼻饲前应回抽胃液，检查颜色，如有异常及时留取标本。

4. 护理评价

(1) 患者呼吸是否平稳，有无窒息发生。

(2) 患者营养状况如何，营养支持是否及时、足量、有效。

(3) 患者是否发生废用综合征。

(4) 患者是否发生以上所述的相关并发症，如有发生，是否得到及时发现及处理。

三、颅内血肿

颅内血肿是指颅脑外伤导致颅内出血、血凝块在颅腔内积聚并达到一定的体积，形成局限性的占位病变，引起相应的症状。颅内血肿是脑损伤中最多见，也是最危险的继发病变。

【分类】

1. 根据血肿的来源和部位分为

(1) 硬膜外血肿(epidural hematoma, EDH)：出血积聚于颅骨与硬膜外之间。

(2) 硬膜下血肿(subdural hematoma, SDH)：出血积聚于硬脑膜下腔，是常见的颅内血肿。

(3) 脑内血肿(intracerebral hematoma, ICH)：出血积聚于脑实质内。有浅部和深部血肿两种类型。

2. 根据血肿引起颅内压增高及早期脑疝症状所需时间分为

(1) 急性颅内血肿：3 d内出现症状。

(2) 亚急性颅内血肿：3 d至3周出现症状。

(3) 慢性颅内血肿：3周以上才出现症状。

【病因】

1. 硬膜外血肿　与颅骨损伤有密切关系，由于颅盖部的硬脑膜与颅骨附着较松，易于分离，而颅底部硬脑膜附着紧密，故硬膜外血肿多见于颞部，尤其是出现线性骨折时。这类血肿多由颞区骨折伴随的脑膜中动脉破裂出血引起，约占颅内血肿的30%，并在短时间内引起颅内高压和脑疝的形成，少数由静脉窦和板障出血形成，这类血肿所出现的症状和体征相对较晚。

2. 硬膜下血肿　急性和亚急性硬膜下血肿一般都为加速性暴力，使脑组织与固定的硬膜形成移位，将皮质与静脉窦之间的桥静脉撕断，引起出血。也可由于脑组织挫伤后的皮质血管出血流入硬膜下腔所致。慢性硬膜下血肿的发生原因为硬膜下腔的少量、持续性出血积聚而成。出血主要来源于皮质小血管或桥静脉的损伤。好发于50岁以上的老年人。

3. 脑内血肿　外伤性脑内血肿多由对冲性颅脑损伤所致，多见于额叶及颞叶，往往与该部位的脑挫裂伤和硬膜下血肿相伴发，临床表现危重。深部血肿多见于脑白质，多因脑受力变形或受剪应力作用使深部血管撕裂出血所致。

【临床表现】

1. 硬膜外血肿　其临床表现与血肿的部位、增长速度和并发的硬膜下损伤有关。

(1) 意识障碍：由于原发性脑损伤的程度不一，伤后出现的意识障碍变化也各不相同。若原发性脑损伤的程度较轻，伤后无原发昏迷，至颅内血肿形成后才出现进行性颅内压增高和意识障碍；若原发性脑损伤相对较重，伤后出现一定程度的意识障碍，随后完全清醒或意识障碍好转，但不久又再次出现昏迷，即出现典型的昏迷-清醒-再昏迷的中间清醒期；若原发性脑损伤严重，伤后出现持续昏迷，且有进行性加重表现。

(2) 颅内压增高及脑疝表现：颅内压增高的程度和速度取决于血肿量大小和出血的快慢。随着颅内压的增高，患者可出现头痛、呕吐加剧，躁动不安，并出现血压升高、脉搏减慢、脉压差增大、心率和呼吸减慢等代偿性反应，即所谓的"Cushing 反应"，若病情进一步恶化，则患者逐渐衰竭，出现血压下降、脉搏细弱和呼吸抑制。

(3) 局灶症状和体征：可出现病变对侧肢体瘫痪、肌力减退、同侧瞳孔散大、对光反射减弱或消失、失语、局灶性癫痫等。

2. 硬膜下血肿

(1) 急性和亚急性硬膜下血肿：症状类似硬膜外血肿，脑实质损伤较重，原发性昏迷持续时间长，无明显的中间清醒期，意识障碍呈进行性加重；颅内压增高症状明显，有生命体征变化及脑疝的表现，损伤到功能区，可有偏瘫、失语、癫痫等。

(2) 慢性硬膜下血肿：由于致伤外力小、出血缓慢，常在伤后数周或数月出现症状，患者可有慢性颅内压增高表现，并有间歇性神经定位体征，有时可有智力下降、记忆力减退、轻度偏瘫、失语和精神失常。

3. 脑内血肿　临床表现取决于血肿的部位和伴发脑损伤的部位和程度，以进行性加重的意识障碍为主，若血肿累及重要脑功能区，可出现偏瘫、失语、癫痫等症状。

【辅助检查】

CT 或 MRI 检查可协助诊断。硬膜外血肿可示颅骨内板与脑表面之间有双凸镜或梭形高密度影，常伴有颅骨骨折和颅内积气(图 31－7)；硬膜下血肿可示颅骨内板与脑组织表面之间有新月形高密度影(图 31－8)；脑内血肿可示脑挫裂伤灶附近或脑深部白质内见到圆形或不规则高密度血肿影，周围有低密度水肿区(图 31－9)。

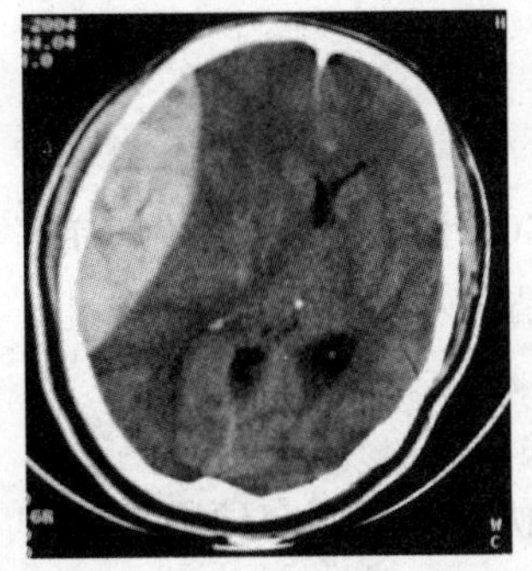

图 31－7　硬膜外血肿

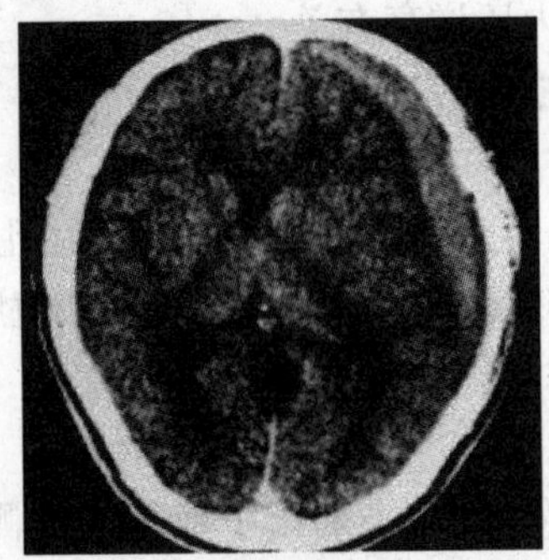

图 31－8　硬膜下血肿

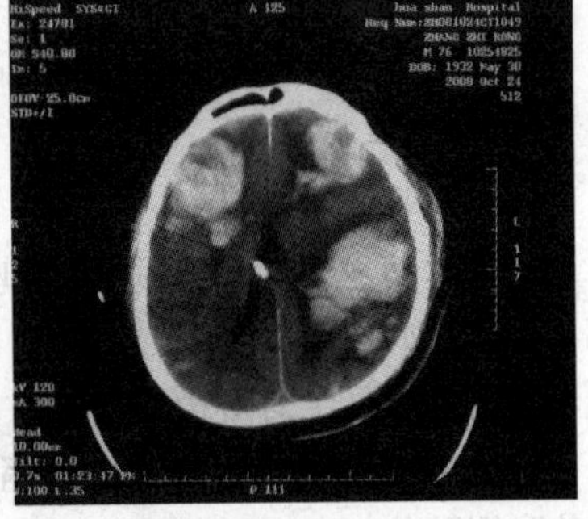

图 31－9　脑内血肿

【鉴别诊断】

硬膜外血肿与硬膜下血肿和脑内血肿、脑水肿的鉴别见表 31－4。

表 31－4　硬膜外血肿与硬膜下血肿和脑内血肿、脑水肿的鉴别

鉴别内容	硬膜外血肿	硬膜下血肿和脑内血肿	脑水肿
原发脑损伤	可无或轻	常有较严重脑挫裂伤	严重或有脑干损伤
颅骨骨折	90%伴有骨折	50%伴有骨折	可有或无颅骨骨折
意识障碍	多有中间清醒期	多为持续意识障碍	相对稳定，经脱水治疗可好转

续 表

鉴别内容	硬膜外血肿	硬膜下血肿和脑内血肿	脑水肿
脑受压症状	多在伤后 24 h 以内	多在伤后 24～48 h 内	伤后 2～3 d 为脑水肿高峰期
病变定位	多在着力点或骨折线附近	多在对冲部位	着力部位轻，对冲部位重
CT 检查	颅骨内板下梭形高密度影	硬膜下新月形或脑实质内不规则高密度影	病变区呈低密度影

【处理原则】

1. *保守治疗*　适用于无症状颅内小血肿，主要为脱水治疗和对症处理，但需要密切观察患者生命体征变化，及时复查 CT。

2. *手术治疗*　有症状的颅内血肿，血肿量幕上＞30 ml，或中线移位＞5 mm 者。后颅血肿宜积极手术治疗。

【护理】

1. *护理评估*

(1) 健康史：详细了解受伤过程，有无意识障碍、肢体偏瘫、头痛、呕吐、抽搐等症状，了解患者既往健康状况。

(2) 目前身体状况：评估患者生命体征、意识状态、瞳孔、GCS 评分及神经系统体征的变化。结合 X 线、CT 检查结果，判断颅脑损伤程度及有无其他复合伤等。

(3) 心理和社会状况：了解患者及家属的心理反应，以及对伤后功能恢复的疑虑、支持能力和程度。

2. *护理问题*

(1) 意识障碍：与颅内血肿、颅内压增高有关。

(2) 潜在并发症：颅内压增高、脑疝、术后血肿复发。

3. *护理措施*

(1) 加强病情观察，严密观察患者意识状态、生命体征、瞳孔、GCS 评分、神经系统病症等变化。及时发现颅内压增高及脑疝迹象、术后病情变化，判断血肿清除术后效果及转归。

(2) 术中护理

1) 麻醉：全身麻醉。

2) 体位：额、颞、顶部血肿者取仰卧位，头处正中或偏向健侧；枕部和后颅窝硬膜外血肿者取侧卧位。

3) 术中配合

a. 见第七章手术室管理和工作。

b. 术前护理动作敏捷，尽可能赢得抢救时间。

c. 对于意识不清、极度烦躁者注意安全，保持静脉通路通畅。

(3) 做好伤口及引流管护理：保持伤口敷料清洁、干燥，注意无菌操作。行血肿腔引流患者，可予头低脚高位，以便充分引流。对行脑室外引流的患者护理时应注意：

1) 严格无菌操作；

2) 引流管装置应高出床头 10～15 cm(距侧脑室前角水平 15 cm)，防止颅内压力下降过快或过慢而发生颅内压过低或颅内出血等严重并发症；

3）保持引流管通畅，防止扭曲、受压，如发现堵塞应及时查找原因并处理；

4）观察并记录每日引流液的色、质、量。

4. 护理评价

（1）患者意识障碍程度是否进一步加重。

（2）患者是否发生相关潜在并发症，如有发生是否得到及时发现并处理。

【健康教育】

1. 饮食以高蛋白、高维生素、低脂肪易消化的食物（如鱼、瘦肉、鸡蛋、蔬菜为宜）。颅脑损伤的患者一般不需要忌口。

2. 注意劳逸结合、保证睡眠，可适当地进行户外活动（颅骨缺损者要戴好帽子外出，并有家属陪伴，防止发生意外）。

3. 保持大小便通畅。出现便秘时，可用开塞露等，避免用力屏便。

4. 颅骨缺损的修补，一般需在术后3～6个月内进行。

5. 按医嘱服药，不得擅自停药，出院后1个月门诊随访，尤其是癫痫患者，抗癫痫的药物一般服用两年。减药或停药需遵医嘱。

6. 颅脑疾病、损伤引起失语或发音障碍者，应抓紧训练，恢复功能。一般语言锻炼越早越好。可利用收听广播、阅读方式训练患者发音。

7. 进行适度的主动、被动锻炼。对于行走困难者一方面给予搀扶；另一方面要鼓励自我锻炼，防止患者有依赖感。

8. 定期门诊随访，每年CT复查1次，如有剧烈头痛、频繁呕吐、视物模糊、高热，应及时就诊。

案例分析题

患者，男性，30岁。因车祸致头部外伤，当即昏迷，5 min后清醒，无恶心、呕吐，无肢体抽搐，送入医院急诊。体检：昏迷，熊猫眼征，左侧瞳孔直径3 mm，对光反应（－），右侧瞳孔直径2 mm对光反应（＋），GCS评分8，呼吸深而慢，15次/分，BP 145/90 mmHg，HR 80次/分，鼻腔及耳道有淡血性液体流出。

问题：（1）对该患者可能的诊断是什么？

（2）目前主要存在的护理问题有哪些？

（郑红云）

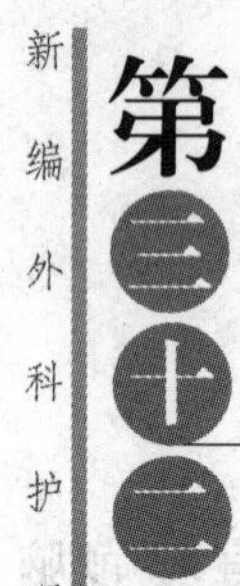

常见颅脑疾病患者的护理

第一节 脑血管性疾病

一、颅内动脉瘤

脑动脉瘤(intractanial aneurysm)是由于颅内局部血管壁异常产生的囊性膨出，80%发生于大脑动脉环(Willis 动脉环)的前部及其邻近的动脉主干上。破裂引起蛛网膜下隙出血的年发生率为 6～35.6/10 万人。脑动脉瘤可见于任何年龄，但以 50～69 岁年龄组好发，约占总发生率的 2/3，女性较男性稍多发。再出血的患者中，约 1/3 在就诊前就死亡，另 1/3 死于医院，仅 1/3 经治疗得以存活。可见脑动脉瘤仍是当今人类致死、致残常见的脑血管病。

【病因和发病机制】

1. 囊状动脉瘤

(1) 血流动力学

1) 血流量增加：因对侧动脉阻塞、发育不良、颈动脉与基底动脉存在交通支。

2) 血压增加：主动脉狭窄、多囊肾、肾动脉纤维肌肉发育不良。

(2) 血管壁结构

1) 后天性：内弹力层变性、镰状细胞贫血、炎症、外伤、肿瘤。

2) 先天性：家族性、遗传性、Ⅱ型胶原缺失等。

(3) 其他

1) 烟雾病。

2) 巨细胞动脉炎。

2. 梭形动脉瘤

(1) 动脉硬化。

(2) 遗传性。

(3) 血管结构性。

(4) 感染性。

(5) 放射性。

(6) 其他：主动脉弓狭窄、巨细胞动脉炎。

3. 层间动脉瘤

(1) 外伤。

(2) 动脉硬化。

【病理】

大体标本成球形或果酱状，外观紫红色，瘤顶部脆弱，98%的动脉瘤出血位于顶。脑组织学检查发现瘤壁缺乏中层平滑肌组织，弹性纤维断裂或消失。瘤壁内有炎性细胞浸润。巨大动脉瘤内常有血栓形成，甚至钙化，血栓分层呈"洋葱"状。

【临床表现】

1. 前驱症状和体征　包括头痛、单侧眼眶或球后痛伴动眼神经麻痹、恶心、呕吐、头晕等。

2. 典型表现　为动脉瘤破裂出血引起蛛网膜下隙出血的症状和体征。

(1) 头痛：见于大多数患者，骤发劈裂般剧痛，可向颈、肩、腰、背和下肢延伸。

(2) 恶心、呕吐、面色苍白、出冷汗。

(3) 意识障碍：鉴于半数以上患者，可短暂意识模糊至深度昏迷。少数患者无意识改变，但有畏光、淡漠、怕响声和震动等症状。

(4) 精神症状：表现谵妄，木僵、定向障碍、虚构和痴呆等。

(5) 癫痫：见于20%患者，多为大发作。

(6) 体征

1) 脑膜刺激征，在发病数小时至6 d出现，但以1～2 d最为多见。

2) 单侧或双侧锥体束征。

3) 眼底出血，可为视网膜、玻璃体膜下或玻璃体内出血(Terson综合征)。

4) 局灶体征，通常缺少。可有一侧动眼神经麻痹、单瘫或偏瘫、失语、感觉障碍、视野缺损等。它们或提示原发病变和部位，或由于血肿、脑血管痉挛所致。

【辅助检查】

1. 头颅CT扫描　平扫头颅CT是目前诊断脑动脉瘤破裂引起蛛网膜下隙出血的首选方法。临床分级越差，CT上出血程度越严重，预后越差。

2. 脑脊液检查　也是诊断本病方法之一，特别是头颅CT检查阴性者。

3. 头颅MRI成像　对颅后窝、脑室系统少量出血，以及动脉瘤内血栓形成、判断多发动脉瘤中破裂瘤体等，MRI优于CT。

4. MRA、CTA成像　MRA对脑动脉瘤的检出率可达到81%，非创伤性血管成像技术(CTA)是近年来出现的另一种无创性血管显影方法。

5. 脑血管造影　脑血管造影仍是本病的经典诊断方法。血管数字减影技术(DSA)已能查出大多数出血原因。

6. 经颅多普勒超声(TCD)检查　采用TCD可以无创伤地测得脑底大血管的血流速度，对临床诊断SAH后血管痉挛有重大价值。

【治疗要点】

1. 非手术治疗

(1) 一般治疗，绝对卧床休息14～21 d，限制额外刺激，如剧烈咳嗽、情绪激动等，适当给予镇静止痛剂。

(2) 监测血压,严密观察生命体征。

(3) 止血。

(4) 控制颅内压。

(5) 控制血压。

(6) 症状性脑血管痉挛的防治。

2. 手术治疗

(1) 动脉瘤夹闭术。

(2) 血管内介入栓塞治疗。

(3) 暂时脑动脉阻断与全身降压。

(4) 脑血管重建。

【护理】

1. 护理评估

(1) 健康史:了解患者年龄、性别、饮食、生活习惯,既往史和家族史等。

(2) 身体状况:了解疾病性质、发展程度、重要器官状态及营养状况等,了解辅助检查结果。

(3) 心理和社会状况:患者和家属是否了解疾病和手术治疗的相关知识、焦虑和恐惧程度、经济承受能力等。

2. 护理问题

(1) 知识缺乏:与缺乏颅内动脉瘤破裂的诱因及表现的知识有关。

(2) 潜在并发症:颅内出血、颅内压增高、脑疝、脑缺血。

3. 护理措施

(1) 术前护理

1) 告知可能引起或诱发颅内动脉瘤破裂的相关知识。

a. 避免诱因:控制血压于稳定状态,避免血压大幅波动造成动脉瘤破裂;保持大便通畅,必要时使用缓泻剂;避免情绪激动和剧烈运动,夜间可遵医嘱使用口服镇静剂。

b. 注意安全:尽量不要单独外出活动或锁上门洗澡,以免发生意外时影响抢救。

c. 及时就诊:发现动脉瘤出血表现,如头痛、呕吐、意识障碍、偏瘫时应及时诊治。

2) 预防再次出血

a. 休息:出血发生后应卧床休息,翻身时应保护头部,动作宜轻柔,以免加重出血。条件允许时,安排患者住单人房间,环境保持安静,避免喧闹。避免情绪激动,保持大便通畅。

b. 药物治疗:遵医嘱给予止血剂、镇静剂、脱水剂,维持血压于正常,降低颅内压。

3) 预防和处理并发症

a. 密切观察生命体征、神志、瞳孔、伤口及引流等变化,注意有无颅内压增高迹象。

b. 遵医嘱使用抗菌药物预防感染、降低颅内压。

c. 使用氨基乙酸时,应注意观察有无血栓形成迹象。

d. 使用药物降低血压时,注意观察患者有无头晕、意识改变等脑缺血症状;若有应及时通知医生处理。

e. 注意动脉瘤栓塞治疗后有无脑缺血并发症。

4) 动脉瘤栓塞者皮肤准备:备皮范围,双侧腹股沟、会阴部及大腿上 1/3。术前 1 d 遵医嘱使用尼莫地平(尼莫通)，以防止术中血管痉挛，微量泵 24 h 维持，并做到避光使用，同时需有常规补液陪同输注，以减轻对血管壁的刺激。使用尼莫地平时需观察患者血压、面色，倾听患者主诉。遵医嘱准备介入治疗需要的药物和用物。

(2) 术中护理

1) 麻醉方式：全身麻醉，复杂性或难治性动脉瘤可加用亚低温麻醉。

2) 手术体位：仰卧位，患侧肩下垫一小枕，头向对侧倾斜 30°～45°，上半身略抬高。

3) 术中配合要点

a. 术前腰穿、导尿等操作应在全麻后进行，避免刺激患者诱发动脉瘤破裂出血。

b. 留置腰穿时，注意腰穿位置的安全性，开放脑脊液引流必须在硬脑膜剪开时，切忌过早放脑脊液。按常规关颅时辅助护士协助拔出留置腰穿装置，并用小敷贴覆盖穿刺点。

c. 动脉瘤夹闭时，两种持夹器要分清楚，动脉瘤夹和临时阻断夹需分开放置，以免术时混淆而延误时间。夹闭动脉瘤时，辅助护士协助将双极电凝功率调小。

d. 整个夹闭过程中要准备好临时阻断夹，以防动脉瘤破裂出血，夹上临时阻断夹后应立即计时，一般不超过 15 min，以免过度夹闭产生脑缺血等不良反应。

e. 根据需要选择合适的动脉瘤夹，传递时动脉瘤夹要沾水，然后由洗手护士握住施夹钳的颈部传递。

f. 准备含 3%的罂粟碱溶液的小棉片用于湿敷载瘤动脉 5 min，解除血管痉挛。

g. 设立专用的登记本，每次使用动脉瘤夹前后需检查，使用后及时补足，因为动脉瘤夹属于植入性物品，所以每次使用后应将其外标签贴于手术护理单及植入性物品单上，以避免不必要的纠纷。

(3) 术后护理

1) 动脉瘤术后护理

a. 体位可根据手术时的体位，血压平稳后床头可抬高 15°～30°，有利于静脉回流；翻身时动作忌粗暴，避免各种不良刺激，如用力咳嗽、情绪过分激动等。

b. 及时发现脑血管痉挛、再出血等症状，遵医嘱维持血压在适当范围内。

c. 保证良好的血液循环，同时做好中心静脉压的监测及护理。遵医嘱观察记录 24 h 出入液量，保持出入液量平衡。

d. 保持大便通畅，忌用力屏大便。3 d 无大便，需给予缓泻剂。

e. 给予清淡、易消化饮食。注意保暖，预防手术后产生的并发症。

2) 动脉瘤栓塞术后护理

a. 病情观察：其中血压的监测尤为重要，维持血压在适当范围内，以防诱发脑梗死、脑出血等并发症的发生。

b. 遵医嘱，观察穿刺部位足背动脉搏动，肢体温度、伤口敷料有无渗血情况。一般为每 0.5 h 1 次，连续 8 次。

c. 患者取平卧位，穿刺下肢制动 24 h 或遵医嘱，对留鞘(鞘管是一种置入动脉内，保证介入材料由体外穿行其间进入血管内的管状材料)患者拔鞘后遵医嘱继续制动。对意识障碍和烦躁的患者，为防止患者拔出鞘管和穿刺侧肢体不自觉曲髋动作，应对双上肢、穿刺侧肢体遵医嘱适当约束。

d. 告知病人或家属，介入治疗后穿刺侧肢体须严格按照医嘱制动，不可将腿弯曲或把床摇起。

e. 如患者需肝素化，则遵医嘱按时抽取血标本。根据 KPTT 值遵医嘱调整肝素用量。肝素化期间严密观察患者有无出血情况，如皮肤黏膜、口腔黏膜、消化道等出血者，并对症处理，严重者立即停止肝素化。

f. 观察患者语言、两侧肢体运动和感觉功能，如有病情异常变化，及时通知医生。

g. 遵医嘱安排输液顺序、控制输液速度，使用尼莫地平（尼莫通）时应用微量泵 24 h 维持，并做到避光使用，同时需有常规补液陪同输注，以减轻对血管壁的刺激。使用尼莫地平时需观察患者血压、面色，倾听患者主诉。

4. 护理评价

(1) 患者焦虑是否缓解或减轻，如情绪是否稳定，食欲、睡眠状况是否改善。

(2) 是否掌握与疾病有关的知识，能否主动配合治疗和护理工作。

(3) 术后并发症是否得到预防，是否及时发现和处理并发症。

(4) 术后特殊药物应用知识是否知晓，能否遵医嘱应用。

【健康教育】

1. 伤口拆线后，如伤口愈合好，2 周后可洗头，但应注意轻柔，不可抓破切口。

2. 遵医嘱服药，抗癫痫药不能随意停，应在医生的指导下减少剂量或停药；控制血压在适当范围之内，高血压者遵医嘱按时服用降血压药物，每日自测血压 1 次，如血压高于正常值需及时就诊。术后需继续抗凝治疗者注意观察出血情况，如有异常及时就医。

3. 合理安排饮食，多食高蛋白、低脂食物及纤维素丰富的食物，忌油腻、辛辣刺激食物，忌烟酒，多吃新鲜水果、蔬菜。保持大便通畅，对便秘者可适当用些轻泻剂。

4. 适度进行康复锻炼，提高机体代谢能力。但避免剧烈运动，注意保暖，防止感冒。

5. 动脉瘤夹闭术后患者，出院后勿进行攀高、游泳、驾驶车辆，以及在炉火旁或高压电机旁作业，外出时随带本人的相关证件及家庭联系资料。

6. 定期门诊随访，遵医嘱复查 CT 或 CTA、DSA。如遇头痛、呕吐、视力下降等应及时到医院进行就诊。

二、脑动静脉畸形

脑动静脉畸形（arteriovenous - malformation，AVM）是脑血管发育异常所致畸形中最常见的一种。AVM 是一团互相缠绕的、管径大小不同的异常脑血管，其内部脑动脉与静脉之间无毛细血管而直接沟通形成数量不等的瘘道。血液由供血动脉流入畸形血管团，通过瘘道直入静脉，再汇聚到 1 至数根引流静脉离开血管团，流向静脉窦。

【病因和发病机制】

脑 AVM 常以颅内出血和脑盗血（血流直接从异常的动静脉短路中回流而不流经或流量很少经过正常动脉分支，由毛细血管网回流）引起的症状起病。发病的根本原因是 AVM 病灶中动静脉之间缺乏毛细血管结构，动脉血直接流入静脉，血流阻力骤然减少，导致局部脑动脉压下降、脑静脉压增高，由此产生一系列血流动力学的紊乱和病理生理过程。

1. **出血**　AVM 的大小、部位与出血的危险都有一定相关性。

2. **脑盗血**　其严重程度与 AVM 的大小有关。

3. 脑过度灌注　大量的脑盗血使临近脑组织内的血管扩张，以获得较多的血流供应脑组织的需要，从而长期扩张的动脉壁逐渐的疲软、管壁变薄、血管的自动调节功能下降、阀值上限降低，甚至处于瘫痪状态。一旦脑灌注压升高，超过脑血管自动调节功能阀值的上限时，有自动调节功能障碍的动脉不仅不收缩反而急性扩张，脑血流量随灌注压呈线性递增，即产生脑过度灌注。

4. 颅内压增高　一方面，AVM中动脉血直接进入静脉，导致脑静脉压增高，阻碍周围脑组织的静脉回流而使脑组织长期淤血和水肿，使颅内压增高；另一方面，AVM患者常伴有脑积水，堵塞脑脊液循环通路而引起；再一方面，出血引起的脑内血肿引起颅内压增高。

【病理】

脑AVM在形态学上有供血动脉、异常血管团及引流静脉三部分组成。血管团可大小不等，畸形团内的血管壁厚薄不均，动脉壁的弹力纤维减少或缺如，供血动脉1至多支，管径增粗，引流静脉扭曲而扩张，可膨大呈瘤样。血管团的周围有异常毛细血管增生。

【临床表现】

1. 出血　一般多发生于青年人。发病突然，常在体力活动或情绪激动时发病。有剧烈头痛，伴呕吐，神志可清醒，亦可有不同程度的意识障碍，甚至昏迷；可出现颈项强直等脑膜刺激症状，亦可有颅内压增高征或偏瘫及偏身感觉障碍等神经功能损害表现。

2. 抽搐　约有一半以上患者癫痫发作，表现为大发作或局灶性发作。以额叶、顶叶及颞叶的AVM抽搐发病最多，尤其是大型、大量盗血的AVM患者。癫痫发作可为首发症状，也可发生于出血或伴有脑积水时。

3. 头痛　半数以上患者有长期头痛史，类似偏头痛，局限于一侧，可自行缓解。出血时头痛较平时剧烈，多伴呕吐。

4. 进行性神经功能障碍　主要为运动或感觉性功能障碍。常发生于较大的AVM。

【辅助检查】

1. 头颅CT扫描　CT平扫时未出血的AVM呈现不规则的低、等密度或高密度混杂的病灶，可呈团块状。

2. 头颅MRI成像　表现为有流空血管影组成的团块状或斑块状病灶，边界不规则，常可显示粗大的供血动脉和引流静脉进出血管团。

3. 脑血管造影　脑血管造影是AVM最重要的诊断手段。特征性表现在动脉期摄片上可见1根或数根异常增粗的供血动脉，走向一团块状不规则的畸形血管病灶，同时有扩张扭曲的引流静脉早期显现，引流静脉汇入静脉窦。

4. 其他　三维计算机断层扫描血管造影（3D－CTA）和磁共振血管成像（MRA）。

【治疗要点】

脑AVM的治疗目的是防止和杜绝病灶破裂出血，减轻或纠正“脑盗血”现象，改善脑组织的血供，缓解神经功能障碍，减少癫痫发作，提高患者的生活质量。

AVM的治疗方法：

1. AVM病灶切除术。
2. 血管内介入栓塞术。
3. 立体定向放射外科治疗。
4. 显微手术、血管内介入栓塞和立体定向放射外科的综合治疗。

【护理】

1. 护理评估

(1) 健康史:了解患者年龄、性别、饮食习惯,既往史和家族史等。

(2) 身体状况:了解疾病性质、发展程度、重要器官状态和营养状况等,以及辅助检查结果。

(3) 心理和社会状况:患者和家属是否了解疾病和手术治疗的相关知识、焦虑和恐惧程度、经济承受能力等。

2. 护理问题

(1) 焦虑、悲观:与手术影响生活、工作等有关。

(2) 知识缺乏:与缺乏疾病和手术的相关知识有关。

(3) 意识障碍:与颅内出血有关。

(4) 潜在并发症:如颅内出血、颅内压增高、脑疝、癫痫发作、术后血肿等。

3. 护理措施

(1) 术前护理

1) 遵医嘱应用抗癫痫药物,伴发癫痫的患者应由专人护理,解开衣领、腰带,减轻呼吸困难,头偏向一侧,及时吸出呼吸道分泌物,保持呼吸道通畅。有义齿者取下义齿,上下齿间放一压舌板,以防咬伤。对抽搐的肢体不能用暴力约束,以防骨折。

2) 创造安静舒适的病室环境,避免给患者各种不良刺激。告知患者应保持情绪稳定,忌激动、暴躁等。

3) AVM 栓塞者皮肤准备:备皮范围,双侧腹股沟、会阴部及大腿上 1/3。术前 1 d 遵医嘱使用尼莫地平,以防止术中血管痉挛,微量泵 24 h 维持,并做到避光使用,同时需有常规补液陪同输注,以减轻对血管壁的刺激。使用尼莫地平时需观察患者血压、面色,倾听患者主诉。

4) 鼓励患者多食蔬菜、水果,忌吃辛辣刺激性食物,忌烟、酒。保持大便通畅,不可用力排便,若 3 d 无排便者,可给予缓泻剂,如酚酞、开塞露、番泻叶。注意休息和保暖,避免感冒。

(2) 术中护理

1) 翻开硬膜时,注意可能与 AVM 有粘连,应用双极电凝镊仔细分离。

2) 遵循先阻断供血动脉,再游离病变,最后切断引流静脉的原则。

3) 术中应准备好临时阻断夹备用,以防 AVM 骤然破裂出血。

(3) 术后护理

1) AVM 术后护理

a. 体位可根据手术时的体位,血压平稳后床头可抬高 15°～30°,有利于静脉回流。

b. 翻身动作忌粗暴,避免各种不良刺激,如用力咳嗽、情绪过分激动等。保持大便通畅,忌用力屏大便;3 d 无大便,需给予缓泻剂。

c. 给予清淡、易消化饮食。注意保暖,预防术后并发症的发生。

d. 及时发现脑血管痉挛、再出血等症状,遵医嘱维持血压在适当范围内。

e. 保证良好的血液循环,同时做好中心静脉压的监测及护理。遵医嘱观察记录 24 h 出入液量,保持出入液量平衡。

f. 抗癫痫药物遵医嘱按时、按量应用,并加强观察药物反应及癫痫先兆。

2）AVM 栓塞术后护理

a. 病情观察：其中血压的监测尤为重要，维持血压在适当范围内，防止高灌注脑损伤的发生。

b. 遵医嘱观察穿刺部位足背动脉搏动、肢体温度、伤口敷料有无渗血情况。一般为每 2 h 1 次连续 8 次。

c. 患者取平卧位，穿刺下肢制动 24 h 或遵医嘱，对留鞘患者拔鞘后遵医嘱继续制动。对意识障碍和烦躁的患者，为防止患者拔出鞘管和穿刺侧肢体不自觉曲髋动作，应对双上肢、穿刺侧肢体遵医嘱适当约束。

d. 告知患者或家属，介入治疗后穿刺侧肢体须严格按照医嘱制动，不可将腿弯曲或把床摇起。

e. 如患者需肝素化，则遵医嘱按时抽取血标本。根据 KPTT 值遵医嘱调整肝素量。肝素化期间严密观察患者有无出血情况，如皮肤黏膜、口腔黏膜、消化道等出血者，并对症处理，严重者立即停止肝素化。

f. 观察患者语言、两侧肢体运动和感觉功能，如有病情异常变化，及时通知医生。

g. 遵医嘱安排输液顺序、控制输液速度，使用尼莫地平时应用微量泵 24 h 维持，并做到避光使用，同时需有常规补液陪同输注，以减轻对血管壁的刺激。使用尼莫地平时需观察患者血压、面色，倾听患者主诉。

4. 护理评价

（1）患者焦虑是否缓解或减轻，如情绪是否稳定，食欲、睡眠状况是否改善。

（2）是否掌握与疾病有关的知识，能否主动配合治疗和护理工作。

（3）术后并发症是否得到预防，是否及时发现和处理并发症。

【健康教育】

1. 对 AVM 栓塞患者穿刺部伤口应保持干燥，防止感染。手术患者伤口拆线后，如伤口愈合好，2 周后可洗头，但应注意轻柔，不可抓破切口。

2. 遵医嘱服药，抗癫痫药应在医生的指导下服用，不能随意停药或减量。术后需继续抗凝治疗者注意观察出血情况，如有异常及时就医。

3. 合理安排饮食，多食高蛋白食物及纤维素丰富的食物，忌油腻、辛辣刺激食物，忌烟酒；多吃新鲜水果、蔬菜。保持大便通畅，便秘可适当用些轻泻剂。

4. 适度进行康复锻炼，提高机体代谢能力。但避免剧烈运动，注意保暖，防止感冒。

5. 定时门诊随访，3 个月或半年复查 DSA、头颅 MRI、CT 等。如有头痛、头晕等不适立即来院就诊。

第二节　脑 脓 肿

脑脓肿（cerebral abscess）为化脓性细菌侵入脑组织引起化脓性炎症，并形成局限性脓肿，属脑实质占位性病变。近 20 年来，由于神经影像诊断的发展，如 CT 和 MRI 的应用，微生物特别是厌氧细菌检出率的提高，有效抗生素和微侵袭外科技术的应用，脑脓肿的诊断和治疗水平显著提高。但是，脑脓肿如未及时诊治，死亡率和病残率仍较高。虽然随着社会经济发展、人民生活水平提高，以及医药卫生事业的进步，脑脓肿的发生率一度有所降低，但是，近年来，由于条件感染如获得性免疫缺陷、器官移植、恶性肿瘤化疗等的增多，脑脓肿发生率又有增高趋势。一般在发展中国家如印度，脑脓肿占颅内占位病变的8%，在欧美国家为1%～2%，我国则介于上述两者之间。

【病因】

脑脓肿大多数继发于颅外感染，少数因开放性颅脑损伤或开颅术后感染所致。根据感染来源可分为以下几种。

1. 直接来自邻近化脓性病灶的脑脓肿　其中以慢性化脓性中耳炎或乳突炎并发胆脂瘤引起者最常见，称耳源性脑脓肿，占全部脑脓肿病例的半数。大多为单发脓肿。额窦或筛窦炎可引起同侧额叶突面或底面的脓肿，称鼻源性脑脓肿。蝶窦炎可引起鞍区或颞叶、脑干等脓肿。

2. 血源性脑脓肿　多因脓毒血症或远处感染灶经血行播散到脑内而形成，其发病率正逐渐增高。此类脓肿通常多发，常分布于大脑中动脉供应区，如额顶叶多见，少数可发生于丘脑、垂体和脑干等部位。

3. 创伤性脑脓肿　在开放性颅脑损伤中，脓肿发生常与异物和碎骨片进入脑实质有关，细菌也可从骨折裂缝侵入。脓肿部位多位于伤道或异物所在处。颅底骨折后发生的脑脊液漏也与外伤后脑脓肿有关。

4. 医源性脑脓肿　因颅脑手术后感染所引起，如发生于开颅术，经蝶(或筛)窦手术、立体定向术、脑室分流术后感染。

5. 隐源性脑脓肿　来源不明。可能因原发感染灶很轻微，已于短期内自愈或经抗生素药物治愈。但当时已有细菌经血行潜伏于脑内，一旦人体的抵抗力减弱，潜伏的细菌就繁殖成脑脓肿。另一种可能是原发病灶深在隐蔽，常不引起人们注意，如慢性咽部感染、压疮感染等。

【病理】

1. 致病菌　随感染来源而异。常见的致病菌为葡萄球菌、链球菌、肺炎杆菌、大肠埃希菌和变形杆菌等。

2. 细菌侵入颅内的途径　随病因而异。耳源性脑脓肿的细菌主要入侵途径是经邻近的骨结构直接蔓延至硬脑膜、蛛网膜、血管、血管周围间隙，从而进入颞叶脑实质，先引起局限性化脓性脑膜脑炎，以后中央坏死而形成脓肿。这种途径约占耳源性脑脓肿的90%以上。

3. 病变的演变过程　病菌侵入脑内形成脑脓肿是一个连续的过程，不能硬性地分割为“期”，但为了便于说明，可把脑脓肿形成分为下列4个阶段：

(1) 脑炎早期(1～3 d)：病变中心为坏死伴血管外膜四周炎症反应，一般在发病3d达高峰，伴明显脑水肿。病变与周围脑组织无明确分界。

(2) 脑炎后期(4～29 d)：由于脓液形成使中心坏死区扩大，周边炎症反应带有炎症细胞和吞噬细胞，纤维母细胞形成纤维网——胶源包膜的前身。脑水肿在此期达高峰。

(3) 包膜形成早期(10～13 d)：脓肿周边逐渐形成包膜，这是机体重要的防御反应，以防止炎症扩大和脑组织进一步受损。由于深部白质血供较皮质差，脓肿包膜近脑室或中线处形成较慢和较不完善。

(4) 包膜形成后期(≥14 d)：实验研究和临床观察证实脑脓肿形成至少需2周时间，经

4～8周包膜趋完善。脑脓肿可大小不一，可单房或多房、单发或多发。

【临床表现】

取决于机体对炎症防御能力与病原菌毒力，以及脓肿大小、部位和临近解剖结构受影响的情况。多数患者具有下列典型表现，即全身急性感染性症状、颅内压增高症状及脑部局灶性症状。

1. *全身症状*　近期感染或慢性中耳炎急性发作史，患者有发热、头痛、全身乏力、肌肉酸痛、脉搏频数、食欲不振、嗜睡倦怠等表现。此时神经系统并无定位体征。

2. *颅内压增高症状*　颅内压增高虽然在急性脑膜炎期可出现，但大多数患者在脓肿形成后才逐渐表现出来。表现为头痛好转后又出现，可以是持续性、阵发性加重，剧烈时伴呕吐、脉缓、血压升高、呼吸变慢等。半数患者有视乳头水肿，严重患者可有意识障碍。不论幕上或幕下脓肿，都可引起脑疝而危及生命。

3. *脑定位症*　与脓肿所在部位有关。颞叶脓肿可出现欣快、健忘等精神症状，对侧同向偏盲、轻偏瘫、失语等。小脑脓肿的头痛多在枕部并向颈部或前额放射，还常有一侧肢体共济失调、肌张力降低、腱反射降低、强迫性头位和脑膜刺激征等。额叶脓肿常有表情淡漠、记忆力减退、个性改变等精神症状，可伴局灶性癫痫或全身大发作、偏瘫和失语等。顶叶脓肿以感觉障碍为主；丘脑脓肿可表现偏瘫、偏身感觉障碍和偏盲，少数有命名性失语，也可无任何定位体征。

脑脓肿也可溃破引起急性化脓性脑膜脑炎、脑室管膜炎，这常发生于脓肿接近脑室或脑表面，因用力、咳嗽、腰穿、脑室造影、不恰当的脓肿穿刺等，使脓肿溃破。患者表现突然寒战、高热、意识障碍、脑膜刺激征、角弓反张、癫痫等，脑脊液内白细胞明显增多，甚至可呈脓性，颇似急性化脓性脑膜炎，但其多有局灶性神经系统体征，病情更凶险，预后不良。

【辅助检查】

1. *实验室检查*

(1) 血常规检查：白细胞计数及中性粒细胞比例可升高。

(2) 腰穿和脑脊液检查：在疾病早期白细胞数明显升高，以中性粒细胞为主，蛋白量也相应升高，糖降低；脓肿形成后，颅内压即显著升高，脑脊液中的白细胞可正常或略升高，糖正常或略低；若脓肿溃破，脑脊液中白细胞数升高，甚至呈脓性。腰椎穿刺如操作不当会诱发脑疝。因此当临床上怀疑脑脓肿时，腰椎穿刺要慎重。操作时切勿放脑脊液过多和过快，只能取少量脑脊液做化验。

2. *神经影像学检查*

(1) 头颅CT检查：是目前诊断脑脓肿的主要方法，适用于各种部位的脑脓肿。由于头颅CT检查方便、有效，可准确显示脓肿的大小、部位和数目，故已成为诊断脑脓肿的首选和重要方法。

(2) 头颅MRI检查：是近年来临床应用的新检查方法。MRI显示早期脑坏死和水肿比CT敏感，区分脓液与水肿能力比CT强，但在确定包膜形成、区分炎症与水肿方面不及CT敏感。

【治疗要点】

应根据患者的不同情况、不同病期采用不同的治疗方法。

1. *原发病灶与脑脓肿治疗先后*　由于脑脓肿的病情比较危急，不宜拖延，因此一般应先处理脑脓肿。脑脓肿术后一旦患者情况许可，再处理原发病灶。

2. 内科治疗还是外科治疗　原则上，脑脓肿应外科治疗，但下列情况可在密切观察和随访下进行内科治疗：包膜尚未完全形成，如早期脓肿；多发性脓肿（直径≤2.5 cm）；基底核区等深部脓肿；年迈体弱不能耐受手术者。内科治疗包括抗生素、脱水剂应用等。

3. 抗生素的应用　原则上应根据致病菌的种类进行。抗生素不仅是内科治疗的主要措施，而且是外科治疗的重要辅助疗法。由于血-脑屏障的存在，抗生素在脑脊液和脑组织中的浓度比血中要低。因此应用抗生素要注意以下情况。

(1) 用药及时，剂量要足。一旦诊断，即全身给药（最好在取得脓肿标本后），必要时可鞘内或脑室内给药。

(2) 开始时选用抗菌谱广的药，以后根据细菌培养和药敏结果改用敏感抗生素。

(3) 用药持续时间要够长，必须体温正常、脑脊液和血常规正常后方可停药。在脑脓肿手术后应用抗生素，应不少于2周。

4. 手术方法

(1) 穿刺抽脓术：穿刺法简便安全，既可诊断，又可治疗，适用于各种部位的脓肿，尤其是对位于脑功能区或深部的脓肿（如丘脑、基底核）或老年体弱、婴儿、先天性心脏病及病情危重不能耐受开颅术者适用。穿刺法失败后，仍可改用其他方法。

(2) 脓肿引流术：主要适用于开放性脑脓肿引流不畅者；脓肿壁较厚的单发脓肿，估计通过一次性穿刺抽脓无法解决的患者，以免反复穿刺造成损伤。

(3) 脓肿切除术：经穿刺抽脓失败者、多房性脓肿、小脑脓肿或脓腔内有异物者，以及真菌性脓肿均应行脓肿切除术，对脓肿破溃者也应紧急开颅切除脓肿，并清洗脑室内积脓。本法治疗彻底、颅内减压满意、术后使用抗生素的时间也可明显缩短。

【护理】

1. 护理评估

(1) 给予护理体检，了解患者的基本资料、既往史、家族史、过敏史、生活状态、营养状态、康复功能情况、有无烟酒嗜好、有无大小便异常、生活是否能自理等一般情况。

(2) 观察患者是否有急性全身感染中毒症状；评估患者是否有颅内压增高表现；了解患者是否有脑局灶性症状；询问患者有无化脓性中耳炎、颅脑外伤等病史。

(3) 了解辅助检查结果：血常规检查白细胞增高、中性粒细胞升高提示感染急性期。CT或MRI能显示病灶所在部位、大小、性质。

(4) 心理和社会状况评估：患者及家庭成员对疾病的认识和对康复的期望值、经济承受能力等，以明确这些因素对患者目前健康状况和需要的影响。

2. 护理问题

(1) 潜在并发症：如脑疝。

(2) 体温过高：与感染有关。

(3) 营养失调：低于机体需要量。

(4) 恐惧：与手术有关。

3. 护理措施

(1) 术前护理

1) 心理护理：患者因病程长、病情反复、治疗费用高，易产生失助、悲哀，甚至绝望的心理反应。应反复向患者进行疾病相关知识的宣教，说明通过系统治疗能控制病情发展，给患者予心理支持。协助患者做好各项检查，以及早明确诊断，并及时治疗。

2）饮食：指导患者进食高热量、高蛋白、富含营养的食物，以补充高热所导致的热能消耗，增强机体抵抗力。注意水、维生素的补充，维持电解质代谢和酸碱平衡。必要时静脉输液、输血，以改善全身状况。

3）体位：抬高床头 15°～30°，有利静脉回流，防止颅内压增高。

4）术前病情观察

a. 密切观察病情变化，患者若出现发作性剧烈头痛，伴有喷射性呕吐、视力模糊、意识发生恶化时，提示病情加重，要立即通知医生，积极做好急诊手术术前准备。

b. 监测体温的变化，及时给予降温处理。遵医嘱选用有效抗生素，并观察药物疗效及不良反应。

（2）术中护理

1）麻醉方式：基础麻醉＋局部麻醉（神智清楚的患者）
全身麻醉，气管内插管（神智不清或无法配合手术的患者）

2）手术体位：仰卧位，头偏向健侧，头部略高，以头圈固定。

3）手术配合要点：

a. 消毒铺巾尽量采用一次性敷料；

b. 手术中提取的脓液需及时送验；

c. 所有器械、物品按感染手术标准进行处理。

（3）术后护理

1）体位：全身麻醉未清醒者，去枕平卧，头偏向健侧；麻醉清醒后血压平稳者床头抬高 30°左右，以利于颅内静脉回流、降低颅内压。躁动不安者给予保护性约束，并加以床栏。

2）饮食：手术当日禁食，第 2 天起酌情给予流质，以后逐渐改为半流质、普食。加强营养，给予高蛋白、高热量、高维生素饮食。

3）术后病情观察

a. 密切观察病情变化：定时监测意识、瞳孔、血压、脉搏、呼吸、GCS 评分并记录。若患者出现意识由清醒转入昏迷、双侧瞳孔大小不等、对侧肢体瘫痪、血压升高、脉搏和呼吸减慢等，提示有发生血肿或水肿的危险，应立即通知医生，并做好抢救准备。

b. 监测体温的变化，及时给予降温处理。高热患者注意水、维生素的补充，维持电解质代谢和酸碱平衡。如术后 3～5 d 出现体温升高，注意切口、肺部及泌尿系统有无感染，以区别中枢性高热和感染性高热，有利于对症处理。

4）管道和切口护理：妥善固定各种导管，特别是麻醉未完全清醒者或躁动不安者要适当约束肢体，以防患者自行拔管。脓腔引流管置于低位，低于脓腔至少 30 cm，引流管位置应保留在脓腔中心。引流管可根据 CT 检查结果，加以调整和拔除。术后密切观察切口渗血、渗液情况，保持切口外敷料清洁干燥，如有潮湿、污染及时更换。

5）用药护理：术后根据医嘱选用有效抗生素，用药持续时间要够长，必须体温正常、脑脊液和血常规正常后方可停药。在脑脓肿手术后应用抗生素，应不少于 2 周，注意观察药物疗效及不良反应。

4. 护理评价

(1) 患者和家属的心理状态是否稳定、恐惧是否缓解或减轻。

(2) 患者和家属是否掌握与疾病有关的知识,能否主动配合治疗和护理工作。

(3) 患者日常生活需求是否得到满足,有无意外发生。

(4) 患者生命体征是否平稳。

(5) 各种引流管是否通畅,是否如期拔出,有无感染。

(6) 术后并发症是否得到预防,若发生并发症是否被及时发现和处理。

【健康教育】

1. 进食高蛋白,高热量饮食(如瘦肉、蛋类、禽类、鱼类等)。劳逸结合,加强锻炼,以增强抵抗力、改善全身症状。

2. 因故不能住院继续治疗者,继续抗生素治疗,总疗程不少于4周。

3. 及时治疗身体其他感染,防止病变再次发生。

4. 术后3～6个月来院门诊复查CT或MRI,如出现原有症状时,及时就诊。

第三节 颅内和椎管内肿瘤

一、颅内肿瘤

颅内肿瘤(intracranial tumors)是一种中枢神经系统常见的严重疾病。一般认为颅内肿瘤的年发生率在(4～10)/10万,近年来,随着诊断技术的不断完善及人口素质的提高,颅内肿瘤的发病率有上升趋势。颅内肿瘤可发生于任何年龄,以20～50岁多见,男性稍多于女性。儿童以髓母细胞瘤、生殖细胞瘤、颅咽管瘤、小脑及视神经胶质瘤等为多见,而成人则以多形性胶母细胞瘤、脑膜瘤、转移瘤、垂体瘤等为多见。颅内肿瘤有原发和继发(由身体他处转移到神经系统)之分。原发的来源于颅内各种组织有脑、脑膜、脑血管、脑神经、垂体等,继发的包括转移瘤(肺癌脑转移)和侵入瘤(临近部位的肿瘤侵入脑内,如鼻咽癌)。

发病部位以大脑半球最为多见,其次为鞍区、小脑脑桥角、小脑、脑室及脑干。

【病因】

颅内肿瘤的病因至今未完全明确。目前较为大家接受的是由正常组织或胚胎残留组织受到遗传、生物、化学或物理刺激因素,引起间变,一方面无限制增殖,另一方面细胞程序性死亡(即凋亡)的减少,从而导致肿瘤的发生、发展。

【分类】

1979年世界卫生组织(WHO)发表了首版对中枢神经系统肿瘤的分类。此后,中枢神经系统肿瘤学在基础和临床研究方面均获得了长足的进步。随着研究的深入,发现对其中某些肿瘤的分类有误解。1993年,WHO发表了第二版对中枢神经系统肿瘤的分类。1999年WHO对1993年的分类进行了修订,并确定了从良性到恶性Ⅰ～Ⅳ级的分级,于2000年发表了第三版。新分类的依据不仅是组织学的,还结合了临床和基因学的内容。2007年,WHO发表了第四版对中枢神经系统肿瘤的分类,该分类除精确注释了各种肿瘤的病理特点,还简要描述了流行病学、临床症状和体征、影像学、结局和预测因素。以下简单介绍一下

2007年世界卫生组织对中枢神经系统肿瘤的分类。

1. *神经上皮组织肿瘤*　包括星形细胞肿瘤、胶质母细胞瘤、混合性胶质瘤、少突胶质细胞肿瘤、室管膜肿瘤、脉络丛肿瘤、中央性神经细胞瘤、松果体细胞瘤、髓母细胞瘤等。

2. *脑神经和脊旁神经肿瘤*　包括神经鞘瘤、神经纤维瘤、神经束膜瘤等。

3. *脑(脊)膜肿瘤*　包括脑(脊)膜瘤、脂肪瘤、纤维肉瘤、横纹肌瘤、血管瘤、上皮样血管内皮瘤、血管外皮瘤、血管母细胞瘤等。

4. *淋巴瘤和造血系统肿瘤*　包括恶性淋巴瘤、浆细胞瘤、粒细胞肉瘤等。

5. *生殖细胞肿瘤*　包括生殖细胞瘤、胚胎性癌、绒毛膜癌、畸胎瘤等。

6. *鞍区肿瘤*　包括垂体腺瘤、颅咽管瘤等。

7. *转移性肿瘤*　包括各个器官转移的肿瘤。

【临床表现】

1. *颅内压增高症状*　主要表现为头痛、呕吐与视乳头水肿"三主征"。另外还可有复视、智力减退、情绪淡漠、大小便失禁、意识障碍、生命体征改变等。

2. *定位症状及体征*　颅内占位性病变可刺激、压迫及破坏邻近的脑组织及脑神经,从而出现神经系统定位症状和体征。如精神症状、癫痫发作、运动障碍、感觉障碍、失语、视野改变、视觉障碍、内分泌功能紊乱、小脑症状、各种脑神经功能障碍等。

【辅助检查】

1. *脑脊液检查和血清内分泌激素检测*

2. *头颅超声波探查*

3. *脑电图与脑地形图*　对大脑半球凸面的肿瘤有定位价值,并对癫痫的脑肿瘤患者的癫痫灶有定位价值。

4. *X线检查*

(1) 头颅平片:简便、经济、无损伤性。对垂体瘤、脑膜瘤及颅咽管瘤等有辅助诊断价值。

(2) 数字减影血管造影(digital subtraction angiography, DSA):能显示病变区肿瘤的血供情况,并对血管性肿瘤价值较大。

(3) 脑室、脑池造影等:自CT及MRI的应用以来,此类创伤性检查已较少应用。

5. *放射性核素扫描*　主要有单光子发射断层扫描(SPECT)与正电子发射断层扫描(PET)。对脑内血供较丰富的肿瘤如脑膜瘤、恶性胶质瘤等有诊断价值。

6. *CT扫描*　CT检查简便、迅速、安全、无痛苦,已基本作为神经系统首选的检查方法,对肿瘤的定位诊断具有重大价值。

7. *磁共振成像(MRI)*　MRI对脑和脊髓的检查最为理想,能提供清晰的解剖图像,并能获取较多的组织切面,如冠状、矢状等。通过MRI成像技术,结合CT表现,不但可对中枢神经系统肿瘤作出较为明确的诊断与鉴别诊断,而且对指导手术有较大的帮助。

【治疗要点】

绝大多数中枢神经系统肿瘤的治疗以手术为主。随着肿瘤综合性研究取得了重大性进展,放射、化学、免疫等疗法不断取得成效。目前,对大部分的颅内肿瘤,综合治疗是较为合适的治疗方法。

1. *手术治疗*　是颅内肿瘤最基本的治疗方法之一。手术治疗的目的为切除肿瘤、降低颅内压并明确诊断。

2. 非手术治疗

(1) 放射治疗:对脑瘤治疗是重要的补充,包括常规放射治疗、立体定向放射外科治疗、放射性核素内放射治疗等。

(2) 化学治疗:脑肿瘤的化学治疗必须建立在对脑肿瘤手术切除的基础上。术后残余肿瘤越少,化疗效果越显著,因此化疗是恶性肿瘤手术治疗的必要补充。

(3) 其他:免疫治疗、基因治疗等。

【护理】

1. 护理评估

(1) 给予护理体检,了解患者的基本资料、既往史、家族史、过敏史、生活状态、营养状态、康复功能情况、有无烟酒嗜好、有无大小便异常、生活是否能自理等一般情况。

(2) 评估患者的生命体征、意识状态、瞳孔、肌力及肌张力、运动感觉功能等。

(3) 询问患者的起病方式,注意患者有无进行性颅内压增高及脑疝症状,有无神经系统定位症状和体征,如精神症状、癫痫发作、运动障碍、感觉障碍、失语、视野改变、视觉障碍、内分泌功能紊乱、小脑症状、各种脑神经功能障碍等,是否影响患者的自理能力及容易发生意外伤害。

(4) 了解辅助检查结果:主要 CT、MRI、DSA 检查结果,以及血清内分泌激素的检测。

(5) 心理和社会状况评估:了解患者文化程度或生活环境、宗教信仰、家庭成员,患者在家中的地位和作用,经济状况及费用支付方式。了解患者及家庭成员对疾病的认识和期望值,了解患者的个性特点,有助于对患者进行针对性的心理指导和护理支持。

2. 护理问题

(1) 焦虑/恐惧/预感性悲哀:与脑肿瘤的诊断、担心手术效果有关。

(2) 有受伤的危险:与神经系统功能障碍导致的视力障碍、肢体运动感觉障碍、语言功能障碍有关。

(3) 自理能力缺陷:与神经系统功能障碍、手术有关。

(4) 体液不足/有体液不足的危险:与呕吐、高热、应用脱水剂等有关。

(5) 潜在并发症:颅内压增高及脑疝、颅内出血、感染、中枢性高热、尿崩症、消化道出血、癫痫发作、脑脊液漏等。

(6) 自我形象紊乱:与神经系统功能障碍、手术有关。

(7) 知识缺乏:与缺乏所患疾病相关康复知识有关。

3. 护理措施

(1) 术前护理

1) 心理护理:肿瘤压迫脑部引起局部症状与颅内压升高所致的症状除使患者感到焦虑、恐惧之外,脑肿瘤的诊断、手术对患者生命的威胁、高额的治疗费用等均会给患者带来极大的压力。护士应耐心细致的与患者沟通,帮助患者以正确的态度面对疾病,使患者安心接受手术,积极配合做好充分准备。

2) 饮食:给予营养丰富、易消化的食物。对于存在营养不良、脱水、贫血、低蛋白血症等情况的患者,遵医嘱适当输液、输血;对于不能进食或因后组脑神经麻痹有呛咳者,应遵医嘱予以鼻饲流质、输液。纠正水、电解质紊乱,改善全身营养状况。

3) 体位:颅内压增高的患者,在血压平稳的情况下抬高床头 15°～30°,有利静脉回流,并降低颅内压增高。患者呕吐时，头部应偏向一侧。

4）呼吸道准备：术前2周戒烟酒，以减少对呼吸道的刺激。

5）术前病情观察：术前严密观察病情变化，观察有无生命体征的改变、意识状态的改变、有无颅内高压的症状、有无神经功能障碍、有无内分泌系统的症状等。嘱患者勿剧烈咳嗽、用力排便，防止颅内压增高，并保持排便的通畅。

6）安全的护理：肢体无力或偏瘫者需加强生活照料，防止跌倒或坠床；语言、视力、听力障碍的患者，需加强生活护理；对于存在头晕、复视、意识模糊、一过性黑矇、神智淡漠或躁动、癫痫发作等症状的患者，护士应针对不同情况采取相应措施，防止意外发生。

7）皮肤准备：术前1天剃头，术日晨再次剃头，检查头部皮肤有无损伤。经鼻蝶窦入路手术患者，需剪鼻毛。经眶上锁孔入路手术的患者，无需皮肤准备。

(2) 术中护理

1）麻醉：全身麻醉。

2）体位：根据病变部位采用仰卧位、仰卧头侧位、侧卧位等。

3）术中配合

a. 术中冲洗脑内的无菌生理盐水保持在35～37℃，分别使用生理盐水冲洗硬脊膜内隙和硬脊膜外隙。

b. 使用气孔钻孔和用铣刀铣开骨瓣时，用灌洗器不断进行冲洗，起到降温、减少周围组织损伤和骨屑飞溅作用，并准备骨蜡止血。

c. 打开脑膜前，重新建立无菌区域。

d. 洗手护士时刻保持双极电凝镊头部清洁，使用生理盐水纱布拭去双极电凝镊头部的血迹和烧焦组织，单齿擦拭，以发挥其有效的止血作用。

e. 关闭脑膜前，用无菌庆大霉素生理盐水冲洗术野(500 ml生理盐水加庆大霉素8万U)。严格清点脑棉和缝针，确认无误后方可关闭。

f. 保护受压部位皮肤。

(3) 术后护理

1）体位：全身麻醉未清醒者，去枕平卧，头偏向健侧。麻醉清醒后血压平稳者床头抬高30°左右，以利于颅内静脉回流、降低颅内压。躁动不安者给予保护性约束，并加以床栏。经鼻蝶窦入路者，术后平卧2～3 d，若在术中损伤蛛网膜，有脑脊液漏者术中做修补的患者，手术后需遵医嘱平卧7 d，以防脑脊液漏。

2）饮食与营养：手术当天禁食，第2天起酌情给予流质，以后逐渐改为半流质、普食。采用均衡饮食，保证营养摄入。对于术后昏迷、吞咽困难、进食呛咳的患者，遵医嘱给予鼻饲饮食或肠内营养。对于术后病程较长的患者应定时测体重，因为体重的变化是反映身体营养状况的一个重要指标。

3）术后病情观察

a. 密切观察病情变化：定时监测意识、瞳孔、血压、脉搏、呼吸、GCS评分并记录。必要时还要监测中心静脉压和颅内压。若患者出现意识由清醒转入昏迷、双侧瞳孔大小不等、对侧肢体瘫痪、血压升高、脉搏和呼吸减慢等，提示有发生血肿或水肿的危险，应立即通知医生，并做好抢救准备。

b. 肿瘤切除术后，特别是肿瘤在小脑、延髓等部位时，由于肿瘤切除时的牵拉，以及术后的水肿、缺血等对呼吸中枢的影响，会导致呼吸功能紊乱，主要表现为呼吸频率和节律变化，或突然出现呼吸停止，故应密切观察，及时处理。

c. 监测体温的变化，及时给予降温处理。高热患者注意水、维生素的补充，维持电解质代谢和酸碱平衡。如术后 3～5 d 出现体温升高，注意切口、肺部及泌尿系统有无感染，以区别中枢性高热和感染性高热，有利于对症处理。

4）疼痛护理：颅内肿瘤术后患者若主诉头痛，应了解和分析头痛的原因、性质和程度，遵医嘱给予相应处理。应注意颅脑手术后无论何种原因引起的头痛均不可轻易使用吗啡和哌替啶，以免抑制呼吸，影响气体交换，使瞳孔缩小，影响临床观察。

5）呼吸道护理：保持呼吸道通畅，及时清除分泌物。观察患者是否有呼吸困难、烦躁不安等呼吸道梗阻的情况，定时协助患者翻身、拍背，必要时按医嘱给予雾化吸入。呕吐时头转向健侧以免误吸，防止肺部感染。

6）切口护理：术后应密切观察切口渗血、渗液情况，保持切口外敷料清洁干燥，发现潮湿污染及时通知医生更换。

7）导管护理：术后患者常有氧气管、导尿管、深静脉置管、气管插管、创腔引流管、脑室外引流管等。应保持各种管道的通畅，防止外源性感染的发生。

a. 创腔引流管：一般为负压引流管。颅内肿瘤术后，在残留的创腔内放置引流管，引流手术残腔的血性液体和气体，减少局部积液。遵医嘱给予适当负压。严密观察引流液的色、质、量，若引流液为鲜红、黏稠，则要怀疑活动性出血，应及时通知医生；若引流液为粉红色呈水样液，则怀疑为脑脊液，及时通知医生，遵医嘱调节负压引流的压力。头部导管妥善固定，导管无折叠、扭曲和受压，活动度不受限。每日准确记录引流液的色、质、量。

b. 脑室外引流：是指经颅骨钻孔穿刺侧脑室，放置引流管将脑脊液引流出体外的医疗措施，通过脑室外引流可达到降低颅内压的目的。①患者取平卧位，保持安静，对意识不清、躁动不安、有精神症状和小儿患者，应予约束，防止患者自行拔除引流管而发生意外。②引流装置应距侧脑室前角水平约 15 cm或遵医嘱。脑室引流早期要特别注意引流速度，切忌引流过速、过多。因患者原处于颅内高压状态，骤然减压会使脑室塌陷，导致硬脑膜下血肿；对于颅后窝占位性病变者，幕下压力本已偏高，幕上压力骤然降低，小脑中央叶可向上疝入小脑膜裂孔，发生小脑膜裂孔上疝等严重并发症。③严格保持整个引流装置及管道的清洁和无菌，各衔头处应用无菌敷料包裹，不能任意拆卸皮管及在引流管上穿刺，以免造成脑脊液渗漏。④保持头部创口或穿刺点敷料干燥，如发现敷料潮湿，应通知医生及时更换。⑤无菌引流袋（瓶）定时更换，并记录引流液的色、质、量。正常脑脊液无色透明。术后 1～2 d 脑脊液可略带血性，以后转为橙黄色。若术后脑脊液中有大量鲜血或术后血性脑脊液的颜色逐渐加深，常提示有脑室内出血，应及时通知医生处理。⑥定时巡回观察引流管是否通畅。引流管不可受压、扭曲、成角、折叠，如发现堵塞，应及时通知医生处理。⑦脑脊液细菌培养需每周一次或遵医嘱。脑室引流时间不可过久，脑室引流过久者有可能发生颅内感染，感染后的脑脊液混浊，呈毛玻璃状或悬有絮状物，患者有颅内感染现象或局部征象，故脑室引流时间一般≤7～10 d。⑧拔管前 1 天，可试行抬高引流袋（瓶）或夹闭引流管，以便了解脑脊液循环是否通畅、颅内压是否有再次升高的情况。夹管后初期应密切观察，如患者出现头痛、呕吐等颅内压增高症状，应立即开放关闭的引流管，并通知医生。拔管后切口处发现有脑脊液漏出，要及时通知医生妥为缝合，以免引起颅内感染。

8）术后并发症的观察和护理

a. 颅内出血：颅内出血是颅脑手术后最危险的并发症，多发生于术后24～48 h内。患者往往有意识的改变，表现为意识清醒后又逐渐嗜睡、反应迟钝甚至昏迷。大脑半球肿瘤术后出血常有幕上血肿表现，或出现小脑幕切迹下疝征象；后颅窝肿瘤术后具有幕下血肿的特点，常有呼吸抑制甚至枕骨大孔疝表现；脑室内肿瘤术后可有高热、抽搐、昏迷及生命体征紊乱。术后颅内出血的主要原因为止血不彻底，也可因术中颅内压降低过快或硬膜与颅骨剥离或头架金属钉穿透颅骨引起术区邻近部位或远隔部位颅内出血。出血以术野及其邻近部位最多见，其次为同侧颅腔或对侧颅腔，有瘤床出血、脑内出血、脑室出血、硬膜外血肿、硬膜下血肿等。少见为术野远隔部位出血。术后应密切观察，做好手术止血的准备。

b. 颅内压增高：常由于术后继发性脑水肿、脑积水、颅内出血、颅内感染、静脉窦栓塞等原因引起。患者可术后出现头痛、呕吐等颅高压症状，出现不同程度的意识改变，术后清醒，术后1～2 d出现意识状态进行性下降，如烦躁、淡漠、迟钝、嗜睡甚至昏迷及发生术后癫痫等。术后应密切观察患者病情变化，避免增高颅内压的因素。血压平稳后抬高头部30°左右，保持颅内静脉通畅和良好的脑血供，保持呼吸道通畅。若出现上述临床表现，应根据不同病因，积极给予相应处理。如按医嘱给予脱水治疗，或可按医嘱采取脑脊液外引流、脑室腹腔分流、去骨瓣减压等手术治疗。

c. 中枢性尿崩（垂体性尿崩）：下视丘-垂体轴异常，为神经外科临床常见的尿崩。主要发生于鞍区肿瘤手术后，如垂体腺瘤、颅咽管瘤等手术累及下丘脑影响抗利尿激素（ADH）分泌所致。患者出现多尿、口渴，尿量＞250 ml/h或尿量＞4 000 ml/d，尿比重＜1.005。术后应详细正确记录患者每小时及24 h出入液量。遵医嘱给予垂体后叶素、去氨加压素、鞣酸加压素（长效尿崩停）等药物治疗，用药期间注意观察尿量的变化、药物的疗效及不良反应。按医嘱定时检测尿比重、血清电解质等生化指标，并根据生化检测结果，给予患者相应的饮食指导，如低钾的患者，可指导患者进食香蕉、橙子等含钾丰富的食物。

d. 术后癫痫：术后癫痫与肿瘤的病理性质、手术的部位、手术的持续时间等因素有关。手术前有癫痫病史或手术部位在中央回及颞叶附近者，术后应观察有无癫痫发生，有癫痫病史的患者禁止测口腔体温，而应测腋下体温。避免各种诱发癫痫的刺激。注意患者的安全，按医嘱定时给予抗癫痫药物。

e. 术后感染：颅脑手术后常见切口感染、肺部感染及颅内感染。①切口感染：除因术中无菌操作不严外，也与术前营养不良、免疫防御能力下降和皮肤准备不合要求有关，多发生于术后3～5 d，患者感切口疼痛缓解后再次疼痛，局部有明显的红肿、压痛及皮下积液表现，严重的切口感染可影响骨膜，甚至发生颅骨骨髓炎。②肺部感染：多发生于术后1周左右、全身情况差的患者，术后某些患者的咳嗽及吞咽反射减弱或消失，容易造成口腔及呼吸道内分泌物、呕吐物误吸而导致呼吸道感染或坠积性肺炎，若未能及时控制，可因高热及呼吸功能障碍导致或加重脑水肿，甚至发生脑疝。故手术后应加强全身支持疗法，保持呼吸道通畅，定时翻身、拍背，对气管插管和气管切开的患者充分吸尽痰液，严格无菌操作，鼓励患者刷牙、漱口或有效的口腔护理等都是预防感染的有效措施。③颅内感染：常因术中无菌操作不严、切口感染伴脑脊液外漏而致，表现为术后3～5 d外科手术吸收热消退后再次出现高热，或术后体温持续升高，伴头痛、呕吐、意识障碍，甚至出现谵妄和抽搐，临床上患者如有持续高热而又无其他部位如肺部明确的感染迹象时，应考虑颅内感染的可能性。通过体检是否有脑膜刺激症初步判断，并做腰穿以明确诊断。术后应按医嘱使用抗感染药物，严格无菌操作，加强营养和基础护理。

f. 术后脑脊液鼻漏：主要发生于经鼻蝶窦入路手术后。急性期漏出液呈血性，以后呈无色透明液体。术后患者去枕卧床休息一周或遵医嘱，期间给予适量脱水药物治疗和抗生素治疗，如脑脊液漏持续、量多，可腰穿置管持续引流脑脊液。保持鼻腔局部清洁，严禁堵塞鼻腔，禁止冲洗，避免用力咳嗽、擤鼻涕，禁止从鼻腔吸痰或插胃管，以免细菌逆入颅内而造成感染。一周后逐渐抬高头部。多数患者经 1～2 周卧床，脑脊液漏可治愈，如脑脊液漏持续 2 周不愈，应考虑重新经蝶手术进行修补。

g. 中枢性高热：主要由于手术损伤造成下丘脑体温调节中枢损害引起，患者表现为躯干体表高热，往往高达 39～40℃，呼吸、脉搏增快。化学降温效果不佳，需要使用物理降温的方法，如冰袋、乙醇擦浴、降温毯、冰帽等。使用后注意观察降温效果。降温过程中应注意防止冻伤、低温寒战和血管痉挛。高热使患者机体代谢增高、口腔唾液分泌减少，易并发口腔炎和口腔黏膜溃疡，应协助做好口腔护理。降低体温能降低脑组织的代谢，减少脑组织的耗氧量，减轻脑水肿，降低颅内压，保护血-脑屏障。脑温每降低 1℃，耗氧量可减少 6%～7%，当脑温降至 30℃时，大脑的新陈代谢率可降低 50%。故此类患者的治疗原则是及早、尽快、安全、有效的降温。

h. 消化道出血：主要由于丘脑下部及脑干受损，加上术后激素的使用，可引起应激性胃黏膜糜烂、溃疡、出血。表现为患者呕吐血性或咖啡色胃内容物、呃逆、腹胀、解柏油样便等。出血量多者可出现脉搏细速、血压下降等休克迹象。术后按医嘱应用胃黏膜保护剂，并密切观察患者口腔与呼吸道分泌物及呕吐物的颜色、性状和量并准确记录。一旦发现消化道出血，首先应禁食，置胃管，予胃肠减压，以吸出胃内容物，减少其对胃黏膜的刺激。密切观察出血情况、血压、脉搏及腹部体征。按医嘱局部或全身应用止血药物，注意观察药物疗效及不良反应。

i. 深静脉血栓(DVT)：多见于下肢，上肢较少见。可发生于术后或长期卧床患者。神经外科手术患者因手术时间长，以及应用激素、卧床时间长、恶性肿瘤、脱水治疗和脑内致血栓形成物质释放等因素可增加静脉血栓发生的机会。DVT 可表现为患肢疼痛、肿胀，患者可有发热、血白细胞升高等表现。一旦血栓脱落，发生肺及脑栓塞，死亡率极高。故术后要鼓励患者早期活动下肢，对于长期卧床、活动受限的患者应早期开始肢体被动运动，抬高下肢，还可以穿弹力袜，使用间隙性空气压缩泵，预防 DVT 的发生。

9）康复训练：颅内肿瘤手术后，患者可能存在偏瘫、失语等功能障碍，术后早期开展各种康复训练，可减轻患者功能障碍的程度，提高患者的生活质量，使患者能及早重返社会，减轻家庭和社会的负担。患者在生命体征稳定 48 h 后，在专科医生、护士或康复师的指导下可开始进行康复训练。训练内容包括防止关节挛缩的训练、呼吸理学疗法、足下垂的预防、吞咽功能训练、膀胱功能训练、语言训练等。

4. **护理评价**

(1) 患者和家属的心理状态是否稳定、恐惧是否缓解或减轻。

(2) 患者和家属对疾病的接受程度，对于后续治疗是否认同和理解。

(3) 患者和家属是否掌握与疾病有关的知识，能否主动配合治疗和护理工作。

(4) 患者日常生活需求是否得到满足，有无意外发生。

(5) 患者尿量是否正常，生命体征是否平稳。

(6) 各种引流管是否通畅、如期拔出，有无感染。

(7) 术后并发症是否得到预防，若发生是否被及时发现和处理。

【健康教育】

1. 指导患者及家属正确护理伤口。手术中去除骨板的患者，注意保护骨窗部位，出院后3～6个月后可到医院行颅骨修补。

2. 按医嘱服药，不可随意增加、减少或停药。颅内肿瘤手术后患者出现癫痫，或为了预防而服用抗癫痫药物时，应坚持长期服用，并定时进行血白细胞、肝功能及药物血浓度的检查。有癫痫发作史的患者，外出须有人陪护，防止意外发生。

3. 保持排便通畅，指导患者多吃带皮的水果和各种蔬菜，排便时不能太用力，以免引起颅内压增高，必要时可使用开塞露等缓泻剂。

4. 指导患者及家属功能康复训练的方法，鼓励其坚持训练，提高自理能力。

5. 出院后需要放疗和化疗的患者，应定期复查血常规，以及肝、肾功能等血液生化指标。放、化疗期间，注意加强营养，提高机体抵抗力。

6. 术后3～6个月来院门诊复查CT或MRI，如出现颅内压增高和神经定位症状，应及时就诊。

二、椎管内肿瘤

椎管内肿瘤(intraspinal tumor)也称为脊髓肿瘤(spinal cord tumors)。是指生长于脊髓、神经根、硬脊膜、脂肪组织、血管的原发性和继发性肿瘤。其发生率为每年每10万人口中0.9～2.5人。肿瘤部位可见于椎管任何节段，以胸段多见，占椎管内肿瘤42%～61%，依次为颈段20%～26%，腰骶段和马尾12%～24%。

【分类】

根据肿瘤生长的部位及与脊髓、硬脊膜的关系，可将椎管内肿瘤分为髓内和髓外肿瘤。髓外肿瘤又可分为硬脊膜外和硬脊膜下肿瘤。

1. 髓内肿瘤　占椎管内肿瘤的20%左右，为中枢神经系统常见肿瘤之一。其中以室管膜细胞瘤和星形细胞瘤最多见，其次为血管母细胞瘤、神经鞘瘤、脂肪瘤、海绵状血管瘤、表皮样囊肿、先天性肿瘤、转移瘤等。

2. 髓外肿瘤

(1) 硬脊膜外肿瘤：可发生于硬脊膜、神经根、硬脊膜外脂肪组织、血管等。组织学类型有神经纤维(鞘)瘤、脊膜瘤、血管瘤、肉瘤、转移瘤等，大多为良性肿瘤，部分为恶性肿瘤。手术效果大多较好。

(2) 硬脊膜下肿瘤：此类肿瘤最为常见，主要有神经鞘瘤、脊膜瘤及先天性肿瘤。绝大部分为良性肿瘤，手术切除效果良好。

【临床表现】

各节段椎管内肿瘤的主要症状及体征的特征如下。

1. 高颈段肿瘤(C_1～C_4)　枕颈区放射性痛，四肢痉挛性瘫痪、感觉障碍，并可出现呼吸障碍。

2. 颈膨大段肿瘤($C_5 \sim T_1$) 肩及上肢放射性痛,上肢弛缓性瘫痪,下肢痉挛性瘫痪,病灶以下感觉障碍。

3. 胸髓段肿瘤($T_2 \sim T_{12}$) 胸腹部放射痛,少数胸腹部放射痛和束带感,上肢正常,下肢痉挛性瘫痪,感觉障碍。

4. 腰膨大段肿瘤($L_1 \sim S_2$) 下肢放射痛,弛缓性瘫痪及感觉障碍,有会阴部感觉障碍,以及明显的括约肌功能障碍。髓内、髓外肿瘤的不同临床表现见表 32-1。

表 32-1 髓内、髓外肿瘤的不同临床表现

临床表现	髓 内 肿 瘤	髓外肿瘤
好发部位	颈段、胸段,其次为腰段	颈段、腰段
常见肿瘤性质	恶性多见	良性多见
首发症状	神经根性痛少见,分离性感觉障碍明显	神经根痛多见
感觉障碍	自下而上(下行麻痹)	自上而下(上行麻痹)
括约肌障碍	出现早	出现晚

【辅助检查】

1. MRI 检查 是最具诊断价值的方法,并对指导手术切除肿瘤有积极意义。

2. 脊髓血管造影 可显示肿瘤病理性血管及其供血动脉和引流静脉情况,也有手术指导意义。

3. CT 检查 增强后某些肿瘤可得到较清晰的显示,如血管网状细胞瘤。

4. 脊髓造影 可以提供蛛网膜下隙是否有梗阻的直接影响证据,并能确定梗阻平面及程度。

5. 脊柱 X 线平片 部分肿瘤可引起相应节段椎骨骨质改变,以椎间孔和椎弓根改变最常见。

【治疗要点】

显微外科手术治疗为治疗的首选方法。手术宜在患者神经系统功能中度障碍时施行。对于低恶性胶质瘤,以及血管母细胞瘤和神经鞘瘤等良性髓内肿瘤,应力争做全肿瘤切除;对于脂肪瘤,宜做次全或大部分切除;对于高度恶性胶质瘤,手术目的以减轻脊髓受压和改善脊髓功能为主。对于恶性肿瘤,应采用综合治疗的方法,术后进行放疗或化疗。

【护理】

1. 护理评估

(1) 给予护理体检,了解患者的基本资料、既往史、家族史、过敏史、生活状态、营养状态、康复功能情况、有无烟酒嗜好、有无大小便异常、生活是否能自理等一般情况。

(2) 疼痛评估:询问患者有无刺激性疼痛,疼痛的程度,是否影响休息和睡眠。由于肿瘤刺激神经后根、传导束以及硬脊膜受牵引所致,可因咳嗽、喷嚏、排便用力而加重,有"刀割样"、"针扎样"疼痛感。有的患者表现为平卧痛,是由于平卧后脊髓延长,改变了神经根与脊髓、脊柱的关系所致。

(3) 感觉评估:评估患者是否有感觉异常,表现为感觉不良如麻木、蚁走感、针刺、烧灼、冷等;感觉错乱如触为疼,冷为热;感觉缺失,表现为割伤、烧伤后不知疼痛等。

(4) 评估是否有运动障碍：肢体无力，颈段脊髓肿瘤时上肢不能高举，握物不稳，不能完成精细的动作。下肢举步无力、僵硬、容易跌倒，甚至肌肉萎缩与瘫痪。

(5) 评估是否有自主神经功能障碍

1) 膀胱和直肠功能障碍：表现为尿频、尿急、排尿困难甚至尿潴留、尿失禁、便秘、大便失禁。

2) 排汗异常：表现为少汗或无汗。

(6) 了解辅助检查结果：MRI 检查是最具诊断价值的方法，并对指导手术切除肿瘤有积极意义；脊髓血管造影可显示肿瘤病理性血管及其供血动脉和引流静脉情况等。

(7) 心理和社会状况评估：患者及家庭成员对疾病的认识和对康复的期望值、经济承受能力等，以明确这些因素对患者目前健康状况和需要的影响。

2. 护理问题

(1) 恐惧：与担心手术及手术后能否康复等有关。

(2) 疼痛：与脊髓肿瘤压迫脊髓、神经有关。

(3) 脊髓功能障碍：与肿瘤压迫脊髓、神经有关。

(4) 潜在并发症：如感染、瘫痪。

(5) 预感性悲哀：与担心手术效果有关。

3. 护理措施

(1) 术前护理

1) 心理护理：由于疼痛、感觉障碍、肢体活动受限或大小便障碍等，患者承受了躯体和心理的双重痛苦，易产生悲观情绪。护理人员应主动关心患者，耐心倾听患者的主观感受，协助患者的日常生活。向患者及家属简单介绍整个手术流程及术后康复的病例，减轻心理压力，鼓励其以乐观的心态，积极地配合治疗和护理。

2) 疼痛护理：评估疼痛的性质、程度、加重及缓解疼痛的因素等，并及时做好记录。按医嘱给予镇痛药物，注意观察药物的效果及不良反应。

3) 安全护理：肢体活动障碍者勿单独外出，防止跌倒。有感觉障碍的患者，不可用热水袋。

4) 术前有瘫痪的患者应预防压疮的发生；保持大小便通畅；鼓励和指导患者最大限度的自理部分生活；指导患者功能锻炼，改善肢体营养，防止肌肉萎缩。

5) 皮肤准备

a. 高颈位手术：枕骨粗隆至双肩水平的皮肤。

b. 胸腰段手术：超过病变上、下各 5 个椎体。

c. 腰骶段手术：病变腰椎以上 5 个椎体至坐骨结节处。

6) 手术前夜给予开塞露通便，或根据医嘱予以低压灌肠。

(2) 术中护理

1) 麻醉：全身麻醉。

2) 体位：俯卧位，颈椎手术可采用坐位。

3) 术中配合：如髓内肿瘤。

a. 切开脊髓表面时辅助护士调低双极电凝的功率，同时准备显微持针器和 7－0 无损伤缝线悬吊脊髓软脊膜切口。

b. 洗手护士在显微镜下配合手术时，注意显示屏上的操作，传递器械动作幅度小，做到稳、准、轻。

c. 传递脑棉时，需将脑棉平放于示指的指背上，光面向前，带线部分向后，根据需要传递不同大小的脑棉。

(3) 术后护理

1) 体位：术后一般取卧位。高颈位手术取坐位者，术后1天可以予半坐位。术后以睡木板床或硬垫床为佳。

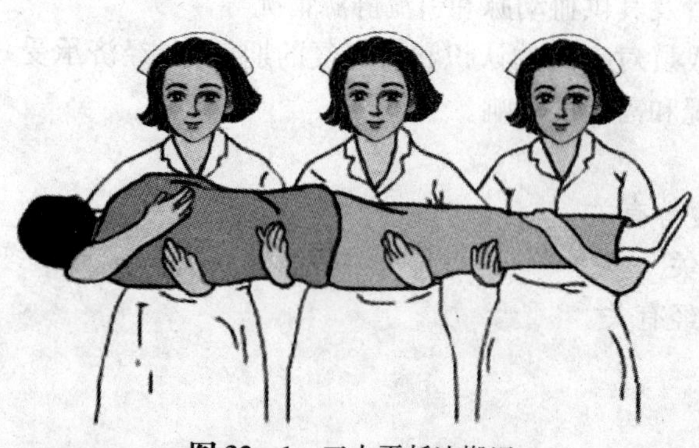

图32-1　三人平托法搬运

2) 移动：搬动患者时要保持脊柱水平位置，尤其是在搬运高颈位手术患者时，更应注意颈部不可过伸、过屈。最好能佩戴颈托，避免搬动时造成脊髓损伤。搬运时应采取3人平托法(图32-1)：3个搬运者同时位于患者外侧，分别托起患者头颈、躯干、下肢，保持患者身体轴线平直、不扭曲，将患者轻轻放置在病床上。翻身时也应保持颈、躯干在同一水平，防止扭转造成损伤，动作须轻柔、协调，杜绝强行的拖拉动作，防止继发损伤。

3) 饮食和营养：麻醉清醒后可进流质饮食，根据患者胃肠功能情况逐渐改为半流质或普食。良好的营养对功能的恢复和避免并发症的发生都有积极的意义，应指导患者养成良好的饮食习惯，多进高蛋白、高维生素、高纤维素易消化的食物，避免辛辣饮食。

4) 密切观察病情变化

a. 呼吸的观察：严密观察呼吸频率、呼吸方式、有无呼吸无力等，如有异常，及时汇报医生。

b. 脊髓功能的观察：①颈位手术：麻醉清醒后观察四肢肌力活动，严密观察呼吸变化。术后可能会出现颈交感神经节损伤症(霍纳综合征：患侧瞳孔缩小、眼睑下垂、眼球凹陷)，一般不需处理。②胸椎手术：上肢肌力不受影响，术后观察下肢肌力，如术后出现腹胀、排泄困难，可遵医嘱给予肛管排气或药物治疗。③腰椎手术：观察下肢肌力和肛周皮肤感觉有无异常。在观察过程中，如发现感觉障碍平面上升或四肢肌力减退，应考虑为脊髓出血或水肿的可能，必须立即通知医生采取相应措施。肌力观察主要依据0～Ⅴ度分级标准(表32-2)。

表32-2　肌力分级标准

肌力	分级标准
0度	完全瘫痪
Ⅰ度	可见肌肉收缩但不能产生动作
Ⅱ度	在除去地心引力的影响后，能做自主运动，即肢体能沿床面移动，但不能抬起
Ⅲ度	能克服地心引力而做主动运动，即肢体能抬离床面举起，但不能对抗阻力运动
Ⅳ度	能做对抗阻力的运动
Ⅴ度	正常肌力

5）心理指导：脊髓功能恢复是一个缓慢的过程，部分患者常常会因效果不明显而失去耐心，在情绪上常有伤感、易激动的表现。应告知患者及家属脊髓恢复的程序，告知患者只有他们的配合才能使康复取得最佳效果。增强患者的自信心，积极主动的参与康复目标制定的全过程。

6）呼吸道护理：及时清除呼吸道分泌物并保持呼吸道通畅。注意患者是否有呼吸困难、烦躁不安等呼吸道梗阻的情况，定时协助患者翻身、拍背，必要时按医嘱给予雾化吸入。呕吐时头转向健侧以免误吸。

7）导管护理

a. 保持伤口引流管的通畅，观察引流液的色、质和量。翻身时避免引流管脱出。一般引流管在手术后 2～3 d 拔除。

b. 术后不能自行解尿者应予以留置导尿管，保持导尿管通畅，观察尿液的色、质及量，定时夹放引流管，以训练膀胱功能。留置导尿管时间＞3 d 者，可按医嘱给予膀胱冲洗。

8）切口护理：注意保持切口处敷料清洁、干燥，尤其切口在骶尾部者，如发生污染，应及时通知医师予以更换。

9）术后神经麻痹的护理：术后患者可能出现神经麻痹，对各种温、痛感觉减退或消失，禁止使用热水袋，避免烫伤。

10）术后并发症的护理

a. 呼吸系统感染：保持室内空气清新，定时开窗通风。对于高位截瘫者要按时翻身、拍背。每次拍背时用空掌从患者背底部由下向上、由外向内，拍击到肺尖部，帮助患者咳嗽排痰，增加后背部血液循环。指导患者做深呼吸及扩胸运动，有利于肺复张。

b. 泌尿系统感染：对于长期留置导尿管者，应鼓励患者多饮水，增加尿量，稀释尿液，借助排尿冲洗膀胱尿道，减少细菌滋生，预防泌尿系统感染。每日尿量应保持在 1 500 ml～2 000 ml，保持会阴部清洁，按时做好尿道口护理。定时夹放导尿管，日间每 2～3 h 1 次，夜间每 4～5 h 1 次，使膀胱保持节律性充盈和排空，防止膀胱痉挛和缩小，促进膀胱功能恢复。

c. 压疮：卧床患者应避免软组织长期受压，按时翻身、拍背，最好使用气垫床。每天用温水擦浴，保持皮肤清洁。保持床单平整、干燥，防止压疮的形成。加强营养，进食高热量，高蛋白（鱼、瘦肉、禽类、蛋类、牛奶、豆浆等），以及富含纤维素（韭菜、芹菜等），维生素丰富（新鲜蔬菜、水果）饮食。

d. 关节挛缩：注意卧位姿势，保持肢体功能位置，不得压迫患肢。下肢瘫痪者防止关节畸形；足下垂者，可穿“丁”字鞋，保持双足功能位。

e. 下肢静脉血栓形成：做好下肢被动运动，保持肌肉柔韧性，防止血栓形成。必要时适当抬高患肢。

11）康复功能锻炼：椎管内肿瘤手术术后可能对呼吸中枢，以及肢体运动、感觉带来一定的影响，患者术后可能出现暂时性或永久性的劳动力丧失、感觉功能障碍，需要进行长时间、正确有效的锻炼。因此帮助、指导患者进行早期的康复运动，对于患者功能的恢复、自我形象的重建具有十分重要的意义。功能锻炼的内容包括肢体按摩、患肢的主动运动及被动运动，以及防止关节挛缩的锻炼、呼吸理学疗法、足下垂的预防、膀胱功能训练等。

4. 护理评价

（1）患者和家属的心理状态是否稳定、恐惧是否缓解或减轻。

(2) 患者和家属是否掌握与疾病有关的知识，能否主动配合治疗和护理工作。

(3) 患者和家属是否掌握与康复锻炼有关的知识，能否主动配合康复功能锻炼。

(4) 患者日常生活需求是否得到满足，有无意外发生。

(5) 患者肌力是否正常，生命体征是否平稳。

(6) 各种引流管是否通畅，并如期拔出，有无感染。

(7) 术后并发症是否得到预防，若发生并发症是否被及时发现和处理。

【健康教育】

1. 肢体运动障碍者，加强功能锻炼，保持肢体功能位置。必要时可行辅助治疗，如高压氧、针灸、理疗等帮助功能恢复。不宜单独外出、防止跌倒等意外发生。由于患者部分肢体冷、热、痛感觉减退或消失，应防止患者烫伤、压伤、冻伤的发生。

2. 截瘫的患者，应正视现实，树立生活的信心。学会使用轮椅，并能尽早参与社会生活，从事力所能及的活动。

3. 保持排便通畅，便秘者可口服酚酞等缓泻剂，或使用开塞露通便。大便失禁者，应及时更换污染的衣服，保持肛周及会阴部皮肤清洁、干燥，可涂用护肤软膏保护肛周皮肤。

4. 定时门诊复查，如出现原有症状加重，手术部位发红、积液、渗液等情况时，及时来院就诊。

第四节 先天性脑积水

先天性脑积水(congenital hydrocephalus)又称婴儿脑积水(infantile hydrocephalus)，是指婴幼儿时期脑室系统或蛛网膜下隙积聚大量脑脊液，导致脑室或蛛网膜下隙扩大并出现颅内压增高和脑功能障碍，是最常见的先天性神经系统畸形疾病之一。多见于2岁以内的婴幼儿。

【病因】

常见原因是产伤引起的蛛网膜下隙出血和各种类型感染所致的脑膜炎，由于血液或炎性渗出物造成蛛网膜粘连，致脑脊液流通障碍。因中脑导水管狭窄、第四脑室中孔和侧孔闭锁、小脑扁桃体下疝畸形等先天性畸形造成的脑积水约占1/4。此外，肿瘤也可造成脑积水，但较少见。

【病理生理】

脑脊液是存在于脑室和蛛网膜下隙内的一种无色透明的液体，其分泌和吸收处于动态平衡状态。脑脊液的总量为130～150 ml，比重1.005。人体每天分泌脑脊液约500 ml (21 ml/h)，因此，脑脊液每天要循环更换3～4次。正常人的脑脊液约2/3由脑室内的脉络丛产生，其余来源于室管膜和脑实质的毛细血管。正常脑脊液的循环通路为从侧脑室经室间孔流入第三脑室，再经中脑导水管进入第四脑室，然后经第四脑室的正中孔和侧孔到达脑干及小脑周围的蛛网膜下隙，向上通过小脑幕切迹到达大脑半球的蛛网膜下隙，由上矢状窦两旁的蛛网膜颗粒吸收而进入上矢状窦的静脉血中。任何引起脑脊液分泌过多、循环通路受阻或吸收障碍的病变都可以引起脑积水。由于脑脊液循环受阻、脑脊液大量积聚，使脑室扩大，婴幼儿表现为头颅增大、脑实质变薄、脑回平坦、脑沟变浅。

【分类】

按病因可分为：

1. 交通性脑积水(也称非阻塞性脑积水)　其特点是脑室系统普遍扩大，且与蛛网膜下隙相交通。

2. 阻塞性脑积水　指脑室系统某一通道上发生狭窄和阻塞，使脑脊液全部或部分不能流至脑池和蛛网膜下隙，并出现梗阻部位以上脑室系统扩大。

【临床表现】

1. 呈大头状，为出生后数周或数月内出现头颅快速增大，少数出生时头颅就明显大于正常。

2. 前囟扩大、隆起、张力较高，患儿直立时仍不凹陷，严重时枕囟甚至侧囟门均扩大。

3. 颅缝分开、头形变圆、颅骨变薄变软，甚至透明。头部叩诊呈“破壶音”(Macewen 征阳性)，重症者叩诊时有振动感。

4. 头发稀疏，头皮薄而亮，额部头皮静脉怒张。

5. 脑颅大而面颅较小。严重时，因眶顶受压、眼球下移、巩膜外露，形成所谓的“落日征”。

6. 神经系统体征有眼球震颤、共济失调、四肢肌张力增强或轻瘫等，虽然头颅增大，但视神经乳头水肿及视网膜出血少见。

7. 其他：如极度扩大的侧脑室或第三脑室损伤枕叶或压迫视交叉时，可引起视力减退，甚至失明，眼底可见视神经萎缩。中脑顶盖受压，可引起分离性斜视及上视障碍。引起下脑干功能障碍，表现为吮吸和进食困难，有时可出现特征性的高音调啼哭。如外展神经受牵拉时，可引起眼内斜；迷走神经受牵拉时，常出现喉鸣音。当病情进展迅速时，患者可出现精神不振、迟钝、易激惹、抬头困难、痉挛性瘫痪、智力发育障碍，甚至出现抽搐发作或嗜睡、惊厥。如病情继续进展，可发生脑疝而死亡。也可死于营养不良、全身衰竭、呼吸道感染等并发症。长期颅内高压所致的脑功能障碍，以及脑室壁突然破裂，或因大量的脑脊液由嗅丝脑膜裂口经鼻腔流失而引起的颅内低压或出血等，也可引起死亡。

【辅助检查】

1. 头围的动态观察　正常新生儿头周围径(额、枕)为33～35 cm，出生后头6个月内增长较快，每月增加1.2～1.3 cm，前半年可达8～10 cm，后半年增加2～4 cm，1岁时头围平均约46 cm。第2年增加2 cm，第3～4年增加2 cm，5岁时达50 cm，15岁时接近成人头围，为54～58 cm。脑积水病儿，头围可达正常值的2～3倍。

2. 颅骨X线平片　可见头颅增大、颅骨变薄、板障结构稀少甚至完全消失，血管沟变浅或消失，颅缝分离、囟门扩大及颅面骨的比例失调等。

3. CT和MRI检查　是诊断脑积水的主要和可靠方法，有助于明确病因、分类和区别其他原因引起的脑室扩大，且可观察分流术后脑室变化情况，以追踪分流术的效果。

【治疗要点】

无论何种原因引起的脑积水，都必须及时治疗。可分为药物治疗和手术治疗两种。药物治疗主要是减少脑脊液分泌和增加机体水分排出，一般常用的利尿药物有呋塞米(速尿)、醋氮酰胺、氨苯蝶啶等，尤以醋氮酰胺抑制脑脊液分泌作用最强，主要用于轻型患者以及作为术前的临时用药。本病应以手术治疗为主，可分为病因治疗、脑脊液分流术等。早期手术效果较好，晚期因大脑皮质萎缩或出现严重神经功能障碍，手术效果较差。

1. 病因治疗　对阻塞性脑积水，解除阻塞病因是最理想的方法，如中脑导水管成形术或扩张术、第四脑室正中孔切开或成形术、枕大孔先天畸形者做颅后窝及上颈椎椎扳减压术，并切除阻塞脑脊液流通的肿瘤、囊肿等。

2. 脑脊液分流术　是将脑室或腰椎管腔的脑脊液分流至其他体腔，可用于治疗交通性和阻塞性脑积水。目前临床上常用脑室腹腔分流术及脑室心房分流术。

【护理】

1. 护理评估

(1) 给予护理体检，向患者家长了解患者的基本资料、既往史、家族史、过敏史、生活状态、营养状态、有无大小便异常等一般情况。

(2) 评估患者的生命体征、意识状态、瞳孔。

(3) 病儿不能自我表达感受，需向家长询问患者的起病方式，患者是否出现易激惹、拒食、持续高调短促的异常哭泣等。了解病儿是否为早产儿。

(4) 评估神经系统体征，小儿患者颅内压增高症状明显时，骨缝增宽、前囟饱满、头皮变薄和头皮静脉清晰可见并有怒张，使用强灯光照射时头颅透光，叩诊呈“破壶音”，头颅异常增大，双眼“落日征”，智力发育异常。评估病儿是否存在以下肢为主的肢体痉挛性瘫痪，轻者表现为双足跟紧张、足下垂，严重时出现痉挛步态，即剪刀步态。

(5) 了解辅助检查结果：主要为CT和MRI，表现为脑室扩大。

(6) 心理和社会状况评估：了解患者家庭经济状况及费用支付方式等。

2. 护理问题

(1) 有受伤的危险：与脑积水有关。

(2) 潜在并发症：如颅内压增高、分流管堵塞、感染。

3. 护理措施

(1) 术前护理

1) 心理护理：与患者交流时语言简洁，并使用非医学术语，使患者能够理解和接受。向病儿家长详细解释诊断、检查、治疗的过程，使患者及家长能配合治疗和护理。

2) 饮食：应顺从小儿患者的饮食习惯，避免病儿进食时哭闹。

3) 术前按医嘱定时观察患者的意识、瞳孔、生命体征的变化，并及时记录。呕吐时，头应偏向一侧，防止呕吐物的误吸。观察并记录呕吐物的色、质和量，以及呕吐的时间、特点等。遵医嘱按时、按量准确使用脱水剂。

4) 手术前除常规剃头外，还应检查腹部皮肤有无感染、疖、痈，并术前备皮。

(2) 术中护理

1) 麻醉：全身麻醉。

2) 体位：仰卧位，头侧向健侧，头圈固定，患侧肩下垫一小枕或小沙袋。

3) 术中配合

a. 消毒头部，以及颈、胸、腹部皮肤，铺无菌巾，贴无菌保护膜。

b. 辅助护士将分流装置拆封前需再次确认分流管的型号，洗手护士应将分流管和阀门浸泡于含有庆大霉素溶液的生理盐水中。

c. 在形成皮下隧道时，辅助护士应将垫在肩部的小沙袋取出。

d. 安装分流管前,护士先检查分流管装置是否通畅,以及阀门内要充满液体。如使用可调压的分流管,应事先调节好阀门的压力。

(3) 术后护理

1) 心理护理:向患者及家长讲述手术过程,提供确切的临床信息,减轻其焦虑、担忧心理。询问患者的主观感受,指导患者不可抓挠伤口,不合作的小儿患者予以肢体约束。

2) 体位:麻醉清醒、血压平稳后,抬高床头 30°左右,以利于颅内静脉回流,降低颅内压。

3) 饮食:手术当天禁食,第 2 天起酌情给予流质饮食。术后腹胀常因脑脊液对腹腔刺激引起肠蠕动减弱所致,早期不进食易产气的食物如牛奶等,如无腹胀、腹泻等不良反应可逐渐过渡到普食。

4) 术后并发症的观察和护理

a. 感染:感染是分流术后严重的并发症,主要是脑室炎或腹膜炎。患者可出现发热、头痛或腹痛、分流管皮下红肿等,严重者出现癫痫和意识障碍;抽取脑脊液进行常规、生化检查和细菌培养,可得阳性结果。一旦确诊,应立即去除分流装置,改做脑室外引流,或经腰穿引流,并全身抗感染治疗,或抗生素脑室内、鞘内用药。手术中严格无菌操作是预防感染的重要环节。护理过程中应注意:①保持室内空气的新鲜,尽量减少探视人员;②密切观察患者的体温变化;③指导患者不要触摸切口,必要时适当约束肢体。

b. 分流系统阻塞:为分流术后最常见的并发症。主要原因有:分流管近端(脑室端)阻塞;分流管远端(腹腔端或心房端)阻塞;脑室炎、脑室内出血和脑手术后的脑脊液蛋白或纤维素成分增高,可使分流管阀门阻塞;操作不当可致导管连接脱落等也是分流系统阻塞的常见原因。一旦发生分流阻塞,患者的脑积水症状、体征就会复发,CT 检查示脑室再度扩大。此时应先判断引流管阻塞部位,再酌情做矫正或更换分流装置。手术后应密切观察患者的意识、瞳孔、生命体征的变化,观察有无头痛、呕吐等颅内压增高的表现,如发现病情变化或术前的症状和体征复发,应及时通知医生,给予相应的处理。

c. 分流过度或不足:①过度分流综合征:儿童多见,患者出现典型的体位性头痛,直立时加重而平躺后缓解,为过度分流颅压过低引起。CT 扫描显示脑室小。②慢性硬膜下血肿或积液:多为脑脊液过度引流颅内低压所致,CT 或 MRI 显示皮质塌陷和硬膜下血肿或积液。轻度硬膜下血肿或积液,可保守治疗;明显的或有症状的硬膜下血肿或积液,应进行手术治疗,前者可行钻洞引流,后者可行积液-腹腔分流术。③脑脊液分流不足:表现为患者术后症状不改善,检查发现脑室扩大依然存在或改变不明显。手术后应加强病情观察,准确判断头痛是由于颅内低压还是颅内高压所致,并按医嘱给予相应的处理。

4. 护理评价

(1) 患者和家长是否掌握与疾病有关的知识,能否主动配合治疗和护理工作。

(2) 患者日常生活需求是否得到满足,有无意外发生。

(3) 患者的生命体征是否平稳。

(4) 术后并发症是否得到预防,若发生并发症是否被及时发现和处理。

【健康教育】

1. 小脑室综合征(slit ventricle syndrome)通常是指分流手术后数年(平均 4.5～6.5 年)出现颅内压增高的症状,如头痛、恶心、呕吐,以及共济失调、反应迟缓、昏睡等,但 CT 扫描却发现脑室形态小于正常,多见于 2 岁之前进行分流手术者及行脑室腹腔分流术者。应告知患者及家长如出现上述症状应及时就诊。

2. 鼓励患者保持乐观的情绪，症状缓解后可正常的学习和生活。避免过度劳累，提醒适当锻炼，增强机体抵抗力。

案例分析题

患者，女性，22岁。6个月前在无明显诱因下出现月经紊乱，近2个月来出现视物模糊，曾至外院妇科诊治效果欠佳，来院就诊，查血泌乳素＞465.48 mg/ml，头颅MRI示：垂体腺瘤。由门诊收治入院。在积极术前准备下行经鼻蝶窦垂体腺瘤切除术，术后第2天医生为患者拔除鼻腔填塞纱条后，发现患者鼻腔有清水样液体流出，平卧时不严重，抬头后明显，故留取鼻腔清水样标本，做脑脊液生化检查。提示为：糖3 mmol/L、蛋白质41 mmol/l、氯化物128 mmol/L。

问题：(1) 患者术后出现鼻腔有清水样液体流出，估计可能发生什么情况？

(2) 对患者该如何护理？

（郎黎薇）

第四篇

心胸外科患者的护理

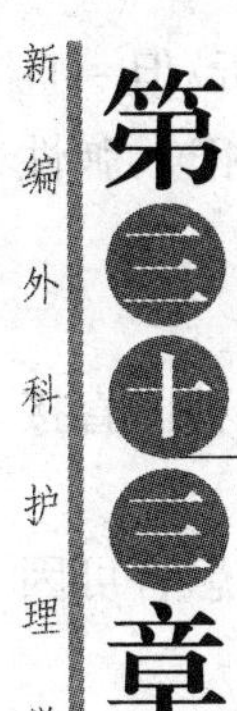

第三十三章 胸部损伤患者的护理

第一节 解剖和生理概要

【解剖生理】

胸部由胸壁、胸膜和胸腔内器官三部分组成。胸骨上缘和第1肋构成胸部上口，膈封闭胸部下口；位于胸部的食管、主动脉、下腔静脉、奇静脉、胸导管和迷走神经等分别穿过各自裂孔进入腹腔。

1. 胸壁　包括由胸椎、胸骨和肋骨构成的骨性胸廓以及附着在其外面的肌群、软组织和皮肤。骨性胸廓具有支撑、保护胸内器官和参与呼吸的作用。

2. 胸膜及胸膜腔　胸膜系附着在胸壁内面和覆盖在肺表面的浆膜，包裹肺并深入肺叶间隙的是脏胸膜，而遮盖胸壁、膈和纵隔的是壁胸膜，两者在肺门处相连接，相互移行，形成左右两个互不相通的胸膜腔。胸膜腔为一潜在的密封腔隙，腔内有少量起润滑作用的浆液。腔内压力维持在－0.78～－0.98 kPa（－8～－10 cmH_2O），吸气时负压增大，呼气时减小。稳定的负压非常重要，既能维持呼吸正常，又能防止肺萎陷。

3. 胸腔及胸腔内器官　胸腔分为右肺间隙、纵隔和左肺间隙三部分。纵隔在胸腔中央，上为胸腔入口，下为膈肌，两侧为左、右肺间隙，前有胸骨，后抵胸椎；其间有食管、气管、大血管、心脏和心包。纵隔位置的恒定依赖于两侧胸膜腔压力的平衡。

【病理生理】

1. 闭合性损伤　轻者可仅有胸壁软组织挫伤和（或）单纯肋骨骨折，重者多造成胸腔内器官或血管的损伤，导致气胸、血胸，甚至心脏挫伤、裂伤、心包腔内出血。

2. 开放性损伤　重者可伤及胸腔内器官或血管，导致气胸、血胸，严重者可危及生命，甚至死于呼吸和肺循环衰竭。

第二节 肋骨骨折

肋骨骨折是指肋骨的完整性和连续性中断，是最常见的胸部损伤。肋骨骨折可分为单根或多根多段骨折，同一肋骨也可有一处或多处骨折。肋骨骨折多见于第4～7肋，因其长而薄,最易折断;第1～3肋则因较粗短,且有锁骨、肩胛骨及胸肌保护而较少发生骨折;但一旦骨折,常提示致伤暴力巨大;第8～10肋虽然长,但其前端肋软骨形成肋弓,与胸骨相连,弹性大,不易骨折;第11～12肋前端不固定,且游离,弹性也较大,故也较少发生骨折。

【病因】

1. 外来暴力　多数肋骨骨折系外来暴力所致。外来暴力又分为直接和间接两种。直接暴力系打击力直接作用于骨折部位,间接暴力则是胸部前后受挤压而导致的骨折。

2. 病理因素　多见于恶性肿瘤发生肋骨转移的患者或严重骨质疏松者。此类患者可因咳嗽、打喷嚏或病灶肋骨处轻度受力而发生骨折。

【病理】

单根或数根肋骨单处骨折时,其上、下仍有完整肋骨支撑胸廓,对呼吸影响不大;但若尖锐的肋骨断端内移刺破壁胸膜和肺组织时,可导致气胸、血胸、皮下气肿、血痰、咯血等;若刺破肋间血管,尤其撕破动脉,可引起大量出血,致病情迅速恶化。

多根、多处肋骨骨折,尤其是前侧胸的肋骨骨折时,局部胸壁因失去完整肋骨的支撑而软化,可出现反常呼吸活动,又称为连枷胸,表现为吸气时软化区胸壁内陷,呼气时外凸。若软化区范围大,呼吸时双侧胸腔内压力不均衡,则可致纵隔左右扑动,影响换气和静脉回流,导致体内缺氧和二氧化碳滞留,严重者发生呼吸和循环衰竭。

【临床表现】

1. 症状　骨折部位疼痛,深呼吸、咳嗽或体位改变时加重,部分患者可有咯血。多根多处肋骨骨折者可出现气促、呼吸困难、发绀或休克等。

2. 体征　受伤胸壁肿胀,可有畸形;局部压痛;有时可触及骨折断端和骨摩擦感;多根多处肋骨骨折者,伤处可有反常呼吸活动;部分患者可有皮下气肿。

3. 胸部X线检查　可显示肋骨骨折的断裂线或断端错位、血气胸等,但不能显示前胸肋软骨折断征象。

【处理原则】

1. 闭合性肋骨骨折

(1) 固定胸廓:目的是限制肋骨断端活动,减轻疼痛。可用多带条胸带、弹性胸带或宽胶布条叠瓦式固定。

(2) 止痛:必要时给予口服吲哚美辛、布洛芬、地西泮、可待因、曲马朵、吗啡等镇痛镇静药,或中药三七片、云南白药等;也可用1%普鲁卡因做肋间神经阻滞或封闭骨折部位。

(3) 防治并发症:鼓励患者咳嗽排痰,减少呼吸系统并发症。

(4) 建立人工气道:对有闭合性多根多处肋骨骨折、咳嗽无力、不能有效排痰或呼吸衰竭者,应实施气管插管或切开、呼吸机辅助呼吸。

(5) 应用抗菌药,预防感染。

2. 开放性肋骨骨折　此类患者除经上述相关处理外,还需及时处理伤口。

(1) 清创与固定:彻底清洁胸壁骨折处的伤口,分层缝合后包扎固定。多根多处肋骨骨折者,清创后可用不锈钢丝对肋骨断端行内固定术。

(2) 胸膜腔闭式引流术:用于胸膜穿破者。

(3) 预防感染:应用敏感的抗菌药。

第三节　气　胸

气胸即指胸膜腔内积气。

【病因和分类】

根据气胸的性质，一般分为闭合性气胸、开放性气胸和张力性气胸三类。在胸部损伤中气胸的发生率仅次于肋骨骨折。

1. 闭合性气胸　多并发于肋骨骨折，由于肋骨断端刺破肺，空气进入胸膜腔所致。

2. 开放性气胸　多并发于因刀刃、锐器、弹片或火器等导致的胸部穿透伤。胸膜腔通过胸壁伤口与外界大气相通，外界空气可随呼吸自由出入胸膜腔。

3. 张力性气胸　主要原因是较大的肺泡破裂、较深较大的肺裂伤或支气管破裂。

【病理】

1. 闭合性气胸　空气通过胸壁或肺的伤道进入胸膜腔后，伤道立即闭合，气体不再进入胸膜腔，胸腔内负压被抵消，但胸膜腔内压仍低于大气压，使患侧肺部分萎陷、有效气体交换面积减少，影响肺的通气和换气功能。

2. 开放性气胸　患侧胸膜腔与大气直接相通后负压消失，胸膜腔内压几乎等于大气压，伤侧肺被压缩而萎陷致呼吸功能障碍；若双侧胸膜腔内压力不平衡，患侧显著高于健侧时可致纵隔向健侧移位，使健侧肺受压、扩张受限。

3. 张力性气胸　胸壁裂口与胸膜腔相通，且形成活瓣，气体随每次吸气时从裂口进入胸腔，而呼气时活瓣关闭，气体只能入不能出，使胸膜腔内积气不断增多，压力不断升高，导致胸膜腔内压力高于大气压，又称为高压性气胸。

【临床表现】

1. 闭合性气胸

(1) 症状：胸闷、胸痛、气促和呼吸困难，其程度随胸膜腔积气量和肺萎陷程度而不同。肺萎陷在30%以下者为小量气胸，患者可无明显呼吸和循环功能紊乱的症状；肺萎陷在30%～50%者为中量气胸；肺萎陷在50%以上者为大量气胸。后两者均可出现明显的低氧血症的症状。

(2) 体征：可见气管向健侧移位，患侧胸部饱满，叩诊呈鼓音，听诊呼吸音减弱甚至消失。

2. 开放性气胸

(1) 症状：表现为气促、明显呼吸困难、鼻翼扇动、口唇发绀，重者伴有休克症状。

(2) 体征：可见患侧胸壁的伤道，呼吸时可闻及空气进出胸腔伤口的吸吮样音；胸部和颈部皮下可触及捻发音，患侧胸部叩诊呈鼓音，听诊呼吸音减弱甚至消失；心脏向健侧移位。

3. 张力性气胸

(1) 症状：患者表现为严重或极度呼吸困难、发绀、烦躁、意识障碍、大汗淋漓、昏迷、休克，甚至窒息。

(2) 体征：气管明显向健侧偏移，颈静脉怒张，患侧胸部饱满，肋间隙增宽，呼吸幅度减低，皮下气肿明显；叩诊呈鼓音；听诊呼吸音消失。

【辅助检查】

1. 影像学检查　主要为胸部X线检查。

(1) 闭合性气胸：显示不同程度的肺萎陷和胸膜腔积气，有时可伴少量胸腔积液。

(2) 开放性气胸：显示患侧肺萎陷、胸腔大量积气，气管和心脏等纵隔内器官向健侧明显移位。

(3) 张力性气胸：显示胸腔严重积气、肺完全萎陷，气管和心脏向健侧偏移。

2. 诊断性穿刺　胸腔穿刺既能明确有无气胸的存在，又能抽出气体减轻胸膜腔内压，缓解症状。张力性气胸者有高压气体向外冲出、外推针筒芯，抽气后减缓，但很快又加剧，如此反复。

【处理原则】

以抢救生命为首要原则。处理包括封闭胸壁开放性伤口，通过胸膜腔闭式引流排除胸腔内积气和防治感染。

1. 胸膜腔闭式引流　目的：①引流胸腔内积气、积血和积液；②重建负压，保持纵隔的正常位置；③促进肺膨胀。

(1) 适应证：外伤性或自发性气胸、血胸、脓胸或心脏外科手术后引流。

(2) 置管和置管位置：通常在手术室置管，紧急情况下可在急诊室或患者床旁进行。可根据体征和胸部X线检查结果决定置管位置。

1) 积气：由于积气多向上聚集，宜在前胸膜腔上部引流，因此常选锁骨中线第2肋间置管引流。

2) 低位积液：一般于腋中线和腋后线之间第6～8肋间插管引流。

3) 脓胸：常选择脓液积聚的最低位置置管。

(3) 胸管种类

1) 用于排气：引流管应选择质地较软，既能引流又可减少局部刺激和疼痛，且管径为1 cm的塑胶管。

2) 用于排液：引流管应选择质地较硬、不宜折叠和堵塞，且利于通畅引流、管径为1.5～2 cm的橡皮管。

(4) 胸膜腔引流的装置：传统的胸腔闭式引流装置有单瓶、双瓶和三瓶三种。目前临床广泛应用的是各种一次性使用的胸膜腔引流装置。

2. 不同类型气胸的处理

(1) 闭合性气胸

1) 小量气胸者的积气一般可在1～2周内自行吸收，无需处理。

2) 中量或大量气胸者，可先行胸腔穿刺，抽尽积气，减轻肺萎陷，必要时行胸腔闭式引流术，排出积气，促使肺尽早膨胀。

3) 应用抗菌药防治感染。

(2) 开放性气胸

1) 紧急封闭伤口：使开放性气胸立即转变为闭合性气胸，赢得抢救生命的时间。可用无菌敷料如凡士林纱布、纱布、棉垫或其他清洁器材封盖伤口，再用胶布或绷带包扎固定，然后迅速转送至医院。

2) 行胸膜腔穿刺抽气减压，暂时解除呼吸困难。

3) 清创、缝合胸壁伤口,并做胸膜腔闭式引流。

4) 开胸探查:对疑有胸腔内器官损伤或进行性出血者,经手术止血、修复损伤或清除异物。

5) 预防和处理并发症:吸氧,补充血容量,纠正休克,应用抗菌药预防感染。

(3) 张力性气胸:是可迅速致死的危急重症,需紧急抢救处理。

1) 迅速排气减压:危急者可在患侧锁骨中线与第 2 肋间连线处,用粗针头穿刺胸膜腔排气减压,并外接单向活瓣装置。

2) 胸膜腔闭式引流:目的是排出气体,促使肺膨胀。放置胸腔引流管的位置是在积气最高部位(通常于锁骨中线第 2 肋间)。

3) 开胸探查:若胸腔引流管内持续不断溢出大量气体,呼吸困难未改善,提示可能有肺和支气管的严重损伤,应手术探查并修补裂口。

4) 应用抗菌药防治感染。

第四节　血　　胸

血胸(hemothorax)系指胸部损伤导致的胸膜腔积血。血胸可与气胸同时存在,称为血气胸。

【病因】

多数因胸部损伤所致。肋骨断端或利器损伤胸部均可能刺破肺、心脏、血管而导致胸膜腔积血。大量持续出血所导致的胸膜腔积血称为进行性血胸。

【病理生理】

随损伤部位、程度和范围而有不同的病理生理变化。肺裂伤出血时,常因循环压力低、出血量少而缓慢,多能自行停止;肋间血管、胸廓内血管或压力较高的动脉损伤出血时,常不易自行停止;心脏和大血管受损破裂,出血量多且急,易造成有效循环血量减少而致循环障碍或衰竭,甚至短期内死于失血性休克。

随着胸膜腔内血液积聚和压力的增高,使伤侧肺受压萎陷,纵隔被推向健侧,致健侧肺也受压,从而阻碍腔静脉血回流,严重影响呼吸和循环。由于心包、肺和膈肌的运动具有去纤维蛋白作用,故积血不易凝固。但短期内胸腔内迅速积聚大量血液时,去纤维蛋白作用不完善,即可凝固呈血块,形成凝固性血胸。凝血块机化后形成的纤维组织束缚肺和胸廓,并影响呼吸运动和功能。由于血液是良好的培养基,细菌可通过伤口或肺破裂口进入,在积血中迅速滋生繁殖,并发感染,引起感染性血胸,最终形成脓胸。

【临床表现】

与出血速度和血量有关。

1. 小量血胸(成人在 0.5 L 以下)　症状不明显。

2. 中量(0.5～1.0 L)和大量(1.0 L 以上)血胸　特别是急性出血时,可出现以下情况。

(1) 低血容量性休克:表现为面色苍白、脉搏快弱、血压下降、四肢湿冷、末梢血管充盈不良等。

(2) 伴有胸腔积液表现:如呼吸急促、肋间隙饱满、气管移向健侧、患侧胸部叩诊呈浊音、心界向健侧移位、呼吸音减低或消失等。

3. 感染症状　血胸患者多可并发感染，表现为高热、寒战、出汗和疲乏。

【辅助检查】

1. 实验室检查　血常规检查显示血红蛋白和血细胞比容下降。继发感染者，血白细胞计数和中性粒细胞比例增高。

2. 影像学检查

(1) 胸部X线检查：小量血胸者，胸部X线检查仅显示肋膈角消失；大量血胸时，显示胸膜腔有大片阴影，纵隔移向健侧；合并气胸者可见液平面。

(2) 胸部B超检查：可明确胸部积液位置和量。

3. 胸膜腔穿刺　抽得血性液体时可确诊。

【处理原则】

包括非手术和手术处理。

1. 非进行性血胸　小量积血可自行吸收；积血量多者，应早期行胸腔穿刺抽除积血，必要时行胸腔闭式引流，以促进肺膨胀，改善呼吸。

2. 进行性血胸　及时补充血容量，防治低血容量性休克，并立即开胸探查、止血。

3. 凝固性血胸　为预防感染或血块机化，于出血停止后数日内经手术清除积血和血块；对于已机化血块，于病情稳定后早期行血块和胸膜表面纤维组织剥除术；血胸已感染应按脓胸处理，及时做胸腔引流。近年来，电视胸腔镜已用于处理凝固性和感染性血胸，具有疗效好、创伤小、住院时间短和费用低等优点。

4. 抗感染　合理有效应用抗菌药防治感染。

第五节　心脏损伤

心脏损伤(cardiac injury)包括心脏挫伤和心脏破裂。

一、心脏挫伤

心脏挫伤(cardiac contusion)是由于胸部受到撞击、减速、挤压、冲击等暴力后所致的钝性心脏损伤。多发生于右心室，因其紧贴胸骨。

【病因】

1. 直接暴力　多为方向盘或重物等撞击前胸或背部。

2. 间接暴力　高处坠落猛烈震荡心脏；腹部和下肢突然受挤压后大量血液涌入心脏，使心脏内压力骤增；突然加速或减速使悬垂的心脏碰撞胸骨或脊柱。

【病理生理】

心脏轻度挫伤可有心外膜或心内膜下心肌出血，少量心肌纤维断裂；心肌严重或广泛挫伤时，可有大面积心肌出血，甚至坏死。挫伤修复后可遗留瘢痕，部分患者日后可发生室壁瘤。严重心肌挫伤导致的心律失常或心力衰竭是常见死因。

【临床表现】

1. 症状　轻者症状不明显，中重度挫伤可能出现心前区疼痛，伴心悸、气促、呼吸困难等。

2. 体征　偶尔可闻及心包摩擦音，部分患者可有前胸壁软组织损伤和胸骨骨折。

【辅助检查】

1. 心电图检查　可见ST段抬高、T波低平或倒置、心动过速、房性或室性期前收缩等心律失常的表现。

2. 心肌酶谱检查　乳酸脱氢酶（LDH）和磷酸肌酸酶（CK）水平及其同工酶活性明显升高。

3. 二维超声心动图　显示心脏结构和功能变化。

【处理原则】

1. 卧床休息。

2. 密切观察病情，持续心电监护。

3. 补充血容量，注意速度勿过快，以防心力衰竭。

4. 吸氧，纠正低氧血症。

5. 镇痛。

6. 控制可能致死的并发症，如心律失常和心力衰竭，一般在伤后早期出现，也有迟发者。

二、心脏破裂

心脏破裂（cardiac rupture）是一种穿透性心脏损伤，大多数是由锐器伤及心脏所致，少数可由钝性暴力所致。

【病因】

心脏破裂多由锐器、刃器、火器如子弹或弹片等穿透胸壁而致，损伤心脏、火器伤多导致心脏贯通伤；也可因暴力撞击前胸、胸骨或肋骨断端移向心脏所致。

【病理生理】

与心脏损伤的部位、性质、程度、暴力大小和速度有关。

当心脏破裂、心包裂口持续开放且流出道通畅时，出血外溢，可从胸壁伤口涌出或流入胸膜腔，患者迅速发生低血容量性休克。当心包无裂口或裂口较小、流出道不太通畅时，出血不易排出而积聚于心包腔内；由于心包缺乏弹性，只要心包腔内急性少量积血（0.1～0.2 L）就可使心包腔内压力急剧升高并压迫心脏，阻碍心室舒张，导致心脏压塞症（cardiac tamponade）。随着回心血量和心排血量的降低，静脉压增高，动脉压下降，即可发生急性循环衰竭。

【临床表现】

心脏破裂的部位依次是右心室、左心室和右心房；左心房、心包内大血管破裂比较少见。

1. 胸壁伤口出血　开放性胸部损伤导致心脏破裂者，可见胸壁伤口不断涌出鲜血。

2. 休克　患者面色苍白、脉搏细速、呼吸浅快、血压降低、皮肤湿冷，很快出现低血容量性休克，甚至死亡。

3. 颈静脉怒张和心脏压塞症　闭合性胸部损伤者表现为低血容量征象外，可伴有颈静脉怒张和Beck三联征：

(1) 静脉压增高，>1.47 kPa（15 cmH_2O）。

(2) 心音遥远、脉搏微弱。

(3) 脉压小,动脉压降低甚至很难测出。

4. 心律失常和心力衰竭

【辅助检查】

1. 二维超声心动图　可明确有无心包积血和积血量。

2. 心包穿刺　抽得血液即可确诊。

【处理原则】

应立即抗休克和手术抢救。

1. 非手术治疗

(1) 发生急性心脏压塞时应立即做心包腔穿刺减压。

(2) 抗休克:对有明显内、外出血征象或心脏压塞症状和体征明显者,应予以输血和输液,维持有效循环。

(3) 抗感染:在其他处理的同时合理、足量、有效应用抗菌药。

2. 手术治疗　在上述非手术处理的基础上,争取时间做开胸手术探查和止血。

第六节　护　理

【护理评估】

1. 术前评估

(1) 健康史和相关因素

1) 一般情况:患者的年龄、性别、婚姻、职业、经济状况、社会、文化背景等。

2) 受伤史:受伤时间和经过、暴力大小、受伤部位,有无昏迷、恶心、呕吐等,接受何种处理。

3) 有无胸部手术史、服药史和过敏史等。

(2) 身体状况

1) 局部:①受伤部位及性质,有无肋骨骨折,是否有开放性伤口,伤口是否肿胀,有无活动性出血;②有无反常呼吸活动,气管位置是否偏移;③有无颈静脉怒张或皮下气肿;④有无肢体活动障碍等。

2) 全身:①生命体征是否平稳,是否有寒战、高热、乏力、头痛和出汗,甚至水、电解质和酸碱平衡紊乱;是否有呼吸困难和发绀,呈何种呼吸形态,有无休克或意识障碍。②是否有咳嗽、咳痰,痰量和性质;有无咯血,咯血次数和量等。

3) 辅助检查

a. 影像学检查:胸部X线片常可见肋骨的骨折线或两端有无位移的方向及程度,胸部B型超声检查可明确胸部积液位置和量。评估气胸的程度、性质以及有无胸内器官损伤。小量血胸者,示肋膈角消失或变钝;大量血胸时,可见胸内大片阴影,纵隔移向健侧;有血气胸者可见液平面。

b. 实验室检查:血常规检查显示血红蛋白和血细胞比容下降,若继发感染,血白细胞计数增高。

c. 诊断性穿刺:行胸膜腔或心包诊断性穿刺,可助判断有无气胸、血胸或心包腔积血。

(3) 心理和社会状况：患者有无恐惧或焦虑，程度如何。患者及家属对损伤及其预后的认知、心理承受程度及期望。

2. 术后评估

(1) 术中情况：了解手术、麻醉方式和效果，术中出血、补液、输血情况和术后诊断。

(2) 生命体征：生命体征是否平稳，麻醉是否清醒，其末梢循环和呼吸状态，有无胸闷、呼吸浅快和发绀。

(3) 心理状态与认知程度：有无紧张，能否配合进行术后早期活动和康复锻炼，对出院后的继续治疗是否清楚。

【护理问题】

1. 气体交换受损　与疼痛、胸部损伤、胸内积血、胸廓活动受限或肺萎陷有关。

2. 疼痛　与肋骨骨折、胸部软组织损伤、穿刺或放置引流管有关。

3. 清理呼吸道无效　与痰液黏稠、咳嗽无力有关。

4. 组织灌注量改变　与失血引起的血容量不足有关。

5. 体液不足　与失血失液等有关。

6. 心排血量减少　与大量出血、心律失常、心力衰竭等有关。

7. 焦虑或恐惧　与外伤及惧怕手术有关。

8. 潜在并发症　如肺不张、肺部感染或胸腔内感染。

【护理措施】

1. 生活护理

(1) 体位：生命体征平稳者，取半卧位，以改善患者的呼吸和循环，也利于保持引流通畅；有支气管胸膜瘘者取患侧卧位，以免脓液流向健侧或发生窒息；若昏迷或血压波动者，取平卧位。

(2) 饮食：非手术者，饮食没有特殊要求，加强营养支持，给予高热量、高蛋白、高维生素饮食；手术者，术前术后常规禁饮禁食。

2. 密切观察病情变化

(1) 密切观察生命体征，每 30 min 测量 1 次生命体征。

(2) 观察神志变化、胸式呼吸和腹式呼吸，有无烦躁、口渴、面色苍白、血压下降、发绀等情况，若有异常，及时报告医生并协助处理。

(3) 密切观察有无合并开放性气胸、张力性气胸；有无出血，尤其注意有无进行性血胸，发现异常及时报告医生处理。

(4) 观察气管移位或皮下气肿有无改善；有无寒战、高热、头痛、头晕等全身感染中毒症状。

(5) 观察胸腔引流液量、颜色和性状。

3. 配合治疗的护理

(1) 维持有效气体交换

1) 现场急救：以抢救患者生命为主。对于出现反常呼吸的患者，可用厚棉垫加压包扎以减轻或制止胸壁的反常呼吸运动。

2) 维持呼吸功能

a. 对开放性气胸者，立即用敷料(最好是凡士林纱布)封闭胸壁伤口，使之成为闭合性气胸，阻止气体继续进入胸腔。

b. 闭合性或张力性气胸积气量多者，应立即行胸膜腔穿刺抽气或闭式引流。

c. 供氧：及时给予气促、呼吸困难和发绀患者吸氧。

d. 体位：病情稳定者取半坐卧位，以使膈肌下降，有利呼吸。

e. 人工呼吸机辅助呼吸：密切观察呼吸机工作状态和各项参数，根据病情及时调整参数。

(2) 预防感染

1) 协助患者咳嗽咳痰：帮助患者翻身、坐起、拍背、咳嗽，指导其做深呼吸运动，以促进肺扩张，减少肺不张或肺部感染等并发症。

2) 对气管插管或切开的患者，加强呼吸道护理，必要时吸痰和超声雾化吸入。

3) 气管插管超过 72 h 者，应改气管切开，以免气管黏膜受压、缺血、坏死。

4) 适当使用抗菌药物和破伤风抗毒素。

(3) 减轻疼痛与不适

1) 保持病房安静，以保证患者的休息时间。协助患者采取舒适体位。半卧位时可在胸腔引流管下方垫一毛巾卷，防止引流管受压及牵拉而引起不适。

2) 为减轻患者对疼痛的敏感性，指导患者适当地应用放松技巧，如缓慢深呼吸、全身肌肉放松、听音乐或广播、按摩背部等。

3) 胸部引流者，妥善调整引流管位置。协助患者适当的床上活动，如改变体位、四肢屈伸等。

4) 当患者咳嗽或咳痰时，协助或指导患者及家属用双手按压患侧胸壁，以减轻疼痛。

5) 遵医嘱应用止痛剂。服三七片、云南白药改善局部血液循环；必要时用 1% 普鲁卡因溶液作肋间神经阻滞或封闭骨折部位。

(4) 术中护理

1) 见第七章手术室管理和工作。

2) 手术时间长、创伤大，体位安放稳妥，术前留置导尿，准备两路静脉输液及吸引器。

3) 放置体位时肢体保持功能位，垫枕放置防止神经压迫，各种管道放置妥当，注意保暖。

4) 胸腔镜机器使用前先开机检查，各种腔镜器械准备齐全。

5) 镜头需轻拿轻放。将镜头放入之前用温水擦拭，可防镜头模糊。

6) 备好开胸用物，以备经胸腔镜探查而不能进行微创手术，需开胸手术时用。

7) 胸腔引流瓶的管道应连接正确。

8) 手术结束搬运患者时应多人搬运，保证管道安全。

(5) 不同骨折的处理

1) 闭合性肋骨骨折：治疗的重点是镇痛、固定胸廓、防治并发症。常用的方法有：

a. 胸廓固定：可用多带条胸带、弹性胸带或叠瓦式胶布粘贴固定。可减轻疼痛并加以固定骨折，促进其愈合。

b. 处理并发症：主要是牵引固定，用肋骨钳牵引固定软化的胸壁，或用厚棉垫加压包扎，以减轻或制止反常呼吸运动。近年来也有经电视胸腔镜直视下导入钢丝的方法加以内固定。

2) 开放性肋骨骨折：除经上述相关处理外，关键是及时处理伤口。

a. 清创与固定：彻底清创，分层缝合伤口后包扎固定。多根多处肋骨骨折者，清创后可用不锈钢丝骨折断端行内固定。

b. 胸膜腔闭式引流术：用于胸膜穿破、胸腔内积气或积液者。

(6) 做好胸膜腔闭式引流的护理

1) 保持管道密闭

a. 随时检查引流装置是否密闭、引流管有无脱落。

b. 保持水封瓶长玻璃管没入水中 3～4 cm，并直立。

c. 用油纱布严密包盖胸腔引流管周围。

d. 搬动患者或更换引流瓶时，应双重夹闭引流管，防止空气进入。

e. 若引流管连接处脱落或引流瓶损坏，应立即用双钳夹闭胸壁引流管，并更换引流装置。

f. 若引流管从胸腔滑脱，应立即用手捏闭伤口皮肤，消毒处理后，用凡士林纱布封闭伤口，并协助医生进一步处理。

2) 严格无菌操作，防止逆行感染

a. 保持引流装置无菌。

b. 保持胸壁引流口处敷料清洁、干燥，一旦渗湿应及时更换。

c. 引流瓶应低于胸壁引流口平面 60～100 cm，防止瓶内液体逆流入胸膜腔。

d. 按常规定时更换引流瓶，更换时严格遵守无菌技术操作规程。

3) 保持引流通畅

a. 体位：患者取半卧位和经常改变体位，依靠重力引流。

b. 定时挤压胸腔引流管，防止其阻塞、扭曲和受压。

c. 鼓励患者咳嗽和深呼吸，以便胸腔内气体和液体排出，促进肺扩张。

4) 观察和记录

a. 密切观察长玻璃管中水柱随呼吸上下波动的情况，有无波动是提示引流管是否通畅的重要标志。水柱波动幅度反映死腔的大小和胸膜腔内负压的情况。一般情况下，水柱上下波动的范围为 4～6 cm。若水柱波动过大，提示可能存在肺不张；若无波动，提示引流管不通畅或肺已完全扩张；若患者表现为气促、胸闷、气管向健侧偏移等肺受压症状，则提示血块阻塞引流管，应积极采取措施，捏挤或用负压间断抽吸引流瓶中的短玻璃管，促使其通畅，并及时通知医师处理。

b. 观察并准确记录引流液的色、质和量。

(7) 拔管

1) 拔管指征：置管引流 48～72 h 后，临床观察引流瓶中无气体溢出且颜色变浅、24 h 引流液量少于 500 ml、脓液少于 10 ml，以后胸部 X 线摄片显示肺膨胀良好无漏气、患者无呼吸困难或气促时，即可终止引流，考虑拔管。

2) 协助医生拔管：嘱患者先深呼吸一口气，在其吸气末迅速拔管，并立即用凡士林纱布和厚敷料封闭胸壁伤口并包扎固定。

3) 拔管后观察：拔管后 24 h 内应密切观察患者是否有胸闷、呼吸困难、发绀、切口漏气、渗液、出血和皮下气肿等，若发现异常及时通知医生处理。

(8) 不同血胸的处理

1) 非进行性血胸：小量血胸可自行吸收，不必特殊处理；积血量多者，应及早行胸腔穿刺抽出积血，必要时行胸腔闭式引流，以促进肺膨胀，改善呼吸。

2）进行性血胸：边抗休克边手术止血。进行性血胸的判断指标：①连续 3 h 以上，平均每小时引流出血液超过 200 ml；②症状逐渐加重，血压逐渐下降，虽快速输血、输液而血压不回升；③血常规示红细胞计数、血细胞比容和血红蛋白含量进行性下降；④胸腔穿刺或胸腔闭式引流出大量不凝固血后，胸内积血又很快增多；⑤胸部 X 线检查示胸内阴影逐渐增大。

3）凝固性血胸：出血停止后数日开胸手术清除积血和血块；机化血胸，应行纤维板剥脱术；血胸已感染应按脓胸处理。近年发展起来的胸腔镜下处理凝固性血胸和感染性血胸，具有疗效好、创伤小、住院时间短和费用低等优点。

【护理评价】

1. 患者呼吸道是否通畅，呼吸状态是否正常。

2. 患者疼痛是否减轻或消失。

3. 患者循环是否改善，是否维持患者体液平衡。

4. 患者是否情绪稳定，焦虑或恐惧是否得到减轻或消除，是否配合医疗和护理措施。

5. 并发症是否能及时发现和处理。

【健康教育】

1. 确实有效的安全生产防护措施，以防止意外事故。

2. 解释胸膜腔闭式引流的注意事项。

3. 指导患者生命体征平稳后，若无异常，取半坐卧位，有利于咳嗽排痰、呼吸、引流、减轻伤口疼痛。

4. 指导并协助患者练习腹式深呼吸及有效咳嗽、排痰。

5. 指导并鼓励患者早期离床活动，有利于肺复张，增加食欲，增强体质，并预防下肢深静脉血栓形成。

6. 出院指导

(1) 指导患者多食蔬菜、水果及含粗纤维的食物，预防便秘，减少排便用力而引起胸膜腔内压力升高，影响胸膜裂口愈合。

(2) 注意安全，防止发生意外事故。

(3) 肋骨骨折患者在 3 个月后应复查胸部 X 线检查，以了解骨折愈合情况。

(4) 合理休息，加强营养素的摄入。

案例分析题

患者，男性，21 岁。30 min 前被人用刀刺伤右胸。来院就诊，气促、明显呼吸困难、鼻翼扇动、口唇发绀。体检：右胸第 4 肋间腋中线有 3.5 cm 长伤口，从伤口中听到空气出入声。

问题：(1) 对该患者的诊断是什么？

(2) 目前应给予哪些护理措施？

（张　萍）

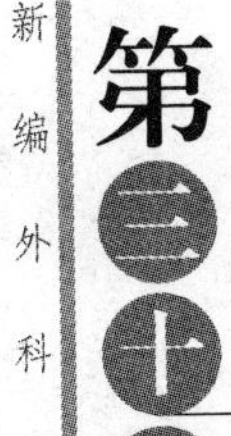

第三十四章 脓胸患者的护理

第一节 急性脓胸

脓胸是指脓性渗出液积聚于胸膜腔内的化脓性感染。根据感染波及的范围，脓胸可分为局限性脓胸和全脓胸；按引起感染的致病菌不同可分为化脓性、结核性和特异病原性脓胸；按病程分为急性脓胸和慢性脓胸。

【病因】

多为继发性感染，常见的致病菌为金黄色葡萄球菌、肺炎双球菌、链球菌、大肠埃希菌、真菌等。若为厌氧菌感染，则成腐败性脓胸。致病菌侵入胸膜腔并引起感染的途径有以下几个方面。

1. 直接由化脓病灶侵入或破入胸膜腔，如肺脓肿或邻近组织的脓肿破裂。

2. 外伤、异物存留、手术污染、食管或支气管胸膜瘘或血肿引起继发感染。

3. 淋巴途径，如膈下脓肿、肝脓肿、纵隔脓肿、化脓性心包炎等，通过淋巴管侵犯胸膜腔。

4. 血源性播散，如在败血症、脓毒症时，致病菌经血液循环进入胸膜腔。最主要的原发病灶是肺部，少数是胸内和纵隔内其他脏器或身体其他部位感染病灶。

【病理生理】

感染侵犯胸膜后，引起大量炎性胸腔积液渗出。早期渗出液稀薄，呈浆液性。在此期内若能排出渗液，肺易复张。随着病程进展，脓细胞及纤维蛋白增多，渗出液逐渐由浆液性转为脓性。病变局限者称局限性脓胸；病变广泛者，脓液布满全胸膜腔时称全脓胸。纤维组织机化引起粘连，使脓液局限于一定范围内，形成局限性或包裹性脓胸，常位于肺叶间、膈肌上方、胸膜腔后外侧及纵隔面等处。脓液被分割为多个脓腔时称多房脓胸；若伴有气管食管瘘，则脓腔内可有气体，出现液平面，称为脓气胸。脓胸可穿破胸壁，成为自溃性脓胸或穿性脓胸。

【临床表现】

1. 症状　常有高热、脉速、胸痛、食欲减退、呼吸急促、全身乏力，积脓较多者尚有胸闷、咳嗽、咳痰症状，严重者可出现发绀和休克。

2. 体征　患者呼吸运动减弱，肋间隙饱满。患侧语颤音减弱，叩诊呈浊音，脓气胸者上胸部叩诊呈鼓音，下胸部叩诊呈浊音。听诊呼吸音减弱或消失。

【辅助检查】

1. 实验室检查　血白细胞计数和中性粒细胞升高。

2. 胸膜腔穿刺　可抽得脓液。

3. 胸部X线检查　可显示胸腔积液。

【处理原则】

1. 消除病因,如食管吻合口瘘等。

2. 尽早排净脓液,使肺早日复张。

3. 控制感染,根据致病微生物对药物的敏感性,选用有效抗菌药,控制全身和胸膜腔内感染。

4. 全身支持治疗,如补充营养和维生素,注意水和电解质的平衡,纠正贫血等。

第二节　慢性脓胸

【病因】

1. 急性脓胸未及时治疗。

2. 急性脓胸处理不当,如引流太迟、引流管拔除过早、引流管过细、引流位置不当等致排脓不畅。

3. 脓腔内有异物存留,如弹片等,使感染难以控制。

4. 合并支气管或食管瘘而未及时处理。

5. 与胸膜腔比邻的慢性病灶,如膈下脓肿、肝脓肿、肋骨骨髓炎等感染的反复传入。

6. 有特殊病原菌存在,如结核菌、放线菌等慢性炎症,导致纤维层增厚、肺膨胀不全,使脓腔长期不愈。

【病理生理】

慢性脓胸是在急性脓胸的病理基础上发展的,毛细血管及炎性细胞形成肉芽组织,纤维蛋白沉着机化并在壁、脏胸膜上形成韧厚致密的纤维板,构成脓腔壁。纤维板日益增厚,机化形成斑痕而固定紧束肺组织,牵拉胸廓使之内陷,纵隔向患侧移位,并限制胸廓的活动,从而降低呼吸功能。由于壁胸膜变厚,使肋间肌萎缩、肋间隙变窄,可出现肋骨畸形及脊椎侧凸。

【临床表现】

1. 症状　常有长期低热、食欲减退、消瘦、营养不良等慢性全身中毒症状;有时尚有气促、咳嗽、咳脓痰等症状。

2. 体征　可见胸廓内陷、呼吸运动减弱、肋间隙变窄;支气管及纵隔偏向患侧;听诊示呼吸音减弱或消失。可有杵状指(趾),严重者有脊椎侧凸。

【辅助检查】

1. 实验室检查　红细胞计数、血细胞比容和血清蛋白水平降低。

2. 胸膜腔穿刺　可抽得脓液。

3. 胸部X线检查　胸壁及肺表面均有增厚层阴影或钙化,也可见气液平面或支气管及气管移向患侧。

【处理原则】

1. 非手术治疗

(1) 改善患者全身情况，消除中毒症状和纠正营养不良。

(2) 积极治疗病因，消灭脓腔。

(3) 尽量使受压的肺复张，恢复肺的功能。

2. 手术治疗

(1) 胸膜纤维板剥除术。

(2) 胸廓成形术。

(3) 胸膜肺切除术。

(4) 引流手术。

第三节　护　理

【护理评估】

1. 术前评估

(1) 健康史及相关因素

1) 一般情况：患者的年龄、性别、婚姻和职业等；女性患者有无停经、月经过期或不正常史等。

2) 疾病史：患者有无发热，如低热或高热；有否食欲下降；有无胸痛、气促；有无咳嗽、咳痰，痰液色、质、量；有无肺炎久治不愈或其他反复发作的感染性疾病史、发病经过及诊治过程。

(2) 身体状况

1) 全身：患者有无发绀、面色苍白、贫血貌或潮红；有否明显消瘦；有无水、电解质失衡。

2) 局部：患者胸部有无塌陷、畸形；肋间隙是饱满还是变窄；气管位置是否居中；纵隔有无移位；呼吸音是否减低或消失；患侧胸部叩诊有无浊音等；是否有杵状指。

3) 辅助检查：①血常规是否示白细胞计数增多，中性粒细胞比例增高，或红细胞计数和血细胞比容降低；②有无低蛋白血症；③脓液细菌培养结果；④胸部X线检查有无异常发现。

4) 心理和社会状况：患者和家属对本疾病的认知、心理承受程度、有无异常情绪和心理反应等。

2. 术后评估　有无术后出血、术后脓液引流情况等。

【护理问题】

1. 气体交换受损　与脓液压迫肺组织、胸壁运动受限制有关。

2. 疼痛　与炎症刺激有关。

3. 体温过高　与感染有关。

4. 营养失调　低于机体需要量，与营养素摄入不足、代谢增高、消耗增加有关。

【护理措施】

1. 改善呼吸功能

(1) 体位：取半坐卧位，以利呼吸和引流。有支气管胸膜瘘者取患侧卧位，以免脓液流向健侧或发生窒息；胸廓成形术后取术侧向下卧位。

(2) 酌情给氧。

(3) 保持呼吸道通畅：痰液较多者，协助患者排痰或体位引流，并遵医嘱合理应用抗菌药。

(4) 协助治疗

1) 急性脓胸：可每日或隔日 1 次行胸腔穿刺抽脓。抽脓后，胸腔内注射抗菌药。如脓液多时，应分次抽吸，每次不超过 1 000 ml，穿刺过程中及穿刺后注意观察患者有无不良反应。脓液黏稠、抽吸困难或伴有支气管胸膜瘘者应行胸腔闭式引流。

2) 慢性脓胸：对行胸廓成形术后患者，用厚棉垫、胸带加压包扎，并根据肋骨切除范围，在胸廓下垫一硬枕或加沙袋 1～3 kg 压迫，以控制反常呼吸。包扎应松紧适宜，经常检查，随时调整。若患者行胸膜纤维板剥脱术，术后易发生大量渗血，应严密观察生命体征及引流液的性状和量。若血压下降、脉搏增快、尿量减少、烦躁不安且呈贫血貌或胸腔闭式引流术后 2～3 h 内，每小时引流量＞100～200 ml，且呈鲜红色时，应立即报告医生，遵医嘱快速输新鲜血，给予止血药，必要时作好再次开胸止血的准备。

(5) 呼吸功能训练：鼓励患者有效咳嗽、排痰、吹气球，使用深呼吸功能训练器，促使肺充分膨胀，增加通气容量。

(6) 保证有效引流：及早反复胸腔穿刺，并向胸膜腔内注入抗菌药。若脓液稠厚不易抽出、经过治疗脓液量不见减少、患者症状无明显改善、发现有大量气体，疑伴有气管、食管瘘或腐败性脓胸等，均宜及早施行胸膜腔闭式引流术。对慢性脓胸患者，应注意引流管不能过细，引流位置适当，勿插入太深，以免影响脓液排出。若脓腔明显缩小，脓液不多，纵隔已固定，可将闭式引流改为开放式引流。

2. 减轻疼痛　指导患者作腹式深呼吸，减少胸廓运动、减轻疼痛；必要时予以镇静、镇痛处理。

3. 降温　高热者给予冰敷、乙醇(酒精)擦浴等物理降温措施，鼓励患者多饮水，必要时应用药物降温。

4. 加强营养　多进食高蛋白质、高热量和富含维生素的食物。根据患者的口味与需要制定食谱，合理调配饮食，保证营养的供给。必要时可给予少量多次输血或肠内、外营养支持，以纠正贫血和低蛋白血症。

5. 保持皮肤清洁

(1) 协助患者定时翻身和肢体活动，给患者擦洗身体，按摩背部及骶尾部皮肤，以改善局部血液循环，增加机体抵抗力。

(2) 及时更换汗湿的衣被，保持床单平整干净，减少摩擦，避免汗液、尿液对皮肤的不良刺激，预防压疮的发生。

(3) 开放式及闭式引流应保持局部清洁，及时更换敷料，妥善固定引流管，防止滑脱。引流口周围皮肤涂氧化锌软膏，防止发生皮炎。

【护理评价】

1. 患者呼吸功能的改善程度，有无气促、发绀、胸闷等症状。

2. 患者的疼痛程度，有无减轻。

3. 患者体温是否恢复至正常。

4. 患者的营养状况有无改善，体重有无增加，贫血是否改善。

【健康教育】

1. 积极有效地治疗急性脓胸。

2. 进行康复训练。胸廓成形术后患者，由于手术所需切断某些肌群，特别是肋间肌，使之功能受损，易引起脊柱侧弯及术侧肩关节的运动障碍，故患者需采取正直姿势，坚持练习头部前、后、左、右回转运动，练习上半身的前屈运动及左右弯曲运动。自术后第一天起即开始上肢运动，如上肢屈身、抬高上举、旋转等，使之尽可能恢复到健康时的活动水平。

案例分析题

患者，男性。高热、咳嗽、胸痛、乏力 2 周，气促 2 天入院。血象示：白细胞 18×10^9/L，中性粒细胞 0.92。胸片示右胸大片浓密阴影，纵隔向左侧移位，胸部 X 线检查显示胸腔积液，进行胸膜腔穿刺抽得脓液。

问题：(1) 该患者目前主要的护理问题是什么？

(2) 对该患者应给予哪些护理措施？

（张　萍）

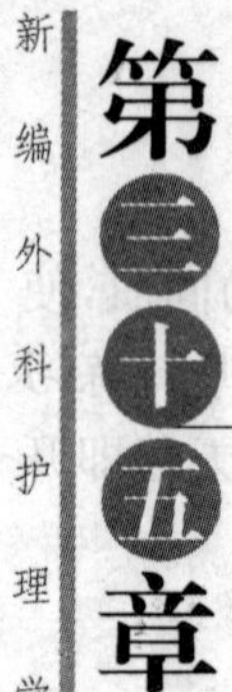

第三十五章 肺部疾病患者的护理

第一节 解剖和生理概要

【解剖】

肺是呼吸器官,左右各一。左肺分为上下两叶,右肺分为上、中、下三叶。分开肺叶的间隙称为叶间裂。肺段是圆锥形的肺组织,顶部在肺门,其支气管为肺叶支气管的分支,称为肺段支气管。在一个肺段内,由同一肺段支气管的分支所分布。

气管在主动脉弓下缘约平胸骨角的部位分为左、右支气管。左支气管较长,为 4～5 cm,然后发出第一分支;右支气管约在 2.5 cm 处发出第一分支。左支气管管腔较右支气管稍小,与中线成 45°夹角,而右支气管几乎与气管成直线(约 25°夹角)。因此,呼吸道内异物以右侧为多,支气管镜和支气管内插管也较易进入右支气管。

左、右支气管属于一级支气管,肺叶支气管属于二级支气管,肺段支气管属于三级支气管。肺门又称肺根。左、右肺门为支气管、肺动脉和肺静脉所组成。

【生理功能】

肺的主要生理功能是通气和换气。

1. 通气功能　气体进入或排出呼吸道的过程称为通气。其完成取决于肺泡与外界气体间的压力差。吸气时,肋间肌和膈肌收缩,使胸腔容量增大,胸膜腔内负压增高(－6～－9 mmHg),肺随之膨胀,肺内压下降,气体经呼吸道进入肺泡。呼气时,肋间肌和膈肌松弛,胸壁和肺回缩,胸腔容量减少,肺内压力增高,气体经呼吸道排出体外。若发生气道梗阻、胸廓和胸膜的完整性破坏、肋间肌和膈肌的功能下降、肺的弹性和顺应性下降,均会影响通气量。

2. 换气功能　肺内气体交换是在肺泡和毛细血管间进行。气体由高压向低压方向弥散。肺泡内的氧分压约为 105 mmHg,而肺内毛细血管内血液的氧分压为 40 mmHg,故氧由肺弥散入血。肺内毛细血管内的二氧化碳分压为 41.5 mmHg,而肺泡内气体的二氧化碳分压为 40 mmHg,故二氧化碳由血弥散至肺。通气功能、肺灌注情况及弥散功能均影响肺泡及组织间的气体交换。肺切除,特别是全肺切除术后,既减少了气体弥散的面积,又减少了通气量,对呼吸功能影响较大。但若肺有广泛病变或原已丧失了弥散功能,切除后因血液不再流经无换气功能的肺,血氧饱和度反而增高,缺氧状况可得到一定程度的改善。

第二节 肺结核

肺结核(pulmonary tuberculosis)是由结核杆菌引起的、有较强传染性的慢性肺部疾患。肺结核经空气飞沫传播。自采用抗结核药物以来,肺结核的发病率和死亡率都有明显下降,但各个国家和地区的表现并不平衡。近年来,由于人类免疫缺陷病毒感染和艾滋病的流行等原因,使一些地区的肺结核又有回升趋势。大多数肺结核患者经内科治疗可获痊愈,仅少数经内科治疗无效者才需外科手术治疗,但术后仍需辅以抗结核药物治疗。

【病理生理】

肺结核的基本病理改变包括以下几种。

1. 渗出性改变　表现为组织充血、水肿和白细胞浸润。

2. 增生性病变　典型的改变为结核结节形成,多发生于入侵的菌量较少而机体抵抗力较强时。

3. 干酪样坏死　合并渗出性、增生性病变及肺组织结构的坏死,肺组织坏死不可逆。

肺内结核病灶的发展可形成以下三种类型的肺部病变:病灶干酪样坏死,形成空洞;支气管结核可引起张力空洞、支气管狭窄、扩张或肉芽肿;肺毁损。这些病变可导致呼吸功能的病理生理改变,造成限制性阻塞性通气功能障碍、弥散功能障碍或肺内静脉分流,以及引起肺源性心脏病。

【临床表现】

1. 实验室检查　红细胞沉降率加速、结核菌素试验阳性。

2. 影像学检查　胸部X线及CT检查可见肺部结核灶。

【处理原则】

1. 非手术治疗

(1) 抗结核治疗:给予充分而正规的抗结核治疗。

(2) 支持治疗:加强营养,改善全身情况。

2. 手术治疗　原则为尽可能切除病灶,保存健康的肺组织。

(1) 术前给予充分而正规的抗结核治疗,病灶稳定6～8个月以上;术后继续抗结核治疗。

(2) 手术类型

1) 肺叶切除术。

2) 胸廓成形术。

3) 胸膜外型胶球充填术。

第三节 肺　　癌

肺癌多数起源于支气管黏膜上皮,因此也称支气管肺癌。近50年来,全世界肺癌的发病率明显增高,发病年龄大多数在40岁以上,以男性多见,男女性之比为3～5∶1。但近年来,女性肺癌的发病率也明显增加。

【病因】

肺癌的病因尚不完全明确，现认为与下列因素有关。

1. 长期大量吸烟　是肺癌的一个重要致病因素。资料表明，多年每日吸烟达 40 支以上者，肺鳞癌和小细胞癌的发病率比不吸烟者高 4～10 倍。

2. 某些化学物质、放射性物质　长期接触石棉、铬、镍、铜、锡、砷、放射性物质等，肺癌的发病率较高。

3. 人体内在因素　如免疫状态、代谢活动、遗传因素、肺部慢性感染等，也可能对肺癌的发生产生影响。

4. 其他　近年，在肺癌分子生物学方面的研究表明，如 $p53$ 基因、nm23 - H_1 基因等表达的变化，以及基因突变与肺癌的发病有密切的关系。

【病理】

肺癌起源于支气管黏膜上皮，可向支气管腔内和(或)邻近的肺组织生长，并通过血液、淋巴或支气管转移扩散。

肺癌的分布以右肺多于左肺，上叶多于下叶。起源于主支气管、肺叶支气管的癌肿，位置靠近肺门者称为中心型肺癌；起源于肺段支气管以下的癌肿，位置在肺的周围部分者称为周围型肺癌。

1. 分类　1998 年 7 月国际肺癌研究协会(IASLC)与世界卫生组织(WHO)对肺癌的病理分类进行修订，按细胞类型将肺癌分为九种：①鳞状细胞癌；②小细胞癌；③腺癌；④大细胞癌；⑤腺鳞癌；⑥多型性，肉瘤样或含肉瘤成分癌；⑦类癌；⑧延腺型癌；⑨未分类癌。

临床上最常见的为以下四种：

(1) 鳞状细胞癌(鳞癌)：在肺癌中约占 50%，大多起源于较大的支气管，常为中心型；生长速度较缓慢，病程较长，通常先经淋巴转移，血行转移发生较晚。

(2) 小细胞癌(未分化小细胞癌)：细胞形态与小细胞相似，形如燕麦穗粒，因而又称燕麦细胞癌。小细胞癌发病率比鳞癌低，一般起源于较大支气管，多为中心型；恶性程度高，生长快，较早出现淋巴和血行转移，在各型肺癌中属预后较差。

(3) 腺癌：多数起源于较小的支气管上皮，多为周围型肺癌，少数则起源于大支气管。一般生长较慢，少数在早期即发生血行转移，淋巴转移则较晚发生。

(4) 大细胞癌：较少见，约半数起源于大支气管，多为中心型；癌细胞分化程度低，常在发生脑转移后才被发现，预后很差。

此外，少数肺癌不同类型的癌肿组织并存的混合型肺癌，如腺癌内有鳞癌组织，鳞癌内有腺癌组织或鳞癌与小细胞癌并存。

2. 转移途径

(1) 直接扩散：癌肿沿支气管管壁并向支气管腔内生长，可造成支气管腔部分或全部阻塞；也可直接扩散侵入邻近肺组织，并穿越肺叶间裂侵入相邻的其他肺叶。还可侵犯胸壁、胸内其他组织和器官。

(2) 淋巴转移：是常见的扩散途径。小细胞癌在较早阶段可经淋巴转移，鳞癌和腺癌也常经淋巴转移。癌细胞经支气管和肺血管周围的淋巴管，先侵入邻近的肺段或肺叶支气管周围的淋巴结，然后到达肺门或气管隆凸下淋巴结，或侵入纵隔和气管旁淋巴结，最后累及锁骨上前斜肌淋巴结和颈部淋巴结。纵隔和支气管旁，以及颈部淋巴结转移一般发生于肺癌同侧，但也可以在对侧，即所谓交叉转移。肺癌侵入胸壁或膈肌后，可自腋下或主动脉旁淋巴结转移。

(3) 血行转移：多发生于肺癌的晚期。小细胞癌和腺癌的血行转移较鳞癌更为常见。通常癌细胞直接侵入肺静脉，然后经左心随体循环血流转移到全身各处器官和组织，常见肝、骨骼、脑、肾上腺等。

【临床分期】

肺癌的临床分期对治疗方案的选择具有指导意义，见表 35 - 1。

表 35 - 1 1997 年 UICC 修订的肺癌 TNM 分期

	原发癌肿(T)
T_0	无原发肿瘤证据
T_{is}	原位癌
T_1	癌肿直径≤3 cm，在叶支气管或更远，无局部侵犯，被肺、脏胸膜包绕。
T_2	癌肿直径>3 cm，在主支气管(距隆凸≥2 cm)，或伴肺不张，或阻塞性肺炎影响肺门，侵及脏胸膜，但未累及全肺。
T_3	肿瘤可以任何大小；位于主支气管(距隆凸<2 cm)，或伴有累及全肺的肺不张或阻塞性肺炎，侵及胸壁(包括肺上沟癌)、膈肌、纵隔胸膜或壁心包。
T_4	肿瘤可以任何大小，同侧原发肿瘤所在肺叶内出现散在肿瘤结节，侵及纵隔、心脏、大血管、气管、食管、椎体、隆凸或有恶性胸腔积液或心包积液。
	淋巴结(N)
N_X	不能确定局部淋巴结受累。
N_0	无局部淋巴结转移。
N_1	转移到同侧支气管旁和(或)同侧肺门(包括直接侵入肺内的淋巴结)淋巴结。
N_2	转移到同侧纵隔和(或)隆凸下淋巴结。
N_3	转移到对侧纵隔、对侧肺门、同侧或对侧斜角肌，或所有上淋巴结。
	远处转移(M)
M_X	不能确定有远处转移。
M_0	无远处转移。
M_1	有远处转移(包括同侧非原发肿瘤所在肺叶内出现癌肿结节)。
	TNM 分期
0 期	$T_{is}N_0M_0$
$Ⅰ_A$ 期	$T_1N_0M_0$
$Ⅰ_B$ 期	$T_2N_0N_0$
$Ⅱ_A$ 期	$T_1N_1M_0$
$Ⅱ_B$ 期	$T_2N_1M_0$，$T_3N_0M_0$
$Ⅲ_A$ 期	$T_3N_1M_0$，$T_{1\sim3}N_2M_0$
$Ⅲ_B$ 期	T_4 任何 NM_0，任何 TN_3M_0
Ⅳ期	任何 T 任何 NM_1

【临床表现】

肺癌的临床表现与肺癌的部位、大小、是否压缩和侵犯邻近器官，以及有无转移等密切相关。

1. 早期　特别是周围型肺癌多无症状。癌肿增大后，常出现以下现象。

(1) 刺激性咳嗽：当癌肿继续长大且继发肺部感染时，可有脓性痰液，痰量也较前增多。

(2) 血性痰,痰中可带血点、血丝或断续地少量咯血。大量咯血则很少见。

(3) 部分肺癌患者,由于肿瘤造成较大的支气管不同程度地阻塞,可出现胸闷、哮鸣、气促、发热和胸痛等症状。

2. 晚期　除食欲减退、体重减轻、倦怠及乏力等全身症状外,可出现癌肿压迫、侵犯邻近器官、组织或发生远处转移的征象。

(1) 压迫或侵犯膈神经:同侧膈肌麻痹。

(2) 压迫或侵犯喉返神经:声带麻痹、声音嘶哑。

(3) 压迫上腔静脉:面部、颈部、上肢和上胸部静脉怒张,皮下组织水肿,上肢静脉压升高。

(4) 侵犯胸膜:胸膜腔积液,常为血性;大量积液可引起气促。

(5) 癌肿侵犯胸膜及胸壁:有时可引起持续性剧烈胸痛。

(6) 侵入纵隔,压迫食管,引起吞咽困难。

(7) 上叶顶部肺癌:也称 Pancoast 肿瘤。可侵入纵隔和压迫位于胸廓上口的器官或组织,如第 1 肋间、锁骨下动静脉、臂丛神经、颈交感神经等而产生剧烈胸肩痛、上肢水肿、臂痛、上肢静脉怒张和运动障碍,同侧上眼睑下垂、瞳孔缩小、眼球内陷、面部无汗等颈交感神经综合征(Horner 征)等。肺癌血行转移后,按侵入的器官而产生不同症状。

少数患者可出现非转移性的全身症状:如骨关节病综合征(杵状指、骨关节痛、骨膜增生等)、Cushing 综合征、重症肌无力、男性乳腺增大、多发性肌肉神经痛等。

【辅助检查】

1. 胸部 X 线和 CT 检查　在肺部可见块状阴影,边缘不清或呈分叶状,周围有毛刺。若有支气管梗阻,可见肺不张;若肿瘤坏死液化可见空洞。

2. 痰细胞学检查　肺癌,尤其较大支气管的中央型肺癌,表面脱落的癌细胞随痰咳出,故痰中找到癌细胞即可明确诊断。

3. 支气管镜检查　诊断中心型肺癌的阳性率较高,可直接检查到肿瘤大小、部位及范围,并可取或穿刺组织作病理学检查,也可经支气管取肿瘤表面组织或取支气管内分泌物进行细胞学检查。

4. 其他　有纵隔镜、放射性核素扫描、经胸壁穿刺活组织检查、转移病灶活组织检查、胸腔积液检查等。

【处理原则】

综合治疗。以手术治疗为主,结合放射、化学药物、中医中药,以及免疫治疗等方法。

1. 手术治疗　目的是彻底切除肺部原发癌肿病灶和局部及纵隔淋巴结,尽可能保留健康的肺组织。据统计,我国目前肺癌的手术切除率为 85%～97%,5 年生存率为 30%～40%。

肺切除术的范围取决于病变的部位和大小。对周围型肺癌,一般施行肺叶切除加淋巴结切除术;对中央型肺癌,施行肺叶或一侧全肺切除外加淋巴结切除术。若癌肿位于一个肺叶内,但已侵及局部主支气管或中间支气管,为保留正常的邻近肺叶,可以切除病变的肺叶及一段受累的支气管,再吻合支气管上下切端,称为支气管袖状肺叶切除术;如果相伴的肺动脉局部受侵,也可同时做部分切除,端端吻合,称为支气管袖状肺动脉袖状肺叶切除术。

2. 放射治疗　是从局部消除肺癌病灶的一种手段,主要用于手术后残留病灶的处理和配合化疗；晚期患者采用姑息性放射疗法以减轻症状；为提高肺癌病灶的切除率，部分病例可在手术前进行放射治疗。一般于手术后1个月左右，患者健康状况改善后开始放射疗法，剂量为40～60 Gy，疗程约6周。

在各种类型的肺癌中，小细胞癌对放射疗法敏感性较高，鳞癌次之，腺癌和细支气管肺泡癌最低。放射疗法可引起疲乏、食欲减退、低热、骨髓造血功能抑制、放射性肺炎、肺纤维化和癌肿坏死液化空洞形成等放射反应和并发症，应给予相应的处理。

3. 化学药物治疗　对分化程度低的肺癌，特别是小细胞癌，疗效较好。也可单独用于晚期肺癌患者以缓解症状，或与手术、放射疗法综合应用，以防止癌肿转移复发，提高治愈率。

4. 中医中药治疗　按患者临床症状、脉象、舌苔等辨证论治，一部分患者的症状可得到改善并延长生存期。

5. 免疫治疗

(1) 特异性免疫疗法：用经过处理的自体肿瘤细胞或加佐剂后做皮下接种治疗。

(2) 非特异性免疫疗法：用卡介苗、短小棒状杆菌、转移因子、干扰素、胸腺素等生物制品，或左旋咪唑等药物激发和增强人体免疫功能。

【术中护理】

1. 麻醉　全身麻醉。

2. 体位　90°侧卧位，患侧朝上。

3. 术中配合

(1) 见第七章手术室管理和工作。

(2) 正确传递各类关闭器，要求两人核对无误后方可拆开。

(3) 术中正确使用关闭器，每次使用完毕需及时清洗。

(4) 切断支气管后应消毒残端。

(5) 全肺切除患者在手术结束后，需用两把海绵钳夹住胸管，再将患者搬至推床，以防搬运时出现纵隔摆动而引起心跳骤停。

第四节　护　理

【护理评估】

1. 术前评估

(1) 健康史及相关因素

1) 一般情况：年龄、性别、婚姻和职业、有无吸烟史、吸烟的时间和数量等。

2) 家庭史：家庭中有无肺部疾患、肺癌或者其他肿瘤患者。

3) 既往史：有无其他部位肿瘤病史或手术治疗史，有无其他伴随疾病，如糖尿病、冠心病、高血压、慢性支气管炎等。

(2) 身体状况

1) 全身：患者有无咳嗽、是否为刺激性；有无咳痰，痰量及性状；有无痰中带血、咯血，咯血的量、次数；有无疼痛，部位和性质，如有无放射痛、牵扯痛；有无呼吸困难；营养状况。

2) 局部：患者有无发绀、贫血；有无杵状指(趾)。

3）辅助检查：有无低蛋白血症；X线胸片、CT、各种内镜及其他有关手术耐受性检查等有无异常发现。

（3）心理和社会状况

1）患者对疾病的认知程度，对手术有否顾虑、有何思想负担。

2）亲属对患者的关心程度、支持力度，家庭对手术的经济承受能力。

2. 术后评估　术后有无大出血、感染、肺不张、支气管胸膜瘘等并发症。

【护理问题】

1. 气体交换受损　与肺组织病变、手术、麻醉、肿瘤阻塞支气管、肺膨胀不全、呼吸道分泌物潴留、肺换气功能降低等因素有关。

2. 营养失调　低于机体需要量，与疾病消耗、手术创伤等有关。

3. 体温过高　与结核感染有关(肺结核)。

4. 潜在并发症　肺部或胸腔继发性感染(肺结核)，出血、感染、肺不张、心律失常、哮喘发作、支气管胸膜瘘、肺水肿、成人呼吸窘迫综合征。

【护理措施】

1. 改善肺泡的通气与换气功能

(1) 戒烟：指导并劝告患者停止吸烟。因为吸烟会刺激肺、气管及支气管，使气管支气管分泌物增加，妨碍纤毛的清洁功能，使支气管上皮活动减少或丧失活力而致肺部感染。

(2) 保持呼吸道通畅：若有大量支气管分泌物，应先行体位引流。痰液黏稠不易咳出者，可行超声雾化，必要时经支气管镜吸出分泌物。同时注意观察痰液的量、颜色、黏稠度及气味；遵医嘱给予支气管扩张剂、祛痰剂等药物，以改善呼吸状况。

(3) 机械通气治疗：对呼吸功能失常的患者，根据需要应用呼吸通气治疗。

(4) 预防及治疗并发症：注意口腔卫生，若有龋病或上呼吸道感染应先治疗，以免术后并发肺部感染。遵医嘱给予抗菌药物。

(5) 术前指导

1）练习腹式呼吸、有效咳嗽和翻身，可促进肺扩张，利于术后配合。

2）练习使用深呼吸训练器，以便在手术后能有效配合术后康复，预防肺部感染的发生。

3）介绍胸腔引流的设备，并告诉患者在手术后安放引流管(或胸管)的目的及注意事项。

(6) 加强术后呼吸道护理

1）氧气吸入。

2）观察呼吸频率、幅度及节律，双肺呼吸音；有无气促、发绀等缺氧征象，以及动脉血氧饱和度等情况，若有异常及时通知医生给予处理。

3）对术后带气管插管返回病房者，应严密观察导管的位置，防止滑出或移向一侧支气管，造成通气量不足。

4）鼓励并协助患者深呼吸及咳嗽，每1～2 h 1次。定时给患者叩背，叩背时应由下向上，由外向内轻叩震荡，使存在肺叶、肺段处的分泌物松动流至支气管中并咳出。患者咳嗽时，固定胸部伤口，减轻疼痛。手术后最初几日由护士协助完成，以后可指导患者自己固定。方法有两种：①护士站在患者术侧，一手放在术侧肩膀上并向下压，另一手置于伤口下支托胸部协助。当患者咳嗽时，护士的头转向患者身后，以避免被咯出的分泌物溅到。②护士站在患者健侧，双手紧托伤口部位以固定胸部伤口。固定胸部时，手掌张开，手指并拢，指导患者先慢慢轻咳，再将痰咳出。

5）稀释痰液：若患者呼吸道分泌物黏稠，可用糜蛋白酶、地塞米松、氨茶碱、抗菌药物行药物超声雾化，以达到稀释痰液、解痉、抗感染的目的。

2. 纠正营养和水分不足

（1）建立令人愉快的进食环境，提供色、香、味齐全的均衡饮食，注意口腔清洁以促进食欲。

（2）伴营养不良者，经肠内或肠外途径补充营养，以改善其营养状况。

（3）术后维持液体平衡和补充营养

1）严格掌握输液的量和速度，防止前负荷过重而导致肺水肿。全肺切除术后应控制钠盐摄入量，24 h 补液量应控制在 2 000 ml 内，速度以 20～30 滴/分为宜。

2）记录出入水量，维持体液平衡。

3）当患者意识恢复且没有恶心现象，拔除气管插管后即可开始饮水。

4）肠蠕动恢复后，即可开始进食清淡流质、半流质饮食；若患者进食后有任何不适可改为普食，宜高蛋白、高热量，含有丰富维生素、易消化饮食，以保证营养，提高机体抵抗能力，促进伤口愈合。

3. 减轻焦虑

（1）给患者发问的机会，认真耐心地回答患者所提出的任何问题，以减轻其焦虑不安或害怕的程度。

（2）向患者及家属详细说明手术方案和手术可能出现的问题，以及各种治疗护理的意义、方法、大致过程、配合要点与注意事项，让患者有充分的心理准备。

（3）给予情绪支持，关心、同情、体贴患者，动员亲属给患者以心理和经济方面的全力支持。

4. 观察病情，预防和治疗并发症

（1）观察和维持生命体征平稳

1）手术后 2～3 h 内，每 15 min 测量生命体征 1 次。

2）动脉和血压稳定后改为 30 min 至 1 h 测量 1 次。

3）注意有无呼吸窘迫的现象。若有异常，立即通知医生。

4）手术后 24～36 h，血压常会有波动，需严密观察。若血压持续下降，应考虑是否为心脏疾病、出血、疼痛、组织缺氧或循环不足所致。

（2）予以合适体位

1）麻醉未清醒时取平卧位，头偏向一侧，以免呕吐物、分泌物吸入而导致窒息或并发吸入性肺炎。

2）血压稳定后，采用半坐卧位。

3）肺叶切除者，可采用平卧或左右侧卧位。

4）肺段切除术或楔形切除术者，应避免手术侧卧位，尽量选择健侧卧位，以促进患者肺组织扩张。

5）全肺切除术者，应避免过度侧卧，可采取 1/4 侧卧位，以预防纵隔移位和压迫健侧肺而导致呼吸循环功能障碍。

6）有血痰或支气管瘘管者，应采取患侧卧位。

7）避免采用头低足高仰卧位，以防因横膈上升而妨碍通气。有休克现象，可抬高下肢及穿弹性袜以促进下肢静脉血液回流。

(3) 活动与休息

1）鼓励患者早期下床活动：目的是预防肺不张，改善呼吸循环功能，增进食欲，振奋精神。术后第1天，生命体征平稳，鼓励及协助患者下床或在床边站立移步；带有引流管者要妥善保护；观察患者病情变化，出现头晕、气促、心动过速、心悸和出汗等症状时，应立即停止活动。术后第2天起，可扶患者围绕病床在室内行走3～5 min，以后根据患者情况逐渐增加活动量。

2）促进手臂和肩关节的运动：预防术侧胸壁肌肉粘连、肩关节强直及失用性萎缩。患者麻醉清醒后，可协助患者进行臂部、躯干和四肢的轻度活动，每4 h 1次；术后第1天开始做肩、臂的主动活动。全肺切除术后的患者，鼓励取直立的功能位，以恢复正常姿势。

(4) 伤口护理：检查敷料是否干燥，有无渗血，发现异常，及时通知医生。

(5) 维持胸腔引流通畅

1）按胸腔闭式引流常规进行护理。

2）密切观察引流液量、色和性状，当引流出多量血液（每小时100～200 ml）时，应考虑活动性出血，需立即通知医生。

3）对全肺切除术后所置的胸腔引流管一般呈钳闭状态，以保证术后患侧胸腔内有一定的渗液，减轻或纠正明显的纵隔移位。一般酌情放出适量的气体或者引流液，维持气管、纵隔于中间位置。每次放液量不宜超过100 ml，速度宜慢，避免快速多量放液引起纵隔突然移动，导致心脏骤停。

(6) 采用相应的护理措施预防肺部感染、出血、肺水肿及心律失常等并发症的发生。

【护理评价】

1. 患者呼吸功能是否改善，有无气促、发绀等缺氧征象。

2. 患者营养状况是否已改善。

3. 患者体温是否得到控制。

4. 患者有无并发症，如出血、感染、肺不张、心律失常、哮喘发作、支气管胸膜瘘、肺水肿、成人呼吸窘迫综合征等的发生。

【健康教育】

1. 对肺结核患者

(1) 疾病知识：传授病因、常见的临床表现、传染的途径，以及预防本病传播方法等方面的知识，以提高自我护理能力。

(2) 药物知识：指导患者有关服药的知识与方法，做到遵医嘱服药，告诉患者要维持足够的用量和时间，同时指导患者观察药物的不良反应，若出现异常征象，应返院接受治疗。

(3) 心理指导：指导患者及家属树立正确观念，使他们免于恐惧或作不必要的隔离。

(4) 预防疾病传播：在痰菌阳性时，指导患者及患者家属注意以下几方面。

1）保持室内良好通气。

2）痰液咳入带盖的痰杯内，用2%含氯石灰澄清液（含有效氯5 000 mg/L）浸泡1 h后再弃去。

3）接触痰液后用流动水清洗双手。

4）接触未接受抗结核化疗或化疗不足2～3周的患者时应戴口罩。

5）避免复发：避免再接触外来结核菌而发生感染；规律生活；充分休息；摄取含有充分营养素的均衡饮食以增强抵抗力；定期返院复查。

2. 对手术患者

(1) 早期诊断：对40岁以下者应定期进行胸部X线普查；40岁以上者，久咳不愈或出现血痰者，应提高警惕，作进一步的检查。

(2) 戒烟：使患者了解吸烟的危害，建议戒烟。

(3) 出院前指导

1）告诉患者出院回家后数周内，仍应进行呼吸运动及有效的咳嗽。

2）保持良好的口腔卫生，避免出入公共场所与上呼吸道感染者接近，避免居住或工作于布满灰尘、烟雾及化学刺激物品的环境。

3）保持良好的营养状况，注意每天保持充足的休息与活动。

4）若有伤口疼痛、剧烈咳嗽及咯血等症状，或有进行性倦怠情形，应返院复诊。

5）接受化学药物治疗者，在治疗过程中应注意血象的变化，定期返回医院复查血细胞和肝功能等。

案例分析题

患者，女性，57岁。咳嗽5个月余、气促1个月。患者5个月前无明显诱因出现咳嗽，呈刺激性，说话时加重，无咳痰，无咯血及胸痛，曾到某院就诊，胸部CT示右侧液气胸、右中肺两结节影，抽胸腔积液检查见可疑癌细胞，全身ECT未见明确转移灶。于2009年9月30日盐酸吉西他滨＋顺铂化疗一个疗程，期间出现呕吐，经对症处理后好转，但未按医嘱按时化疗。1个月前出现活动后气促，遂来院就诊。查CT示：右肺多发结节，右肺门、纵隔淋巴结大，右肺不张，右胸膜增厚、转移，右胸积液，右侧肾上腺增大。纤维支气管镜病理显示：右肺低分化腺癌（TTF－1、HCK、LCK、EMA、CEA、CA199阳性），入院后抽胸腔积液600 ml（淡黄色），胸腔注入沙培林5 g 2次、10 g 1次，期间出现低热，气促症状有所改善。当时由于患者强烈要求出院回家过年而未作进一步治疗。患者起病以来无头晕、头痛，无全身骨痛，无腹痛腹胀，大小便正常，体重下降约5 kg。体格检查：右锁骨上可及一颗约花生米大小淋巴结，质硬，活动度差，无压痛；右肺呼吸音减弱，双肺未闻及干湿啰音；肝肋下未及。辅助检查：纤维支气管镜病理，右肺低分化腺癌（TTF－1、HCK、LCK、EMA、CEA、CA199阳性）。胸部CT：右肺多发结节，右肺门、纵隔淋巴结转移，右肺不张、感染，右胸膜增厚、转移，右胸积液，右侧肾上腺增大，转移可能性大。CEA 8.40 ng/ml，CA125 86.92 U/ml，CA153 18.11 U/ml。

问题：(1) 该患者的治疗要点是什么？

(2) 主要的护理问题有哪些？

（张　萍）

第三十六章 食管癌患者的护理

第一节 解剖和生理概要

食管是一输送饮食的肌性管道，成人食管长为 25～28 cm，门齿距食管起点约 15 cm，食管上连咽部，前在环状软骨下缘水平，后相当于第 6 颈椎平面，在气管后面向下进入后纵隔，在相当于第 11 胸椎水平穿过膈肌的食管裂孔下连胃贲门部。

食管分为：①颈段：自食管入口至胸骨柄上缘的胸廓入口处。②胸段：又分上、中、下三段。胸上段自胸廓上口至气管分叉平面；胸中段自气管分叉平面至贲门口全长度的上一半；胸下段自气管分叉平面至贲门口全长的下一半。通常将食管腹段包括在胸下段内。胸中段与胸下段食管的交接处接近肺下静脉水平。

食管有 3 处生理性狭窄：第一处在环状软骨下缘平面，即食管入口处；第二处在主动脉弓水平位，由主动脉和左支气管横跨食管；最后一处在食管下端，即食管穿过膈肌裂孔处。该三处狭窄虽属于生理性但常为肿瘤、憩室、瘢痕性狭窄等病变所在区域。

食管由黏膜层、黏膜下层、肌层和外膜层构成。食管无浆膜层，是术后易发生吻合口瘘的因素之一。食管的血液供应来自不同的动脉，上端有甲状腺下动脉的降支，气管分叉处有支气管动脉的分支。尽管这些动脉间有交通支，但不丰富，特别是主动脉弓以上的部位血液供应差，故食管手术后愈合能力较差。

胸导管起于腹主动脉右侧的乳糜池，向上经主动脉裂孔进入胸腔的后纵隔，位于椎骨和食管之间。胸导管接受膈以下所有器官和组织的淋巴液；左上肢、头和颈的左半及胸壁、纵隔器官、左肺和左纵隔的一部分淋巴液也流入胸导管。胸导管较粗，接受乳糜，其破裂后将损失血液中大量的血浆蛋白等营养物质。

食管的横纹肌由喉返神经支配，食管的平滑肌由迷走神经和交感神经支配。食管黏膜对机械性刺激敏感，对不同的食物有不同的运动反应，食物越粗糙，其蠕动越有力。

常见的食管外科疾病包括食管肿瘤、腐蚀性食管灼伤、贲门失弛症等，其中最常见的为食管癌。

第二节　食　管　癌

食管癌是一种常见的消化道肿瘤，其发病率和死亡率各国差异很大，我国是世界上食管癌高发地区之一，男性多于女性，发病年龄多在40岁以上。

食管癌的发病率在消化道恶性肿瘤中仅次于胃癌。全世界每年约有30万人死于食管癌。国外以中亚一带，非洲、法国北部和中南美为高发。而欧洲、北美和大洋洲地区的居民发生率很低。我国以太行山地区、秦岭东部地区、大别山区、四川北部地区、闽南和广东潮汕地区、苏北地区为高发区，其中以河南省林县食管癌的发病率最高，且死亡率居各种恶性肿瘤的首位。

【病因】

至今尚未明确，可能与下列因素有关。

1. 化学物质　如长期进食亚硝胺含量较高的食物。

2. 生物因素　如真菌，某些真菌能促使亚硝胺及其前体的形成。

3. 缺乏某些微量元素　如钼、铁、锌、氟、硒等。

4. 缺乏维生素　如维生素A、维生素B_2、维生素C。

5. 饮食习惯　嗜好烟、酒，过烫和过硬的饮食，口腔不洁、炎症或创伤等慢性刺激。

6. 遗传　遗传易感因素等。

7. 环境　地理环境、气候、土质等。

【病理和分型】

以胸中段食管癌较多见，下段其次，上段较少，大多为鳞癌。贲门部腺癌可向上延伸累及食管下段。

1. 分型　按病理形态，食管癌可分为四型。

(1) 髓质型：管壁明显增厚，并向腔内外扩展，使癌瘤的上下边缘呈坡状隆起。多数累及食管周径的全部或大部分，恶性程度高。切面呈灰白色，为均匀致密的实体肿块。

(2) 蕈伞型：瘤体呈卵圆形扁平肿块状，向腔内呈蘑菇样突起。

(3) 溃疡型：瘤体的黏膜面呈深陷而边缘清楚的溃疡，溃疡大小、形状不一，深入肌层。

(4) 缩窄型(硬化型)：瘤体形成明显的环状狭窄，累及食管全部周径，较早出现阻塞症状。

2. 转移途径　主要通过淋巴转移，血行转移发生较晚。

(1) 直接扩散：癌肿最先向黏膜下层扩散，继而向上、下及全层浸润，很容易穿过疏松的外膜侵入邻近器官。

(2) 淋巴转移：首先进入黏膜下淋巴管，通过肌层到达肿瘤部位相关的区域淋巴结。颈段癌可转移至喉后、颈深和锁骨上淋巴结；胸段癌转移至食管旁淋巴结后可向上转移至胸、颈、纵隔淋巴结，向下累及贲门周围的隔下及胃周淋巴结，或沿气管、支气管至气管分叉及肺门；中、下段癌亦可向远处转移至锁骨上淋巴结、腹主动脉旁和腹腔丛淋巴结。

(3) 血行转移：通过血液循环向远处转移。

【临床表现】

1. 症状

(1) 早期:常无明显症状,在吞咽粗糙食物时有不同程度的不适感觉,包括哽噎感,胸骨后烧灼样、针刺样或牵拉摩擦样疼痛。食物通过缓慢,并有停滞感。哽噎、停滞感常通过饮水而缓解消失。症状时轻时重,进展缓慢。

(2) 中晚期:进行性吞咽困难为典型症状。先是难咽干硬食物,继而只能进半流质、流质,最后滴水难进。患者逐渐消瘦、贫血、无力及营养不良。癌肿侵犯喉返神经者,可发生声音嘶哑;侵入主动脉、溃烂破裂时,可引起大量呕血;侵入气管,可形成食管气管瘘;食管梗阻时可致食物反流入呼吸道,引起进食时呛咳及肺部感染。持续胸痛或背痛为晚期症状,最后出现恶病质。

2. 体征　中晚期患者可有锁骨上淋巴结肿大,肝转移者可触及肝肿块,严重者有腹水症。

【辅助检查】

1. 影像学检查

(1) 食管吞钡剂X线双重对比造影检查:可见食管黏膜皱襞紊乱、粗糙或有中断现象;充盈缺损;局限性管壁僵硬,蠕动中断;龛影;食管有明显的不规则狭窄,狭窄以上食管有不同程度的扩张。

(2) CT、超声内镜检查(EUS)等可用于判断食管癌的浸润层次、向外扩展深度以及有无纵隔、淋巴结或腹内脏器转移等。

2. 脱落细胞学检查　我国创用的带网气囊食管细胞采集器作食管拉网检查脱落细胞,其早期病变阳性率可达90%～95%,是一种简便易行的普查筛选方法。

3. 纤维食管镜检查　可直视肿块部位、大小和取活体组织作病理组织检查。

【处理原则】

以手术为主,辅以放射、化学药物等综合治疗。

1. 手术治疗　全身情况和心肺功能储备良好、无明显远处转移征象者,可考虑采用手术治疗。对估计切除可能性不大的较大的鳞癌而全身情况良好的患者,可先做术前放疗,待瘤体缩小后再手术。

对晚期食管癌、不能根治或放疗治疗、进食有困难者,可作姑息性减状手术,如食管腔内置管术、食管胃转流吻合术、食管结肠转流吻合术或胃造瘘术等,以达到改善营养、延长生命的目的。

食管下段癌切除后与代食管器官的吻合多在主动脉弓水平以上;而食管中段或上段癌切除后吻合口多在颈部。代食管的器官大多为胃,有时为结肠或空肠。

2. 放射治疗

(1) 放射和手术综合治疗,可增加手术切除率,也能提高远期生存率。术前放疗后,间隔2～3周再作手术较合适。对手术中切除不完全的残留癌组织处作金属标记,一般在手术后3～6周开始术后放疗。

(2) 单纯放疗法适用于食管颈段、胸上段癌或晚期癌。

3. 化学药物治疗　作为术后辅助治疗。

第三节　护　理

【护理评估】

1. 术前评估

(1) 健康史及相关因素

1) 一般情况:患者的年龄、性别、婚姻、职业、居住地和饮食习惯等。

2) 疾病史:患者有无吞咽困难、呕吐;能否正常进食,饮食的性质等;患者有无疼痛,疼痛的部位和性质;是否因疼痛而影响睡眠。

3) 既往史:患者有无糖尿病、冠心病、高血压等病史。

4) 家族史:家族中有无肿瘤患者等。

(2) 身体状况

1) 全身:患者有无体重减轻;有无消瘦、贫血、脱水或神经衰弱。

2) 有无触及锁骨上淋巴结和肝肿块。

3) 辅助检查:了解食管吞钡X线双重对比造影、脱落细胞学检查、纤维食管镜检查、CT、超声内镜检查(EUS)等结果,以判断肿瘤的位置、有无扩散或转移。

(3) 心理和社会状况

1) 患者对该疾病的认知程度,有无心理问题。

2) 患者家属对患者的关心程度、支持力度、家庭经济承受能力等。

2. 术后评估　有无吻合口瘘、乳糜胸、出血、感染等并发症。

【护理问题】

1. 营养失调　低于机体需要量,与进食量减少或不能进食、消耗增加等有关。

2. 体液不足　与吞咽困难、水分摄入不足有关。

3. 焦虑　与对癌症的恐惧和担心疾病预后等有关。

4. 潜在并发症　如肺不张、肺炎、吻合口瘘、出血、乳糜胸等。

【护理措施】

1. 营养支持和维持水、电解质平衡

(1) 手术前:大多数食管癌患者因不同程度吞咽困难而出现摄入不足,营养不良,水、电解质失衡,使机体对手术的耐受力下降。故手术前应保证患者的营养素摄入。

1) 口服:能口服者,进食高热量、高蛋白、丰富维生素的流质或半流质饮食;若患者进食时感食管黏膜有刺痛,可给予清淡无刺激的饮食;若不易进食较大、较硬的食物,可食半流质或水分多的软食。

2) 若患者仅能进食流质而营养状况较差,可补充液体、电解质或提供肠内、外营养。

(2) 手术后饮食护理

1) 术后吻合口处于充血水肿期,需禁食禁饮3～4 d。

2) 禁食期间持续胃肠减压,注意经静脉补充营养。

3) 术后3～4 d待肛门排气、胃肠减压引流量减少后,拔除胃管。

4) 停止胃肠减压24 h后,若无呼吸困难、胸内剧痛、患侧呼吸音减弱及高热等吻合口瘘的症状时，可开始进食。先试饮少量水，术后5～6 d可给全清流质，每2 h给100 ml，每日6次。术后3周后患者若无特殊不适可进普食，但仍应注意少食多餐，细嚼慢咽，进食量不宜过多、速度过快。

5）避免进食生、冷、硬食物（包括质硬的药片和带骨刺的鱼肉类、花生、豆类等），以免导致后期吻合口瘘。

6）因吻合口水肿导致进食时呕吐者应禁食，给予静脉营养，待3～4 d水肿消退后再继续进食。

7）食管癌、贲门癌切除术后，可发生胃液反流至食管，患者可有反酸、呕吐等症状，平卧时加重，嘱患者饭后2 h内勿平卧，睡眠时将床头抬高。

8）食管胃吻合术后患者，可由于胃拉入胸腔、肺受压而出现胸闷、进食后呼吸困难，应建议患者少食多餐，经1～2个月后，症状多可缓解。

2. 术中护理

（1）麻醉：全身麻醉。

（2）体位：90°侧卧位。

1）中下段食管癌采取右侧卧位，左进胸。

2）中上段食管癌采取颈胸腹三切口，先左侧卧位右进胸，再平卧行颈腹手术。

（3）术中配合

1）见第七章手术室管理和工作。

2）食管、胃打开后污染的器械，应放于弯盘内，以免污染无菌区域。

3）关闭膈肌前后要清点纱布、缝针、关闭胸腔前后及肌肉后需再次清点器械、纱布、缝针。

4）三切口手术如需2次消毒铺巾，前台手术的纱布应清理出手术房间。当侧卧翻至平卧时，注意各种管道尤其是胸管需放置妥当。

5）正确传递各类吻合器、关闭器，要求两人核对无误后方可拆开。

3. 心理护理　食管癌患者往往对进行性加重的进食困难、日渐减轻的体重焦虑不安；对所患疾病有部分认识，求生的欲望十分强烈，迫切希望能早日手术，恢复进食。但对手术能否彻底切除病灶、今后的生活质量、麻醉和手术意外，术后伤口疼痛及可能出现的术后并发症等表现出日益紧张、恐惧，甚至明显的情绪低落、失眠和食欲下降。护理时应注意以下几方面：

（1）加强与患者及家属的沟通，仔细了解患者及家属对疾病和手术的认知程度，了解患者的心理状况。根据患者的具体情况，实施耐心的心理疏导。讲解手术和各种治疗与护理的意义、方法、大致过程、配合与注意事项，尽可能减轻其不良心理反应。

（2）为患者营造安静舒适的环境，以促进睡眠。

（3）必要时使用安眠、镇静、镇痛类药物，以保证患者充分休息。

（4）争取亲属在心理、经济上的积极支持和配合，解除患者的后顾之忧。

4. 并发症的预防和护理

（1）呼吸道护理：预防肺部并发症。

1）术前呼吸道准备：对吸烟者，术前劝其严格戒烟。指导并训练患者有效咳嗽和腹式深呼吸，以利减少术后呼吸道分泌物、有利排痰、增加肺部通气量、改善缺氧、预防术后肺炎和肺不张。

2）术后呼吸道护理：食管癌术后患者易发生呼吸困难、缺氧，并发肺不张、肺炎，甚至呼吸衰竭的主要原因有：老年患者伴有慢性支气管炎、肺气肿，肺功能低下；开胸手术破坏了胸廓的完整性；肋间肌和膈肌的切开，使肺的通气泵作用严重受损；术中对肺较长时间的挤压牵拉所造成的损伤；术后迷走神经功能亢进，引起气管、支气管黏膜腺体分泌增多；食管-胃吻合术后，胃拉入胸腔，使肺受压，肺扩张受限；术后切口疼痛、虚弱致咳痰无力，尤其是颈、胸、腹三切口患者。对此类患者的护理措施包括：

a. 密切观察呼吸形态、频率和节律，听诊双肺呼吸音是否清晰，有无缺氧征兆。

b. 气管插管者，及时吸痰，保持气道通畅。

c. 术后第一天每1～2 h鼓励患者深呼吸、吹气球，使用深呼吸训练器，促进肺膨胀。

d. 痰多、咳嗽无力的患者若出现呼吸浅快、发绀、呼吸音减弱等痰阻塞现象时，应立即行鼻导管深部吸痰，必要时行纤维支气管镜吸痰或气管切开吸痰。

e. 胸腔闭式引流者，注意维持引流通畅，观察引流液量、形状并记录。

(2) 胃肠道护理：避免吻合口瘘和出血。吻合口瘘是食管癌手术后极为严重的并发症，死亡率高达50%。发生吻合口瘘的原因有：食管的解剖特点，如无浆膜覆盖、肌纤维呈纵行走向，容易发生撕裂；食管血液供应呈节段性，容易造成吻合口缺血；吻合口张力太大；感染、营养不良、贫血、低蛋白血症等，应积极预防。

1）术前胃肠道准备：①食管癌出现梗阻和炎症者，术前1周遵医嘱给予患者分次口服抗菌药溶液可起局部抗感染作用。②术前3 d改流质饮食，术前1 d禁食。③对进食后有滞留或反流者，术前1 d晚遵医嘱给予生理盐水100 ml加抗菌药物经鼻胃管冲洗食管及胃，可减轻局部充血水肿、减少术中污染、防止吻合口瘘。④拟行结肠代食管手术患者，术前3～5 d口服肠道抗生素，如甲硝唑、庆大霉素或新霉素等；术前2 d进无渣流质，术前晚行清洁灌肠或全肠道灌洗后禁食禁饮。⑤手术日晨常规置胃管，胃管通过梗阻部位时不能强行进入，以免穿破食管，可置于梗阻部位上端，待术中直视下再置于胃中。

2）术后胃肠减压的护理：①术后3～4 d内持续胃肠减压，妥善固定胃管，防止脱出。②严密观察引流量、形状、气味并准确记录，术后6～12 h内可从胃管内抽吸出少量血性液或咖啡色液，以后引流液颜色将逐渐变浅。若引流出大量鲜血或血性液，患者出现烦躁、血压下降、脉搏增快、尿量减少等，应考虑吻合口出血，需立即通知医生并配合处理。③经常挤压胃管，勿使管腔堵塞。胃管不通畅者，可用少量生理盐水冲洗且及时回抽，避免胃扩张使吻合口张力增加而并发吻合口瘘。④胃管脱出后应严密观察病情，不应盲目再插入，以免戳穿吻合口，造成吻合口瘘。

3）结肠代食管（食管重建）术后护理：①保持置于结肠襻内的减压管通畅；②注意观察腹部体征，发现异常及时通知医生；③若从减压管内吸出大量血性液或呕吐大量咖啡样液伴全身中毒症状，应考虑代食管的结肠襻坏死，应立即通知医生并配合抢救；④结肠代食管后，因结肠逆蠕动，患者常嗅到粪便气味，需向患者解释原因，并指导其注意口腔卫生，一般此情况于半年后能逐步缓解。

4）胃肠造瘘术后的护理：①观察造瘘管周围有无渗出液或者胃液漏出。由于胃液对皮肤刺激性较大，应及时更换渗湿的敷料并在造瘘口周围涂氧化锌软膏或置凡士林纱布保护皮肤，防止发生皮炎。②妥善固定用于管饲的暂时性或永久性胃造瘘管，防止脱出或阻塞。

(3) 严密观察病情

1) 吻合口瘘:多发生于术后 5~10 d,应注意观察患者有无吻合口瘘的临床表现:呼吸困难、胸腔积液和全身中毒症状,如高热、寒战,甚至休克等。一旦出现上述症状,应立即通知医生并配合处理。包括:①嘱患者立即禁食;②协助行胸腔闭式引流并常规护理;③遵医嘱予以抗感染治疗及营养支持;④严密观察生命体征,若出现休克症状,应积极抗休克治疗;⑤需要再次手术患者,应积极配合医生完善术前准备。

2) 乳糜胸:食管、贲门癌术后并发乳糜胸是比较严重的并发症,多因为伤及胸导管所致。乳糜胸多发生于术后 2~10 d,少数患者可在 2~3 周后出现。术后早期由于禁食、乳糜液含脂肪较少,胸腔闭式引流可为淡血性或淡黄色液,但量较多;恢复进食后,乳糜液漏出量增多,大量积聚在胸腔内,可压迫肺及纵隔并使之向健侧移位。由于乳糜液中 95%以上是水,并含有大量脂肪、蛋白质、胆固醇、酶、抗体和电解质,若未及时治疗,可在短时间内造成全身消耗、衰竭而死亡,故需要积极预防和及时处理:①加强观察:注意患者有无胸闷、气急、心悸,甚至血压下降。②协助处理:若诊断成立,迅速处理,即置胸腔闭式引流,及时引流胸腔内乳糜液,并使肺膨胀。可用负压持续吸引,以利胸膜形成粘连。③给予肠外营养支持治疗。

【护理评价】

(1) 患者的营养状况是否得到改善,体重是否增加。

(2) 患者的水、电解质是否维持平衡,尿量是否正常,有无脱水或电解质紊乱的表现。

(3) 患者的焦虑是否减轻或缓解,睡眠是否充足,能否配合治疗和护理。

(4) 患者有无并发症发生,且是否得到及时的处理。

【健康教育】

1. 饮食

(1) 少量多餐,由稀到干,逐渐增加食量,并注意进食后的反应。

(2) 避免进食刺激性食物与碳酸饮料,避免进食过快、过量及硬质食物;质硬的药片可碾碎后服用,避免进食花生、豆类等,以免导致吻合口瘘。

(3) 患者餐后取半卧位,防止进食后反流、呕吐,利于肺膨胀和引流。

2. 活动与休息　保证充分睡眠,劳逸结合,逐渐增加活动量。活动时应注意掌握活动量,术后早期不宜下蹲大小便,以免引起体位性低血压或发生意外。

3. 加强自我观察　若术后 3~4 周再次出现吞咽困难时,可能为吻合口狭窄,应及时就诊。

4. 定期复查　复查后,根据情况坚持后续治疗。

案例分析题

患者,男性,56 岁。因进行性吞咽困难半年入院。自诉半年前在无明显诱因的情况下进食后有梗阻停滞感,无反酸及呕吐,此后进食后梗阻感日渐加重,仅能进食半流质。胃镜检查发现食管中段有新生物,活检病理学检查证实为鳞癌,为进一步治疗而收入院。患者平时喜快食,每日吸烟 20 支,有 30 年吸烟史。患者神志清晰,精神好,全身皮肤巩膜无黄染,浅表淋巴结无肿大，两肺呼吸音清，心率80次/分，律齐，腹软，无压痛，肝、脾肋下未及，移动性浊音(—)，肠鸣音正常。辅助检查：胸部CT示食管中段占位性病变。胃镜示食管中段癌，病理报告为鳞癌。

问题：(1) 该患者的护理评估包括哪些内容？

(2) 如何对该患者进行健康教育？

（张　萍）

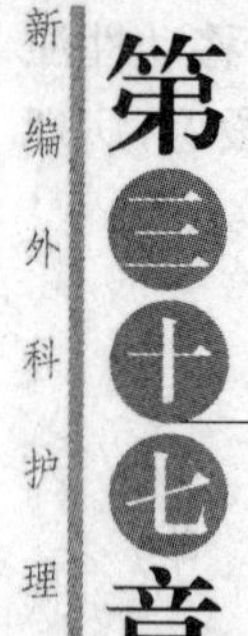

第三十七章 心脏疾病患者的护理

第一节 概 述

【解剖生理】

心脏是一个近似圆锥形的空心球体，位于纵隔中部，被双肺所覆盖；前面紧靠胸骨柄及剑突，后面是胸椎，下贴膈肌。心脏接受来自静脉系统的、未氧合的血液，并将已氧合的血液泵入动脉系统，从而供应全身组织代谢所需的氧和营养素。心脏通过传导系统和心肌收缩发挥功能。

1. 心包　覆盖心脏，由内向外分为脏层和壁层，两层心包之间的间隙为心包腔，内含10～20 ml浆液，起润滑作用，能减少心脏搏动时与心包壁层的摩擦。

2. 心脏　由内向外分为三层并构成心壁。最内层是由内皮细胞组成的心内膜，从心脏内面覆盖心脏和瓣膜；中层是肌组织；心外膜即心包脏层。心脏由房间隔和室间隔分隔为左右两部分，每一部分的上部是心房，下部是心室，分别称为左、右心房和左、右心室。右心房接受来自上、下腔静脉和冠状窦的回心血液，而后将血液挤入右心室；后者在舒张期接受来自右心房的静脉血，然后收缩并将血液摄入肺动脉而入肺。左心房接受来自肺静脉的氧合血，然后将之排入左心室；后者在收缩期将其射入主动脉而供应全身。由于左心室要将血液灌注到各组织和器官，必须克服较高的全身循环阻力，所以其室壁肌厚达8～15 mm。

3. 瓣膜　心脏共有4个瓣膜，分为房室瓣和半月瓣两类。瓣膜损伤时可能形成狭窄关闭不全。房室瓣分隔心房和心室，右心房室之间的瓣膜是三尖瓣，左心房室之间为二尖瓣。两个半月瓣分别位于和隔离与肺动脉、主动脉相连的右心室和左心室。

4. 心脏的血供　供应心脏的动脉有左冠状动脉和右冠状动脉。左冠状动脉起自升主动脉根部左侧，起始部分称为左冠状动脉主干，向左下方分出前降支到心尖部、回旋支到左心后部，负责供血至室间隔前部、左心室大部、右心室前部和左心房；右冠状动脉起自升主动脉右侧，供血至室间隔后部、右心房和右心室。

静脉与动脉相伴随，左右心的静脉汇合成心大静脉，在心脏后面注入冠状静脉窦，然后回流至右心房。

5. 神经支配　由交感、副交感神经纤维支配，但它们只影响心率的快慢，而不能代替传导系统。

6. *传导系统*　从窦房结开始，以每分钟 60～100 次的电流冲动引起心房收缩，再依次传导到房室结、房室束、左右束支和浦肯野纤维，从而调节心脏的收缩与舒张。

7. *心音*　正常心脏搏动时产生 4 个心音，但一般听不到第三、四心音。第一心音因二尖瓣和三尖瓣关闭时振动而产生，标志心室收缩开始，呈浊音，音调比第二心音低钝，在心尖部听诊最清楚。第二心音由主动脉瓣和肺动脉瓣关闭时振动产生，标志心室舒张的开始，音调比第一心音高而清脆，在心尖搏动之后出现，在心底部听诊最清楚。第三心音主要是心室舒张早期，血液从心房急流入心室使心室振动而产生。第四心音在第一心音开始前 0.1 s 出现，是由于心房收缩振动而产生。杂音是由于血流加速形成漩涡，致心壁或血管产生振动而产生，如血流通过狭窄的瓣膜口部位时、瓣膜关闭不全致血液反流时、心脏内或大血管之间存在异常通路时均可产生杂音。

第二节　心脏疾病的特殊检查和护理

一、心导管检查术

心导管检查术是将心导管插入心脏不同部位，以了解心脏血流动力学、血氧含量及其影像学改变的一种检查方法。分为左心导管和右心导管检查两类。

【目的】

发现心脏畸形；测量心血管系统各部位的压力；采集各部位血标本，测量血氧饱和度，以明确有无异常分流；行心血管造影术、描记心内心电图、计算心排血量等。

【适应证】

1. *左心导管检查术*　经肱动脉、腋动脉或肱动脉插管至主动脉和左心室做各项检查。适应证包括：

(1) 左心房、左心室、主动脉的采血和测压，或心室至主动脉的连续测压，以诊断二尖瓣关闭不全、主动脉瓣狭窄等。

(2) 左心室或主动脉瓣造影。

(3) 选择性冠状动脉造影。

(4) 神经介入性治疗。

(5) 特殊情况下的心脏电生理检查和治疗。

(6) 左心室心内膜和心肌的活检。

2. *右心导管检查术*　经肱动脉或股静脉插入心导管至右心和肺动脉做各项检查。适应证包括：

(1) 先天性心脏病。

(2) 某些后天性的可手术治疗的心脏血管病。

(3) 监测血流动力学。

(4) 人工心脏起搏治疗。

(5) 心脏电生理检查。

(6) 心内膜和心肌的活检。

【禁忌证】

1. 未经控制的室性心动过速和室颤、严重高血压、严重低钾血症或重度心力衰竭。

2. 出血性疾病或患者正在服用抗凝药物过程中；新近发生的肺部循环或体循环栓塞。

3. 严重肾功能不全和感染性疾病。

二、心血管造影术

选择性心脏血管造影术是借助于心导管，将高浓度造影剂直接而快速地注入选定的心腔或大血管内，同时采取连续X线快速摄片或数字减影等手段连续记录，以提供心室和大血管形态和功能的资料。造影方法包括左心室造影、升主动脉及其分支造影、肺动脉造影、右心室造影和选择性冠状动脉造影等。

选择性冠状动脉造影术，即经股动脉插管，将特制的冠状动脉造影用导管插入冠状动脉开口处，并分别置于升主动脉的左右冠状窦内，直接注射造影剂进行造影，使左右冠状动脉分别显影。

【目的】

1. 心脏血管造影术　检查心脏和大血管的形态和缺损的情况。

2. 冠状动脉造影术　检查冠状动脉分支有无畸形、狭窄，以及交通支分布情况；进行左心室测压和造影，以检查左心功能，明确有无室壁瘤或二尖瓣关闭不全，计算射血分数，评价心功能，以明确有无手术指征。

【适应证】

1. 原因不明的反复胸痛，不能明确诊断冠心病的患者，特别是有冠心病危险因素的患者。

2. 无症状，但运动试验强烈提示心肌缺血，特别是放射性核素检查结果呈阳性者。

3. 怀疑或已明确为冠心病，伴有不稳定性、新近发生的或进行性加重的心绞痛患者。

4. 怀疑或已明确为冠心病、药物治疗效果欠佳的心绞痛患者。

5. 超急性期心肌梗死，适于实施冠状动脉内溶解治疗者。

6. 心肌梗死并室间隔穿孔、急性二尖瓣关闭不全、顽固性心律失常或不能缓解的反复性胸痛患者。

7. 变异型心绞痛患者。

8. 心肌梗死后，特别是年轻患者，分级运动试验或其他检查提示有心肌缺血者。

9. 冠状动脉搭桥术或气囊成形术后反复发作、不能控制的心绞痛患者。

10. 心脏瓣膜病、先天性心脏病准备实施矫正手术前患者。

【禁忌证】

对造影剂碘过敏；严重心、肺、肝、肾功能不全，严重心律失常和顽固性心力衰竭，心肌炎活动期；有明确的感染灶或电解质失衡。

三、特殊检查的护理

1. 检查前准备和护理

(1) 向患者及其家属讲解该项检查的方法、意义、安全性和必要性，以解除其思想顾虑和精神紧张；必要时在手术前晚根据医嘱给予地西泮 5 mg 口服，保证其充分的睡眠。

(2) 指导和协助患者完成必要的各项检查，如出、凝血时间，肝、肾功能检测，胸片和超声心动图检查等。

(3) 备皮：会阴部和双侧腹股沟皮肤准备。

(4) 器械和药物准备：特别是心肺复苏术所需要的急救药品和器械物品。

(5) 做青霉素和碘过敏试验。

(6) 行动脉穿刺者应该检查双侧足背动脉搏动情况，并做标记，以便与术中、术后情况进行对比观察。

(7) 术前 30 min 给予苯巴比妥 0.1 g 肌内注射。

(8) 心血管造影术前训练连续咳嗽动作和在床上排尿。

(9) 心血管造影术前 6 h 禁食禁饮，但不禁药。

2. 检查中配合　术中密切监测病情、心电图和血压的变化，警惕造影剂过敏而致的过敏性休克。

3. 检查后护理

(1) 术后按压皮肤穿刺点近心侧 1～2 cm 处 15～20 min，确认无出血后，以弹力绷带加压包扎，用 1 kg 左右沙袋压迫 6 h，术侧肢体伸直并制动 12 h，卧床 24 h。

(2) 观察足背动脉搏动有无减弱或消失，肢体皮肤颜色和温度、感觉和运动功能等有无异常。

(3) 持续监测生命体征，尤其是心率和心律，注意有无心律失常，以及穿刺部位出血、血肿、感染等并发症。

(4) 给予抗菌药预防感染。

第三节　体外循环

体外循环指利用特殊人工装置从上、下腔静脉和右心房将回心静脉血引出体外，在人工心肺机内进行气体交换，即经氧合并排出二氧化碳后，经过调解温度和过滤后，再由血泵输回体内动脉、继续血液循环的生命支持技术。由于特殊的人工装置取代了人体心肺功能，故又称心肺转流，该种人工装置即为人工心肺机。体外循环的目的是暂时取代心肺功能，在心肺转流、阻断患者的心脏血流状态下，维持全身组织器官的血液供应和气体交换，为实施心内直视手术操作提供无血或少血的手术野。

【体外循环的基础和准备】

1. 人工心肺机的装置和原理

(1) 血泵：即人工心，是代替心脏排血功能的主要部件，具有泵血功能，驱使体外氧合器内的氧合血单向流动，并回输入体内动脉，继续参与循环的功能。常用血泵是转压式和离心式。前者利用泵头转子交替转压弹性泵管，驱使泵管内血液向单一方向流动；而离心泵则利用驱动马达和磁性连接带动泵内多层旋转椎体或叶高速旋转，从而产生离心力驱动单向血流，无需血流转压，可减少对血液成分的破坏。

(2) 氧合器：即人工肺，是代替肺进行气体交换的部件，具有氧合静脉血、排出二氧化碳的功能。常用的有以下两类。

1）鼓泡式：将引流出的静脉血与引入的氧气混合，形成血气泡，完成气体交换，经除泡滤过后成为氧合血，流入贮血槽，再通过血泵输回体内参与血液循环。具有结构简单、使用方便和氧合性能良好的特点，但由于氧气和血液直接接触易导致血液蛋白变性，故使用安全时限为 3 h。

2）膜式：利用可透气的高分子薄膜材料分隔氧气和红细胞，氧合过程中血液和氧气不直接接触，而是通过透析膜的作用进行氧合并排出二氧化碳。特点是比较符合生理，能明显减少血液成分的破坏和微气栓的产生，可用于较长时间的体外循环，因而得到广泛的临床应用。

（3）变温器：是利用循环水温和导热薄金属隔离板，降低或升高血液温度的装置。

（4）滤器：是由 20～40 μm 微孔的高分子材料滤网组成的装置，放置于动脉供血管路，用于有效滤除血液成分，如血小板/纤维素或气体等形成的微栓。

2. 体外循环的准备　术前灌注师应详细了解患者病情、身高、体重、体表面积、血细胞比容和血浆蛋白质浓度等情况，充分理解手术方案对体外循环方案的要求。选择适宜的部件连接体外循环通路，确保人工心肺机的转流量和制定个体化的体外循环方案。选择适宜的部件连接体外循环通路，确保人工心肺机处于良好的工作状态。人工心肺机及其管道在使用前需预充液体。预充液多采用晶体液、胶体液、渗透性利尿剂和肝素。预充液能排除体外循环装置内的气体，维持水、电解质和酸碱平衡，并能适当稀释血液。

【体外循环的实施】

心内直视手术一般经胸骨正中切口进入，心肺转流期间需静脉推注肝素 2～3 mg/kg 抗凝，维持全血活化凝血时间（ACT）延长至 480～600 s。将插入上下腔静脉和动脉的各导管分别连接人工心肺机的管道后，即可开动心肺机转流，建立体外循环。

根据手术需要，体外循环常与低温结合。开始转流时将血液温度降至 30～25℃，以降低代谢率、保证机体有氧代谢、避免血液成分受损和心肌损伤；待心内手术即将结束，再将血液温度回升至常温。心肺转流结束后，需静脉注射适量鱼精蛋白以终止肝素的抗凝作用，并拔除动脉插管和上、下腔静脉插管。

【体外循环后的病理生理变化】

1. 凝血机制紊乱　主要为红细胞被破坏、游离血红蛋白增高、溶酶激活、凝血因子Ⅰ和血小板减少等，后者常引起凝血机制紊乱，导致术后大量渗血。

2. 代谢改变　主要为代谢性酸中毒和呼吸性碱中毒。前者是由于组织灌注不良、代谢产物堆积所致，后者则常因过度换气所致。

3. 肾、肺等器官功能减退　由于长时间的低血压、低灌注量、酸中毒和大量游离血红蛋白等可影响肾的排泌功能，甚至造成肾衰竭。微栓、氧自由基等毒性物质的释放、炎性反应引起的肺间质水肿、出血和肺泡萎缩等可导致呼吸功能不全，甚至呼吸衰竭。

4. 电解质失衡　低血钾较常见，多见于术前长期服用强心利尿药物而转流过程中尿量又多者。

【体外循环后的处理原则】

保持血流动力学稳定；维持血容量平衡；应用呼吸机辅助呼吸；及时纠正水、电解质和酸碱平衡失调；应用抗菌药预防感染。

第四节　先天性心脏病

先天性心脏病(congenital heart disease)是先天性畸形中最常见的一种，是胎儿期心脏和大血管在母体内发育异常、部分停顿或有缺陷造成。近年研究认为，引起胎儿心脏发育畸形的主要原因为胎儿发育的宫内环境因素(如感染、胎儿局部周围机械压迫)、母体情况和遗传基因等。

一、动脉导管未闭

【病因】

胎儿期动脉导管发育异常而出生后未能自行闭合。

【病理生理】

动脉导管是胎儿血液经肺动脉流入主动脉的通道，出生后应自行闭合；若未闭合，即为动脉导管未闭，可致主动脉血液循此持续分流进入压力较低的肺动脉内，形成左向右的分流，使肺循环量增加。分流量取决于主动脉和肺动脉之间的压力阶差和导管粗细。为维持全身血循环，左心房增加排血量 2～4 倍，左心容量负荷加重，导致左心室肥大、肺充血，甚至左心衰竭。血液分流入肺动脉后肺循环血量增加，使肺动脉压力升高，右心负荷加重，导致右心肥大，甚至右心衰竭。肺小动脉承受大量分流血液后发生反应性痉挛，长期痉挛会导致其管壁增厚和纤维化，致肺动脉压力持续升高，若接近或超过主动脉压力，则左向右分流消失，甚至逆转为右向左分流，患者发绀，导致 Eisenmenger 综合征，最终可死于肺动脉高压和右心衰竭。

【临床表现】

1. 症状

(1) 导管细、分流量小者，多无自觉症状，常在体检时发现。

(2) 导管粗、分流量大者，可出现气促、咳嗽、发力、多汗、心悸等症状，因肺充血而易患感冒或呼吸道感染，早产儿患者易致呼吸窘迫症。

(3) 若肺血管发生器质性变化并出现双向分流时，患者轻度活动即可发生左心衰竭而致死。

2. 体征

(1) 心脏：在胸骨左缘第 2 肋间可闻及粗糙响亮的连续性机器样杂音，杂音占据整个收缩期和舒张期，向颈部或背部传导，局部常可触及震颤；肺动脉高压明显者可闻及收缩期杂音，肺动脉瓣区第二音亢进；分流量大者，可闻及心尖部柔和的舒张中期隆隆样杂音。

(2) 周围血管：脉压增大，颈动脉搏动加强，四肢动脉搏动处可触及水冲脉、闻及枪击音，但会随着肺动脉压力的增高和分流量的下降而不明显，甚至消失。

【辅助检查】

1. 心电图检查　导管细小、分流量小者可呈正常心电图或电轴左偏；分流量大者表现为左心室高电压或左心室肥大；肺动脉高压明显者表现为左、右心室肥大。

2. 胸部 X 线检查　心影随分流量增大而增大，左心缘向左下延长；纵隔阴影增宽；主动脉结突出，可呈漏斗状；肺动脉圆锥平直或隆出；肺血管影增粗。

3. 超声心动图检查　左心房、左心室内径增大；二维切面可显示沟通主动脉和肺动脉的未闭的动脉导管，并可测得其长度和内径；多普勒超声能发现异常血液信号。

【处理原则】

主要为手术治疗。早产儿、婴幼儿反复发生肺炎、呼吸窘迫、心力衰竭或喂养困难者应及时手术治疗。无明显症状者，多主张于学龄前择期手术。近年来，也有人主张更早期手术，但并发Eisenmenger综合征者禁忌手术。

手术方式包括：

1. 动脉导管结扎或钳闭术　可经胸部后外侧切口或电视胸腔镜技术进入左侧胸腔进行手术。

2. 动脉导管切断缝合术　即用2把导管钳钳闭动脉导管后，在两钳之间边切边连续缝合主动脉和肺动脉边缘。

3. 内口缝合法　即在全麻低温体外循环条件下阻断心脏血液循环，经肺动脉切口显露并直接缝闭动脉导管内口。

4. 导管封堵术　即应用心导管释放一适当的封堵器材达到闭塞动脉导管的目的。

二、房间隔缺损

房间隔缺损(atrial septal defect)系指因左、右心房之间的间隔先天性发育不全、遗留缺损而导致的、存在于两心房之间的异常通路。

【病因】

主要是由于胎儿期两心房之间的间隔发育异常所致。近年来认为引起胎儿心脏发育畸形的主要原因与胎儿发育的宫内环境因素、母体情况和遗传基因有关。

【分类】

房间隔缺损可分为原发孔缺损和继发孔缺损两类，以后者多见，也可两种同时存在。

1. 原发孔缺损　位于冠状静脉窦口的前下方，缺损下缘靠近二尖瓣瓣环，多伴有二尖瓣大瓣裂缺，称之为部分性房室共同通道。

2. 继发孔缺损　位于冠状静脉窦后上方。根据缺损的解剖部位又可分为中央型(卵圆孔型)、上腔型、下腔型和混合型四类。单孔缺损占绝大多数，少数为多孔，也有筛状者。一般缺损直径为2～4 cm，偶见完全缺损而成为单心房。

【病理生理】

由于左心房压力高于右心房，左心房血通过缺损向右心房分流，分流量取决于两侧心房压力差和缺损大小。幼儿阶段，两心房压力接近，分流量不大；随年龄增大，房压差增加，左向右分流量渐多，可达到体循环血流量的2～4倍。右心负荷加重，致使右心房、右心室和肺动脉逐渐扩张，肺动脉压力升高；先是引发肺小动脉反应性痉挛，长期痉挛使之管壁内膜和中层加厚与纤维化，管腔狭小，阻力加大，最终导致梗阻性肺动脉高压。右心房室压力随之增高，分流量减低，甚至发生右心房向左心房的逆流，引起发绀而发生Eisenmenger综合征，最终可死于右心衰竭。原发孔缺损伴二尖瓣大瓣裂缺时所致的反流增加了左向右分流量，使肺动脉高压出现比较早，病理生理改变较明显，病程进展也较快。

【临床表现】

1. 症状

(1) 原发孔缺损症状主要为轻度劳动后气急、心悸或反复呼吸道感染等；也有的患者症状出现早而重，常发生于婴儿和儿童期，病程进展也较快，早期就出现明显的心脏扩大和严重的肺部充血等现象。

(2) 继发孔缺损在儿童期多无明显症状，一般到青年期症状才开始表现，包括劳力性气促、心悸、乏力、心房颤动，肺动脉血量增多时易发生右心衰竭和呼吸道感染。

2. 体征

(1) 右心室明显肥大，左侧前胸廓略膨隆。可触及心搏增强，少数可触及震颤。

(2) 肺动脉瓣区，即胸骨左缘第2～3肋间可闻及Ⅱ～Ⅲ级吹风样收缩期杂音，伴第二音亢进和分裂。分流量大者心尖部可闻及柔和的舒张期杂音。肺动脉高压者，肺动脉瓣区收缩期杂音减轻，第二音更加亢进和分裂。原发孔缺损伴二尖瓣裂缺者，可闻及心尖部Ⅱ～Ⅲ级收缩期杂音。

(3) 可出现发绀、杵状指(趾)，多发生于自右向左分流者。

【辅助检查】

1. 心电图检查　原发孔缺损者电轴左偏，P-R间期延长，可有左心室高电压、肥大。继发孔缺损者电轴右偏，呈不完全性或完全性右束支传导阻滞、右心室肥大、P波高大。

2. 胸部X线检查　可见右心增大，肺动脉圆锥突出，主动脉弓缩小，呈典型梨状心。原发孔缺损可见左心室扩大、肺门血管影增粗。

3. 超声心动图检查　继发孔缺损者显示右心房、右心室增大，原发孔缺损可见右心和左心扩大，以及二尖瓣裂缺及其所致的二尖瓣反流。

【处理原则】

以手术治疗为主。无症状但有右心房室扩大者应手术治疗；房间隔缺损合并肺动脉高压者应尽早手术；Eisenmenger综合征则是手术禁忌证。

手术方法是在体外循环下切开右心房，直接缝合或修补缺损。近年来开展的导管伞封堵术无需开胸，具有创伤小、术后恢复快的特点，但费用较高。

三、室间隔缺损

室间隔缺损(ventricular septal defect)是指室间隔在胎儿期因发育不全，在左右心室之间形成异常交通。室间隔缺损引起血液自左向右分流，导致血流动力学异常。

【病因】

由于胎儿期两心室之间的间隔发育异常所致。近年来的研究认为其主要原因与胎儿发育的宫内环境因素有关、母体情况和遗传基因有关。

【分类】

根据缺损的解剖部位不同，通常分为膜部缺损、漏斗部缺损和肌部缺损三大类。其中以膜部缺损最常见，肌部缺损最少见。绝大多数是单个缺损，偶见多个缺损。

【病理生理】

室间隔缺损时，左心室血液向右分流，分流量取决于两侧心室间的压力阶差、缺损大小和肺血管阻力。肺动脉压力随右心负荷增大而逐渐增高。早期肺小动脉痉挛，管壁内膜和中层增厚，阻力增加，导致梗阻性肺动脉高压，左至右分流明显减少；后期出现右向左分流，导致 Eisenmenger 综合征。

【临床表现】

缺损小者无症状，缺损大者在出生 2～3 个月后开始出现症状。

1. 症状

(1) 婴儿期可反复发生呼吸道感染，甚至左心衰竭，但随生长发育缺损逐渐缩小，症状亦逐渐减轻；2 岁后症状好转，但常见劳累后气促、心悸。

(2) 进行性阻塞性肺动脉高压者，幼年即可出现发绀和右心衰竭。

2. 体征

(1) 心前区轻度隆起。

(2) 胸骨左缘第 2～4 肋间能扪及收缩期震颤，并闻及Ⅲ级以上粗糙响亮的全收缩期杂音。高位漏斗部缺损者，杂音和震颤位于第 2 肋间。听诊肺动脉瓣区第二音明显亢进；分流量大者心尖部可闻及柔和的功能性舒张中期杂音；肺动脉高压导致分流量减少者，收缩期杂音逐渐减轻，甚至消失，而肺动脉瓣区第二音亢进分裂明显，并可伴肺动脉瓣关闭不全的舒张杂音。

(3) 发育迟缓和不良。

【辅助检查】

1. 心电图检查　缺损小者心电图正常或电轴左偏；缺损大者左心室高电压、肥大或左右心室均肥大。重度肺动脉高压时，显示双心室肥大、右心室肥大或伴劳损。

2. 胸部 X 线检查　中度以上缺损时，心影轻到中度扩大，左心缘向左下延长，肺动脉段突出，肺纹理增多提示因左向右分流使肺血增多；重度梗阻性肺动脉高压时，肺门血管影明显增粗，肺外周纹理减少，甚至肺血管影呈残根征。

3. 超声心动图检查　示左心房、左心室内径增大，二维超声可明确缺损大小和部位。多普勒超声证实有左心室向右心室的分流。

【处理原则】

1. 缺损小、无血流动力学改变者，可暂观察，部分病例可自行闭合。

2. 缺损大、分流量＞50％或伴肺动脉高压的婴幼儿，应早期在低温体外循环下行心内直视修补术，合并心力衰竭或细菌性心内膜炎者需控制后才能手术。

3. 严重肺动脉高压、自右向左逆向分流者，即 Eisenmenger 综合征者禁忌手术。

4. 导管伞堵法是治疗室间隔缺损的新方法，该方法创伤小，但目前仅适用于严格选择的病例，尚需进一步评估其远期效果。

四、法洛四联症

法洛四联症(tetralogy of Fallot)是包括肺动脉狭窄、室间隔缺损、主动脉骑跨和右心室肥厚在内的联合心脏畸形，是常见的复杂的发绀型先天性心脏病。

【病因】

是由于胎儿期心脏发育畸形所致。近年来研究认为其主要原因与胎儿发育的宫内环境因素、母体情况和遗传基因有关。

【病理生理】

狭窄多见于漏斗部，也可位于肺动脉瓣、肺动脉瓣环和主肺动脉等处，狭窄部位可以是单处，也可以是多处。室间隔缺损较大，且呈椭圆形，可位于室上嵴下方或肺动脉瓣下。主动脉向右移位骑跨于室间隔缺损上方。肺动脉狭窄使右心室排血受阻，右心室压力升高并超过左心室，使得部分血流经过室间隔缺损处从右向左分流，导致动脉血氧饱和度降低和肺循环血量减少。由于机体缺氧，红细胞和血红蛋白代偿性增加。

【临床表现】

1. 症状

(1) 发绀：由于动脉血氧饱和度降低，新生儿即可发绀，哭闹时更为显著，且随年龄增大逐年加重。

(2) 气促和呼吸困难：患儿步行后可出现气促，喜爱蹲踞时有特征性姿势，且发绀和呼吸困难有所减轻。严重患儿常在活动后突然呼吸困难，发绀加重，出现缺氧性昏厥和抽搐，甚至死亡。

2. 体征

(1) 多伴发育障碍，口唇、指(趾)甲床发绀，有杵状指(趾)。

(2) 胸前区心搏增强。

(3) 胸骨左缘第2～4肋间能扪及震颤，并闻及Ⅱ～Ⅲ级喷射性收缩期杂音。

(4) 肺动脉瓣区第二音减弱或消失，严重肺动脉狭窄时，杂音很轻或无杂音。

【辅助检查】

1. 实验室检查　红细胞计数和血红蛋白增高，且与发绀程度成正比，动脉血氧饱和度降低。

2. 影像学检查

(1) 心电图检查：右心室肥大，电轴右偏。

(2) 胸部X线检查：心影正常或稍扩大，肺动脉段凹陷，心尖钝圆，呈靴状心。升主动脉增宽，肺血减少，肺血管纹理纤细。

(3) 超声心动图检查：二维左心室长轴切面显示升主动脉内径增宽，骑跨于室间隔上方。室间隔的连续性中断，右心室增大，右心室流出道、肺动脉瓣或肺动脉主干狭窄。多普勒超声可见心室水平有向左分流的血流信号。

(4) 心导管检查：显示右心室压力等于或略高于主动脉压力，肺动脉压力低，有时导管可通过缺损进入左心室或升主动脉。

(5) 右心造影术：能明确主动脉与肺动脉的位置关系、肺动脉狭窄的部位和程度，以及肺动脉分支和左心室发育情况。

【处理原则】

手术治疗。

1. 矫正手术　低温体外循环下修补室间隔缺损，解除肺动脉狭窄。

2. 姑息手术　婴儿期严重缺氧、屡发呼吸道感染和昏厥者，可先行姑息手术，即锁骨下动脉-肺动脉吻合术或右心室流出道补片扩大术，以增加肺循环血流量，改善缺氧，并等待条件成熟后再做矫正手术。

第五节 后天性心脏病

后天性心脏病(acquired heart disease)是指出生后由于各种原因导致的心脏疾病。后天性心脏瓣膜病是临床最常见的心脏病之一,其中由于风湿热所致的瓣膜病约占我国心脏病外科患者的30%。近年来,由于加强了对风湿病的防治,瓣膜病的发病率逐渐降低。风湿性心脏瓣膜病最常见于二尖瓣,其次为主动脉瓣,较少见于三尖瓣,肺动脉瓣极为罕见。风湿性病变可单独累及1个瓣膜区,也可同时累及几个瓣膜区,以二尖瓣合并主动脉瓣病变比较多见。除心脏瓣膜病外,冠状动脉粥样硬化性心脏病的发病率呈上升趋势。

一、二尖瓣狭窄

二尖瓣狭窄(mitral stenosis)指二尖瓣瓣膜受损害,瓣膜结构和功能异常所致的瓣膜狭窄。

【病因】

二尖瓣狭窄主要是风湿热所致。女性发病率高于男性,儿童或青年时期发生风湿热后,往往在20～30岁之后才出现临床症状。

【病理生理】

二尖瓣由瓣环、瓣叶、腱索、乳头肌和相关的左心室肌构成,质地柔软。风湿病反复发生并侵及二尖瓣后,两个瓣叶在交界处相互粘着融合,导致瓣口狭窄,瓣叶增厚、挛缩、变硬和钙化等都进一步加重瓣口狭窄,并限制瓣叶活动。一般后瓣(小瓣)病变比前瓣(大瓣)更严重,僵硬的瓣叶将失去开启、闭合功能。

狭窄可分为两类:

1. 隔膜型　大瓣病变较轻,活动受限较少,主要是交界处增厚粘连。

2. 漏斗型　大瓣和小瓣均增厚、挛缩或有钙化,病变波及腱索和乳头肌,将瓣叶向下牵拉,瓣口狭窄如鱼口状,多伴有关闭不全。

正常成人二尖瓣瓣口面积是4～5 cm^2,若<1.5 cm^2,即可产生血流障碍,在运动后血流量增大时更为明显。若瓣口面积≤1 cm^2 时,血流障碍就更严重,可致左心房压力升高、左心房逐渐扩大;继之,肺静脉和肺毛细血管扩张、淤血,造成肺部慢性梗阻性淤血,影响肺泡换气功能;运动时肺毛细血管压力增高则更为明显。当压力升高达5.3 kPa(40 mmHg),大于正常血浆胶体渗透压4.0 kPa(30 mmHg)时即可发生急性肺水肿。疾病早期,患者极易发生急性肺水肿,但至晚期,因为毛细血管和肺泡之间的组织增厚,毛细血管渗液不容易进入肺泡内,则肺水肿的发生率减少。但由于肺小动脉阻力和肺动脉压力均增高,加重了右心室排血负担,致右心室逐渐肥厚、扩大,最终导致右心衰竭。

【临床表现】

取决于瓣口狭窄的程度和活动程度。

1. 症状

(1) 患者表现为气促、咳嗽、咯血和发绀等。瓣口狭窄面积在2.5 cm^2 左右者,静息时不出现症状;当瓣口面积<1.5 cm^2 时,患者即可出现症状。气促通常出现在活动时,其轻重程

度与活动量大小密切相关；剧烈体力活动、情绪激动、呼吸道感染、妊娠、房颤等均可诱发阵发性气促、端坐呼吸或急性肺水肿。咳嗽多见于活动、夜间入睡后或肺淤血加重时。10%～20%的患者出现咯血。

(2) 常有心悸、乏力和心前区胸闷等表现。

2. 体征

(1) 二尖瓣面容：面颊和口唇轻度发绀。

(2) 并发房颤者，脉律不齐；右心室肥大者，心前区可扪及收缩期抬举样搏动；多数患者在心尖部能扪及舒张期震颤。心尖部可闻及第一心音亢进和舒张中期隆隆样杂音；在胸骨左缘第3、4肋间常可闻及二尖瓣瓣音；肺动脉瓣区第二心音增强，轻度分裂；重度肺动脉高压伴肺动脉瓣功能性关闭不全者，可闻及胸骨左缘第2、3或第4肋间舒张早期高音调吹风样杂音，呼气末减弱，而吸气末增强。

(3) 右心衰竭者可表现为肝大、腹水、颈静脉怒张和踝部水肿等。

【辅助检查】

1. 心电图检查　轻度狭窄者心电图正常；中度以上狭窄者表现为电轴右偏、P波增宽、呈双峰或电压增高；肺动脉高压者可出现右束支传导阻滞或右心室肥大；病程长者常示房颤。

2. X线检查

(1) 胸部X线检查：轻度狭窄者无明显异常，而中度、重度狭窄者常可见到左心房扩大。肺间质性水肿者表现为肺野下部的横向线条状阴影，称之为Kerley线。长期肺淤血者可出现致密的粟粒形或网形阴影，是肺组织含铁血黄素沉着所致。

(2) 食管吞钡检查：可见心房向后压迫食管，心影右缘出现左右心房重叠的双心房阴影，以及二尖瓣型心特征，即主动脉结缩小，肺动脉段隆出，左心房隆起，肺门区血管影纹增粗。

3. 超声心动图检查

(1) M型超声心动图：表现为瓣叶活动受限，大瓣正常活动波形消失，代之以城墙垛样的长方波，大瓣与小瓣呈同向活动；左心房前后径增大。

(2) 二维或切面超声心动图：可直接显示二尖瓣瓣叶增厚和变形、活动异常、瓣口狭窄、左心房增大。还可判断左心房内有无血栓、瓣膜有无钙化，并估算肺动脉压力增高的程度，排出左心房黏液瘤等情况。

【处理原则】

1. 非手术治疗　无症状或心功能Ⅰ级者，不主张手术。应避免剧烈体力活动，注意休息、控制钠盐摄入和预防感染等，定期(6～12个月)复查；呼吸困难者应减少体力活动，限制钠盐摄入，口服利尿剂，避免和控制诱发急性肺水肿的因素，如急性感染、贫血等。

2. 手术治疗　心功能Ⅱ级以上者均宜手术治疗。重度狭窄伴心力衰竭、房颤者，术前应给予强心、利尿、纠正电解质失衡等措施，待全身情况和心功能改善后再进行手术。常用手术方法：

(1) 经皮穿刺球囊导管二尖瓣交接扩张分离术：适用于隔膜型二尖瓣狭窄，尤其是瓣叶活动好、无钙化、心尖部第一心音较脆、有开瓣音、无房颤以及左心房内无血栓者。

(2) 闭式二尖瓣交接分离术：适用于单纯性二尖瓣狭窄，估计瓣膜无或少有钙化，发生房颤不到半年，无血栓形成者。但约10%的患者在术后5年内因再度发生狭窄而须再次手术，故该手术目前已很少采用。

(3) 直视分离术:需在体外循环下进行。若瓣膜重度纤维化、硬化、挛缩或钙化,病变严重,则需切除瓣膜,行人工瓣膜二尖瓣替换术。

二、二尖瓣关闭不全

二尖瓣关闭不全(mitral insufficiency)指二尖瓣瓣膜受损害、瓣膜结构和功能异常导致的瓣口关闭不全。

【病因】

主要由于风湿性炎症累及二尖瓣所致。半数以上的二尖瓣关闭不全患者常合并二尖瓣狭窄。病因包括:

1. 风湿热所致的心脏瓣膜病。

2. 感染性心内膜炎所致二尖瓣叶赘生物或穿孔。

3. 各种原因所致的腱索断裂、乳头肌功能不全或二尖瓣脱垂等。

【病理生理】

二尖瓣瓣叶和腱索增厚、挛缩,瓣膜面积缩小和瓣叶活动受限,致二尖瓣瓣环扩大。因两个瓣叶闭合不全,左心室收缩时部分血液反流入左心房,使排入体循环的血流量减少。左心房则因血量增多而压力随之升高,逐渐发生代偿性扩大或肥厚。舒张期,左心房过多的血量流入左心室,使之负荷加重,也逐渐扩大和肥厚。继左心房、左心室的扩大,二尖瓣瓣环也相应扩大,加重了关闭不全,并导致肺静脉淤血、肺循环压力升高而引起右心衰竭;左心室长期负荷过重,最终导致左心衰竭。

【临床表现】

病变较轻、心功能代偿良好者可无明显症状,但患者一旦出现临床症状,病情可在短时间内迅速恶化。

1. 症状

(1) 气促:病变重、病程长者出现心悸、乏力和劳累后气促等。

(2) 急性肺水肿和咯血:此症状的发生率明显低于二尖瓣狭窄者。

2. 体征

(1) 心尖冲动增强,且向左下移位。

(2) 心尖部可闻及全收缩期杂音,并向左侧腋中线传导;肺动脉瓣区第二音亢进,第一音减弱或消失。

(3) 晚期患者出现右心衰竭体征,如肝大和腹水等。

【辅助检查】

1. 心电图检查　轻者可正常,重者出现电轴左偏、二尖瓣型P波、左心室肥大和劳损。

2. X线检查　胸部X线检查示左心房和左心室均明显扩大,钡餐X线检查可见食管受压向后移位。

3. 超声心动图检查　M型检查显示二尖瓣大瓣曲线呈现双峰或单峰型,上升和下降速率均增快。左心室和左心房前后径明显增大,左心房后壁出现明显凹陷波。合并狭窄者可呈现城墙垛样长方波。二维或切面超声心动图可直接显示心脏收缩时二尖瓣口不能完全闭合。多普勒超声显示舒张期血流湍流,可估计关闭不全的轻重程度。

4. 心导管检查　右心导管检查可显示肺动脉和肺毛细血管压力增高,心排血指数降低。

5. *左心室造影* 向左心室内注入造影剂，心脏收缩时可见造影剂反流入左心房，严重关闭不全者造影剂反流量多，但左心室排血指数降低。

【处理原则】

1. *非手术治疗* 主要为药物强心、利尿，纠正水、电解质失衡和心律失常，改善心功能和全身状况，可给予洋地黄制剂、血管扩张剂和利尿剂等。

2. *手术治疗* 症状明显、心功能受影响、心脏扩大者均应及时在体外循环下实施直视手术。

(1) 二尖瓣修复成形术：适用于瓣膜病变轻、活动度较好者，即利用患者自身组织和部分人工代用品修复二尖瓣，以恢复其功能。

(2) 二尖瓣替换术：适用于二尖瓣损伤严重、不宜实施修复成形手术者。

三、主动脉瓣狭窄

主动脉瓣狭窄(aortic stenosis)指主动脉瓣膜受损害导致的瓣叶增厚粘连和瓣口狭窄。

【病因】

多由于风湿热累及主动脉瓣所致，也可见于先天性畸形或老年退行性、钙化性主动脉瓣狭窄。单纯主动脉瓣狭窄者较少见，多合并主动脉瓣关闭不全和二尖瓣病变等。

【病理生理】

主动脉瓣瓣口面积正常为 3 cm^2，当面积减小到 1 cm^2 以下时，左心室排血受阻、左心室收缩压升高和排血时间延长；主动脉瓣闭合时间也延长；静息状态排血量尚可接近正常，但运动时不能相应增加。左心室和主动脉出现收缩压力阶差，其大小反映主动脉瓣狭窄的程度。中度狭窄者压力阶差常为 4.0～6.7 kPa(30～50 mmHg)，重度狭窄者可达 6.7～13.3 kPa(50～100 mmHg)，甚至更高。左心室壁逐渐肥厚，最后导致左心衰竭；重度狭窄者，因左心室高度肥厚，心肌耗氧量增大，而主动脉平均压又低于正常，进入冠状动脉的血流量减少，常致心肌供血不足。

【临床表现】

1. *症状* 轻度狭窄者无明显症状；中度和重度狭窄者可表现为乏力、眩晕或昏厥、心绞痛、劳累后气促、端坐呼吸、急性肺水肿等，还可并发感染性心内膜炎或猝死。

2. *体征* 胸骨右缘第 2 肋间能扪及收缩期震颤。主动脉瓣区可闻及粗糙喷射性收缩期杂音，向颈部传导，主动脉瓣第二音延迟并减弱。重度狭窄者脉搏细小、血压偏低、脉压小。

【辅助检查】

1. *心电图检查* 示电轴左偏，左心室肥厚、劳损，T 波倒置，部分人可出现左束支传导阻滞、房室传导阻滞或房颤。

2. *胸部 X 线检查* 早期心影无改变，后期呈现左心室增大，心脏左缘向左向下延长，升主动脉显示狭窄后扩大。

3. *超声心动图* M 型检查显示主动脉瓣叶开放、振幅减小，瓣叶曲线增宽，舒张期可呈多线；二维或切面超声图像显示主动脉瓣增厚、变形或钙化，活动度减小或瓣口缩小等。

4. *心导管检查*

(1) 左心导管检查可测定左心室和主动脉之间的收缩压力阶差，明确狭窄程度。

(2) 选择性左心室造影可明确狭窄的瓣口、左心室腔大小，以及是否有二尖瓣关闭不全。

【处理原则】

1. 非手术治疗

(1) 无症状的轻度狭窄者每2年复查1次;中、重度狭窄者应避免剧烈体力活动,每6~12个月复查1次。

(2) 心绞痛可试用硝酸酯类药物,如硝酸甘油0.3 mg舌下含服。

(3) 心力衰竭者限制钠盐摄入,可用洋地黄类药物和利尿剂。

2. 手术治疗

(1) 人工瓣膜主动脉瓣膜替换术:出现心绞痛、昏厥或心力衰竭等症状且严重狭窄者应尽早实施手术。

(2) 经皮穿刺气囊导管扩张分离术:适用于单纯性主动脉瓣狭窄、瓣膜无钙化且不适合手术者。但本方法难以完善解除瓣膜狭窄,且易导致关闭不全或钙化赘生物脱落、导致栓塞等并发症。

四、主动脉瓣关闭不全

主动脉瓣关闭不全(aortic insufficiency)指主动脉瓣膜受损害引起的瓣叶纤维化、增厚和缩短,影响舒张期瓣叶边缘对合和导致的瓣口关闭不全。

【病因】

风湿热、梅毒、感染性心内膜炎、马方综合征(Marfan syndrome)、先天性主动脉瓣畸形、主动脉夹层动脉瘤等均引起主动脉瓣关闭不全,常伴有不同程度的主动脉瓣狭窄。本病既可单独存在,也可合并其他瓣膜病变。

【病理生理】

主动脉瓣关闭不全时,左心室由于在舒张期同时接收来自左心房和主动脉反流的血流而过度充盈,致肌纤维伸长、收缩力增强,并逐渐扩大、肥厚。在心功能代偿阶段,左心室排血量可高于正常;当左心室功能失代偿时,心排血量减低,左心房和肺动脉压力升高,可导致左心衰竭。由于舒张压低,冠状动脉灌注量降低,而左心室高度肥厚耗氧量增加,可导致心肌供血不足。

【临床表现】

1. 症状　早期心前区不适、心悸、头部剧烈搏动感。重者常发生心绞痛、气促、阵发性呼吸困难、端坐呼吸或急性肺水肿。

2. 体征　心界向左下方增大,心尖部可见抬举性搏动,在胸骨左缘第3、4肋间和主动脉瓣区可闻及叹息样舒张早、中期或全舒张期杂音,并向心尖部传导。重者出现水冲脉、动脉枪击音、毛细血管搏动等征象。

【辅助检查】

1. 心电图检查　电轴左偏,左心室肥大、劳损。

2. 胸部X线检查　左心室增大明显,向左下方延长;主动脉结隆起,升主动脉和弓部增宽,左心室和主动脉搏动幅度增加;逆行性升主动脉造影显示造影剂在舒张期从主动脉反流入左心室,可根据反流量多少估计关闭不全的程度。

3. 超声心动图检查　提示主动脉关闭和开放速度均增快,舒张期呈多线。舒张期血液反流入左心室时冲击二尖瓣,可见二尖瓣大瓣高速颤动。左心室内径增加,流出道增宽。二维或切面超声心动图表现为主动脉瓣叶未能在舒张期对拢闭合。多普勒超声检测可估计返流程度。

【处理原则】

若患者有心绞痛、左心室衰竭或心脏逐渐扩大等征象，可在数年内死亡，所以应尽早实施人工瓣膜替换术。

第六节　冠状动脉粥样硬化性心脏病

冠状动脉粥样硬化性心脏病(atherosclerotic coronary artery disease)简称冠心病，是由于冠状动脉粥样硬化、管腔狭窄或阻塞，导致心肌供血不足和缺氧而引起的心脏病。主要侵及冠状动脉主干及其近段分支，左冠状动脉的前降支和回旋支的发病率高于右冠状动脉。此病多见于中年以上人群，男性发病率和死亡率均明显高于女性。

【病因】

病因尚未完全明确，主要的危险因素有血脂增高或异常、血压增高、吸烟、糖尿病等；次要的危险因素包括肥胖、从事体力活动少而脑力活动紧张，进食高热量和高动物脂肪以及遗传因素。

【病理生理】

调节冠状动脉血流量的主要因素是心肌细胞氧分压。当情绪激动或体力活动时，心搏次数增加，心脏收缩力增强，心室壁张力增大，导致心肌需氧量增加；当动脉血氧分压降低时，冠状动脉血流量就会相应增多，以满足心肌对氧的需要。若冠状动脉管腔狭窄、心肌需氧量增加，而冠状动脉供血量不能相应增加时，即可导致心肌缺血。若冠状动脉急性阻塞或长时间痉挛，血管腔内形成血栓，使部分心肌发生严重持久的缺血，可导致局部心肌坏死，即心肌梗死。常见于左冠状动脉前降支分布的区域。

【临床表现】

1. *心绞痛*　轻者无症状，重者冠状动脉血流量可减少到只能满足静息时的心肌需氧量；但在情绪激动、体力劳动或饱餐等情况下，则可因心肌需氧量增加而引起，甚至加重心肌供血供氧不足的表现，从而出现心绞痛等症状。

2. *心肌梗死*　突发的剧烈、持续心前区绞痛，可伴有恶心、呕吐、大汗、发热、心律失常、发绀、血压下降、休克、心力衰竭或心室壁破裂等，有较高的死亡率。

发生过心肌梗死者，即陈旧性心肌梗死患者，因坏死心肌被瘢痕组织替代，病变的心室壁薄弱，日后可形成室壁瘤。若病变累及乳头肌或腱索坏死断裂，即可并发二尖瓣关闭不全。若病变累及室间隔，可因穿孔而致室间隔缺损。

3. *心功能不全*　心肌可因长期缺血缺氧而发生广泛变性和纤维化，引起心肌扩张。临床出现一组以心功能不全为主的综合征，包括心脏增大、心力衰竭和心律失常，称之为缺血性心肌病，预后较差。

【处理原则】

包括药物治疗、介入治疗和外科手术治疗，应根据具体病情选择单种或多种方法互相配合应用，以提高疗效。

1. 非手术治疗

(1) 药物治疗:主要目的是缓解症状、减缓冠状动脉病变的发展。目前常用的药物有:

1) 防栓药物(阿司匹林,口服,一般剂量为 50～100 mg/d)可抑制血小板聚集,避免血栓形成。

2) 硝酸酯类药物(硝酸甘油,舌下含服,0.3～0.6 mg/次),可扩张血管,改善心肌供血。

3) β受体阻滞剂(美托洛尔,口服,每日 100 mg),可减缓心肌收缩力,降低心肌耗氧。

4) 调脂治疗(辛伐他汀,口服,每日 10～20 mg),可降低血脂。

5) 钙离子拮抗剂[地尔硫䓬(合心爽),口服,每 6～8 h 30～60 mg],可抑制血管痉挛。

(2) 介入治疗:主要包括经皮冠状动脉腔内成形术(PTCA);有时还在病变部位放入冠状动脉内支架(STENT),即支架置入术。该治疗技术是通过应用心导管技术,在冠状动脉造影的基础上经皮穿刺血管,将导管送达冠状动脉并以球囊扩张狭窄的病变部位,达到解除狭窄、增加血供和使闭塞的冠状动脉再通的目的。介入治疗主要适用于单支或局限性血管病变,以及急性心肌梗死时。

2. 手术治疗　主要通过冠状动脉旁路移植手术(搭桥)为缺血心肌重建血运通道,以改善心肌供血、供氧,缓解和消除心绞痛等症状,改善心肌功能,延长寿命。

(1) 手术适应证

1) 经内科治疗心绞痛不能缓解,影响生活和工作,经冠状动脉造影显示冠状动脉主干或主要分支明显狭窄,但狭窄远端血流通畅者。

2) 左冠状动脉主干狭窄和前降支狭窄者。

3) 虽然心绞痛不严重,但冠状动脉主要分支,如前降支、回旋支和右冠状动脉有两支以上明显狭窄者。

(2) 手术方式

1) 冠状动脉旁路移植手术,即取一段自体的大隐静脉,将静脉的近心端和远心端分别与狭窄段远端的冠状动脉分支和升主动脉作端侧吻合术,以增加心肌的血液供应。

2) 胸口内动脉与狭窄远端的冠状动脉分支端侧吻合术。

3) 对于有多根或多处冠状动脉狭窄者,可实施单根大隐静脉或胸廓内动脉与邻近的数处狭窄血管作贯序或蛇形端侧和侧侧吻合术。

第七节　护　理

【护理评估】

1. 术前评估　包括患者的健康史和相关因素、身体状况、心理和社会支持状况。

(1) 健康史和相关因素:了解发病情况和以往的诊治过程。

1) 一般资料:年龄、身高、体重、发育、饮食习惯和营养状况。

2) 既往史和生活史:有无出血性疾病和出、凝血系统的异常,有无颅脑外伤史或其他伴随疾病。

3) 家族史:家族中有无心脏疾病患者。

4) 有无手术史,近阶段是否服用抗凝药物或其他药物史,有无过敏史、头部外伤史等。

(2) 身体状况

1) 生命体征和心肺功能状况，有无发绀和杵状指(趾)，呼吸是否平稳。

2) 了解本次疾病的类型、特征和其他重要器官功能等。

3) 活动耐力和自理能力等，以估计可能采取的手术方式和患者对手术的耐受力，提供针对性的手术前后护理。

4) 辅助检查结果，包括一般和特殊检查项目的结果。

(3) 心理和社会状况

1) 认知程度：患者和家属对疾病、手术方案、术前配合和术后康复知识的了解和掌握程度。

2) 心理承受程度：患者对接受手术、可能导致的并发症、生理功能的变化和预后的焦虑、恐惧程度，以及心理承受能力。

3) 社会支持系统：家属对手术的期望值、对手术预后及经济的承受程度。

2. 术后评估

(1) 全麻后清醒程度，清醒后躁动的原因和对疼痛的耐受力。

(2) 循环和呼吸功能：心功能状况、心电监护指标的动态变化；有无缺氧表现、气管插管位置、呼吸状态和肺部呼吸音情况；呼吸机的工作状态和各种参数是否正常。

(3) 循环情况：皮肤色泽、温湿度，人造动脉血管移植术后患者的肢端脉搏能否扪及，大隐静脉-冠状动脉旁路术后患者的趾端颜色、皮温和末梢血管充盈情况。

【护理问题】

1. 活动无耐力　与氧的供需失调有关。

2. 低效性呼吸型态　与缺氧、手术、麻醉、应用呼吸机、体外循环和术后伤口疼痛有关。

3. 有感染的危险　与机体免疫力低下有关。

4. 心排血量减少　与心脏疾病、心功能减退、血容量不足、心律失常，以及水、电解质失衡有关。

5. 潜在并发症　如高血压、喉返神经损伤、急性左心衰竭、肺功能不全、低心排血量综合征、术后出血、感染、脑功能障碍等。

【护理措施】

1. 心理护理　心脏手术复杂、危险性大、并发症多，患者既要忍受长期病痛的折磨，又要承受来自家庭、社会和经济等各方面的诸多压力。因此，护士应根据每个患者的具体情况，给予有针对性的心理疏导。

(1) 鼓励患者说出恐惧、焦虑的内心感受；

(2) 促进其与手术成功的患者交流，增强对手术治疗的信心；

(3) 引导患者熟悉环境和各种仪器设备发出的声音，以减轻与手术相关的焦虑；

(4) 督促家属尽量帮助患者缓解压力。

2. 一般情况护理　限制患者活动量，注意观察心率和血压情况，防止急性缺氧性晕厥、心绞痛或心肌梗死的发生。精神紧张影响睡眠者，给予适量镇静剂。便秘时给予开塞露。

3. 预防感染　保暖防寒，避免受凉后感冒，并发呼吸道感染。

4. 术中护理

(1) 麻醉：全身麻醉。

(2) 体位:平卧位。

(3) 术中配合

1) 见第七章手术室管理和工作。

2) 手术时间长、创伤大,体位应安放稳妥,术前留置导尿,准备两路静脉输液及吸引器。

3) 放置体位时肢体保持功能位,并垫枕放置,防止神经压迫,各种管道放置妥当,注意保暖。

4) 保持室温 25℃,体位固定牢固,因术中要根据需要改变手术床的位置。

5) 体外循环物品、除颤仪、起搏器准备齐全,各种瓣膜及测瓣膜器准备齐全。

6) 打开心包后用温盐水冲洗,保持体温,防止心跳骤停。

7) 胸腔引流瓶的管道应连接正确。

8) 手术中的血管缝线及时回收,缝针妥善放置,及时清点精细器械。

9) 手术结束前通知病房将病床、呼吸机、监护仪送至手术室,减少患者搬动。搬运患者时应多人合作,动作轻柔,以防吻合血管破裂。

5. 加强呼吸道护理

(1) 术前

1) 吸氧,以提高肺内氧分压,利于肺血管扩张、增加肺的弥散功能,纠正缺氧。

2) 改善微循环,纠正组织严重缺氧,必要时遵医嘱,输注改善微循环的药物,如低分子右旋糖酐等,并嘱患者适当多饮水。

3) 帮助和指导患者进行腹式深呼吸,有效咳嗽、咳痰。

(2) 术后

1) 给予呼吸机辅助呼吸,并充分供氧。

2) 及时吸痰以保持呼吸道通畅,严防低氧血症的发生和二氧化碳潴留。注意吸痰操作的相关事项。

3) 拔除气管插管后,给予氧气和雾化吸入,避免呼吸道分泌物黏稠而不易咳出。

4) 患者采取半坐卧位,定时扶患者坐起、拍背。

5) 作好胸膜腔闭式引流的护理。

6. 维持有效循环血量和改善心功能

(1) 密切观察心率、心律、血压、尿量、中心静脉压的变化,并监测心电图,注意有无血容量不足、心律失常的表现,一旦发生,遵医嘱及时补充血容量,并纠正心律失常。

(2) 保持引流通畅:对放置的心包、纵隔、胸腔引流管,每 2 h 挤压 1 次,记录每小时引流量和 24 h 引流总量,若单位时间内突然引流量减少,且有中心静脉压升高、血压下降,提示心包引流不畅、心脏压塞,应立即通知医生并协助处理。

(3) 高血压:密切监测血压变化,若血压高达 142/101 mmHg(19/13.5 kPa)或比术前增高 38 mmHg(4.5 kPa)以上时,遵医嘱及时给予降压药物硝普钠或酚妥拉明等。给药后,密切观察血压变化、疗效和不良反应,准确记录用药量;根据血压变化遵医嘱随时调整剂量。使用硝普钠时应现配现用,注意避光,4 h 后应更换药液,以免药物分解,影响疗效。

(4) 喉返神经损伤:术后应密切观察患者发音情况,术后 1～2 d 若出现单纯性声音嘶哑,则可能是因为术中牵拉、挤压喉返神经或局部水肿所致,告知患者应禁声和休息,一般 1～2 个月后可逐渐恢复。

(5) 急性左心衰竭:加强观察,当患者表现为呼吸困难、发绀和咯泡沫痰时,应警惕急性肺水肿,需及时报告医生并遵医嘱处理。

(6) 肺功能不全:应用呼吸机辅助呼吸的患者,若血气分析结果仍表现为肺通气或弥散功能异常,或不能脱离呼吸机者,即为呼吸功能不全,应继续采用呼吸机治疗,并根据血气分析结果和医嘱,协助调整各项参数或采用 PEEP,同时加强呼吸道管理。

(7) 术后出血:若术后 3～4 h 内,心包、纵隔引流液呈鲜红色,量＞100 ml/h,或有较多血细胞凝集块,伴血压下降、脉搏增快、躁动、出冷汗等低血容量表现,提示有活动性出血的可能,应立即通知医生处理。

(8) 脑功能障碍:术后密切观察患者的意识、瞳孔、运动和感觉有无异常,若出现神志不清、烦躁和定位体征,提示脑功能障碍的可能,应及时通知医生处理。

(9) 关心换瓣术后患者应用抗凝药物的情况,并做好服药指导。

1) 按时、按量服药;

2) 注意饮食对抗凝药物的影响;

3) 加强自我监测,如有皮肤青紫淤斑、牙龈出血等现象应及时就医。

(10) 肾功能不全:密切观察尿量、尿比重、血钾、尿素氮和血清肌酐等指标的变化;疑为肾衰竭者,严格记录出入量,限制水和钠的摄入,控制高钾食物摄入,并停止使用肾毒性药物;若证实为急性肾衰竭,应遵医嘱作人工肾或透析治疗。

7. 其他

(1) 对服用洋地黄的患者,注意观察其有无洋地黄中毒、低血钾或高血钾等不良反应;若发现心率慢、胃肠道不适、黄绿视等,应立即报告医生处理。

(2) 冠状动脉粥样硬化性心脏病的患者,注意观察取静脉的手术肢体的足背动脉搏动情况,以及足趾温度、肤色、水肿情况;用弹力绷带包扎患肢,并适当活动该肢体,以促进侧支循环的建立。

(3) 冠状动脉粥样硬化性心脏病的患者,大隐静脉-冠状动脉旁路术后 2 h 即可开始被动活动,行患侧下肢、脚掌和趾功能锻炼;患者取坐位时,注意抬高患肢,避免足下垂;取站立姿势时,勿持续时间过久。

【护理评价】

(1) 患者是否有足够的氧供满足活动的需求。

(2) 患者呼吸功能是否得到改善,血气分析是否正常,有无缺氧表现。

(3) 患者的感染是否得到有效预防或发生后得到控制。

(4) 患者心功能是否改善,能否维持有效循环。

(5) 患者并发症是否得到有效预防或发生后得到及时处理。

【健康教育】

1. 饮食　结构应合理,应用富含维生素的均衡饮食,少食多餐,避免过量进食而加重心脏负担;指导患者培养规律的排便习惯,防止便秘。

2. 活动与休息　根据心功能恢复情况逐渐增加活动量,术后 1 年内避免体力劳动、激烈运动和外伤等。

3. 自我保健　注意防寒保暖,避免呼吸道感染,勿在寒冷或湿热的地方活动,以防加重心脏负担。

4. 自我检测症状

(1) 气促、发绀、呼吸困难、胸痛、水肿、尿量减少。

(2) 冠心病患者应定时检查血压、血糖和血脂。

(3) 体温变化,如高热或持续低热。若发生以上任何异常情况,应及时就诊。

5. 用药指导

(1) 在医生的指导下应用强心药物。

(2) 长期服用抗凝药物者应定期测定凝血酶原时间,并根据结果调整剂量。若需做其他外科手术,应暂停抗凝药物。除非患者有大出血的危险,一般不用维生素 K,不应用阿司匹林类解热镇痛药。密切观察有无出血倾向,出现异常应及时就诊。

6. 加强锻炼,定期复查

案例分析题

患者,男性,59 岁。因胸闷、呼吸困难、心前区疼痛,含服硝酸甘油无效后入院。患者有 20 年高血压病史,平时有心绞痛史,含服硝酸甘油或者休息后可缓解,入院后患者心率增快,出现心房性奔马律,心电图检查示:病理性 Q 波,ST 段抬高呈弓背向上型,T 波倒置。

问题:(1) 对该患者的诊断是什么?

(2) 目前的主要护理问题是什么?

(张　萍)

第五篇

泌尿外科患者的护理

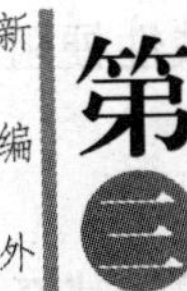
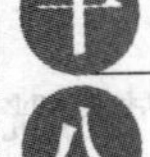

第三十八章 泌尿、男性生殖系统疾病的主要症状和检查

第一节 主要症状

【疼痛】

1. 肾疼痛　位于肋脊角、腰部或上腹部，可呈持续性钝痛或绞痛，运动或震动可使疼痛加剧。常见原因为肾结石、感染、积水、囊肿或肿瘤等。

2. 输尿管疼痛　表现为输尿管走行区的钝痛或绞痛。钝痛常与缓慢发生的尿路梗阻有关；绞痛多见于输尿管结石，与结石在输尿管内移动有关。

3. 膀胱疼痛　通常位于耻骨上区，膀胱充盈时明显，排尿后可部分或完全缓解。常见原因有急、慢性膀胱炎或间质性膀胱炎、膀胱结石、急性尿潴留、晚期膀胱肿瘤。

4. 前列腺疼痛　疼痛位于会阴或耻骨上区。最常见于前列腺炎症，亦可发生于晚期前列腺肿瘤。

5. 阴囊区疼痛　阴囊内容物病变引起的疼痛多见于附睾睾丸炎、外伤和精索扭转等。对青少年的突发性睾丸剧痛，应警惕精索扭转之可能。对任何阴囊区疼痛，还要注意排除嵌顿性或绞窄性腹股沟斜疝。

6. 阴茎疼痛　多由阴茎海绵体的外伤或炎症，以及尿道结石嵌顿等引起。

【排尿异常】

1. 膀胱刺激症状　尿频、尿急、尿痛经常同时出现，被称为膀胱刺激症状，提示泌尿系感染。

(1) 尿频：白天每 2 h 至少排尿 1 次或夜尿 2 次以上，即为尿频。泌尿外科疾病尿频的特点是排尿次数增加，但每次尿量减少。

(2) 尿急：有尿意即迫不及待地要排尿且难以自控，但尿量却很少，常与尿频同时存在。

(3) 尿痛：指排尿时尿道有烧灼样、针刺样痛感。常见原因为膀胱炎、尿道炎、前列腺炎，以及嵌顿性尿道结石等。

2. 排尿困难　是指因膀胱内尿液排出受阻引起的一系列症状，如排尿等待、排尿费力、尿流变细或间断、射程变短以及尿终滴沥等。一般由下尿路梗阻引起。

3. 尿潴留　分急性及慢性两类。急性尿潴留时膀胱内尿液突然完全不能解出，常伴有膀胱胀痛，通常系下尿路机械性梗阻，如尿道狭窄和前列腺增生症等所致；慢性尿潴留指膀胱内的尿液不能完全排空而有剩余尿存留于膀胱，发展较为缓慢，多由渐进性的机械性梗阻或神经源性膀胱引起。

4. 尿失禁　尿液不自主地漏出，称尿失禁。尿失禁又可分为四种类型。

(1) 真性尿失禁：又称完全性尿失禁。患者站立时持续滴尿，平卧位后通常会减轻甚至消失，常见原因为外伤、手术、先天性疾病引起的膀胱颈和尿道括约肌受损。

(2) 充盈性尿失禁：又称假性尿失禁，是指因膀胱内有大量剩余尿或膀胱挛缩使膀胱内压超过尿道阻力时引起的溢尿，多见于前列腺增生症、神经源性膀胱和泌尿系结核等。

(3) 压力性尿失禁：当腹腔内压力升高时，膀胱内压大于尿道阻力所致的漏尿。表现为平时无漏尿，只在腹压增加时(咳嗽、大笑、喷嚏等)有尿液随之漏出。多见于经产妇。

(4) 急迫性尿失禁：严重的尿频、尿急，且膀胱不受意识控制而发生的尿液排空，通常发生于膀胱的严重感染。

【尿液异常】

1. 血尿　指尿中含有过多的红细胞，是泌尿系统疾病最重要的症状之一，按程度分为肉眼血尿和镜下血尿。

(1) 镜下血尿：正常人尿镜检每高倍视野可见到0～2个红细胞，离心后每高倍视野红细胞超过2个，即为不正常。常为泌尿系慢性感染、结石、急性或慢性肾炎及肾下垂所致。

(2) 肉眼血尿：肉眼能见到血色的尿，称为肉眼血尿。常为泌尿系肿瘤、急性膀胱炎、急性前列腺炎、膀胱结石或创伤等引起。根据出血部位与血尿出现阶段的不同，肉眼血尿可分为：①初始血尿：提示病变在膀胱颈部或尿道；②终末血尿：提示病变在膀胱颈部、三角区或后尿道；③全程血尿：提示病变在膀胱或以上部位。

2. 脓尿　离心尿每高倍视野白细胞超过3个以上为脓尿。当尿路感染时可大量增多，成堆出现，又称脓细胞。

3. 乳糜尿　尿液中含有乳糜或淋巴液，也可混有大量脂肪、蛋白质，以及红、白细胞及纤维蛋白原。常为血丝虫病的后遗症。

【尿量异常】

1. 少尿　是指尿量＜400 ml/24 h。

2. 无尿　是指尿量＜100 ml/24 h。

3. 尿闭　即完全性无尿，多见于孤立肾合并结石或双侧上尿路结石所致的完全性上尿路梗阻。尿闭须与尿潴留相鉴别，尿闭是指膀胱空虚无尿排出，而尿潴留是指膀胱充满尿液但无法解出。

4. 多尿　是指尿量＞2 500 ml/24 h。

第二节　辅助检查

【实验室检查】

1. 尿液分析

(1) 尿常规检查：以新鲜晨尿为宜，尿液呈弱酸性、中性或碱性，pH值为5～7。收集尿标本的容器应清洁，尿标本需及时送检，久置后易生长细菌，使尿液呈碱性。尿比重1.005～

1.030，尿糖阴性。尿液蛋白含量每日超过150 mg即为蛋白尿。新鲜尿液离心沉淀后，取尿沉渣进行显微镜检查，观察有无红细胞、白细胞、脓细胞、细菌及管型。正常尿液中不含有管型，可偶见透明管型。

(2) 尿液生化检查：是检测肾功能的一种方法。需留取24 h尿液。测定成分主要包括钾、钠、钙、磷、尿素氮、肌酐、肌酸。

(3) 尿细菌学检查：在尿细菌培养的同时一般应加做药物敏感试验，为针对性治疗提供依据。标本应取自新鲜自解的中段尿。取尿样时，男性应上翻包皮，女性应清洁外阴部，也可经导尿取尿液。

(4) 尿脱落细胞检查：连续3 d留取新鲜尿进行沉渣涂片检查。

2. 肾功能检查　初步检查包括测定尿比重、尿渗透压，以及血尿素氮(BUN)与肌酐(Cr)的浓度。

(1) 尿比重测定：是判断肾功能最简便的方法，但不够精确可靠。

(2) 血肌酐和血尿素氮测定：两者为蛋白质代谢产物，主要经肾小球滤过排出，其增高程度与肾实质损害程度成正比，故可判断病情和预后。

(3) 内生肌酐清除率(Ccr)：是测量肾小球滤过率的最佳指标。内生肌酐清除率是肾功能损害的早期指标。成人的内生肌酐清除率正常值为80～120 ml/min，低于80 ml/min表示肾小球滤过功能下降。

3. 前列腺液检查　主要用于诊断细菌性与非细菌性前列腺炎。经直肠指检前列腺按摩，收集由尿道口滴出的前列腺液。白细胞每高倍视野＞10个，提示前列腺有炎症可能。正常前列腺液含多量卵磷脂小体，白细胞计数低于10个/高倍视野。PSA可作为前列腺癌早期诊断的一个有效参考指标。但PSA＞10 mg/ml时，无论直肠指检是否正常都应高度怀疑前列腺癌可能。前列腺指诊会导致PSA增高，一般在指诊后2周再进行检查。

4. 精液分析　用于估计男性生殖能力，是男性不育的常规检查。在禁止性活动48 h后，经手淫或取精器取得精液标本后立即置入消毒干燥容器，1 h内送检。正常精液量应≥2 ml，1 h内液化，精子应＞2 000万/ml，形态以及活动力正常的精子均应占精子总数的60%以上。

5. 肿瘤标志物检查　用于诊断前列腺癌的前列腺特异抗原(PSA)、前列腺特异膜抗原(PSMA)，诊断睾丸肿瘤的甲胎蛋白(AFP)和绒毛促性腺激素(HCG)等。

【器械检查】

1. 导尿检查　测定膀胱容量、压力、残余尿，注入造影剂，确定有无膀胱损伤，探测尿道有无狭窄或梗阻。

2. 尿道扩张术　用于探测尿道是否通畅，以及尿道狭窄的部位和程度，同时亦可用来扩张狭窄的尿道。因此，它既是一种检查方法又是一种治疗性措施。两侧尿道扩张的间隔时间不少于3 d。

3. 尿道膀胱镜检查　是膀胱肿瘤和尿道肿瘤的确诊方法，可直接窥查尿道及膀胱内有无病变，通过膀胱镜可取活组织做病理检查，并钳取异物、破碎结石。

4. 输尿管肾镜检查　将硬性或软性输尿管肾镜经尿道、膀胱置入输尿管及肾盂，直视输尿管、肾盂内有无病变。可在直视下取石、碎石，切除或电灼肿瘤，取活体组织检查。

【影像学检查】

1. X线检查

(1) 泌尿系平片(KUB):主要用于诊断结石。注意事项:摄片前必须做好肠道准备,其目的是清除肠道内的气体和粪便,以确保平片的质量。

(2) 静脉尿路造影(IVP):IVP是诊断许多上尿路疾病的基本检查。它的最大特点是能够同时清晰显示上尿路形态和分肾功能。造影前应作碘过敏实验,阴性者做充分肠道准备,限制饮水6～12 h,以使尿液浓缩,增加尿路造影剂浓度,使显影更加满意。总肾功能不全(尿素氮或Cr超过正常值1倍时)为IVP禁忌证,碘过敏为相对禁忌证。

(3) 逆行尿路造影(RP):诊断目的与IVP相同,主要用于IVP显影不良或碘过敏患者。禁忌证为急性尿路感染及尿道狭窄。

(4) 经皮肾穿刺顺行尿路造影:是用肾穿刺针在B超或X线引导下,经皮刺入肾盂后注射造影剂,以显示上尿路形态的检查方法。主要用来检查IVP及RP均不能明确诊断的上尿路病变。该检查的禁忌证是出血性疾病。

(5) 尿道膀胱造影(CUG):①逆行性膀胱造影:经导尿管注入造影剂显示膀胱形态,主要用于诊断外伤性膀胱破裂;②排尿期尿道膀胱造影:在排尿过程中连续摄片,主要用于诊断膀胱输尿管反流与后尿道梗阻性病变等;③逆行性尿路造影:主要显示前尿道形态,诊断尿道狭窄和憩室。

(6) 肾动脉造影:①普通肾动脉造影:经股动脉穿刺并插入导管至肾动脉,然后注射造影剂并连续摄片。②经动脉数字减影肾动脉造影:经股动脉插管至腹主动脉或肾动脉注入造影剂,同时由计算机减影,这样可清晰显示肾血管系统的影响,目前临床使用最多。此外,它还可同时进行肾动脉栓塞、化疗、血管扩张等介入性治疗。③经静脉数字减影肾动脉造影术:从静脉直接注入造影剂以显示肾血管,主要用于了解肾移植后肾动脉吻合口情况等。

2. 超声波检查　B超对液体显示效果最佳,尤其对肾积水和肾囊肿的诊断相当准确。它对膀胱病变的显示比IVP优越。B超亦可用于诊断实质性脏器的肿大和实质性肿瘤,是肾上腺、肾以及阴囊内肿块的首选影像学检查,可分辨出2 cm以上的肿块。此外,还能显示X线透光性结石。经腔道(尿道或直肠)探头可用于膀胱肿瘤和前列腺癌的诊断及分期,B超还可引导穿刺针进行肾造口以及前列腺活检。此外,彩色多普勒超声能定性评估病灶的血管内血流动态情况,用于诊断肾移植排异反应、肾上腺及肾肿瘤、精索扭转和阴茎勃起功能障碍等。

3. CT扫描　CT侧重于显示肾实质病变,如肾肿瘤和囊肿等,也是肾外伤的首选检查。

4. MRI成像　MRI主要用于鉴别肾上腺、肾和邻近区域肿块,以及诊断静脉癌栓。专用于前列腺癌的临床分期,比CT和经直肠B超准确。磁共振水成像(MRU)用于上尿路梗阻的诊断效果优于IVP,因而适用于尿路造影失败或显影不佳的病例。MRI的缺点是价格昂贵、需要许多技术支持。它通常不作为首选检查。

5. 放射性核素检查　①同位素肾图:属于功能性检查,可测定分肾功能、诊断尿路梗阻以及肾性高血压等。虽然其灵敏度高,但特异性与定量性差,故只作为诊断的一般性参考。②放射性核素骨扫描:是前列腺癌骨转移的重要检查手段,敏感性和准确性高于X线检查。

【其他检查】

1. 直肠指检　是对前列腺的一个重要检查手段。检查前,应先嘱患者排空膀胱尿液。

患者取膝胸位，体弱或重病患者可取仰卧位或侧卧位接受检查。检查者戴好手套，涂抹润滑剂，用示指在肛门处轻轻按揉后缓慢进入直肠深部进行检查。检查内容包括：前列腺的大小、形态（是否对称）、硬度、活动度，表面是否光滑，有无结节或压痛。前列腺坚韧而增大者为前列腺增生症。

2. *尿动力学检查*　用于确定膀胱和尿道功能异常的类型，为治疗有关疾病提供客观依据。包括：①尿流率：常用的参数由最大尿流率（QMAX）、平均尿流率、排尿量、排尿时间及最大尿流时间；②充盈期膀胱测压；③压力/流率同步检查；④尿道压力分布图；⑤尿道外括约肌肌电图。临床上，尿动力学检查主要用于诊断和研究下尿路梗阻性疾病（如前列腺增生症）、神经源性排尿功能异常、尿失禁及遗尿症等。临床上可选择其中一项或几项进行检查。尿流率是非侵入性检查，在临床上最为常用，其余各项需在尿道、膀胱和直肠内插入导管或电极进行测定。

（顾　珺）

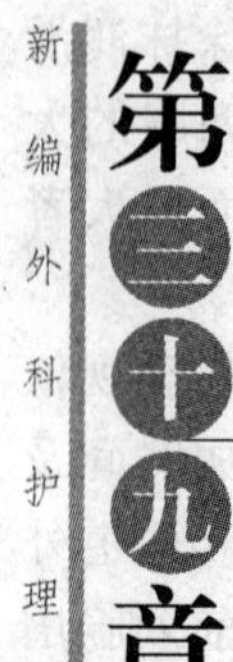

第三十九章 泌尿系统损伤患者的护理

第一节 肾损伤

肾脏是腹膜后器官，解剖位置隐蔽，其前、后、内、外均有良好的保护，不易受到损伤。但肾实质脆弱，对来自背部、腰部、下胸或上腹部的暴力打击，也会发生肾损伤。有时肌肉强烈收缩或躯体受到强烈震动，都可使不正常的肾损伤。肾损伤最多见于20～40岁男性，儿童肾损伤的发病率也较高。

【病因病理】

1. 开放性损伤　刀刃、枪弹、弹片等锐器直接贯穿致伤。

2. 闭合性损伤　因直接暴力，如腰腹部受撞击、跌打、挤压使肾发生损伤或肋骨、椎骨横突骨折片刺伤肾。间接暴力，如高处跌下时发生的对冲伤、突然暴力扭转所致肾或肾蒂损伤。临床上以闭合性肾损伤为多见。

【临床表现】

1. 休克　由于创伤和失血引起，多发生于重度肾损伤。如闭合性肾损伤并休克，且仅有轻微血尿或镜下血尿，提示可能有肾蒂损伤或并发其他脏器损伤。

2. 血尿　出血是肾损伤的常见症状，肾挫伤时血尿轻微，严重肾裂伤则呈大量肉眼血尿。血尿的严重程度与肾损伤程度不一定一致。如肾蒂血管断裂、肾动脉血栓形成、肾盂破裂、血凝块阻塞输尿管时，血尿轻微，甚至无血尿。

3. 疼痛　表现为伤侧肾区或上腹部疼痛，常为钝痛，因肾包膜张力增高或软组织损伤所致。血块通过输尿管时可出现肾绞痛。尿液、血液渗入腹腔或伴有腹部脏器损伤时，可出现全腹痛和腹膜刺激症状。

4. 腰腹部肿块和皮下瘀斑　损伤严重时血液和外渗尿积存于肾周围，可形成肿块，有明显触痛。

5. 发热　血肿、尿外渗易继发感染，甚至发生肾周脓肿或化脓性腹膜炎，引起发热等全身中毒症状。

【辅助检查】

1. 实验室检查　血尿是诊断肾损伤的重要依据之一。肾组织损伤可释放大量乳酸脱氢酶，尿中含量可增高。

2. 影像学检查

(1) CT 检查:可作为肾损伤的首选检查。

(2) 根据病情轻重,有选择地应用以下检查:B 型超声检查、X 线平片、排泄性尿路造影、动脉造影、MRI。

【治疗原则】

1. 紧急处理　严重休克时应迅速输血和积极复苏处理。一旦病情稳定,应尽快行定性检查,以确定肾损伤的范围和程度,并确定是否合并其他脏器损伤。

2. 保守治疗　①绝对卧床休息 2～4 周; ②密切观察生命体征及肿块的变化; ③补充血容量和热量; ④观察血尿情况,了解出血情况; ⑤应用抗生素预防感染; ⑥应用止血、镇静、镇痛药治疗。值得注意的是,保守治疗恢复后 2～3 个月内不宜参加体力劳动,以免再度发生出血。

3. 手术治疗　手术适应证包括: ①开放性肾损伤; ②难以控制的出血; ③肾粉碎伤; ④肾盂破裂; ⑤肾蒂伤; ⑥合并腹腔脏器损伤; ⑦严重尿外渗。

【护理】

1. 护理评估

(1) 术前评估

1) 健康史和相关因素:包括患者的一般情况、受伤史、既往史等。

a. 一般情况:患者的年龄、性别、婚姻、职业及运动爱好等。

b. 受伤史:了解受伤的原因、时间、地点、部位、姿势、暴力性质、强度和作用部位,受伤至就诊期间的病情变化以及就诊前采取的急救措施,其效果如何;损伤后是否发生腹痛或腰痛,腹、腰痛的特点程度和持续时间,有无放射痛和进行性加重。

2) 身体状况

a. 局部:伤部有无皮肤裂伤,腰、腹部有无包块,有无合并腹膜炎体征。

b. 全身:患者的血压、脉搏、呼吸、尿量及尿色变化情况,有无休克症状和体征。

c. 辅助检查:血、尿常规变化情况,B 超检查有无异常发现。

3) 心理和社会状况:患者对伤情和并发症产生的恐惧、焦虑程度,家属对伤情的认知程度和患者所需治疗费用的承受能力。

(2) 术后评估

1) 康复状况:伤口愈合情况,引流管是否通畅,是否合并感染。

2) 肾功能恢复情况是否满意。

3) 心理和认知状况:患者及家属的心理状况,对治疗的配合及有关康复等知识的掌握程度。

2. 护理问题

(1) 恐惧与焦虑:与外伤打击、害怕手术和担心预后不良有关。

(2) 组织灌流量改变:与创伤、肾裂伤引起的大出血、尿外渗或腹膜炎有关。

(3) 潜在并发症:感染。

3. 护理措施

(1) 减轻焦虑与恐惧:主动关心、帮助患者和家属了解治愈疾病的方法,解释手术治疗的必要性和重要性,解除其思想顾虑;针对产生焦虑、恐惧、情绪不稳定等心理反应的原因,正确引导和及时纠正异常的心理变化，减轻患者的应激反应，以有效缓解其焦虑和恐惧。

(2) 维持体液平衡，保证组织有效灌流量。

1) 密切观察病情：准确、定时测量血压、脉搏、心率及尿量并正确记录，随时注意患者病情和腹部包块的变化情况。患者若出现少尿和无尿时及时通知医生进行处理。

2) 维持水、电解质及血容量的平衡：建立静脉通道，遵医嘱及时输液，必要时输血，以维持有效循环血量。根据实验室检查结果，合理安排输液种类与及时输入液体与电解质，以维持水、电解质及酸碱平衡。

(3) 术中护理

1) 麻醉：全身麻醉。

2) 体位：侧卧位。

3) 术中配合

a. 见第七章手术室管理和工作。

b. 准备抢救所需物品。

c. 配合麻醉医生做好抢救工作。

(4) 感染的预防和护理

1) 伤口及引流管的护理：保持手术切口清洁干燥，切口及引流管处敷料渗湿时应及时更换；观察引流物的量、色、性状及气味。各引流管要反复挤压保持通畅，根据引流物的量及性状决定拔管时间。

2) 加强观察：定时测量体温；若患者体温升高、切口处疼痛并伴有血白细胞计数和中性粒细胞比例升高、尿常规示有白细胞及引流管液或切口渗出物为脓性时多提示有感染，应及时通知医生处理，遵医嘱应用抗菌类药物。

4. 护理评价

(1) 患者的恐惧与焦虑是否减轻，情绪是否稳定。

(2) 患者的组织灌流量是否正常，生命体征是否平稳，皮肤是否温暖，毛细血管充盈是否正常。

(3) 患者术后伤口及损伤肾脏的愈合情况，体温及白细胞计数是否正常，伤口有无感染。

【健康教育】

1. 卧床　肾损伤非手术治疗患者出院后应保证伤后绝对卧床休息 2～4 周，防止损伤部位再次继发损伤；患者应适时变换体位，预防压疮的发生。

2. 康复指导　非手术治疗、病情稳定后的患者，出院后 3 个月不宜从事体力劳动或竞技运动；损伤肾切除后的患者须注意保护健肾，防止外伤。不使用对肾功能有损害的药物，如氨基糖苷类抗菌药等。

第二节　膀胱损伤

膀胱为腹膜外器官，空虚时位于骨盆深处，受骨盆、耻骨联合、盆底筋膜和肌肉以及直肠保护。因此，除骨盆骨折外，一般不易发生膀胱损伤。但当膀胱充盈伸展超出耻骨联合至下腹部时，则易遭受损伤。儿童的骨盆浅，膀胱稍有充盈即可突出至下腹部，故较易受到损伤。

【病因】

1. 开放性损伤　多由弹片、子弹、火器或锐器贯通所致，常合并有其他器官损伤。

2. 闭合性损伤　膀胱充盈时受到直接暴力，如下腹部撞击、挤压。

3. 医源性损伤　膀胱镜检查、经尿道膀胱肿瘤电切术、前列腺电切术、膀胱碎石术都可造成膀胱损伤和穿孔。

【病理】

1. 膀胱损伤　仅伤及膀胱黏膜或肌层，膀胱壁未穿破，可出现局部出血或形成血肿，无尿外渗，但可发生血尿。

2. 膀胱破裂　分为腹膜外型、腹膜内型、混合型。

(1) 腹膜外型：腹膜外膀胱破裂较多见，常发生于骨盆骨折时。尿液与血液混合集聚于盆腔内。

(2) 腹膜内型：腹膜内膀胱破裂多发生于膀胱充盈时，尿液流入腹腔，可引起腹膜炎。

(3) 混合型：即同时有腹膜内及腹膜外膀胱破裂，常合并其他器官损伤。

【临床表现】

1. 休克　骨盆骨折合并大出血，膀胱破裂致尿外渗或腹膜炎，常发生休克。

2. 排尿困难和血尿　有尿意，但不能排尿或仅能排出少量血尿。其原因是尿液流入腹腔或膀胱周围。

3. 腹痛和腹膜刺激症状　腹膜内破裂时，尿液流入腹腔引起全腹压痛、反跳痛及肌紧张，并有移动性浊音。腹膜外破裂时，下腹部疼痛、压痛及肌紧张。膀胱壁轻度挫伤仅有下腹部疼痛和少量终末血尿。

4. 尿瘘　膀胱破裂与体表、直肠或阴道相通时，引起伤口漏尿、膀胱直肠瘘、膀胱阴道瘘。闭合性损伤在尿外渗感染后破溃，也可形成尿瘘。

【辅助检查】

1. 导尿检查　导尿管插入膀胱后，如引流出 300 ml 以上的清凉尿液，基本上可排除膀胱破裂；如顺利插入膀胱但不能导出尿液或仅导出少量血尿，则膀胱破裂的可能性大。此时可经导尿管注入灭菌生理盐水 200～300 ml，片刻后再吸出。若液体进出量差异大，提示膀胱破裂。

2. X 线检查　腹部平片可显示骨盆骨折。膀胱造影是诊断膀胱破裂最可靠的方法，自导尿管注入造影剂时和排出造影剂后摄片，若造影剂有外漏，则为膀胱破裂。

【治疗原则】

1. 紧急处理　应积极抗休克治疗，如输液、输血、镇静及止痛。应尽早用广谱抗生素预防感染。

2. 保守治疗　可经尿道插入导尿管持续引流膀胱，保持尿液流出通畅，同时使用抗生素预防感染。保守治疗期间应密切观察有无盆腔血肿感染、持续出血和血块阻塞膀胱等现象。

3. 手术治疗　病情严重者，应尽早施行手术。总的处理原则是：①完全的尿流改道；②充分引流外渗的尿液；③闭合膀胱壁缺损。

【护理】

1. 护理评估

(1) 术前评估

1）健康史和相关因素：包括患者的一般情况、受伤史、既往史等。

a. 一般情况：患者的年龄、性别、婚姻、职业及运动爱好等。

b. 受伤史：患者受伤的原因、时间、部位、暴力性质、强度和作用部位，就诊前采取的救治措施及效果；损伤后是否发生腹痛，腹痛的特点、程度和持续时间，有无放射痛和进行性加重；有无血尿、尿痛或排尿不畅。

c. 既往史：有无膀胱损伤和手术史等。

2）身体状况

a. 局部：受伤处皮肤有无破裂、出血、淤斑以及范围；局部有无肿胀及尿液渗漏。

b. 全身：患者的血压、脉搏变化情况，有无休克的临床表现。

c. 辅助检查：评估患者实验室、影像学等检查结果，以判断患者除膀胱损伤外，有无其他合并损伤。

3）心理和社会状况：患者对自身伤情的了解程度，对并发症的恐惧、焦虑程度；患者和家属对所需治疗费用的承受能力。

(2) 术后评估：有无继发性出血及感染的发生。

2. 护理问题

(1) 恐惧与焦虑：与外伤打击、害怕手术和担心预后不良有关。

(2) 组织灌流量改变：与膀胱破裂、骨盆骨折损伤血管出血；尿外渗或腹膜炎有关。

(3) 潜在并发症：感染。

(4) 排尿异常：与膀胱破裂不能储尿有关。

3. 护理措施

(1) 减轻焦虑与恐惧

1）心理护理：主动关心、帮助患者了解伤情，解释目前采用的治疗方法的可行性，消除患者及家属的顾虑，以取得配合。

2）加强入院宣教和沟通：通过认真细致的工作态度、娴熟的技术取得患者及家属的信任，并与患者及时沟通，尽量满足患者的合理要求，使患者的恐惧心理减轻甚至消失。

(2) 维持体液平衡和有效循环血量

1）密切观察患者的生命体征：定时测量呼吸、脉搏、血压，准确记录尿量，了解患者的病情变化。

2）输液护理：根据患者内环境变化情况给予合理输液，必要时输血，维持有效循环血量，同时注意保持水、电解质及酸碱平衡。

(3) 并发症的预防与护理：观察患者体温变化；及时了解血、尿常规检查结果；保持伤口清洁、干燥，注意观察引流物的量、色、性状及气味；保持各引流管引流通畅。若发现患者体温升高、伤口疼痛、引流管内容物及伤口渗出物为脓性、血白细胞计数和中性粒细胞比例上升，常提示有继发感染，应及时通知医生并遵医嘱应用抗菌类药物。

(4) 排尿异常的护理：患者因膀胱破裂行手术修补后1周内不能自行排尿，需留置导尿或膀胱造瘘，对此类患者应加强导尿管或膀胱造瘘的护理。

1）留置导尿管：定时观察，保持引流管通畅，防止逆行感染；定时清洁、消毒尿道外口；鼓励患者多饮水；每周行尿常规化验及尿培养1次。遵医嘱8～10 d后拔除导尿管。

2）膀胱造瘘管：定时观察，保持引流通畅，造瘘口周围定期换药；每周行尿常规及尿培养检验1次。拔管时间一般为10 d左右，但拔管前需先夹闭此管，观察患者排尿情况良好后再拔除膀胱造瘘管，拔管后造瘘口适当堵塞纱布并覆盖。

4. 护理评价

(1) 患者的恐惧与焦虑是否减轻。

(2) 患者的组织灌流量是否正常，生命体征是否平稳，皮肤是否温暖，毛细血管充盈是否正常。

(3) 患者伤口及膀胱破口愈合情况，尿外渗引流及吸收情况，体温及白细胞计数是否正常，伤口有无感染。

(4) 患者排尿异常状态是否得以纠正，是否恢复正常排尿。

【健康教育】

1. 膀胱造瘘或留置导尿管在拔除之前要夹闭导尿管，以使膀胱扩张到一定的容量，达到训练膀胱功能的目的后再拔除导尿管。

2. 膀胱破裂合并骨盆骨折者有部分患者发生勃起功能障碍，患者在伤口愈合后须加强训练心理性勃起，并采取辅助性治疗。

第三节　尿道损伤

尿道损伤是泌尿系统最常见的损伤，多发生于男性青壮年。可分为开放性、闭合性和医源性三类。开放性损伤多见于战伤和锐器伤，常伴有阴囊、阴茎、会阴部贯穿伤；闭合性损伤为挫伤或撕裂伤；医源性损伤是指尿道腔内器械操作不当所致的尿道内暴力伤。一般以外来暴力引起的闭合伤最常见。

【病因】

1. 开放性损伤　因弹片、锐器伤所致。

2. 闭合性损伤　常因外来暴力所致，多为挫伤或撕裂伤。会阴部骑跨伤可引起尿道球部损伤。骨盆骨折引起膜部尿道撕裂或撕断。经尿道器械操作不当可引起球膜部交界处尿道损伤。

【病理】

尿道损伤有以下四种病理类型：尿道挫伤、尿道裂伤、尿道断裂、尿外渗。

1. 尿道挫伤　尿道内层损伤，阴茎筋膜完整。

2. 尿道裂伤　尿道壁部分全层断裂，引起尿道周围血肿和尿外渗。

3. 尿道断裂　尿道完全离断，断端退缩、分离、血肿和尿外渗明显，可发生尿潴留。

4. 尿外渗范围　①尿道球部损伤时，使会阴、阴茎、阴囊和下腹壁肿胀、淤血；②骨盆骨折致尿道膜部断裂时，骨折端及盆腔血管丛的损伤可引起大出血，尿液外渗至耻骨后间隙和膀胱周围。

【临床表现】

1. 休克　骨盆骨折所致后尿道损伤，可引起损伤性或失血性休克。

2. 疼痛　尿道球部损伤时会阴部肿胀、疼痛，排尿时加重。后尿道损伤表现为下腹部疼痛，局部肌紧张、压痛。合并骨盆骨折者，移动时疼痛加剧。

3. 尿道出血　前尿道破裂时可见尿道外口流血，后尿道破裂时可无尿道口流血或仅少量血液流出。

4. 排尿困难　尿道挫裂伤后因局部水肿或疼痛性括约肌痉挛，发生排尿困难。尿道断裂时，则可发生尿潴留。

5. 血肿及尿外渗　尿道骑跨伤或后尿道损伤引起尿生殖膈撕裂时，会阴、阴囊部出现血肿及尿外渗，并发感染时则出现全身中毒症状。

【辅助检查】

1. 导尿　检查尿道是否连续、完整。若能顺利进入膀胱，说明尿道连续而完整。

2. X线检查　骨盆前、后位片显示骨盆骨折。尿道造影可确定损伤部位。

【治疗原则】

1. 紧急处理　合并休克者首先应抗休克治疗；尿潴留不宜导尿或未能立即手术者，可行耻骨上膀胱穿刺。

2. 非手术治疗　闭合性损伤应首先在严格无菌条件下试插导尿管，如试插成功，应留置导尿管7～14 d作为支架，以利于尿道的愈合。

3. 手术治疗　试插导尿管不成功者考虑手术治疗。

【护理】

1. 护理问题

(1) 恐惧与焦虑：与外伤打击、害怕手术和担心预后不良有关。

(2) 组织灌流量改变：与创伤、骨盆骨折损伤血管出血，以及尿外渗或腹膜炎有关。

(3) 排尿异常：与尿路感染、尿道损伤、尿瘘及尿道狭窄有关。

(4) 潜在并发症：如感染。

2. 护理措施

(1) 有效缓解患者的恐惧与焦虑

1) 心理护理：对患者进行正确的引导，热情接待，做好入院宣教。和蔼亲切的态度、周到礼貌的语言可使患者感受到关心和尊重，产生信任，减轻负面情绪的影响，可有效缓解焦虑和恐惧。

2) 形象示范：介绍病区环境及管床医生、护士；以认真细致的工作态度和精湛的医术、护理取得患者的信任，尽量满足患者的合理需求，从而化解患者的恐惧心理。

(2) 维持体液平衡

1) 观察生命体征：准确测量血压、脉搏、呼吸，准确记录尿量，掌握内环境变化状况。

2) 输液护理：根据患者内环境变化情况和医嘱给予合理输液，必要时输血，以维持体液、电解质及酸碱平衡。

(3) 排尿异常的护理：尿道断裂经修复后并发尿道狭窄可导致排尿困难，属临床常见，应告知患者无须过于担心，遵医嘱定期进行尿道扩张，并根据排尿困难的程度制订尿道扩张的间隔时间。由于尿道扩张有较重的疼痛，患者会产生恐惧心理，此时除向患者解释此治疗的必要性外，还应在进行尿道扩张时根据医嘱采取镇痛措施，如应用镇静、镇痛药，尿道内给予表面麻醉药物等，以减轻患者的痛苦。

(4) 并发症的预防及护理：观察患者的体温及伤处的变化情况，尿道断裂后血、尿外渗容易导致感染，表现为伤处肿胀、搏动性疼痛、体温升高，如发现异常表现应立即通知医生处理，协助引流伤部，并选择有效抗菌药物和合理应用。

【健康教育】

1. 前后尿道损伤经手术修复后患者尿道狭窄的发生率较高，患者需要定期进行尿道扩张，以避免尿道狭窄，而导致排尿障碍。

2. 继发性功能障碍者应训练心理勃起加辅助性治疗。

案例分析题

患者，男性，25岁。被车撞后腹痛半小时入院。入院前半小时患者骑车上班，被一辆行驶的汽车撞击左侧腰部，随即出现腰痛、腹痛，且逐渐加重，被急送医院。入院后查体：脉搏102次/分，呼吸24次/分，血压12/10 kPa(90/75 mmHg)。急性痛苦面容，面色苍白，心、肺正常，全腹部压痛、反跳痛，移动性浊音(+)。血常规：红细胞 3.6×10^{12}/L，血红蛋白90 g/L。入院后立即手术准备，半小时后剖腹探查，术后诊断：左肾裂伤。

问题：(1) 该患者在评估时应特别重视的是哪个项目？

(2) 术前护理最重要的是什么？

（顾　珺）

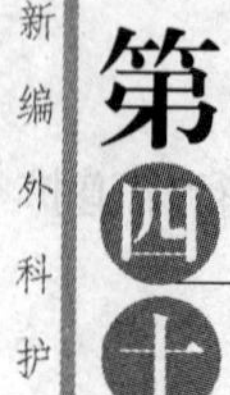

第四十章 泌尿系统结石患者的护理

第一节 概 述

【流行病学】

尿石症是泌尿外科的常见病。尿石症人群患病率为1%～5%，治疗后复发率也很高。尿石症的好发年龄在20～50岁，男女性之比约3∶1，热带和亚热带地区高发，如我国南方比北方更为多见。上尿路(肾和输尿管)结石在富裕地区比较常见，而下尿路(膀胱和尿道)结石在贫穷地区居多，其中主要是小儿的膀胱结石。

【尿石成分】

尿路结石由晶体和基质组成。在上尿路结石中，以草酸钙结石以及草酸钙与磷酸钙混合性结石最为多见。在下尿路结石中，磷酸铵镁和尿酸铵结石的比率高于上尿路结石。

【成石机制】

尿石的形成机制尚未完全明了。目前公认，尿石的形成不是单一因素所致，而是多种因素共同促成的结果。结石形成的初始部位多在肾集合管和肾乳头，该处成石物质的浓度远高于终尿。尿中成石物质浓度过高所致的尿液过饱和是结石形成过程中最为重要的驱动力。

【病因】

比较复杂，大致可分为个体因素和环境因素两大类。

1. 个体因素

(1) 代谢异常：尿路结石大多是由人体代谢产物构成，任何生理紊乱引起这些成石物质在尿液过饱和或其结晶抑制因子缺乏时，都有可能启动结石形成和促进结石生长。

1) 草酸钙结石：可能系多基因遗传性疾病。

2) 磷酸钙结石：主要见于肾小管性酸中毒。成石原因在于肾酸化功能减弱，致使尿pH值升高，易发生沉淀和析出结晶。

3) 尿酸结石：尿酸是嘌呤代谢的终末产物。尿酸结石患者中约有25%合并痛风症，20%的痛风患者并发尿酸结石。

4) 胱氨酸结石：只发生于胱氨酸尿症患者。

(2) 局部因素

1) 尿路感染：尿路感染引起的结石在临床上称为“感染石”。最常见的致病菌是变形杆菌。

2）尿路梗阻：梗阻部位妨碍了微结石排出，使其体积不断增大，最终形成临床结石。常见的梗阻原因有肾盂输尿管连接处狭窄和前列腺增生症等。

3）尿路异物：异物可以作为核心诱发尿液中各种成石物质的沉淀和附着。

2. 环境因素

(1) 气候：在热带和亚热带以及其他地区的夏季，结石的发生率较高，主要原因是气温高、湿度大，人体通过出汗和呼吸丢失的水分大为增加，结果导致尿液浓缩，使成石物质浓度增高。

(2) 饮食：①水分：水分摄入不足可致尿液浓缩；②蛋白质：大量食入动物蛋白可引起高钙尿；③钙：摄钙过量可致高钙尿；④钠：钠摄入过多也会导致高钙尿；⑤维生素：维生素A、维生素 B_6 缺乏时草酸合成增加。

(3) 药物：药物性结石非常少见。①糖皮质激素，长期使用可导致高钙尿。②维生素：补充维生素C超过500 mg时，可能会诱发草酸钙结石形成；长期过量服用维生素，最终可能引发肾结石或肾钙化。③磺胺，可直接形成磺胺结石。

【病理】

尿路结石在肾或膀胱内形成。绝大多数结石起源于肾乳头，脱落后可移至尿路任何部位并继续长大，膀胱结石既可起源于膀胱，也可能是来自上尿路的结石。结石直接刺激可致尿路黏膜充血、水肿，甚至糜烂或脱落。结石阻塞尿路后最为重要的病理性改变是肾积水和肾功能损害，这取决于梗阻的部位和程度。输尿管梗阻程度往往较重，容易导致进行性肾损害。肾盂和膀胱结石对肾的损害程度较输尿管结石为轻。结石合并梗阻时，有时可能会并发尿路感染。

第二节　上尿路结石

上尿路结石包括肾结石和输尿管结石。临床上肾结石约占上尿路结石的35%，可分为肾盂结石和肾上、中、下盏结石。输尿管结石约占上尿路结石的65%，输尿管内有3个结石易停留的狭窄部位，分别是输尿管肾盂结合处、输尿管跨越髂血管处和输尿管膀胱连接处。结石最易停留或嵌顿的部位是在上段输尿管。

【临床表现】

1. *疼痛*　大多数肾结石有腰部疼痛，大结石表现为钝痛或隐痛，亦可无痛；小结石在肾盂输尿管连接处梗阻而致肾绞痛。肾绞痛是一种突发性严重疼痛，先从腰部开始，沿输尿管向下放射到膀胱甚至睾丸，可伴恶心、呕吐，发作结束时，疼痛可完全缓解。上段输尿管结石表现为肋腹部剧痛，伴有恶心和呕吐；中段输尿管结石的绞痛位于中下腹部；下段输尿管结石位于下腹部并向腹股沟、阴囊或大阴唇放射。如果结石到达输尿管膀胱连接处，则伴膀胱刺激症状。

2. *血尿*　疼痛伴发血尿是结石的特征性表现，尤其在绞痛发作期间。

3. *尿砂*　少数患者可能发觉自行排出尿砂，这是尿石症的有力证据。

4. *其他症状*　少数结石可能并发尿路感染。患侧肾区可有轻度叩击痛，并发重度积水时可触及肿大的肾。

【辅助检查】

1. 实验室检查

(1) 尿液检查：尿中红细胞常见，是提示结石的重要证据；白细胞的出现说明存在尿路感染；尿 pH 值常因结石成分不同而异。

(2) 血液检查：了解代谢情况。

(3) 结石分析：结石成分分析是确诊结石性质的方法，也是制定结石预防措施和选择溶石药物的重要依据。

(4) 24 h 尿定量分析：临床上许多结石病因的诊断标准就是根据 24 h 尿定量分析这一指标制定的。

2. 影像学检查

(1) B 超检查：能发现平片不能显示的小结石和透 X 线结石，结石的 B 超特征是高回声区伴声影。

(2) 泌尿系平片(KUB)：至少 90%的肾结石属于 X 线不透光结石，结石在 KUB 中大多表现为高密度影。

(3) 静脉性尿路造影(IVU)：IVU 不但是肾结石的确诊方法，而且也是制定治疗方案的重要依据。凡是上尿路结石，均应例行 IVU 检查，确认结石是否位于尿路之中，全面地了解分肾功能状态、肾积水的程度。

(4) 逆行性尿路造影(RP)：当 IVU 影像模糊而影响诊断或是疑有结石远端尿路梗阻时，可采用 RP 进行进一步检查。

(5) 肾图：可判断泌尿系梗阻程度及双侧肾功能。

【治疗原则】

1. 非手术治疗　体外冲击波碎石(ESWL)：大多数上尿路结石适用此法，绝对禁忌证是妊娠妇女；相对禁忌证是结石远端尿路狭窄、凝血功能障碍、少尿性器质性肾衰竭、急性尿路感染、严重心律失常和结石体积过大。

2. 手术治疗

(1) 非开放性手术：输尿管肾镜取石或碎石术、经皮肾镜取石或碎石术。

(2) 开放性手术：仅少数患者，如 ESWL 和腔内碎石失败者、结石远端存在梗阻、部分泌尿系畸形、结石嵌顿紧密及非手术治疗失败、肾积水严重或病肾无功能等，需要开放性手术治疗。

【术中护理】

1. 麻醉　全身麻醉。

2. 体位　上段结石取侧体位；中下段结石取平卧位。避免手臂过度外展，造成臂丛神经损伤。保持呼吸、循环通畅，便于切口暴露。

3. 术中配合

(1) 见第七章手术室管理和工作。

(2) 准备取石包、双 J 管 2 根、红色导尿管 2 根、特殊缝线若干。

(3) 术前置导尿管，缝合输尿管后，观察尿液色泽及尿量。

(4) 保留取出结石，核对数量及完整性。

第三节 膀胱结石

原发性膀胱结石较少。继发性膀胱结石较为多见，其病因主要是尿道狭窄、前列腺增生症、膀胱憩室和神经源性膀胱所致的慢性尿潴留，其次是膀胱内异物和感染。

【临床表现】

常见症状是下腹部疼痛、排尿困难和血尿。疼痛在排尿时尤为明显，常伴有终末血尿。结石可在膀胱内活动，表现为排尿困难症状时轻时重。若结石持续嵌顿于膀胱颈，可发生急性尿潴留。继发于较严重的下尿路梗阻性疾病的膀胱结石，一般表现为尿频、尿急、排尿困难等症状。

【辅助检查】

1. 实验室检查　尿液分析可见红细胞，如并发感染，可见白细胞。

2. B超检查　呈现高回声伴声影，其位置随体位而改变，可同时发现前列腺增生、膀胱憩室等病变。

3. X线检查　大部分膀胱结石不透X线，在KUB片上可显示高密度影，必要时行IVU。

4. 膀胱镜检查　是最可靠的诊断方法，可直接观察结石的大小、数目和形状。

【治疗原则】

治疗原则是取出结石、解除梗阻和控制感染。

1. 经尿道取石术　适用于直径<4 cm的单纯膀胱结石，对于较小的继发性膀胱结石也可同时进行病因治疗，如经尿道前列腺切除术(TURP)。

2. ESWL　适用于体积较小，并能一次性粉碎的结石，但治疗费用较贵，临床上较少采用。

3. 开放性手术　适用于直径>4 cm或较硬结石，以及有膀胱镜检查禁忌证的患者，一般采用耻骨上膀胱切开取石术。

【术中护理】

1. 麻醉　蛛网膜下隙阻滞麻醉或全身麻醉。

2. 体位　膀胱切开取石取平卧位；钬激光、大力钳碎石术取截石位。

3. 术中配合

(1) 见第七章手术室管理和工作。

(2) 膀胱切开取石：术前导尿，且夹闭尿管；术中经尿管注入生理盐水，使膀胱充盈，便于术中定位。准备60 ml注射器、三腔导尿管、甘氨酸若干、缝合膀胱特殊缝线。

(3) 缝合膀胱前需清点纱布一遍，术中注意清点针、纱布。

(4) 保留取出结石，核对数量及完整性。

第四节 护　理

【护理评估】

1. 术前评估

(1) 健康史及相关因素：了解患者的年龄、职业、生活环境、饮食饮水习惯及特殊爱好。疼痛性质，有无血尿、排尿困难、膀胱刺激症状和尿路感染的表现。了解患者的既往史和家族史；有无泌尿系统梗阻、感染和异物史，有无甲状旁腺功能亢进、痛风、肾小管酸中毒、长期卧床病史。了解止痛药物、钙剂等药物的应用情况。

(2) 身体状况

1) 局部：叩痛部位。

2) 全身：肾功能状态和营养状况，有无其他合并疾病的体征。

3) 辅助检查：包括实验室、影像学和有关手术耐受性方面的检查，了解结石情况及对尿路的影响，判断总肾功能和分肾功能。

(3) 心理和社会状况：结石复发率较高；肾、输尿管结石梗阻可引起肾功能进行性衰退，特别是双肾结石，最终可发展为尿毒症。此类患者对疾病的预后有很多心理问题，希望能经非手术办法使结石排出。体外冲击波碎石技术在临床的应用，拓宽了治疗的范围，但治疗的周期较长，有时疗效不明显，患者可能产生焦躁心理，故应了解患者及家属对相关知识的掌握程度和对治疗的期望。

2. 术后评估

(1) 康复状况：结石排出、尿液引流和切口愈合情况，有无尿路感染。

(2) 肾功能状态：尿路梗阻解除程度，肾积水和肾功能恢复情况，残余结石对泌尿系统功能的影响。

【护理问题】

1. 疼痛　与结石刺激引起的炎症、损伤及平滑肌痉挛有关。

2. 排尿形态异常　与结石或血块引起的尿路梗阻有关。

3. 潜在并发症　如血尿、感染。

【护理措施】

1. 缓解疼痛

(1) 观察：密切观察患者疼痛的部位、性质、程度、伴随症状有无变化及与生命体征的关系。

(2) 休息：发作期患者应卧床休息。

(3) 镇痛：指导患者采用分散注意力、深呼吸等非药物性方法缓解疼痛，不能缓解时，遵医嘱应用镇痛药物。

2. 保持尿路通畅和促进正常排尿

(1) 多饮水、多活动：鼓励非手术治疗的患者大量饮水，在病情允许的情况下，适当作一些跳跃或其他体育运动，以促进结石排出。ESWL 后以及手术治疗后患者均可出现血尿，嘱患者多饮水，以免形成血块堵塞尿路。

(2) 体位:结石位于中肾盏、肾盏、输尿管上段者,碎石后取头高脚低位,上半身抬高;结石位于肾下盏者碎石后取头低位。左肾结石取右侧卧位,右肾结石取左侧卧位,同时叩击肾区,利于碎石由肾盏进入输尿管。巨大肾结石碎石后可因短时间内大量碎石突然充填输尿管而发生堵塞,引起"石街"和继发感染,严重者引起肾功能改变。因此,碎石后应采取患侧卧位,以利结石随尿液逐渐排出。非开放手术的患者经内镜钳夹碎石后,也应适当变换体位,增加排石。

(3) 观察排石效果:观察尿液内是否有结石排出,每次排尿于玻璃瓶或金属盆内,可看到或听到结石的排出。用纱布过滤尿液,收集结石碎渣作成分予以分析;定期摄腹部平片观察结石排出情况。

3. *并发症观察、预防和护理*

(1) 血尿:观察血尿变化情况。遵医嘱应用止血药物。肾实质切开者,应卧床2周,减少出血机会。

(2) 感染

1) 加强观察:注意患者生命体征、尿液颜色和性状及尿液检查结果。

2) 饮水:鼓励患者多饮水,可起到内冲刷作用,也有利于感染的控制。

3) 做好伤口及引流管护理:经皮肾镜取石术后常规留置造瘘管,必要时放置输尿管引流管,开放性手术后常见引流管有伤口引流、尿管、肾盂造瘘管、输尿管支架管、膀胱造瘘管等,应保持通畅和作好相应护理。

4) 有感染者:遵医嘱应用抗菌药物控制感染。

【护理评价】

1. 患者疼痛程度是否减轻或消失,有无痛苦表情。

2. 患者排尿形态和功能是否正常。

3. 患者是否出现并发症,若出现是否得到及时发现和处理。

【健康教育】

根据结石成分、代谢状态及流行病学因素,坚持长期预防,对减少或延迟结石复发十分重要。

1. *大量饮水*　以增加尿量,稀释尿液,可减少尿中晶体沉积。成人保持每日尿量在2 000 ml以上,尤其是睡前及半夜饮水,效果更好。

2. *活动与休息*　有结石的患者在饮水后多活动,以利结石排出。

3. *解除局部因素*　尽早解除尿路梗阻、感染、异物等因素,可减少结石形成。

4. *饮食指导*　根据所患结石成分调节饮食。含钙结石者宜食用含纤维丰富的食物,限制含钙、草酸成分多的食物,如牛奶、奶制品、豆制品、巧克力、坚果等含钙高;浓茶、菠菜、番茄、土豆、芦笋等含草酸量高。避免大量摄入动物蛋白、精制糖和动物脂肪。尿酸结石者不宜食用含嘌呤高的食物,如动物内脏、豆制品、啤酒。

5. *药物预防*　根据结石成分,血、尿钙磷、尿酸、胱氨酸和尿pH值,应用药物降低有害成分、碱化或酸化尿液,预防结石复发。维生素B_6有助减少尿中草酸含量,氧化镁可增加尿中草酸溶解度。枸橼酸钾、碳酸氢钠等可使尿pH值保持在6.5~7以上,对尿酸和胱氨酸结石有预防意义。口服别嘌呤醇可减少尿酸形成,对含钙结石有抑制作用。口服氯化氨使尿液酸化,有利于防止磷酸钙及磷酸镁铵结石的生长。

6. 预防骨脱钙　伴甲状旁腺功能亢进者，必须手术摘除腺瘤或增生组织。鼓励长期卧床者功能锻炼，防止骨脱钙，减少尿钙含量。

7. 复诊　定期行尿液检查、X线或B超检查，观察有无复发及残余结石情况。若出现剧烈肾绞痛、恶心、呕吐、寒战、高热、血尿等症状，应及时就诊。

案例分析题

患者，男性，28岁，个体医生。主诉：3 d前一次小便后突发右上腹绞痛，并由上而下放射，最远至会阴部，疼痛剧烈时伴恶心、呕吐、大汗、面色苍白，大便正常。查体：体温37℃，脉搏80次/分，呼吸18次/分，血压14.7/10.7 kPa(110/80 mmHg)。急性痛苦面容，心肺正常，腹平坦，未触及包块，无压痛和反跳痛，肝脾未触及，右肾区叩击痛，脊柱四肢正常。门诊检查：尿液化验示：红细胞(++)，白细胞(+)，少量结晶。腹部X线平片示：右侧肾盂结石，右侧输尿管结石。

问题：(1) 该患者目前的护理问题有哪些？

(2) 该患者治疗后如何进行健康教育？

（顾　珺）

第四十一章 泌尿、男性生殖系统结核患者的护理

第一节 肾结核

【病因病理】

肾结核是由结核杆菌引起的慢性、进行性、破坏性病变。结核杆菌由原发病灶(大多在肺,其次是骨关节及肠道)经过血行进入肾小球血管丛,在双侧肾皮质形成多发性微结核病灶。若患者免疫状况良好,可全部愈合;若患者免疫力较低,肾皮质结核病灶不愈合则发展为肾髓质结核,多数为单侧病变。肾髓质结核不能自愈,并蔓延至肾盏、扩散累及全身,形成局限的闭合性脓肿或无功能的结核性脓肾。肾结核沿输尿管发展最终可造成输尿管、肾积水或积脓。若结核杆菌感染膀胱,可导致膀胱挛缩,引起对侧肾积水,而尿道结核常导致尿道狭窄。

【临床表现】

肾结核病灶在肾,症状在膀胱。早期临床肾结核,仅尿中有少量白细胞和结核杆菌。病变进一步发展,可有明显症状。

1. *膀胱刺激症状* 尿频是肾结核患者最早出现的症状。排尿次数由每日 4～5 次,逐渐增加到 10 余次或数十次。当膀胱结核病加重时,尿频会更显著,继而出现尿频、尿痛。

2. *血尿* 血尿可为肉眼或显微镜下血尿。来自膀胱的血尿一般为终末血尿,来自肾脏的血尿表现为全程血尿。

3. *脓尿* 尿液中含有大量的脓细胞,严重时尿液可呈洗米水状。

4. *肾区疼痛和肿块* 少数结核病变波及肾包膜或继发感染时出现腰部酸痛。结核性脓肾时可出现腰部肿块。

5. *全身症状* 可表现为发热、盗汗、贫血、虚弱、消瘦、食欲减退等症状和红细胞沉降率增快。晚期肾结核可出现对侧肾积水时,进而表现为尿毒症。

【辅助检查】

1. *尿液检查* 尿呈酸性,有脓细胞、少量蛋白及红细胞。连续 3 次进行清晨尿液结核杆菌检查,若结果为阳性对诊断肾结核有决定性意义。

2. *影像学检查* 可判断病变在何侧肾及肾损害程度,是确定肾结核治疗方案的主要手段,以 X 线检查最为重要。

(1) X线检查:进行泌尿系统平片检查、排泄性尿路造影及逆行性肾盂造影。

(2) 超声检查:对严重肾结核可确定病变部位、明确对侧肾有无积水、膀胱是否挛缩。

3. 膀胱镜检查　早期可见黏膜充血水肿、结核结节;后期可见有结核性溃疡、结核性肉芽肿及瘢痕等病变。

【治疗原则】

1. 一般治疗　肾结核是全身性疾病,在治疗中必须重视全身治疗。全身治疗包括休养的环境、营养的补充、健康的心理、合理的休息、避免劳累及适当的运动。

2. 药物治疗　必须早期、联合、足量、全程规律用药。一般至少治疗半年以上。

3. 手术治疗　手术前服用抗结核药不少于2周,术后继续服药。常采用的手术有:肾切除术、部分肾切除、肾病灶清除术。膀胱挛缩的患者可行扩大膀胱术。

【护理】

1. 护理评估

(1) 术前评估

1) 健康史及相关因素

a. 一般情况:包括患者的年龄、生活习惯、居住环境等。

b. 相关因素:有无诱发肾结核的因素,如营养不良、情绪变化、抵抗力下降等;有无与结核病患者密切接触史。

c. 发病情况:患者有无低热、乏力、盗汗、消瘦等;有无尿频、尿急和尿痛;尿液的性状有无异常。患者自出现症状至就医的时间,是否接受过抗结核治疗,及其效果。

d. 既往史及家族史:患者在患肾结核前有无其他部位结核史,如肺结核、骨关节结核及消化系统结核;家庭中有无患结核病的人员。

2) 身体状况

a. 局部:有无触及肿大的肾,有无触痛及活动程度。

b. 全身:患者的营养状况和精神状态;有无结核中毒的全身表现;有无肾外结核。

c. 辅助检查:了解尿结核杆菌,以及影像学和手术耐受性相关的检查结果。

3) 心理和社会状况:患者和家属对泌尿系统结核的治疗方法、预后的认知程度,对晚期病变多次手术治疗的心理和经济承受能力。

(2) 术后评估:有无术后残留病灶、继发出血及结核瘘管形成等并发症。

2. 护理问题

(1) 恐惧与焦虑:与病程长、病肾切除、晚期并发症有关。

(2) 排尿形态异常:与结核性膀胱炎、膀胱挛缩有关。

(3) 潜在并发症:如继发细菌感染。

3. 护理措施

(1) 减轻焦虑与恐惧

1) 术前:患者多担心得不到有效的诊断及治疗、预后不良,表现为恐惧、焦虑。护理人员要积极主动迎诊,关心患者;向患者解释肾结核的临床特点:引起严重尿频、尿急、尿痛的原因是结核性膀胱炎所致。在做各项检查及治疗前耐心解释,使患者了解其意义并积极配合,稳定患者情绪;并创造良好氛围,减少环境改变所致的恐惧感。

2) 术后:对担心术后并发症或因较大手术影响生活质量的患者应加强心理护理,并指导其如何正确应对。

(2) 术中护理

1) 麻醉:全身麻醉。

2) 体位:侧卧位。

3) 术中配合

a. 见第七章手术室管理和工作。

b. 用物按感染手术准备。

c. 关闭手术房间的回风口。

d. 术中应特别注意血液飞溅及避免针刺伤。

e. 术后按感染手术处理原则。

(3) 促进排尿功能的恢复和护理

1) 对诊断明确的患者,可遵医嘱给予抗结核药物治疗的同时应用碱性药物调节 pH 值,并应用解痉药物以缓解泌尿系统刺激症状。

2) 对已形成挛缩小膀胱患者,解释相关原因及挛缩膀胱带来的不良后果;劝其接受膀胱扩大手术治疗,并应积极争取患者配合治疗和做好手术后的护理。

(4) 预防和处理继发性细菌感染

1) 遵医嘱合理正确使用抗菌药物。

2) 患者术后和引流管护理:①取合适体位;②加强观察,注意体温变化、伤口有无渗出,渗出物的量和性状;③保持术后各引流管通畅,并观察引流物的量、色和质。

4. 护理评价

(1) 患者是否诉说焦虑减轻,情绪是否稳定。

(2) 患者排尿形态是否正常,有无膀胱刺激症状。

(3) 患者有无体温升高,血白细胞和中性粒细胞计数是否正常。

【健康教育】

1. 康复指导　加强营养,注意休息,适当活动,避免劳累,以增加机体抵抗力,促进康复。有造瘘者注意自身护理和观察,防止继发感染。

2. 用药指导

(1) 术后继续抗结核治疗 6 个月以上,以防结核复发。

(2) 用药要保持联合、规律、全程,不可随意间断或减量、减药,不规则用药可产生耐药性而影响治疗效果。

(3) 用药期间须注意药物的不良反应,定期复查肝、肾功能,测听力、视力等。若出现恶心、呕吐、耳鸣、听力下降等症状,应及时就诊。

(4) 勿用和慎用对肾脏有毒性的药物,如氨基糖苷类、磺胺类药物等,尤其是双肾结核、孤立肾结核、肾结核双肾积水的患者。

3. 定期复查　单纯药物治疗者必须重视尿液检查和泌尿系统造影的变化。术后应每月检查尿常规和尿结核杆菌,连续半年尿中无结核杆菌则为稳定转阴性。5 年不复发者可视为治愈。

第二节 男性生殖系统结核

男性生殖系结核(male genital tuberculosis)主要来源于其他部位结核灶的血行感染，少数继发于泌尿系统结核。泌尿系统结核 50%～70%合并男性生殖系统结核。

一、附睾结核

【病理】

附睾结核(tuberculosis of epididymis)主要病理改变是肉芽肿、干酪样变和纤维化，钙化不常见。附睾结核一般从附睾尾部开始，结核菌易在此停留。病变依次向体、头部扩展并最终破坏整个附睾。睾丸结核几乎全部继发于附睾结核。

【临床表现】

附睾结核是临床上最常见的男性生殖系统结核，大多数为单侧，起病缓慢。肿块一般无痛或轻微隐痛，患者常在无意中发现。偶有急性发病者，附睾肿痛明显。侵至输精管时，输精管增粗，呈无痛性结节状或串珠样改变。有时可合并少量睾丸鞘膜积液。双侧附睾结核可导致不育。

【辅助检查】

发现上述症状和体征时，应考虑到结核的可能，需作进一步检查。附睾结核较少单独出现，大多合并肾、前列腺结核，因此，若这些部位同时存在活动性结核，诊断可基本确定。若发现久治不愈的阴囊窦道，且分泌物检查发现有结核菌，则亦可确诊。

【治疗】

诊断确立后，患者应接受全程抗结核化疗。化疗方案和注意事项同肾结核。多数附睾结核可经保守治疗而痊愈。

【护理】

1. 护理问题

(1) 恐惧与焦虑：与发病特异及某些并发症有关。

(2) 潜在并发症：继发细菌感染、不育。

2. 护理措施

(1) 减轻焦虑与恐惧：护理人员对此类患者要给予特别的关心，针对此病的特异性及可能发生的并发症进行耐心解释，告知患者结核类疾病是完全可以治愈的，随原发病的治愈，其并发症也可以避免。以增加患者的信心，减轻恐惧及焦虑，积极配合治疗。

(2) 预防继发细菌感染及不育

1) 加强局部护理：附睾结核形成瘘者，应保持局部清洁、干燥，及时更换敷料。

2) 遵医嘱合理使用抗菌药物。

3) 对生育年龄段的患者若继发不育时应积极寻找原因，并协同医生针对其原因采用多种有效治疗手段，争取使患者尽快恢复生育能力。

二、前列腺、精囊结核

【病理】

前列腺和精囊结核(tuberculosis of prostate and seminal vesicle)病变早期位于前列腺和精囊血管、射精管附近,以后再向前列腺及精囊其他部位扩展。病理改变同其他器官结核类似,但纤维化较重。

【临床表现】

常无自觉症状,偶有会阴部不适,有时又有血精、精液量减少、射精痛等现象。临床上多是前列腺切除术后病理检查发现有结核。前列腺和精囊结核一般同时存在。直肠指检可见前列腺和精囊表面有硬结,无明显触痛。

【辅助检查】

泌尿系统、附睾发现结核时,应同时检查前列腺和精囊。在前列腺液或精液中有时能找到结核菌。X线平片、B超或CT检查有时能发现前列腺或精囊钙化。CT和MRI在诊断前列腺和精囊结核方面有重要价值,能观察到结核结节、钙化、脓肿等改变。

【治疗】

前列腺、精囊结核以药物治疗为主,一般不考虑外科手术。患者应接受全程化疗,具体方法同肾结核。

【护理】

1. 护理问题

(1) 恐惧与焦虑:与病程长、特异、出现血精有关。

(2) 潜在并发症:继发细菌感染及不育。

2. 护理措施

(1) 减轻恐惧与焦虑:护理人员应关心此类患者,认真向患者解释病情,结核病累及男性生殖系统可出现血精,但结核病是可以治愈的,只要积极配合治疗,此病就可痊愈、血精可消失,尽可能减轻和消除患者的恐惧、焦虑情绪。

(2) 预防继发细菌感染及不育

1) 加强局部护理:附睾结核形成瘘者,应保持局部清洁、干燥,及时更换敷料。

2) 遵医嘱合理使用抗菌药物。

3) 对生育年龄段的患者若继发不育时应积极寻找原因,并协同医生针对其原因采用多种有效治疗手段,争取使患者尽快恢复生育能力。

案例分析题

患者,男性,40岁。间歇发作肉眼全程血尿1年,低热、盗汗,右腰不适,伴尿频、尿急、尿痛,有肺结核病史。体检:血压16/10 kPa(120/75 mmHg),脉搏72次/分,体温37.5℃,双肾区无叩击痛。尿常规:呈酸性反应,镜检发现红细胞及少量白细胞。胸片示右上肺浸润性肺结核。静脉肾盂造影示:肾盏边缘不整齐。

问题:(1) 该患者最可能的诊断是什么?还需要什么检查?

(2) 该患者目前的护理问题有哪些？

(3) 对患者的护理措施有哪些？

(顾　琚)

第四十二章 泌尿系统梗阻患者的护理

第一节 概 述

泌尿系统是由肾小管、集合肾、肾盏、肾盂、输尿管、膀胱和尿道组成的一个管道系统，其主要功能是主动单向地将肾产生的尿液，经过这个管道系统排泄到体外。因此泌尿系统保持通畅是维持正常肾功能的必要条件。这个管道系统的任何一个部位发生梗阻，必将造成梗阻近段的尿液淤积，最终将导致患侧肾功能损害或丧失；若为双侧梗阻，可导致肾衰竭。

尿路梗阻性病变在泌尿外科最常见，而且多继发或并发其他泌尿外科疾病，如尿路梗阻后尿液淤积，易于细菌繁殖而导致感染和形成结石。而感染、结石又会加重梗阻的程度，因此梗阻、感染、结石三者可互为因果关系。

梗阻的原因和部位：根据梗阻发生的原因一般分为机械性和动力性两大类，根据梗阻发生部位又可分为上尿路和下尿路梗阻。

1. 机械性梗阻　依据病因不同，可分为：①先天性梗阻：由泌尿系统和生殖道先天性畸形所致，常见于小儿；②后天性梗阻：泌尿系统管道内肿瘤、结石、炎性狭窄、结核、外伤，还有一些医源性梗阻，如手术或器械检查造成的损伤、肿瘤放射治疗后的反应等。

2. 动力性梗阻　在尿路器官的肌肉或其支配神经发生病变时，尿液不能顺利从上向下排出体外，产生尿液潴留。常见的原因为神经性膀胱功能障碍等。

3. 上尿路梗阻　梗阻部位在膀胱以上，多由结石、肿瘤所致。

4. 下尿路梗阻　梗阻部位发生在尿道，常见原因为前列腺增生、尿道狭窄等。

【病理生理】

基本的病理生理改变是梗阻部位以上的尿路扩张。初期输尿管管壁肌增厚，收缩力增加，尚能克服梗阻；后期失去代偿能力，管壁变薄、肌萎缩和张力减退。膀胱以上的部位梗阻，较快即可发生肾积水。梗阻发生在膀胱以下，初期有膀胱做缓冲，对肾的影响较小；后期因输尿管膀胱连接部活瓣作用丧失、尿液自膀胱逆流至输尿管，即可发生双侧肾积水。

随着泌尿系统持续梗阻、肾盂内高压、肾组织缺氧，可引起肾乳头和肾实质萎缩。急性完全性梗阻时，只引起轻度肾盂扩张，肾实质很快萎缩，因此肾增大不明显。慢性不完全性或间歇性梗阻引起的肾积水可致肾实质萎缩变薄、肾盂容积增大，最后全肾可成为一个无功能的巨大水囊。

尿路梗阻后肾功能的变化主要表现为肾小球滤过率降低、肾血流量减少、尿浓缩能力和尿的酸化能力受损。梗阻后最常见的并发症是继发性感染，有细菌的尿液可经过肾盏穹隆部裂隙和高度膨胀变薄的尿路上皮进入血液，发展为菌血症；感染既难以控制，又加速肾功能的损害。尿路结石则是梗阻的另一个常见并发症，梗阻导致的尿流停滞和感染可促进结石形成。

第二节 肾积水

尿液在肾盂淤积，肾盂肾盏潴留的尿液超过正常容量时，称为肾积水(hydronephrosis)。当肾积水容量超过1 000 ml，或在小儿超过其24 h尿量时称为巨大肾积水。

【临床表现】

轻度肾积水多无症状；中重度肾积水可出现腰部疼痛，有些患者以腹部肿块就诊，特别是小儿患者。先天性病变，如肾盂输尿管连接部位的先天性狭窄、异位血管或纤维束压迫输尿管引起的肾积水，发展比较缓慢，可长期无明显症状，达到一定体积时才出现腹部肿块，泌尿系统结石、肿瘤、炎症和结核所引起的继发性肾积水，临床表现主要为原发疾病的症状。肾积水合并感染时可出现脓尿和全身中毒症状，如寒战、发热、头痛以及胃肠功能紊乱等。长时间梗阻所引起的肾积水，终将导致肾功能减退和丧失。双侧或孤立肾急性完全梗阻时可发生无尿，并出现急性肾衰竭的表现。

肾积水有时呈间歇性发作。发作时患侧腹部有剧烈绞痛、恶心、呕吐、尿量减少；经一定的时间后，梗阻自动缓解，排出大量尿液，疼痛消失，这种情况称之为间歇性肾积水。多见于肾下垂、输尿管梗阻等。

【辅助检查】

1. 实验室检查

(1) 尿液检查：除尿常规检查和尿细菌培养外，需进行结核杆菌和脱落细胞的检查。

(2) 血液检查：通过血常规和生化检查了解有无感染、氮质血症、酸中毒和电解质紊乱。

2. 影像学检查

(1) B超检查：是判断和鉴别肾积水或肿块的首选方法。

(2) X线造影：常规剂量或大剂量的延缓、排泄性尿路造影可了解肾积水的程度和分侧肾功能。必要时逆行肾盂造影或肾穿刺造影。

(3) CT、MRI检查：可明确和区分增大的肾积水还是实质性肿块，亦可发现压迫泌尿系统的病变。MRI水成像检查可代替逆行性尿路造影。

(4) 肾图：对肾积水诊断亦有意义。

【治疗】

1. 病因治疗　肾积水的基本治疗目的是去除病因，保留患肾。根据病因的性质不同采用相应的治疗方法，如各种先天性尿路畸形的成形术、尿路结石的体外冲击波碎石术或内镜取石术等。

2. 肾造口术　若肾积水合并感染，肾功能损害较严重，应在梗阻以上部位进行引流，待感染控制、肾功能恢复后再施行去除病因的手术。

3. 肾切除术　肾积水严重，剩余的肾实质过少，或伴有严重感染肾积脓，则在确保健侧肾功能正常的情况下，可切除病肾。

【护理】

1. 护理问题

(1) 疼痛：与尿路梗阻有关。

(2) 潜在并发症：肾脓肿、肾衰竭。

2. 护理措施

(1) 缓解疼痛：注意患者疼痛的部位、程度、诱因等；出现疼痛时遵医嘱给予解痉止痛。

(2) 并发症的观察、预防和护理

1) 观察和预防感染

a. 观察患者的排尿情况、腹部肿块大小和体温变化。

b. 保持各引流管通畅。肾盂成形术后应保持各引流管通畅及切口清洁。若无漏尿，肾周引流管于术后 3～4 d 拔除，肾盂输尿管支架引流管一般于术后 3 周拔除，证实吻合口通畅后拔除肾造瘘管。若切口处或肾周引流管内流出较多的淡黄色液体，常提示有吻合口漏的发生，应及时与医师联系，予以相应处理和护理。

c. 遵医嘱用药。高热者给予物理降温，对并发感染者合理使用抗菌药。

2) 观察和预防肾衰竭

a. 严格限制入水量，记录 24 h 出入量。

b. 及时处理肾衰竭。

c. 予以低盐、低蛋白质、高热量饮食。

第三节　良性前列腺增生

前列腺分为围绕尿道的腺体和外周腺体两部分。

【病因】

尚未完全明确。目前公认老龄和有功能的睾丸是发病的基础。上皮和基质的相互影响，各种生长因子的作用，随着年龄增长而出现的睾酮、双氢睾酮以及雌激素水平的改变和失去平衡是前列腺增生的重要因素。

【病理生理】

良性前列腺增生起源于围绕尿道精阜部的腺体，常以纤维细胞增生开始，继之其他组织亦增生。增生的前列腺可将外围的腺体压扁形成假包膜(外科包膜)，与增生腺体有明显界限。增大的腺体使尿道弯曲、伸长、受压，成为引起排尿困难或梗阻的机械性因素，前列腺内尤其是围绕膀胱颈增生的、含丰富的 α 肾上腺素能受体的平滑肌收缩则是引起排尿困难或梗阻的功能性因素。

随着长期膀胱出口梗阻，黏膜面出现小梁、小室、憩室；逼尿肌的代偿性肥大可发生不稳定的逼尿肌收缩，致膀胱内高压甚至出现压力性尿失禁。逼尿肌失代偿，则不能排空膀胱而出现残余尿，严重时膀胱收缩无力，出现充溢性尿失禁。长期排尿困难使膀胱高度扩张或膀胱内高压，可发生尿液的膀胱输尿管反流，最终引起肾积水和肾功能损害。由于梗阻后膀胱内尿液潴留，容易继发感染和结石。

【临床表现】

一般在50岁以后出现症状。症状与梗阻程度、病变发展速度，以及是否存在感染、结石、肾功能损害等有关，与前列腺增生后的体积并不成正比。

前列腺增生的病程一般分为刺激期、代偿期和失代偿期3个阶段。

1. *刺激期* 症状以尿频为主，特别是夜间排尿次数增多，是前列腺增生症最早出现的症状。膀胱残余尿量增多时，尿频亦加重，这与膀胱经常处在充盈状态、膀胱有效容量缩小有关。

2. *代偿期* 症状以排尿困难为主，进行性排尿困难是前列腺增生最重要的症状，且发展缓慢。排尿困难症状由轻至重，经历排尿等待、迟缓、尿线细而无力、射程缩短、排尿时间延长、尿后滴沥、尿流中断等过程。

3. *失代偿期* 主要表现为慢性尿潴留。梗阻加重到一定程度，膀胱失代偿，出现残余尿。过多的残余尿可使膀胱失去收缩能力，逐渐发生慢性尿潴留，并可出现充盈性尿失禁；在失代偿期阶段，逐渐出现肾积水和肾功能不全表现。

4. *其他症状* 前列腺增生合并感染时，可出现尿频、尿急、尿痛等膀胱刺激症状，合并结石时症状更为明显；前列腺表面血管扩张、充血，可以发生无痛性血尿；长期排尿困难导致腹内压增高，发生腹股沟疝、脱肛或内痔等。

【辅助检查】

1. *尿流率检查* 最大尿流率＜15 ml/s，说明排尿不畅；＜10 ml/s则梗阻严重。评估最大尿流率时，排尿量必须超过150 ml。

2. *B超检查* 可以直接测定前列腺的大小、内部结构、突入膀胱的程度，经直肠超声扫描更为精确。超声波检查还可测定膀胱残余尿量。

3. *血清前列腺特异抗原(PSA)测定* 在前列腺体积较大、有结节或较硬时，应测定血清PSA，以排除合并前列腺癌的可能。

4. *尿流动力学检查* 如果排尿困难主要是由于逼尿肌功能失常引起，应进行尿动力学检查，测定排尿时膀胱内压的改变。

【处理原则】

病变早期可以等待观察，不予治疗，但必须密切随诊，如症状加重，应及时进行治疗。

1. *药物治疗* 适用于有轻临床症状、残余尿＜50 ml的患者，包括α受体阻滞剂、激素、降低胆固醇药物以及植物药疗等。其中以α_1受体阻滞剂特拉唑嗪、5α还原酶抑制剂非那雄胺为常用；前者可降低平滑肌的张力，减少尿道阻力，改善排尿功能；后者通过降低前列腺内双氢睾酮的含量使前列腺缩小，改善排尿功能。对症状较轻的病例有良好疗效。

2. *其他疗法* 用于尿道梗阻较重而又不适宜手术者。激光治疗、经尿道气囊高压扩张术、经尿道高温治疗、体外高强度聚焦超声，适用于前列腺增生体积较小者。

3. *手术治疗* 梗阻严重、残余尿量超过60 ml时应考虑手术治疗。有尿路感染和心、肺、脑、肝、肾功能不全时，宜先做尿液引流，尿道留置尿管或膀胱造口术，待全身情况改善后再进行手术。以往常用耻骨上经膀胱或经耻骨后等开放性手术方式切除前列腺，近年由于内镜技术的进步，目前开放性手术方式已逐渐被经尿道前列腺切除术所替代。

【护理】

1. 护理评估

(1) 术前评估

1) 健康史及相关因素:了解患者吸烟、饮食、饮酒和性生活等情况;患者平时饮水习惯,是否有足够的液体摄入和尿量。注意评估患者排尿困难程度及夜尿次数,有无尿潴留情况,有无血尿及尿路刺激症状,是否有定时排尿或憋尿的习惯;有无并发疝、痔、脱肛等情况。注意有无高血压和糖尿病病史以及相关疾病的家族史。

2) 身体状况

a. 局部:前列腺是否增大,表面是否光滑,是否坚韧。是否见有疝或痔形成或脱肛现象。

b. 全身:判断有无合并感染的征象;注意重要内脏器官功能情况及营养状况,以评估患者对手术的耐受性。

c. 辅助检查:根据直肠指检、B 超和尿动力学等检查结果判断前列腺的大小和尿路梗阻程度。

3) 心理和社会状况:前列腺增生是一种症状进行性逐渐加重的疾病。尿频,特别是夜尿次数的增多将严重影响患者的休息与睡眠;排尿困难,甚至尿潴留、血尿等症状可造成患者肉体上的痛苦及较大的精神压力;留置尿管又给患者带来很多生活的不便;患者多希望能尽快得到治疗及希望护士能给予更多的照顾,帮助其解决手术前后生理及心理的问题。因此,应了解患者及家属对其所采取的治疗方法、对手术及可能导致并发症的认知程度、家庭经济承受能力,以提供相应的心理支持。

(2) 术后评估:注意膀胱引流管是否通畅,膀胱冲洗液的颜色、血尿程度及持续时间;切口愈合情况;术后是否出现膀胱痉挛;水、电解质平衡状况,了解有无 TUR 综合征表现。

2. 护理问题

(1) 排尿形态异常:与膀胱出口梗阻、逼尿肌受损、留置尿管和手术刺激有关。

(2) 疼痛:与逼尿肌功能不稳定、导管刺激、血块堵塞冲洗管引起的膀胱痉挛有关。

(3) 潜在并发症:TUR 综合征、尿频、尿失禁、出血。

3. 护理措施

(1) 术中护理

1) 麻醉:连续硬膜外隙阻滞麻醉。

2) 体位:膀胱截石位。

3) 术中配合

a. 见第七章手术室管理和工作。

b. 患者采用截石位,双髋关节不能过于屈曲,保护腘神经。术前先将患者一侧腿放平,再放另一侧腿,防止双腿同时放,使回心血量骤增而引起不适。

c. 冲洗液不能用电解质溶液,应用 5%甘露醇或甘氨酸等非电解质溶液作为冲洗液,并在肌肉丰富处贴上电极负极板,防止导电。

d. 水温同患者体温,冲洗连贯,不中断。

e. 手术中注意观察生命体征等情况,警惕发生电切综合征。

(2) 保持尿液排出通畅

1) 观察排尿情况:注意排尿次数和特点,特别是夜尿次数。为保证患者的休息和减轻焦虑的心情，可遵医嘱给予镇静安眠药物。

2）避免急性尿潴留的发生：鼓励患者多饮水、勤排尿。多摄入粗纤维食物，忌饮酒及辛辣食物，以防便秘。

3）及时引流尿液：残余尿量多或有尿潴留至肾功能不全者，及时留置尿管引流尿液，改善膀胱逼尿肌和肾功能。做好留置导尿管或耻骨上膀胱造瘘的患者的护理。

4）避免膀胱内血块形成

a．保证入量：鼓励术后患者多饮水，保证足够尿量。

b．做好膀胱冲洗的护理：前列腺切除术后都有肉眼血尿，术后需用生理盐水持续冲洗膀胱 3～7 d。①冲洗速度，可根据尿色而定，色深则快、色浅则慢。随冲洗持续时间延长，血尿颜色逐渐变浅；若尿色深红或逐渐加深，说明有活动性出血，应及时通知医生处理。②确保冲洗及引流管道通畅，若引流不畅应及时做高压冲洗抽吸血块，以免造成膀胱充盈、痉挛而加重出血。③准确记录尿量、冲洗量和排出量，尿量＝排出量－冲洗量。

(3) 缓解疼痛：前列腺术后患者可因逼尿肌不稳定、导管刺激、血块堵塞冲洗管等原因引起膀胱痉挛，导致阵发性剧痛。术后留置硬脊膜外麻醉导管者，按需定时注射小剂量吗啡有良好效果；也可口服硝苯地平、溴丙胺太林、地西泮或用维拉帕米加入生理盐水内冲洗膀胱。

(4) 并发症的预防与护理

1）TUR 综合征：行尿道切除术的患者因术中大量的冲洗液被吸收可致血容量急剧增加，出现稀释性低钠血症，患者可在几小时内出现烦躁、恶心、呕吐、抽搐、昏迷，严重者出现肺水肿、脑水肿、心力衰竭等，称为 TUR 综合征。应加强观察，一旦出现，遵医嘱给予利尿剂、脱水剂、减慢输液速度，并对症处理。

2）尿频、尿失禁：为减轻拔管后出现的尿失禁或尿频现象，一般在术后 2～3 d 嘱患者练习收缩腹肌、臀肌及肛门括约肌，也可辅以针灸或理疗等。尿失禁或尿频现象一般在术后 1～2 周内可缓解。

3）出血：加强观察。指导患者在术后 1 周，逐渐离床活动；避免增加腹内压的因素、禁止灌肠或肛管排气，以免造成前列腺窝出血。

(5) 其他

1）对于拟行 TURP 的患者，术前协助医生探扩尿道。

2）导管护理：术后有效固定或牵拉气囊尿管，防止患者坐起或肢体活动时，气囊移位而失去压迫膀胱颈口的作用，导致出血。行开放性手术的患者，多留置引流管，不同类型的引流管留置的时间长短不一。

a．耻骨后引流管术后 3～4 d 待引流量很少时拔管；

b．耻骨上前列腺切除术后 5～7 d 拔除导尿管；

c．耻骨后前列腺切除术后 7～9 d 拔除导尿管；

d．TURP 术后 3～5 d 尿液颜色清澈即可拔除导尿管；

e．膀胱造瘘管通常在术后 10～14 d 排尿通畅时拔除。

3）饮食：术后 6 h 无恶心、呕吐者，可进流质，1～2 d 后无腹胀即可恢复正常饮食。鼓励患者多饮水、进食富含纤维的食物，以免便秘。

4．**护理评价**

(1) 患者排尿形态是否恢复正常，排尿是否通畅、能否控制。

(2) 患者疼痛是否减轻。

(3) 患者是否发生并发症，若发生是否得到及时发现和处理。

【健康教育】

1. 生活指导

(1) 采用非手术治疗的患者，应避免因受凉、劳累、饮酒、便秘而引起的急性尿潴留。

(2) 预防出血：术后1～2个月内避免剧烈活动，如跑步、骑自行车、性生活等，防止继发性出血。

2. 康复指导

(1) 排尿功能训练：若有溢尿现象，患者应有意识地经常锻炼肛提肌，以尽快恢复尿道括约肌功能。

(2) 自我观察：TURP患者术后有可能发生尿道狭窄。术后若尿线逐渐变细，甚至出现排尿困难，应及时到医院检查和处理。有狭窄者，定期行尿道扩张，效果较满意。附睾炎常在术后1～4周发生，故出院后若出现阴囊肿大、疼痛、发热等症状应及时去医院就诊。

(3) 门诊随访：定期行尿液检查、复查尿流率及残余尿量。

3. 心理和性生活指导

(1) 前列腺经尿道切除术后1个月、经膀胱切除术2个月后，原则上可恢复性生活。

(2) 前列腺切除术后常会出现逆行射精，不影响性交。少数患者可出现阳痿，可先采取心理治疗，同时查明原因，再进行针对性治疗。

第四节　急性尿潴留

尿潴留是指尿液潴留在膀胱内不能排出，急性尿潴留(acute retention of urine)是一种常见急症，需及时处理。

【病因和分类】

原因很多，可分为机械性和动力性两类。

1. 机械性梗阻　任何导致膀胱颈部及尿路梗阻的病变，如前列腺增生、尿道损伤、尿道狭窄、膀胱尿道结石、异物和肿瘤等均可引起急性尿潴留。

2. 动力性梗阻　膀胱、尿道并无器质性病变，尿潴留系排尿功能障碍所致，如中枢或周围神经系统病变、脊髓麻醉和肛管直肠手术后、应用松弛平滑肌的药物如阿托品等；也可见于高热、昏迷、低血钾或不习惯卧床排尿者。

【临床表现】

发病突然，膀胱胀满但滴不出尿，患者十分痛苦；耻骨上可触及膨胀的膀胱，用手按压有尿意。

【处理原则】

解除病因，恢复排尿。病因不明或一时难以解除者，则需先做尿液引流。

1. 非手术治疗

(1) 病因处理：某些病因，如包皮口或尿道口狭窄、尿道结石，以及药物或低血钾引起的尿潴留，经对因处理后可很快解除，恢复排尿。

（2）诱导、药物或导尿：对术后动力性尿潴留可采用诱导排尿的方法，针灸、穴位注射新斯的明或在病情允许下改变排尿姿势。若仍不能排尿，可予以导尿。

2. *手术治疗* 不能插入导尿管者，可采取耻骨上膀胱穿刺抽出尿液。对需长期引流者应行耻骨上膀胱造瘘术。

【护理】

1. *护理问题*

（1）尿潴留：与尿路梗阻有关。

（2）潜在并发症：如膀胱出血。

2. *护理措施*

（1）解除尿潴留

1）解除原因：协助医生辨明尿潴留的原因，并解除病因。

2）促进排尿：对于术后尿潴留患者给予诱导排尿，必要时在严格无菌操作下导尿，并做好尿管和尿道口的护理。对行耻骨上膀胱穿刺或耻骨上膀胱造瘘术者，做好膀胱造瘘管的护理并保持通畅。

（2）避免膀胱出血：注意一次放尿量不可超过 1 000 ml，以免引起膀胱出血。

案例分析题

患者，男性，80 岁，农民。以排尿困难 3 年，加重 2 d 主诉入院。患者于 3 年前日渐出现尿流变细、尿程缩短、次数增加等现象，未经治疗。入院前 2 d 因突然不能排尿，曾在当地医院导尿失败而行耻骨上膀胱穿刺排尿后送医院治疗。入院后查体：体温 37℃，脉搏 102 次/分，呼吸 18 次/分，血压 20/12 kPa(150/90 mmHg)。神志清，头、颈、胸、腹部均未见异常，耻骨联合上方触到半球形肿物，叩诊呈实音。直肠指检：前列腺左右二叶呈一致性对称性肥大，中央沟消失，表面光滑，有弹性，中等硬度，无压痛。

问题：（1）针对该患者作出临床初步诊断，并且列出主要依据。

（2）术后出院应对患者如何进行健康教育？

（顾　琚）

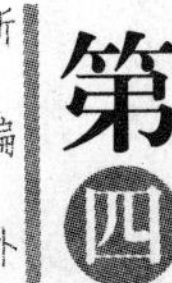

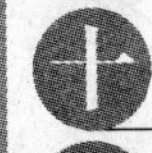

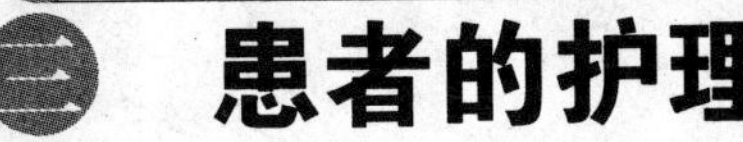

第四十三章 泌尿、男性生殖系统肿瘤患者的护理

第一节 肾　　癌

肾癌亦称肾细胞癌，是最常见的肾实质恶性肿瘤。肾癌的高发年龄为50～60岁，男∶女为2∶1。肾细胞癌在泌尿系统肿瘤中的发病率在膀胱癌、前列腺癌之后，居第三位。目前，我国尚无肾细胞癌发病率的流行病学调查结果。临床上无明显症状，而在体检时偶然发现的肾癌日见增多。

【病因】

肾癌的确切病因尚不清楚。吸烟可能是肾癌发生的危险因素。此外，石棉、皮革等制品也与肾细胞癌的发病有很大关系。肾癌亦有家族发病倾向，已发现有视网膜血管瘤家族性肾癌染色体异常，尤其是第3、11染色体异常家族性肾癌。

【病理和分型】

肾癌发生于肾小管上皮细胞，外有假包膜。肾癌穿透假包膜后可经血液和淋巴途径转移。

1. 组织学类型　肾癌有三种基本细胞类型，即透明细胞、颗粒细胞和梭形细胞，均来源于肾小管上皮细胞。单个癌内可有多种细胞，临床以透明细胞癌最为多见；梭形细胞较多的肾癌恶性程度高、预后差。

2. 病理分级　按细胞分化程度分为三级。

Ⅰ级：细胞分化程度尚可，属低度恶性。

Ⅱ级：细胞分化程度已有明显异形性，属中等程度恶性。

Ⅲ级：细胞分化程度极差，属高度恶性。

3. 转移途径　以直接侵犯肾周围脂肪组织的途径较常见，也可以通过肾静脉扩散至邻近脏器或经淋巴道转移。最常见的转移部位是肺，其他为肝、骨骼、肾上腺、对侧肾及同侧邻近淋巴结。

【临床分期】

根据1987年国际抗癌联盟提出的TNM分期。其中T为肿瘤的大小，N为淋巴转移，M为转移情况。

T_0：无原发肿瘤。

T_1:肿瘤最大径≤2.5 cm,局限在肾内。

T_2:肿瘤最大径>2.5 cm,局限在肾内。

T_3:肿瘤侵犯大血管、肾上腺和肾周围组织,局限在肾周筋膜内。

T_3a:侵犯肾周脂肪组织或肾上腺。

T_3b:肉眼可见侵犯肾静脉或下腔静脉。

T_4:侵犯肾周筋膜以外。

N_0:无淋巴结转移。

N_1:单个、单侧淋巴结转移,最大径≤2 cm。

N_2:多个局部淋巴结转移或单个淋巴结最大径 2～5 cm。

N_3:局部转移淋巴结最大径超过 5 cm。

M_0:无远处转移。

M_1:远处转移。

【临床表现】

血尿、腰痛、包块被称为肾细胞癌的三联征。无痛性肉眼血尿和镜下血尿最常见,腰痛是另一常见症状,多钝痛或隐痛。血尿、疼痛、肿块典型三联征俱全者仅占 10%左右,而这些患者中一半以上都有肿瘤转移。

除以上症状外,尚可出现如下全身症状:①发热;②贫血;③红细胞增多症;④高血压;⑤肝功能异常;⑥高血钙;⑦红细胞沉降率(血沉)快;⑧精索静脉曲张。晚期肾癌可出现消瘦、贫血、虚弱等恶液质改变。

【辅助检查】

1. *B超检查*　能查出肾内直径 1 cm 左右肿瘤,因此大多数无症状的肾癌由 B 超检查发现。它能准确地鉴别肾肿块是囊性还是实质性的,还可鉴别诊断肾癌和肾血管平滑肌脂肪瘤。

2. *CT 检查*　可明确肿瘤部位、肾门情况、肾周围组织与肿瘤的关系、局部淋巴结等,有助于肿瘤的分期和手术方式的确定。

3. *静脉尿路造影*　能显示肾盂、肾盏受压的情况,并能了解双侧肾功能,是患者能否接受手术的重要参考指标之一。

4. *肾动脉造影*　可显示肿瘤新生血管,也可同时进行肾动脉栓塞,能降低手术难度和减少术中出血。

5. *MRI 检查*　作用与 CT 相近,但对血管,如下腔静脉等显像中,其作用明显优于 CT 检查。

【治疗原则】

主要以手术切除为主。手术方式分为单纯肾切除术和根治性肾切除术。后者应包括肾周筋膜、脂肪、肾和肾上腺、淋巴结清扫。如双侧肾癌或孤立肾肾癌可做保留肾组织的肾癌手术(renal - sparing surgery)。肾细胞癌化疗效果较差,免疫治疗对治疗晚期肾癌均有一定疗效。肾细胞癌对放疗不敏感,但也可作为术前和术后的辅助治疗,尤其是对骨转移可进行姑息性放疗。

【处理原则】

1. *肾癌根治术*　适用于无扩散的肾细胞癌。手术切除范围包括患肾、肾周围的正常组织、同侧肾上腺、近端 1/2 输尿管、肾门旁淋巴结。肾癌根治术后,局部淋巴结清扫在肾癌根治术中的效果还存在争议。如果肿瘤位于中、下极，无需切除同侧肾上腺。

手术入路取决于肿瘤分期和肿瘤部位等。近年开展了腹腔镜肾癌根治术，此方法具有创伤小、术后恢复快等优点。

2. *放疗*　可以作为肾细胞癌的新辅助治疗方法或术后辅助治疗。放疗的辅助效果难以定论。

【护理】

1. *护理评估*

(1) 术前评估

1) 健康史及相关因素：包括家族中有无肾系列癌发病者，初步判定肾癌的发生时间、有无对生活质量的影响、发病特点。

a. 一般情况：患者的年龄、性别、婚姻和职业等。

b. 发病特点：患者有无血尿、血尿程度、有无排尿形态改变和经常性腰部疼痛。本次发病是体检时无意发现有血尿、腰痛，或患者自己扪及包块而就医。其不适是否影响患者的生活质量。

c. 相关因素：家族中有无肾系列癌发病者，男性患者是否吸烟，女性患者是否有饮咖啡的习惯等。

2) 身体状况

a. 局部：肿块位置、大小及数量，肿块有无触痛、活动度情况。

b. 全身：重要脏器功能状况，有无转移灶的表现及恶病质。

c. 辅助检查：包括特殊检查及有关手术耐受性检查的结果。

(2) 术后评估：是否有肾窝积液和积脓、尿瘘、腹腔内脏器损伤，以及继发出血、切口感染等并发症。

2. *护理问题*

(1) 营养失调：低于机体需要量，与长期血尿、癌肿消耗、手术创伤有关。

(2) 恐惧与焦虑：与对癌症和手术的恐惧有关。

(3) 潜在并发症：出血、感染。

3. *护理措施*

(1) 改善患者的营养状况

1) 饮食：指导胃肠道功能健全的患者选择营养丰富的食品，改善就餐环境和提供色、香、味较佳的饮食，以促进患者食欲。

2) 营养支持：对胃肠功能障碍者，应在手术前后通过静脉途径给予营养，贫血者可予少量多次输血，以提高血红蛋白水平及患者抵抗力，保证术后顺利康复。

(2) 减轻患者焦虑和恐惧

1) 对担心得不到及时有效的诊治而表现为恐惧、焦虑的患者，护理人员要主动关心患者，倾听患者诉说，适当解释病情，告知手术治疗的必要性和可行性，以稳定患者情绪，争取患者的积极配合。

2) 对担心术后并发症及术后影响生活质量的患者，应加强术前各项护理措施的落实，让患者体会到手术前的充分准备。亦可通过已手术患者的现身说法，告知患者手术治疗的良好疗效，消除患者的恐惧心理。

(3) 术中护理

1) 麻醉:全身麻醉。

2) 体位:侧卧位,抬高腰桥。

3) 术中配合。

a. 见第七章手术室管理和工作。

b. 准备特殊缝线,结扎缝扎肾动静脉。

c. 放置负压球、导尿管。

d. 缝合伤口前需清点针、纱布。

e. 缝合伤口前,放平腰桥,将手术床复位,减少切口张力,利于缝合。

(4) 并发症的预防和护理

1) 预防术后出血

a. 密切观察病情:定时测量血压、脉搏、呼吸和体温的变化。

b. 观察引流管引流物状况:若患者术后引流量较多、色鲜红且很快凝固,同时伴血压下降、脉搏增快,常提示有出血,应立即通知医生处理。

c. 止血和输血:①根据医嘱,应用止血药物;②对出血量大、血容量不足的患者给予输液和输血;③对经处理出血未能停止者,积极做好手术止血的准备。

2) 预防感染

a. 观察体温变化情况。

b. 观察伤口及引流管内引流物的量及性状,保持各引流管引流通畅;加强术后护理,保持伤口干燥。

c. 遵医嘱应用抗菌类药物,防止感染的发生。

4. 护理评价

(1) 患者术后营养状态是否得以改善。

(2) 患者恐惧与焦虑是否减轻、情绪是否稳定。

(3) 患者在治疗过程中是否发生出血、全身或伤口感染。若发生,是否得到及时发现和处置。

【健康教育】

1. 康复指导　保证充分的休息,适度身体锻炼及娱乐活动,加强营养,增加体质。

2. 用药指导　由于肾癌对放、化疗均不敏感,生物素治疗可能是此类患者康复期的主要方法。在用药期间,患者可能有低热、乏力等不良反应,若出现应及时就医,并在医生的指导下用药。

3. 定期复查　本病的近、远期复发率均较高,患者需定期复查 B 超、CT 和血尿常规,有利于及时发现复发或转移。

第二节　膀 胱 癌

膀胱癌(tumor of bladder)是泌尿系统最常见的肿瘤,其中上皮性肿瘤占 95%以上,且绝大多数为移行细胞乳头状肿瘤,鳞癌和腺癌各占 2%~3%。

【病因】

导致膀胱癌的因素很多。吸烟是导致膀胱癌的重要因素之一。接触某些化学物质也与膀胱癌的发生明显相关。

【病理和分型】

膀胱的尿路上皮是移行细胞上皮，有3～7层。最浅表层由大的扁平型细胞组成。膀胱原位癌是指在扁平、非乳头尿路上皮上有增厚而发育不良的细胞学改变。膀胱癌的生长方式：一种是向膀胱腔内生长，成为乳头状瘤或乳头状癌；另一种是在上皮内浸润性生长，形成原位癌、内翻性乳头状瘤或乳头状癌。

1. 病理类型

(1) 大体类型：可分为乳头状及浸润性两类。

(2) 组织学类型：上皮细胞恶性肿瘤占绝大多数，其中以移行上皮细胞癌为主，鳞癌和腺癌较少。

2. 肿瘤分级

(1) Ⅰ级：细胞分化良好，属低度恶性。

(2) Ⅱ级：细胞分化程度已有明显异形性，属中等程度恶性。

(3) Ⅲ级：细胞分化程度极差，属高度恶性。

3. 转移途径

(1) 局部浸润：主要向深部浸润，直至膀胱外组织。

(2) 淋巴结转移：较常见。

(3) 血行转移：多在晚期，主要转移至肺、肝、肾及皮肤等处。

【临床分期】

国际抗癌联盟(UICC)1980年将膀胱癌TNM分期作如下规定：

T_{is}原位癌：侵及黏膜表层。

T_a 无浸润乳头状瘤：侵及黏膜表层。

T_1 肿瘤细胞侵及黏膜固有层。

T_2 肿瘤侵及浅肌层。

T_3 肿瘤侵及膀胱壁全层。

T_4 肿瘤侵及膀胱壁全层以外组织。

N_0 无淋巴结转移。

N_1 同侧区域淋巴结转移。

N_2 多发区域淋巴结转移。

N_3 区域淋巴结转移并固定。

N_4 区域外淋巴结转移。

M_0 无转移。

M_1 局部组织浸润或有远处组织和器官转移。

【临床表现】

最常见的症状为无痛性肉眼血尿，多为全程血尿，常间歇性发作，血尿严重时常有血块，或排出洗肉水样尿液及腐肉组织。其他症状包括尿频、尿急、尿痛等膀胱刺激症状，如肿瘤较大或堵塞膀胱出口时可发生排尿困难及尿潴留。晚期膀胱肿瘤可引起输尿管梗阻、腰痛、尿毒症、腹痛、严重贫血、消瘦等。

【辅助检查】

1. 实验室检查 尿常规和尿脱落细胞检查可作为血尿患者的初步筛选。尿脱落细胞检查是较好的诊断方法。

2. B超检查 可发现直径 0.5～1 cm 以上的膀胱肿瘤，并可显示肿瘤浸润的深度，对肿瘤的临床分期有帮助。

3. X线检查 可了解上尿路系统有无肿瘤及肿瘤对肾功能的影响。

4. CT、MRI检查 除能观察到肿瘤大小、位置外，还能观察到肿瘤与膀胱壁的关系。

5. 膀胱镜检查 对膀胱肿瘤的诊断最为重要，可直接看到肿瘤的大小、数目、部位以及形态，并可在镜下取活检以明确诊断。

【治疗原则】

1. 手术治疗

(1) 经尿道膀胱肿瘤切除术(transurethral resection of bladder tumor, TURBt)：是所有膀胱肿瘤治疗的首选方法。如果肿瘤为单发、分化较好，且属非浸润型，单纯采用 TURBt 治疗即可。

(2) 膀胱部分切除术：适用于肿瘤比较局限，呈浸润性生长，病灶位于膀胱侧后壁、顶部等，离膀胱三角区有一定的距离。另有一些位于膀胱憩室内的肿瘤也是膀胱部分切除的适应证。

(3) 根治性膀胱全切术：指切除盆腔的前半部器官。在男性，包括膀胱周围的脂肪、韧带、前列腺、精囊；在女性，有子宫、宫颈、阴道前穹、尿道、卵巢等器官。男性尿道复发的概率为 6.1%～10.6%。故对肿瘤累及前列腺或膀胱颈部的患者，应同时切除尿道。尿流改道、肠代膀胱等手术方式的问世，既提高了治疗效果，也提高了患者的生活质量。

2. 放射治疗 在膀胱癌的治疗中毋庸置疑，但其治疗方案和效果尚难定论。

3. 化学治疗 约 15%的患者在就诊时已出现局部或远处转移的迹象。浸润性肿瘤即使接受根治性膀胱切除术，也有 30%～40%的病例会出现远处转移。单个化疗药物以顺铂为代表，有效率在 30%左右。其他有效的药物包括甲氨蝶呤、长春新碱、表柔比星、环磷酰胺、5-氟尿嘧啶、长春碱等，多联合应用。

4. 膀胱灌注化疗 因绝大多数的膀胱肿瘤会复发，对保留膀胱的患者，术后应当经导尿管给予膀胱化疗药物灌注，以消灭残余的肿瘤细胞和降低术后复发的可能性。

【护理】

1. 护理评估

(1) 术前评估

1) 健康史及相关因素：包括有无诱发肿瘤的原因，发病时间的初步判断，有无恶病质及影响生存质量的症状等。

a. 一般情况：患者的年龄、性别、婚姻和职业，患者是否长期吸烟。职业是否为长期接触联苯胺及β萘胺的橡胶行业，此两种物质可致膀胱癌。

b. 发病特点：出现肉眼血尿的时间，排尿时是否疼痛，为间歇性还是持续性血尿，有无血块，血块形状；排尿形态有无改变、有无尿路刺激症状。

c. 既往史：以往是否有过血尿史，有无腰、腹部和膀胱手术创伤史。

d. 家族史:患者家族中有无发生泌尿系统肿瘤。

2）身体状况

a. 患者有无消瘦、贫血等营养不良的表现,重要脏器功能状况,有无转移的表现及恶病质。

b. 辅助检查:膀胱镜所见肿瘤位置、大小、数量,组织病理学检查结果。

3）心理和社会状况:患者及家属对病情、拟采取的手术方式、手术并发症、排尿形态改变的认知程度,心理和家庭经济承受能力。

（2）术后评估:有无盆腔脓肿、尿瘘、直肠破裂、肠瘘、肠梗阻、术后感染等并发症。

2. 护理问题

（1）恐惧与焦虑:与对癌症的恐惧、害怕手术、如厕自理缺陷有关。

（2）自我形象紊乱:与膀胱全切除后尿流改道、造瘘口或引流装置的存在,以及不能主动排尿有关。

（3）潜在并发症:出血、感染。

3. 护理措施

（1）减轻恐惧与焦虑: 对担心不能得到及时有效的诊疗而产生恐惧、焦虑的患者,护理人员要主动向其解释病情,以消除其恐惧心理。膀胱癌属中等恶性,一般出现血尿立即就诊则大多数属早期,及时手术治疗效果肯定,5 年生存率非常高。

（2）术中护理

1）麻醉:全身麻醉。

2）体位:平体位,臀部垫一小枕。

3）术中配合

a. 见第七章手术室管理和工作。

b. 切断回肠时,做好污染处理,用湿纱布包裹回肠,做肠道消毒。接触肠道物品,视为污染。

c. 手术时间长,观察出血情况、生命体征,准确记录出入量,确保手术顺利进行。

（3）帮助患者接受自我形象改变的认识和护理

1）解释尿流改道的必要性:告知患者尿流改道是膀胱癌治疗的一部分,有助治疗的彻底性,通过护理和训练,能逐步适应术后改变。

2）输尿管皮肤造口和回肠代膀胱腹壁造口的护理:保证造瘘处清洁,敷料渗湿后及时更换,保证内支撑引流管固定牢靠且引流通畅。在回肠内留置导尿管者,需经常冲洗,防止黏液堵塞。

3）原位排尿新膀胱的护理:术后 3 周内保证各支撑管引流管引流通畅,定期冲洗留置导尿管,防止黏液堵塞;拔出导尿管前训练新膀胱,待容量达 300 ml 以上便可以拔管。告知患者一年内有不同程度的尿失禁存在,锻炼肛门括约肌功能,有利于早日恢复控尿功能。

4）集尿袋护理:造口处伤口愈合后选择合适的集尿袋外接造瘘管引流尿液,指导患者自行定期更换集尿袋。

（4）并发症的预防和护理

1）出血:膀胱全切手术创伤大,术后可发生出血。需密切观察血压、脉搏、引流物性状,若血压下降、脉搏加快、引流管内引出鲜血,每小时超过 100 ml 以上且易凝固,提示有出血,应及时通知医生处理。

2）预防感染：观察体温变化情况；加强基础护理，保持切口清洁，敷料渗湿及时更换；保持引流管引流通畅及牢靠的固定。应用广谱抗菌类药物预防感染。如有体温升高、引流物为脓性并有切口疼痛，多提示有感染，应尽快通知医生处理。

4. 护理评价

(1) 患者的恐惧与焦虑是否减轻或消失。

(2) 患者能否接受自我形象改变的事实，并主动配合治疗和护理。

(3) 患者是否发生出血、感染等并发症，若发生并发症是否得到及时发现和处理。

【健康教育】

1. 康复指导　适当锻炼，加强营养，增强体质。禁止吸烟，避免接触联苯胺类致癌物质。

2. 术后治疗　坚持膀胱灌注化疗药物，膀胱保留术后能憋尿者，即行膀胱灌注免疫抑制剂 BCG(卡介苗)或抗癌药物，可预防或推迟肿瘤复发。每周灌注 1 次，共 6 次，以后根据 B 超，血、尿常规复查结果，若膀胱内无肿瘤复发，可将膀胱灌注药物时间改为 2 周 1 次，6 次后需复查膀胱镜；若有肿瘤复发，立即再次手术治疗。无复发者可将膀胱灌注间隔时间延长至 1 个月；1 年后若仍无肿瘤复发，可将膀胱灌注间隔时间延长至 2 个月，终身灌注，每 2～3 年复查膀胱镜。膀胱灌注药物后需将药物保留在膀胱内 2 h，每半小时变换体位，俯、仰、左、右侧卧位各半小时。

3. 定期复查　主要是全身系统检查，以便及时发现转移和复发征象。

4. 自我护理　尿流改道术后腹部佩戴接尿器者，应学会自我护理，避免接尿器的边缘压迫造瘘口。保持清洁，定期更换尿袋。可控膀胱术后，开始每 2～3 h 导尿 1 次，逐渐延长间隔时间至 3～4 h 1 次，导尿时要注意保持清洁，定期用生理盐水及开水冲洗集尿袋，清除黏液及沉淀物。

第三节　前列腺癌

前列腺癌(carcinoma of prostate)发病率不断上升，在我国大有升至泌尿系肿瘤首位的趋势。前列腺癌是目前美国男性因肿瘤死亡的最常见原因。前列腺癌的发病率与年龄有密切关系。

【病因】

前列腺癌多发生于 50 岁以上的男性，随年龄增加而发病率增加，81～90 岁为最高。发病的危险因素有：生活习惯改变、日光照射、长期接触镉等化学物质、饮食高热量动物脂肪和维生素 A、维生素 D、酗酒等。前列腺癌大多数为激素依赖型，其发生、发展与雄激素的调控关系密切。

【病理】

前列腺癌常从腺体外周带发生，很少单纯发生于中心区域。

1. 组织学类型　约 95％的前列腺癌为腺癌；其余的 5％中，90％是移行细胞癌，10％为神经内分泌癌和肉瘤。

2. 转移途径　较常见的转移途径是淋巴结转移及血行转移至骨骼。

【临床分期】

1981年由美国的Jewett、Whitemore等参照国际抗癌联盟的分期对前列腺癌的临床分期作了修正。

T_{1a}切除的组织中肿瘤＜5％，DRE、PSA正常；

T_{1b}切除的组织中肿瘤＞5％，DRE、PSA正常；

T_{1c}切除的组织中肿瘤＞5％，单纯PSA升高，DRE、TRUS正常；

T_{2a}DRE或TRUS能够发现肿瘤，但只是一侧前列腺，并局限在前列腺内；

T_{2b}DRE或TRUS能够发现肿瘤，并且两侧都有，但仍局限在前列腺内；

T_{3a}肿瘤已超出前列腺；

T_{3b}肿瘤侵及精囊；

T_4 肿瘤侵及膀胱颈、括约肌、直肠、肛提肌和骨盆壁；

（注：参照TNM分期，但仅列出T。DRE：直肠指诊；TRUS：经直肠超声检查）

【临床表现】

早期无症状，常在直肠指诊、B超检查或前列腺增生手术标本中偶然发现。当前列腺癌增大阻塞尿道时可引起尿频、尿急、尿流中断、排尿不尽、排尿困难、尿潴留、尿毒症等。转移性病变时常有下肢水肿、淋巴结肿大、贫血、骨痛、病理性骨折、截瘫等。

【辅助检查】

直肠指诊、相关实验室检查和经直肠B超检查是诊断前列腺癌的主要方法。

1. 直肠指诊　对前列腺癌的诊断和分期有重要价值。触到硬节者应疑为癌，但也应与前列腺结石和前列腺结核鉴别。

2. 实验室检查　前列腺特异抗原（prostate－specific antigen，PSA）作为前列腺癌的标记物在临床上有很重要的作用。可作为前列腺癌的筛选检查方法，正常男性的血清PSA浓度应＜4 ng/ml。

3. 影像学检查　B型超声波检查能够对前列腺癌进行较可靠的分期，有重要的诊断意义。另外还可为前列腺穿刺活检进行精确定位，同时也能观察到前列腺周围的肿瘤浸润情况。

4. 前列腺穿刺活检　六针法穿刺活检在临床的应用比较广泛。具体方法是在前列腺的两叶，从前列腺尖部、中部、基底部各穿1针，共6针。穿刺一般是在TRUS引导下进行。

【治疗原则】

前列腺癌一般发展缓慢，对于偶然发现的小病灶且细胞分化好的Ⅰ期癌可观察等待不作处理。对于局限于前列腺内的Ⅱ期癌可行根治性前列腺切除术。第Ⅲ、Ⅳ期癌应以内分泌治疗为主，可行睾丸切除术，必要时配合抗雄性激素制剂治疗。

【处理原则】

1. 局限性病灶　T_1 期者观察，T_2 期者行根治性手术治疗。

2. 局部进展性前列腺癌　对于 T_3 的前列腺癌目前主张先给予新辅助激素治疗，然后外照射，其结果要好于单纯外照射。

3. 复发性前列腺癌　如果前列腺癌患者在实施根治性术后很长时间才缓慢升高，提示有前列腺癌局部复发，此时手术治疗已无意义，可采用局部放疗加拮抗剂去势治疗或切除双侧睾丸。

4. 转移性前列腺癌　大多数的前列腺癌为激素依赖性，有70%～80%的转移性前列腺癌对各种雄激素阻断治疗有效。促黄体释放激素拟似剂和去势术是阻断雄激素治疗的主要方法。

【护理】

1. 护理问题

(1) 营养失调：低于机体需要量，与癌肿消耗、手术创伤、早期骨转移等有关。

(2) 恐惧与焦虑：与对癌症的恐惧、害怕手术等有关。

(3) 潜在并发症：出血、感染等。

2. 护理措施

(1) 改善营养：前列腺癌早期无症状，患者有症状就医时多属中晚期，且多有不同程度的机体消耗。对这类患者在有效治疗疾病的同时，需给予营养支持，告知患者保持丰富的膳食营养，尤其多食富含多维生素的食物，多饮绿茶。必要时给予肠内外营养支持。

(2) 减轻焦虑和恐惧：多与患者沟通，解释病情，前列腺癌恶性程度属中等，经有效治疗后疗效尚可，5年生存率较高。让患者充分了解自己的病情，如手术创伤不大、恢复快等，从而减轻思想压力，稳定情绪，消除恐惧、焦虑心理。

(3) 术中护理

1) 麻醉：全身麻醉。

2) 体位：平体位，臀部垫一小枕。

3) 术中配合

a. 见第七章手术室管理和工作。

b. 切断回肠时，做好污染处理，用湿纱布包裹回肠，做肠道消毒。接触肠道物品，视为污染。

c. 手术时间长，观察出血情况、生命体征，准确记录出入量，确保手术顺利进行。

(4) 并发症的预防及护理

1) 出血的护理：根治术后有继发出血的可能，若血压下降、脉搏增快、引流管内引出鲜血，立即凝固，每小时量超过100 ml以上，提示继发出血，应立即通知医生处理。

2) 预防感染的护理：加强各项基础护理措施，保持切口清洁，敷料渗湿及时更换，保证引流管通畅且固定牢靠。应用广谱抗菌类药物预防感染。发现感染迹象则及时通知医生处理。

3. 护理评价

(1) 患者的营养状况有无改善。

(2) 患者的恐惧与焦虑是否减轻或消除。

(3) 并发症是否得到有效预防或处理。

【健康教育】

1. 康复指导　适当锻炼，加强营养，增强体质。避免高脂肪饮食，特别是进食动物脂肪、红色肉类是前列腺癌的危险因素；豆类、谷物、蔬菜、水果、绿茶对预防本病有一定作用。

2. 用药指导　雌激素、雌二醇氮芥、缓退瘤或拮抗剂去势、放射治疗对抑制前列腺癌的进展有作用，但也有较严重的心血管、肝、肾、肺的不良反应，故用药期间应严密观察。

3. 定期随访复查　定期检测PSA可作为判断预后的重要指标。若有骨痛，应即检查骨扫描，确定有骨转移者可加用放射治疗。

案例分析题

患者，男性，50 岁。因右侧腰部疼痛不适 3 个月伴间歇肉眼血尿 1 个月就诊。查体：血压 15/12 kPa(113/90 mmHg)，心肺无异常，肝脾未触及。胸透：心肺无异常。腹部 B 超示：右肾中上极可见一肿物 6 cm×5 cm，边界清楚，肿物呈低回声。肝脾无异常。双肾 CT 扫描：右肾区可见一实性肿块，6 cm×6 cm×7 cm 大小，边界清楚。腹膜后淋巴结无增大。

问题：(1) 对该患者最可能的临床诊断是什么？

(2) 该患者若行手术，那么术后的护理措施有哪些？

（顾　琚）

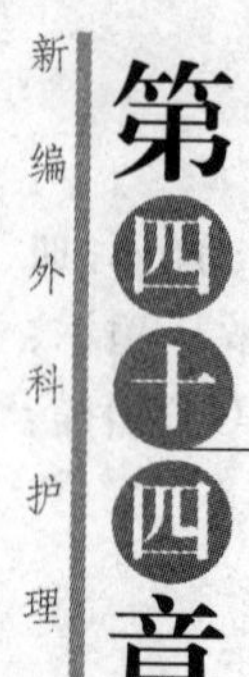

第四十四章 男性性功能障碍、节育者的护理

第一节 男性性功能障碍

男性性功能障碍(sexual dysfunction)是成年男子的常见病,包括性欲障碍(性欲亢进和低下)、勃起功能障碍、阴茎异常勃起、射精障碍(早泄、不射精和逆向射精)和高潮障碍等。其中以勃起功能障碍(ED)较为常见。

一、勃起功能障碍

一个男子在3个月以上的时间内,持续或反复发作性不能获得和(或)维持充分的阴茎勃起以完成性交称为勃起功能障碍。

【病因和分类】

勃起功能障碍的病因错综复杂,多数系综合因素,但可能以某一种病因主导。

1. 心理性　工作压力、心理压抑等原因。

2. 器质性　高血压、血管病变、糖尿病、不良生活习惯(如吸烟、酗酒)均可引起外生殖器的器质性病变,导致勃起功能障碍。

3. 混合性　包括上述两个方面的因素。

【临床表现】

1. 阴茎完全不能勃起无法进行性生活。

2. 阴茎部分勃起,但不坚挺,可进行性生活,但不满意。

【辅助检查】

1. 实验室检查

(1) 血、尿常规、空腹血糖、糖化血红蛋白、血生化和血脂等检测。

(2) 下丘脑-垂体-性腺轴激素测定:包括黄体生成素(LH)、尿促卵泡素(FSH)、泌乳素(PRL)等检测,有助了解勃起功能障碍的内分泌原因。

2. 特殊检查

(1) 国际勃起功能评分(international index of erectile function－5, IIEF－5):包括阴茎勃起信心、勃起硬度、维持勃起能力和性交满意度等问题,总分25分,低于21分为异常。但该表有时不能客观反映患者的真实感受。

(2) 夜间勃起试验(nocturnal penile tumesence, NPT):常规的 NPT 实验包括持续测量阴茎周长和重复测量阴茎勃起达到或最大限度接近轴向硬度,在睡眠时进行。主要用于鉴别精神性与器质性勃起功能障碍。

(3) 阴茎海绵体注射试验(intracavernous injection, ICI):阴茎海绵体内注射血管活性药物后,记录阴茎勃起的起始时间、硬度和维持时间等参数。主要反映阴茎海绵体血管机制的功能状况,若延迟勃起可能系动脉供血不足,过早疲软反映海绵体平滑肌或静脉闭锁机制障碍。

(4) 球海绵体肌反射潜伏时间(bulbocavernosus reflex latency, BCR):BCR 主要反映勃起反射弧(躯体神经)解剖与功能的完整性。

【治疗原则】

勃起功能障碍者的年龄、伴发疾病、严重程度各不相同,其治疗目的也有差异,任何单一疗法均不能解决所有问题。

1. 改变不良习惯,去除危险因素

2. 性咨询与性教育　优点是无创性,可广泛应用;缺点是治疗效果差别大。

3. 雄激素替代疗法　有口服剂、肌内注射剂和皮肤贴剂,适用于雄激素低下者,主要改善性欲和性唤起;长期应用对心血管和前列腺的影响尚未知。

4. 口服药物治疗　西地那非(sildenafil,万艾可)是治疗勃起功能障碍的一线药物,常用剂量 25～100 mg,疗效与剂量成正比,性交前 1 h 口服。该药是选择性抑制剂、勃起增效剂,属外周作用型药物。西地那非适用于糖尿病、高血压、脊髓损伤、多发硬化、前列腺根治切除术后及抑郁症等导致的勃起功能障碍。

【护理】

1. 护理问题

(1) 性功能障碍:与心理和社会改变及身体结构或功能改变有关。

(2) 知识缺乏:与缺乏药物治疗相关知识有关。

2. 护理措施

(1) 消除引发性功能障碍的因素,改善性功能。

1) 心理护理:多与患者进行沟通,寻找性功能障碍的精神心理因素。取得患者配合,争取夫妻双方共同参与性心理治疗。

2) 改变不良生活方式:避免过度劳累,缓解压力;适当运动,戒烟、限酒。

3) 配合医生治疗相关疾病,如高血压、糖尿病、前列腺炎等。指导患者改变引起性功能障碍的药物。

4) 遵医嘱应用改善性功能的药物。

(2) 用药指导:西地那非和硝酸酯类药物有协同降压作用,不可合用,以免发生严重低血压;红霉素、西咪替丁等可导致西地那非半衰期延长,应注意。

二、早泄

阴茎插入阴道后 1 min 内射精,或射精过快,其性伴侣至少有一半的时间不能满足者,称为早泄。早泄是最常见的男性性功能障碍,人群中的发生率为 30%。

【病因和分类】

早泄或射精过快的局部因素主要有包皮过长而龟头敏感,以及前列腺精囊及后尿道炎症刺激等；其他因素为中枢神经功能紊乱、大脑皮质或脊髓射精中枢兴奋性过高，或心理因素等。早泄的分类比较复杂。

1. 按发生时间分类

(1) 原发性早泄：患者从未体验过正常射精。

(2) 继发性早泄：患者曾有过正常射精，由于不同原因引发患者出现持续性、间歇性或境遇性早泄。

2. 按发病原因不同分类

(1) 器质性早泄：由神经系统或躯体性疾病和(或)病变导致。

(2) 心理性早泄：由射精控制能力减退和局部感觉过敏或神经兴奋性增高所致。

【临床表现】

1. 阴茎在插入阴道前便发生射精。

2. 阴茎刚进入阴道即发生射精。

上述两种情况均导致夫妻双方无性生活满意感。

【治疗原则】

1. 消除心理障碍。

2. 切除过长的包皮。

3. 治疗前列腺、精囊和后尿道炎症。

4. 性感集中训练。

5. 龟头涂抹脱敏药物或用安全套。

【护理】

1. 护理问题

(1) 性功能障碍：与包皮过长、前列腺炎等相关疾病或心理障碍有关。

(2) 知识缺乏：缺乏改善性功能的相关知识。

2. 护理措施

(1) 心理护理，消除心理障碍。

(2) 治疗相关疾病。

(3) 其他护理措施参见 ED 的护理。

三、阴茎异常勃起

阴茎异常勃起是指与性活动无关，或射精后仍维持勃起，时间超过 6 h 者。有证据表明，阴茎持续勃起 6 h，海绵体组织会发生缺氧和酸中毒。

【病因】

阴茎异常勃起的发生原因主要有血液成分异常、血液黏度高、血流动力学异常和使用某些血管活性药物等。年轻人的异常勃起多见于血液病（如镰状细胞贫血）、注射血管活性药物和肿瘤（如白血病和肿瘤转移）压迫阻碍静脉回流；年龄较大者则以血管活性药物注射和特发性多见。值得注意的是，西地那非超量应用也可导致异常勃起。

【临床表现和分类】

阴茎异常勃起根据其血流动力学变化分为两型。

1. 低流量型　为静脉系统回流障碍或海绵体平滑肌麻痹、血液黏度高、局部高凝状态使阴茎海绵体处于低灌流状态。因缺氧、酸中毒，患者阴茎局部疼痛明显，皮温凉。因海绵体内压高，阴茎勃起强直。该型异常勃起处理不及时或处理不当可导致海绵体纤维化和勃起功能障碍。

2. *高流量型*　常由外伤致海绵体动脉破裂所致，由于该型异常勃起的海绵体组织血流超过正常，一般不会导致 ED。因无缺氧、酸中毒，局部疼痛不明显，皮温热；无回流障碍，海绵体内压不高，阴茎充盈或呈半勃起状态。

【辅助检查】

B 超检查可显示血流速度、血管阻力等。

【治疗原则】

阴茎异常勃起的治疗目标是恢复阴茎海绵体正常的血流动力学，解除海绵体组织缺氧，改善局部循环，避免或减少阴茎海绵体平滑肌纤维化和 ED 的发生。

1. *异常勃起的早期(12 h 内)*　局部应用间羟胺 2～10 mg 收缩海绵体平滑肌，同时轻柔按摩阴茎海绵体，助其收缩。对后期(12 h 后)的异常勃起则以针头穿刺阴茎海绵体，放出积血、减压后局部应用间羟胺 2～10 ml 以收缩海绵体平滑肌，同时轻柔按摩阴茎海绵体，助其收缩。注意静脉回流开放瞬间，大剂量间羟胺进入体循环可引起血压骤升，患者可表现为突发剧烈头痛，面色苍白，四肢发凉。应在心电监测下，紧急降压、扩血管治疗。

2. *低流量型异常勃起*　无论时间长短，多能以海绵体减压和海绵体注射法缓解；对高流量型异常勃起，目前主张在阴茎内动脉造影的同时，行破裂动脉的栓塞术，但费用较高。因此型不会造成海绵体组织缺氧和纤维化，也无明显疼痛表现，可以观察。

【护理】

1. *护理问题*

(1) 性功能障碍：与心理、身体结构或功能改变有关。

(2) 潜在并发症：感染。

2. *护理措施*

(1) 性功能障碍的护理：参见 ED 的护理。

(2) 预防感染：术前做好会阴部备皮。术后保持会阴部清洁，做好伤口护理。遵医嘱应用抗菌药物。

第二节　男性不育症

婚后同居 3 年以上，未采取避孕措施，女方经检查生殖系统无异常称为男性不育症(male infertility)。

【病因】

1. *生殖器发育异常*　生殖器诸多部位的异常均可导致生精异常或精子输送障碍。

2. *内分泌异常*　内分泌异常可导致生精障碍，发生少精症或无精症。常见低促性腺激素性睾丸功能不全、高促性腺激素性睾丸功能不全和高泌乳素血症。

3. *免疫功能异常*　血清、精浆、精子表面或宫颈黏液中有抗精子抗体形成，干扰精子的功能，其中以精子表面抗体对生育影响更大。

4. 染色体异常　约6%不育男子存在染色体异常，发生率与精子数成反比，无精者高达10%～15%，少精者为4%～5%，而正常精子者仅有1%。常见的染色体异常有数目异常，如克式综合征(47XXY，48XXXY，46XY/47XXY)和Y染色体微缺失。

5. 生殖道感染　细菌(淋球菌及非特异性细菌)、病毒(腮腺炎病毒、HIV)、解脲支原体和沙眼衣原体感染可引起输精管道梗阻和精液理化指标改变。

6. 输精管道梗阻　由先天性、感染性及外伤、手术因素引起。

7. 性功能障碍　勃起功能障碍及射精功能障碍(早泄、不射精及逆向射精)，不能将精液射入女方生殖道。

8. 理化因素　放射线、重金属、化疗药物、乙醇及棉酚等可造成精子形态、密度、活动力及受精力异常。

9. 精索静脉曲张　是男性不育的常见病因，但其病理生理学机制仍不清楚。

10. 不明原因

【辅助检查】

1. 实验室检查

(1) 精液检查：是判定生育能力的方法之一，检查内容包括精子数、活动力和形态等。手淫法收集标本，要求在检查前3～5 d无排精。正常精液为乳白色不透明液体，排出后很快凝固，而后在30 min内自行液化。射精后不凝固、不液化或液化延迟等均属异常。

(2) 内分泌检查

1) 垂体：黄体生成素(LH)、尿促卵泡素(FSH)和泌乳素(PRL)。

2) 甲状腺素：T_3、T_4。

3) 肾上腺：脱氢表雄酮(DHEA)等。

4) 睾丸：睾酮(T)。

(3) 微生物学检查：若精液白细胞超标，则应检测与不育相关感染的细菌、支原体和衣原体。

(4) 免疫学检查：对精子活动力低下或精子异常凝集者应做抗精抗体检测。常用的检测方法有：

1) 精浆抗精抗体测定。

2) 混合抗球蛋白反映，可明确精子表面的抗精抗体。

(5) 染色体检查：染色体核型及染色体分析(Y染色体微缺失)等。

2. 影像学检查

(1) 输精管精囊造影：穿刺造影和开放式造影，观察输精管道的发育状况和通畅性。

(2) B超检查：经阴囊检查睾丸、附睾及精索静脉，经腹及直肠检查前列腺、精囊等。

3. 病理学检查　睾丸活检(单侧，较大一侧)可观察生精细胞发育状况。睾丸开放式活检或穿刺活检所得精子可用作卵泡浆内单精子注射。

【治疗原则】

1. 预防性治疗　预防性治疗生殖道感染和性传播疾病；治疗睾丸下降不全；去除环境不良影响；停用有毒药物。有内分泌因素者用药物治疗。

2. 手术　可应用辅助生殖治疗。

【护理】

1. 护理问题

(1) 生育功能障碍:与引起生育能力损害的多重原因有关。

(2) 潜在并发症:感染。

2. 护理措施

(1) 针对生育功能障碍的护理

1) 病因预防:避免接触与不育相关的高危因素,如化学品、放射线、高温环境等。禁服影响生育的药物。遵医嘱治疗生殖道和性传播疾病以及其他影响生育能力的疾病。

2) 用药指导:遵医嘱指导患者应用改善生精功能的药物,因此类药物起效慢,宜维持足够服用时间。若有效,应遵医嘱服药1年以上才有明显疗效。

(2) 预防并发症

1) 做好术前准备:备皮时避免损伤皮肤、组织,保持手术部位清洁。

2) 术后伤口护理:妥善固定切口敷料,保持清洁干燥;加强对手术部位的观察,如有感染迹象应立即通知医生处理。

3) 遵医嘱应用抗菌类药物以预防感染。

第三节　男 性 节 育

世界人口将达60亿。比30年前增加1倍,控制人口已经成为世界关注的问题之一。实行计划生育是我国的一项基本国策,并提出控制人口数量、提高人口素质,制定计划生育法。计划生育工作的实施包括提倡晚婚,婚后采用节育,有计划地控制生育。对男性而言具体措施最主要是输精管节育术。

【节育措施】

根据男性生殖生理的特点,采取措施阻断男性生殖过程的某个环节达到男性节育目的。

1. 输精管节育术(vasoligetion)　是一种常用的方法,也是一种永久的节育方法。此种方法对身体健康和性生活都无影响。但因属有创手术,存在有出血、感染、痛性结节及性功能障碍等并发症。

(1) 适应证:凡是健康生殖年龄阶段的男性人群均可接受此手术。

(2) 禁忌证:相对禁忌症有严重精索静脉曲张、淋巴水肿、丝虫病、隐睾症、腹股沟斜疝、阴囊内肿块、严重贫血、出血性疾病或抗凝治疗者。

2. 输精管注射节育法　在输精管内注入快速医用胶508或苯酚504混合液,短时间内药液凝固阻塞输精管达到节育的目的。由于效果欠佳,近年来应用较少。

3. 避孕套　方法简单,只要避孕套的质量好、不破损、效果可靠,该方法对男女双方身体无影响,同时还可以预防性传播疾病,目前应用非常广泛。

【护理】

1. 护理评估

(1) 术前评估

1) 健康史及相关因素:节育者年龄、婚姻状况及职业,配偶的生殖情况等。平日健康状态、有无慢性病等。

2）身体状况

a. 局部：节育术部位有无皮肤破损、异常等状况。

b. 全身：有无全身性疾病，是否存在节育术禁忌。

c. 辅助检查：常规检查项目有无异常，重点是出、凝血时间，血常规化验是否正常。

(2) 术后评估：有无继发血肿及感染。

2. 护理问题

(1) 恐惧与焦虑：与对绝育术不了解、害怕手术有关。

(2) 潜在并发症：感染和出血。

(3) 性功能障碍：与绝育术后精神压抑有关。

3. 护理措施

(1) 减轻焦虑与恐惧

1）心理护理：宣传国家计划生育政策的重要性，解释男性节育手术的科学性、有效性及安全性，消除节育者的焦虑情绪。

2）指导和帮助有伴随疾病的绝育者诊疗其伴随疾病。

3）认真进行节育者手术前的准备：检查出、凝血时间，做好手术局部的清洗、剃毛等备皮准备，对于精神高度紧张者于手术前给予注射镇静剂。

(2) 并发症的预防与护理

1）严密观察：绝育手术后 2～3 h，重点观察有无切口处肿胀、阴囊皮肤青紫等，一旦发现有出血征象时立即通知医生及时处理止血。

2）预防和控制感染：术后 2～3 d，若绝育者诉切口疼痛且伴体温升高时应考虑感染，并及时通知医生检查切口；若已发生感染则应及时抗感染处理，尽快控制感染，保证绝育者术后顺利康复，尽可能不留后遗症。

(3) 性功能障碍的护理：对出现性功能障碍者，要从心理上给予安抚，尽可能解释病情，取得节育者的理解，使其配合进行药物及其他治疗，使性功能障碍得以缓解。

4. 护理评价

(1) 节育者恐惧与焦虑是否减轻，情绪是否稳定。

(2) 节育者术后有无体温升高、手术部位疼痛等征象，若发生，是否得到有效控制。

(3) 节育者对性功能障碍的恢复是否满意。

【健康教育】

1. 心理安慰　节育手术后的患者可能会有思想负担，担心做节育手术会影响健康，对这类人群应尽量解释男性节育手术的科学性及安全性，以解除节育者的思想负担，促进康复。

2. 自我护理　注意保持切口清洁、干燥，预防感染；术后 1 周内不适合剧烈活动，尽可能制动、休息。

3. 按时复查　术后 1 周到医院复查，确定有无并发症发生；术后 1 个月检查精液，以确定绝育术是否有效。

4. 输精管结扎后精囊内存留的精子仍可导致再孕，术中若未用杀精药物灌注者，术后必须采取其他避孕措施 2 个月或排精 10 次以上，待精液检查无精子后，再停止避孕。

案例分析题

患者，男性，26岁。主诉：阳痿，射精过快近4年，未育。病史现象：晨勃消失，性生活时阴茎勃起不坚挺，易疲软，射精过快（1～2 min），射精无力，时有尿不尽，腰酸，无排尿痛，多梦，睡眠欠佳。

既往：有频繁手淫史。

检查：双睾丸偏小，右附睾头增大，结节状，质硬，触痛，余未见明显异常。

彩超、激素、E5诊断：ED；PE；前列腺炎；高泌乳素血症，建议头部CT检查。

问题：该病例的护理问题是什么？

（顾　琚）

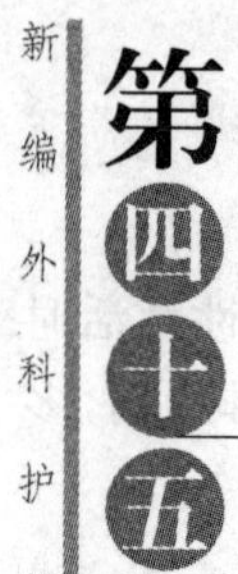

第四十五章 肾上腺疾病患者的护理

第一节 皮质醇增多症

人体肾上腺是成对的器官，位于腹膜后，在双侧肾的内前上方、平第1腰椎，相当于第11肋水平，右侧比左侧稍高。肾上腺组织由外向内可分为皮质和髓质。

皮质醇增多症又称库欣综合征(Cushing syndrome)，是最常见的肾上腺皮质疾病，系肾上腺皮质长期分泌过量糖皮质激素所引起的一系列临床症候群。

【病因和分类】

1. ACTH依赖性皮质醇增多症(下丘脑-垂体性皮质醇增多症)

(1) 垂体性皮质醇增多症：专指垂体性双侧肾上腺皮质增生。主要由于垂体瘤或下丘脑功能紊乱分泌过量的促皮质激素释放激素(CRH)或促肾上腺皮质激素(ACTH)刺激肾上腺双侧皮质增生，产生过量糖皮质激素所致。

(2) 异位ACTH综合征：指垂体以外的肿瘤组织分泌大量ACTH或ACTH类似物质刺激肾上腺皮质增生，使之分泌过量的糖皮质激素、盐皮质激素及性激素所引起的一系列症候群。能引起异位ACTH综合征的肿瘤最常见的是小细胞肺癌(约占50%)，其次为胸腺瘤、胰岛细胞瘤、支气管肺癌、甲状腺髓样瘤、嗜铬细胞瘤等。

2. ACTH非依赖性皮质醇增多症(肾上腺性皮质醇增多症)

(1) 肾上腺皮质腺瘤或腺癌：其皮质醇分泌呈自主性，因而CRH和ACTH分泌处于抑制状态，由此导致肿瘤以外的同侧及对侧的肾上腺皮质处于萎缩状态。肾上腺皮质腺瘤体积较小，形态规则，外有包膜，很少有出血灶和坏死。肾上腺皮质腺癌体积较大，性状不规则，无完整包膜，瘤体中央常有出血和坏死灶，也可呈囊性变和钙化，早期就可出现周围淋巴转移和远处转移。

(2) 原发性肾上腺皮质结节性增生：该类患者体内ACTH分泌受抑制，不能被大剂量地塞米松试验所抑制，呈自主性分泌。其发病机制不明。

【临床表现】

皮质醇增多症的典型表现主要由糖皮质激素分泌增多引起。

1. 向心性肥胖　是本病的主要症状。在头面部、后颈、锁骨上窝及腹部有大量的脂肪堆积，形成特征性的满月脸、水牛背、罗汉腹等，但四肢并不见增粗。

2. 皮肤变化　患者面部、腹部等部位的皮肤菲薄、温暖、潮湿、油腻、皮下血管明显，呈多血质面容。在下腹部两侧、大腿前、内侧，股部及臀部、腋窝处常出现粗大的紫红色条纹，称为紫纹。

3. 高血压和低血钾　皮质醇(氢化可的松)有明显的潴钠排钾作用，且部分患者伴有盐皮质激素的分泌增加，导致水钠潴留。

4. 糖尿病及糖耐量减低　过多的糖皮质激素促进糖原异生，同时又抑制组织利用葡萄糖，导致血糖升高甚至糖尿病。

5. 骨质疏松和肌萎缩　体内糖皮质激素的增高促使机体蛋白分解、抑制蛋白质合成，使机体处于负氮平衡；过多的糖皮质激素还抑制骨基质蛋白质的形成，促进骨内蛋白质分解、减少肠道钙的吸收和增加尿钙，从而造成骨质疏松和肌萎缩。

6. 性功能紊乱和副性征的变化　高皮质醇血症不仅直接影响性腺功能，还可抑制下丘脑促性腺激素释放激素的分泌。多数女性表现为月经不调、不育、男性体征，如妇女长胡须、体毛浓密、面部痤疮、阴蒂增大等；成年男性表现为阳痿或性功能低下；少年儿童表现为腋毛和阴毛的提早出现。

7. 生长发育障碍　过量皮质醇可抑制垂体生长激素的分泌，少儿期患者表现为生长停滞，青春期延迟。

8. 对造血系统和机体免疫力的影响　雄激素水平升高可发生红细胞增多症，皮质醇本身也可刺激骨髓造血，使红细胞和血红蛋白增多，表现为多血质。糖皮质激素抑制机体免疫系统对外来物、病菌产生抗体的能力，延迟免疫反应，使机体抵抗力下降，容易发生感染。

9. 精神症状　多数患者有不同程度的精神症状，但一般比较轻微，表现为失眠、注意力不集中、记忆力减退、抑郁、欣快等，严重者可表现为抑郁症、躁狂症和精神分裂症。

【辅助检查】

1. 实验室检查

(1) 血浆皮质醇测定：皮质醇增多症患者于晨8时皮质醇明显升高，昼夜节律消失，甚至下午或夜间水平高于上午正常值。

(2) 24 h尿游离皮质醇(UFC)测定：皮质醇增多症者UFC常明显升高，且不被小剂量地塞米松所抑制。

(3) 血浆ACTH测定：库欣病患者ACTH轻至中度增高或在正常高限，昼夜节律消失；库欣综合征者ACTH减低或正常，昼夜节律消失；异位ACTH患者ACTH明显升高。

2. 影像学检查

(1) B超检查可发现肾上腺区肿瘤。

(2) CT及MRI检查可发现垂体肿瘤，也可发现肾上腺区肿瘤。

【治疗原则】

1. 皮质醇增多症　既要去除病因、降低体内皮质醇水平，又要保证垂体、肾上腺的正常功能不受损害。

2. 垂体肿瘤　首选方法是垂体肿瘤切除术。对于经蝶窦手术失败或无手术指征的患者，建议做一侧肾上腺全切除和另侧肾上腺大部切除。最近，由于X刀和γ刀的应用使颅内手术操作简便、快速、安全，且疗效显著。

3. 对于明确诊断为肾上腺腺瘤的患者　可行腹腔镜或经腰切口切除腺瘤。

【护理】

1. 护理评估

(1) 术前评估

1) 健康史及相关因素:包括发病前身体情况,粗略估计发病时间、发病特点、发病后对生活质量的影响等。

a. 一般情况:包括年龄、性别、婚姻、职业,女性患者有无月经异常等变化,男性患者有无性功能障碍。

b. 发病特点:患者有无食欲、面容及体态的变化;有无性功能改变及记忆力减退等情况发生;少儿患者生长发育是否停滞;发病前身体是否健康,有无其他伴发病或抵抗力降低易患感冒等现象。患者自体态及面容变化明显至就医间隔有多久。发病后对日常生活质量的影响。

c. 既往史:有无高血压、糖尿病、骨质疏松等,有无手术创伤史。

2) 身体状况

a. 全身及局部表现:患者有无满月脸、面部痤疮、水牛背、色素沉着、皮肤紫纹、肥胖或肌肉萎缩。女性患者有无胡须、多毛现象。

b. 辅助检查:了解血浆皮质醇、血糖,影像学检查结果,有无发现肾上腺区肿瘤或垂体肿瘤。

(2) 术后评估:术后有无继发感染及邻近组织脏器的损伤。

2. 护理问题

(1) 自我形象紊乱:与糖皮质激素分泌过多引起的肥胖有关。

(2) 有受伤的危险:与肥胖、骨质疏松、高血压急性发作有关。

(3) 潜在并发症:感染。

3. 护理措施

(1) 帮助患者接受自我形象的改变

1) 提供相关知识:针对患者体态和形象的紊乱,耐心解释病情,告知患者体内糖皮质激素过量的结果是人体肥胖,以及如满月脸、水牛背等形象改变,但只要积极配合治疗,根除疾病后,形象可以恢复。介绍其与已康复的同类疾病患者相识,用事实说明问题。

2) 去除病因治疗的护理:及时落实各项治疗和护理措施,促进患者康复和体形恢复。

(2) 防止意外伤害发生

1) 按时用药、控制血压:告知患者高血压时,过度活动及情绪波动都可造成血压骤升、头晕,甚至有发生摔倒的危险;血压骤升亦可引发脑出血及左心衰竭。故应遵医嘱服用降压药控制血压,在患病期间尽可能避免情绪波动及过度活动。

2) 预防跌倒:告知患者患此病后骨质比正常人要疏松,不小心碰撞或摔倒易发生骨折,应尽可能小心,避免碰撞硬物及摔倒。

(3) 感染的预防和护理

1) 加强术前准备:术前应做好各项准备,认真备皮,清理切口周围皮肤的污垢,剃净体毛;同时保持个人卫生,勤换内衣。

2) 术后严密观察病情:加强对生命体征的观察,警惕有无感染发生的迹象。留置引流管者,须注意保持引流通畅。

3）预防感染：必要时，遵医嘱应用广谱抗菌药物预防感染。

（4）术中护理

1）麻醉：全身麻醉。

2）体位：侧卧位。

3）术中配合

a. 见第七章手术室管理和工作。

b. 备连发钛夹、超声刀、止血纱布。

c. 配合麻醉师做好麻醉准备工作。

在分离结扎血管或瘤体时应准备好急救物品，巡回护士需紧密配合麻醉医生。

（5）其他：密切观察患者有无嗜睡、出汗、头晕、食欲不振、腹泻等肾上腺皮质功能低下的表现，若有则应立即通知医生并协助处理，给予糖皮质激素补充治疗。

【健康教育】

1. *心理指导*　向患者介绍皮质醇症是由于内分泌作用而引起的多系统病变，使患者认识本病的特点，保持稳定的情绪，配合治疗。

2. *自我护理*　皮质醇症患者应防止外伤，注意个人卫生，防止感染。

3. *用药指导*　一定要遵医嘱服用糖皮质激素药物，并逐渐减量。若有肾上腺皮质功能不足的表现时，应到医院就诊。

4. *定期复查*　术后定期复查B超，检测血皮质醇，观察其变化情况。

第二节　原发性醛固酮增多症

原发性醛固酮增多症（primary aldosteronism, PA），简称原醛症，是由于肾上腺皮质球状带发生病变，分泌过量醛固酮，临床表现为特征性高血压和低血钾的症候群。

【病因】

1. *产生醛固酮的肾上腺皮脂腺瘤*　是发生于肾上腺皮质球状带并有合成和分泌醛固酮功能的良性肿瘤，占原醛症的60%～80%，以单一腺瘤多见。肿瘤直径平均1.8 cm，常有完整的包膜。

2. *产生醛固酮的肾上腺皮质腺癌*　少见，仅占1%。该癌除分泌大量醛固酮外，往往同时分泌糖皮质激素和性激素，并引起相应的生化改变和临床表现。该肿瘤早期即可发生血行转移，手术切除后易复发，预后差。

【临床表现】

1. *高血压症候群*　高血压是原醛症最先表现的症状之一，随病程发展，血压逐渐升高，呈良性发展。原醛症高血压主要以水钠潴留导致的血容量增加及血管阻力增加两个因素所致；血管阻力的增加主要基于细胞外液中钠离子增加，使血管壁肿胀、管腔狭窄、外周阻力增大。

2. *低钾血症*　早期，由于细胞内钾外移使血钾水平尚能维持在正常低限，随病程进展，出现不同程度的低血钾。常表现为四肢软弱无力或典型的周期性瘫痪；严重者可出现呼吸和吞咽困难、心律失常，如房室传导阻滞、期前收缩、室颤等；长期低钾血症可导致肾浓缩功能减退，患者出现烦渴、多饮、多尿、夜尿多、尿比重低等；细胞内低钾可使胰岛释放胰岛素受抑制。

3. 酸碱平衡失调和低钙、低镁血症　细胞内钠、氢离子的增加会导致细胞内酸中毒和细胞外碱中毒。细胞外液碱中毒时，游离钙减少，导致低钙血症。由于醛固酮促进镁的排泄，致尿镁增多、血镁降低。低钙、低镁更易引起肢端麻木、手足抽搐和痛性肌痉挛。

【辅助检查】

1. 实验室检查

(1) 血电解质检查：血钠水平往往在正常值范围或略高于正常。多数患者呈持续性低血钾，也有部分为间歇性低血钾，少数可正常或在正常的低限。

(2) 尿钾检查：24 h 尿钾排出如果超过 25～35 mmol/L，有临床意义。

(3) 血醛固酮测定：醛固酮分泌呈间歇性节律，需多次测定，常以检测清晨 8 时或下午 4 时为准。原发性醛固酮增多症者血浆醛固酮水平明显增高。继发性醛固酮增多症与原发性醛固酮增多症的鉴别有赖于血浆肾素活性和血管紧张素Ⅱ的测定。

(4) 血浆肾素测定：原发性醛固酮增多症者血浆肾素降低，立位无分泌增加反应；继发性醛固酮增多症者血浆肾素水平升高。

(5) 肾素活性测定：正常人在限盐情况下，站立 4 h 后测定肾素多应超过 2.46 nmol/L，如果低于此值，须考虑原发性醛固酮增多症。但约有 30%原发性高血压者肾素活性亦可低于正常。

2. 影像学检查

(1) 肾上腺 B 超检查：如果皮质腺瘤＞1 cm，B 超检查可以清楚显示。

(2) CT 和 MRI 检查：若发现肾上腺内实质性肿物，肾上腺腺瘤的诊断基本可确定；如果＞3 cm，边缘不光滑，形态呈浸润状，结合病史需考虑皮质腺癌。MRI 效果不如 CT，但可用于孕妇肾上腺可疑病变的诊断。

(3) 心电图检查：低血钾患者的 Q－T 间期延长，T 波增宽、压低或倒置，U 波明显。

【治疗原则】

1. 非手术治疗　药物治疗适用于术前准备和特发性肾上腺皮质增生(IHA)的治疗。常用螺内酯(安体舒通)，其与醛固酮拮抗起到排钠、潴钾和降压的作用，常用剂量为每日 120～480 mg。IHA 手术疗效欠佳，一般以药物治疗为主。

2. 手术治疗　其他原醛症以外科治疗为主，其中肾上腺皮质腺瘤应首选手术切除；原发性肾上腺皮质增生可作一侧(一般为右侧)肾上腺全切除和对侧肾上腺次全切除；对于肾上腺皮质腺癌则需作肿瘤根治性切除，必要时行周围淋巴结清扫术。

【护理】

1. 护理问题

(1) 体液过多：与肾上腺皮质球状带分泌的盐皮质激素醛固酮过量引起的水、钠潴留有关。

(2) 体液不足：与手术后激素突然减少引起的血管扩张，水、电解质平衡紊乱有关。

(3) 感知改变：与醛固酮潴钠排钾、低钾性肌麻痹引起软瘫有关。

2. 护理措施

(1) 术中护理

1) 麻醉：全身麻醉。

2）体位：侧卧位。

3）术中配合：见皮质醇增多症术中护理。

（2）避免体液过多

1）限制水、钠的摄入：告知患者控制水和钠的摄入，做菜时少放盐。

2）促进水、钠排出：按医嘱应用药物降低和促使水、钠排出。

（3）维持足够体液：手术切除原发性醛固酮瘤后，体内盐皮质激素突然减少，钠大量排出的同时也排出大量水，会出现体液相对不足的情况。此时应按医嘱给予患者补充液体，按病情计划输液顺序、补充不同种类的液体，以缓解体液不足。

（4）合理用药，改善患者的感知：护理人员应严格遵循医嘱，术前给患者服用螺内酯，在保钾排钠同时补充钾离子。术后根据情况不定期检测血钾，若患者血钾升至正常范围，软瘫缓解，可遵医嘱停用螺内酯及含钾类药物。

【健康教育】

1. *自我护理*　注意个人卫生，适当锻炼，饮食结构要合理。

2. *按医嘱服药*　若术后血压未降至正常水平，需继续遵医嘱服用降压药。

3. *定期复查*　定期复查 B 超、血醛固酮，以观察其变化情况。

第三节　儿茶酚胺症

由肾上腺嗜铬细胞瘤、肾上腺外嗜铬细胞瘤及肾上腺髓质增生分泌过量儿茶酚胺，并由此产生相应的临床症状称为儿茶酚胺症(catecholaminism)。

【病因】

1. *嗜铬细胞瘤*(pheocheomocytoma)　主要发生于肾上腺髓质，但交感神经系统及其他部位亦可发生，如颈动脉体、主动脉旁的交感神经节和嗜铬体以及膀胱等处。嗜铬细胞瘤多为良性肿瘤，恶性肿瘤发生率为 5%～10%。

2. *肾上腺髓质增生*(adrenal medullar hyperplasia)　表现为肾上腺体积增大、增厚，有时可见肾上腺结节样改变。髓质体积增加 2 倍以上是诊断肾上腺髓质增生的病理依据。

【临床表现】

1. *阵发性或持续性高血压*　为本病的典型症状，血压突然升高或在持续高血压基础上血压突然再升高，患者常表现为头痛、出汗、心动过速、紧张焦虑、面色苍白、四肢厥冷和恶心、呕吐、腹痛，以及呼吸困难、头晕、视力模糊等；部分患者会出现心律失常、心肌缺血表现。体位突然变化、持重物、咳嗽、排便和腹压增加等均可成为诱因。发作时间常持续 15～30 min，亦有长达数小时不缓解者。有些患者会并发脑出血或肺水肿，甚至猝死。

2. *代谢紊乱*　由于肝糖原分解加速抑制胰岛素分泌，患者可出现高血糖、糖尿及糖耐量试验呈糖尿病样改变；由于脂肪代谢加速可使血中胆固醇升高、体重下降，并可诱发血管硬化或合并视网膜血管出血等。

【辅助检查】

1. *实验室检查*

(1) 血浆肾上腺素和去甲肾上腺素测定：测定前应停用所有降压药物，患者应避免焦虑和紧张。嗜铬细胞瘤者血浆肾上腺素和去甲肾上腺素水平比正常人高5倍以上，但结果正常或轻度偏高者不能完全排除嗜铬细胞瘤的可能，腔静脉分段取血测定肾上腺素和去甲肾上腺素有助于诊断。

(2) 尿儿茶酚胺、香草扁桃酸(VMA)测定：嗜铬细胞瘤患者尿儿茶酚胺和VMA水平升高，单项升高的诊断率达70%，两者均升高诊断率可达80%~90%。注意收集尿标本前停止服用所用药物。

(3) 酚妥拉明试验：酚妥拉明为α受体阻滞剂，可使因儿茶酚胺水平升高引起的高血压迅速下降。

2. 影像学检查

(1) B超检查：在肾上腺占位性病变中可作为初始检查手段，但对<1.0 cm的占位检出率低。

(2) CT和MRI检查：诊断准确率可达90%以上，已成为诊断肾上腺疾病的首选方法。MRI诊断同CT，在肾上腺肿瘤较大与肾上极重叠，或对肿瘤的来源是肾上极还是肾上腺有怀疑时，MRI有独特的鉴别效果。

【治疗原则】

主要为手术治疗。肾上腺嗜铬细胞瘤和肾上腺髓质增生均可采用经腹腔镜肿瘤或肾上腺切除。单侧的肾上腺嗜铬细胞瘤可行肿瘤侧肾上腺切除术；双侧肾上腺嗜铬细胞瘤，可行双侧肾上腺肿瘤剜除术，或一侧肾上腺全切术，另一侧肿瘤较小的做次全切除术；肾上腺外的嗜铬细胞瘤可根据其生长的部位行探查和摘除术。肾上腺髓质增生属双侧性病变，国内外文献都主张行双侧肾上腺手术，一侧全切，另一侧部分切除。

【护理】

1. 护理问题

(1) 活动无耐力：与严重的高血压有关。

(2) 体液不足：与手术后激素突然减少引起的血管扩张，水、电解质紊乱有关。

(3) 潜在并发症：如出血、感染。

2. 护理措施

(1) 控制高血压

1) 用药护理：按医嘱给予患者服用抑制儿茶酚胺作用机制的药物达到降低血压的效果。对一次性急性发作高血压者，遵医嘱静脉点滴对抗儿茶酚胺作用的药物，如酚妥拉明，可迅速降低血压防止并发症的发生。

2) 休息和活动：告知患者在血压较高时注意休息，避免情绪激动和过量活动。

(2) 体液不足的护理：护理人员要充分了解儿茶酚胺症患者术前血管收缩、术后儿茶酚胺急剧减少致外周血管扩张、血液重分布时，有效循环血量会急剧减少，导致体液不足。为预防起见，术前应遵医嘱进行扩容治疗，术后若出现顽固性低血压，除按医嘱补充体液外，还需应用去甲肾上腺素增加血管壁张力以提升血压，同时应严密监测血压的变化。

(3) 潜在并发症的预防及护理

1) 预防术后出血：严密观察病情，准确测量血压、脉搏，观察引流物的性状及引流量，若患者出现血压下降、脉搏增快、引流管内引流物呈鲜红，且易凝固，每小时量超过100 ml时提示有出血，应立即通知医生处理。

2）预防感染：加强各项基础护理，保持手术切口清洁、引流管通畅，预防性应用广谱抗菌类药物，可以达到有效预防感染的目的。

【健康教育】

1. 心理指导　儿茶酚胺症是由于内分泌作用而引起多系统改变，应向患者介绍与本系统相关的知识，使患者认识到保持稳定的情绪、坚持长时间配合在治疗中的重要性。

2. 自我护理　肾上腺疾病者应防止外伤和感染，由儿茶酚胺增多引起阵发性高血压者应尽力避免诱发因素，如突然的体位变化、取重物、咳嗽、情绪激动、挤压腹部等，学会自我护理。

3. 用药指导

（1）坚持服药：某些手术后需肾上腺皮质激素代替治疗者应坚持遵医嘱服药，在肾上腺功能恢复的基础上，逐渐减量。切勿自行加减药量。

（2）自我观察：少数患者术后血压仍高，其原因有可能是长期高血压使血管壁弹性减弱所致，要切实注意观察血压变化，血压不稳定时，应及时到医院就诊，并根据医嘱服用扩张血管药物以调整血压。

4. 定期复查　术后定期到医院复查血儿茶酚胺等指标，了解病情变化。

案例分析题

患者，女性，38 岁。头晕 3 年，加重 1 周。患者 3 年前无诱因头晕，无头痛及肢体瘫痪，测血压 160/90 mmHg，间断服用降压药，血压控制不详，现感有头晕，同时自觉乏力，无胸痛，无发热，无活动时气短，无呕吐及腹泻。查体：体温 36℃，脉搏 76 次/分，呼吸 18 次/分，血压 180/105 mmHg（左）、185/105 mmHg（右），神清，自主体位，双肺呼吸音清，心界不大，心率 76 次/分，心律不齐，偶可闻及期前收缩，无杂音。腹部查体无异常。辅助检查：心电图，窦性节律，偶发室性期前收缩。血常规、尿常规、肝功能、血糖、血脂正常。钾 3.2 mmol/L，钠 146 mmol/L，氯 104 mmol/L，Cr 88 μmol/L。双肾及肾上腺彩超未见异常。心彩超室间隔 13 mm，左心室后壁 12 mm，左心室舒张内径 50 mm。

问题：（1）对该患者最有可能的诊断是什么？

（2）如何进行健康教育？

（顾　珺）

第六篇

骨科患者的护理

第四十六章 骨科患者的一般护理

第一节 牵引术与护理

牵引术在骨科治疗中应用很广泛，是利用适当的持续牵引力和对抗牵引力达到对伤肢的复位和固定作用。包括皮肤牵引、兜带牵引和骨牵引。主要作用如下：①骨折、脱位的整复和维持复位；②稳定骨折断端，有止痛和便于骨折愈合的作用；③使轻、中度突出的椎间盘复位，减轻脊髓和神经根压迫症状；④使患肢相对固定，防止病理性骨折；⑤矫正和预防关节屈曲挛缩畸形；⑥解除肌肉痉挛，改善静脉血液回流，消除肢体肿胀；⑦便于患肢伤口的观察、冲洗和换药。

【种类】

有皮肤牵引、兜带牵引和骨牵引三种。

1. *皮肤牵引* 将宽胶布粘贴于患肢皮肤上，通过皮肤牵拉肌肉带动骨骼对骨折进行复位和固定的方法。因此法牵引重量小、力量弱，故仅适用于老年人、小儿等肌肉不发达的患者，用于四肢牵引。皮肤牵引重量一般为体重的 1/10。

2. *兜带牵引* 利用布带或海绵兜带托住身体突出部位施加牵引力，对骨折部位进行牵引。有颌枕带牵引、骨盆带牵引、骨盆兜悬吊牵引、脊柱兜带悬吊牵引。

3. *骨牵引* 即将不锈钢针贯穿于骨质坚硬部位，通过重量牵引钢针带动骨骼对骨折进行复位和固定的方法。由于牵引重量大、力量强，适用于青壮年等肌肉发达的患者。牵引的重量依骨折部位而定，通常颈椎骨折行颅骨牵引重量为 2～4 kg；肱骨干骨折时行尺骨鹰嘴牵引重量为体重的 1/20～1/15；股骨干骨折时行胫骨结节牵引重量为体重的 1/10～1/7；胫骨骨折时行跟骨结节牵引重量为体重的 1/15～1/10。

【护理】

1. *护理评估*

(1) 术前评估

1) 局部皮肤状况：了解牵引处周围皮肤受损情况，患肢皮肤是否需要清洁，必要时剃除较长的毛发。

2) 身体状况：了解意识状态、营养状况，有无慢性病史、药物过敏史，以及生活自理能力等。

3）心理和社会状况：患者和家属是否了解与治疗相关的知识、是否焦虑，以及家属照护能力等。

（2）术后评估：评估肢体血运、感觉和运动情况，以及皮肤颜色、温度、动脉搏动情况，了解关节活动是否正常；牵引有效性情况，并发症和预后的情况。

2. 护理问题

（1）疼痛：与软组织损伤、骨折等有关。

（2）自理缺陷：与躯体活动功能障碍、治疗限制等有关。

（3）焦虑：与骨折影响学习、生活和工作，以及对预后的担忧等有关。

（4）有废用综合征的危险：与长期卧床、治疗制动、畸形等有关。

（5）有皮肤完整性受损的危险：与长期卧床和使用牵引术有关。

（6）潜在并发症：周围神经损伤、脊髓损伤、血管损伤、脂肪栓塞、感染、骨筋膜室综合征等。

3. 护理措施

（1）操作前的准备和护理

1）向患者及家属解释牵引的意义、目的、步骤及注意事项，以便配合。

2）局部准备：牵引肢体局部皮肤必须用肥皂和清水擦洗干净，去除油污。必要时剃毛。行颅骨牵引时，应剃除全部头发。

3）了解药物过敏史：骨牵引术前应询问患者药物过敏史，尤其是普鲁卡因过敏史，如过敏，可改用1%利多卡因。

4）牵引前摆好患者体位，协助医生进行牵引。

5）准备牵引用物：皮牵引应备胶布、纱布绷带、扩张板、安息香酸酊和海绵牵引带；骨牵引应备骨牵引器械包（内备骨圆针和克氏针、手摇钻、骨锤）、切开包、牵引弓等手术器械；另外还需准备牵引床、牵引架、牵引绳、牵引锤等。布朗-毕洛架及托马斯架应包扎平整。

皮肤牵引时应根据肢体的粗、细、长、短选择适当的海绵牵引带或胶布。胶布两头分叉劈开，以扩展其宽度。在胶布长度中点黏着面上放置比肢端稍宽的中央有孔的扩张板。

（2）操作中的配合

1）皮肤牵引

a. 胶布牵引：局部皮肤涂以安息香酸酊（婴幼儿除外），以增加粘合力及减少对胶布过敏。在骨隆突处加衬垫，防止局部压迫。沿肢体纵轴粘贴胶布于肢体两侧并使之与皮肤紧贴，平整无皱折。胶布外用绷带缠绕，防止松脱。加上牵引重量，借牵引绳通过滑轮进行皮牵引。

b. 海绵带牵引：将海绵带平铺于床上，必要时骨突处垫以棉花或纱布，扣上尼龙搭扣，拴好牵引绳。安装牵引架，上牵引锤，并悬离地面。

2）骨牵引

a. 选择进针部位：包括尺骨鹰嘴、股骨髁上、胫骨结节、跟骨、颅骨。

b. 局部皮肤消毒、铺巾、局麻：作皮肤小切口，协助医生用手摇钻将牵引针钻入骨质，并穿过骨质从对侧皮肤穿出。针孔处皮肤用乙醇纱布覆盖。

c. 安装相应的牵引弓：系上牵引绳，通过滑车，加上所需重量进行牵引。

d. 防止损伤：牵引针的两端套上软木塞或有胶皮盖的小瓶，以免刺伤皮肤或划破被褥。

e. 颅骨牵引：用安全钻头钻穿颅骨外板，将牵引弓两侧的钉尖插入此孔，旋紧固定螺丝，扭紧固定，以防滑脱。

3）兜带牵引

a. 枕颌带牵引：患者取坐位或卧位。用枕颌带兜住下颌及后枕部，定时、间歇牵引。常用于颈椎骨折、脱位、颈椎结核、颈椎病等。牵引时，避免带子压迫两耳及头面两侧。

b. 骨盆牵引：将骨盆兜带包托于骨盆，在骨盆兜带上加适当重量，可定时间歇牵引。也可将特制胸部兜带拴在床架上或将床尾抬高 20～35 cm 行反牵引。常用于腰椎间盘突出症的治疗。

c. 骨盆悬吊牵引：将兜带从后方包托住骨盆，前方两侧各系牵引绳，交叉至对侧上方通过滑轮及牵引支架进行牵引。常用于骨盆骨折的复位与固定。

（3）操作后的护理

1）凡新作牵引的患者，应列入交接班项目。

2）加强生活护理：持续牵引的患者往往活动不便，生活不能完全自理。应协助患者满足正常生理需要，如协助洗头、擦浴，教会患者使用床上拉手、床上便盆等。

3）保持有效牵引：注意：①皮肤牵引时胶布绷带有无松脱，扩张板位置是否正确；若出现移位，应及时调整。颅骨牵引时，每日检查牵引弓，并拧紧螺母，防止牵引脱落。②牵引重锤应保持悬空，牵引重量不可随意增减或移去，以免影响骨折的愈合。③牵引绳不可随意放松，也不应有其他外力作用，以免影响牵引力。④保持对抗牵扯引力量。颅骨牵引时，应抬高床头；下肢牵引时，应抬高床尾 15～30 cm。若身体移位、抵住了床头或床尾，应及时调整，以免失去反牵引作用。⑤告知患者和家属牵引期间始终保持正确位置，牵引方向与脚、肢体长轴应成直线，以达到有效牵引。

4）维持有效血液循环：皮肤牵引时，密切观察患者患肢末梢血液循环情况。检查局部包扎有无过紧、牵引重量是否过大。若局部出现青紫、肿胀、发冷、麻木、疼痛、运动障碍以及脉搏细弱时，应详细检查、分析原因并及时报告医生。

5）局部皮肤护理：注意观察胶布牵引患者胶布边缘皮肤有无水疱或皮炎。若有水疱，可用注射器抽吸并给予换药；若水疱面积较大，应立即去除胶布，暂停牵引或换用其他牵引方法。

6）预防感染：骨牵引时，穿针处皮肤应保持清洁，以无菌敷料覆盖。每日用 75%乙醇消毒穿针处，以防感染。若牵引针有滑动移位，应消毒后予以调整。

7）避免过度牵引：对骨折或脱位患者，应每日测量牵引肢体的长度，以免牵引过度。在牵引数日后可通过 X 线透视或摄片了解骨折对位情况，并及时调整。牵引重量可先加到适宜的最大量，复位后逐渐减少。对关节挛缩者，应以逐渐增加为原则。部位不同、牵引重量也有所不同。

8）预防并发症：对于牵引患者应注意观察并预防足下垂、压疮、坠积性肺炎、泌尿系统感染、便秘、血栓性静脉炎等并发症。

a. 足下垂：腓总神经位置较浅，容易受压，引起足下垂。下肢水平牵引时，距小腿关节呈自然足下垂位，加之关节不活动，会发生跟腱挛缩和足下垂。因此，下肢水平牵引时，应在膝外侧垫棉垫，防止压迫腓总神经。应用足底托板将距小腿关节置于功能位。若病情许可，应定时做距小腿关节活动，预防足下垂。

b. 压疮：由于持续牵引和长期卧床，骨隆突部位，如肩胛部、骶尾部、足跟、距小腿关节等处易受压形成压疮，故应用棉垫、软枕、棉圈、气垫等加以保护。保持床单位清洁、平整和干燥。

c. 坠积性肺炎：长期卧床、头低脚高位，尤其是抵抗力差的老年人，易发生坠积性肺炎。鼓励患者每日定时利用牵引架上拉手抬起上身，做深呼吸运动及有效咳嗽，以利肺部扩张。在保持有效牵引的条件下，协助患者每日定时变换体位。

d. 便秘：与长期卧床及水分摄入不足有关。鼓励患者多饮水、进食含高纤维食物。每日做腹部按摩，刺激肠蠕动。若已发生便秘，则遵医嘱服用缓泻剂。

e. 血栓性静脉炎：指导患者进行有规律的功能锻炼，如股四头肌等长收缩、各关节的全范围活动。

9）功能锻炼：根据病情指导患者作肌肉等长舒缩或关节活动的功能锻炼，以防肌肉萎缩、关节僵硬。可利用骨科床的悬挂拉手等进行。

第二节 石膏绷带术与护理

医用石膏是天然生石膏（$CaSO_4 \cdot 2H_2O$）加热脱水而成为熟石膏[$(CaSO_4)2H_2O$]。当熟石膏遇到水分时，可重新结晶而硬化。石膏绷带卷是将熟石膏粉撒在特制的稀孔纱布绷带上用木板刮匀，卷制而成。当石膏绷带经温水浸泡后，包在需要固定的肢体上，5～10 min后可硬结成型，并逐渐干燥紧固，对患肢起有效的固定作用。骨科治疗中，利用石膏这种特性，制造所需石膏模型，达到固定骨折、制动肢体的作用。近年来，粘胶石膏绷带的使用较为广泛，是将胶质粘合剂与石膏粉完全混合后牢固地黏附在支撑纱布上制成，使石膏绷带的处理更为清洁、舒适。常用的石膏类别主要有石膏托、石膏管型、石膏床、石膏背心、石膏围腰、石膏围领、髋人字形石膏、蛙式石膏及肩人字形石膏。

【适应证】

1. 骨折复位后的固定。
2. 关节操作或脱位复位后的固定。
3. 周围神经、血管、肌腱断裂或损伤，手术修复后的制动。
4. 急、慢性骨和关节炎症的局部制动。
5. 畸形矫正术后矫形位置的维持和固定。

【禁忌证】

1. 全身情况差，如心、肺、肾功能不全，进行性腹水等。
2. 伤口发生或疑有厌氧菌感染。
3. 孕妇禁忌作躯干部大型石膏。
4. 年龄过大、新生儿、婴幼儿及身体衰弱者不宜作大型石膏。

【护理】

1. 护理评估

（1）术前评估

1）局部皮肤状况：排除厌氧菌感染可能，做好伤口处理，并将固定部位清洗干净。

2）身体状况：了解年龄、慢性病史，有无心、肺、肾功能不全，有无进行性腹水。

3）心理和社会状况：患者和家属是否了解与治疗相关的知识。

(2) 术后评估：评估肢体血运、感觉和运动情况，了解关节活动是否正常，并发症和预后的情况。

2. 护理问题

(1) 疼痛：与软组织损伤、骨折等有关。

(2) 自理缺陷：与躯体活动功能障碍、治疗限制等有关。

(3) 焦虑：与骨折影响正常学习、生活和工作及对预后的担忧等有关。

(4) 有废用综合征的危险：与长期卧床、治疗制动、畸形等有关。

(5) 有皮肤完整性受损的危险：与长期卧床有关。

(6) 潜在并发症：关节僵直、化脓性皮炎、骨筋膜室综合征等。

3. 护理措施

(1) 操作前的准备和护理

1）解释：向患者及家属说明石膏固定的必要性，并告知肢体关节必须固定在功能位或所需的特殊体位，中途不能随意变动。

2）器材准备：石膏绷带、衬垫、绷带、温水（40℃左右）、石膏操作台。

(2) 操作中的配合和护理

1）配合固定：清洗患肢皮肤，如有伤口先更换敷料。用手掌扶托或固定肢体于所需位置。

2）覆盖衬垫：在石膏固定处的皮肤表面覆盖一层衬垫，可用棉织筒套、棉垫或棉纸，以防局部受压形成压疮。

3）浸透石膏：将石膏卷平放并完全浸没在水中。等石膏卷停止冒气泡，完全浸透后，两手持石膏卷两头取出，并向中间轻挤，以挤出过多水分。

4）石膏包扎：使石膏卷贴着躯体向前推动，边推边在绷带上抚摩以使绷带各层贴合紧密，无缝隙且平滑无褶。推时应从肢体近侧向远侧推，每一圈绷带盖住上一圈绷带的下1/3。一般包5～7层，绷带边缘、关节部及骨折部多包2～3层。切勿将石膏绷带卷翻转扭曲包扎，石膏不可过紧或过松。

5）捏塑：石膏未定型前，根据局部解剖特点适当捏塑及整理，使石膏在干固过程中固定牢稳而不移动位置。重点注意几个关节部位。在石膏表面涂上石膏糊，加以抚摩，使表面平滑。四肢石膏绷带应露出手指或足趾，以便观察肢体末端血液循环、感觉和运动，同时可做功能锻炼。

6）包边：将衬垫从内面向外拉出一些，包在石膏边缘，若无衬垫，可用一宽胶布沿石膏边包起。在石膏表面涂上石膏糊，使表面平滑。

7）标记：用红记号笔在石膏外标记石膏固定的日期及预定拆石膏的日期。

8）干燥：石膏一般自然风干，天气较冷时可用热风机吹干，注意经常移动，以吹及整个石膏。若石膏未干燥时应用衬垫垫好，以防对骨突部位产生压迫及石膏折断、变形；不可用手指压迫石膏表面，托起时应用手掌而非手指，以防局部向内凹陷。

9）开窗：石膏未干前，为便于局部检查或伤口引流、交换敷料等，可在相应部位石膏上开窗。方法是先用铅笔划出范围，用石膏刀沿划线向内侧斜切，边切边将切开的石膏向上拉直至切开。已经开窗的石膏须用棉花堵塞后包好，或将石膏盖复原后，用绷带加压包紧，以防软组织向外突出。

(3) 操作后的护理

1) 石膏干涸前的护理

a. 加快干涸：石膏从硬固到完全干涸需24～72 h；应创造条件加快干涸，可适当提高室温或用灯泡烤箱、红外线照射烘干。但应注意石膏传热，温度不宜过高，以防灼伤。

b. 搬运：用手掌托石膏固定的肢体，维持机体的位置，避免石膏折断。

c. 体位：潮湿的石膏容易折断、受压、变形，故须维持石膏固定的位置直至石膏完全干涸，患者需卧硬板床，用软枕妥善垫好石膏。术后8 h内患者勿翻身，8～10 h后协助翻身。翻身及改变体位时应注意保护石膏，避免折断。四肢包扎石膏时需将患肢抬高，以预防肢体肿胀及出血。石膏背心与人字型石膏患者勿在头及肩下垫枕，避免胸腹部受压。下肢石膏应防足下垂及足外旋。

d. 保暖：寒冷季节注意保温。未干涸的石膏需覆盖毛毯时应用支架托起。

2) 石膏干涸后的护理

a. 护理观察

(a) 观察皮肤色泽、温度：石膏边缘处皮肤有无颜色和温度改变，有无压疮。对于石膏下皮肤可借助手电筒和反光镜观察。

(b) 末端血液循环：观察石膏固定肢体的末端血液循环情况，注意评估"5P"征：疼痛、苍白、感觉异常、麻痹及脉搏消失。若患者出现以上任何一种异常，表明肢体末梢血液循环障碍或神经受压，应立即通知医生采取措施，以避免严重并发症；如石膏夹板固定者可剪除绷带，重新固定；管形石膏固定者应将石膏一侧或双侧沿长轴方向剖开，直到皮肤完全暴露为止。血液循环改善后，再在其间隙填以棉花用软绷带包扎；若仍不能缓解，应拆除全部石膏进行检查。

(c) 石膏：有无潮湿、污染、变形或断裂；有无过紧或过松；有无异常"热点"。

(d) 感染迹象：注意有无生命体征变化、石膏内有无异味、有无血象异常等。

(e) 石膏综合征：注意身体石膏固定的患者有无持续恶心、反复呕吐、腹胀及腹痛等石膏综合征表现。

(f) 出血或渗出：注意石膏下有无出血或渗出。若血液或渗出石膏外，用笔标记出范围、日期，予详细记录，并报告医生。必要时协助医生开窗以彻底检查。

b. 皮肤护理：对石膏边缘及受压部位的皮肤予以理疗。保持石膏末端暴露的手指和(或)足趾、指和(或)趾甲清洁，以便观察。髋人字形石膏及石膏背心固定者，大小便后应清洁臀部及会阴，并注意勿污染及弄湿石膏。避免患者将异物放入石膏内、搔抓石膏下皮肤和将石膏内衬垫取出。在患者翻身时注意扫去床上的石膏渣，保持床单位清洁平整，以防发生皮肤破损和感染。

c. 石膏清洁：保持石膏清洁干燥，石膏污染时可用布沾洗涤剂擦拭，清洁后立即擦干。及时更换断裂、变形和严重污染的石膏。

d. 石膏切开及更换：肢体肿胀时，为防止血管和神经受压，可将石膏切开。切开时注意全层、全长切开，以充分减压和避免伤及皮肤。石膏管型固定后，若因肢体肿胀消退或肌萎缩而失去固定作用时，应予重新更换，以防骨折错位。

e. 预防并发症

(a) 骨筋膜室综合征：石膏硬固后内容量无松弛余地，因此，如果包扎过紧或肢体出现进行性肿胀时，可造成肢体(尤其是前臂或小腿肌群)骨筋膜室内的肌肉和神经组织因急性严重缺血而发生一系列病理改变，出现肌肉缺血、坏死，进而发生缺血性肌挛缩，甚至肢体坏疽，称为骨筋膜室综合征。

(b) 压疮：多因石膏绷带包扎压力不均匀，使石膏凹凸不平或关节塑形差所致，也可因石膏尚未凝固定型时用手指支托石膏，或在石膏上放置重物，造成石膏变形。上述原因使石膏内壁对肢体固定部位造成压迫，进而形成压疮。

(c) 废用性骨质疏松：大型石膏固定范围广泛、固定时间长，即使进行功能锻炼也容易发生废用性骨质疏松。骨质疏松致使大量钙盐从骨骼中逸出而进入血液并从肾脏排出。因此，骨质疏松不仅不利于骨质修复和骨折愈合，还容易造成泌尿系统结石。

(d) 关节僵直：因受伤肢体长时间固定而忽略了功能锻炼，致使静脉血液和淋巴液回流不畅，患肢组织中有浆液纤维性渗出物和纤维蛋白沉积，使关节内外组织发生粘连，同时关节囊和周围肌肉挛缩，从而造成僵直，关节活动出现不同程度的障碍。

(e) 化脓性皮炎：因固定部位皮肤不洁，有擦伤及软组织挫伤，或因局部压迫而出现水疱，破溃后可形成化脓性皮炎。

f. 功能锻炼：每日坚持主动和被动活动，防止肌萎缩、关节僵硬、失用性骨质疏松。指导患者加强未固定部位的功能锻炼，如臂部石膏者可活动肩关节及指关节。固定部位可进行肌等长收缩。在病情许可的情况下，鼓励患者尽可能生活自理，以增进患者的独立感及自尊。

g. 石膏拆除：拆石膏前需向患者解释，石膏锯不会切到皮肤，使用时可有振动、压迫及热感，但无痛感。石膏拆除后，患者可能产生一种变轻的感觉。石膏下的皮肤一般有一层黄褐色的痂皮或死皮、油脂等；其下的新生皮肤较为敏感，避免搔抓，可用温水清洗后，涂一些润肤霜等保护皮肤，每日按摩局部。由于长时间固定不动，开始活动时肢体可能产生一些新的不适或疼痛，以后逐渐减轻。

案例分析题

患者，男性，37岁。4 h前乘坐轿车时突发车祸，撞伤左髋部后出现左髋部疼痛伴左髋活动受限，遂来院就诊。左髋关节屈曲强直位，左下肢血运循环、感觉无异常。左膝、踝、趾关节活动正常。左髋关节活动受限。左髋关节表皮无挫伤，未见明显皮下淤血。骨盆前后位片及左侧髋关节侧位片提示：左侧髋臼骨折，左侧髋关节脱位；左侧髋关节CT平扫提示：左侧髋臼上缘及左髂骨骨折，左侧髋关节后脱位，伴左侧髋关节后脱位，伴关节腔积液(血)。拟“左髋臼骨折伴左股骨头后方脱位”急诊收住入院，即在全麻下行左髋切开复位内固定术。术后予左下肢皮肤牵引，防止骨折块移位。牵引重量为5 kg。现予左下肢持续牵引中。

问题：(1) 试述皮肤牵引的目的及注意点。

(2) 试述该患者的健康指导。

(赵慧莉)

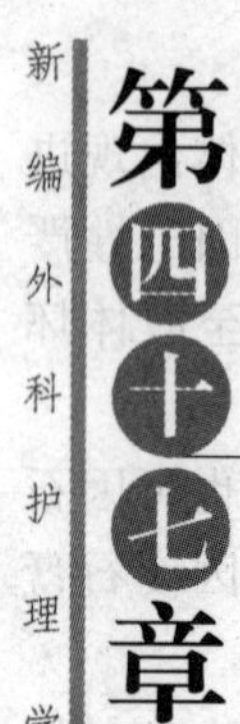

第四十七章 骨与关节损伤患者的护理

第一节 骨折概述

骨折是指骨的完整性或连续性中断。骨折可发生于任何年龄和身体的任何部位。多由外伤引起,也可由各种原因导致的骨骼病变所致。骨折可单发生,也可与其他部位的损伤合并存在。暴力、创伤和骨骼疾病可引起骨折,其中创伤是骨折的主要原因,如交通事故、坠落或摔倒等;剧烈运动不当也可造成骨折。

【病因和发病机制】

1. *直接暴力* 暴力直接作用于人体,导致接触部位发生骨折,容易合并软组织损伤或成为开放性骨折,如汽车碾压小腿引起的胫腓骨骨折。

2. *间接暴力* 暴力通过间接作用如传导、杠杆、旋转和肌肉收缩等使受力点远处部位发生骨折。骨折发生于外力作用点以外的骨骼部位,骨折部位的软组织损伤很轻微。如扭伤可引起螺旋骨折。肌突然猛烈收缩,其牵拉作用可造成肌附着处的骨折。如跌倒时手掌撑地引起肱骨髁上骨折、踢足球时股四头肌猛烈收缩致髌骨骨折。

3. *积累性劳损* 人体某些特殊部位的骨骼因长期、反复、持续地直接或间接受力损伤,致该部位发生骨折,又称为疲劳性骨折。如长途行军致第2、3跖骨骨折。

4. *骨骼疾病* 由于骨骼疾病,如骨质疏松、骨髓炎、骨结核和骨肿瘤等导致骨质破坏,并在轻微的外力作用下发生的骨折,称为病理性骨折。

【分类】

1. 根据骨折端是否与外界相通分类

(1) 闭合性骨折:骨折处皮肤或黏膜完整,骨折端与外界不相通。

(2) 开放性骨折:骨折处皮肤或黏膜破损,骨折端与外界相通。

2. 根据骨折的程度及形态分类

(1) 不完全骨折:骨的连续性或完整性部分中断,如裂缝骨折、青枝骨折等。

(2) 完全骨折:骨的连续性或完整性全部中断。按骨折线的方向及其形态可分为横骨折、斜骨折、螺旋骨折、粉碎骨折、T形骨折、嵌插骨折、压缩骨折等。完全骨折可出现成角、侧方、缩短、分离及旋转移位。

3. 根据骨折的稳定程度分类

(1) 稳定骨折：骨折端不易移位或复位固定后不易再移位，如横骨折、短斜骨折等。

(2) 不稳定骨折：骨折端易移位或复位固定后易再发生移位，如螺旋骨折、粉碎骨折等。

4. 根据骨折的时间分类

(1) 新鲜骨折：发生于 2 周以内的骨折。此期骨断端尚未形成纤维性连接，可行手法复位。

(2) 陈旧性骨折：发生于 2 周以上的骨折。此期骨断端血肿机化，已经形成纤维性粘连，手法复位困难，多需手术处理。

【病理生理】

1. 骨折的愈合过程

(1) 血肿炎症机化期：骨折导致骨髓腔、骨膜下和周围组织血管破裂出血，在骨折断端及其周围形成血肿，伤后 6～8 h，血肿凝结成血块。由于创伤可致部分软组织和骨组织坏死，引起无菌性炎性反应，炎症刺激间质细胞聚集、增生及血管形成，并向成骨细胞转化；同时亦形成肉芽组织；其内的成纤维细胞合成和分泌胶原纤维，并转化为纤维结缔组织；随着成骨细胞向骨折部位移行，形成骨的纤维连接，称为纤维愈合。此期为骨折后的 2～3 周。

(2) 原始骨痂形成期：骨内、外膜增生，新生血管长入，成骨细胞大量增殖，合成并分泌骨基质，骨断端形成的骨样组织逐渐骨化，形成新骨，即膜内成骨。由骨内、外膜紧贴骨皮质内、外形成的新骨(分别称为内骨痂和外骨痂)填充于骨折断端间。随着愈合的继续，骨痂被塑造成疏松的纤维组织并转变成软骨、增生钙化形成桥梁骨痂，后者不断钙化，达到骨折的临床愈合，此期需 4～8 周。

(3) 骨板形成塑形期：原始骨痂中新生骨小梁逐渐增粗，排列逐渐规则和致密。骨折端的坏死骨经破骨和成骨细胞的侵入、爬行替代并完成清除死骨和形成新骨的过程。原始骨痂被板层骨替代，使骨折部位形成坚强的骨性连接，髓腔重新沟通，骨折处恢复正常骨结构，这一过程需 8～12 周。

2. 影响愈合因素

(1) 全身因素：如年龄过大、慢性疾病、营养不良、使用糖皮质激素和免疫抑制剂等。

(2) 局部因素：如骨折局部血液供应差，周围软组织损伤严重，骨折端有软组织嵌入，骨折断端成角、错位、分离或骨缺损严重，局部感染等。

(3) 医源性因素：如清创不当、多次手法复位、过度牵引、固定不当、不适当的功能锻炼等。

当骨折经治疗，超过一般愈合所需时间，骨折断端处仍未出现连接，称骨折延迟愈合；超过一般愈合所需时间并经延长治疗时间，仍达不到骨性愈合称骨折不愈合；而骨折愈合的位置未达到功能复位的要求，存在超角、旋转或重叠则为畸形愈合。

【临床表现】

1. 全身表现

(1) 休克：骨折端大量出血或合并内脏破裂出血过多、骨折后的剧烈疼痛、大面积软组织损伤都可导致休克的发生。

(2) 骨折及合并损伤处疼痛，在移动患肢时疼痛加剧。

(3) 发热：由于骨折端大量出血，血肿吸收及软组织损伤后的机体反应，体温一般不超过 38°。

2. 局部表现

(1) 骨折的一般表现

1) 局部肿胀、淤斑或出血:局部可见软组织出血、肿胀,甚至出现张力性水疱;血肿浅表时,皮下出现淤斑;开放性骨折时,可见骨折部位出血。

2) 压痛:骨折部位有固定压痛。由骨长轴远端向近侧叩击和冲击时可诱发骨折部位的疼痛。

3) 活动受限:骨折部位的肿胀和疼痛或完全性骨折,使肢体丧失部分或全部活动功能。

(2) 骨折特有体征

1) 畸形:骨折段移位后,可发生受伤肢体外形改变,表现为肢体短缩、成角、弯曲等畸形。

2) 反常活动:在肢体的非关节部位出现不正常活动。

3) 骨摩擦音或骨摩擦感:骨折断端之间互相摩擦时所产生的轻微音响及感觉。

具有以上三个特有体征之一者即可诊断为骨折。但不完全骨折、嵌插骨折时常不出现骨折特有体征。

3. 并发症

(1) 早期并发症

1) 休克:多发性骨折、骨盆骨折、股骨干骨折等出血量较大,常伴有较重软组织损伤,易发生创伤性或失血性休克。

2) 血管损伤:多由骨折的直接伤害所致,最易发生血管损伤的是肱动脉和腘动脉,如肱骨髁上骨折、胫骨平台骨折。重要血管损伤影响肢体功能及肢体的存活,需及时处理。

3) 周围神经损伤:如肱骨干骨折可能损伤桡神经,表现为腕下垂、掌指关节不能背伸、手背桡侧皮肤感觉障碍等。

4) 脊髓损伤:脊柱骨折可合并脊髓损伤,引起损伤平面以下的躯体瘫痪。

5) 内脏损伤:如骨盆骨折可合并膀胱或后尿道损伤,出现排尿异常。

6) 感染:骨折可并发化脓性感染和有芽孢厌氧菌感染,以开放性骨折多见。

7) 脂肪栓塞:是骨折的一个严重并发症,通常发生在骨折后 48 h 内。脂肪栓塞综合征是由于骨折部位的骨髓组织被破坏,脂肪滴进入破裂的静脉窦内,继而进入血液循环,引起肺、脑、肾等周身性脂肪栓塞所致。脂肪栓塞综合征多发生于成人,早期表现为意识改变,系动脉血氧水平降低所致。典型表现为进行性呼吸困难、呼吸窘迫、发绀、体温升高、心率快、血压降低、意识障碍,如烦躁、谵妄、昏迷、抽搐等症状;眼结膜下、胸部、腋下有淤点。

8) 骨筋膜室综合征(compartment syndrome):是四肢骨筋膜室内的肌肉和神经组织因急性严重缺血而发生的一系列病理改变,好发于前臂或小腿骨折。骨筋膜室压力来源于外部或内部,内部压力常为骨折出血导致的血肿或血液积聚及组织水肿,外部压力则常为局部包扎过紧或石膏压迫。若不及时处理,在 4～6 h 内即可出现神经和肌肉组织损害;24～48 h 内,可造成肢体缺血性肌挛缩、坏疽;若大量毒素进入血液循环,也可进一步并发休克、感染或急性肾衰竭;后者主要是由于受损的肌肉组织释放肌球蛋白进入循环并阻塞肾远曲小管所致。主要表现:①剧烈疼痛,系神经及肌肉缺血所致;②指或趾呈屈曲状,活动受限,被动牵拉时疼痛加剧,系有肌肉缺血所致;③肢端麻木,伴有感觉障碍;④局部明显肿胀伴压痛;⑤皮肤苍白或发绀,远端动脉搏动可正常,但严重时可减弱或消失。骨筋膜室综合征强调早期诊断，一经确诊立即减压。

(2) 晚期并发症

1) 卧床并发症：包括压疮、坠积性肺炎和尿路感染等。

2) 缺血性肌挛缩：是由于骨折后重要动脉损伤、肢体肿胀或包扎过紧等，引起相关肌群的缺血、坏死、机化而发生的挛缩畸形，是骨折晚期最严重的并发症。多见于前臂和小腿骨折。如肱骨髁上骨折和桡骨骨折可造成前臂缺血性肌挛缩，形成特有的爪形手畸形。

3) 急性骨萎缩：是损伤所致的关节附近的痛性骨质疏松，亦称反射性交感神经性骨营养不良。常见于手、足骨折后，临床表现为疼痛和血管舒缩紊乱。疼痛与损伤程度不一致并随邻近关节活动而加剧，局部有烧灼感，可出现关节僵硬。由于血管舒缩紊乱，早期局部皮温升高、有水肿，以及汗毛、指甲生长加快，随之出现皮温低、多汗、汗毛脱落，导致手足肿胀、僵硬、寒冷，略呈青紫色，可达数月之久。

4) 损伤性骨化(骨化性肌炎)：是因骨折后骨膜掀起形成骨膜下血肿，较大的血肿发生机化和骨化后，可在附近的软组织内形成较广泛的异位骨化，故又称损伤性骨化。多见于关节附近骨折，影响关节的活动功能。

5) 关节僵硬：是由于伤肢长时间固定，关节囊和周围肌肉挛缩，关节内、外发生纤维粘连而造成的关节活动障碍，是骨折晚期最常见的并发症。

6) 创伤性关节炎：是由于骨折累及关节面，骨折复位后关节面未能准确复位，愈合后关节可出现疼痛、肿胀，活动后加重等症状，称为创伤性关节炎。

7) 缺血性骨坏死：是指骨折后骨折段的血液供应遭到破坏而使该段骨组织发生的缺血性坏死改变，常见于股骨颈骨折。

【辅助检查】

1. 影像学检查

(1) X线检查：X线检查应拍摄包括邻近一个关节在内的正、侧位或斜位片，可明确骨折的部位、类型、移位和畸形。急诊拍片未见明显骨折线，而临床症状较明显者，应于伤后2周拍片复查，避免漏诊。

(2) CT和MRI检查：可发现结构复杂的骨折和其他组织的损伤，如椎体、颅骨骨折情况。

(3) 骨扫描：有助于确定骨折的性质和并发症，如有无病理性骨折、合并感染、缺血性坏死、延迟愈合及不愈合等。

2. 实验室检查

(1) 血常规检查：骨折致大量出血患者可见血红蛋白和血细胞比容降低。

(2) 血钙磷水平：在骨折愈合阶段，血钙磷水平常常升高。

(3) 尿常规检查：脂肪栓塞综合征时，尿液中可出现脂肪球。

【治疗要点】

1. 急救　骨折急救的目的是用简单有效的方法抢救生命、保护患肢、迅速转运。

(1) 抢救休克：监测生命体征，输血、输液，保持呼吸道通畅，减少搬动，注意保温。

(2) 伤口包扎：开放性骨折可采用绷带加压包扎止血，合并大血管损伤时也可结扎止血带止血，并记录所用压力和时间。露出伤口的骨折端不应轻易回纳，以免将污物带入伤口导致感染。

(3) 妥善固定:固定是在减少骨折端活动,避免血管、神经、重要脏器损伤,减轻患者疼痛和便于搬运的原则下进行的。最好采用专用夹板固定,无条件时可利用树枝、木棍、木板等代替;在找不到任何固定材料的情况下,可利用患者的躯干或肢体进行固定,如使受伤的上肢绑在胸部,且受伤的下肢与健侧捆绑在一起。

(4) 安全转运:搬运时,应妥善保护患者,避免加重或引起新的损伤。对脊柱骨折者,应多人联合将患者平放于硬板上,并保持脊柱伸直;若为颈椎骨折,还应安排专人扶持头部。四肢骨折经固定后,可用普通担架运送。运送途中应观察患者全身和受伤局部情况,若发现危及生命的征象,应及时处理。

2. 治疗原则　骨折治疗有三大原则,即复位、固定和康复治疗。

(1) 复位:是将移位的骨折段恢复正常或近乎正常的解剖关系,重建骨的支架作用。

1) 复位标准

a. 解剖复位:复位后使骨折段在对位和对线上均恢复正常解剖关系。

b. 功能复位:复位后两骨折段虽未恢复至正常解剖关系,但在骨折愈合后对肢体功能无明显影响。

2) 复位方法

a. 手法复位:应用手法使骨折复位。

b. 切开复位:手术切开骨折部位软组织,暴露骨折段,在直视下将骨折复位。

(2) 固定:将骨折维持在复位后的位置,使其在良好对位的情况下达到牢固愈合,是骨折愈合的关键。

1) 外固定:有小夹板、石膏绷带、外展架、持续牵引和外固定架等。

2) 内固定:手术切开后,采用金属内固定物,如接骨板、螺丝钉、髓内钉或带锁髓内钉加压钢板等,将骨折段于解剖复位位置予以固定。

(3) 康复治疗:指在不影响固定的情况下,在骨折愈合的不同时期指导患者循序渐进地进行功能锻炼,以促进骨折的愈合,利于患肢肌肉、肌腱、韧带、关节囊等软组织的舒缩活动。

1) 骨折早期:伤后 1～2 周之内,主要进行肢体肌的等长舒缩,目的是促进血液循环,预防肌肉萎缩。骨折部位的上下关节暂不活动。

2) 骨折中期:受伤 2 周后,局部疼痛消失,骨痂逐渐形成,除继续进行患肢肌的等长舒缩活动外,活动骨折部位上、下关节,活动范围由小到大,活动幅度和力量逐渐加大。

3) 骨折后期:骨折接近临床愈合,功能锻炼的目的是增强肌力、克服挛缩与恢复关节活动度。此期为抗阻力下锻炼,可从上肢提重物、下肢踢沙袋等开始,到各种机械性或物理治疗,如划船、蹬车等。关节活动练习包括主动锻炼、被动活动或用关节练习器锻炼等。

【护理】

1. 护理评估

(1) 术前评估

1) 健康史:了解患者受伤的经过,包括暴力的大小、方向、性质,受伤时身体的姿势,伤后处理情况等。了解既往有无代谢性疾病(如甲状旁腺功能亢进),骨骼疾病(如骨髓炎、骨结核、骨肿瘤)等病史。

2) 身体状况:测量生命体征;检查伤处有无肿胀、疼痛、压痛、活动障碍等损伤的一般表现;有无畸形、异常关节活动、骨摩擦音或骨摩擦感等骨折专有体征;有无伤口、出血、骨端外露等开放性骨折表现；有无休克、血管损伤、周围神经损伤、脊髓损伤、内脏损伤、脂肪栓塞、感染等并发症表现。

3）辅助检查：了解X线、CT、MRI检查的结果，以判断骨折的部位、类型及有无并发症等。

4）心理和社会状况：观察患者的心理反应，有无出现恐惧、烦躁、易激惹的情绪反应；了解患者的家庭经济状况和家庭对骨折复位后康复知识的了解及支持程度。

（2）术后评估

1）评估牵引术、石膏固定或小夹板固定是否维持于有效状态。

2）评估牵引、石膏、小夹板固定是否发生并发症，观察有无牵引针脱落、针眼感染、局部受压、压疮、化脓性皮炎等。

3）康复进展：患者是否按计划进行功能锻炼，其功能恢复情况，以及有无活动障碍引起的并发症。

2. 护理问题

（1）疼痛：与软组织损伤、骨折等有关。

（2）自理缺陷：与躯体活动功能障碍、治疗限制等有关。

（3）焦虑：与骨折影响正常学习、生活和工作及对预后的担忧等有关。

（4）有废用综合征的危险：与长期卧床、治疗制动、畸形等有关。

（5）有皮肤完整性受损的危险：与长期卧床和使用外固定有关。

（6）知识缺乏：缺乏骨折相关知识。

（7）潜在并发症：休克、内脏损伤、周围神经损伤、脊髓损伤、血管损伤、脂肪栓塞、感染、骨筋膜室综合征等。

3. 护理措施

（1）心理护理：解释病情，认真倾听患者主诉，耐心解释病情和治疗方式，并安慰患者，取得患者信任，使患者积极配合治疗。

（2）体位：采取合适体位，根据病情摆放肢体，注意预防压疮和坠积性肺炎。骨折复位固定后对肢体有特殊要求者要注意保持。维持患肢关节于功能位。

（3）减轻疼痛：及时清创、整复、正确固定；发现感染，给予伤口护理，遵医嘱给予抗生素；缺血性疼痛一旦发生，需及时松解过紧的包扎和固定；各项护理操作时需动作轻柔，尽量少移动肢体；遵医嘱应用止痛药。

（4）保证循环灌注：脱去或剪开影响骨折部位组织灌注的衣裤等，用枕头或悬吊牵引抬高患肢高于心脏水平，促进静脉回流；如怀疑或已发生骨筋膜室综合征时，则患肢不能高于心脏水平，并做好急诊手术准备；如发现任何血管神经损害的表现，及时松解过紧的外固定并向医生汇报。

（5）功能锻炼：指导患者充分认识功能锻炼的重要性，使之正确进行功能锻炼。

4. 护理评价

（1）疼痛是否得到缓解。

（2）神经血管是否合并损伤。

（3）骨折固定是否有效。

（4）营养状况是否得到改善。

(5) 感染是否得到及时控制。

(6) 并发症是否早期发现并得到及时处理。

(7) 焦虑是否消除或降低。

(8) 功能锻炼是否正确。

【健康指导】

1. 加强体育锻炼,合理安排饮食,提高身体的协调性,防治骨质疏松。注意安全,减少骨折的发生。

2. 对患者进行精神上的安慰、支持、疏导等,促进患者身心健康。

3. 指导患者正确进行功能锻炼,向患者讲解功能锻炼与肌肉萎缩、关节僵硬等并发症的关系,使其长期坚持。

4. 出院指导时详细说明石膏保护、清洁的相关知识,功能锻炼的方法及可能发生的问题,如有肢体肿胀或疼痛明显加重,骨折远端肢体感觉麻木、肢端发凉、石膏变软或松动等,应立即到医院复查。

第二节 常见四肢骨折患者的护理

一、肱骨干骨折

肱骨外科颈下1～2 cm至肱骨髁上2 cm段内的骨折称为肱骨干骨折。常见于中、青年人。直接暴力作用,多致中段横形或粉碎性骨折;间接暴力如摔伤后手掌或肘部着地,暴力向上传导,可致中下1/3段斜形和螺旋形骨折,此段骨折易损伤桡神经。

【病因】

1. 直接暴力　常由外侧打击肱骨干中部致横形或粉碎性骨折。

2. 间接暴力　常因手或肘着地,力向上传导,加上身体倾倒所产生的剪式应力,导致中下1/3骨折,多为斜形或螺旋形骨折。

【临床表现】

1. 症状和体征

(1) 症状:表现为上臂疼痛、肿胀、畸形,以及皮下瘀斑,活动障碍。

(2) 体征:检查可发现假关节活动和骨摩擦音。合并桡神经损伤可出现垂腕征,掌指关节不能背伸,前臂旋后障碍,手背桡侧皮肤感觉减退或消失。

2. X线检查　X线片可确定骨折的类型、移位方向。

【治疗要点】

1. 非手术治疗　大多数横形或短斜形骨折,可采用手法复位后小夹板或石膏固定治疗。

2. 手术治疗　当以下情况时才可采用切开复位钢板螺钉或交锁髓内钉内固定术。

(1) 反复手法复位失败、骨折端对位对线不良、估计愈后影响功能。

(2) 骨折有分离移位或骨折端有软组织嵌入。

(3) 合并神经、血管损伤。

(4) 陈旧性骨折不愈合。

(5) 影响功能的畸形愈合。

(6) 同一肢体有多发性骨折。

(7) 8～12 h 以内的污染不重的开放性骨折。

【护理】

1. 体位　复位固定后用悬吊带悬吊前臂于胸前 6～8 周。

2. 术中护理

(1) 麻醉：全身麻醉或臂丛神经阻滞麻醉。

(2) 体位：平卧位。

(3) 术中配合

1) 见第七章手术室管理和工作。

2) 麻醉后取仰卧位时，头部稍垫高，患肢垫高使患侧肩与躯干平行。患肢高于心脏，以免前屈或后伸。

3) 观察患肢有无肿胀、末梢循环运行情况，如有异常及时通知医生。

3. 术后观察要点　观察有无患侧腕下垂、掌指关节不能伸直、手背桡侧皮肤感觉减退或消失等桡神经损伤表现。

4. 功能锻炼　早期进行手指、腕关节的运动及上臂肌肉的主动舒缩运动；2～3 周后进行肘关节伸屈和肩关节的收展、伸屈活动；4～6 周进行肩关节的旋转活动。

二、肱骨髁上骨折

肱骨髁上骨折多发生于 10 岁以下儿童，是指肱骨与肱骨髁的交界处发生的骨折。在肱骨髁内前方，有肱动脉、正中神经，内侧有尺神经，外侧有桡神经，发生骨折时极易损伤神经血管。在儿童期，若骨折线穿过骺板，常出现肘内翻或外翻畸形。

【病因和分类】

根据暴力的不同和骨折移位方向可分为：

1. 屈曲型　暴力使远段向前移位，骨折线由后方斜向前上方。

2. 伸直型　多为间接暴力引起，肱骨干下部推向前方，骨折近心段向前、远段后移位，骨折线由前下斜向后上。

【临床表现】

1. 症状和体征

(1) 症状：局部疼痛、肿胀、皮下瘀斑，肘部向后突出并处于半屈位。

(2) 体征：局部明显压痛，有骨摩擦音及假关节活动，肘前方可扪到骨折断端。

2. X 线检查　正、侧位 X 线片不仅能确定骨折的存在，更主要的是能准确判断骨折移位情况，为选择治疗方法提供依据。

【治疗要点】

1. 非手术治疗　受伤时间短、局部肿胀轻、无血液循环障碍者，可进行手法复位。用石膏或支具等将肘关节固定于屈曲位。不能立即行手法复位者，可用尺骨鹰嘴悬吊牵引，待肿胀消退后进行手法复位。

2. 手术治疗　手法复位失败、小的开放伤口、污染不重、有神经血管损伤者，可行切开复位内固定术。

无论手法复位外固定还是切开复位内固定，均应抬高患肢，早期进行手指及腕关节屈伸活动，4～6 周后进行肘关节屈伸活动。

【护理】

1. 体位　复位固定后，保持屈肘 60°～90°，用悬吊带悬吊前臂于胸前 4～5 周。

2. 术中护理　见肱骨干骨折术中护理。

3. 术后观察要点　观察有无患侧桡动脉搏动减弱或消失，手部皮肤苍白、发凉、麻木，被动伸指疼痛等前臂缺血表现。晚期应观察有无骨化性肌炎、肘内翻畸形或缺血性肌挛缩等并发症。

4. 功能锻炼　2 周内进行手指和腕关节的活动，2 周后进行肩关节的活动，解除固定后进行肘关节的伸屈功能锻炼。

三、尺、桡骨干双骨折

尺、桡骨干双骨折(compound fractures of the shaft of the ulna and radius)临床上较为多见，以青少年居多。多数为直接暴力引起，两骨骨折线在同一平面，呈横形、粉碎性或多段骨折，整复后不稳定；少数为跌倒时手掌着地间接暴力向上传导所致，两骨骨折不在同一平面，多为桡骨中 1/3 和尺骨低位骨折，复位困难。因前臂肌肉丰富，可合并骨筋膜室综合肱骨干骨折征。

【病因】

1. 直接暴力　多为重物直接打击或刀砍伤。尺、桡骨骨折线在同一平面，呈横形、粉碎性或多段骨折，组织损伤较严重，整复对位不稳定。

2. 间接暴力　常为跌倒时手掌撑地，地面的反作用力沿腕部及桡骨下段上传，致桡骨中 1/3 段骨折；暴力又通过骨间膜斜形向远端，造成尺骨低位骨折。

3. 扭转暴力　遭受扭转暴力作用时，尺、桡骨在极度旋前或旋后位互相扭转，出现骨折线方向一致、成角相反、平面不同的螺旋或斜形骨折，尺骨的骨折线多高于桡骨。

【临床表现】

1. 症状和体征

(1) 症状：伤侧前臂疼痛、肿胀、压痛、功能障碍。

(2) 体征：有明显畸形、骨摩擦音和反常活动；合并骨筋膜室综合征时，可表现出急性神经、肌肉缺血的症状和体征。

2. X 线检查　摄片范围包括肘关节和腕关节，可明确骨折的部位、类型和移位方向，是否合并桡骨小头脱位或尺骨小头脱位。尺骨上 1/3 骨干骨折合并桡骨小头脱位，称为孟氏骨折(Monteggia fracture)；桡骨干下 1/3 骨折合并尺骨小头脱位，称为盖氏骨折(Galeazzi fracture)。

【治疗要点】

1. 手法复位外固定　可试行手法复位，矫正旋转移位，复位后用石膏托或特制小夹板固定。

2. 手术切开复位内固定　手法复位困难或复位后不稳定者，应行切开复位钢板螺丝钉或髓内针内固定。

【护理】

1. 体位　复位固定后，屈肘、前臂置于功能位，用悬吊带悬吊于胸前 5～6 周。

2. 术中护理

(1) 麻醉:全身麻醉或臂丛神经阻滞麻醉。

(2) 体位:平卧位。

(3) 术中配合

1) 见第七章手术室管理和工作。

2) 使用数控气压止血带时,袖带应平整,无褶皱,松紧适宜,以免皮肤受压不均而产生水疱。袖带置于患肢根部,皮肤表面应有衬垫保护,以免破损。

3. 术后观察要点　观察患肢有无剧烈疼痛,手部皮肤苍白、发凉、麻木,以及被动伸指疼痛、桡动脉搏动减弱或消失等前臂缺血及骨筋膜室综合征表现。

4. 功能锻炼　2 周内做用力握拳和伸直动作,以加强前臂肌肉的舒缩运动;2 周后开始肘、腕及肩关节的活动,但禁止前臂旋转运动;4 周后开始前臂旋转运动;解除外固定后,进行上肢各关节全活动范围锻炼。

四、桡骨下端骨折

桡骨下端骨折(fracture of the distai radius)系指距桡骨下端关节面 3 cm 范围内的骨折,以中年和老年人多见,多由间接暴力所致。受伤时腕部背伸手掌着地而引起的桡骨下端骨折,称为伸直型骨折,又称科雷氏骨折(Colles fracture),临床上多见,骨折远端向背侧及桡侧移位。受伤时腕部屈曲位手背着地而发生的桡骨下端骨折,称为屈曲型骨折,又称史密斯骨折(Smith fracture),骨折远端向掌侧及桡侧移位。

【病因】

由间接暴力所致。跌倒时前臂旋前,腕关节背伸,手掌着地。

【临床表现】

1. 症状和体征　伤侧腕关节疼痛、肿胀,活动障碍,典型畸形为侧面观呈"餐叉"畸形,正面观呈"枪刺形"畸形。

2. X 线检查　可明确骨折的部位、类型和移位方向。

【治疗要点】

多采用手法复位小夹板或石膏绷带固定。

【护理】

1. 体位　复位固定后,屈肘、前臂置于功能位,用悬吊带悬吊于胸前 3～4 周。

2. 术中护理　见尺、桡骨干双骨折术中护理。

3. 术后观察要点　固定期间观察手部血液循环情况。

4. 功能锻炼　2 周内进行手指伸屈活动,2 周后可进行腕关节的背伸和桡侧偏斜活动及前臂旋转活动,解除固定后加强腕关节全活动范围锻炼。

五、股骨颈骨折

股骨颈骨折(fracture of the femoral neck)常发生于老年人,以女性多见,与绝经期后的骨质疏松有关。主要因摔倒时扭转伤肢、暴力传导至股骨颈而引起骨折。

【病因和分类】

股骨颈骨折多发生于老年女性。在此基础上,跌倒时的扭转暴力引起骨折。其他情况下的股骨颈骨折多需较大暴力才可引起。

1. 按骨折线的部位分类

(1) 头下型骨折。

(2) 经颈型骨折。

(3) 基底部骨折。

骨折线越靠近股骨头则对血运影响越大，骨折愈合困难，并容易出现股骨头缺血性坏死。

2. 按X线片骨折线分类

(1) 内收型骨折：指远端骨折线与两髂嵴连线的延长线形成的角度(Pauwells角)＞50°，属于不稳定性骨折。

(2) 外展型骨折：Pauwells角＜30°，属于稳定性骨折。

3. 按骨折移位程度(Garden)分类

(1) 不完全性骨折：骨的完整性仅部分中断，股骨颈的一部分出现裂纹。

(2) 完全性骨折：骨折线贯穿股骨颈，骨结构完全破坏。完全性骨折又可分成：①无移位的完全性骨折；②部分移位的完全性骨折；③完全移位的完全性骨折。

【临床表现】

1. 症状和体征

(1) 症状：髋部疼痛，下肢活动受限，不能站立和行走。少数人并不立即出现活动障碍，仍能行走，但数天后症状加重。

(2) 体征：患肢呈外旋畸形，局部压痛及轴向叩击痛，肢体测量可发现患肢短缩。

2. X线检查　X线摄体检查可明确骨折的部位、类型、移位情况，是选择治疗方法的重要依据。

【治疗要点】

1. 非手术治疗　适用于无明显移位的骨折、外展型或嵌插型等稳定性骨折。此外，亦适用于年龄过大、全身情况较差或有其他脏器合并症者。最常采用胫骨结节牵引8～12周。

2. 手术治疗　适用于内收型骨折或有移位的骨折、难以牵引复位或手法复位者。在骨折复位后经皮或切开做加压螺纹钉固定术。

(1) 闭合复位内固定：在X线透视下手法复位成功后，在股骨外侧做内固定或130°角钢板固定。

(2) 切开复位内固定：用于手法复位失败、固定不可靠或陈旧性骨折患者。

(3) 人工股骨头或全髋关节置换术：适用于全身情况较好、有明显移位或旋转，且股骨头缺血坏死的高龄股骨头下骨折患者或已合并骨关节炎者。

【护理】

1. 体位　保持适当的体位，防止骨折移位。

(1) 患肢矫正鞋固定：患肢制动，卧床时两腿之间放一枕头，使患肢呈外展中立位，可穿防旋矫正鞋固定，防止髋关节外旋或脱位。通过下肢支架、皮肤牵引或沙袋固定保持患肢于合适位置。

(2) 卧硬板床：卧硬板床休息，经医生允许后方可患侧卧位。更换体位时，应避免患肢内收、外旋或髋部屈曲，防止骨折移位。

(3) 正确搬运患者：尽量避免搬运或移动患者，必须搬运移动时，注意将髋关节与患肢整个托起，防止关节脱位或骨折断端造成新的损伤。

2. 功能锻炼

(1) 练习股四头肌的等长舒缩：指导患者进行患肢股四头肌的等长舒缩、距小腿关节屈伸及足部活动。每天多次，每次 5～20 min，以防止下肢深静脉栓塞、肌萎缩和关节僵硬。锻炼前后注意评估患肢的感觉、运动、温度、色泽及有无疼痛和水肿。

(2) 指导患者进行双上肢及健侧下肢的全范围关节活动和功能锻炼。

(3) 髋关节功能锻炼：行人工全髋关节置换术 1 周后，帮助患者坐在床边进行髋关节功能锻炼，动作应缓慢，活动范围由小到大，活动幅度和力量逐渐加大。指导患者借助吊架和床栏更换体位。

(4) 转移和行走训练：评估患者是否需要辅助器械完成日常生活，指导患者坐起、移到轮椅和行走的方法。非手术治疗的患者 8 周后可逐渐在床上坐起，坐起时双腿不能交叉盘腿，3 个月后可逐渐使用拐杖，患肢在不负重情况下练习行走，6 个月后弃拐行走。行人工全髋关节置换术的患者，2～3 周时允许下床后，指导患者在有人陪伴下正确使用助行器或拐杖行走；骨折完全愈合后患肢方可持重。

3. 术中护理

(1) 麻醉：全身麻醉或硬膜外腔阻滞麻醉。

(2) 体位：牵引卧位。

(3) 术中配合

1) 见第七章手术室管理和工作。

2) 放置体位时，双手安全稳妥固定于患者胸前保持功能位，防止使用电动刀时灼伤皮肤。

4. 预防并发症　股骨颈骨折卧床时间较长，可出现压疮、坠积性肺炎、泌尿系统感染等并发症，应做好皮肤护理，帮助患者定时翻身；定时叩背、指导深呼吸和有效咳嗽，促进排痰；鼓励患者多饮水，以增加尿量，冲刷尿路，预防泌尿系统感染。

六、股骨干骨折

股骨干骨折是指股骨小转子以下、股骨髁以上部位的骨折，约占全身各类骨折的 6%，多见于青壮年。

【病因和分类】

股骨干骨折(fracture of the femoral shaft)因创伤较重、出血较多，容易发生休克。直接暴力可引起股骨横形或粉碎性骨折，间接暴力可引起股骨的斜形或螺旋形骨折。

【临床表现】

1. 症状和体征

(1) 症状：伤侧大腿疼痛、肿胀、活动障碍，伴有血管、神经损伤或小腿骨筋膜室综合征的相应表现。

(2) 体征：局部有畸形、反常活动、骨摩擦音或骨摩擦感，患肢短缩、成角畸形或存在异常活动。股骨干下 1/3 骨折可伴腘血管和坐骨神经损伤。可有失血性休克的症状和体征。

2. X 线检查　髋或膝关节正、侧位 X 线摄片可确定骨折的部位、类型和移位情况。

【治疗要点】

1. 非手术治疗

(1) 牵引治疗

1) 垂直悬吊皮肤牵引：用于3岁以内小儿，将两下肢向上悬吊，牵引重量以能使臀部稍悬离床面为宜。

2) 骨牵引：用于成人股骨干骨折，牵引可持续8～12周。

(2) 手法复位：横断骨折需待重叠畸形矫正后行手法复位，手法复位后可行持续牵引复位。

(3) 外固定术：对少数合并大范围软组织损伤者可采用外固定器固定。

2. 手术治疗　主要为切开复位内固定。适用于非手术治疗失败、伴有多发损伤或血管神经损伤、不宜长期卧床的老年患者或病理性骨折者。股骨中、上1/3横断骨折可选用髓内针固定；股骨中、下段骨折可用钢板螺丝固定；股骨下1/3骨折可用角状钢板固定。术后应给予适当外固定，以避免髓内针、钢板断裂，螺丝松动拔出。

【护理】

1. 体位　肢体放置并保持固定所要求的位置。

2. 术后观察要点　有无坐骨神经损伤和腘动脉损伤的症状和体征，有无压疮、坠积性肺炎、尿路感染等卧床并发症。

3. 功能锻炼

(1) 股四头肌的等长舒缩：伤后1～2周，指导患者练习患肢股四头肌的等长舒缩，同时练习小腿、距小腿关节屈伸及足部活动，每天多次，每次5～20 min，以促进静脉回流，减轻水肿，防止肌萎缩和关节僵硬。

(2) 膝、髋关节功能锻炼：伤后1～2周，指导患者进行膝关节伸直练习。去除牵引或外固定后遵医嘱进行膝关节的屈伸锻炼和髋关节的各种运动锻炼。活动范围由小到大，幅度和力量逐渐加大。

(3) 行走训练：开始需扶助行器或拐杖，使患肢在不负重情况下练习行走，需有人陪伴，防止摔倒；患肢逐渐持重。

七、胫腓骨干骨折

胫骨骨折时，常由于整个胫骨均位于皮下，骨折端易穿破皮肤，而成为开放性骨折，占全身各类骨折的13%～17%，以青壮年和儿童居多。

【病因】

1. 直接暴力　多为直接暴力打击和压轧所致，骨折线在同一平面，呈横断、短斜或粉碎性骨折。因胫骨前内侧紧贴皮肤，所以多为开放性骨折。

2. 间接暴力　多由高处坠落、滑倒等所致。骨折线呈斜形或螺旋形，腓骨的骨折面高于胫骨的骨折面，软组织损伤小，骨折尖端穿破皮肤可造成开放性骨折。儿童胫腓骨干骨折多为青枝骨折。

胫骨上1/3骨折，由于远骨折段向上移位，腘动脉分叉处受压，易造成小腿缺血或坏疽；中1/3骨折，可导致骨筋膜室综合征；胫骨下1/3骨折，由于血运差，软组织覆盖少，易发生骨折延迟愈合，甚至不愈合。腓骨上端骨折易损伤腓总神经。

【临床表现】

1. 症状和体征

(1) 症状：疼痛、肿胀、功能障碍，伴有血管、神经损伤或小腿骨筋膜室综合征的相应表现。小儿青枝骨折表现为不敢负重和局部压痛。

(2) 体征：局部压痛明显，易触及骨折端，患肢短缩、成角畸形或存在异常活动。常伴有腓总神经或腘动脉损伤的症状和体征。胫前区和腓肠肌区张力增高。

2. X线检查　踝或膝关节的正、侧位X线摄片可确定骨折的部位、类型和移位情况。

【治疗要点】

恢复小腿的长度、对线和持重功能。以胫骨复位为主，也应重视腓骨的复位。

1. 非手术治疗

(1) 手法复位外固定：无移位的胫腓骨干骨折采用小夹板或石膏固定。有移位的横形或短斜形骨折，采用手法复位后小夹板或石膏固定。

(2) 牵引：不稳定的胫腓骨干双骨折可采用跟骨结节牵引，适用于斜形、螺旋形或轻度粉碎性骨折。行跟骨牵引5周左右，待纤维愈合并除去牵引后，用长腿石膏托或小夹板继续固定至骨愈合。

2. 手术复位　手法复位失败时可采用切开整复内固定，如螺丝钉或螺丝钉加接骨板固定，或用加压接骨板固定。

【护理】

1. 体位　保持患肢于固定所需要的位置。

2. 术中护理

(1) 麻醉：全身麻醉或蛛网膜下隙阻滞麻醉。

(2) 体位：仰卧位。

(3) 术中配合

1) 见第七章手术室管理和工作。

2) 使用数控气压止血带时，袖带应平整、无褶皱、松紧适宜(可容纳1指)，以免皮肤受压不均而产生水泡。袖带置于患者根部，皮肤表面应有衬垫保护，以免破损。正确设置压力及时间，时间为90 min，压力为65～70 kPa。若再次使用，需间隔10～15 min。

3. 术后观察要点　观察有无伤肢剧烈疼痛，足趾皮肤苍白、发凉、麻木，被动伸趾疼痛，足背动脉搏动减弱或消失等小腿缺血及骨筋膜室综合征表现；有无足下垂、小腿外侧及足背感觉障碍等坐骨神经或腓总神经损伤症状。

4. 功能锻炼

(1) 促进静脉回流，防止肌萎缩和关节僵硬：伤后早期进行股四头肌的等长舒缩练习、髌骨的被动活动；同时练习足部及趾间关节活动。

(2) 膝、距小腿关节练习：夹板外固定的患者可进行膝、距小腿关节活动，但禁止在膝关节伸直情况下旋转大腿，防止发生骨不连。去除牵引或外固定后遵医嘱进行距小腿、膝关节的屈伸锻炼和髋关节的各种运动锻炼；逐步下地行走。

第三节 脊柱骨折

脊柱骨折又称脊椎骨折，占全身各类骨折的5%～6%。脊柱骨折可以并发脊髓或马尾神经损伤，特别是颈椎骨折—脱位合并有脊髓损伤时能严重致残甚至丧失生命。

脊柱分成前、中、后三柱。中柱和后柱包裹了脊髓和马尾神经，该区的损伤可以累及神经系统，特别是中柱损伤，碎骨片和髓核组织可以突入椎管的前半部而损伤脊髓。胸腰段脊柱（T_{10}～L_2）处于两个生理弧度的交汇处，是应力集中之处，也是常见骨折之处。

【病因和分类】

绝大多数由间接暴力引起，如自高处坠落，头、肩或足、臀部着地；地面对身体的阻挡使其猛烈屈曲，所产生的垂直分力可导致椎体压缩性骨折；若水平分力较大，则同时可发生脊柱脱位。弯腰时、重物落下打击头、肩或背部，也可发生同样的损伤。直接暴力所致损伤较少，一般见于战伤、爆炸伤。

1. 根据受伤时暴力作用方向分类

(1) 屈曲型受伤：最常见，多发生于胸腰段交界处，如椎体前缘压缩骨折。

(2) 伸直型损伤：极少见，如椎弓骨折合并椎体后脱位。

(3) 屈曲旋转型损伤：可发生椎间关节脱位。

(4) 垂直压缩型损伤：可发生胸腰椎粉碎压缩性骨折。

2. 根据损伤程度和部位分类

(1) 胸腰椎骨折与脱位

1) 椎体单纯压缩性骨折。

2) 椎体粉碎压缩性骨折。

3) 椎体骨折脱位。

(2) 颈椎骨折与脱位

1) 颈椎半脱位。

2) 椎体骨折。

3) 椎体骨折脱位。

4) 环枢椎骨折与脱位。

(3) 附件骨折：常与椎体压缩性骨折合并发生，如关节突、椎弓根骨折等。

3. 根据骨折的稳定程度分类

(1) 稳定性骨折：单纯压缩性骨折，椎体压缩程度不超过原高度的1/3，不易发生移位。

(2) 不稳定性骨折：椎体压缩程度超过原高度的1/3压缩性骨折、椎体粉碎性骨折、椎体骨折合并脱位等，复位后容易再移位。

【临床表现】

1. 症状和体征

(1) 症状

1) 局部疼痛：颈椎骨折的患者可有头、颈部疼痛，不能活动；胸腰椎骨折的患者因腰背部肌痉挛、局部疼痛，不能站立或站立时腰背部无力、疼痛加剧。

2）腹胀、腹痛：由于腹膜后血肿对自主神经的刺激，可有腹胀、腹痛、肠蠕动减慢等症状。

（2）体征

1）局部压痛和肿胀：损伤部位肿胀，有明显压痛。

2）活动受限和脊柱畸形：颈、胸、腰段骨折患者，常表现为活动受限和后突畸形。严重者常合并脊髓损伤，造成截瘫，丧失全部或部分生活自理能力。

2. 辅助检查

（1）影像学检查

1）X线检查：有助于明确脊椎骨折的部位、类型和移位情况。

2）CT检查：用于检查椎体的骨折情况、椎管内有无出血及碎骨片。

3）MRI检查：有助观察及确定脊髓损伤的程度和范围。

（2）肌电图测量肌的电传导情况，鉴别脊髓完整性的水平。

（3）实验室检查除常规检查外，血气分析检查可判断有通气不足危险患者的呼吸状况。

【治疗要点】

1. 抢救生命　伴有其他严重多发伤，如颅脑、胸、腹腔器官损伤或出现休克时应优先处理，以抢救患者生命为主。

2. 颈椎骨折

（1）稳定型颈椎骨折：轻度压缩者可采用颌枕带卧位牵引复位，有明显压缩和脱位者可采用持续颅骨牵引，复位后以头颈胸石膏固定3个月。

（2）对爆破型骨折有神经症状者：在病情稳定的情况下，原则上应早期手术，切除碎骨片，减压，植骨融合及内固定术。

3. 胸、腰椎骨折

（1）单纯压缩型骨折：卧位复位为主，患者仰卧于硬板床上，骨折部位垫厚枕，使脊柱过伸，3 d后开始进行腰背肌锻炼，第3个月可以稍下地活动，但仍应以卧床为主。3个月后逐渐增加下地活动时间。对于椎体压缩程度较大者，也可考虑行切开复位内固定术。

（2）爆破型骨折

1）影像学证实无骨块突入椎管内且无脊髓或神经根受损表现者，可采用双踝悬吊法复位。

2）对有神经症状和有骨块突入椎管内者，需手术去除突入椎骨内的骨折片及椎间盘组织，并作植骨和内固定术。

4. 合并脊髓损伤　尽早解除脊髓压迫和尽可能恢复稳定脊柱功能是首要问题。对脊椎合并损伤者，应及早实施手术治疗，术中切除椎板、去除突入椎管的骨折片及椎间盘组织，解除脊髓压迫，再行植骨和内固定术。

【护理】

1. 护理评估

（1）术前评估

1）健康史：了解受伤的时间、原因和部位，受伤时的体位，伤后急救、搬运和运送方式等。以往有无脊椎病史，如结核、肿瘤、腰椎间盘突出、腰椎管狭窄、颈椎病、腰椎骨折等。

2）身体状况：测量生命体征，尤其注意有无呼吸困难、中枢性高热等颈髓损伤症状。了解疼痛的部位、程度；检查有无局部畸形、压痛、叩痛；测试痛、温、触觉及位置觉的丧失平面及程度，躯体、肢体瘫痪的平面及程度；有无腹胀、便秘、肛门失禁或尿潴留、尿失禁、括约肌反射减退或消失等症状。就诊较晚者，尚需注意有无压疮、坠积性肺炎、尿路感染等并发症表现。

3）辅助检查：评估患者的影像学检查和实验室检查结果有无异常，以助判断病情和预后。

4）心理和社会状况：患者因意外损伤、活动受限和生活不能自理而产生情绪和心理状态的改变，了解患者和亲属对疾病的心理承受能力与对相关康复知识的认知程度。

（2）术后评估：了解术后感觉、运动和各项功能恢复情况。术后并发症情况，如有无呼吸、泌尿系统感染和压疮发生。患者是否按计划进行功能锻炼及有无活动障碍引起的并发症出现。

2. 护理问题

（1）疼痛：与脊椎骨折、软组织损伤等有关。

（2）低效性呼吸型态：与颈髓损伤，肋间肌、腹肌瘫痪有关。

（3）清理呼吸道无效：与肌肉瘫痪、无力咳嗽、痰液黏稠等有关。

（4）自理缺陷：与脊柱骨折后治疗限制、脊髓损伤后躯干和肢体瘫痪等有关。

（5）体温过高或过低：与高位颈髓损伤自主神经系统功能紊乱有关。

（6）潜在并发症：压疮、尿路感染、坠积性肺炎、便秘等。

3. 护理措施

（1）心理护理：脊椎骨折后患者容易情绪波动，应主动关心和安慰患者，满足其心理需求；帮助树立必胜信心，积极配合治疗和护理，争取早日康复。

（2）脊柱骨折的护理

1）卧位：安置患者卧硬板床，仰卧位或俯卧位。

2）预防压疮：每2～3 h进行1次轴式翻身，并保持床单位清洁干燥、无皱褶，使用气垫等使骨突部位悬空。

3）康复训练：指导患者循序渐进地进行腰背肌功能锻炼。

（3）脊髓损伤

1）生活护理：提供全面周到的生活照顾，指导患者摄取营养丰富、易于消化的饮食，以保持大便通畅；根据病情做好口腔、头发、皮肤、会阴的清洁护理和晨晚间护理。

2）遵医嘱用药：脊髓损伤者，遵医嘱给予地塞米松、20%甘露醇静脉滴注，以减轻脊髓水肿和继发损伤。

3）胃肠减压：做好胃肠减压护理，以减轻腹胀。

4）维持正常体温：高热者采取降温措施，如降低室内温度、采用物理降温等，因脊髓受损后交感神经功能抑制，发汗功能障碍，故药物降温效果不佳。对体温过低者采取保温措施，如提高室内温度、加盖棉被，或使用热水袋或电热毯等，但应注意预防烫伤。

5）观察病情：注意观察体温、呼吸、脉搏、血压、感觉、肌力、肢体活动等变化，观察有无压疮、肺部感染、尿路感染、便秘等并发症，发现异常及时通知医生，并协助处理。

6）预防并发症：废用性肌萎缩和关节僵硬：其康复护理和功能锻炼是预防脊椎损伤后患者因长期制动而导致的失用综合征，故尽量促使患者早期活动和功能锻炼。

a. 预防畸形：瘫痪肢体保持关节于功能位，防止关节屈曲、过伸或过展。可用矫正鞋或支足板预防足下垂。

b. 关节活动:定时进行全身所有关节的全范围被动活动和按摩,每日数次,以促进循环、预防关节僵硬和挛缩。

c. 自理能力训练:鼓励患者进行日常生活活动能力的训练,以满足生活需要。

4. 护理评价

(1) 是否能达到最大限度的生活自理。

(2) 脊髓是否损伤、损伤程度是否减轻。

(3) 疼痛是否得到缓解。

(4) 是否消除或降低负性心理,以及对疾病的治疗和康复是否有信心。

(5) 是否出现并发症且得到及时处理。

(6) 患者的基本需要是否得到满足。

【健康教育】

1. 注意安全,饮食合理,加强体育锻炼,提高身体的协调性,防止骨质疏松。

2. 向患者及家属宣教有关治疗、护理、康复的方法和意义,以取得配合。

3. 指导患者按计划进行功能锻炼,讲解功能锻炼与肌肉萎缩、关节僵硬等并发症的关系。

4. 如脊髓损伤合并截瘫患者,注意下肢踝、膝、髋关节的被动训练和肌肉活动,上肢的主动训练和活动,提高自我护理和自我照顾能力。

5. 指导患者正确使用轮椅和拐杖,对截瘫患者,还要指导其轮椅移乘的技巧和支具的使用。

6. 出院后继续坚持功能锻炼。

第四节　骨盆骨折

骨盆是由髂、耻、坐骨组成的髋骨连同骶尾骨构成的坚固骨环,后方有骶髂关节,前方有耻骨联合。骨盆不仅能把躯干的重量传递至下肢,同时还起着支持脊柱的作用。骨盆骨折多由直接暴力挤压骨盆所致,常见原因有交通事故、意外摔倒或高处坠落等。骨盆的血管及静脉丛丰富,内有重要脏器和血管,骨折常合并静脉丛和动脉出血及盆腔内脏器损伤并导致相应的病理生理变化。

【病因和分类】

1. 按骨折位置分类　骨盆边缘撕脱性骨折、骶尾骨骨折、骨盆环单处骨折和骨盆环双处骨折。

2. 按暴力方向分类　暴力可来自侧方的骨折、前方的骨折、垂直方向的骨折、混合方向的骨折。通常以混合性骨折多见,其并发症也多见。

【临床表现】

1. 症状与体征

(1) 症状:有强大暴力外伤史,局部疼痛、肿胀,压痛明显,活动障碍,是一种严重的多发伤。如合并腹膜后血肿、腹腔内脏损伤,常出现腹痛、低血压和休克;合并膀胱或后尿道损伤，患者常出现无尿或血尿现象；如合并腰骶神经丛与坐骨神经损伤将出现相应的症状。

(2) 体征

1) 骨盆分离试验与挤压试验阳性。

2) 肢体长度不对称。

3) 会阴部的淤斑是耻骨和坐骨骨折的特有体征。

2. 影像学检查　X线检查可显示骨折类型及骨折块移位情况，但骶髂关节情况CT检查更清晰。

【治疗要点】

1. 非手术治疗

(1) 积极抢救休克，首先处理各种危及生命的并发症。

(2) 卧床休息：骨盆边缘骨折、骶尾骨骨折应根据损伤程度卧硬板床休息3～4周，以保持骨盆的稳定。

(3) 复位与固定：不稳定性骨折可用骨盆兜悬吊牵引、髋人字形石膏、骨牵引等方法达到复位与固定的目的。

2. 手术治疗

(1) 骨外固定架固定术：适用于骨盆环双处骨折患者。

(2) 切开复位钢板内固定术：适用于骨盆环两处以上骨折患者，以保持骨盆的稳定。

【护理】

1. 护理评估

(1) 健康史：了解受伤的时间、原因和部位，受伤时的体位，急救、搬运和运送方式等。

(2) 身体状况

1) 严重骨盆骨折或合并其他脏器损伤时：应评估患者有无休克的表现，如神志、体温、脉搏、呼吸、血压、尿量、皮肤弹性、皮肤黏膜贫血征象等。

2) 腹部情况：评估患者有无腹痛、腹胀、呕吐，有无腹膜刺激征和麻痹性肠梗阻。

3) 排尿情况：观察患者有无血尿、尿道口滴血、排尿困难或无尿，以判断膀胱、尿道损伤情况。

4) 肛门情况：观察肛门有无疼痛、出血，有无触痛，以确定直肠破裂情况。

5) 牵引治疗期间：观察牵引效果，患者体位、皮肤情况，并发症及预后情况。

(3) 心理和社会状况：评估患者及其家属对骨盆骨折的心理反应、认知程度，对骨折复位后康复知识的了解及支持程度。

2. 护理诊断

(1) 组织灌注量不足：与骨盆损伤、出血等有关。

(2) 排尿和排便形态异常：与膀胱、尿道、腹内脏器或直肠破裂有关。

(3) 有皮肤完整性受损的危险：与骨盆骨折和活动障碍有关。

(4) 躯体活动障碍：与骨盆骨折有关。

(5) 潜在并发症：膀胱破裂、尿道断裂、直肠破裂、神经损伤。

3. 护理措施

(1) 体位：协助患者更换体位，骨折愈合后方可向患侧卧位。

(2) 密切观察病情

1）严密监测患者的血压、呼吸、脉搏、尿量和神志的变化，及时补充血容量，预防和纠正休克。

2）观察患者能否排尿、排尿时有无疼痛、有无血尿，如发现异常应采取相应的措施。

3）观察患者有无腹膜刺激征、排便是否正常，以及时发现有无直肠破裂。

（3）制动：尽量减少搬动，如必须搬动，应将患者放置平板担架上移动，以免增加出血，加重休克。

（4）术中护理

1）麻醉：全身麻醉。

2）体位：平卧位，患侧臀部稍垫高。

3）术中配合

a. 见第七章手术室管理和工作。

b. 术中可能出血量多，严密监测血压变化。

（5）休克护理：对发生休克患者的护理见“休克的急救”。同时应用抗生素预防感染，做好手术准备。

（6）留置尿管护理：妥善固定，保持引流通畅。每天清洗尿道口，保持会阴部清洁。每天冲洗膀胱 1～2 次，并更换尿袋。认真观察尿液的颜色、量，并记录，发现异常及时通知医生。

（7）膀胱造瘘口护理：行膀胱造瘘口的患者接一次性引流袋，引流管长短适宜，保持引流管通畅；每天更换造瘘口敷料，如敷料浸湿需及时更换；造瘘管一般留置 1～2 周，拔管前先夹管，如排尿困难或切口处有漏尿则延期拔管。

（8）结肠造瘘口术的护理：保持造瘘口周围皮肤清洁、干燥，及时更换污染敷料；患者每次排便后，更换一次性粪袋；观察造瘘口周围皮肤和组织有无感染征象，并注意体温、脉搏的变化；给予患者高营养饮食，以增强机体抵抗力并促进伤口愈合。

（9）对肛管周围感染的患者：注意观察伤口的引流情况并及时更换敷料。因感染多是厌氧菌感染，每次换药需用过氧化氢冲洗创面。

（10）骨盆骨折并发神经损伤的患者应及早鼓励和指导患者做抗阻力肌肉锻炼。神经损伤伴有足下垂者应用枕垫支撑，维持距小腿关节功能位。

（11）保持大便通畅，鼓励患者多饮水，多食富含纤维素的蔬菜和水果，按摩腹部促进肠蠕动，利于排便。必要时服用缓泻剂。

（12）牵引护理，如行牵引时参照“牵引护理”，同时预防压疮发生。

（13）功能锻炼：根据骨折的稳定性和治疗方案，与患者一起制定适宜的锻炼计划并指导其实施。部分患者在手术后几天内即可完全持重，行牵引的患者需 12 周以后才能持重。长时间卧床的患者须练习深呼吸、进行肢体肌的等长舒缩，每天多次，每次 5～20 min。帮助患者活动上、下关节。允许下床后，可使用助行器或拐杖，以使上下肢共同分担体重。

4. 护理评价

（1）患者有无休克发生，是否得到及时发现和救治。

（2）患者有无发生膀胱或尿道损伤、直肠破裂、神经损伤等，是否均得到及时发现和救治。

（3）患者有无便秘发生。

（4）患者皮肤是否完整，有无破损。

【健康指导】

(1) 向患者家属宣教有关治疗、护理、康复的方法和目的。

(2) 向患者讲解早期下床活动的危害,以及卧床制动的必要性和重要性。

(3) 指导患者按计划进行功能锻炼,讲解功能锻炼与肌肉萎缩、关节僵硬等并发症的关系。

(4) 加强体育锻炼,提高身体的协调性;合理安排饮食,防止骨质疏松。

(5) 告知患者出院后继续坚持功能锻炼,如出现不适,随时来医院就诊。

第五节 关节脱位

关节脱位(articular dislocation)俗称脱臼,指关节面失去正常的对合关系。部分失去正常对合关系者称关节半脱位。本病多见于青壮年和儿童。常见发生脱位的关节有肩关节、肘关节及髋关节。

【病因和分类】

1. 根据脱位的原因分类

(1) 创伤性脱位:因暴力作用于正常关节而发生脱位,如外伤性肩关节脱位。

(2) 先天性脱位:因胚胎发育异常或胎儿在母体内受到外界因素影响,使关节发育不良,出生后即可出现脱位,如髋臼或股骨头发育不良引起的先天性髋关节脱位。

(3) 病理性脱位:因关节构造病变,骨端遭到破坏,不能维持关节面的正常对合关系,如关节结核或类风湿关节炎所致的脱位。

(4) 习惯性脱位:某个关节反复出现脱位达 3 次或 3 次以上,即为习惯性脱位。因创伤性关节脱位时,关节囊及韧带在骨性附着处被撕脱,使关节结构不稳定。

2. 根据脱位的时间分类

(1) 新鲜脱位:脱位时间在 3 周以内。

(2) 陈旧性脱位:脱位时间超过 3 周。

3. 按程度分类

(1) 完全性脱位:关节面完全失去对合关系,如肩关节脱位。

(2) 半脱位:关节面对合关系部分失常,如桡骨头半脱位。

脱位的命名按远侧骨端关节面移位方向确定,如肩关节前脱位、肘关节后脱位。

【临床表现】

1. 症状与体征

(1) 一般症状

1) 疼痛及压痛。

2) 局部肿胀。

3) 关节活动功能丧失。

(2) 特殊体征

1) 畸形:关节的移位骨端造成局部形态异常,如关节粗大、肢体长度改变等。也可有特征性畸形,如肩关节脱位的方肩畸形,髋关节脱位的屈曲、内收、内旋畸形。

2）弹性固定：关节脱位使周围肌痉挛，关节囊及韧带极度牵张，使患肢固定在异常位置，在被动活动时可感到一定的弹性阻力。

3）关节盂空虚：因关节的骨端发生了移位，原关节部位空虚。

2. 影像学检查　X线检查可明确脱位及其类型，了解有无合并骨折。

【治疗要点】

脱位的治疗原则是复位、固定、功能锻炼。

1. 复位　包括手法复位和切开复位，以手法复位为主。手法复位时间越早就越容易，效果也越好，复位后若关节被动活动、骨性标志及X线摄片显示结构恢复正常，表示复位成功。对于合并关节内骨折、有软组织嵌入、手法复位失败或陈旧性脱位经手法复位失败者可行手术切开复位。

2. 固定　复位后将关节固定于稳定位置2～3周，使损伤的关节囊、韧带、肌肉等软组织得以修复。固定的时间根据脱位情况而定，太长易发生关节僵硬，太短损伤的关节囊未能得到很好的修复，容易形成习惯性脱位。陈旧性脱位手法复位后，固定时间应适当延长。

3. 功能锻炼　固定期间应进行关节周围肌肉的伸缩活动和患肢其他关节的主动活动。固定解除后，逐步进行固定关节的主动功能锻炼，也可用配合理疗、按摩等手段，促使关节功能早日恢复。

【护理】

1. 护理评估

(1) 健康史：了解有无受伤史，暴力的大小、方向，受伤时身体的状态或姿势，伤后处理情况。以往有无关节脱位史，有无关节结核、化脓性关节炎、类风湿等关节疾病史。对婴幼儿还应了解母亲妊娠期情况和出生史等。

(2) 身体状况

1）评估关节脱位伤情：了解关节功能丧失情况及有无典型的畸形。评估关节脱位后，局部是否疼痛、肿胀，以及功能障碍。评估患肢的感觉、运动等，以早期发现有无神经、血管损伤。

2）了解影像学检查结果，以掌握患者的脱位情况及其治疗。

(3) 心理和社会状况：了解患者对关节脱位的认知程度和发生脱位后的心理反应，以及对手法复位和手术治疗的承受能力等。

2. 护理问题

(1) 疼痛：与关节脱位引起局部组织损伤及神经受压有关。

(2) 躯体活动障碍：与关节脱位、疼痛、制动有关。

(3) 有血管、神经受损的危险：与关节移位压迫血管、神经有关。

(4) 有皮肤完整性受损的危险：与外固定及卧床有关。

(5) 知识缺乏：缺乏有关复位后继续治疗及功能锻炼的知识。

3. 护理措施

(1) 复位：做好复位前准备，向患者及家属说明复位的目的、方法、重要意义及注意事项，协助医生尽早复位。

(2) 固定：让患者了解固定的时限，一般固定3周左右，若脱位合并骨折、陈旧性脱位或习惯性脱位，应适当延长固定的时间。固定期间，密切观察，保证有效固定，并注意患肢的血液循环，发现有循环不良的表现时，应及时报告医生；牵引或石膏固定的患者，应按常规进行护理。

(3) 缓解疼痛：早期正确复位固定，可使疼痛缓解或消失；移动患者时，应帮助患者托扶固定患肢；指导应用心理暗示等分散法，或用松弛疗法缓解疼痛；遵医嘱适当地应用镇痛剂。

(4) 注意随时观察患肢的感觉、运动及末端的血液循环状况，以了解神经损伤的程度和恢复的情况；对皮肤感觉功能障碍的肢体要防止烫伤。

(5) 维护皮肤的完整性：对使用牵引或石膏固定的患者，应注意观察皮肤的色泽和温度，避免因固定物压迫而损伤皮肤。对髋关节脱位后较长时间卧床的患者，应注意预防压疮的产生。

(6) 指导功能锻炼：以患者主动锻炼为主，切忌用被动手法，强力拉伸关节，以防加重关节损伤。对于习惯性脱位，应避免发生再脱位的因素，强调保持有效固定和严格遵医嘱坚持功能锻炼，以避免复发。

1) 肩关节脱位：固定期间活动腕部和手指。疼痛肿胀缓解后，可指导患者用健侧手缓慢推动患肢外展与内收活动，活动范围以不引起患侧肩部疼痛为限。3 周后，指导患者进行弯腰、垂臂、甩肩锻炼；4 周后，指导患者作手指爬墙外展、爬墙上举、滑车带臂上举、举手摸顶锻炼，使肩关节功能完全恢复。

2) 肘关节脱位：固定期间进行固定部位肌肉的等长性收缩锻炼及腕、指和肩关节活动；解除固定后进行全方位的肘关节功能锻炼，如肘部屈伸、前臂旋转、提物、推墙等。

3) 髋关节脱位：固定期间患肢置于伸直、外展、中立位，避免髋关节屈曲、内收、内旋，禁止坐起。指导患者进行固定部位肌肉的等长收缩锻炼、患侧趾和距小腿(踝)关节及身体其他部位的锻炼。3 周后开始活动关节；4 周后，去除皮肤牵引，指导患者扶双拐下地活动。3 个月内，患肢不负重，以免发生股骨头缺血性坏死或因受压而变形；3 个月后，经 X 线检查证实股骨头血液供应良好者，可尝试去拐步行。

(7) 做好心理支持工作，合理安排患者周围环境，理解、同情、安慰和鼓励患者，耐心做好解释工作。

4. 护理评价

(1) 疼痛是否缓解。

(2) 复位固定是否有效。

(3) 有无血管、神经受损的表现。

(4) 有无压疮发生。

(5) 是否能说出康复治疗的重要性及正确的功能锻炼的方法。

(6) 情绪是否稳定，对预后有无信心。

【健康教育】

宣教有关疾病治疗和康复的知识，解释可能出现的并发症，介绍有关的预防知识，教会患者外固定的护理及功能锻炼的方法。

第六节　断肢再植

自1963年我国在医学文献史上首次报道成功完成断肢再植手术以后，随着显微外科技术的进步，断肢再植术也获得迅速发展与普及。断肢(指)再植是把完全或不完全断离的肢体，在光学放大镜的助视下，重新接回原位，恢复血液循环，使之存活并恢复一定功能的高精细度手术。断肢再植手术是一种综合性的创伤性外科手术，它不仅需要将离断的血管重新吻合，恢复肢体的血液循环，而且需要彻底清创和完成骨骼、神经、肌腱和皮肤的整复手术，术后还要继续完成各方面的综合治疗和功能锻炼，以促进再植肢体功能的恢复。

【病因和分类】

1. 按离断肢(指)体的性质分为

(1) 切割性断离：由锐器造成，如切纸机、铡刀、钢索、铣床等。其特点是断面完整，损伤范围较小，再植后肢(指)体易存活，功能也较好。

(2) 碾轧性断离：多由碾轧所致，断面多不整齐，截断处的骨骼多呈粉碎性骨折，附近软组织包括神经、肌肉、血管等都有损伤。存活后功能一般尚好。

(3) 挤压性断离：由挤压或打击或被搅拌机绞轧肢(指)体造成。断离面不规则，断端组织损伤严重，有时呈多发性断离，再植困难，存活率较低，再植后功能较差。

(4) 撕裂性断离：如肢(指)体被连续急速转动的皮带或滚筒转轴卷断。断面不规则，肌腱神经常被拉出。再植后肢(指)体功能不理想。

(5) 特殊性断离：如爆炸性肢体断离及高温滚筒所致，肢体不仅发生多处或粉碎性断离，而且组织遭受高温损伤，使再植难以进行。

2. 按离断肢(指)体的程度分为

(1) 完全性断离：断离的肢(指)体与躯体完全分离，无任何组织相连称完全性断离。

(2) 不完全性断离：受伤肢(指)体大部分已断离，并伴有骨折脱位，残留部分有活力的组织虽与人体相连，但不能提供足够的血供，致使断离肢(指)体处于严重缺血或无血状态。

(3) 多发性断离：完全性断离或不完全性断离的肢(指)体，其远端又发生一处或多处离断(不完全性或完全性)，称为多发性断离。此类断离最严重。

【治疗要点】

1. 现场急救　包括止血、包扎、保存离断肢(指)体、迅速转运四方面的工作。

(1) 现场急救：忌强行将肢体拉出或将机器倒转，避免增加损伤；应立即停止机器转动，拆开机器取出断肢(指)。断面可用无菌或清洁的敷料加压包扎。如有搏动性动脉出血，可将该血管单独结扎，也可用弹性止血夹将动脉断端夹住，切忌盲目使用止血钳或止血带。不完全性断离的肢(指)体用夹板妥善固定；完全性断离肢(指)体应妥善保存，然后迅速转送到医疗机构进行紧急处理。

进行现场急救时，还要对患者做全身检查，有无创伤性休克及其他内脏损伤发生，并采取相应的措施，安全转运。

(2) 离体肢(指)体的保存：当离体肢体热缺血超过6 h(气温高时应缩短为4 h，气温低可延长到10～12 h)即不宜再植。应以干燥冷藏方法保存。

1）现场急救的简易冷藏保存：将离体肢（指）体用无菌或清洁敷料包扎好，先放入塑料袋中，再将塑料袋放在加盖的放置冰块的容器内。如果断肢污染严重，先用肥皂水和生理盐水冲洗，再保存。断肢（指）不能与冰块直接接触，以免冻伤，也不能用任何液体浸泡。

2）医院内的冷藏保存：不能立即进行再植手术时，应将断离的肢（指）体先送至手术室，经过刷洗和皮肤灭菌，用1%的肝素生理盐水从动脉端注入冲洗血管，再用适量该肝素生理盐水注入血管腔内，然后用无菌巾将断肢包好，置入2～4℃的冰箱内。

（3）离体肢（指）体的处理

1）断面：用生理盐水冲洗3遍后进行简易清创去除污物，再以无菌纱布覆盖。

2）断肢（指）表面：先用乙醚去除油污，再用肥皂水和生理盐水清洗，最后用1∶1 000苯扎溴铵（新洁而灭）溶液消毒3遍，并用无菌敷料包裹，再冷藏保存。

2. 断肢（指）再植的手术指征

（1）患者无颅脑损伤、内脏出血、创伤性休克等，全身情况能接受手术。

（2）局部有条件者可进行再植手术

1）血管床的完整性：血管床的完整性是肢（指）体再植存活的基本条件，判断血管床的方法有：

a. 观察肢（指）体表面有无红线症、瘀斑症，是否有血管广泛撕脱伤后血管壁破损。

b. 观察血管断面有无内膜与肌层剥离现象，内膜与肌层剥离是血管壁受牵拉后损伤的表现。

c. 2%普鲁卡因肝素溶液灌注实验，用平针头插入动脉断端处，缓慢注入2%普鲁卡因肝素溶液5～10 ml。正常情况是注入1～2 ml液体即可见静脉有积血溢出，随后溢出液体逐渐变清。血管床损害时表现为：①注入时阻力大；②静脉无积血溢出；③肢（指）体逐渐肿胀。

2）神经的连续性：一旦明确有这类中断应在断肢再植存活后及早进行神经移位，否则再植肢体不可能恢复功能。

3）肌肉的活力性：失去活力的肌肉组织再植则易发生坏死、释放毒素及继发感染，最终导致再植失败，甚至还会发生危及生命的毒血症及败血症。

3. 断肢（指）再植的手术原则

（1）彻底的清创手术：将开放性创伤处理成一个清洁健康和整齐的创口。细致彻底的清创是防止感染和再植成功的决定性措施，应力争在伤后6 h内进行。

（2）再植程序

1）良好的骨折内固定。

2）血管吻合：做到稳、准、快，一般应先接静脉，再接动脉，动、静脉的比例达到2∶2～3最佳。

3）再清创：血液循环恢复以后应对断肢（指）进行再检查和清创，尤其是血供差或无血供的肌肉组织。

4）肌肉和肌腱的修复。

5）争取一期修复神经。

6）缝合皮肤。

7）最后用石膏托固定患肢。

【护理】

1. 护理评估

(1) 健康史:了解受伤的时间、原因和部位,断肢(指)处理情况。

(2) 身体状况

1) 评估患者有无休克、内脏损伤与颅脑损伤等:测量生命体征,如神志、体温、脉搏、呼吸、血压、尿量、皮肤弹性、皮肤黏膜贫血征象等,对肢体高位损伤者尤应注意。

2) 辅助检查:评估患者的影像学检查和实验室检查结果有无异常,以助判断能否手术。

(3) 心理和社会状况:患者对意外受伤、手术预后和生活不能自理而产生情绪和心理状态的改变,了解患者和亲属对疾病的心理承受能力。

2. 护理问题

(1) 失血:与创伤本身、手术、抗凝剂使用不当及伤口感染有关。

(2) 再植肢(指)体肿胀:与术后静脉回流不畅、创面感染、体位不当、失去神经营养及淋巴回流不畅有关。

(3) 感染的可能:与创伤时污染、断肢(指)缺血时间长、清创不彻底及血肿形成有关。

(4) 血管痉挛的可能:与环境温度低、血容量不足、吸烟及情绪不稳定有关。

(5) 知识缺乏:缺乏有关功能锻炼的知识。

3. 护理措施

(1) 术前准备:初步检查和处理创面,迅速进行全身检查,特别注意有无创伤性休克、颅脑损伤与主要脏器的损伤。

1) 止血和全身支持治疗:及时、尽早地输血、输液是出血性休克的最好治疗措施,应持续至术后。呼吸困难的患者,应给予氧气吸入。

2) 完善检查:化验血常规、血型、配血。留置导尿,取尿标本并做尿常规、尿生化检查。拍摄伤肢正侧位片。

3) 患者准备:完整暴露伤肢(指),局部清洗、备皮,以减少感染机会。

(2) 术中护理

1) 麻醉:臂丛神经阻滞麻醉。

2) 体位:仰卧位,患侧上肢外展90°。

3) 术中配合

a. 见第七章手术室管理和工作。

b. 患者多为急诊患者,接到电话后应立即准备好手术所需各类物品(如断指再植包、手外科骨用具、显微器械、显微镜、电钻、克氏针、克氏钳、肝素、普鲁卡因、2%利多卡因、罂粟碱、“5-0”无损伤缝线、“8-0”～“9-0”显微缝线、“3-0”～“4-0”肌腱缝线、皮片、保安刀片、手外科托板等)。

c. 了解患者一般情况,若为失血性休克状态,应配合麻醉做好抢救工作。

d. 由于手术时间较长,术前排尿或告知患者需术中导尿。

e. 接待患者时应清点好各类物品,特别是离断的手指或肢体要妥善保管,并做好标记。

f. 手术过程中,对手术野进行冲洗,保持手术野湿润。

g. 缝合血管时,遵医嘱静脉给予扩容药物,并疏通微循环。手术结束时,予温热盐水以备用。

h. 手术结束后，用烫伤敷料及托板固定患肢，患肢指端外露便于术后观察。

(3) 术后护理观察

1) 全身情况的观察：一旦发现异常情况，应立即报告医生，给予相应处理。

a. 密切观察患者脉搏、血压及周围静脉充盈程度，必要时可进行中心静脉压的监测。当低血压时，由于血容量不足，易导致再植肢(指)体肿胀，影响存活。

b. 观察尿量、尿色、pH 值：对于高位离断的患者，当每小时尿量＜20 ml，24 h 尿量＜500 ml时，注意观察有无氮质血症、代谢性酸中毒和高血钾等急性肾衰竭的症状。

c. 体温变化：术后 3 d 内体温在 38.5℃时，应考虑有无感染可能，注意合理使用抗生素。

2) 局部情况的观察

a. 皮肤温度：再植肢(指)体的皮肤温度应在 33～35℃，与健侧温差＜2℃。测温时注意：测量皮温(包括移植组织及健侧组织)的部位应固定，测定的先后次序及每次测量时间要恒定，并认真记录曲线变化供临床参考。变化规律：①平行曲线：皮肤温度在相差±0.5～2.0℃以内呈平行变化，说明动静脉吻合口通畅，移植组织血液循环良好。②骤降曲线：皮肤温度突然相差 3℃以上时，大多是由于动脉栓塞所造成，应立即行手术检查。③分离曲线：皮肤温度相差逐渐增大，一般 24～48 h 后皮温相差 3℃，这种曲线大多是静脉栓塞的表现。

b. 皮肤颜色：再植肢(指)体的皮肤颜色应红润，或与健侧的皮肤颜色相一致。应在自然光线下观察皮肤颜色，肤色随民族、地区及个体而有所差异。变化规律：①肤色变淡或苍白，说明动脉痉挛或栓塞。②散在性淤点，大多是静脉部分栓塞或早期栓塞的表现。随着栓塞程度的加重，散在性淤点相互融合成片，并扩展到整个移植组织表面，提示栓塞已近完全。③肤色大片或整片变暗，说明静脉完全性栓塞，随着栓塞时间的延长皮肤颜色逐渐由暗红→红紫→紫红→紫黑。④当动静脉同时栓塞时，肤色呈灰暗色，最后变为紫黑色。

c. 肿胀程度：是可靠的血液循环观察指标。当血管痉挛或吻合口栓塞时，动脉血液供应不足、组织干瘪。静脉回流受阻或栓塞时，组织肿胀明显，当动静脉同时栓塞时，肿胀程度不发生变化。轻微肿胀，用(－)表示；有肿胀，但皮纹尚存在，用(＋)表示；肿胀明显，皮纹小时用(＋＋)表示；极度肿胀，皮肤上出现水疱，用(＋＋＋)表示。

d. 毛细血管反流测定：毛细血管反流是很少受外界因素干扰的客观观察指标，对临床判断再植肢(指)体有无血液循环存在具最直接的价值。测定方法：指压皮肤后，皮肤毛细血管迅速充盈，在 1～2 s 内恢复。当动脉栓塞时，反流消失；静脉栓塞时反流早期增快，后期消失。而不论动脉或静脉痉挛，肢(指)体毛细血管反流不均会消失。

e. 血管危象的观察：由血管痉挛引起，一般发生于术后 72 h 内，术后 24 h 内尤其多见。

(a) 动脉危象表现：患肢肢体皮肤苍白、灰暗，皮肤皱纹加深，皮温降低，患肢抬高时皮肤出现花斑；指腹张力下降，瘪陷，毛细血管充盈时间延长，脉搏减弱或消失；指端侧方切开不出血或缓慢渗出暗红色血液。

(b) 静脉危象表现：患肢皮肤紫暗，皮温变浅或消失，皮温下降，患肢抬高时无花纹；指腹张力增加、丰满、膨胀，毛细血管充盈时间缩短，脉搏存在；指端侧方切口出血活跃，初呈淡紫色，继之为鲜红色。

3) 术后一般护理

a. 病室环境：保持室温 23～25℃，避免寒冷刺激；室内保持安静，严禁吸烟。

b. 体位：抬高患肢略高于心脏水平，利于静脉回流，减轻肢体肿胀。术后 3 d 内绝对制动，以免血管痉挛。

c. 镇痛：定时给予镇静止痛剂，减轻疼痛，使患者情绪稳定。

d. 严密观察伤肢血液循环情况：在患肢具有良好血液循环的前提下，可用60～100 W烤灯照射患肢，灯距为30～45 cm，用无菌巾遮盖于灯头和患肢上，防止灼伤。局部照射一般持续7～10 d。术后10 d内每小时测皮温1次。

e. 合理使用抗凝药物：当局部软组织挫伤明显或吻合不够理想时，可按医嘱使用5%低分子右旋糖酐、肝素等抗凝药物，将凝血时间延长至正常的2倍左右，维持3～5 d，使用过量可用鱼精蛋白中和。

f. 合理使用抗生素：再植术后发生感染可使吻合口栓塞或破裂。术后应使用广谱抗生素预防感染。

g. 心理护理：医护人员用换位思考和人文关怀的理念护理患者，帮助患者树立信心。

4）功能锻炼

a. 早期：术后3周内为软组织愈合期，护理重点是预防和控制感染为软组织愈合创造条件。可行超短波、红外线理疗，以改善血液循环，减少肿胀，促进伤口一期愈合。未制动的关节可作轻微的伸屈活动。

b. 中期：自术后4～6周开始，为无负荷功能恢复期。护理重点是预防关节僵直和肌肉、肌腱粘连及肌肉萎缩。此期骨折端愈合尚不牢固，应以主动活动为主，练习患肢（指）屈伸、握拳等动作。被动活动时动作要轻柔，并对截断部位妥善保护。

c. 后期：自术后6～8周开始，此时骨折已愈合，护理重点是促进神经功能的恢复，软化瘢痕，减少粘连，加强运动和感觉训练。常用的方法是：①理疗：局部磁疗、超短波理疗、红外线照射。②中药熏洗。③体疗：有主动运动（包括阻力运动）、被动运动、按摩等。被动活动各关节，以增加关节活动度。主动活动应从日常生活需要出发来进行，如练习分指、对指活动，增加肌力或改进手指变形，可采用握力器、分指板和矫形器练习。④作业练习：当神经再生，再植肢体出现较明显的主动活动后，除继续理疗、主动和被动功能锻炼外，可进行作业练习，如捏球、拣玻璃球、旋动健身球、编织毛线、写字、绘画等。动作由简单到复杂，根据患者的爱好选择，逐渐增加活动负荷和精确度。

4. 护理评价

(1) 患者全身情况是否稳定，是否发生休克、急性肾衰竭等严重并发症。

(2) 患者伤肢血液循环是否良好，是否发生血管痉挛或危象，并及时处理，确保断肢（指）安全。

(3) 患者情绪是否稳定，是否积极配合治疗。

(4) 患者的日常生活需要是否落实，有无压疮、肺炎、尿路感染等并发症的发生。

【健康教育】

1. 康复指导　指导患者和家属出院后继续患肢保暖、保持局部温度，并有计划地进行功能锻炼。宜高蛋白、低脂肪的清淡饮食，禁吸烟。

2. 治疗指导　定期门诊随访。

案例分析题

患者，男性，61 岁。主诉入院前 1 h 摔倒后左侧髋部及大腿外侧着地，左髋部剧烈疼痛，呈持续性，活动受限，无肢体肿胀畸形。左髋部 X 线：左股骨颈骨折。急诊拟左股骨颈骨折收治入院。入院时 T 37℃，P 76 次/分，R 19 次/分，BP 130/80 mmHg。入院体检：望诊：左下肢无明显畸形；触诊：左髋压痛（+），左下肢纵向叩击痛（+）；动诊：左髋活动受限；量诊：左下肢缩短。

问题：(1) 股骨颈骨折的临床表现与治疗要点，以及功能锻炼指导怎样？

(2) 石膏术适应证与护理措施是什么？

（赵慧莉）

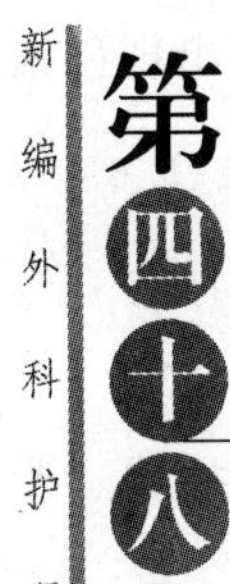

第四十八章 骨与关节感染患者的护理

第一节 化脓性骨髓炎

血源性骨髓炎(hematogenous osteomyelitis)是指由身体其他部位化脓性病灶中的细菌经血液循环播散至骨骼而发生的骨膜、骨质及骨髓的化脓性炎症。多见于儿童和少年,好发于长骨的骨骺端。发病前多有其他部位的原发性化脓性感染病灶,如疖、痈、扁桃体炎、咽喉炎、中耳炎等,常以外伤为发病诱因。儿童骨骼生长较快,干骺端毛细血管网丰富,往往弯曲成为血管襻,使该处血流缓慢。当原发病灶处理不当或机体抵抗力减弱时,化脓性致病菌即可侵入血液循环,进入骨营养动脉,停滞于长骨干骺端的毛细血管内繁殖而引发本病。它分为急性血源性骨髓炎和慢性血源性骨髓炎,临床上以急性血源性骨髓炎最多见。

【病因】

1. 急性血源性骨髓炎　最常见的致病菌是金黄色葡萄球菌,其次为乙型链球菌和白色葡萄球菌,其他还有大肠埃希菌、铜绿假单胞菌、肺炎双球菌等。

2. 慢性血源性骨髓炎　多因急性骨髓炎治疗不及时或治疗不彻底转变而成;少数为低毒性细菌感染,在发病时即出现慢性骨髓炎表现。

【病理】

1. 急性血源性骨髓炎　早期以骨质破坏和坏死为主,晚期以新生骨形成为主。大量菌栓进入长骨的干骺端,阻塞小血管,迅速导致骨坏死,并形成局限性骨脓肿。脓肿形成后可引起下列病理改变:脓液经骨小管(哈佛管)蔓延进入骨膜下间隙,将骨膜掀起形成骨膜下脓肿,引起骨密质外层缺血坏死;也可穿破骨膜流向软组织筋膜间隙而引起深部脓肿或穿破皮肤排出体外,形成窦道;脓液进入骨髓腔,破坏骨髓组织、骨松质及内层骨密质的血液供应,形成大片死骨,同时,病灶周围的骨膜因炎症和脓液的刺激而生成新骨,包绕在骨干外层,形成骨性包壳。此外,脓液也可进入邻近关节继发化脓性关节炎,但由于儿童骨骺板具有屏障作用,脓液穿透骨骺板进入关节导致继发感染的机会很少。

2. 慢性血源性骨髓炎　病灶区内遗留死腔、死骨、窦道是慢性骨髓炎的基本病理改变。若急性期感染未能得到有效控制,由于骨质的破坏、坏死和吸收,局部可形成死腔,腔内含有死骨、脓液、坏死组织和炎性肉芽组织;腔外包有新生骨"包壳";局部形成慢性窦道。有时死骨、脓液经窦道排出后,窦道可暂时闭合;但由于死腔的存在,炎症难以彻底控制,当机体抵抗力降低时，炎症又出现急性发作。窦道周围皮肤因长期受炎性分泌液的刺激，可出现色素沉着，也可发生恶变。

【临床表现】

1. 症状和体征

(1) 急性血源性骨髓炎

1) 全身表现：起病急骤，早期即有寒战、高热、脉快、头痛、食欲减退等全身中毒症状。严重者可有烦躁不安、意识改变、血压下降等感染性休克症状。

2) 局部表现：早期患处出现持续、进行性加重的疼痛，有深压痛，患肢不敢活动。数日后，患处出现红肿、皮温增高、压痛、包块或有波动感。脓液穿破皮肤时，可见窦道并有脓液排出。1～2 周后，因骨骼破坏可出现病理性骨折的体征。

(2) 慢性血源性骨髓炎

1) 局部表现：在病变静止期可无症状，仅见患肢局部增粗、变形；幼年期发病者，可有肢体短缩或内外翻畸形。病变局部常有反复发作的红肿、压痛、窦道排脓和小的死骨等，窦道周围皮肤色素沉着或有湿疹样皮炎。

2) 全身表现：可有衰弱、贫血、消瘦等症状。

2. 辅助检查

(1) 实验室检查：急性血源性骨髓炎血白细胞计数和中性粒细胞比例增高，红细胞沉降率加快，血细菌培养可为阳性。

(2) 局部分层穿刺：有助于急性骨髓炎的诊断。只要抽得脓液、涂片检查发现脓细胞或细菌即可确定诊断。脓液作细菌培养和药物敏感试验，可明确致病菌的种类，指导抗生素的应用。

(3) 影像学检查

1) X 线检查：急性血源性骨髓炎早期无异常发现，发病 2 周后才出现骨质破坏、死骨形成等改变，故对早期诊断意义不大。慢性血源性骨髓炎显示骨干失去原有外形，骨质增厚、硬化、包壳形成、有死骨或死腔等。

2) CT 检查：急性血源性骨髓炎可较早发现骨膜下脓肿；慢性血源性骨髓炎可显示脓肿与小片死骨。

3) 放射性核素骨显像：急性血源性骨髓炎发病 48 h 后即可出现阳性结果，但有时有假阳性。

4) 窦道造影检查：慢性血源性骨髓炎经窦道注入水溶性碘溶液做造影检查，可显示窦道和脓腔情况。

【治疗要点】

1. 急性血源性骨髓炎　一旦确定诊断，应早期控制感染，防止炎症扩散和发展成慢性血源性骨髓炎。

(1) 非手术治疗

1) 抗生素治疗：早期联合、大剂量应用抗生素。可先应用针对革兰阳性球菌的抗生素并联合广谱抗生素，待获得细菌培养和药敏试验结果后，再进行相应调整。抗生素应一直以用至症状完全消失后 3 周左右，以巩固疗效。

2) 支持治疗：高热者给予降温和补液，维持水、电解质及酸碱平衡；增加营养摄入，经口摄入不足时，给予肠外营养支持；必要时少量多次输注新鲜血液或注射免疫球蛋白等，以增强全身抵抗力。

3）患肢制动：患肢用皮肤牵引或石膏托固定于功能位，以减轻疼痛，防止关节挛缩畸形及病理性骨折。

（2）手术治疗：目的在于引流脓液、减压和减轻毒血症症状，防止急性血源性骨髓炎转变为慢性血源性骨髓炎。如局部分层穿刺抽得脓液或非手术治疗 2～3 d，炎症不能得到有效控制，即应手术治疗。常用的方法是局部钻孔引流和开窗减压术，即在干骺端钻孔或开窗减压后，于骨腔内放置两根硅胶引流管，一根用作滴注管连接冲洗液瓶；另一根用作引流管连接负压吸引瓶。向骨腔内连续滴入含有抗生素的冲洗液，一般每日 1 500～2 000 ml，连续冲洗 3 周或冲洗至体温正常、引出液清亮、连续 3 次细菌培养结果阴性，即可拔管。

2. *慢性血源性骨髓炎*　以手术治疗为主。原则是清除死骨和炎性肉芽组织，消灭死腔。常用方法如下。

（1）病灶清除术：在骨壳上开洞，清除脓液和炎性肉芽组织，摘除死骨，切除窦道。肋骨、腓骨等处的病灶可将病骨整段切除。

（2）消灭死腔

1）碟形手术：清除病灶后，凿除死腔边缘的硬化骨质，使局部成为口大底小的碟形，用凡士林纱布填平创口，外用管型石膏固定，开洞换药，直至肉芽组织填平窗口而消灭死腔。

2）肌瓣填塞：清除病灶后，将骨腔边缘略做修整，用附近肌肉作带蒂肌瓣填塞，消灭死腔。

3）闭式冲洗：清除病灶后，用含抗生素的溶液进行闭式冲洗 2～4 周，待引流液清亮时拔管。适用于小儿患者。

4）珠链填塞和二期植骨术：将庆大霉素粉剂放入骨水泥中，制成直径 7 mm 左右的小球，用不锈钢丝串连成庆大霉素-骨水泥珠链，填塞入骨腔，留一粒小珠子露于皮肤外。大型的骨腔可在拔除珠链后再次手术植骨。

【护理】

1. *护理评估*

（1）术前评估

1）健康史：了解有无身体其他部位的化脓性感染病灶史、外伤史；了解发病的时间、做过的检查和结果、治疗的经过和效果；是否存在贫血、营养不良，以及使用糖皮质激素或免疫抑制剂等情况。

2）身体状况：急性血源性骨髓炎应了解有无寒战、高热、脉快、头痛、食欲减退等全身中毒症状，局部疼痛及功能障碍的程度；检查病灶处有无红肿、皮温增高、压痛、包块或波动感、窦道形成等。慢性血源性骨髓炎应了解有无反复发作局部红肿、压痛、窦道流脓或排出死骨；观察患侧肢体有无畸形、窦道周围皮肤有无色素沉着或湿疹样皮炎等。了解血常规、红细胞沉降率、分层穿刺、细菌培养、X 线、CT、核素骨扫描及窦道造影等检查的结果。

3）心理和社会状况：急性血源性骨髓炎起病急、病情发展快，患者及家属可能产生恐慌、焦虑等心理反应；慢性血源性骨髓炎病程较长，反复发作，迁延不愈，加之畸形、残障等，可使患者及家属产生悲观情绪和无助感。

（2）术后评估

1）局部伤口及引流情况；局部冲洗是否通畅，引流液的量、色、质等；局部制动及固定效果。

2）肢体的感觉和运动功能有无改变。

2. 护理问题

(1) 体温过高：与化脓性感染、毒素吸收等有关。

(2) 疼痛：与炎性物质刺激、骨髓腔内压力增高、手术创伤等有关。

(3) 躯体移动障碍：与患肢疼痛、制动、畸形等有关。

(4) 组织完整性受损：与化脓性感染和骨质破坏有关。

3. 护理措施

(1) 心理护理：对患者和家属要给予适当的开导和安慰；给患者安排适当的娱乐活动，以分散其注意力，减轻心理压力。若患者因脓液臭味而感到自尊受损时，应向其做好解释工作，必要时使用空气清新剂，以减轻患者的不良心理反应。

(2) 休息与制动：急性期安置患者卧床休息。抬高患肢，并用皮肤牵引或石膏托固定于功能位，可促进静脉回流，解除肌肉痉挛和缓解疼痛，还可预防畸形和病理性骨折。移动患侧肢体时，应在有效的支撑或扶托下轻稳地进行，避免患处产生应力而导致疼痛或骨折。

(3) 加强营养：鼓励患者摄取高蛋白、高热量、高维生素、易消化饮食，多饮水；必要时遵医嘱行肠内或肠外营养，输注全血、血浆或白蛋白等。

(4) 实施药物治疗：遵医嘱给予有效抗生素，多种药物联合应用时，应注意配伍禁忌，并安排好用药次序和用药时间，以维持有效的血药浓度。用药后观察症状和体征改善情况，以判断药物的疗效，还应观察药物的不良反应。一般在症状和体征完全消失后3周左右停药。此外，还应对严重疼痛者给予镇痛药物，对高热者应用降温药物，对脱水者实施液体疗法等。

(5) 冲洗护理：骨腔冲洗者，应妥善接好冲洗管和引流管，入水管应高出床面60～70 cm，引流袋应低于患肢50 cm，以防引流液逆流；保持进水管通畅、出水管处于负压状态，防止管道受压或折扭；遵医嘱滴注含抗生素溶液，每天1 500～2 000 ml，术后24 h内滴注速度可稍快，以后依据引流液的性质调节滴注的速度；若连续冲洗时间达到3周或经冲洗后体温恢复正常、引出液清亮、连续3次细菌培养结果阴性，应做好拔管准备。

(6) 观察病情：观察生命体征、意识、局部症状和体征的变化，若出现意识改变、高热、血压下降等，应警惕感染性休克；还应观察血常规、红细胞沉降率、细菌培养、X线、CT等检查的结果，以评估病情有无好转或加重。

(7) 皮肤护理：对体弱卧床者，应每2 h协助翻身1次，以防发生压疮；有窦道者，应做好定时换药。

(8) 功能锻炼：病情允许时，指导患者进行功能锻炼，以预防肌肉萎缩和关节畸形，但负重活动须待X线片显示骨包壳坚固时方可进行，以防过早负重导致病理性骨折。

4. 护理评价

(1) 患者体温是否维持在正常范围。

(2) 患者疼痛是否减轻或消失。

(3) 患者的感染是否得到控制，创面是否逐渐愈合。

【健康教育】

1. 康复指导　指导患者和家属出院后继续高营养饮食，以增强机体的免疫力；有计划地进行功能锻炼，日常活动时注意预防意外伤害，以防发生病理性骨折。

2. 治疗指导　继续服用抗生素，没有医嘱不可随意停药，以防骨髓炎转变成慢性，遵医嘱拍摄 X 线片，以观察治疗效果。

第二节　化脓性关节炎

化脓性关节炎(suppurative arthritis)指发生于关节腔内的化脓性感染。好发于髋关节和膝关节，多为单发。多见于小儿，尤以营养不良的小儿居多，男性多于女性。

【病因】

最常见的致病菌为金黄色葡萄球菌，可占 85%左右；其次为白色葡萄球菌、淋病奈瑟菌、肺炎链球菌和肠道杆菌等。由身体其他部位或邻近关节部位的化脓性病灶内的细菌通过血液循环播散或直接蔓延至关节腔所致；其次，开放性关节损伤后继发感染也是致病因素之一。

【病理生理】

根据病变的发展过程一般可分 3 个阶段，可互相演变而难以区分。

1. 浆液性渗出期　疾病入侵关节腔后滑膜炎性充血、水肿；关节腔内白细胞浸润及浆液性渗出，渗出物内含大量白细胞。此期关节软骨尚未被破坏，若能及时、正确治疗，关节功能可完全恢复。

2. 浆液纤维素性渗出期　随炎症逐渐加重，渗出增多、浑浊，内含白细胞及纤维蛋白。白细胞释放的大量溶酶体类物质破坏软骨基质；纤维蛋白的沉积影响软骨代谢并造成关节粘连。此期部分病理变化成为不可逆性，可遗留不同程度的关节功能障碍。

3. 脓性渗出期　关节腔内的渗出液转为脓性，炎症侵及软骨下骨质，滑膜和关节软骨被破坏；关节周围发生蜂窝织炎。由于关节重度粘连呈纤维性或骨性强直，治愈后遗留重度关节功能障碍。

【临床表现】

1. 症状和体征

(1) 症状：起病急骤，病变关节疼痛剧烈、功能障碍，有寒战、高热等症状，体温可达 39℃以上，甚至出现谵妄与昏迷，小儿惊厥多见。

(2) 体征

1) 浅表关节局部红、肿、热、痛明显，关节处于半屈曲位。

2) 深部关节局部红、肿、热都不明显，关节处于屈曲、外旋、外展位。患者因疼痛剧烈往往拒做任何检查。浮髌试验可为阳性。脓液一旦穿透至软组织内，则蜂窝织炎表现严重，深部脓肿如穿破皮肤则会成为瘘管。

2. 辅助检查

(1) 实验室检查：白细胞计数增高可达 10×10^9/L 以上，中性粒细胞占 90%以上，红细胞沉降率增快。

(2) 关节液检查：关节穿刺出关节液，镜检可见大量脓细胞，或涂片做革兰染色，可见成堆阳性球菌。

(3) X 线表现：骨骼改变的早期征象为骨质疏松，接着因关节软骨破坏而出现关节间隙进行性变窄，骨质破坏。

【治疗要点】

早期诊断、早期治疗，减少并发症。

1. 非手术治疗

(1) 全身治疗：早期使用足量、有效抗生素。根据关节液细菌培养及药物敏感试验结果选择和调整敏感的抗生素。

(2) 局部治疗

1) 关节腔内注射抗生素：先行关节穿刺，抽出关节液后，注入抗生素。每日1次，至关节积液消失、体温正常。

2) 关节腔灌洗：适用于表浅大关节，如膝关节感染者。在关节部位取两个不同点进行穿刺，经穿刺套管置入灌注管和引流管。每日经灌注管滴入含抗生素的溶液2 000～3 000 ml，直到引流液清澈、细菌培养阴性后停止灌流；待引流数天至无引流液吸出、局部症状和体征消退即可拔管。

2. 手术治疗　常施行的手术有关节镜手术、关节切开引流术。如关节强直于非功能位或有陈旧性病理性脱位者，则行矫形手术。

【护理】

1. 护理评估

(1) 健康史：评估患者发病前有无原发性感染病灶、外伤史，以及疾病的治疗经过。

(2) 目前身体状况：①全身：评估患者的全身中毒症状。②局部：患者有无局部肌肉痉挛，关节是否处于功能位，有无关节强直。注意观察感染的关节和骨骼有无保护性措施，牵引或石膏制动是否可靠。③辅助检查：了解白细胞计数和分类，关节穿刺抽出的液体的量、颜色和性质，穿刺液涂片检查是否发现大量脓细胞。

(3) 心理和社会状况：评估患者的心理状况，患者和家属对疾病的治疗、转归、护理的了解程度。

2. 护理问题

(1) 体温过高：与细菌感染、毒素吸收有关。

(2) 疼痛：与组织肿胀、骨质破坏有关。

(3) 营养失调：低于机体需要量，与组织消耗过大有关。

(4) 躯体移动障碍：与手术后肢体制动有关。

3. 护理措施

(1) 对高热患者应采取积极有效的降温措施。多用物理降温法，根据医嘱给予退热药物；食物进高热量、高蛋白、易消化、富于营养的流质或半流质；保证足够的液体入量，以维持水、电解质平衡和酸碱平衡；对急性期、病情较重的患者，特别是儿童，要密切观察生命体征的变化，做好中枢神经系统功能紊乱患者的护理。

(2) 遵医嘱应用抗生素，保证血药浓度。两种抗生素合用时注意配伍禁忌，注意有无伪膜性肠炎、真菌感染等双重感染的发生。

(3) 限制患肢活动，维持肢体于功能位。当患肢必须移动时，要做好支撑与支托，以免引起疼痛；注意保护患肢，防止关节畸形与病理性骨折；对于卧床患者应做好心理疏导工作，给予必要的知识讲解和健康宣教，使患者情绪稳定，愉快接受治疗；必要时给患者应用止痛剂和镇静剂，保证休息和睡眠。

(4) 注意观察引流管是否通畅，引流液的颜色、性质和量，做好记录；及时倾倒引流液，每日一次更换引流袋，预防发生逆行感染；保证伤口灌洗的通畅，如出现灌注液滴入不畅或引流液流出困难，要及时排除故障；如伤口外渗液量过多，应及时更换敷料。

(5) 功能锻炼：为防止长期制动导致的肌萎缩或减轻关节粘连，急性期患者可做患肢骨骼肌的等长收缩和舒张运动；待炎症消退后，关节未明显破坏者可进行关节伸屈功能锻炼。

4. 护理评价

(1) 患者的中毒症状和炎症表现是否得到有效控制，体温是否控制在一定范围内。

(2) 患者的疼痛状况是否有所缓解。

(3) 患者营养状况是否良好，能否适应手术治疗。

(4) 患者生活中的实际问题是否得到解决，生理需求是否得到满足。

(5) 评估患者情绪是否正常，能否与人正常交流和沟通。

(6) 关节畸形程度如何，有无病理性骨折的发生。

【健康教育】

(1) 向患者及家属讲解疾病的有关知识，如慢性骨髓炎病程较长、易复发等；告知患者出现症状要及时就诊。

(2) 讲解静脉输注抗生素和病灶处药物灌洗的重要性及必要性。

(3) 讲解进行功能锻炼的方法、意义和注意事项。

(4) 出院后应继续家庭治疗，提供药物和家庭健康服务，指导复诊时间。

第三节　骨与关节结核

骨与关节结核(bone and joint tuberculosis)属继发性病变，绝大多数继发于呼吸系统结核，少数继发于消化道或淋巴结结核。近年来发病率有上升趋势，好发于儿童与青少年，大多数(80%)患者年龄在30岁以下。骨关节结核可发生于任何骨和关节，以脊柱结核最多见(约占50%)，其次为膝关节、髋关节和肘关节等。

【病因】

多为继发性结核病。原发病灶常为肺结核或消化道结核。骨、关节结核大多发生于原发性结核的活动期，但也可出现在原发病灶静止，甚至痊愈多年后。在原发病灶活动期，结核杆菌经血液循环到达骨或关节部位，可在骨关节内潜伏多年，当机体抵抗力下降，如外伤、营养不良、过度劳累时被诱发。如果机体的抵抗力加强，潜伏的结核杆菌可被抑制甚至被消灭。

【病理生理】

骨与关节结核的最初病理变化是单纯性滑膜结核或单纯性骨结核，以后者多见。在发病早期，关节软骨面完好，在此期，若结核病被有效控制，则关节功能不受影响。若病变进一步发展，结核病灶可破向关节腔，使关节软骨面受到不同程度损害，称为全关节结核。全关节结核若未能控制，可发生继发感染，甚至破溃产生瘘管或窦道，关节完全毁损，将后遗各种关节功能障碍。

【临床表现】

1. 症状与体征

(1) 全身症状:起病缓慢,患者常有低热、疲乏、盗汗、食欲不振、消瘦、贫血等慢性中毒症状。病变部位有疼痛,初起较轻,活动后加剧。也有起病急骤、高热及毒血症状,多见于儿童患者。重度混合感染者,慢性消耗、贫血、中毒症状明显,甚至可因肝、肾衰竭而致死。

(2) 局部症状和体征

1) 脊柱结核:脊柱结核(tuberculosis of the spine)的发病率在全身骨与关节结核中最高,约占50%以上,其中椎体结核占99%。在整个脊柱结核中,以腰椎最多见,胸椎次之,胸腰段居第三位,颈椎和骶尾椎少见。

a. 疼痛:脊柱结核疼痛出现较早,多为局部隐痛或钝痛。劳累、咳嗽、打喷嚏或持重物时疼痛加重,小儿则表现为夜啼。病变椎体棘突处有压痛和叩击痛。

b. 活动受限和姿势异常:颈椎结核时患者常用双手托扶下颌、头前倾,以稳住头颈,减轻疼痛;胸椎结核时可出现脊柱后凸或侧凸畸形;腰椎结核时弯腰活动受限,站立或行走时双手托着腰部,头及躯干后倾,使重心后移,以减轻对病变椎体的压力,若要拾起地面的东西,需挺腰、屈膝、屈髋、下蹲才能完成,称为拾物试验阳性。

c. 寒性脓肿和窦道:颈椎结核,常发生于咽后壁或食管后脓肿,影响呼吸和吞咽,睡眠时鼾声增大或有呼吸困难;脓肿液可流注到锁骨上窝;胸椎结核,多表现为椎旁脓肿,可经肋骨横突间隙或肋间神经流注到背部;胸腰段结核,可同时有椎旁和腰大肌脓肿;腰椎结核,脓液汇集在腰大肌内,可沿髂腰肌流注到腹股沟、股骨小转子,甚至大腿外侧等;腰骶段结核,可同时有腰大肌脓肿和骶前脓肿。脓肿向体表破溃可形成窦道,若与肺、肠等粘连,破溃后可形成内瘘。

d. 截瘫或四肢瘫:是脊柱结核最严重的并发症。主要由于脓液、死骨和坏死的椎间盘以及脊柱畸形等压迫、损伤脊髓所致。表现为躯干和肢体的感觉、运动及括约肌功能部分或完全障碍。

2) 髋关节结核:髋关节结核(tuberculosis of the hip joint)发病率居全身骨与关节结核的第三位,单侧病变多见。

a. 疼痛:早期为髋部疼痛,劳累后加重,休息后减轻;疼痛可放射至膝部,故患者常诉同侧膝部疼痛;小儿可表现为夜啼。部分患者可因病灶突破关节腔而产生剧烈疼痛。因疼痛患者可表现为跛行。

b. 活动受限和畸形:晚期可有髋关节的屈曲、内收、内旋畸形和患肢缩短等。检查可见"4"字试验阳性,患者仰卧,患侧下肢屈曲、外旋,并使外踝搭在对侧髌骨上方,检查者下压患侧膝部,若因疼痛致膝部不能接触床面即为阳性;托马斯征(Thomas sign)阳性,患者仰卧,检查者将其健侧髋、膝关节屈曲,使膝部尽可能贴近胸前,患侧下肢不能伸直为阳性。

c. 寒性脓肿和窦道:脓肿可出现在腹股沟和臀部,溃破后形成窦道,内有干酪样分泌物。

d. 关节脱位:结核病变造成全髋关节破坏时,可发生病理性脱位。

3) 膝关节结核:膝关节结核(tuberculosis of the knee joint)发病率仅次于脊柱结核,居全身骨与关节结核的第二位。

a. 疼痛、肿胀、活动受限:膝关节疼痛,小儿可表现为夜啼。关节因上下方肌肉萎缩而呈梭形肿胀(俗称"鹤膝"),局部皮温升高、有压痛、功能受限,关节积液时,可出现浮髌征阳性。

b. 寒性脓肿和窦道：寒性脓肿常见于腘窝和膝关节两侧，破溃后形成慢性窦道，经久不愈。

c. 畸形：关节可有屈曲畸形、半脱位、膝外翻畸形等；骨骺破坏者可表现为患肢短缩畸形。

2. 辅助检查

(1) 实验室检查：可显示血红蛋白和血细胞比容降低；红细胞沉降率增快；存在混合感染时白细胞计数升高。

(2) 影像学检查

1) X线检查：早期显示周围软组织肿胀，关节间隙增宽；后期关节间隙变窄或消失，关节面毛糙，可见骨质破坏或增生，甚至出现关节畸形或骨性强直。

2) CT检查：可以发现普通X线片不能发现的病灶，特别是能较好地显示病灶周围的寒性脓肿及病灶内的死骨、病骨等。

3) MRI检查：具有早期诊断价值，脊柱MRI检查还可观察脊髓受损情况。

4) 核素骨显像：可以较早地显示病灶，但不能做定性诊断。

5) B超检查：可探查寒性脓肿的位置和大小。

(3) 关节镜检查及滑膜活检：对诊断滑膜结核有一定价值。

【治疗要点】

1. 非手术治疗

(1) 全身治疗

1) 支持疗法

a. 休息，必要时严格卧床休息；

b. 加强营养，保证摄入足够的蛋白质、糖类(碳水化合物)和维生素；

c. 输血、贫血和低蛋白血症者，给予成分输血；

d. 改善生活环境，保证阳光充足、空气清新、环境整洁卫生。

2) 抗结核治疗：常用的抗结核药物有异烟肼、利福平、乙胺丁醇、链霉素、对氨水杨酸钠和阿米卡星(丁氨卡那霉素)，一般主张2～3种药物联合应用。用药满2年，达到以下标准时可停药。

a. 全身情况良好，体温正常。

b. 局部症状消失，无疼痛，窦道闭合。

c. X线显示脓肿消失或已钙化；无死骨，病灶边缘轮廓清晰。

d. 测3次红细胞沉降率，结果均正常。

e. 起床活动已1年，仍能保持上述4项指标。

3) 控制混合感染：有混合感染者，应给予敏感抗生素治疗。

(2) 局部治疗

1) 局部制动

a. 石膏、支架固定：一般小关节结核固定1个月，大关节结核固定3个月，以保证病变部位得到充分休息，减轻疼痛。

b. 牵引固定：主要用于解除肌痉挛、减轻疼痛，防止病理性骨折和脱位，并可预防和纠正关节畸形。

2) 局部注射抗结核药物：常用药物为异烟肼。适用于单纯性滑膜结核，其优点是用药量小、局部药物浓度高、不良反应低。

2. 手术治疗

(1) 切开排脓：适用于寒性脓肿有混合感染、中毒症状明显或全身情况差，不能实行病灶清除术者。切开排脓后可形成慢性窦道，为以后的病灶清除术带来不便。

(2) 病灶清除术：通过手术将病灶内的脓液、死骨、肉芽组织和干酪样坏死物质等彻底清除，并在局部使用抗结核药物。病灶清除术有可能造成结核杆菌的血源性播散，故术前应使用抗结核药物 2～4 周。

1) 适应证

a. 骨与关节结核有明显的死骨及大脓肿形成。

b. 窦道流脓经久不愈。

c. 单纯性骨结核，髓腔内积脓。

d. 单纯性滑膜结核，药物治疗效果不佳，有可能发展为全关节结核。

e. 脊柱结核有脊髓压迫症状。

2) 禁忌证

a. 同时患有其他脏器结核性病变，并处于活动期。

b. 有混合性感染，全身中毒症状明显。

c. 合并其他重要疾病，不能耐受手术。

3. 矫形手术

(1) 关节融合术，用于关节不稳定者。

(2) 截骨术，用于矫正畸形。

(3) 关节成形术，用于改善关节功能。

【护理】

1. 护理评估

(1) 术前评估

1) 健康史和相关因素：评估患者的疾病史、全身中毒症状、局部炎症表现以及患者的全身健康状况，有无其他疾病，家庭成员中有无结核病史。

2) 身体状况

a. 局部：有无压痛、肿胀；脊柱和关节有无畸形，是否出现寒性脓肿，寒性脓肿的部位；是否形成窦道，窦道的部位，有无分泌物，分泌物的性状、颜色、气味和量。

b. 全身：患者的体温、脉搏、血压、呼吸及营养状态；患者站立或行走时有无姿态异常等。评估肢体的感觉、运动及括约肌功能有无改变，是否合并截瘫。

c. 辅助检查：评估患者的实验室影像学检查结果，如红细胞沉降率是否升高、X 线等检查有无异常发现。

3) 心理和社会状况：患者及家属对长期治疗的心理承受程度和期望，家属和患者的心态，患者的家庭和经济承受能力等。

(2) 术后评估：局部切口愈合及引流情况、局部制动及固定效果，肢体的感觉、运动及括约肌功能如何，以及抗结核治疗的反应。

2. 护理问题

(1) 焦虑：与病程长、症状重有关。

(2) 疼痛:与骨或关节结核和手术有关。

(3) 营养失调:低于机体需要量,与食欲不振和结核有关。

(4) 低效性呼吸型态:与颈椎结核及咽后壁寒性脓肿有关。

(5) 躯体移动障碍:与结核、石膏固定、手术或截瘫有关。

(6) 自理缺陷:与疼痛、关节功能障碍、治疗限制等有关。

(7) 社交隔离:与病原体有传染性有关。

(8) 潜在并发症:抗结核药物不良反应、病理性骨折、病理脱位。

3. 护理措施

(1) 心理护理:给患者和家属讲解骨与关节结核的有关知识,使其对疾病有充分的了解,正确面对现实,保持情绪稳定,积极配合治疗和护理。

(2) 非手术治疗患者的护理

1) 休息与制动:保持病房整洁、安静、空气流通、阳光充足,叮嘱患者注意休息,必要时要求患者卧床休息。采取合适的体位,确保制动效果,以减轻疼痛,预防脱位和病理性骨折。对使用牵引、石膏托固定和制动的患者,还应做好相关护理。

2) 加强营养:给予高热量、高蛋白、高维生素饮食,适当增加牛奶、豆制品、鸡蛋、鱼、瘦肉等摄入量,多食新鲜蔬菜及水果等。经口摄入不足者,应遵医嘱提供肠内或肠外营养支持。对严重贫血或低蛋白血症的患者,应遵医嘱补充铁剂、输注新鲜血液或白蛋白等。

3) 实施药物治疗:遵医嘱指导患者按时、按量、按疗程服用抗结核药物。用药期间,注意药物的不良反应,如利福平可导致肝功能损害、异烟肼可引起多发性神经炎、链霉素能造成肾和听神经损害等,应及早采取相应的防治措施,必要时更换药物。

4) 皮肤护理:对卧床的患者应做好皮肤护理,以防压疮;对窦道应定时换药,并注意保护周围皮肤,防止脓液浸渍造成损害。

5) 生活照顾:对躯体移动障碍、生活不能自理的患者,应提供部分或全部的生活照顾,如个人卫生、饮食、大小便等。

6) 观察病情:观察用药后发热、乏力、食欲不振有无好转;体重有无增加;局部疼痛、肿胀、功能障碍等有无好转;红细胞沉降率是否正常或接近正常。有无眩晕、耳鸣、听力异常、口周麻木、肢端麻木或感觉异常、胃部不适、恶心、肝区疼痛、黄疸、肝酶谱和尿常规改变等不良反应表现,一旦发现,应通知医生并配合处理。

(3) 手术治疗患者的护理

1) 术前护理:对于未用抗结核药物治疗的患者,术前抗结核治疗至少 2 周。此外,术前 1 d 做好皮肤准备、药物过敏试验、交叉配血等。

2) 术后护理

a. 体位:麻醉清醒、血压平稳后,调整适当体位。脊柱结核手术后,可取侧卧位或俯卧位,须保持脊柱伸直,避免扭曲;髋关节结核手术后,取患肢外展 15°、伸直中立位;膝关节结核手术后,取下肢抬高、膝关节屈曲 10°～15°位。

b. 观察病情:观察生命体征,必要时心电监护。胸椎结核术后,若患者出现胸闷、术侧呼吸音减低且叩诊呈鼓音,应考虑气胸,立即报告医生,必要时行胸膜腔闭式引流术。若患者出现意识改变、尿量减少、肢体发凉、皮肤苍白、毛细血管充盈时间延长等,应考虑循环血量不足,及时通知医生并协助处理。

c. 继续药物治疗：术后应遵医嘱继续给予抗结核药物3～6个月，有化脓菌混合感染者，继续使用抗生素治疗。告知患者继续抗结核治疗的重要性，并指导患者坚持用药，注意药物的不良反应，一旦发现异常，及时就诊。

d. 切口护理：观察敷料固定是否牢靠，有无渗血、渗液；切口有无红、肿、热、痛等感染征象。一旦发现异常，报告医生并协助处理。

e. 功能锻炼：若病情允许，应根据具体情况，指导患者进行功能锻炼。如腰椎结核手术后，第2天可进行直腿抬高练习，活动下肢各关节，以防止肌肉萎缩、关节粘连。功能锻炼的强度应视病情而定，并遵循“循序渐进、持之以恒”的原则。锻炼过程中若患者出现不良反应，应暂停锻炼，并进行相应处理。

f. 其他：如休息与制动、加强营养、皮肤护理、生活照料等，参见术前护理。

4. 护理评价

(1) 焦虑心理是否得到缓解。

(2) 患者的营养状况是否良好。

(3) 患者的生活护理是否得到保证。

(4) 患者的感染中毒症状是否得到控制，体温是否控制在一定范围内。

(5) 患者是否能够与人正常沟通和交流。

(6) 患者有无潜在并发症的发生或将并发症控制在允许范围内。

【健康教育】

1. 康复指导　指导患者出院后继续加强营养，适当锻炼，提高机体的免疫力。

2. 治疗指导　说明骨关节结核有可能复发，必须坚持长期用药，没有医嘱不可随意停药。说明抗结核药物的不良反应及其表现特点，教会患者及家属自我观察，一旦发现不良反应及时与医院取得联系。告知用药期间应每3个月来医院复查1次，一般用药满2年达到痊愈标准后，方可在医生的指导下停止用药。用药过程中如出现耳鸣、听力异常应立即停药，同时警惕肝功能受损及多发性神经炎的发生。

案例分析题

患儿，男性，2岁。主诉右小腿疼痛3个月，伴发热史。X线检查：右胫骨远端病灶，CT检查：右胫骨远端脓肿和小片死骨，门诊收治入院。辅助检查：白细胞：1.2×10^9/L，中性粒细胞：0.85，红细胞沉降率：35 mm/h，CRP：15 mg/L。查体：双下肢等长，无肌肉萎缩，右小腿远端内侧稍肿胀，有明显压痛。局部皮肤不红，皮温不高，关节不肿。双侧髋、膝、距小腿(踝)关节活动正常，足趾活动、血供良好。术后病理结果示“慢性血源性骨髓炎”。

问题：化脓性骨髓炎的临床表现和处理原则是什么？

（赵慧莉）

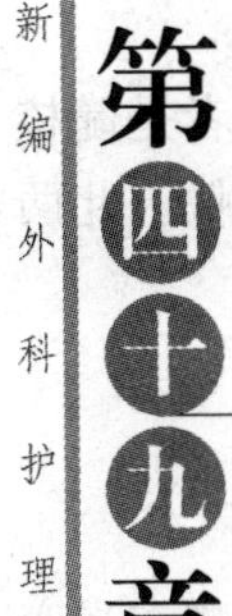

第四十九章 腰腿痛及颈肩痛患者的护理

颈肩痛是指颈、肩、肩胛等处疼痛，有时伴有上肢痛或颈脊髓损伤症状，较典型的是颈椎病。腰腿痛是指发生在下腰、腰骶、骶髂和臀部等处的疼痛，可伴有一侧或双侧下肢痛及马尾神经受压症状，较具代表性的是椎间盘突出症。

第一节 腰椎间盘突出症

腰椎间盘突出症是因腰椎间盘变性，纤维环破裂，髓核突出刺激或压迫神经根、马尾神经所表现的一组综合征。它是腰腿痛最常见的原因之一，以 20～50 岁为多发年龄，男性多于女性。

【病因】

退行性变是腰椎间盘突出的基本因素，积累伤则是主要诱发因素。

1. 椎间盘退行性变　由于纤维环和髓核水分逐渐减少，弹性降低，椎间盘结构松弛、软骨板囊性变是腰椎间盘突出症的基本原因。

2. 损伤　反复弯腰、扭转等积累伤是椎间盘突出的重要诱发因素；长期处于坐位及颠簸状态，腰椎间盘承受较大的压力，也可诱发椎间盘突出。

3. 遗传因素　本症有家族性发病的报道，有色人种发病率较低，<20 岁的青少年患者中约 32%有阳性家族史。

4. 妊娠　妊娠时体重突然增长，腹压增高，肌肉、韧带相当松弛，易于使椎间盘膨出。

【病理和分型】

1. 根据椎间盘突出的位置分型

(1) 后外侧突型：突出的椎间盘位于中线偏外、神经根的前方，往往压迫相应部位的神经根。

(2) 中央型：突出的椎间盘位于中线，可压迫脊髓、马尾神经和累及两侧神经根。

2. 根据病理变化和 CT、MRI 所见分型

(1) 彭隆型：纤维环部分破裂，但表层完整，髓核因压力而向椎管局限性膨出。

(2) 突出型：纤维环完全破裂，髓核突入椎管，仅有后纵韧带或一层纤维膜覆盖，表面高低不平。

(3) 脱垂游离型：破裂、突出的椎间盘组织或碎块脱入椎管内或完全游离，可引起神经根

症状，且易压迫马尾神经。

(4) 结节和经骨突出型：前者是髓核经上下软骨板裂隙突入椎体松质骨内；后者是髓核沿椎体软骨终板和椎体间的血管通道向前韧带方向突出，形成椎体前缘的游离骨块。此两型无神经根症状。

【临床表现】

1. 症状和体征

(1) 症状

1) 腰痛：腰痛是大多数患者最先出现的症状，发生率约91%。首次发病者常出现在半弯腰持重或突然做扭腰动作过程中。

2) 坐骨神经痛：典型坐骨神经痛是从下腰部向臀部、大腿后方、小腿外侧直到足背或足外侧的放射痛。早期为痛觉过敏，病情较重者出现感觉迟钝或麻木。少数患者可有双侧坐骨神经痛。

3) 马尾神经受压综合征：中央型突出的髓核或脱垂游离的椎间盘组织可压迫马尾神经，出现鞍区感觉迟钝，大、小便和性功能障碍。

(2) 体征

1) 腰椎侧突：具有辅助诊断价值。

2) 腰部活动受限：几乎全部患者都有不同程度的腰部活动受限，其中以前屈受限最明显。

3) 压痛及骶棘肌痉挛：在病变间隙的棘突间多有压痛，压之有沿坐骨神经的放射痛。约1/3患者有腰部骶棘肌痉挛，使腰部固定于强迫体位。

4) 直腿抬高试验及加强试验阳性。

5) 神经系统改变：可出现感觉异常、下肢肌力下降及反射异常。

2. 辅助检查

(1) X线检查：片上所见脊柱侧凸、椎体边缘增生及椎间隙变窄等均提示退行性改变。

(2) CT和MRI检查可显示骨性椎管形态，椎间盘是否病变，突出的大小、方向等，可在矢状面上了解髓核突出的程度和位置，对本病有较大诊断价值。

【治疗要点】

1. 非手术治疗　首次发作，症状较轻的患者可采用非手术疗法缓解症状或治愈疾病。

(1) 卧床休息：急性期绝对卧硬板床休息，一般卧床2～6周或至症状缓解。卧床时保持适当体位可减轻椎间盘受压。可酌情进行腰背肌锻炼，3个月内不做弯腰持物动作。

(2) 骨盆牵引：骨盆牵引可增加椎间隙宽度，减轻椎间盘的压力和对神经根的压迫，改善局部血液循环，减轻水肿，缓解疼痛。常采用骨盆带做水平牵引，抬高床脚做反牵引，牵引重量一般为7～15 kg，持续2周；也可使用间断牵引法，每日2次，每次1～2 h，持续3～4周。

(3) 药物治疗：目的为止痛、减轻水肿粘连及肌痉挛。

1) 非甾体消炎药：用于镇痛，常用的有阿司匹林及布洛芬等。

2) 皮质类固醇：为长效抗炎药，可用于硬膜外封闭或局部注射。经硬膜外穿刺置管，常用醋酸泼尼松龙75 mg加2%利多卡因至20 ml，分4次注药，每隔5～10 min注药1次，每周1次，3次为1个疗程。

3) 髓核化学溶解法：将胶原酶注入椎间盘或硬脊膜与突出的髓核之间，以达到选择性溶解髓核和纤维环，从而缓解症状的目的。但应用此法时需警惕发生患者对胶原酶的过敏反应和局部的出血、粘连。

4）物理治疗

a. 局部按摩及热疗：局部按摩及热疗可促进血液循环，缓解肌痉挛，促进无菌性炎症消退，使髓核复位。但中央型椎间盘突出者不宜推拿。

b. 经皮电神经刺激疗法：将电极放在疼痛部位的皮肤表面，将电流输入体内，通过刺激神经达到减轻疼痛的作用。

2. 手术治疗　目的是彻底解除突出的椎间盘对马尾神经或神经根的刺激和压迫。

（1）椎板切除和髓核摘除术：是最常用的术式，即将一个或多个椎板、骨赘及突出的髓核切除或摘除，适于已确诊的腰椎间盘突出症患者，且症状严重、经严格非手术治疗无效或马尾神经受压者。

（2）经皮穿刺髓核摘除术：即在X线监控下插入椎间盘或特殊器械，切除或吸出椎间盘，适于椎间盘膨出或轻度突出且侧隐窝无狭窄的患者。

【护理】

1. 护理评估

（1）术前评估

1）健康史：了解与疾病相关的病史，是否由外伤引起，还是慢性积累伤所致，与工作性质及生活习惯有无关系；有无进行系统的非手术治疗，其治疗效果如何。

2）身体状况

a. 评估与疾病相关的症状是否存在、发作的频次、局部代偿表现以及全身健康状况。

b. 评估疼痛的部位和走向以及加重和减轻的因素，特别是卧床后疼痛是否减轻、有否感觉异常和运动障碍、有无排泄功能异常、有无自理能力缺陷等。

3）辅助检查：了解X线、CT、MRI及椎管造影等检查的结果，以判断有无椎间盘突出和腰椎管狭窄，以及病变的部位、严重程度等。

4）心理和社会状况：了解患者有无心理问题，社会支持状况。

（2）术后评估

1）生命体征：监测患者的体温、脉搏、血压、呼吸，患者有无头疼、恶心和呕吐等症状。

2）手术及引流情况：了解手术范围和术中患者情况，观察切口有无渗液，渗出量及色泽；引流管是否通畅，引流液的色泽和量；切口部位有无肿胀。

3）肢体的感觉和运动功能：评估下肢的感觉和运动情况，与对侧及术前相比有无差异。

4）括约肌功能：评估患者有无排尿困难和尿滞留，有无便秘。

2. 护理问题

（1）疼痛：与椎间盘突出、髓核受压水肿、神经根受压及肌痉挛有关。

（2）便秘：与马尾神经受压或长期卧床有关。

（3）自理缺陷：与疼痛所致的功能障碍、治疗限制等有关。

（4）焦虑：与疼痛、活动障碍、对手术治疗的担忧等有关。

（5）躯体活动障碍：与椎间盘突出、牵引或手术有关。

（6）潜在并发症：如脑脊液漏、尿潴留或感染。

3. 护理措施

（1）非手术治疗患者的护理

1）睡卧硬板床，在初发时期应绝对卧床3～4周。必要时遵医嘱给予止痛剂减轻疼痛，以缓解肌肉痉挛。

2）避免腰部负重，指导患者采取合理的方法翻身或下床，指导患者避免弯腰动作。

3）维持牵引功效，按牵引常规进行护理。

4）多与患者沟通，做好心理疏导，解除患者的紧张情绪；协助患者进行康复训练；满足患者的生活需要。

（2）手术治疗患者的护理

1）患者的搬移和卧位：手术后患者带腰围送回病房，搬移时应保持腰椎稳定，避免过大幅度的扭动。安置患者平卧硬板床，下肢可适当垫高，定时进行轴式翻身；卧床时间需根据手术类型决定，一般1～3周，以后可根据患者具体情况，带腰围起床活动。

2）观察病情：观察生命体征是否稳定；肢体的疼痛、感觉、运动是否好转；有无新出现的感觉、运动障碍。若发现异常情况，及时通知医生，并协助处理。

3）术中护理

a. 麻醉：全身麻醉。

b. 体位：俯卧位。

c. 术中配合

(a) 见第七章手术室管理和工作。

(b) 术中严格无菌操作，手术前、后清点脑棉数量，用冰生理盐水冲洗伤口并记录冲水量。保留术中咬下的骨屑以备植骨。

(c) 术后搬动患者应轴线翻身，安全移至推床上。

4）切口护理：观察切口有无渗液，渗液的性质和量，若渗液较多应及时更换敷料。保持引流管通畅，观察引流液的性质和量，若出现淡黄色引流液，同时伴有头痛、恶心、呕吐等症状，提示并发脑脊液漏，应立即停止引流，安置患者平卧位并适当抬高床尾，一般保持平卧位7～10 d硬脊膜裂口即可愈合。

5）避免压疮的发生：见脊柱骨折、脊髓损伤中的有关内容。

6）尿潴留的护理：参见相关章节护理。

7）功能锻炼

a. 卧床期间应坚持四肢肌肉和关节活动，以防肌肉萎缩和关节僵硬。腹部按摩以减少腹胀、便秘、尿潴留的发生。

b. 直腿抬高练习：术后第一天开始进行股四头肌的舒缩和直腿抬高练习，每分钟2次，抬放时间相等；逐渐增加抬腿幅度，以防止神经根粘连。

c. 腰背肌锻炼：根据术式及医嘱，指导患者锻炼腰背肌，以增加腰背肌肌力、预防肌萎缩和增强脊柱稳定性。一般手术后7 d开始。先用飞燕式，然后用五点支撑法，1～2周后改为三点支撑法；每日3～4次，每次50下，循序渐进，逐渐增加次数。但腰椎有破坏性改变、感染性疾患、内固定物植入、年老体弱及心肺功能障碍的患者不宜进行腰背肌锻炼。

d. 行走训练：制定活动计划，指导患者按时下床活动。坐起前，先抬高床头，再将患者两腿放到床边，使其上身竖直；行走时，有人在旁，直至患者无眩晕和感觉体力可承受后，方可独立行走并注意安全。

4. 护理评价

(1) 患者是否掌握疼痛减轻或加重的规律及减轻疼痛的方法。

(2) 患者的日常生活需要是否得到满足。

(3) 手术治疗后的患者是否发生压疮。

(4) 是否有神经根粘连和肌肉萎缩的发生。

(5) 患者是否能够调节心理情绪，保持心理健康。

(6) 患者及家属是否掌握腰椎间盘突出症的相关知识，在治疗和康复中积极配合。

【健康教育】

1. 腰椎间盘突出患者应卧硬板床，以避免脊柱屈曲；仰卧位时，应用小枕使膝屈曲 45°。

2. 避免腰部脊柱屈曲和旋转扭曲。避免长时间坐或站立。若必须搬运重物时，应采取适当的姿势：先蹲下，将重物从地上抬起时用腿部肌的力量站起；当搬物站起时脚放平，以提供更好的支撑。并养成睡硬板床的习惯。

3. 超重或肥胖者在必要时应控制饮食量和减轻体重。

4. 制定康复计划和锻炼项目，坚持锻炼。锻炼要有规律，指导患者做医疗体操，以增加腰背肌的力量。

(1) 骨盆倾斜：仰卧平躺在地板或床上，收缩腹部和臀部肌，骨盆向前倾斜，使背部平贴在地板上；保持 3 s，重复数次。

(2) 背部躺在硬垫上，将脚向地板方向压，收缩腹部肌，上身卷曲离开地板，保持 3 s，重复数次。

(3) 背部躺在硬垫上，屈膝抬向胸部，手放在膝关节周围，臀部离开地板，保持 3 s，重复数次。

(4) 挺直坐在地板或硬垫上，一腿伸直，另一腿膝部弯曲并向直腿的脚趾方向伸展。两侧交替进行，重复数次。

(5) 站直，屈髋屈膝，蹲下。挺直背部、伸直膝部站直，重复数次。

5. 穿平跟鞋，以对身体提供更好的支持。

6. 患者出院后要定期复诊，出现异常情况及时就诊。

第二节　腰椎管狭窄症

腰椎管狭窄症指腰椎管因某种因素产生骨性或纤维性结构异常，发生一处或多处管腔狭窄，致马尾神经或神经根受压所引起的一种综合征，以 40 岁以上较多见。

【病因和分类】

先天性椎管狭窄主要由于椎管发育狭窄、软骨发育不良和骶裂等所致；后天性椎管狭窄主要因椎管结构退行性变、脊椎滑脱等原因所致。症状可在自然姿态下产生，也可在改变体位时出现，以 $L_{4\sim5}$、L_5S_1 发病率最高。根据狭窄部位可分为中央性椎管狭窄、周围性神经根管狭窄和混合性椎管狭窄。

【临床表现】

1. 症状和体征

(1) 症状

1) 间歇性跛行:是腰椎管狭窄症的主要症状,表现为患者在行走数百米或更短距离后,出现下肢疼痛、麻木、无力,不能继续行走,需蹲下休息数分钟后方可继续行走,但继续行走后又出现上述症状。

2) 腰腿痛:可有腰背痛、腰骶部痛和(或)下肢痛。下肢痛为单侧或双侧,多在站立、过伸或行走过久时加重;前屈位、蹲位及骑自行车时疼痛减轻或消失。疼痛程度一般较腰椎间盘突出症轻,有慢性加重的趋势。

3) 马尾神经受压症状:表现为双侧大小腿、足根后侧及会阴部感觉迟钝,大、小便功能障碍。

(2) 体征:多轻于症状。

1) 腰部后伸受限:短暂站立位后伸,腰椎出现下肢放射性疼痛。

2) 局部压痛及叩击痛:病变部位的腰椎棘突旁有压痛并叩击痛。

3) 腰椎生理前凸减少或消失。

4) 下肢感觉、运动、反射改变。

2. 辅助检查

(1) X线检查:腰部X线摄片可显示椎体、椎间关节和椎板的退行性变,亦可测量腰椎管的矢径和横径。

(2) CT的横断面扫描:是测量椎管矢状径的主要根据,同时可显示椎管内骨质增生及软组织退变程度。

(3) MRI成像:对脊髓受损程度的判定更有意义。

(4) 椎管造影:有较高的辅助诊断价值,但有一定损伤性。在有CT和MRI的情况下已不再作为首选检查。

【处理原则】

1. *非手术治疗* 目的在于缓解神经根及马尾神经的水肿,适用于症状较轻的患者,经卧床休息、腰肌锻炼、围腰保护、适度手法按摩和骨盆牵引等多能缓解。

2. *手术治疗* 目的在于解除对硬脊膜及神经根的压迫,适用于:①症状严重、非手术治疗无效者;②神经功能障碍严重,特别是马尾神经功能障碍者。手术方法:包括椎板切除、神经根管扩大及神经根粘连松解术等,必要时同时行脊柱融合内固定术。

【护理】

参见腰椎间盘突出症。

第三节 颈 椎 病

颈椎病指颈椎间盘退行性变及继发性椎间关节退行性变所致脊髓、神经、血管损害的相应症状和体征。发病年龄多在50岁以上,男性居多,好发部位依次为$C_{5\sim6}$、$C_{4\sim5}$、$C_{6\sim7}$。

【病因和分型】

1. 病因

(1) 颈椎间盘退行性变:是颈椎病的发生和发展的最基本原因,可造成两方面的改变:颈椎力学的功能紊乱,使椎体、椎间关节及其周围韧带等发生变性、增生及钙化,对脊髓、神经根和血管造成压迫或刺激;椎间隙变窄,关节囊、韧带松弛,椎间盘四周膨突或向后突出,使相邻的脊髓、神经根、血管受到刺激或压迫。

(2) 先天性或发育性颈椎管狭窄：由于胚胎时期或发育过程中椎弓过短，致使椎管的矢状内径小于正常(14～16 mm)，即使颈椎退行性病变较轻，也可以产生临床症状和体征。

(3) 损伤：慢性损伤如长久地伏案工作，对已发生退变的颈椎可加速退变过程而发病；急性损伤如颈椎不协调的活动，可加重已退变的颈椎和椎间盘的损害而诱发本病。

2. 分型　根据受压部位和临床表现不同，一般分为4类。

(1) 神经根型颈椎病：在颈椎病中发病率最高，占50%～60%。

(2) 脊髓型颈椎病：占颈椎病的10%～15%。

(3) 椎动脉型颈椎病。

(4) 交感神经型颈椎病。

但有些患者以某型为主，同时伴有其他型的部分表现，称为复合型颈椎病。

【临床表现】

1. 症状和体征　根据颈椎病的类型可有不同表现。

(1) 神经根型

1) 症状：患者常先有颈痛及颈部硬，继而向肩部及上肢放射。咳嗽、打喷嚏及活动时疼痛加剧。上肢有沉重感；皮肤可有麻木、过敏等感觉异常；上肢肌力和手握力减退。

2) 体征：颈部肌痉挛，颈肩部有压痛，颈部和肩关节活动有不同程度受限。上肢牵拉试验阳性：检查者一手扶患侧颈部，一手握患侧腕部外展上肢，双手反向牵引，诱发已受压的神经根出现放射痛与麻木感。压头试验阳性：患者端坐，头后仰并偏向患侧，检查者用手掌在其头顶加压，出现颈痛并向患侧手臂放射。

(2) 脊髓型

1) 症状：手部发麻、活动不灵活，特别是精细活动失调，握力减退，下肢无力、发麻，步态不稳，有踩棉花的感觉，躯干有紧束感等。

2) 体征：随病情加重可发生自下而上的上运动神经元性瘫痪。

(3) 椎动脉型

1) 症状：眩晕、头痛、视物障碍、耳鸣、耳聋、恶心、呕吐、猝倒等一过性脑或脊髓缺血的表现；头部活动时可诱发或加重；体位改变、血供恢复后症状缓解。

2) 体征：颈部有压痛、活动受限。

(4) 交感神经型：有交感神经兴奋症状，如头痛或偏头痛、头晕、恶心、呕吐、视物模糊、心跳加速、心律不齐、血压升高，耳鸣、听力下降等；也可出现交感神经抑制症状，如头昏、眼花、流泪、鼻塞、心动过缓、血压下降，以及胃肠胀气等。

2. 辅助检查

(1) X线检查：X线正侧位片显示颈椎生理性前凸消失、椎间隙变窄、椎体前后缘骨质增生，钩椎关节、关节突关节增生等退行病变；左右斜位片显示椎间孔变形、缩小；前屈后伸片刻间颈椎不稳征象。

(2) CT和MRI检查：显示椎间盘突出，椎管、神经根管狭窄及脊髓、脊神经受压情况。

(3) 脑脊液动力学测定：脊髓型颈椎病可显示出椎管梗阻征象。

【治疗要点】

1. 非手术疗法　原则是去除压迫因素，消炎止痛，恢复颈椎的稳定性。可根据病情选择适宜的方法。

(1) 颌枕带牵引:可解除肌肉痉挛、增大椎间隙、减少椎间盘的压力,使嵌顿于小关节内的滑膜皱襞复位,减轻对神经、血管的压迫和刺激。患者取坐位或卧位,头前屈15°左右。牵引重量4～6 kg,每日1～2次,每次1 h;也可作持续牵引,每日6～8 h,2周为1个疗程。脊髓型颈椎病不宜采用此法。

(2) 颈托和围领固定:限制颈椎过度活动,如充气型颈托除可固定颈椎,还有牵张作用,对日常活动无大影响。

(3) 推拿和按摩:可松弛肌肉,改善局部血液循环。应有专业人员操作,一般每日2次,每次20～30 min。脊髓型颈椎病忌用此法。

(4) 物理治疗:可改善颈肩部血液循环,松弛肌肉,消炎止痛。常用方法有热疗、磁疗、超声疗法或电刺激等。

(5) 局部封闭治疗:常用醋酸泼尼松龙(强的松龙)等做局部痛点注射,有助于减轻症状。

(6) 药物治疗:无特效药物,可使用非类固醇类消炎药、肌肉松弛剂及镇静类药物等作对症治疗。

2. *手术治疗* 对诊断明确,以及对非手术疗法无效、反复发作、压迫症状进行性加重,尤其是脊髓型颈椎病者,应考虑手术治疗。通过手术切除突出的椎间盘、椎体后方及钩椎关节的骨赘、切除椎板或行椎板成形术,以解除对脊髓、神经根、椎动脉的压迫,同时可进行椎体间植骨术,以融合椎间关节、稳定脊柱。手术可分前路、前外侧和后路手术。常用的术式有颈椎间盘摘除、椎间植骨融合术、前路侧方减压术、颈椎半椎板切除减压或全椎板切除术、椎管成形术等。

【护理】

1. 护理评估

(1) 术前评估

1) 健康史:了解患者的年龄、职业、性别;有无颈肩部急、慢性损伤史和肩部长期固定史;以往是否有高血压、心脏病、糖尿病等病史。家族中有无类似病史。

2) 身体状况:了解疼痛的部位及性质,诱发加重的因素,缓解疼痛的措施及效果;有无肢端麻木、肌肉无力、动作不灵、步态不稳、躯干部紧束感等表现;上肢牵拉试验和压头试验是否为阳性;有无眩晕、头痛、视觉障碍、耳鸣、耳聋、恶心、呕吐、猝倒等一过性脑或脊髓缺血的表现;有无交感神经兴奋或抑制症状。

3) 辅助检查:了解X线、CT、MRI及脑脊液动力学检查的结果,有助于判断颈椎病的类型和程度。

4) 心理和社会状况:了解患者及家属对疾病的认知程度,对拟行手术治疗者,应了解其对治疗方法、预后、并发症及康复的知晓程度,患者和家属可因对颈椎手术的担忧而出现矛盾、焦虑、恐惧等心理反应;还应了解家庭经济支付能力及社会对患者的支持程度。

(2) 术后评估

1) 手术的种类和术中情况。

2) 患者的生命体征,尤其呼吸情况。呼吸困难是前路手术最危急的并发症,多数发生于术后1～3 d内。常见原因有:

a. 切口内出血压迫气管。

b. 喉头水肿。

c. 术中损伤脊髓或移植骨块松动、脱落后压迫气管。

3) 手术切口有无出血、肿胀和引流情况。

4) 肢体感觉、活动和大小便情况。

2. 护理问题

(1) 疼痛：与椎间盘、椎间关节或韧带发生病变压迫或刺激神经、血管和脊髓有关。

(2) 躯体移动障碍：与眩晕、运动障碍和牵引治疗有关。

(3) 有受伤的危险：与椎动脉供血不足所致的眩晕有关。

(4) 自理缺陷：与颈肩痛、活动障碍、肌肉无力、眩晕等有关。

(5) 低效性呼吸型态：与颈髓水肿、植骨块脱落或术后颈部水肿有关。

(6) 潜在并发症：如喉返、喉上神经损伤，以及肺部感染、压疮或泌尿系感染。

(7) 躯体活动障碍：与神经根受压、牵引或手术有关。

3. 护理措施

(1) 非手术治疗患者护理：应告知患者非手术治疗的目的和方法，使其能按照医嘱接受规范治疗。此外，尚需指导患者做好自我保健，如选择合适的枕头、纠正不良姿势、进行颈肩部锻炼等。

1) 颌枕带牵引者：应指导患者取坐位或卧位，头微屈，牵引重量为 2～6 kg，每日 1～2 次，每次 1 h。若无不适，也可行持续牵引，每日 6～8 h，2 周为一个疗程。

2) 颈托和围领固定者：应协助选择规格合适的颈托或围领，目前常用充气式颈托，既有固定作用，也有一定的牵张作用。教给患者围好后，根据需要充气和调节充盈度，以预防局部压伤、保持固定有效。

3) 药物治疗者：应说明药物治疗只是对症处理不能去除病因，在症状严重、影响正常生活和工作时短期使用。还应说明药物的不良反应，一旦表现出较严重的不良反应，应及时与医生取得联系，以便及早处理。

4) 局部封闭疗法者：应询问有无不宜注射的情况，如糖尿病、高血压等；注射前指导患者清洁皮肤；准备醋酸泼尼松龙、2%利多卡因及消毒用品，并协助注射；注射后告知患者 3 d 内局部不可沾水，每周注射 1 次，3 次为一个疗程，必要时间隔 2～3 周后再进行下一个疗程。

(2) 手术治疗患者的护理

1) 保持有效的气体交换

a. 术前适应性准备：指导前路手术患者在术前做向前方推移气管的训练，以免因术中反复牵拉气管导致气管黏膜水肿，影响呼吸。

b. 术后床边准备：备好血压计、听诊器、吸氧、吸痰装置、气管插管及气管切开包，以备急用。

c. 给予吸氧：对低效性呼吸型态的患者提供氧气吸入。

d. 密切观察：包括生命体征和手术局部情况。

(a) 呼吸：观察患者有无呼吸费力、张口状急速呼吸、应答迟缓或发绀等。若发现异常，及时通知医生并采取措施。

(b) 手术局部：观察颈部有无肿胀，切口敷料有无渗透，渗出液的量、颜色和性状等。患者切口渗血多，颈部明显肿胀、增粗，并出现呼吸困难、烦躁和发绀等症状时，需警惕局部出血或血肿，应立即通知医生，同时协助医生拆除颈部缝线，迅速除去血肿。若清除血肿后患者呼吸仍无改善，需做气管切开术的准备。

(c) 引流：观察引流管是否通畅，引流物的量和色泽，若引流出大量血性液体，应立即报告医生，采取措施；保持引流通畅，随时注意引流管有无扭曲、受压和滑脱。

2) 术中护理

a. 麻醉：全身麻醉。

b. 体位

(a) 颈前入路手术者取去枕仰卧位：肩下垫一软枕，头前部放置一升降台。输液连接延长管，双上肢自然置于身体两侧。

(b) 颈后入路手术者取坐位或俯卧位。

c. 术中配合

(a) 见第七章手术室管理和工作。

(b) 手术前、后正确清点脑棉数量。术中以冰生理盐水冲洗伤口，保留全部术中咬下的骨屑以备植骨。

(c) 手术结束后，协助医生为患者带上颈托，方可搬动患者。

3) 观察有无喉返、喉上神经损伤的迹象：患者有无吞咽困难、饮水呛咳、声音嘶哑、发音不清等表现，以判断有无喉上神经和喉返神经损伤。若患者出现饮水时呛咳，应及时报告医生，并告知患者饮食时避免快速、大口饮水，尽量进食稠厚食物。

4) 促进患者感觉和运动功能的恢复

a. 患者的搬移：行植骨椎体融合者，从手术室返回病房时要有专人护送，颈部应采用围领固定，运动途中有专人保护。回病房后取平卧位，颈部稍前屈，两侧颈肩部放置沙袋以限制头颈部偏斜。

b. 采取合适体位：多取平卧位。前路手术患者维持颈部稍前屈位置。病情允许者可予以翻身，注意采取轴式翻身，避免颈部扭曲，以防植骨块脱落。

c. 颈部制动：前路手术时都行植骨固定椎体融合，此类患者应采用颈领、头颈胸石膏、枕颌带或颅骨牵引等固定；也可用大沙袋放在两侧颈肩部，制动颈部。用颈领、头颈胸石膏固定时，松紧应适宜，保证固定确切。用枕颌带或颅骨牵引时，做好牵引的护理。咳嗽、打喷嚏时用手轻按颈前部。

d. 加强观察：观察患者躯体和双侧肢体的感觉及活动情况，有无感觉或运动功能障碍的现象。

e. 加强功能锻炼：颈领固定 2～3 个月。指导患者双手做捏橡皮球、健身球或毛巾的练习，手指进行对指、系纽扣等各种锻炼；每日进行四肢与关节的锻炼，防止肌萎缩和关节僵硬。

5) 肺部感染等并发症的预防和护理：颈椎病患者以中老年人居多，长期卧床易并发肺部感染、压疮和泌尿系感染，应加强预防和护理。

a. 深呼吸训练：鼓励和指导患者进行有效咳嗽和咳痰，每天定时数次深呼吸运动，以扩张肺和增加肺活量。

b. 雾化吸入：对伴有慢性支气管炎的老年患者，予以雾化吸入，以利气道分泌物的排出。

c. 保持排尿通畅：对留置导尿管者，注意保持导尿管引流通畅；加强尿道口和导尿管的护理。

d. 基础护理：对长期卧床患者或肢体感觉和活动障碍的患者，加强基础护理。定期帮助患者翻身，保持床单位整洁和干燥。

4. 护理评价

(1) 患者能否维持正常、有效的呼吸。

(2) 患者是否出现喉返神经和喉上神经损伤，若发生，是否得到及时发现和处理。

(3) 患者四肢感觉、活动能力是否逐渐恢复正常。

(4) 患者有否并发症发生，若有并发症，是否得到及时处理和护理。

(5) 患者是否掌握了疼痛减轻或加重的规律，以及运用减轻疼痛的方法。

(6) 患者的日常生活需要是否得到满足。

【健康教育】

1. 保健指导

(1) 教育人们学会自我保健，对长时间保持某一姿势的工作人员，如司机、计算机操作者、伏案工作者等，要定时改变姿势，做颈部及上肢活动。

(2) 睡眠时，宜卧硬板床，一般枕头与肩部同高为宜，避免头颈过伸或过屈。

(3) 增强体质，加强颈部肌力的锻炼，避免寒冷刺激。

2. 治疗和康复指导

(1) 加强功能锻炼，进行颈部及上肢活动或体操锻炼，以使颈部及肩部肌肉放松，改善局部血液循环。

(2) 手术患者出院后要定期复诊，出现异常情况及时就诊。

案例分析题

患者，女性，49 岁。主诉左上肢疼痛伴麻木 3 周。患者于 3 周前突然出现左上肢的疼痛并有左前臂和手指麻木感，近日症状加重。X 线检查：椎体骨质增生；颈椎 CT 检查：$C_{5\sim6}$、$C_{6\sim7}$椎间盘突出；颈椎 MRI：$C_{5\sim6}$椎间盘突出，压迫附近的神经根。门诊拟“颈椎病”收治入院。入院时 T 37℃，P 80 次/分，R 20 次/分，BP 110/70 mmHg。入院体检：望诊：颈椎较强直；触诊：颈后部压痛，以 $C_{5\sim6}$，$C_{6\sim7}$椎间隙压痛明显，前臂背侧和拇指示指有麻木感；动诊：牵拉试验、压颈试验、引颈试验均为阴性，双上肢肌力 5 级。

问题：简述颈椎病的临床表现、处理原则和保健指导。

（赵慧莉）

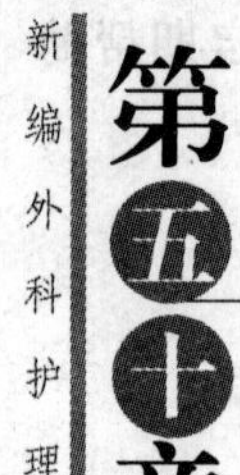

第五十章 骨肿瘤患者的护理

第一节 概 述

骨肿瘤指发生在骨组织(骨、软骨、骨膜)及骨附属组织(骨的血管、神经、脂肪、纤维组织等)的肿瘤。骨肿瘤的发生具有一定的特点,在发病年龄上骨肉瘤多见于青少年,骨巨细胞瘤多见于青壮年,骨髓瘤及转移性骨肿瘤多见于老年人。在发病部位上骨肉瘤及骨软骨瘤好发于膝关节附近,转移性骨肿瘤以脊柱多见。解剖部位对肿瘤的发生也有意义,许多肿瘤生长于长骨的干骺端,如股骨下端、胫骨上端和肱骨上端,而骨骺则很少发生。

【病理分类】

1. 根据骨肿瘤细胞的分化程度和产生的细胞间质类型分类　分为良性、中间性和恶性三类。良性中以骨软骨瘤多见;恶性肿瘤以骨肉瘤多见。

2. 根据骨肿瘤的原发部位分类　可分为原发性和继发性两类。前者来自骨组织及其附属组织;后者是由其他部位的恶性肿瘤通过血液或淋巴液转移而来。原发性骨肿瘤中以良性肿瘤多见。

【临床表现】

1. 症状和体征

(1) 症状:疼痛是恶性骨肿瘤最显著的症状,并迅速发展为持续性剧痛、夜间痛,并可有压痛,晚期可出现贫血、消瘦、食欲不振、体重下降、低热等全身症状。良性骨肿瘤疼痛多不明显。

(2) 体征

1) 局部肿块、肿胀:良性肿瘤多以肿块为首发症状;肿块质硬、无压痛;恶性肿瘤常表现为发展迅速的局部肿胀和肿块,表面可见浅静脉怒张。

2) 功能障碍和压迫症状:发生于长骨干骺端的骨肿瘤多邻近关节,由于疼痛、肿胀和畸形,关节功能障碍。肿块巨大时,可压迫周围组织引起相应症状,如脊柱肿瘤可压迫脊髓,出现截瘫。

3) 病理性骨折:肿瘤生长可破坏骨质,良、恶性肿瘤均可发生病理性骨折。

2. 辅助检查

(1) 病理检查:病理组织学检查是确诊骨肿瘤的可靠检查。

(2) 影像学检查

1) X线检查:良性骨肿瘤多界限清楚、密度均匀;恶性骨肿瘤病灶多不规则,生长迅速,密度不均,界限不清,呈虫蛀样、筛孔样,或表现为"葱皮"现象、"日光射线"形态。

2) CT和MRI检查:可清楚地描绘肿瘤的范围,识别肿瘤侵袭骨髓和软组织的程度,与邻近组织器官的关系,以帮助制订手术方案和手术切除范围。

3) 放射性核素骨显像、数字减影血管造影、生化测定及现代生物检测技术等均有助于对骨肿瘤作出明确诊断。

(3) 实验室检查:恶性骨肿瘤患者可有血钙和血清碱性磷酸酶升高;尿中球蛋白阳性提示浆细胞骨髓瘤。

【治疗要点】

1. *治疗原则* 主要采用手术治疗,必要时辅以化疗和放疗。

2. *刮除植骨术* 适用于良性、外生性骨肿瘤及瘤样病变。

3. *恶性骨肿瘤的治疗* 采用手术治疗(包括保肢手术、截肢术),以及化疗、放疗、栓塞治疗和免疫等综合治疗手段。

【护理】

1. *护理评估*

(1) 术前评估

1) 健康史:了解患者的年龄、性别、职业、工作环境和生活习惯,有无发生肿瘤的相关因素;有无外伤和骨折史。是否有食欲减退、低热和肢体疼痛等病史,肢体疼痛的性质、程度,加重或缓解的相关因素。既往有无其他部位肿瘤史,家族中有无类似病史者。

2) 身体状况:了解疼痛的部位,肢体有无肿胀、肿块和表面静脉怒张,局部有无压痛和皮温升高,肢体有无畸形,关节活动是否受限。有无因肿块压迫和转移引起的局部体征。了解患者有无消瘦、体重下降、营养不良和贫血等晚期恶性肿瘤的恶液质表现。重要脏器,如心、肺、肝、肾功能是否正常,能否耐受手术治疗和化疗。

3) 辅助检查:了解红细胞沉降率、碱性磷酸酶是否升高,血清钙、铜、锌及铜锌比值是否异常;尿液球蛋白检查是否异常;X线检查有无示骨质破坏、骨膜反应和软组织影;病理学检查有无异常。

4) 心理和社会状况:尤其是恶性骨肿瘤,患者往往难以接受,对预后缺乏信心,出现焦虑、恐惧甚至轻生。由于恶性肿瘤多为青少年,对保肢手术寄予过多的希望,对截肢手术和术后肢体的外观改变缺乏承受能力,往往拒绝治疗。在治疗过程中,对手术前后化疗的认识和准备不足,不能坚持完成手术前后的化疗。因此,需对上述问题进行全面评估,以判断患者和家属的心理承受程度和所需护理。

(2) 术后评估

1) 身体状况:评估患者的体温、脉搏、呼吸、血压;创口有无渗血、渗液。肢体远端血运是否正常,有无感觉和运动异常;各种引流是否有效,引流液是否正常;外固定位置是否正确;全身营养状况有无改善;辅助检查结果是否正常。

2) 心理和社会状况:评估患者对术后康复的认识,对术后肢体外观改变和缺失是否能承受,对术后化疗及功能锻炼是否有充分的心理准备。家庭成员是否能为患者提供术后长期照护,是否有足够的经济能力满足患者的治疗和康复。

2. 护理问题

(1) 恐惧:与担心肢体功能丧失和预后有关。

(2) 疼痛:与肿瘤浸润压迫周围组织、病理性骨折、手术创伤、术后幻肢痛有关。

(3) 躯体活动障碍:与疼痛、关节功能受限及制动有关。

(4) 知识缺乏:缺乏术前配合和术后康复有关知识。

(5) 潜在并发症:病理性骨折。

3. 护理措施

(1) 心理护理:向患者及家属介绍当前骨肿瘤的治疗方法和进展,手术治疗和化疗等的重要性,鼓励患者积极配合治疗。术前各种检查项目较多,应做好充分的解释工作,便于患者配合。对于拟行截肢术的患者,可与患者一起讨论术后可能出现的问题,并提出可能的解决方案,使患者在心理上对截肢术有一定的准备。

(2) 缓解疼痛

1) 相对制动,以减轻疼痛:进行护理操作时避免加重患者疼痛。

2) 应用镇痛药物:对于疼痛剧烈或经采取上述措施无效者,应遵医嘱使用镇痛药物。

a. 镇痛药物的应用原则

(a) 根据药效强弱依阶梯方式顺序使用。

采用WHO推荐的癌性疼痛三阶梯疗法:第一阶梯为非阿片类药,以阿司匹林为代表;第二阶梯为弱阿片类药,以可待因为代表;当非阿片类药不能控制疼痛时,加用弱阿片类药物;第三阶梯为强阿片类药,以吗啡为代表,适用于剧烈疼痛的患者。

(b) 口服给药。

(c) 按时服药,以维持有效血药浓度。

(d) 用药剂量个体化。

b. 用药后应注意

(a) 动态观察呼吸功能、血压、神志变化。

(b) 预防便秘。

(c) 对于恶心、呕吐者,准备好容器,呕吐后及时清理,必要时使用止吐药。

(d) 一旦发生呼吸抑制,应用吗啡拮抗剂纳洛酮静脉推注以改善呼吸。

(e) 对尿潴留者,积极诱导排尿,必要时予以导尿。

(3) 术后的特殊护理

1) 截肢的护理

a. 心理护理:截肢术后,特别是麻醉清醒后瞬间对患者身心造成的打击极大,极需要心理支持,要通过体贴、细致、周到的护理措施,取得患者及家属的信任和支持,使患者能逐渐面对现实。实事求是地向患者介绍安装义肢等重建肢体功能的措施及效果,增强患者进行良好康复的信心。

b. 体位:大腿截肢术后易发生髋关节屈曲、外展挛缩畸形,小腿截肢术后要避免膝关节屈曲挛缩畸形,需通过摆放体位进行预防。

c. 幻肢痛:患者感到已切除的肢体仍有疼痛或其他异常感觉,发生率虽不很高,但一旦发生则处理困难。幻肢痛的护理要让患者了解神经传导通路的基本知识,对长期顽固性疼痛可行神经阻断术。

d. 残肢功能锻炼：指导患者进行残肢内收、外展关节屈伸活动，早期功能锻炼可以消除水肿，促进残端成熟。鼓励患者使用拐、手杖或助行器等辅助设备，早期下床活动，进行肌肉强度和平衡锻炼，为安装义肢作准备。

2）术后化疗的护理

a. 心理护理：化疗后引起的脱发、消化道等不良反应对患者的心理影响较大，这些担忧和恐惧在接受化疗前就已存在，在进行化疗后可能放大，需要加强心理护理，护理人员要给予有针对性地解释和安慰，并可建议患者佩戴假发以维护外观形象。

b. 观察药物不良反应：了解和掌握化疗药物的作用和不良反应，通过定时检查血常规，了解骨髓功能的损害程度，血小板减少时应注意观察皮肤黏膜有无出血点，白细胞减少时，应防止交叉感染并采取有针对性的预防和保持措施。使用化疗药物应严格遵照医嘱，剂量要准确，现用现配，同时使用几种药物时，每一种药物之间应用等渗溶液隔开。化疗药物对血管刺激性大且治疗时间长，必须注意保护好患者的血管。针对化疗药物引起的消化道反应，如恶心、呕吐、厌食等可采取相应的护理措施，如应用止吐药、进食宜清淡、少量多餐等。

c. 介入治疗的护理：术前向患者解释介入治疗的方法及意义，取得患者的配合。术后除要密切观察生命体征外，还要特别观察介入导管插入部位的止血措施是否有效，防止大出血的发生。此外应注意肢端血运情况。观察介入药物的毒性反应，对高热者可用药物及物理降温，对恶心、呕吐严重者进行补液及对症措施。

（4）功能锻炼

1）术后 48 h 开始作肌肉的等长收缩，促进血液循环，防止关节粘连。

2）术后抬高患肢，预防肿胀。保持肢体功能位，预防关节畸形。膝部手术后，膝关节屈曲 15°，距小腿关节屈曲 90°。髋部手术，髋关节外展中立或内旋，防止发生内收、外旋脱位。下肢肿瘤的患者术前下地活动时，避免负重，以防发生病理性骨折和脱位。

3）良性肿瘤大多施行局部切除、刮除植骨术或骨水泥填充，对关节功能影响较小，无需外固定，伤口愈合后即可下地进行功能锻炼。行人工关节置换术者，术后一般不需要外固定，2～3 周后开始关节的功能锻炼。

4）恶性肿瘤者术后 3 周可进行患处远侧和近侧关节的活动；术后 6 周，进行重点关节的活动，加大活动范围。

5）教会患者正确应用拐杖、轮椅以协助活动。

6）必要时辅助理疗，利用器械进行活动。

4. **护理评价**

(1) 患者情绪是否稳定，能否正确对待疾病。

(2) 患者疼痛是否缓解，有无疼痛的症状和体征。

(3) 患者肌肉、关节功能是否得以恢复，是否能满足日常活动需要。

(4) 患者是否了解和掌握疾病相关知识，是否能配合治疗和康复护理。

(5) 病理性骨折是否得到预防或发生后得到及时处理。

【健康教育】

1. 保持平稳心态，树立战胜疾病的信心。
2. 恶性肿瘤患者应坚持按计划接受综合治疗。
3. 指导患者正确使用各种助行器，如拐杖、轮椅等，尽快适应新的行走方式。

4. 制定康复锻炼计划，指导患者按计划锻炼，调节肢体的适应能力，以最大程度恢复患者的生活自理能力。

5. 定期复诊。

第二节　常见骨肿瘤

一、骨软骨瘤

骨软骨瘤是良性骨肿瘤中最常见的一种，占良性肿瘤的40%以上，多发生于青少年，分为单发与多发两种，以单发性多见，又名外生骨疣；多发性较少见，常合并骨骼发育异常，并有遗传性，故又称遗传性多发性骨软骨瘤，具有恶变倾向。多见于长骨干骺端。

【病因和病理】

骨软骨瘤的发生实质是骨生长方向的异常和长骨干骺端塑形的错误，其结构包括正常骨组织和覆盖顶端的软骨帽，到骨骺闭合时肿瘤的生长也就自然停止，1%的骨软骨瘤有恶变倾向。

【临床表现】

1. 症状和体征

(1) 症状：骨软骨瘤可长期无症状，多因无意中发现骨性包块而就诊，若肿瘤压迫周围血管、神经、肌腱等可产生疼痛。

(2) 体征：局部可见隆起的包块，触之呈骨性硬度，无压痛，有时可触及细长的蒂部。

2. 辅助检查

(1) X线检查：平片在长骨的干骺端可见逆骨骺方向的骨性突起，蒂窄长或宽广与正常骨相连，软骨帽可呈不规则钙化。

(2) CT检查：有助于确认软骨帽的范围。

【治疗要点】

一般不需治疗。下列情况均应及时行肿瘤切除手术：肿瘤生长过快出现疼痛并影响关节功能者；影响邻骨或发生关节畸形者；压迫神经、血管及肿瘤自身发生骨折者；肿瘤表面滑囊反复感染者；或病变活跃有恶变可能者。切除范围从肿瘤基底四周正常骨组织开始，包括纤维膜或滑囊、软骨帽等，以免复发。

二、骨巨细胞瘤

骨巨细胞瘤是较常见的原发性骨肿瘤之一，属于一种潜在恶性或介于良、恶性之间的溶骨性肿瘤。发病年龄多在20～40岁，女性多于男性，好发部位为股骨下端和胫骨上端。

【病因和病理】

骨巨细胞瘤起源于骨髓结缔组织间充质细胞，由基质细胞和多核巨细胞构成，生物学特性是介于恶性与良性肿瘤之间，是潜在的恶性肿瘤。

【临床表现】

1. 症状与体征　主要症状为疼痛和肿胀，随肿瘤的生长而逐渐加重。包块触之有乒乓球样感觉，若累及关节软骨可影响关节功能。

2. X线检查　骨骺处偏心性溶骨性破坏无骨膜反应。骨皮质膨胀变薄，呈“肥皂泡”样改变。常伴病理性骨折。

【治疗要点】

以手术治疗为主，采用切除术加灭活处理，再植入自体骨、异体骨或骨水泥，但易复发；对于复发者，应行节段截除术或假体植入术，必要时采用广泛或根治切除；对于恶性无转移者，可行广泛、根治性切除或截肢术；对手术清除肿瘤困难者，可试行放疗，但照射后易发生肉瘤变。本病化疗无效。

三、骨肉瘤

骨肉瘤是最常见的原发性恶性骨肿瘤。恶性程度高，预后差。发病年龄以10～20岁青少年多见。好发于长管状骨干骺端，股骨远端、胫骨和肱骨近端是常见发病部位。

【病因和病理】

骨肉瘤的病理特点是恶性瘤细胞直接形成骨样组织，故又称成骨肉瘤，但也有成骨过程不明显者。肺转移的发生率较高。

【临床表现】

1. 症状与体征

(1) 症状：为局部疼痛，多为持续性，逐渐加剧，夜间尤甚，并影响睡眠，且有附近关节活动受限。

(2) 体征：肿瘤表面皮温升高，静脉怒张，可出现震颤和血管杂音。侵蚀皮质骨可导致病理性骨折。

2. 影像学检查

(1) X线检查：显示成骨性的骨硬化灶或溶骨性的破坏，骨膜反应可见Codman三角或有“日光照射”现象。

(2) CT及MRI检查：可进一步显示病灶及软组织侵袭范围。

【治疗要点】

以手术为主，结合化疗和生物学治疗的综合治疗。一般多采用术前大剂量化疗，根据肿瘤浸润范围，作根治性切除瘤段灭活再植或置入假体的保肢手术或截肢术，术后再继续大剂量化疗。

案例分析题

患儿，女性，3岁。主诉无诱因下右大腿疼痛10 d。X线：右股骨病灶，予门诊收治入院。查体：双下肢等长，无肌肉萎缩，右大腿无明显压痛，可触及一隆起骨性包块。局部皮肤不红，皮温不高，关节不肿。双侧髋、膝、距小腿(踝)关节活动正常，足趾活动、血供良好。术后病理结果示“骨软骨瘤”。

问题：骨肿瘤的护理措施包括哪些内容？

（赵慧莉）

第七篇

皮肤疾病和性传播疾病的护理

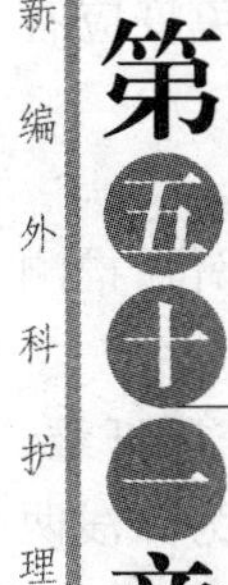

第五十一章 皮肤疾病患者的护理

第一节 解剖和生理概要

【解剖】

人的全身表面都覆盖着皮肤，皮肤是人体的第一道防线。柔韧而富于弹性，在一定范围内可以推动和伸张。皮肤是人体最大和最重要的器官，面积为 1.5～2 m^2，总重量约占人体的 16%。皮肤的厚度以年龄、性别、部位的不同而各不相同。通常为 0.5～4.0 cm，儿童皮肤较成人薄，四肢及躯干的皮肤伸侧比屈侧厚。皮肤是由表皮、真皮、皮下组织、附属器以及血管、淋巴管、神经、肌肉等结构组成的。

1. 表皮(epidermis)　为复层鳞状上皮，由角质形成细胞与树枝状细胞组成。

(1) 角质形成细胞：角质形成细胞最终产生角质蛋白而脱落，占表皮细胞的 80%以上。在其向角质细胞演变过程中，一般可分为基底层、棘层、颗粒层、透明层和角质层。

1) 基底层：是表皮的最里层，由一层圆柱状基底细胞组成，排列整齐，如栅栏状，具有活跃的再生能力，也称生发层。

2) 棘层：位于基底层外面，是表皮中最厚的一层，由 4～8 层不规则的多角形、有棘突的细胞组成，又称棘细胞层。自里向外由多角形渐趋扁平，与颗粒细胞相连。各细胞间有一定空隙，除棘突外，在正常情况下，还含有细胞组织液，辅助细胞的新陈代谢。

3) 颗粒层：位于棘层之外，由 2～4 层比较扁平的梭形细胞组成，是进一步向角质层细胞分化的细胞。

4) 透明层：仅见于手掌和足跖处，由 2～3 层扁平、无核而界线不清的透明细胞组成，内含角母蛋白。有防止水和电解质通过的屏障作用。

5) 角质层：是表皮的最外层，由 4～8 层已经死亡的扁平无核细胞相互重叠成板状组成。能够耐受一定的外力侵害，阻止体内液体外渗和化学物质的内渗，是良好的天然屏障。

(2) 树枝状细胞：在表皮内有 4 种类型的树枝状细胞，即黑素细胞、朗格汉斯细胞、未定型细胞、麦克尔细胞，其功能结构各不相同。

1) 黑素细胞：来源于神经嵴，镶嵌于表皮基底细胞之间，占基底层细胞的 10%。具有形成黑色素的功能。

2) 朗格汉斯细胞：来源于骨髓，位于嵴细胞层中，此细胞具有吞噬细胞功能，能摄取、处理与携带或呈递抗原，将其载至淋巴结的免疫反应区域，激活淋巴细胞。参与免疫应答反应。

3）未定型细胞：位于表皮最下层，其发生和功能不同。

4）麦克尔细胞：分布于基底细胞之间，多见于成人的指尖、唇、齿龈和甲床等部位，推测是一种触觉感受器。

2. 真皮　真皮在表皮下层，与表皮分界明显。主要由结缔组织构成，其中有胶原纤维、弹性纤维和网状纤维等。它与皮肤的弹性、光泽、张力等有很重要的关系。真皮分为深浅两层，深层为网状层，浅层为乳头层。真皮内含有血管、淋巴管、神经及皮肤附属器，如毛发、皮脂腺，以及大、小汗腺和肌肉等。

3. 皮下组织　皮下组织在真皮下方，由疏松的结缔组织和脂肪小叶构成，又称皮下脂肪层或脂膜。其结构与真皮类似，具有保温、缓冲、储存能量作用。

4. 皮肤附属器　包括毛发毛囊、汗腺、皮脂腺和指(趾)甲等。

(1) 毛发毛囊：毛发是由角化的角质形成细胞构成。露出皮肤部分的毛发称为毛干；埋在皮肤内的部分称为毛根；包绕在毛根周围的鞘状结构称为毛囊。毛发分为长毛、短毛、毫毛。

(2) 汗腺：分为小汗腺和大汗腺。小汗腺除唇、龟头、包皮内侧、小阴唇及阴蒂外遍及全身，分泌汗液；大汗腺主要分布于腋窝、肛周、外阴等处，分泌物为乳状液。

(3) 皮脂腺：开口于毛囊上部，分泌和排泄皮脂，润泽毛发和皮肤。皮脂腺的分泌以青春期最为活跃。

(4) 指(趾)甲：由角化细胞构成。外露面为甲板，甲板下方为甲床，埋于皮肤内的为甲根。指(趾)甲每日生长 0.1 mm。

5. 血管、淋巴管、神经、肌肉

(1) 血管：皮肤血管分布于真皮及皮下组织内。血管丰富，可容纳人体血量的 1/5，具有营养皮肤和调节体温的作用。

(2) 淋巴管：皮肤的淋巴管较少，且与血管伴行，并汇入局部淋巴结，构成淋巴系统。

(3) 神经：皮肤的神经末梢极为丰富，分为来自脑脊神经的感觉纤维和运动纤维。感觉纤维能感受痛觉、温度觉、触觉、压觉、痒觉；运动纤维调节血管、汗腺、立毛肌的作用。

(4) 肌肉：皮肤的肌肉分为平滑肌和横纹肌。平滑肌分布于立毛肌、血管壁、乳晕、阴囊黏膜及汗腺周围。横纹肌主要为面部表情肌。

【生理功能】

皮肤的生理功能主要有保护作用、感觉作用、调节体温、分泌、排泄、吸收、代谢和参与免疫反应等作用，对于整体的健康是很重要的。同样，机体的异常情况也可以在皮肤上反映出来。

1. 保护作用　皮肤对于机械性、物理性、化学性及生物性刺激有保护作用。

(1) 对机械性刺激的保护：表皮角质层既柔韧又致密，对机械性刺激有防护作用。经常受摩擦和压迫的部位，如手掌、足跖、臀部及四肢伸侧等处，角质层增厚或发生胼胝，可增强对机械性刺激的耐受性。真皮中的胶原纤维及弹力纤维使皮肤有抗拉性及较好的弹性。皮下脂肪的软垫作用可减轻外界的冲击。皮肤发生的裂隙或溃疡可由纤维母细胞及表皮新生而愈合。

(2) 对物理性损害的防护：角质层表面有一层脂质膜，能防止皮肤水分过度蒸发，使角质层柔润，防止发生裂隙，并能阻止外界水分渗入皮肤；角质层有反射及吸收波长较短的紫外线(180～280 nm)的作用。棘细胞层、基底层细胞和黑素细胞可吸收波长较长的紫外线(320～400 nm)。黑素颗粒有反射和遮蔽光线的作用。

(3) 对化学物质损害的防护作用：角质层细胞有抵抗弱酸、弱碱的作用。角质层细胞排列紧密，对水分及一些化学物质有屏障作用。化学渗透和通过角质层需要较长时间，然而一旦通过了角质层，就较快地穿透表皮。故表皮角质层对防止化学物质的渗透和防止皮肤水分的蒸发都起着重要的作用。

(4) 皮肤对微生物的防御作用：干燥的皮肤表面及它的弱酸性不利于细菌在其表面大量繁殖。但增加皮肤湿润，则皮肤表面细菌数量会增多。

2. 感觉作用　皮肤中有极丰富的神经纤维网及各种神经末梢，将刺激引起的神经冲动，传至大脑而产生感觉。瘙痒是皮肤、黏膜的一种特殊感觉，常伴有搔抓反应。

3. 调节体温作用　皮肤对保持正常体温以维持机体的正常功能起着重要作用。当外界温度或某些疾病使体温发生变化时，体温调控中枢会调节皮肤血管的收缩和扩张，从而改变经皮肤中的血流量及热量的扩散，以调节体温。当外界气温升高时，交感神经功能降低，皮肤毛细血管扩张，血管球体开放，使通过皮肤血管网的血流量增多，且体温不致过度升高。当外界温度降低时，交感神经功能加强，皮肤的小动脉收缩，血管球体关闭，皮肤中的血流量减少，减少热量的丢失，可防止体温过度降低。

4. 分泌和排泄作用

(1) 小汗腺分泌和排泄：在正常室温下，只有少数小汗腺处于分泌状态，无出汗的感觉，称不显性出汗；气温高于 30℃时，活动性小汗腺增加，排汗明显，称显性出汗。

(2) 皮脂分泌中含有较多的三酰甘油、蜡类、固醇类及角鲨烯等。

5. 皮肤的吸收作用　皮肤是机体较好的保护屏障，角质层中的脂类成分能防止水分及某些化学物质进入机体，以及通过皮肤的水分丢失。但皮肤不是绝对无通透性的组织，长期接触可使某些物质透过表皮角质层细胞而被吸收。外用药对皮肤病的治疗就是利用了这种作用，大多数化妆品也是通过作用于皮肤而达到美容效果。皮肤吸收的主要途径是通过角质层的细胞膜。

6. 皮肤的代谢作用

(1) 水分：皮肤中的水分主要在真皮，它不仅是皮肤的各种生理作用的重要内环境，而且对于整体的水分也可起到调节作用。

(2) 电解质：皮肤中的电解质以氯化钠及氯化钾的含量最多，此外还有微量的镁、铜、钙、磷等。

1) 氯化钠主要在细胞间液体中，它对维持渗透压及酸碱平衡有一定作用。

2) 氯化钾主要在细胞质内，可调节细胞内的渗透压及酸碱平衡。

3) 镁存在于细胞内，与某些酶的活动有关。

4) 钙主要存在于细胞内，对细胞膜的通透性及细胞间的黏着性有一定作用。

5) 铜在皮肤中含量甚少，但它是色素形成过程中所需的酪氨酸酶的主要成分之一。

6) 磷是细胞内许多代谢物质和酶的重要成分，参加能量储存及转换。

7) 皮肤还有糖代谢、蛋白质代谢、脂肪代谢的功能。

第二节 皮肤病的防治和护理

【外用药物的使用和护理】

皮肤科外用药物疗法在皮肤病的治疗上起着重要的作用。患者常常选择多种外用药物和剂型使用。因此，指导患者合理、正确、安全地使用外用制剂，是护士在临床工作中必不可少的一项内容。护士必须了解各种外用药物的性质、作用、适应证及其使用原则；定期评估患者用药后皮损的变化，及时做好护理记录；为临床治疗和护理提供动态的病情资料，促进患者的早日康复。

1. 常用外用药物的种类　根据药物的药理作用不同，一般可分为保护剂、止痒剂、抗真菌及抗寄生物剂、消毒杀菌剂、角化促成剂、角质剥离剂、腐蚀剂、收敛剂和皮质类固醇激素。其中，以皮质类固醇激素最为常用。皮质类固醇激素具有非特异性抗炎作用、免疫抑制作用和抗增生作用，但是使用不当可造成皮肤萎缩、潮红和毛细血管扩张、粟丘疹和痤疮、多毛和色素沉着、口周皮炎和光敏。因此，在使用中应注意以下几个方面。

(1) 明确制剂的级别，选择合适强度的药物。

(2) 注意使用制剂的部位：药物经皮肤吸收的大小依次为：阴囊＞面部、腋窝和腹股沟＞躯干＞前额＞头皮＞前臂＞掌跖。

(3) 使用方法依据皮损的厚度和病期。小儿皮损较薄者宜用弱效药物少量使用；慢性局限性肥厚皮损用强效药物封包外敷。

2. 常用外用药物的剂型　见表51－1。

表51－1　常用外用药物的剂型

剂型	作　用	适应证	用　法	注意事项
粉剂	干燥、护肤、散热	急性或亚急性皮炎而无渗液	每日多次	不用于表皮糜烂及渗液处；不用于腔口附近及毛发长的部位
溶液	散热、消炎、清洁	急性皮炎伴有大量渗液或脓性分泌物	每日湿敷2～3次	保持纱布的潮湿和清洁；大面积湿敷时注意药物浓度
水粉剂	散热、消炎、干燥、护肤、止痒	急性皮炎无渗液	每日多次	用前充分摇匀；毛发长的部位不宜使用
乳剂	润滑、消炎、护肤、止痒、软化痂皮	亚急性或慢性皮炎、瘙痒症	每日2～3次	可能引起过敏反应
糊剂	消炎、护肤和轻度干燥作用	亚急性皮炎伴少量渗液	每日2～3次	换药时，先用油剂将原有糊剂洗去，不可用水洗；毛发长的部位不宜使用
软膏	作用同乳剂，但穿透力较乳剂强	慢性皮炎、湿疹、创面比较清洁的溃疡	每日2次	急性皮炎不能用
搽剂	消炎、杀菌、止痒	慢性皮炎、瘙痒病、神经性皮炎	每日2～3次	不宜用于破溃处；损害范围广和腔口附近黏膜处不宜使用
涂膜剂	保护	慢性皮炎	每日2～3次	涂层不宜过厚；有渗液时不可用

3. 使用原则

(1) 选择准确剂型：根据皮损的不同选择合适的剂型。

(2) 正确选择相关作用的药物：根据病因、临床表现、病情变化等选择药物。一种药物久用后，机体可产生耐药性，可更换相同或不同性质的药物。

(3) 正确掌握用药方法：如水粉剂用前要摇匀，当在皮损上形成"粉块"时，可用冷水洗去；湿敷要保持纱布的湿润和清洁；糊剂每次使用前要用油剂清洗。

(4) 密切观察使用药物过程中的皮疹变化。一旦出现过敏反应或刺激症状，应立即停药，并通知医生，及时处理。

4. 常见外用药物的使用方法

(1) 湿敷法：用于急性皮炎伴大量渗液或继发感染时。利用溶液具有的清洁、散热、消炎等作用，抑制渗出，减轻瘙痒，缓解皮损症状，维持皮肤正常的生理功能。取4～6层纱布浸入药液中，提起拧至不滴水为宜，并平整地敷于患处。操作时应注意以下几点：

1) 严格执行无菌操作原则，预防交叉感染。

2) 保持床单位的清洁、干燥，湿敷时使用防潮垫或支被架，防止药液污染被褥。

3) 保持敷料湿润：湿敷时使用的敷料必须保持潮湿，敷料的湿度以不滴水为宜。热天每2～3 h更换1次敷料，冬天可适当延长。如渗液较多时，可缩短更换敷料的时间，每1～2 h更换1次。

4) 保持创面清洁：湿敷前可先行清洗创面上的脓液或渗液，再进行湿敷，以利于药液发挥更好的疗效。

5) 面部湿敷时，用棉球塞住外耳道，防止药液流入耳道引起中耳炎。

6) 头部湿敷时，应劝患者剪短头发。将短发分成几缕，把被湿敷液浸透的纱条嵌入头发内。

7) 湿敷面积不超过全身面积的1/3。如需大面积湿敷时，可将身体划分为多个区域，分区或分时进行湿敷。

8) 关心爱护患者：冬天注意保暖，可将湿敷液适当加温后使用，注意湿敷液的温度必须低于皮肤温度。

(2) 擦药法：协助患者遵照医嘱正确使用外用药剂，达到改善皮损症状、减轻患者病痛、治疗疾病的目的。操作时应注意以下几点：

1) 尊重患者，注意保护患者的隐私。

2) 擦药过程中，注意保暖，防止受凉。调节室温至28～30℃，相对湿度为50%～60%。

3) 擦药前，可嘱患者先用热水洗澡，去除鳞屑，以利于药物发挥更大的疗效。

4) 擦药时，动作轻、柔、快，顺序自上而下，避开糜烂的创面，不加重皮肤损害。

5) 擦药面积不超过全身面积的1/3，以防用药过量而蓄积中毒。如需大面积擦药时，应使用不同的药物分区、分时擦药。

6) 操作前、后都应仔细观察患者的皮损情况，及时对皮损的大小、颜色、形态作出评估。若出现新发皮疹或原有皮疹面积增大、颜色加深等症状，应暂缓使用药物，及时通知医生处理并做好记录。

【内用药物的使用和护理】

内用药物疗法在皮肤病的治疗过程中起着非常重要的作用。临床上，一般选用的药物主要分为抗组胺类、皮质类固醇激素类、免疫抑制剂、维A酸类、抗真菌类、抗生素类以及其他抗病毒等多种类型。本章着重讲述皮肤科几种特殊的内用药物疗法及其护理。

1. *封闭疗法* 可分为静脉封闭、局部封闭和口封等，其中，静脉封闭又可分为小静封和大静封。目前，临床上以大静封较为常见。大静封以普鲁卡因按每千克体重4～6 mg计算，维生素C 500 mg加入生理盐水250 ml中静脉点滴。每日1次，10 d为1个疗程。主要起到对神经系统的保护作用和对神经营养功能的兴奋作用。

(1) 适应证：银屑病、泛发性湿疹、结节性痒疹、瘙痒症和慢性荨麻疹。

(2) 禁忌证：有普鲁卡因过敏史及有严重肝、肾、心脏疾病患者。

(3) 护理要点

1) 使用前做普鲁卡因皮试。

2) 静脉药液配制剂量准确。

3) 静脉点滴速度不宜过快。以每分钟30滴起始。250 ml滴注要超过1 h。输液结束后，嘱患者卧床休息15～30 min。

4) 输液过程中，密切观察患者的面色、神志和生命体征的变化。若患者出现头晕、恶心、面色苍白、出冷汗，甚至呼吸困难和血压下降等过敏性休克反应，应立即停药，通知医生，积极开展抢救工作。

2. *脱敏疗法* 通过脱敏物质的应用，以消除患者的过敏状态。可分为非特异性和特异性两种。临床上，非特异性脱敏疗法应用广泛。

(1) 适应证：反复发作的泛发性湿疹和皮炎、慢性荨麻疹、过敏性紫癜等变应性疾病。

(2) 禁忌证：高度敏感者慎用。既往有过敏性休克史的患者禁用特异性过敏疗法。

(3) 护理要点

1) 使用时，应准备好肾上腺素和皮质激素等急救药物。

2) 静脉推注钙剂或硫代硫酸钠时，要充分稀释，准确抽吸，缓慢推注。静脉推注时间15～20 min。

3) 注射特异性变应原，应从低浓度到高浓度，小剂量到大剂量。以临床上不出现症状的最大剂量为准则。

4) 用药过程中要密切观察患者有无过敏反应的发生。一旦发生，立即停用，并及时抢救。

3. *冲击疗法*(impulvise therapy) 是指在短时间内静脉输入超大或大剂量皮质类固醇激素或免疫抑制剂，或两者联合应用，以获得用普通给药方法难以达到的疗效而达到控制某些严重疾病的目的。主要有皮质类固醇激素冲击疗法、环磷酰胺冲击疗法和联合冲击疗法。

(1) 适应证：严重的系统性红斑狼疮、难治性皮肌炎和多发性肌炎、难治性天疱疮和大疱性类天疱疮、重症药疹和坏疽性脓皮病。

(2) 禁忌证：严重感染，以及严重的心、肝、肾功能不全。

(3) 护理要点

1) 由专人护理，治疗前后密切观察患者的神志、体温、脉搏、呼吸等生命体征的变化。必要时，进行心电监护。

2) 保持病室清洁，限制探视人数。加强口腔护理和皮肤护理。

3) 给予低糖、低盐、低脂、高蛋白质、高维生素的饮食：饮食宜柔软、清谈，补充钙剂和适量的钾剂。治疗期间，鼓励患者多饮水，尤其是在环磷酰胺冲击治疗时可在给药前 12 h 及后 24 h 内大量饮水。每日尿量应≥2 000 ml。

4）静脉补液速度不宜过快，应根据患者的病情和具体用药情况调整补液滴速。

5）合理使用静脉，定时观察静脉通路的情况，保持静脉通路的通畅，防止药液外渗。一旦药液外渗，应立即停止输注，冷敷或用 50%硫酸镁湿敷。

6）密切观察患者的两便情况，及时留取尿粪常规和隐血，防止上消化道出血和出血性膀胱炎的发生。如患者出现腹痛、呕血、血尿、大便颜色改变，应及时通知医生，对症处理。

7）治疗结束后，还应密切观察患者减药过程中有无反跳现象和停药症状的发生。

4. *大剂量丙种球蛋白静注疗法*（intravenous immunoglobulim，IVIG）　大剂量丙种球蛋白静注冲击疗法对重症自身免疫性疾病是一项重要的辅助治疗措施。因其起效快、不良反应小、相对安全而广泛应用于临床。

（1）适应证

1）严重危及生命或难治性自身免疫性疾病，如系统性红斑狼疮、皮肌炎、天疱疮等。

2）变应性系统性血管炎、贝赫切特综合征、脓疱病等。

3）常规大剂量皮质类固醇激素或免疫抑制剂治疗无效的患者。

4）患者免疫功能低下，并发全身性严重感染，不能耐受激素和(或)免疫抑制剂治疗。

（2）护理要点

1）专人护理：定时观察患者的神志和生命体征变化，及时记录护理病程录。

2）严格执行无菌操作原则和技术操作规范。

3）注意输注速度的调节：开始的 15～20 min 内滴速宜慢，每分钟 20～30 滴。如患者无不适反应，可根据患者的年龄、病情、心肺情况，将滴速调整至每分钟 40～60 滴。

4）输液过程中，密切观察患者输液部位有无异常，输液管道是否通畅，有无输血反应的发生。做到早期发现、及时处理。如发生严重的输血反应，须保留余液连同输液瓶和输液皮条用无菌治疗巾包裹一同送检查细菌培养。

5）少数患者可在治疗时出现一过性头痛，有发热和寒战、低血压、多汗、颜面水肿和荨麻疹等，可适当减慢滴速，加强观察，并做好心理护理。一般上述症状，可于治疗结束后迅速消失。如不能自行缓解，需通知医生，及早处理。

5. *血浆置换疗法*（plasmapheresis）　又称血浆除去法，是为了清除血浆内的病理物质，如自身抗体、循环免疫复合物及蛋白结合的毒素，以达到减轻症状和缓解病情的目的。

（1）适应证

1）结缔组织病：临床上最常用于系统性红斑狼疮。其他，如皮肌炎、硬皮病等也可试用。

2）大疱性疾病：天疱疮或大疱性类天疱疮。

3）系统性血管炎及大疱性表皮松解坏死性药疹、坏疽性脓皮病等。

（2）禁忌证：凝血功能障碍、出血倾向、低血压，以及严重的心、肝、肾功能不全等。

（3）护理要点

1）操作前

a. 做好心理护理，缓解患者紧张、焦虑、恐慌的情绪，能积极配合治疗和护理。

b. 保持室内空气清洁、通风。室温保持在 20～26℃。

c. 全面了解患者的情况，包括：体温、脉搏和心率、呼吸、血压、体重、凝血功能及出入液量的情况，作出详细的评估并做好记录。

d. 用物准备充分，各项仪器运转正常。各种抢救设备处于备用状态。

2）操作中

a. 严格无菌操作，严格执行技术操作规范。

b. 选择合适的静脉穿刺，保持静脉通路的畅通。

c. 各连接部位要接紧，防止漏血、脱落和导管扭曲。

d. 观察要点：严密观察患者的意识和生命体征的变化，每小时监测血压和脉搏1次，并做好记录。

e. 症状和体征的观察：患者有无畏寒、发热、头晕、头痛、恶心、呕吐、胸闷、气急、面色苍白、意识障碍、抽搐等症状的发生。若出现上述情况，常提示有并发症的可能，应及时处理。

f. 观察导管内有无气泡，特别是静脉管道内的气泡，严防空气进入人体。

g. 观察机器的运转、血液通路、管道连接等情况。

3）操作后

a. 各导管不使用时，应盖紧保护帽，夹紧保护夹。严禁在此管道内抽血或补液。

b. 定时观察生命体征，随访血象。

c. 做好仪器的保养和维护工作。

【物理疗法和护理】

1. *紫外线疗法*　利用紫外线灯源产生300～400 nm波段的混合紫外线照射皮肤，从而产生直接杀菌；红斑形成，促进血液循环和表皮新生；增加皮肤色素和镇痛、止痒的作用。

（1）适应证：玫瑰糠疹、带状疱疹、银屑病、白癜风。

（2）禁忌证：活动性肺结核、甲亢，以及心、肝、肾功能不全，10岁以下儿童、孕妇、老年人和对光敏感者。

（3）护理要点

1）治疗室通风良好，室温保持在18～22℃。

2）治疗期间，工作人员和患者均应佩戴墨绿色眼镜，做好眼部的防护。

3）尊重患者，保护患者隐私。充分暴露治疗部位，非照射部位用白布遮挡。

4）测定生物剂量时，局部皮肤用肥皂水清洗，干燥后再进行照射。

5）治疗期间，尤其在照射后3～4 h内，密切观察红斑出现的时间、达到高峰的时间、消退的时间，并做好护理记录。

2. *光化学疗法*　使用光敏剂后再以波长320～400 nm的长波紫外线照射，以达到治疗的目的。常用光敏剂为8-甲氧基补骨脂素（8-MOP），又称PUVA疗法。

（1）适应证：银屑病、白癜风、蕈样肉芽肿、遗传性过敏性皮炎、手部湿疹、慢性光化性皮炎、副银屑病等。

（2）禁忌证：红斑狼疮、皮肌炎、遗传性光敏性皮炎、大疱性疾病、10岁以下儿童、妊娠期妇女、肿瘤或有癌前病变的患者、使用免疫抑制剂治疗者，曾使用砷剂、甲氨蝶呤或各种离子射线治疗的患者。

（3）护理要点

1）向患者做好解释工作。告诉患者治疗的目的，治疗期间可出现皮肤瘙痒和红斑症状；减轻患者的焦虑情绪，避免治疗中出现不必要的恐慌，使其能积极配合治疗和护理工作。

2）治疗期间，饮食宜清淡，避免辛辣、过酸的刺激性食物，禁饮酒。

3）保持皮肤清洁，维持皮肤正常功能。每日洗澡1次。

4）治疗期间避免强烈日晒，防止吸收额外的紫外线。

5）指导患者合理使用药物。

6）治疗期间，照射部位不搽外用药。

7）治疗期间，不服用光敏性药物和食物。

8）合理使用光敏剂8-甲氧基补骨脂素（8-MOP）。口服法：应在早餐前服用，服药2～3 h后进行照射。8-MOP可引起恶心、呕吐等胃肠道反应，可与牛奶或食物同服；也可分2次隔半小时服用。治疗当天患者应佩戴墨镜。外用法：将0.2% 8-MOP溶液涂于皮损处后0.5～1 h照射。

9）治疗期间密切观察患者红斑的颜色、范围、伴随症状。如出现局限性一过性红斑属预期反应；如于照射后48 h出现大面积红斑，难以消退并伴有疼痛症状，提示有严重烧伤的可能，应及时通知医生，及早处理。

3. *红外线疗法* 使用波长为400～760 nm的红外线，产生热辐射作用能起到治疗的目的。

（1）适应证：慢性溃疡、冻疮、雷诺症、毛囊炎、甲沟炎、静脉炎等。

（2）护理要点

1）局部皮肤感觉障碍的患者，应注意避免烫伤。

2）避免照射急性期的肥厚性瘢痕，以免促进增生。

3）保护眼睛，避免光线直射眼部。若需照射面部皮损时，应用湿纱布遮盖眼睛。治疗过程中，出现视力模糊，要立即停止治疗，进行眼部检查，防止白内障或视网膜剥离的症状发生。

4. *液氮冷冻疗法* 利用液氮－196℃的低温造成细胞内外冰晶、血液淤滞、细胞变性、组织坏死而达到治疗的目的。

（1）适应证：日光性角化、结节性痒疹、皮肤癌、瘢痕疙瘩、化脓性肉芽肿等。

（2）护理要点

1）心理护理：心理护理要贯彻于整个治疗过程中。治疗前，耐心解释治疗的目的、操作的方法，以取得患者的信任。治疗中，详细解释出现疼痛和大疱的原因，缓解患者紧张、恐惧的情绪。治疗后，安定患者的情绪，做好健康知识的宣教，使患者继续配合后续治疗和护理工作。

2）疼痛的护理：疼痛可于治疗后数分钟内出现。做好解释工作，对疼痛的性质作出适当的评估。可用读书、听音乐等方法分散患者的注意力，缓解疼痛。必要时，根据医嘱给予止痛剂。

3）大疱护理：治疗后1～2 d内可出现大疱。保持疱壁的完整，防止继发感染。疱液较多时，可用无菌注射器行低位抽吸。

4）创面护理：保持创面清洁。痂皮未脱落前，不下水。每日数次用抗生素软膏涂抹，不应强行将痂皮剥落。3～4周后痂皮可自行脱落。

5. *X线疗法* 利用X线照射，抑制或破坏分化不良或增生的细胞；减少汗腺、皮脂腺的分泌；并有镇痛止痒的作用。

（1）适应证：神经性皮炎、慢性湿疹、瘢痕疙瘩、血管瘤、局限性多汗症、臭汗症、汗腺炎、皮肤癌等。

(2) 禁忌证:白细胞低下及总量超出规定者。

(3) 护理要点

1) 治疗前,清洁治疗区皮肤,用铅橡皮和眼罩保护正常的皮肤和眼、甲状腺、生殖器官等。

2) 治疗期间和治疗前后半个月应避免各种化学性刺激(煤焦油、水杨酸、碘酊等药物)和物理性刺激(日晒、热水烫洗)。

3) 治疗皮肤癌时,因照射剂量大,可引起头痛、恶心、呕吐、白细胞下降等不良反应。根据临床表现,予以相应的护理。

4) 照射局部常可出现二度放射性皮炎。此时,要保持局部皮肤干燥,每日 2 次用抗生素软膏外用。根据医嘱给予对症处理。必要时停止照射。

第三节 接触性皮炎

接触性皮炎(contact dermatitis)是皮肤、黏膜因接触某些外源性物质而发生的炎症反应。本病以急性为常见,皮损通常局限于接触部位,表现为红斑、丘疹、水疱、大疱甚至坏死,伴以瘙痒或烧灼感。职业性皮肤病大多数为接触性皮炎。

【病因和发病机制】

1. 原发性刺激物　是指具有强烈刺激性(如强酸、强碱)或毒性的物质,任何人接触该物质均可发病。某些物质(如肥皂水、去污剂)虽然刺激性较小,但如果人体皮肤长期、反复暴露在该类物质中,在接触部位也可发生皮炎。

2. 接触性致敏物　通常为低分子的化学物质(如染料、生漆、塑料、汞或外用药),多数接触后不发病,只有少数过敏体质的人接触该类物质后,经过一段潜伏期,接触性致敏由半抗原演变为全抗原时使机体致敏,此时,若再次接触同一种致敏物,接触部位经 12～48 h 即发生变态反应性皮炎(多属于Ⅳ型变态反应)。

【临床表现】

因接触性皮炎的类型不同而各异。

1. 原发性刺激性接触性皮炎

(1) 急性型:为接触强烈刺激物(强酸、强碱)后,接触部位即出现红肿、水疱甚至大疱,表皮坏死。

(2) 慢性累积性接触性皮炎:为长期反复接触较弱刺激物(肥皂水等清洁剂)引起,表现为皮肤干燥发红,继之皮肤红肿、发热,并出现丘疹、水疱、糜烂和苔藓样变。

2. 变应性接触性皮炎　在接触致敏原后,经过一定潜伏期,在接触部位发生边缘清楚的皮损,轻者为红斑、丘疹和丘疱疹,重者局部红肿明显并伴有水疱、大疱、糜烂和渗出,皮损仅局限于被接触部位,其大小、形态与接触物相一致,但亦可因搔抓或其他原因将接触物带至身体其他部位而发病,甚至可泛发至全身。自觉症状有瘙痒、灼热感或胀痛感。少数严重患者可有全身反应,如发热、畏寒、恶心及呕吐等。该病有自限性,去除病因并适当处理后 1～2 周后痊愈。但如再次接触过敏原可再发。若反复接触或处理不当,可转为亚急性或慢性皮炎。

【辅助检查】

斑贴试验是诊断接触性皮炎可靠而简单的方法。

【治疗要点】

寻找病因、脱离接触、积极对症处理。

1. 局部治疗 皮损早期用炉甘石洗剂、皮质类固醇糊剂或霜剂，有糜烂者用3%硼酸溶液湿敷，若有大疱者需抽疱液后再作湿敷。

2. 全身治疗 根据病情可选用抗组胺药，严重者可短期应用皮质类固醇。

【护理】

1. 护理评估

(1) 健康史和相关因素

1) 一般情况：患者的性别、年龄、婚姻、职业、个人嗜好，与皮损发生的关系。如女性皮疹的发生常与接触化妆品有关，皮损多位于脸部；化工厂的工人多因接触染料或塑料等而致病，皮损多位于暴露部位如手、头面和颈部。

2) 有无接触明确或可疑的刺激物或过敏物史

a. 是否接触过动物的皮毛(包括羽绒物品)或被昆虫刺伤。

b. 是否接触过某些植物性物质，如生漆、荨麻、无花果、银杏或芒果等。

c. 是否接触过某些化学物品如香水、染发剂、清凉油、红汞、磺胺粉、农药、橡胶或塑料等。

3)治疗经过：发病以来是否就诊过，用过何药或做过何处理，效果如何。

4)既往史：有无过敏史和类似发作史。

5)家族史：家族中有无类似病患与变态反应性疾病。

(2) 身体情况

1) 皮肤：接触部位的皮肤有无红斑、丘疹、水疱、大疱、坏死或溃疡，皮损范围大小与接触物的关系。局部有无瘙痒或烧灼感。

2) 全身：有无发热、畏寒、恶心或呕吐。

3) 辅助检查：斑贴试验是否找到接触性致敏物。

(3) 心理和社会状况：患者对暴露部位皮损及对外表影响的心理承受程度，对疾病相关知识的了解程度。

2. 护理问题

(1) 睡眠形态紊乱：与皮肤瘙痒不适有关。

(2) 有感染的危险：与皮损和搔抓有关。

(3) 自我形象紊乱：与暴露部位的皮损有关。

3. 护理措施

(1) 减轻瘙痒不适

1) 局部降温，如减少被盖与衣物，或局部使用冷湿敷，以降低神经对痒的敏感性。

2) 安排一些分散患者对痒的注意力的活动。

3) 根据医嘱给患者局部使用止痒剂或全身应用抗组胺药、镇静剂或静脉注射10%葡萄糖酸钙溶液等药物，以减轻瘙痒。

(2) 加强对皮损部位的护理

1) 保持皮肤的清洁卫生;剪短患者指甲,嘱其勿搔抓、烫洗及其他刺激皮肤的行为。

2) 指导患者正确使用局部用药,若出现糜烂、渗出或伴继发迹象时,应按医嘱局部涂擦抗生素软膏。

(3) 心理护理:关心和同情患者,注意他们的心理反应,鼓励患者表达自己的感受,通过谈话与交流对患者进行针对性的心理疏导,告诉患者形象的变化是暂时的,鼓励患者树立信心,积极配合治疗和护理。

4. 护理评价

(1) 瘙痒是否减轻或消失,能否正确、及时地用药。

(2) 继发感染是否受到预防。

(3) 患者是否了解发病原因和预防措施。

【健康教育】

1. 积极寻找致病因素,避免接触已知的致病因素。

2. 避免食用刺激性食物,如辛辣食物及酒等。

3. 保持皮肤的清洁与干燥。

4. 穿质地柔软的棉质衣物。

5. 正确和持续用药。

第四节 湿　疹

湿疹(eczema)反应了有关的皮肤炎症,病因复杂,主要特点为瘙痒较剧,常泛发或对称分布,原发皮损为多形性,易渗出,反复发作,趋向慢性化。

【病因】

病因比较复杂、不易查清,可能与以下因素有关。

1. 内因　个体的过敏体质为主要因素,神经精神因素(如精神紧张、情绪激动、劳累),内分泌及代谢改变(如月经紊乱、妊娠),肠道寄生虫,慢性感染病灶(如扁桃体炎、慢性胆囊炎)也可使湿疹加重。

2. 外因　包括生活环境(如日光、炎热、干燥等),食物(如鱼、虾、蛋等),吸入物(如花粉、屋尘螨、微生物等),动物皮毛和某些化学物质(如化妆品、肥皂、染料、人造纤维等)。

【临床表现】

湿疹可分为急性、亚急性和慢性三种类型。

1. 急性湿疹　好发于四肢屈侧、手部、面部、外阴及乳头等处,呈对称分布。皮疹为多形性改变,在红斑基础上有针头大小的丘疹、丘疱疹或小水疱,集簇成片状,皮损边缘不清楚,水疱破后出现糜烂,渗出明显,干燥后形成痂屑,如继发感染可形成脓疱、脓液和脓痂;区域淋巴结可肿大,并伴有发热等全身症状。自觉剧烈瘙痒,呈阵发性加剧,影响睡眠。病程一般为1～2个月,若未痊愈则进入亚急性期。

2. 亚急性湿疹　由急性期演变而来,表现为红斑、丘疹、水疱。糜烂渗出等逐渐消退或好转后局部呈暗红色,可有少许鳞屑及轻度浸润,皮损边缘清楚。自觉瘙痒较明显。病程较长，为 3～6 个月，可因新的刺激或处理不当又可引起急性发作，如经久不愈，则发展为慢性湿疹。

3. *慢性湿疹*　由急性湿疹和亚急性湿疹迁延而来，也可因轻微刺激致反复搔抓而一开始就表现为慢性湿疹。皮损局限、对称、境界清楚，呈暗红色，浸润肥厚，表面粗糙呈苔藓化，可有抓痕、血痂，并有色素沉着，自觉瘙痒更为剧烈。病程缓慢，可迁延数月或数年。

【辅助检查】

可通过斑贴试验或真菌检查排除接触性皮炎或真菌感染。

【治疗要点】

努力寻找发病原因，去除致敏因素，避免过度搔抓和其他有害因素的刺激。通过外用和内用药物治疗，达到抗炎、止痒的目的。

1. *局部治疗*　急性期仅有红肿、丘疹水疱者，用炉甘石洗剂。有红肿渗液者，用 3%硼酸溶液冷湿敷，渗液减少后换用氧化锌油和皮质类固醇激素霜。亚急性期选用皮质类固醇乳剂、糊剂；慢性期可选用软膏、硬膏或涂膜剂。

2. *全身治疗*　可选用抗组胺药（如氯雷他定、西替利嗪），影响睡眠时可加用镇静安定药（如地西泮、异丙嗪），亦可用非特异性脱敏疗法（10%葡萄糖酸钙 10 ml 加维生素 C 1 g 静脉注射），每日 1 次，或普鲁卡因静脉封闭。一般不主张使用皮质类固醇，只有经多种疗法后疗效仍不佳的急性泛发性湿疹患者，可短期服用。

【护理】

1. *护理评估*

(1) 健康史和相关因素

1) 一般情况：患者的性别、年龄、婚姻、职业、个人嗜好。

2) 湿疹的病因和诱因

a. 有无与遗传因素相关的过敏体质，有无相同的反复发病史。

b. 有无影响神经、精神的因素，如精神紧张、抑郁、失眠及过度疲劳等。

c. 是否接触过致变态反应的食物（如鱼、虾、蛋、奶制品），吸入物（如花粉、尘螨、羊毛和羽毛等），化学物品（如化妆品、肥皂、合成纤维等）等过敏源。

d. 有无慢性病灶感染、代谢和内分泌紊乱、末梢循环障碍（如下肢静脉曲张）等其他相关因素。

e. 皮疹发生的时间，有无伴随症状（如疼痛、瘙痒、烧灼感）。

3) 治疗经过：发病以来是否就诊过，用过何药或做过何处理，效果如何。

4) 既往史：有无过敏史和类似发作，发病前有无精神紧张与失眠、内分泌疾病、肠道寄生虫、慢性扁桃体炎等病史。

5) 家族史：家族中有无类似病患与变态反应性疾病。

(2) 身体状况

1) 皮肤情况：皮损的部位，如是否好发于四肢屈侧、手部、面部、外阴及乳房等处，是否对称分布，有无红斑、丘疹、水疱、糜烂和渗出，有无苔藓样变，是否有剧烈瘙痒。

2) 全身情况：有无因继发感染引起的淋巴结肿大或发热等全身症状。

3) 辅助检查：斑贴试验或真菌检查是否呈阴性。

(3) 心理和社会状况：患者是否由于皮损的反复发作、长期不愈和剧烈的瘙痒而感到抑郁与焦虑，对治疗失去信心。

2. 护理问题

(1) 焦虑：与皮疹反复发作不愈有关。

(2) 睡眠型态紊乱：与瘙痒有关。

(3) 有感染的危险：与皮肤多形性损害及搔抓有关。

3. 护理措施

(1) 心理护理：病变的长期存在使得患者情绪低落，而忧郁的情绪又加重病情，所以，护士应热情关心患者，主动与其交流和心理沟通，让患者了解湿疹的病因和防治方法，消除其精神紧张，能正确对待疾病，树立起治愈疾病的信心，积极配合治疗。

(2) 减轻瘙痒不适

1) 消除刺激因素。

2) 告知患者在瘙痒时，避免用热水烫洗、碱性肥皂洗涤及过度搔抓。

3) 根据皮损性质局部应用止痒的药水、乳剂、油膏等处理，使患者的瘙痒不适减低到最低程度。

4) 按医嘱给予抗组胺药和镇静剂，促进睡眠。

(3) 预防继发性感染

1) 保持皮肤的清洁卫生。

2) 加强对皮损部位的护理，对有糜烂、渗出者，为防止和控制感染，可根据医嘱在外用药中加入抗生素后局部使用。

4. 护理评价

(1) 患者焦虑程度是否减轻，情绪是否稳定。

(2) 瘙痒是否减轻或消失，睡眠是否得到改善。

(3) 皮损是否缓解或消退，有无继发感染。

【健康教育】

1. 养成良好的个人卫生习惯，注意劳逸结合。

2. 用药期间，应耐心坚持，按时用药，直至痊愈。

3. 饮食应清淡，多食新鲜蔬菜、水果，少食或不食辛辣食品及海鲜。

4. 选用柔软、宽松的棉质内衣。

第五节 药 疹

药疹(drug eruption)又称药物性皮炎，是指药物通过不同途径进入人体后，引起的皮肤、黏膜的炎症反应。轻者仅表现为皮肤的局部症状，重者可累及人体各个系统，甚至危及生命。

【病因】

常见的过敏药物有以下几类。

1. 抗生素类　以青霉素及头孢类抗生素最多见。

2. 解热镇痛类药　以吡唑酮类、水杨酸类较常见。

3. 镇静、安眠类药及抗精神病类药　如苯巴比妥、苯妥英钠和卡马西平等。

4. 血清制剂及疫苗　如破伤风抗毒素。

5. 磺胺类　多见于长效磺胺。

6. 中药　如板蓝根和丹参等。

【发病机制】

药疹的发病机制一般分为变态反应和非变态反应两大类，其中主要是变态反应。

1. 变态反应　大多数药疹的发生由变态反应引起，包括 IgE 依赖型、细胞毒型、免疫复合物型及迟发型变态反应。变态反应所致药疹的特点有以下几点。

(1) 潜伏期：一般首次用药后 4～20 d，再用该药则在数分钟至 24 h 内发病。

(2) 皮损与药物的药理作用无关，与用药量无一定相关性。

(3) 皮损的形态多样，一个人对一种药物在不同时期可发生不同或相同的药疹。

(4) 当机体被某一药物致敏后，可引起交叉致敏或多元致敏。

(5) 抗过敏药物(如皮质激素)治疗有效。

2. 毒性作用　药物用量过大，持续用药时间过久或因肝、肾功能障碍可致药物蓄积而产生毒性作用，如碘化物、溴化物等引起的痤疮。

3. 光感作用　当某些药物，如磺胺类、四环素类、氯丙嗪、口服避孕药或中药补骨脂等进入人体后，皮肤经紫外线照射后可引起药疹，其发病原理可分为光变态反应和光毒反应。

【临床表现】

患者在用药过程中如出现原因不明的红斑、丘疹、风团或全身瘙痒等症状，应考虑药疹可能。药疹的临床表现多种多样，常见有以下几种类型。

1. 固定性红斑型　较常见，好发于口唇、口周、龟头等皮肤-黏膜交界处，肢端及躯干也可发生。皮疹为圆形或椭圆形的水肿性紫红斑，单个或数个，境界清楚，分布不对称，重者在红斑上可发生水疱或大疱、糜烂和渗出。停药后 1～2 周皮损痊愈，有色素沉着斑。若再用同类药物，在原皮损处发生同样皮损，但范围可扩大，数目可增加。局部有灼热、刺痛、瘙痒等感觉。一般无全身症状。

2. 麻疹样或猩红热样疹　最为常见，约占全部药疹的 3/4。麻疹样药疹为针头至米粒大小的斑疹或斑丘疹，分布对称，可泛发全身。猩红热样药疹为面、颈部的小红斑，并迅速向下扩展至全身。本型药疹的皮损酷似麻疹或猩红热，有畏寒、发热等全身症状，但没有麻疹或猩红热的其他表现。

3. 荨麻疹型　较常见。皮损表现为大小不等的风团，部分患者有血清病样症状，如发热、关节疼痛、淋巴结肿大、血管性水肿等。

4. 大疱性表皮松解型　属重型药疹之一，发病急骤。皮损为弥漫性紫红色或暗红色斑片，继之在红斑处出现大小不等的松弛性水疱、糜烂面，或形成大面积表皮松解坏死。坏死表面呈灰红色，坏死的表皮稍经摩擦即可脱落，留下疼痛的剥露面，似浅二度烫伤。尼氏征阳性。口腔颊黏膜、眼结膜、呼吸道黏膜或胃肠道黏膜亦可糜烂、溃疡，可伴有全身中毒症状，患者常表现为畏寒、高热、恶心、呕吐和腹泻等症状。严重者可因感染、肝肾衰竭、电解质紊乱或内脏出血而死亡。

5. 剥脱性皮炎型　亦属重型药疹。首次发病者潜伏期约 20 d 左右。发病呈进行性加剧，皮损为全身皮肤弥漫性潮红、肿胀，伴有糜烂、渗出和结痂等。经 10 d 左右皮肤红肿消退，全身开始出现叶片状脱屑，手足部位呈手套或袜套样剥脱，重者可有毛发和指(趾)甲脱落,可累及口腔黏膜和眼结膜,甚至可出现内脏损害。患者常伴有高热、畏寒等全身症状。可伴有支气管肺炎、中毒性肝炎,也可因全身衰竭或继发感染而死亡。

6. 多形红斑型　皮损为黄豆至蚕豆大小、圆形或椭圆形的红斑、丘疹,中心颜色加深,呈虹膜状损害,常出现水疱。皮损多发生于四肢屈侧,呈对称性分布,也可累及躯干。自觉有瘙痒。重症多形性红斑的皮损可泛发全身,在红斑上可出现大疱、糜烂及渗出,常伴有口、眼、肛门等黏膜部位的糜烂,可有剧烈疼痛,并伴有高热,以及肝、肾功能损害和继发感染。

除上述类型药疹外,临床还可因长期服用碘剂、溴剂或皮质类固醇等引起的痤疮样药疹,服用异丙嗪、四环素或灰黄霉素等药引起的光感性药疹等。

【辅助检查】

皮肤试验:部分患者致敏药物做划痕和皮内试验呈阳性;特异性淋巴细胞转化试验、特异性白细胞移动抑制试验呈阳性。

【治疗要点】

停用一切可疑药物,促进体内药物排泄,对症及支持治疗,防治并发症。

1. 局部治疗

(1) 面积广泛、无糜烂的药疹,可用大量单纯扑粉或5%硼酸扑粉撒于皮损与床单上。

(2) 有糜烂、渗液者,用3%硼酸溶液或生理盐水湿敷。

(3) 剥脱性皮炎型药疹者,可外涂乳剂,以保护皮肤。

(4) 大疱性表皮松解型药疹者,应抽去疱液,尽量采用干燥、暴露疗法。

2. 全身治疗

(1) 轻型药疹:皮损较少者,可停药观察,皮损多可自行消退。皮损较多、瘙痒明显者,可给予抗组胺药、维生素C、10%葡萄糖酸钙等。

(2) 重症药疹:应及时抢救,以降低死亡率,减少并发症。

(3) 皮质类固醇:应早期、足量使用,如甲泼尼龙(甲基强的松龙)40～80 mg,经静脉滴注,或地塞米松每日10～20 mg,分2次经静脉滴注。病情应在2～3 d内控制,否则需加大剂量。待临床症状控制后3～5 d开始逐渐减量直至停药。

(4) 防治继发感染:如并发感染,应选用与致敏药物结构不同的抗生素或较少发生过敏的抗生素。

(5) 支持疗法:由于皮损广泛,渗出较多,常造成低蛋白血症,水、电解质紊乱,要及时补充和纠正,可输血浆200～400 ml,或人体血清蛋白10 g,隔日1次,连用4～5次,或丙种球蛋白,每千克体重0.4 g,连用5～7 d。根据病情每日输液,促使致敏药物排泄。

【护理】

1. 护理评估

(1) 健康史和相关因素

1) 一般情况:患者的性别、年龄、婚姻、职业。

2) 药疹的病因和诱因

a. 患者有无变态反应性体质。

b. 是否服用过易引起变态反应的药物。

c. 是否未按医嘱用药,造成用药剂量过大、时间过长。

d. 患者有无肝、肾功能不全。

e. 皮疹发生的时间，有无伴随症状如疼痛、瘙痒、烧灼感。

3) 既往史：有无过敏史和类似发作史。

4) 治疗经过：发病以来是否就诊过，用过何药或做过何处理，效果如何。

(2) 身体状况

1) 局部：皮损的部位，是否常发生在同一部位；皮疹是否为多形性，其数量是局限在一处还是泛发全身；是否有口腔白斑，有无尼氏征阳性；脱屑的程度，是否呈大片状；有无瘙痒，程度如何。

2) 全身：有无畏寒、发热、呼吸困难、恶心、呕吐、腹泻、血尿等全身中毒症状。

3) 辅助检查：药物过敏试验是否发现可疑的致敏药物。

(3) 心理和社会状况：患者对所患疾病及相关知识的了解程度、心理承受能力，能否积极面对和配合诊治。

2. 护理问题

(1) 焦虑与恐惧：与发病突然、病情较重和担心预后有关。

(2) 潜在并发症：水和电解质紊乱，肝、肾功能障碍。

(3) 皮肤完整性受损：与药疹引起皮损改变有关。

3. 护理措施

(1) 提供关心和安慰：多与患者交谈，鼓励患者表达自身感觉，回答和尽量解决其各种心理和生理问题，使患者了解药疹的愈合过程，减轻因疾病而产生的恐惧感。鼓励患者多饮水，促使体内的致敏药得以排出。

(2) 加强护理，预防并发症

1) 重症监护：重危患者最好为单人病室，所用衣被均需经消毒隔离，室内保持清洁卫生，定时消毒，及时更换污染的物品，各项操作必须按无菌原则进行。

2) 密切观察患者的生命体征变化：定时测体温、血压、脉搏、呼吸、尿量，并注意监测水、电解质和酸碱平衡的变化以及肝、肾功能。

3) 注意营养素的补充：宜给予高蛋白质、高热量、高维生素、易消化的饮食，配合支持治疗，提高免疫能力。

4) 加强皮损的局部护理：面积较大的药疹，应保持皮损部位的干燥，若有渗出物时，应及时清洁创面，并作相应的换药包扎护理。

5) 加强结膜及黏膜损害部位的护理：眼部受累时，需定时遵医嘱用0.9%生理盐水冲洗双眼，然后滴眼药水及涂眼药膏，以防结膜粘连；口腔黏膜如有破溃，应多漱口，并做好口腔护理；鼻腔受累时则涂擦抗生素软膏。

6) 预防压疮发生：经常协助患者翻身，必要时使用气垫床，并在相应部位使用压疮贴，身体各受压部位的皮肤可适当按摩。

(3) 减轻瘙痒不适

1) 根据医嘱应用抗组胺药或10%葡萄糖酸钙等控制皮疹和缓解瘙痒。

2) 劝告患者尽量避免搔抓，引导患者分散注意力，如看书、看报、听音乐或聊天等，以分散对药疹部位的注意力。

4. 护理评价

(1) 患者情绪是否稳定,是否了解引起药疹的药物名称和相关知识。

(2) 生命体征是否稳定,有无并发症,或并发症是否得到及时处理和护理。

(3) 瘙痒是否缓解,皮肤是否完整。

【健康教育】

1. 向患者及其家属介绍药疹的相关知识,不要盲目滥用药物,对已明确的致敏药,患者及其家属一定要牢记,不得再用。

2. 如有药疹再发生时,应及时就诊,切忌自行用药处理,以防病情加重。

第六节 荨 麻 疹

荨麻疹(urticaria)又俗称风疹块,是由皮肤、黏膜小血管扩张及渗透性增加而出现的一种暂时性、局限性和水肿性发疹,常伴有瘙痒。

【病因】

荨麻疹的病因较复杂,尤其是慢性荨麻疹患者常找不到病因,目前认为以下因素可引起发病。

1. 食物　以鱼、虾、蟹和蛋类为最常见,其次有肉和一些水果与蔬菜。

2. 药物　多为能产生变态反应的药物,如青霉素、血清制剂、磺胺类及阿司匹林等。

3. 吸入物　如花粉、动物皮屑、羽毛、灰尘、尘螨及某些气体等。

4. 昆虫叮咬　如蚊子、蜜蜂、黄蜂及毛虫等。

5. 感染　包括细菌感染,如疖、急性扁桃体炎;病毒感染,如病毒性肝炎;寄生虫感染,如蛔虫、钩虫及丝虫等。

6. 物理因素　冷、热、日光、摩擦及皮肤局部受压等。

7. 精神因素　精神紧张与情绪波动等。

8. 全身性疾病　红斑狼疮、恶性肿瘤、风湿病及内分泌功能紊乱等。

【发病机制】

一般分为变态反应性和非变态反应性两种。

1. 变态反应性　多数为Ⅰ型变态反应,少数为Ⅱ型或Ⅲ型。Ⅰ型变态反应为变应原诱导机体产生IgE,该机体与肥大细胞和嗜碱性粒细胞表面的相应受体结合,使机体处于一种致敏状态,当前一变应原再次进入机体时,即与细胞表面的IgE抗体结合,使细胞脱颗粒,释放生物活性介质(组胺、缓激肽等),使毛细血管扩张、通透性增加,平滑肌收缩和腺体分泌增加,从而产生皮肤、黏膜、呼吸道和消化道等组织器官的一系列过敏症状。Ⅱ型变态反应多见于输血反应。Ⅲ型变态反应见于血清病。

2. 非变态反应性　某些食物、药物、发热、受冷或运动等因素均可直接或间接刺激肥大细胞释放组胺而引起荨麻疹。

【临床表现】

1. 急性和慢性荨麻疹　常先觉皮肤瘙痒,继而出现大小形态不一的风团,颜色淡红或苍白色。风团经数分钟至数小时后消退,不留痕迹,但可此起彼伏,一日内可发作数次。全身各处均可发病，若累及胃肠道黏膜，可出现恶心、呕吐和腹泻；累及呼吸道时，可有咽部发紧、喉头水肿、呼吸困难，甚至窒息；严重者可出现过敏性休克症状。一般经数日或1～2周而愈，如反复发作，病程常达数月或数年，则称慢性荨麻疹。慢性荨麻疹的风团一般较少，全身症状较轻，但有时会急性发作。

2. 其他类型荨麻疹

(1) 人工荨麻疹：亦称皮肤划痕征。用钝器划过患者皮肤后，沿划痕出现条状隆起，伴有瘙痒，不久自动消退。

(2) 寒冷性荨麻疹：分为两种，一种为家族性寒冷性荨麻疹，为常染色体显性遗传，该患者自幼时起遇冷发病，可持续终身。发病时除有风团外，还伴有发热、关节痛及白细胞增多等全身症状。第二种为获得性，可能为自身免疫性变态反应引起，患者在童年后遇冷发病，患病时除风团外，可伴有气促、心悸、腹痛、腹泻，甚至休克。

(3) 胆碱能性荨麻疹：多为青春期发病，由于运动、受热、情绪紧张等引起体内乙酰胆碱直接作用于肥大细胞而发生，皮损呈小丘疹状，有剧烈瘙痒。患者可伴有头痛、流涎、眩晕及衰弱等乙酰胆碱样表现。

此外，临床上还有热荨麻疹、日光性荨麻疹、压迫性荨麻疹等类型。

【辅助检查】

血常规可见嗜酸性粒细胞增多。皮肤划痕试验部分病例呈阳性反应。

【治疗要点】

抗过敏和对症治疗，争取做到对因治疗。

1. 局部治疗　外用止痒、消炎药物，如炉甘石洗剂或无极膏等。

2. 全身治疗　根据不同类型的荨麻疹应用不同药物。

(1) 急性荨麻疹：可选用第一代和第二代抗组胺药，或长效与短效抗组胺药物联合应用。有腹痛者可加用解痉药物，如阿托品；有休克、喉头水肿者须积极抢救。

1) 0.1%肾上腺素0.5～1 ml皮下注射或肌内注射。

2) 给予吸氧，支气管痉挛时可静脉注射氨茶碱0.25 g，呼吸受阻时可行气管切开。

3) 皮质类固醇，氢化可的松250 mg，静脉给药，每6 h 1次，每个疗程2～4次。全身泛发性急性荨麻疹者也可用皮质类固醇。

(2) 慢性荨麻疹：以抗组胺药为主，可选H_1和H_2受体药联合或交替使用，也可选用脑益嗪、利舍平、氨茶碱或氯喹等。

(3) 特殊类型荨麻疹：在服用抗组胺药的基础上，根据不同的荨麻疹选用不同的药物。安太乐可用于皮肤划痕症，赛庚啶对寒冷型荨麻疹较有效，多赛平对部分慢性荨麻疹有效，胆碱能荨麻疹也可用阿托品或溴丙胺太林，日光性荨麻疹加用氯喹。

【护理】

1. 护理评估

(1) 健康史和相关因素

1) 一般情况：患者的性别、年龄、婚姻、职业、个人嗜好。

2) 荨麻疹的病因和诱因

a. 有无进食鱼、虾或蟹等食物。

b. 是否用过青霉素、血清制剂、磺胺类及阿司匹林等药物。

c. 是否有过感染，如疖、急性扁桃体炎、病毒性肝炎、蛔虫、钩虫及丝虫等。

d. 是否吸入过致敏物质，如花粉、动物皮屑、羽毛、灰尘或尘螨等。

e. 是否被昆虫叮咬过。

f. 是否受到物理因素刺激，如冷、热、日光或摩擦等。

g. 有无精神紧张与情绪波动。

h. 有无患过红斑狼疮、恶性肿瘤或风湿病等全身疾病。

i. 皮疹发生的时间、部位，有无伴随症状如瘙痒、恶心、呕吐、腹泻及呼吸困难等。

3）治疗经过：发病以来是否就诊过，用过药或做过何处理，效果如何。

4）既往史：有无过敏史和类似发作史，发病前有无患过扁桃体炎、病毒性肝炎、内分泌疾病、肠道寄生虫病或精神紧张等。

5）家族史：家族中有无类似病患与变态反应性疾病。

（2）身体状况

1）局部：患者体表是否有风团出现，其部位、大小、颜色，皮损持续多少时间，皮损消失后是否留有痕迹，用钝器划过皮肤后，划痕是否有隆起，是否伴有剧烈瘙痒。

2）全身：患者有无发热、恶心、呕吐、呼吸困难、发绀、心率加快或血压下降等。

3）辅助检查：血常规检查是否见嗜酸性粒细胞增多、白细胞总数及中性粒细胞增多；皮肤变应原检测是否明确变应原。

2. 护理问题

（1）潜在并发症：休克、窒息。

（2）知识缺乏：缺乏有关疾病的诱发因素及防治知识。

3. 护理措施

（1）加强观察和护理：对泛发性荨麻疹患者，应监测生命体征，一旦发现呼吸或血压异常，应立即报告医生，同时安慰患者，以缓解其紧张的情绪。

（2）配合危重患者的急救：若发现患者有休克症状时，立即使其平卧，解开衣领，保持呼吸道通畅，按医嘱皮下注射肾上腺素 0.5～1 mg，静脉滴注地塞米松和维生素 C；有喉头水肿或呼吸困难时，须立即给予吸氧，必要时协助气管切开。

（3）指导饮食与服药：嘱患者停止服用或食用可疑的致敏药物或食物，饮食宜清淡，鼓励多饮水，促使致敏物排泄。对服用抗组胺药物的患者，给药时间应根据风团发生的时间进行调整，一般临睡前大剂量给药；如睡前风团多，则晚饭后即给药。

4. 护理评价

（1）并发症是否得到及时、正确地处理。

（2）患者能够复述病因及与疾病有关的防治知识。

【健康教育】

1. 指导患者注意发病方式、时间，以及与饮食等各方面的关系，以利于发现和避开致病的各种因素。

2. 避免食用刺激性或可疑致病的食物。

3. 服药期间注意药物的不良反应，应避免从事高空及驾驶等工作，以免发生意外。

4. 养成良好的生活习惯，保持健康的心理状态。

第七节　天　疱　疮

天疱疮是由于表皮棘层细胞间抗体沉积引起棘层细胞松解，表皮内水疱形成为特征的自身免疫性皮肤黏膜大疱病。临床上常见的类型有寻常型天疱疮、增殖型天疱疮、落叶型天疱疮、红斑型天疱疮和疱疹样天疱疮等。

【病因和发病机制】

病因不明，其发病机制也不完全清楚，但目前较多的证据说明，它是一种自身免疫性疾病，是表皮细胞间抗体介导的自身免疫性大疱性疾病。各型天疱疮患者血液循环中均存在抗角质形成细胞间物质抗体（也称天疱疮抗体），而且抗体滴度与病情活动程度平行。天疱疮抗体与角质形成细胞结合后，使细胞释放纤维蛋白酶原激活物，引起纤维蛋白酶系统活化，从而导致细胞间粘合物质降解，引起表皮棘层细胞松解。

【病理】

天疱疮基本病程变化为棘层松解，表皮内裂隙和水疱，疱腔内有棘层松解细胞，后者较正常棘细胞大，圆形胞质呈均匀嗜酸性，核大而深染，核周有浅蓝色晕。

【临床表现】

好发于中年人，男性多于女性。临床多数患者表现为寻常型天疱疮。

1. *寻常型天疱疮*　是最常见和严重的类型，多累及中年人，儿童罕见。常发生于口腔、胸、背、头颈部。严重者可泛发全身。口腔黏膜受累几乎出现于所有患者，多为首发症状。典型皮损为正常皮肤上发生水疱或大疱，或在红斑基础上出现浆液性大疱，疱壁薄，尼氏征阳性，大疱松弛易破，形成糜烂面，渗液较多，部分可结痂，若继发感染则伴有难闻臭味。如不及时给予有效治疗，症状持续及扩展，大量体液丢失，发生低蛋白血症，并发感染，导致败血症及恶液质而危及生命。

2. *增殖型天疱疮*　是寻常天疱疮的良性型，较少见，患者一般为免疫力低下的年轻人。皮损好发于腋窝、乳房下、腹股沟、外阴、肛门周围、鼻唇沟及四肢等部位。口腔黏膜损害出现较迟且轻，皮损最初为壁薄的水疱，尼氏征阴性，破溃后在糜烂面上形成乳头状的肉芽增殖，皱褶部位易继发细菌及真菌感染，常有臭味，陈旧的皮损表面略干燥，呈乳头瘤状。病程慢性，预后较好。

3. *落叶型天疱疮*　多累及中老年人，皮损开始主要发生在头、面、胸及背上部，口腔黏膜受累较少。水疱常发生于红斑的基础上，尼氏征阳性，与寻常型相比，病情较轻，黏膜受累罕见而轻微，疱壁更薄，更易破裂，在浅表的糜烂面上覆有黄褐色、油腻性、疏松的剥脱表皮、痂和鳞屑，如落叶状，痂下分泌物被细菌分解而产生臭味。病情缓慢发展，渐及全身，患者亦可因衰竭或继发感染而死亡。

4. *红斑型天疱疮*　是落叶型天疱疮的良性型，皮损好发于头面、躯干上部与上肢等暴露或皮脂腺丰富的部位，下肢和黏膜很少累及。早期局部损害类似红斑狼疮的蝶形红斑，水疱常不明显，轻度渗出，上覆鳞屑和结痂，胸背部红斑上可出现散在、大小不等的浅表性水疱，壁薄易破，结痂，尼氏征阴性。一般无黏膜损害。病情发展缓慢，水疱时愈时发，偶可发展至全身，转化为落叶型天疱疮。本型日晒后可加重。

5. *疱疹样天疱疮* 好发于中老年人，躯干及四肢近端发生环形或多环形红斑，边缘略突起，表面有紧张性水疱或丘疱疹，尼氏征阳性，瘙痒明显，病程慢性，预后好。

【辅助检查】

活组织病理学检查：见表皮内水疱和裂隙，并可见棘突松解细胞皮肤。免疫荧光检查：直接法可见皮损处棘细胞间 IgG 和 C3 沉积；间接法可查到血清中的天疱疮抗体。

【治疗要点】

治疗目的在于控制新皮损的发生，防止继发病变；治疗关键在于糖皮质激素等免疫抑制剂的合理应用，同时防止并发症，降低病死率。

1. *一般治疗* 加强支持疗法，给予富于营养的易消化饮食，注意纠正水、电解质平衡，对黏膜损害严重、皮肤渗出液多者及早补充血浆或白蛋白，预防和纠正低蛋白血症。

2. *局部治疗* 对皮肤、黏膜糜烂面的护理，防止继发感染是降低死亡率、提高疗效的重要环节。对皮肤损害广泛者采用暴露疗法；合并感染者选用有效的抗生素软膏；疼痛明显、无明显感染者可外用糖皮质激素软膏；口腔黏膜糜烂者，可用多贝尔液或口泰漱口。

3. *内用药物治疗*

(1) 糖皮质激素：是治疗的首选药物。剂量根据类型、损害范围而定。开始剂量要足够，相当于泼尼松 0.5～2.0 mg/(kg·d)，以尽快控制病情，常用的有泼尼松、泼尼松龙、甲泼尼龙、地塞米松等。黏膜损害重、皮损范围广者可选择静脉给药。治疗是否有效则以是否有新水疱出现为标准。如在 1 周左右无明显的新水疱出现则表明剂量足够，反之应加量或加用其他免疫抑制剂。在无新水疱出现者，原有皮损开始好转后再维持 1 周以上即可逐渐减量，减量过程宜缓慢，以防反复。在皮损大多消退后可予小剂量泼尼松(≤7.5 mg/d)长期维持，直至停止治疗。对少数皮损非常局限如仅发生于头皮或口腔的患者可予皮损内注射糖皮质激素。

(2) 免疫抑制剂：常作为糖皮质激素的联合用药，能提高疗效，减少大剂量激素的不良反应；亦可单独应用于病情较轻的病例及激素治疗抵抗的病例，可选用雷公藤多苷、硫唑嘌呤或环孢素口服，甲氨蝶呤肌内注射或静脉注射，环磷酰胺口服或静脉给药。

(3) 大剂量丙种球蛋白：既能抑制天疱疮抗体的致病作用和炎症介质的产生，又能作为调理素中和病原微生物，对于大剂量激素治疗及与免疫抑制联合治疗不能控制病情者，可考虑采用大剂量丙种球蛋白静注疗法。

(4) 抗感染治疗：天疱疮并发细菌、真菌感染相当常见，尤其是细菌感染，常见且严重，是天疱疮患者死亡的主要原因之一。因此，应及早找到感染依据，及时选用足量有效的抗生素。

4. *其他治疗* 顽固病例可试用免疫吸附，以及血浆置换、体外光化学疗法等。

【护理】

1. *护理评估*

(1) 健康史和相关因素

1) 一般情况：患者的性别、年龄、婚姻、职业和女性患者的月经史。皮疹发生的时间、部位，有无伴随症状，如疼痛、瘙痒、烧灼感。

2) 治疗经过：发病以来是否就诊过，用过何药，效果如何。

3) 既往史：曾患过何种疾病，有无内脏肿瘤、烧伤及其他免疫性疾病，发病前服过何种药物。

4）家族史：家族中有无类似患者。

（2）身体状况

1）皮肤：皮损的好发部位，是否位于口腔、胸、背、头颈部，红斑上有无水疱，疱壁是否薄而松弛易破，尼氏征是否阳性，糜烂面有无渗出，结痂的颜色，是否带腥臭味，是否感到瘙痒和疼痛。

2）全身：有无畏寒、发热、食欲减退、脱水，患者体质是否虚弱。

3）辅助检查：组织病理学检查是否发现皮内水疱和裂隙，有无棘突松解细胞，间接免疫荧光法是否找到天疱疮抗体。

（3）心理和社会状况：患者对疾病的认识程度，是否担心自己的预后，有无焦虑和恐惧心理。

2．护理问题

（1）焦虑：与病情反复发作、不能预测和预后有关。

（2）营养失调：低于机体需要量。

（3）有感染的危险：与皮肤、黏膜水疱的破溃、糜烂有关。

3．护理措施

（1）心理护理：多与患者及家属沟通，了解患者对疾病知识的了解，耐心向患者和家属解释病情及发展经过，消除其紧张和恐惧心理，使患者保持良好的心态，积极配合治疗。

（2）合理饮食：加强营养并保证营养素的摄入，予以高蛋白、高热量、高维生素、易消化饮食，避免食用含碘、溴食物或药物，以及谷胶类（麦类）的食品。

（3）加强病情观察

1）观察水疱的大小、形态、分布情况：每日使用外用药物之前要密切观察皮损的变化，及时作出皮肤评估。观察皮疹面积、颜色，是否出现新发皮疹和水疱。

2）糖皮质激素药物的观察：糖皮质激素具有强大的抗炎、抗毒、抗休克作用，但长期使用可引起水钠潴留、高血糖、高血压、骨质疏松、消化道出血、精神异常等不良反应，应在护理中严密监测，每日测量生命体征，观察患者出入液量的平衡情况、大便的颜色等，并根据医嘱定时监测肝肾功能、电解质、血糖的变化。

3）免疫抑制剂的观察：静脉输液免疫抑制剂时，应注意观察输液的速度、局部皮肤情况，防止药液外渗，并密切观察其不良反应，如胃肠道反应、骨髓抑制、肝肾功能异常等。

（4）注意清洁卫生，防止继发感染

1）保持室内空气新鲜，每日通风、紫外线消毒1～2次，每次30 min，室温保持在21～25℃，相对湿度保持在50％～70％。

2）保持床单位的清洁干燥、平整，必要时给予支被架，以防擦坏疱皮。

3）在抽取疱液和创面护理时要严格执行无菌操作原则。

（5）局部护理

1）皮损干燥或未破溃，可使用大量单纯扑粉。

2）水疱直径＜1 cm，可不必刺破或抽吸疱液，水疱直径＞1 cm，可用无菌注射器行低位抽吸。

3）皮损局限、有渗出者，可用0.5％新霉素液或3％硼酸液湿敷，无渗液者可用新霉素软膏，无感染者可用糖皮质激素霜。

4）皮损广泛、结痂、渗液多者，可用0.5%新霉素液或1∶10 000高锰酸钾溶液清洗创面，再以新霉素软膏纱布或凡士林纱布包扎，也可采用烧伤病房的暴露疗法。

（6）口腔护理：每日2～3次，口腔糜烂者，可用口泰或多贝尔液漱口，疼痛严重者，进食前可用口腔溃疡涂膜，或用1%达克罗宁液和1%利多卡因含漱。

【健康教育】

1. 忌食谷胶类食物（面筋等），以及含碘、含溴类食物（紫菜、海带等），忌辛辣刺激的食物（葱、蒜、辣椒等）。宜食软食、温食，予高热量、高蛋白、宜消化食物（肉、蛋、牛奶等）。

2. 皮肤瘙痒时避免搔抓、摩擦，不宜将胶布直接粘贴在皮损处，以免撕破皮肤。

3. 保持口腔及会阴清洁，做好清洁卫生，穿质地柔软的衣服。

4. 坚持合理使用外用药，观察皮损变化，如皮损为水疱，应保持其疱壁的完整，防止破损，以免感染。

5. 遵医嘱服药，不宜随意更改药物的剂量，尤其是糖皮质激素，应在医生指导下增减剂量。

6. 定期随访。

第八节 银屑病

银屑病（psoriasis）俗称"牛皮癣"，是一种常见的慢性复发性炎症性皮肤病。基本损害为红色丘疹或斑块，上覆有多层银白色鳞屑，以四肢伴面、头皮和背部较多。症状一般冬重夏轻。临床上可分为寻常型、脓疱型、关节型、红皮病型四种类型。

【病因和发病机制】

银屑病的确切病因尚未明确，目前认为：银屑病是遗传因素与环境因素等多种因素相互作用的多基因遗传病，其发生机制是一种免疫介导性疾病。

1. 遗传因素　在众多的学说中，被人们公认的遗传背景可能是银屑病易感性的决定因素。人口调查、家族史、双胞胎及HLA研究均支持银屑病的遗传倾向。20%左右的银屑病有家族史，并且有家族史者发病早于无家族史者，父母同患银屑病的患者发病年龄早于双亲正常的患者，同卵双生子的银屑病一致性率较高，占70%。HLA抗原与本病发病有关。

2. 感染因素　感染因素在诱发银屑病中起重要作用。一直被认为是促发和加重银屑病的主要因素。患者多在发病前有上呼吸道感染、扁桃体炎、中耳炎等感染病史，致病菌常为链球菌，如：点滴状银屑病发病前尚有咽部急性链球菌感染史，给予抗生素治疗后病情常好转。

3. 精神因素　精神紧张、焦虑不安、易怒、悲伤都易诱发本病。试验发现，紧张为银屑病提供了生化基础。

4. 内分泌因素　主要与妊娠、分娩、哺乳及月经有关。部分患者在妊娠时发病或使皮损加重，少数患者在月经前后皮损加重。

5. 药物因素　滥用皮质激素类制剂、抗疟药、β肾上腺素能阻滞剂、重金属类药物都可诱发或加重本病。

6. 气候因素　温暖气候和阳光对抗本病有利，相反，寒冷气候可诱发本病，病程早期可呈夏愈冬发或夏轻冬重。

7. 免疫因素　免疫病因研究证实，银屑病是一种T细胞异常的免疫性疾病。

此外，手术、创伤、饮食、种族、地理位置、环境污染等对本病都有所影响。

【病理】

临床上银屑病可分为寻常型、脓疱型、关节型、红皮病型四种类型。

1. 寻常型银屑病　表皮改变较早，有角化不全伴角化过度。颗粒层减少或消失，棘层肥厚，表皮突规则下延，末端增宽呈杵状，真皮乳头向上延伸，乳头上方表皮层变薄，仅2～3层棘细胞，白细胞在角化不全的角质层内聚集形成Munro微脓疱，真皮浅层血管周围有淋巴细胞浸润。

2. 脓疱型银屑病　基本病理同寻常型，在棘层上部出现海绵状脓疱，即Kogoj海绵状微脓疱，疱内有中性粒细胞，真皮内主要为淋巴细胞及组织细胞浸润。

3. 红皮病型银屑病　除有银屑病病理特征外，主要有毛细血管扩张、真皮水肿等变化。

【临床表现】

1. 皮疹

(1) 寻常型银屑病：皮损好发于头皮、四肢伸侧，尤其是在肘膝伸侧及腰骶部，初起为红色丘疹或斑丘疹，渐融合成片，表面有厚层鳞屑，刮去鳞屑可见该红色发光半透明薄膜(薄膜现象)，轻刮薄膜可出现散在小出血点，呈露珠状，称点状出血现象(Auspitz征)。

(2) 脓疱型银屑病

1) 泛发性脓疱型银屑病：发病急骤，伴全身症状，红斑上突然出现泛发的黄白色小脓疱，针头至粟粒大小，初为小片，以后融合成“脓湖”，数周内可弥漫性分布全身。

2) 局限性脓疱型银屑病：发疹限于手掌及足跖。为对称性红斑上成群淡黄色针头至粟粒大小脓疱，不易破裂，1～2周后脓疱干涸，结痂脱屑，鳞屑下反复出现成群新疱。故同一皮损上可见脓疱、结痂、脱屑等不同时期损害，如此反复发作，时轻时重，经久不愈。

3) 红皮病型银屑病：全身皮肤弥漫性潮红浸润，表面有大量麸皮样鳞屑，在弥漫潮红浸润脱屑损害间可出现片状正常“皮岛”。

2. 瘙痒　患者可出现奇痒难忍、皮损处可见红色抓痕。

3. 发热　常见于脓疱型、红皮病型银屑病。可出现持续数天的高热，体温在39～40℃。一般治疗难以奏效，皮损好转后体温可恢复正常，呈周期性反复发作。

4. 关节病　多以关节型银屑病多见，也可与脓疱型、红皮病型及寻常型银屑病伴发，损害为非对称性外周多关节炎，远端指(趾)间关节红肿、疼痛、畸形，渐累及膝、踝、肩、髋、脊柱等大关节，功能受限、关节毁形、病程慢性，呈进行性发展。

5. 疼痛　疼痛无明确定位，分散范围广，持续时间长。

【辅助检查】

1. 实验室检查　继发感染时，血常规检查可见白细胞计数和中性粒细胞比例增多；红皮病型银屑病发作时，白细胞计数亦可增多，红细胞沉降率可加快；关节型银屑病类风湿因子多为阳性。脓疱型银屑病的脓疱细菌培养为阳性。

2. X线检查　关节型银屑病可见骨关节的改变，软骨消失，受累关节面侵蚀样破坏，关节间隙变窄，骨质溶解疏松。

3. 组织病理学检查　皮损处的活组织病理学检查具有银屑病特征性的改变，有助于银屑病的诊断。

【治疗要点】

1. 外用药治疗

(1) 糖皮质激素：治疗中应用最广，有明显疗效。

(2) 维A酸霜剂：可与糖皮质激素制剂或紫外线(UV)疗法联合应用。

(3) 维生素3D衍生物：如钙泊三醇等。

(4) 角质促成剂：如煤焦油软膏、水杨酸软膏、蒽林软膏等。

(5) 其他：如脲素软膏、硫磺软膏、喜树碱酊等。

2. 全身治疗

(1) 免疫抑制剂：适用于红皮病型、脓疱型、关节型银屑病用其他治疗效果不佳时，如甲氨蝶呤、氨蝶呤、羟基脲、环孢素、雷公藤总苷等。

(2) 维生素制剂：维生素A、维生素B_{12}、维生素C、维生素D_2等。

1) 维A酸类。

2) 抗生素类：如青霉素、红霉素、克林霉素、头孢类抗生素及甲砜霉素。

3) 糖皮质激素：寻常型银屑病不宜应用，仅在红皮病型、关节型或泛发性脓疱型且伴全身症状者可考虑短期应用。

(3) 免疫调节治疗：本病细胞免疫功能低下，可选用免疫调节剂，如转移因子、丙种免疫球蛋白、胸腺素等，以及疫苗疗法。

(4) 中药制剂：可口服复方青黛丸、六味地黄丸等。

(5) 物理疗法。

(6) 补骨脂素长波紫外线疗法(DUVA)，又称化学疗法，适用于其他方法不能控制的顽固性银屑病，年龄＞18岁，皮损受累面积＞30%以上的患者。

(7) 光疗：主要为紫外线疗法，适用于静止期冬季型患者。

(8) 浴疗：浴疗有多种，如水浴、矿泉浴、焦油浴、糖浴、药浴等。

(9) 其他：普鲁卡因封闭疗法、光量子血液疗法、腹膜透析疗法、高压氧疗法都有一定疗效。

【护理】

1. 护理评估

(1) 健康史：患者性别、年龄、婚姻和生育状况、职业。

(2) 相关病因和诱因

1) 有无银屑病家族史。

2) 发病前有无感染史。

3) 有无情绪紧张和精神创伤史。

4) 病变是否与妊娠、分娩、哺乳或月经有关。

5) 发病前有无创伤或手术史。

6) 皮损的发生与饮食的关系。

7) 皮疹发生的时间，是否伴有瘙痒、畏寒、发热、头痛等。

(3) 既往史：以前是否有过类似发作。

(4) 身体状况

1）皮肤：皮损的好发部位是否位于四肢伸侧、头皮、背部和骶骨等处，皮损的范围和特点，有无覆盖鳞屑的红斑、有无薄膜现象和点状出血现象。

2）全身：有无高热、食欲不振、关节肿胀、疼痛、畸形及活动受限，以及精神状态如何。

3）辅助检查：血常规检查结果是否异常，红细胞沉降率有无加快；X线检查是否发现骨、关节改变，细菌培养是否阳性，是否有银屑病特征性的组织病理学改变。

(5) 心理和社会状况：患者和家属是否了解疾病的相关知识、家庭、社会支持系统的情况，以及患者的心理状况和生活方式。

2. 护理问题

(1) 焦虑：与担心自我形象改变和疾病发展、长期不愈有关。

(2) 睡眠形态紊乱：与瘙痒有关。

(3) 自理能力下降：与关节受累活动障碍有关。

(4) 知识缺乏：与缺乏疾病相关知识有关。

3. 护理措施

(1) 休息：疾病发作期应卧床休息，保证充足的睡眠。

(2) 环境：室内干燥、采光、通风良好。保持空气新鲜，每日开窗通风2次，通风期间注意保暖，防止感冒。

(3) 饮食：急性期，予以高蛋白、高维生素、低脂肪、清淡易消化饮食。忌海鲜、辛辣、刺激性食物，戒烟酒。

(4) 使用外用药护理

1）每日擦药前先用热水、肥皂洗去鳞屑，急性期不宜用刺激性强的药物，以免激发红皮病。若有渗出可按一般或亚急性炎症处理，稳定期可涂作用较强的药物。初时浓度宜低，以后酌情增加，若皮损广泛，需大面积用药时，由于外用药吸收较多时易引起中毒，宜将皮损划分为几个区域，各区擦以不同药物或分区分时擦药。面部、外阴、腋下、腹股沟等处宜选用温和、刺激性小的药物，头部擦药时，男性患者应劝其剃去头发，女性患者应剪短头发。

2）每日使用外用药前应密切观察皮损变化，及时对皮损作出评估，观察皮损面积、颜色和有无新发皮损。

3）对于使用糖皮质激素、乙亚氨、甲氨蝶呤及雷公藤等药物治疗的患者，需及时观察药物的不良反应，定时监测血常规、肝肾功能等。

4）使用普鲁卡因封闭治疗，应先做皮肤试验，阴性后方可使用，若为静脉点滴，速度宜慢，30滴/分，并加强观察，若有发热、面红、头晕、头痛、恶心、呕吐等症状，应先暂停输液，及时通知医生，输液完毕后，嘱患者休息15～30 min。

(5) 心理护理：护士要真诚的理解患者的身心痛苦，善于观察患者的言行举止，积极帮助寻求社会和家属的支持，保持患者良好的情绪，避免不良精神刺激，改变患者悲观情绪。

4. 护理评价

(1) 患者情绪是否稳定、皮损是否好转或消退，对治疗是否有信心和积极态度。

(2) 患者瘙痒是否减轻，是否掌握外用药的使用方法。

(3) 患者是否正确进行关节训练，关节功能有否改善和自理能力增强。

【健康教育】

1. 培养良好的卫生、饮食习惯，避免不良生活方式的影响。

2. 保持身心愉悦，避免精神紧张，积极参加体育锻炼，增强体质。

3. 避免各种可能的诱发因素，如忌刺激性饮食，防止过度疲劳和外伤，及时治疗咽喉部感染和其他感染病灶。

4. 患者和家属学会和掌握局部与全身用药的方法。

5. 皮疹好转后，不要立即停药，尤其是皮质激素类药物，应在医生的指导下减药或停药。

6. 对于疾病发作有明显季节性的患者，可在冬季来临前，在医生的指导下进行预防性用药。

7. 使用外用药期间，皮疹面积增大，或有灼热、刺痛感，应立即停药就医。

8. 定期门诊随访，特别是使用皮质激素类药物和免疫抑制剂的患者，每1～2周门诊随访1次。

第九节　神经性皮炎

神经性皮炎(neuroder matititi)是一种以阵发性剧痒和苔藓样变为特征的慢性炎症性皮肤病。本病青壮年多见，夏季加重或复发，冬季好转或消退，病程慢性，常迁延不愈或反复发作。

【病因】

病因尚不清楚，但与神经、精神因素有密切关系，可能由于大脑皮质的兴奋和抑制功能失调所致。多数患者有焦虑不安、失眠等神经衰弱的症状，精神紧张、焦虑、抑郁，局部刺激以及饮酒或进食辛辣等均可诱发本病和加重病情。

【病理】

表皮角化过度与轻度角化不全，钉突延长加宽，棘层肥厚，偶可见海绵形成，但不形成水泡。真皮内慢性细胞浸润，并可伴成纤维细胞增生甚至纤维化，银染色示Schwann细胞增生。

【临床表现】

青壮年多发，老人和儿童少见，初起为局部瘙痒，因不断搔抓和摩擦，迅速出现小米粒大小圆形或多角形扁平丘疹，并逐渐增多、融合、扩大，成片状或斑块，继而浸润肥厚，呈典型的苔藓样变，表面干燥，有少许鳞屑，边界清楚。由于搔抓，皮损区有抓痕、血痂或感染。突出症状是阵发性剧痒，夜间加重，影响睡眠。在精神烦躁、机械性摩擦等不良因素的刺激下，皮损范围不断扩大。神经性皮炎临床上分为局限型和播散型，前者多见，好发于颈后及两侧，其次为肘窝、腘窝、股内侧及外阴等，播散型皮损自颈部开始，蔓延至眼睑、头皮、四肢和躯干。

【治疗要点】

1. *一般治疗*　治疗潜在性疾病，避免搔抓、摩擦以及酒、浓茶和辛辣食物的摄入。

2. *局部治疗*　外用复方糖皮质激素制剂，如艾洛松、17酸氢化可的松、去炎舒松A霜、恩肤霜、地塞米松丙二醇及地煤涂剂等。

3. *全身治疗*

(1) 症状严重者，可内服抗组胺类药，如赛庚啶、酮替酚、氯雷他定等。

(2) 精神紧张、失眠者，可予以地西泮(安定)、氯氮䓬(利眠宁)等镇静催眠药。

(3) 泛发性神经性皮炎者，可选用普鲁卡因封闭疗法，以减少瘙痒。

【护理】

1. 护理评估

(1) 健康史:患者性别、年龄、婚姻、生育状况、职业。

(2) 相关病因和诱因

1) 有无神经精神因素,如性情急躁、思虑过多、精神紧张、情绪抑郁、过度疲劳、睡眠不佳等。

2) 皮损的发生与饮食的关系,如饮酒、吸烟、食辛辣、刺激性食物、食鱼鲜等。

3) 有无胃肠道功能障碍,如消化不良、便秘等。

4) 有无内分泌失调,如与更年期、妊娠、分娩、哺乳或月经有关。

5) 有无致敏因素,如穿着毛织品、硬质长领、化学物质等刺激性物品。

6) 有无感染性病灶。

(3) 身体状况

1) 皮肤:皮损的好发部位是否位于颈后及两侧、肘窝、腘窝、股内侧、外阴、眼睑、头皮、四肢、躯干等,皮损的特点是否以局限性扁平苔藓样变为特征。

2) 全身:是否有阵发性剧痒、夜间加重,疾病冬轻夏重,迁延不愈、反复发作。

(4) 心理和社会状况:患者及家属是否了解疾病的相关知识。

2. 护理问题

(1) 焦虑:与担心自我形象改变和疾病发展有关。

(2) 睡眠形态紊乱:与瘙痒有关。

3. 护理措施

(1) 协助医生寻找可疑诱因,如精神紧张、过度疲劳、睡眠不佳等,并加以避免。

(2) 注意多食清淡食品,如蔬菜、水果类,忌食海鲜类及辛辣食品,避免饮酒及其他刺激性食物。

(3) 加强皮疹的观察:每日使用外用药之前要密切观察皮损的变化,及时作出皮肤评估,观察皮疹面积、颜色及有无新发皮疹。

(4) 瘙痒观察:认真听取患者主诉,观察搔抓行为持续时间、搔抓部位,皮疹上是否有抓痕,抓痕面积大小,抓痕上是否有血迹或血痂,对患者瘙痒程度作出正确评估。

(5) 皮肤护理:保持皮肤清洁、干燥,避免搔抓、热水烫、刺激性肥皂洗等行为,局部清洁,可用温水、硼酸水清洗,也可用少许中性肥皂或刺激性小的肥皂清洗,用后即用大量清水冲洗干净。

(6) 根据皮疹合理使用外用药,皮疹伴结痂时,不可用手直接剥除痂皮,可用棉花沾石蜡油擦洗去除痂皮。

(7) 心理护理:解释神经性皮炎的可能性,说明精神因素对治疗效果的直接影响,指导患者安定情绪、保持乐观、注意休息、劳逸结合、树立信心、配合治疗。

4. 护理评价

(1) 患者情绪是否稳定,皮损是否好转或消退,对治疗是否有信心。

(2) 瘙痒是否减轻,是否掌握外用药的使用方法。

【健康教育】

1. 保持乐观情绪,注意休息,劳逸结合。

2. 寻找可能诱因，如精神紧张、过度劳累、睡眠不佳、食用海鲜，以及嗜烟酒、刺激性食物等，并尽量避免。

3. 保持皮肤清洁、干燥，避免搔抓、热水烫或用刺激性的肥皂等，避免皮肤直接接触羊毛或化纤物。

4. 遵医嘱合理使用外用药，瘙痒严重时，可遵医嘱口服抗组胺药物或镇静剂。

5. 尽量不要搔抓皮损，以防皮损扩大及感染。

第十节 病毒性皮肤病

一、疣

疣(verruca)是由人类乳头瘤病毒选择性感染皮肤或黏膜上皮所引起的表皮良性赘生物。临床分为 4 型，即寻常疣、扁平疣、跖疣和尖锐湿疣。

【病因和发病机制】

本病是人类乳头瘤病毒(human papilloma virus，HPV)感染所致。HPV 尚不能在组织培养或试验动物模型中繁殖，人是其唯一宿主。HPV 的类型很多，目前已发现有 77 种与疣类皮肤病相关。HPV 主要是直接接触传染，但也有报道可经接触污染物传染。潜伏期 6～12 个月不等。免疫低下者及外伤者也易患此病。

【病理】

以颗粒层及棘层上部空泡细胞、核深染和电镜下可见核内病毒颗粒为共同特征。寻常疣还有角化过度与角化不全、棘层肥厚和乳头瘤样增生，扁平疣有角质层内网状空泡形成，不规则的棘层增厚，但无乳头瘤样增生。

【临床表现】

1. *寻常疣*　俗称千日疮或刺瘊，皮损为黄豆大或更大的灰褐色、棕色或正常皮色的丘疹。表面粗糙、角化过度、坚硬，呈乳头状，好发于手背、手指、足缘等处，也可发生于身体其他部位。发生在甲床者称甲下疣，发生在甲周者称甲周疣。疣体呈细长状突起，顶端角化者，称丝状疣，好发于颈、眼睑。疣体表面呈参差不齐的指状突起者，称指状疣，好发于头皮及趾间。寻常疣一般无自觉症状，偶有压痛，可自愈，愈后不留痕迹。

2. *扁平疣*　多见于青少年，好发于面部、手背、颈、胸部和前臂及腿的屈侧。皮损为米粒至黄豆大小扁平光滑丘疹，呈圆形、椭圆形，正常肤色或淡褐色，如经搔抓，则可沿抓痕呈串珠状排列，即 Koebner 现象。皮疹数目较多，散在或密集分布。自觉症状轻微或无。病程呈慢性经过。多数患者在 1～2 年或更久，皮疹自行消退，但可复发。

3. *跖疣*　是发生于足底受压处的寻常疣，初起为角质小丘疹，逐渐增至黄豆大或更大。因在足底受压而形成角化性淡黄或褐黄色胼胝样斑块或扁平丘疹，表面粗糙不平，中央微凹，边缘绕以稍高的角质环，疼痛明显，去除角质层后，其下方有疏松的角质软芯，可见毛细血管破裂出血而形成的小黑点。

4. *尖锐湿疣*　又称生殖器疣，详见性病章节。

【辅助检查】

活组织病理学检查见棘层肥厚，乳头瘤样增生，角化过度，角化不全，棘层和颗粒层内有空泡形成。

【治疗要点】

消除皮损，缓解不适，根据不同的患者，以及不同部位、皮损数目、皮损大小选用不同方法。

1. *局部治疗*　对皮损数目较少者，采用冷冻、电灼、激光或刮除，皮损较大时可外用氟尿嘧啶软膏或平阳霉素疣体根部注射等。

2. *全身治疗*　对数目较多或久治不愈者可适用免疫调节剂，如聚肌胞、干扰素、转移因子、左旋咪唑等治疗，也可用中药治疗，以散风平肝、清热解毒、散结为治疗原则。

【护理】

1. 护理评估

(1) 健康史：患者性别、年龄、婚姻和生育状况、职业。

(2) 相关病因与症状。

1) 有无免疫功能低下。

2) 有无直接接触史或接触污染物。

3) 皮损的类型，如寻常疣、扁平疣、跖疣等。

4) 皮损的部位、数目和皮损大小。

5) 有无伴随症状，如瘙痒、压痛等。

(3) 心理和社会状况：患者和家属对皮损及疾病的了解程度，其焦虑程度和身心承受能力如何。

2. 护理问题

(1) 皮肤完整性受损：与局部皮损瘙痒有关。

(2) 自我形象紊乱：与暴露部位的皮损有关。

3. 护理措施

(1) 加强皮损部位的护理，扁平疣患者告之不能搔抓，以免引起自我接种，对瘙痒明显者可外涂止痒剂。

(2) 对于疼痛明显的跖疣，指导患者使用较厚并柔软的鞋垫，以缓解受压引起的疼痛。

(3) 采用物理治疗的患者，皮损局部应保持清洁、干燥，以防止继发感染。

(4) 选用氟尿嘧啶软膏治疗的患者，注意面部慎用，以免引起面部色素沉着。

(5) 主动与患者沟通，让患者了解疣发生的原因和防治方法。

4. 护理评价

(1) 患者及家属焦虑程度是否减轻。

(2) 患者及家属是否了解疣的发生原因和防治方法。

(3) 患者不适是否减轻，如瘙痒、疼痛，是否有继发感染。

【健康教育】

1. 注意个人卫生，防止接触传染和接触污染物传染。

2. 皮损部位不可随意搔抓，以免引起自我接种。

3. 物理治疗时，保持局部皮肤清洁、干燥，以防止继发感染。

4. 选用氟尿嘧啶软膏治疗的患者，应注意面部慎用，以防引起面部色素沉着。

5. 指导患者及家属正确使用外用药。

二、单纯疱疹

单纯疱疹(herpes sinplex)是由单纯疱疹病毒感染所致的病毒性皮肤病，皮疹以簇集性水疱为特征，能引起多种部位感染，皮损好发于口周、鼻腔、生殖器等部位。本病有自限性，但可复发。

【病因和发病机制】

病原体为DNA病毒中的单纯疱疹病毒(herpes sinplex virus, HSV)，HSV可分为HSV-Ⅰ型和HSV-Ⅱ型。人是HSV唯一的宿主，HSV经皮肤黏膜破损处进入机体，可潜伏于局部感觉神经节。正常人中有半数以上为HSV携带者，并可由口、鼻分泌物及粪便排除病毒而成为传染源。当机体因各种原因引起抵抗力降低时，体内潜伏的HSV即活跃致病，反复发作的单纯疱疹患者可能存在细胞免疫缺陷。

HSV-Ⅰ主要通过皮肤黏膜的直接接触，如抚摸、接吻等和空气飞沫传播，引起生殖器以外的皮肤黏膜和器官(如脑)的感染。HSV-Ⅱ则主要通过性接触或新生儿围生期在宫内或产道感染，引起生殖器部位的皮肤黏膜及新生儿的感染，两者之间存在交叉免疫。

【病理】

以细胞变性为主，有网状变性和气球变性。表皮内水疱形成，早期为多房性，以后为单房性。水疱内为纤维蛋白、炎性细胞及气球状细胞。气球状细胞是圆形肿胀的表皮细胞，无棘刺，胞质嗜酸性，有一个或数个胞核，也可无核。胞质内可见3～8 μm大小嗜酸性包涵体，周围有透明晕。真皮内炎性细胞浸润，严重者可有急性坏死性血管炎病变。

【临床表现】

潜伏期2～12 d，平均6 d，几乎所有的内脏或黏膜表皮部位都可分离到HSV，常伴有全身症状，可累及黏膜及黏膜外部位。

1. *皮肤单纯疱疹* 任何部位均可发生，但好发于皮肤和黏膜交界处，以唇缘、口角、鼻孔周围等处多见。初起局部皮肤发痒、灼热或刺痛，进而充血、红晕，后显出米粒大小水疱，几个或几十个水疱聚成一簇，同时可发现2～3簇，疱液清，壁薄易破，2～10 d后干燥结痂，脱痂不留瘢痕。原发者可有发热、周身不适、局部淋巴结肿大。合并细胞感染者症状加重，出现脓疱，病程延长，愈后可有浅瘢痕。

2. *口腔单纯疱疹* 可发生于任何年龄，但儿童和青少年多见，好发于口腔、牙龈、舌、硬腭、软腭、咽等部位，表现为群集性小水疱，很快破溃形成浅表溃疡，也可一开始便是红斑、浅溃疡，疼痛明显，可伴发热、头痛、局部淋巴结肿痛。

3. *生殖器疱疹* 是一种复发性的、不可彻底治愈的病毒性疾病。90%生殖器疱疹由HSV-Ⅱ型病毒引起。男性好发于包皮、龟头和冠状沟，女性常见于阴唇、阴蒂、阴道和宫颈等处。皮损特点为水疱，但因局部摩擦易破溃糜烂，结痂或形成溃疡，愈合后不留瘢痕，病程10～14 d。女性若发生于阴道及宫颈者，常缺乏自觉症状，易引起早产、流产、死胎，并可诱发宫颈癌。

【辅助检查】

疱底刮取涂片做细胞学检查可见到多核巨细胞和核内包涵体；疱液接种于家兔角膜可引起树枝状角膜炎。另外，还可选用免疫荧光检查及血清免疫抗体测定。

【治疗要点】

本病有自限性，治疗原则为缩短病程，防止感染和并发症，减少复发。

1. *局部治疗*　以促进吸收、干燥、防止继发感染为主。可选用5%硫磺炉甘石洗剂、1%喷昔洛韦软膏、2%甘紫液等。

2. *抗病毒药物*　目前以核苷类抗疱疹病毒药疗效突出。可用阿昔洛韦或法昔洛韦、万乃洛韦等，也可用吗啉胍、板蓝根等抗病毒药，对重症者可同时选用丙种球蛋白或干扰素等以提高疗效。

疱疹性口炎、眼炎，除选用上述方法外，还应注意局部清洁杀菌，如用0.1%苯扎溴铵溶液漱口、0.1%阿昔洛韦滴眼液等。

【护理】

1. *护理评估*

(1) 健康史：患者性别、年龄、婚姻和生育状况、职业。

(2) 相关诱因和症状

1) 发病前有无发热、过度劳累、情绪紧张或环境改变。

2) 皮肤：单纯疱疹的好发部位是皮肤黏膜交界处，以及口腔内、生殖器等处，疱疹的范围和特点。

3) 全身有无发热、疼痛、周身不适，局部有无淋巴结肿痛。

(3) 心理和社会状况：患者是否了解疾病的相关知识。

2. *护理问题*

(1) 焦虑：与单纯疱疹反复发作有关。

(2) 皮肤完整性受损：与发生疱疹有关。

3. *护理措施*

(1) 增进与患者的沟通，了解本病复发的原因，让患者了解减少本病复发的方法。

(2) 了解患者的心理状态，以减轻患者焦虑情绪。

(3) 加强局部皮肤护理，保持局部皮损清洁、干燥，防止继发感染。

(4) 向患者讲解并演示正确使用外用药的方法，并告诫不可搔抓干涸、结痂的皮损，应使之自行脱落。

(5) 对疱疹性龈口炎的患者，加强口腔护理，以减轻疼痛、防止继发感染。

4. *护理评价*

(1) 患者情绪是否稳定、皮损是否好转。

(2) 患者是否掌握外用药的使用方法。

【健康教育】

1. 保持身心愉悦，避免精神紧张，积极参加体育锻炼，增强体质。

2. 避免各种可能的诱发因素，如感染、过度劳累、情绪紧张、环境改变等。

3. 指导患者学会和掌握正确使用外用药的方法。

4. 遵医嘱服药，在医生的指导下增减药物，特别是抗病毒药物，应按时、按量服用。

三、带状疱疹

带状疱疹是由水痘-带状疱疹病毒引起的急性疱疹性皮肤病。本病常突然发生，表现为成群的密集性小水疱，沿一侧周围神经作带状分布，常伴有神经痛和局部淋巴结肿痛，愈后极少复发。

【病因和发病机制】

本病病原体为水痘-带状疱疹病毒，具嗜神经和皮肤的特征。病毒经呼吸道黏膜侵入体内，通过血行传播，发生水痘或呈隐性感染。以后病毒潜伏于脊神经后根或神经节的神经元内，当宿主的免疫力因某些原因，如过度疲劳、使用免疫制剂、放射治疗、外伤及某些感染而降低时，此种潜伏的病毒可再次激活，并生长繁殖，使受侵犯的神经节发生炎症或坏死，产生神经痛，同时病毒沿着神经纤维传播到皮肤，产生群集的水疱，疱疹愈后可获终身免疫。

【病理】

主要变化见于神经及皮肤，以细胞变性为主，神经损害系在一个或数个邻接的脊根神经或脑神经节中由严重的炎症性浸润开始，扩展至相应的感觉性的脊神经或脑神经，炎症导致受犯神经节内神经细胞的破坏。

【临床表现】

1. *前驱症状*　发病前1～4 d，在即将出现皮疹的部位，局部可有感觉过敏或神经痛，伴有轻度发热、全身不适、食欲减退等前驱症状。

2. *皮损特点*　皮肤出现红斑，继而出现集簇性粟粒大小红色丘疹或水疱，疱壁紧张、疱液澄清，约3 d后，疱液混浊或呈出血性。疱壁较厚不易破溃。各群水疱间皮肤正常。数群水疱常沿身体一侧周围神经呈带状排列，前后不超过体表正中线，经5～10 d疱疹干瘪结痂。数日内，在受累神经所支配的皮区内皮损成片，伴有轻度痒感，病程为2～4周。皮损好发部位为肋间神经或三叉神经第一支分布区，亦可见于颈、腹、腰、四肢、耳部等。

3. *疼痛*　神经痛是本病的特征之一，可在皮疹前发生或伴随皮疹出现。老年患者常疼痛剧烈，难以忍受。部分患者可皮损完全消退，而后遗神经痛可持续数个月或数年。

4. *几种特殊带状疱疹的表现*

(1) 顿挫型带状疱疹：局部大片红斑和丘疹，不形成水疱，症状轻，病程短。

(2) 泛发性带状疱疹：皮损广泛且全身症状严重，常见于年老体弱、恶性淋巴瘤，应用大剂量糖皮质激素及免疫抑制剂者，病毒可播散，皮疹泛发全身，常伴高热、肺炎、脑损害，病情严重者可致死亡。

(3) 眼部带状疱疹：为三叉神经眼支受累，其上眼睑、额部及头顶出现水疱群，炎症显著，疼痛剧烈，可累及角膜和眼球各部，甚至全眼球炎，导致失明，亦可引起脑膜炎、脑炎，甚至死亡。

(4) Ramsay-Hunt综合征：又称带状疱疹面瘫综合征。因影响面神经的运动和感觉纤维而发生面瘫、耳痛和外耳道疱疹三联征。

【辅助检查】

参见单纯疱疹部分。

【治疗要点】

以止痛、消炎、防止继发感染和缩短病程为治疗原则。

1. *局部治疗*　以干燥、消炎为主。疱疹未破时外擦炉甘石洗剂，每日数次或阿昔洛韦软膏、喷昔洛韦软膏外擦，若疱疹已破溃，需酌情以3%硼酸溶液或0.5%新霉素溶液湿敷，或外擦0.5%新霉素软膏等。

2. 抗病毒药物　应尽早使用阿昔洛韦或泛昔洛韦等抗病毒药物，疗程为7～10 d。

3. 消炎止痛　可选用布洛芬、卡马西平、阿司匹林和野木瓜等。

4. 糖皮质激素　早期使用可抑制炎症过程和减轻脊根神经节的炎症后纤维化，并可减少神经痛的发生率。

5. 营养神经　有维生素B、维生素C、维生素E等。

6. 泛发严重病例　除上述措施外，还应注意支持疗法，防止并发细菌感染，干扰素、丙种球蛋白、胸腺肽等对本病都有疗效。

7. 物理治疗　氦氖激光、紫外线、频谱治疗仪照射等可缓解疼痛，提高疗效。

【护理】

1. 护理评估

(1) 健康史：患者性别、年龄、婚姻和生育状况、职业。

(2) 相关病因与症状

1) 近期有无导致机体抵抗力低下的因素，如过度疲劳、受凉、外伤史等。

2) 有无免疫功能低下的情况存在，如使用免疫抑制剂、恶性肿瘤、器官移植等。

3) 皮疹发生前有无低热、全身不适、食欲不振、皮肤敏感或疼痛。

4) 皮损发生的时间和自觉症状，如疼痛。

5) 皮损的部位与损害类型，如无疹型、顿挫型、出血型、泛发型等。

6) 全身症状：有无眼角膜损害(眼带状疱疹)、腹痛、尿频或排尿困难(骶部)。

7) 带状疱疹：面瘫、耳痛、耳聋(Ramsay－Hunt 综合征)、头痛、呕吐、惊厥、感觉障碍、共济失调(带状疱疹性脑膜脑炎)等。

8) 有无疱疹后神经痛，皮损完全恢复后仍有涉及区域的疼痛。

(3) 心理和社会状况：患者及家属对皮损的变化、疼痛等不适，以及对疾病变化的了解程度如何，其焦虑和担忧程度、身心承受能力如何。

2. 护理问题

(1) 焦虑：与皮损、身体不适、担心传染给他人有关。

(2) 皮肤完整性受损：与带状疱疹溃破有关。

(3) 睡眠型态紊乱：与疼痛有关。

(4) 潜在并发症：如感染、疱疹后神经痛、角膜炎、脑炎、面瘫等。

3. 护理措施

(1) 加强皮损部位护理，患者取健侧卧位，保持皮肤的清洁卫生，穿柔软内衣，防止摩擦加剧疼痛或皮疹破溃引起继发感染。

(2) 根据医嘱选用不同剂型外用药，皮损呈疱疹时，可用硫炉洗剂，每日5～6次，摇匀再涂，如疱壁破损、渗液增多时，则选用水溶剂湿敷，保持创面湿润，每日2～3次。

(3) 加强对皮疹的观察：每日使用外用药之前，要密切观察皮损的变化，及时作出皮肤评估，观察皮疹面积、颜色，有无新发皮疹，如发现皮疹出现异常变化，及时与医生联系。

(4) 预防眼部并发症，当皮损累及眼睛者，根据医嘱选用滴眼液，每日多次，夜间可用眼膏1～2次，鼓励患者做眨眼运动，防止粘连。

(5) 疼痛观察：疼痛剧烈者，注意观察疼痛发生的部位、性质、持续时间和对患者生活的影响，做好疼痛评估，并遵医嘱给予止痛药，以减轻疼痛强度。

(6) 当头皮发生溃疡时，应剪去局部头发，保持创面清洁，防止感染。

(7) 用药指导，本病一般选用抗病毒药物和神经营养剂，如阿昔洛韦、阿糖腺苷、干扰素、维生素B族等，要告知患者按时服药，并不断观察相关疗效，使医生能及时调整治疗药物。

4. 护理评价

(1) 患者皮损状况有无好转，疼痛不适有无减轻。

(2) 患者及家属焦虑程度有无减轻，是否掌握外用药使用方法。

(3) 患者有无并发症发生，或并发症有无得到及时发现和处理。

【健康教育】

1. 卧床休息，取健侧卧位。
2. 多进富含维生素B的食物，如新鲜水果、蔬菜，保持大便通畅。
3. 局部避免搔抓，以免继发感染，勤剪指甲，保持清洁。
4. 如疼痛剧烈，可采取自我放松疗法，分散注意力，必要时服止痛剂或理疗。
5. 年老体弱患者及时就医，及时治疗，预防并发症发生。
6. 遵医嘱按时按量服药，并观察相关疗效，以便医生可及时调整治疗方案。
7. 适当锻炼，提高机体抵抗力，防止各种慢性传染病，以免诱发此病。

案例分析题

患者，男性，68岁。有湿疹病史30余年，加重1个月。查体：躯干、四肢见鲜红至暗红色的丘疹、斑疹，呈对称分布。上见银白色细小鳞屑，有脱屑，伴剧烈瘙痒，皮损上见明显抓痕，夜间尤甚，严重影响患者睡眠。

问题：(1) 可以从哪些方面收集患者的护理评估资料？

(2) 如何改善患者的睡眠质量？

(3) 患者应该养成哪些良好的生活习惯，从而有效防止湿疹的复发？

（黄　莺　姒怡冰）

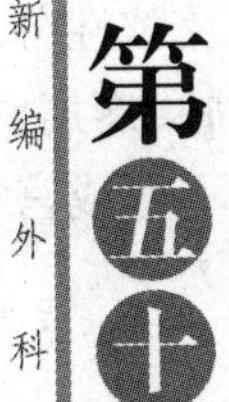

第五十二章 性传播疾病患者的护理

第一节 淋　　病

淋病(gonorrhea)是由淋病双球菌引起的泌尿生殖系统的传染性化脓性疾病，也可导致眼、咽、直肠感染和播散性淋球菌感染，是最常见的性传播疾病之一。淋病潜伏期短、传染性强，可导致多种并发症和后遗症。

【病因和发病机制】

病原体为淋病双球菌，是一种革兰染色阴性菌，呈卵圆形或肾形成对排列。淋球菌的唯一天然宿主是人类，主要侵犯泌尿生殖系统。淋病患者是主要的传染源，主要通过性交直接传染，极少数可通过患者分泌物污染的衣裤、被褥、毛巾、浴盆等间接传染，新生儿可通过患淋病产妇的产道而传染。

淋球菌对单层柱状上皮细胞及移形上皮细胞敏感，其侵入前尿道或宫颈黏膜后，借助菌毛黏附于上皮表面，上皮细胞将其吞噬，病菌在上皮细胞内大量繁殖，导致细胞崩解后再逸到黏膜下层，通过其产生的内毒素及菌外膜产生的脂多糖与补体的相互作用而引起炎症反应，形成尿道、宫颈脓性分泌物。若治疗不及时，淋球菌可进入后尿道并向上蔓延引起生殖道及附近器官炎症。

【临床表现】

淋病潜伏期一般为 2～10 d，平均 3～5 d。根据性别、感染部位和病变程度可分为四类。表现如下。

1. *男性淋病*　以急性尿道炎为主。初期尿道口红肿、发痒、烧灼感、疼痛，并有稀薄透明黏液排出；约 2 d 后，分泌物变为黏稠的黄白色或黄绿色脓液，大量溢出，并出现排尿困难；2 周后炎症蔓延至后尿道，出现尿频、尿急、尿痛，会阴部坠胀感，偶有终末血尿，同时还可侵入附近组织器官，引起前列腺炎、附睾炎、精囊炎、膀胱炎等合并症。感染严重时，可引起腹股沟淋巴结肿大及发热、疼痛、乏力等全身症状。若病情超过 2 个月，即进入慢性期，此时症状缓解，但仍可有尿道口痒感、排尿时烧灼感、尿流变细、排尿无力等症状。大部分患者晨起可见尿道口被少量浆液痂封闭，即“糊口”现象。慢性期可因饮酒或性交等刺激而急性发作。

2. *女性淋病*　潜伏期不易确定，约 60％女性感染后无明显症状，仅表现为白带增多、外阴瘙痒等，容易漏诊或误诊。急性期主要侵犯宫颈和尿道，出现宫颈炎和淋菌性尿道炎，表现为阴道分泌物增多，宫颈充血、水肿甚至糜烂，以及尿频、尿急、尿痛、尿道口红肿及脓性分泌物等症状，常伴有外阴刺痒和烧灼感。炎症可累及尿道旁腺和前庭大腺，引起红肿、疼痛、有脓性分泌物排出。严重时可上行感染引起盆腔炎、子宫内膜炎、输卵管炎等造成不育或宫外孕。

3. 非性器官淋病

(1) 新生儿淋菌性结膜炎：为出生时通过淋病母亲的产道而感染，表现为结膜充血、水肿，有大量脓性分泌物，严重时角膜溃疡、穿孔，导致失明。

(2) 淋菌性咽炎：主要见于口交者，表现为咽部红肿、吞咽疼痛和咽部脓性分泌物。

(3) 淋菌性直肠炎：主要见于肛交者，表现为排便疼痛和里急后重感。

(4) 播散性淋球菌感染：少见。由淋球菌侵入血液循环引起，多发生于月经期女性。患者出现发热、寒战、全身不适等感染中毒症状，并有淋菌性皮炎、关节炎、腱鞘炎、心内膜炎、脑膜炎和肝炎等表现。

【辅助检查】

细菌学检查是最重要的检查方法。尿道或宫颈分泌物涂片，可查到革兰染色阴性双球菌；淋球菌培养和药物敏感试验，不但能够提供诊断依据，还可以指导抗菌药物的使用。

【治疗要点】

淋病以早期治疗、剂量足够、疗程规则、性伴侣必须同时治疗为原则，有条件者根据药物敏感试验结果选择合适的抗生素。治疗后随访至少 2 周，于治疗结束后的第 4 天及第 8 天，分别做两次分泌物涂片和淋球菌培养，若结果均为阴性，才算治愈。患淋病母亲生下的新生儿，应在出生后 1 h，用 1%硝酸银眼药水滴眼，以防淋菌性结膜炎。

【护理】

1. 护理评估

(1) 健康史：了解既往是否患过性传播疾病；近期有无不洁性交史或间接接触史；性伴侣有无性传播疾病；以往和现在的检查、诊断及用药情况。若是小儿还需了解患儿母亲有无淋病病史。

(2) 身体情况：男性患者了解有无尿道口红肿和疼痛，以及尿频、尿急、尿痛等急性尿道炎症症状及其严重程度。了解尿道分泌物的性质及有无“糊口”现象等，还应注意有无前列腺炎、精囊炎、输精管炎和附睾炎等表现。女性患者了解有无白带增多、宫颈充血或糜烂、尿频、尿急、尿痛和外阴瘙痒和烧灼感及其严重程度；检查有无合并尿道旁腺和前庭大腺炎，有无盆腔炎、子宫内膜炎、输卵管炎等并发症表现。还应了解有无非性器官淋病、播散性淋球菌感染的表现。

(3) 辅助检查：了解分泌物涂片、细菌培养和药物敏感试验结果。

(4) 心理和社会状况：了解患者和家属对淋病的发生、发展、传播方式及防治方法的知晓程度。由于淋病传染的特殊性，加之担心社会舆论与家庭和睦等，成年患者可出现羞愧、自责、自卑、焦虑等心理反应。还应该了解家属对患者的态度和支持程度。

2. 护理问题

(1) 焦虑：与担心愈后，害怕影响工作、生活、家庭有关。

(2) 自尊紊乱：与病变部位、发病原因、社会歧视有关。

(3) 知识缺乏：缺乏对性病的危害、预防、治疗等知识。

3. 护理措施

(1) 早确诊,早治疗,夫妻同治。

(2) 卧床休息,禁止剧烈活动如骑马、骑自行车,以防阴道外伤及其他外伤。

(3) 保持局部清洁卫生:衣物、用具洗晒消毒,外生殖器保持清洁。

(4) 治疗期间禁止性生活。

(5) 便后洗手:防止自身感染及传染儿童。

(6) 遵医嘱进行足够疗程的治疗,加强病情观察,观察治疗效果,同时注意观察药物的不良反应。

(7) 饮食护理:给予营养丰富饮食,忌食生冷、辛辣等刺激性食物及饮料,如酒、辣椒、浓茶及咖啡等,不宜过食海腥类食物。

(8) 淋菌性结膜炎:加强眼部护理,保持眼部清洁和无分泌物。

(9) 注意消毒隔离:生活用品分开,禁止与婴儿同床、同浴。

(10) 建立健全疫情报告和登记制度。

4. 护理评价

(1) 患者的焦虑有否减轻,情绪是否稳定,是否愿意配合治疗。

(2) 是否掌握有关疾病的预防和治疗知识。

(3) 家属的态度,是否同时治疗。

【健康教育】

1. 早发现、早诊断、早治疗,并进行彻底、正规地治疗。

2. 开展健康教育,普及淋病防治知识,倡导健康的行为方式,严禁嫖娼卖淫。

3. 提倡安全性行为,正确使用避孕套。坚持一夫一妻的性关系,爱情专一是我国传统的性道德观念,也是预防性病在我国蔓延的重要手段之一。夫妻一方一旦感染了性病,应及时治疗,治愈后再性交。

4. 注意个人卫生。淋病患者在未治愈前应自觉不去公共场所,如公共浴室、公共厕所、餐厅等。被淋病患者污染的物品包括被褥、衣服等生活日常用品应及时消毒处理。淋病患者应禁止与儿童,特别是幼女同床、共用浴盆和浴巾等。

5. 执行对孕妇的性病查治和新生儿预防性滴眼制度,防止新生儿淋菌性结膜炎的发生。

第二节　梅　毒

梅毒(syphilis)是由梅毒螺旋体引起的一种慢性、系统性性传播疾病。早期主要侵犯皮肤及黏膜,晚期除侵犯皮肤、黏膜外,还可侵犯心脏血管系统及中枢神经系统。根据传染途径不同分为获得性梅毒与胎传梅毒。依据感染时间分早期梅毒和晚期梅毒;早期分一期梅毒、二期梅毒,晚期梅毒也称三期梅毒。此外,尚有多年无症状呈潜伏状态称潜伏梅毒。

【病因和发病机制】

病原体是梅毒螺旋体、厌氧微生物。梅毒螺旋体的致病性与其表面含有黏多糖和黏多糖酶有关。梅毒主要通过性接触传染,早期梅毒患者最具有传染性,未经治疗的患者在感染

1 年内传染性最强；其次是通过母婴传播、间接接触或输血传染。梅毒螺旋体进入人体后，首先侵入附近淋巴结，2～3 d 内经血行传播至全身；2～4 周后在侵入部位形成硬下疳，即一期梅毒。此后，机体产生抗体杀灭大部分螺旋体，硬下疳即自行消退，进入无症状潜伏期。未被杀灭的螺旋体则在体内继续繁殖，经 6～8 周后，大量梅毒螺旋体再次进入血循环而引发二期早期梅毒，此期机体产生大量抗体，螺旋体大部分被杀灭而自然消失，即进入潜伏梅毒。如机体抵抗力下降，可发生二期复发梅毒。2～4 年后进入三期梅毒。

【临床表现】

1. 后天梅毒

(1) 一期梅毒：潜伏期平均 2～4 周，典型损害为硬下疳。开始在螺旋体侵入部位出现一红色小丘疹或硬结，以后表现为糜烂，形成浅在性溃疡，性质坚硬，不痛，呈圆形或椭圆形，境界清楚，边缘整齐，呈堤状隆起，周围绕有暗红色浸润，有特征软骨样硬度，基底平坦，无脓液，表面附有类纤维蛋白薄膜，不易除去，如稍挤捏，可有少量浆液性渗出物，含有大量梅毒螺旋体，为重要传染源。硬下疳大多单发，亦可见有 2～3 个者。硬下疳有下列特点：①损伤常为单个；②软骨样硬度；③不痛；④损伤表面清洁。硬下疳出现一周后，附近淋巴结肿大，其特点为不痛、皮表不红肿、不与周围组织粘连、不破溃，称为梅毒性横痃。

(2) 二期梅毒：为梅毒的泛发期。自硬下疳消失至二期梅毒疹出现前的时期，称为第二潜伏期。二期梅毒疹一般发生在硬下疳消退后 3～4 周，相当于感染后 9～12 周。二期梅毒是梅毒螺旋体经淋巴结进入血行引起全身广泛性损害。除引起皮肤损害外，尚可侵犯内脏及神经系统。二期梅毒在发疹前可有流感样综合征(头痛、低热、四肢酸痛)，这些前驱症，持续 3～5 d，皮疹出后即消退。二期梅毒的皮肤损害可分为斑疹、丘疹及脓疱疹，以斑疹、斑丘疹最多，呈玫瑰色、紫色或铜红色，皮疹较小，数目较多，好发于躯干、四肢、掌跖部，多无自觉症状。

(3) 三期梅毒：发生时间一般在发病后 2 年，但也可更长时间达 3～5 年者。好发于 40～50 岁之间。主要是由于未经抗梅毒治疗或治疗时间不足、用药量不够。此期除皮肤、黏膜、骨骼、眼等组织器官损害外，还可侵犯内脏，特别是心血管和中枢神经系统。此期一般不具有传染性。

1) 皮肤损害：结节性梅毒疹及树胶肿，其中树胶肿为晚期梅毒的典型表现。结节性梅毒疹多发生于感染后 3～4 年内，损害好发于头部、肩部、背部及四肢伸侧。为一群直径为0.3～1.0 cm大小的浸润性结节，呈铜红色，表面光滑或附有薄鳞屑，质硬，患者无自觉症状。树胶肿为深达皮下之硬结。初发如豌豆大小，渐增大如蚕豆乃李子大或更大，坚硬，触之可活动，数目多少不定。开始颜色为正常皮色，随结节增大，颜色逐渐变为淡红、暗红乃至紫红。结节容易坏死，可逐渐软化、破溃，流出树胶样分泌物，可形成特异的圆形、椭圆形、马蹄形溃疡，境界清楚，边缘整齐隆起如堤状，周围有褐红或暗红浸润，触之有硬感。常一端愈合，另一端仍蔓延如蛇行状。自觉症状轻微，如侵入骨及骨膜则感疼痛，以夜间为甚。可出现在全身各处，而以头面及小腿伸侧多见，病程长，由数月至数年或更久，愈后形成瘢痕，瘢痕绕有色素沉着带。

2) 黏膜损害：主要累及口腔、鼻腔和舌，表现为结节性树胶肿，可造成树胶肿舌炎、鼻中隔穿孔、马鞍鼻等。

3) 骨损害：可引起骨树胶肿、骨膜炎、骨髓炎、关节炎等。

4）眼损害：出现虹膜睫状体炎、脉络膜炎、视网膜炎等。

5）心血管系统损害：最为常见。多发生于感染后10～30年，可出现主动脉炎、主动脉瓣关闭不全、主动脉瘤、冠状动脉狭窄或阻塞等。

6）神经损害：多在感染后3～20年发病，主要表现为骨髓痨、麻痹性痴呆等。

2. *先天梅毒*　先天梅毒在胎期由梅毒孕妇借血行通过胎盘传染于胎儿，故亦称胎传梅毒。通常约在怀孕4个月经胎盘传染，胎儿可死亡或流产。如孕妇感染梅毒5年以上，胎儿在子宫内传染就不大可能。2岁以内为早期先天梅毒，超过2岁为晚期先天梅毒。特点是不发生硬下疳，早期病变较后天梅毒为重，晚期较轻，心血管受累少，骨骼和感官系统如眼、鼻受累多见。

（1）早期先天梅毒：表现为发育差、营养不良、消瘦、烦躁、皮肤松弛貌似老人、哭声嘶哑等全身症状。皮肤损害有斑疹、丘疹、脓疱疹等。黏膜损害主要为鼻炎、鼻黏膜肥大、鼻塞流涕，甚至呼吸及吸乳困难。此外，尚有骨损害、淋巴结及脾肿大等。

（2）晚期先天梅毒：皮肤损害基本与后天梅毒晚期相似，其中以角膜、骨、神经系统损害最为严重，常表现为间质性角膜炎、切牙半月形缺损、神经性耳聋等。

【辅助检查】

梅毒螺旋体检查为最简便、可靠的检查方法。早期梅毒患者皮损标本中可查见梅毒螺旋体。梅毒血清学检查为诊断梅毒的必须检查，对潜伏期梅毒更为重要。脑脊液检查可用于诊断神经性梅毒。

【治疗要点】

梅毒以及时治疗、剂量足够、疗程规则、性伴侣必须同时治疗为原则。青霉素为首选药物。对青霉素过敏的患者可选用四环素、红霉素或头孢曲松钠等。二期梅毒患者直至皮肤黏膜损害全部消失、内脏功能恢复正常、梅毒血清反应转为阴性才可停药；而对于晚期患者则需待皮肤黏膜和内脏的损害治愈，仅留下马鞍鼻、软腭穿孔、主动脉瘤、癫痫、闪电痛等后遗症，血清学反应转阴性后才可停药。若血清学反应持续阳性，应考虑是否血清固定，需随访3年，以判断疗效。

【护理】

1. *护理评估*

（1）健康史：参见淋病。

（2）身体情况：检查有无硬下疳、淋巴结肿大、皮肤梅毒疹、树胶肿等，有无黏膜红肿、糜烂或黏膜斑；有无树胶肿舌炎、鼻中隔穿孔、马鞍鼻及虹膜睫状体炎、脉络膜炎、视网膜炎等；有无心血管及中枢神经系统受累的症状和体征。先天梅毒患儿，还应注意有无营养不良、消瘦、烦躁、皮肤松弛、哭声嘶哑等；有无间质性角膜炎、切牙半月形缺损、神经性耳聋等。

（3）辅助检查：了解梅毒螺旋体检查、梅毒血清学检查等结果。

（4）心理和社会状况：患者一旦确诊，表现为焦虑、恐惧、悲观绝望。由于患者缺乏对性病的认识或听信某些传言，担心染上了不治之症；害怕丧失生育能力或难以治愈等；担心传染家人；担心被医护人员歧视；担心婚姻破裂；担心治愈困难，病有反复。出现极度恐惧和悲观心理，精神压力极大，对治疗缺乏信心，甚至丧失生活的勇气。可通过观察、交谈评估有无焦虑、恐惧等压力；观察患者一般状态和行为来评估。

2. *护理问题*　参见淋病。

3. 护理措施

(1) 心理护理:护理人员态度要温和,语言要诚恳,对他们不要歧视,不要厌恶,帮助患者调整心态,克服恐惧心理,保持心情舒畅,树立战胜疾病的信心,克服羞愧心理,积极配合治疗。

(2) 给予舒适的环境,如安静、通风、光线明亮的住处。衣物及被褥经常暴晒。

(3) 保持局部清洁,避免搔抓。

(4) 饮食护理要营养丰富、易消化,不宜食生冷或辛辣及海鲜类食物。

(5) 坚持彻底治疗,治疗期间密切观察皮疹的变化和药物的不良反应。

(6) 妊娠梅毒患者应尽早终止妊娠,无法终止的,分娩方式可采用剖宫产,对新生儿要进行检查及预防性治疗,定期复查。

(7) 建立健全疫情报告和登记制度,定期随访,直至治愈为止。

(8) 加强健康宣教,不再与同性或异性发生不洁性行为,嘱其做好个人防护措施;对其配偶或性伴侣,须同时进行检查和治疗。嘱其切忌在公共浴室沐浴,其用过的衣、被须分开洗涤、消毒。

4. 护理评价　患者程度有无减轻,能否正确认识疾病与自尊的关系;是否了解梅毒的传播途径、预防和治疗方法;家属的态度等。

【健康教育】

1. 早发现、早诊断、早治疗,并进行彻底、正规地治疗。

2. 注意生活细节,防止传染他人,如单独清洗衣物,不与他人同盆而浴,养成良好的卫生习惯。

3. 早期梅毒患者禁止房事,患病 2 年以上者也应该尽量避免性生活,发生性接触时必须使用避孕套。

4. 加强婚前及产前筛查工作,如果患者未婚,那么待梅毒治愈后方允许结婚。患病期间不宜怀孕,如果患者发生妊娠,应及时终止。

5. 养成良好的性道德观,洁身自爱,注意个人卫生等,推广使用避孕套。

6. 对在 3 个月内接触过传染性梅毒的配偶或性伴侣应追踪检查和治疗,以防传播蔓延。

7. 严禁使用不洁的血液制品或其他生物制品。

8. 梅毒患者的婚姻问题

(1) 一期、二期、三期梅毒临床未治愈前建议暂缓结婚。达到治愈标准,且 RPR 滴度下降 4 倍以上可以结婚,但婚后需定期复查直至 RPR 转为阴性。

(2) 潜伏梅毒:未经正规治疗前建议暂缓结婚。正规治疗后,且 RPR 滴度下降 4 倍以上可以结婚,但婚后需定期复查直至 RPR 转为阴性。

(3) 梅毒患者合并 HIV/AIDS 者应逐级上报,建议暂缓结婚,如已妊娠建议终止妊娠。

第三节　尖锐湿疣

尖锐湿疣(condyloma acuminaturm, CA)又称生殖器疣或性病疣,由人乳头瘤病毒感染所致,是最常见的性传播疾病之一。

【病因和发病机制】

引起尖锐湿疣的病原体为HPV，人类是该病毒唯一宿主，主要侵犯外生殖器及肛周部位。HPV侵入人体细胞后，可使细胞迅速分裂增生，同时病毒颗粒播散、繁殖而形成乳头瘤。主要通过性接触感染，与尖锐湿疣患者性接触后是否发病则与机体的细胞免疫功能有关。

【临床表现】

潜伏期为1～12个月，平均为3个月。好发于外生殖器和肛周皮肤及黏膜湿润区。男性常见于冠状沟、龟头、包皮系带和尿道口；女性多见于大阴唇、小阴唇、阴蒂、阴道口和宫颈；同性恋者可发生于肛门、直肠。皮损起初为细小的淡红色丘疹，逐渐增大、增多，融合成乳头状、菜花状或鸡冠状增生物，根部常有蒂。疣体呈白色、粉红色或污灰色；摩擦后有渗出或糜烂，继发感染有脓性分泌物和恶臭。多数患者无明显症状，少数有瘙痒、灼痛或性交不适等。淋病患者更易诱发本病。若患者无肉眼可见疣体，但醋酸白试验阳性，称为亚临床感染。

【辅助检查】

1. *醋酸白试验*　适用于肉眼检查不能发现明显疣体的患者。在可疑皮损处外涂5%醋酸3～5 min，肛周皮肤处15 min，若局部变为白色即为阳性，可诊断本病。

2. *组织学检查*　取皮损处组织送病理学检查，可见乳头瘤样增生，颗粒层和基层上部细胞有空泡形成。

【治疗要点】

尖锐湿疣以局部治疗、去除疣体为主要措施。

1. *局部治疗*　外用各种药物，如50%三氯醋酸、5% 5-氟尿嘧啶软膏等，也可采用冷冻、激光、电灼治疗；疣体巨大可采用手术切除。

2. *全身治疗*　多用于顽固性、复发性病例。在局部治疗的基础上选用各种免疫调节剂，也可采用抗病毒药物。

【护理】

1. *护理评估*

(1) 健康史：参阅淋病。

(2) 身体情况：了解外生殖器和肛周皮肤黏膜区域有无疣体。有无瘙痒、灼痛或性交不适等。

(3) 辅助检查：了解醋酸白试验结果、组织学检查报告。

(4) 心理和社会状况：参阅淋病。

2. *护理问题*　参阅淋病。

3. *护理措施*

(1) 心理护理：进行健康教育，给予心理支持。在交谈中，通过了解患者对疾病认识程度，发现患者忧虑和担心的问题，进而实施耐心细致的心理疏导。根据患者的不同文化程度，进行有关本病的健康教育。减轻患者的心理负担，增强战胜疾病的信心。

(2) 对患者隔离治疗，禁止性交，对其配偶亦应检查和治疗。

(3) 注意个人卫生，保持局部清洁，保持创面清洁干燥，防止感染。

(4) 严格执行消毒隔离制度，防止交叉感染。

(5) 遵医嘱进行足疗程的治疗，加强病情观察，观察治疗效果，同时注意观察药物的不良反应。

4. 护理评价

(1) 患者焦虑是否减轻,能否配合治疗和护理。

(2) 是否了解疾病发生的原因,是否掌握预防的方法。

(3) 家属的态度与支持。

【健康教育】

严格遵守一夫一妻制,防止性乱,要洁身自爱。另外要预防间接感染,提倡不用公用毛巾、浴巾,不在共用的浴缸中沐浴。孕妇应避免与本病的患者直接接触,以免造成更大的危害。

案例分析题

患者,男性,46岁,已婚。主诉"尿道口红肿、流脓、有刺痛、灼热感,伴有尿频、尿急"。查体:尿道口可见黄绿色脓性分泌物。实验室检查发现淋球菌。经追问得知患者经常出差,外出期间有不洁性行为。

问题:(1) 淋病主要有哪些传播途径?

(2) 如何做好家属的健康宣教工作?

(3) 患者出院后需要注意哪些事项?

(黄 莺)

参考文献

1. 裘法祖. 外科学. 北京：人民卫生出版社，1995.
2. 施雁，朱瑞雯. 护理基础知识 1 000 题. 上海：上海科学技术文献出版社，2008.
3. 谭进. 外科护理学学习指导及习题集. 长沙：中南大学出版社，2008.
4. 姜保国，王洪，张旭. 外科学. 第 3 版. 北京：北京大学医学出版社，2008.
5. 鲁连桂. 外科护理学. 第 2 版. 北京：人民卫生出版社，2008.
6. 路潜，王兴华. 外科护理学. 第 2 版. 北京：北京大学医学出版社，2008.
7. 顾沛. 外科护理学(二). 上海：上海科学技术出版社，2002.
8. 郑红云，郎黎薇，等. 颅内压监测和阶梯式治疗重型颅脑外伤患者的护理. 上海护理杂志，2007，7(6)：44～45.
9. 曹伟新. 外科护理学. 第 3 版. 北京：人民卫生出版社，2002.
10. 李建民，袁爱华. 外科护理学. 北京：清华大学出版社，2006.
11. 王兴华. 外科护理学. 上海：同济大学出版社，2008.
12. 李观华. 外科护理学. 北京：科学技术出版社，2009.
13. 杜克. 骨科护理学. 北京：人民卫生出版社，1995.
14. 曹伟新. 外科护理学. 第 4 版. 北京：人民卫生出版社，2006.
15. 周良辅. 现代神经外科手册. 上海：上海科学技术文献出版社，2003.
16. 张伟英. 实用重症监护护理. 上海：上海科学技术出版社，2005.
17. 刘明铎. 实用颅脑损伤学. 第 2 版. 北京：人民军医出版社，2003.
18. 朱大年，郑黎明. 人体解剖生理学. 上海：复旦大学出版社，2002.
19. 曹伟新，李乐之. 外科护理学. 第 4 版. 北京：人民卫生出版社，2008.
20. 单丽霞，唐贺玲，刘玉欣. 外科疾病护理. 上海：上海科学技术文献出版社，2008.
21. 蒋红. 神经外科围手术期的临床护理. 上海：复旦大学出版社，2006.
22. 周良辅. 现代神经外科学. 上海：复旦大学出版社，2001.
23. 格罗斯曼. 神经外科学. 第 2 版. 北京：人民卫生出版社，2002.
24. 王忠诚. 神经外科手术学. 北京：科学出版社，2000.
25. 凌锋. 脑血管病理论与实践. 北京：人民卫生出版社，2007.
26. 王耀辉，徐德保，丁玉兰. 实用专科护士丛书・神经外科分册. 长沙：湖南科学技术出版社，2005.
27. 丁玉兰，金颖，段杰. 专科护理丛书・实用神经外科护理及技术. 北京：科学出版社，2008.
28. 唐镇生. 神经病学：神经系统肿瘤. 北京：人民军医出版社，2004.
29. 占传家，朱文珍，王承缘，等. 2007 年世界卫生组织对于中枢神经系统肿瘤的分类. 放射学实践,2008,23:122～127.

30. 杨学军.从神经外科医师角度解读中枢神经系统肿瘤组织学分类的发展.中国现代神经疾病杂志,2008,8(5):376～382.
31. 吴志华.现代皮肤病性病学.广州:广东人民出版社,2000.
32. 张学军.皮肤性病学.第5版.北京:人民卫生出版社,2002.
33. 王侠生,廖康煌.皮肤病学.上海:上海科学技术文献出版社,2005.
34. 王侠生.皮肤科手册.上海:上海科学技术出版社,2000.
35. 廖康煌.皮肤病临床袖珍手册.上海:上海医科大学出版社,2000.
36. 喻姣花,谭翠莲,杨春.临床护士"三基"自测·外科护理分册.北京:人民军医出版社,2008.
37. 蒋红,高秋韵.临床护理常规.上海:复旦大学出版社,2010.
38. 熊云新.外科护理学.第2版.北京:人民卫生出版社,2006.
39. 钱蒨健,周嫣.实用手术室护理.上海:上海科学技术出版社,2005.
40. 王方.现代化洁净手术部护理缺陷防范指南.北京:北京大学医学出版社,2006.
41. 林岩.实用手术护理学.广州:中山大学出版社,2006.
42. 李红光,李园,周总光.胰腺的解剖生理与急性胰腺炎.中华消化外科杂志,2005,4(5):368～373.
43. 党世民.外科护理学.北京:人民卫生出版社,2005.
44. 沈镇宙,邵志敏.乳腺肿瘤学.上海:上海科学技术出版社,2005.
45. 李玉乐,吴欣娟,谢瑶洁,等.国内外疼痛的管理现状.护理管理杂志,2008,8(4):20～22.
46. 赵继军.护士在疼痛管理中的地位与作用.解放军医院管理杂志,2005,12(2):188.
47. 杨雪华.疼痛的评估与护理进展.护理研究,2005,19(8):1423～1425.
48. 郭向丽,赵继军.疼痛评估的研究进展.护理学报,2008,15(12):8～10.
49. 史晓艳.疼痛护理的研究进展.护理实践与研究,2007,4(1):11～12.
50. 李玉乐,吴欣娟.疼痛的影响因素及非药物治疗研究进展.护理研究,2008,22(8):2073～2074.
51. Drain C B, Odom - Forren J. Peroamesthesia Nursing - A critical care approach. Saunders, 2009.
52. Barash PG, et al. Clinical Anesthesia. Lippincott Williams & Wilkins, 2001.
53. 2005 Ameriacn Heart Association guidelines for cardiopulmonary resuscitation and emergency cardiovascular care: part 2: adult basic life supprt. Circulation, 2005, 112 (Suppl Ⅰ): Ⅲ5 - 16.

专业术语中英文对照

A

阿米巴性肝脓肿　amebic liver abscess

B

闭合性损伤　closed injury
表皮　epidermis

C

长链三酰甘油　long chain triglyceride，LCT
肠梗阻　intestinal obstruction
肠瘘　intestinal fistula
肠内营养　enteral nutrition，EN
肠外营养　parenteral nutrition，PN
超前镇痛　preemp tive analgesia
潮气量　tidal volume，VT
陈一施呼吸/潮式呼吸　Cheyne - Stokesrespiration
除颤　defribrillation treatment
创伤　trauma

D

代谢性碱中毒　metabolic alkalosis
代谢性酸中毒　metabolic acidosis
单纯疱疹　herpes simplex
胆道蛔虫病　biliary ascariasis
胆管结石　choledocho1ithiasis
胆囊癌　carcinoma of gallbladder
胆囊结石　cholecystolithiasis
胆石病　cholelithiasis
等渗性缺水　isotonic dehydration
低动力型休克　hypodynamic shock
低钙血症　hepocalecemia
低钾血症　hypokalemia
低镁血症　hepomagnesemia
低渗性缺水　hypotonic dehydration
低血容量性休克　oliguric hypovolemic shock
多器官功能衰竭　multiple organ failure，MOF
多系统器官功能衰竭　multiple system organ failure，MSOF

E

儿茶酚胺症　catecholaminism
二尖瓣关闭不全　mitral insufficiency
二尖瓣狭窄　mitral stenosis

F

法洛四联症　tetralogy of Fallot
房间隔缺损　atrial septal defect
非蛋白氮　non - proteinnitrogen，NPN
肺活量　vital capacity，VC
肺结核　pulmonary tuberculosis
肺毛细血管楔压　pulmonary capillary wedge pressure，PCWP
分布性休克　distributive shock
辅助/控制通气　assist/control - modeventilation，A/CMV
附睾结核　tuberculosis of epididymis
腹部损伤　abdominal injury
腹股沟疝　inguinal hernia
腹膜腔　peritoneal cavity
腹腔脓肿　abdominal abscess

G

肝脓肿　liver abscess
肝破裂　rupture of liver
感染性休克　septic shock
肛裂　anal fissure
肛瘘　anal fistula
高动力型休克　hyperdynamic shock
高钙血症　hepercalecemia
高钾血症　heperkalemia
高镁血症　hypermagnesemia

高渗性缺水　hypertonic dehydration
膈下脓肿　subphrenic abscess
骨筋膜室综合征　compartment syndrome
骨与关节结核　bone and joint tuberculosis
冠状动脉粥样硬化性心脏病　atherosclerotic coronary artery disease
过敏性休克　anaphylactic shock

H

呼吸性碱中毒　respiratory alkalosis
呼吸性酸中毒　respiratory acidosis
化脓性关节炎　suppurative arthritis
患者自控镇痛　patient-controlled analgesia，PCA
黄疸　charcot

J

机械通气　mechanicalventilation
急性蜂窝织炎　acute cellulitis
急性腹膜炎　acute peritonitis
急性肝衰竭　acute hepatic failure，AHF
急性呼吸窘迫综合征　acute respiratory distress syndrome，ARDS
急性阑尾炎　acute appendicitis
急性淋巴管炎　acute lymphangitis
急性淋巴结炎　acute lymphadenetis
急性尿潴留　acute retention of urine
急性肾衰竭　acute renal failure，ARF
脊髓肿瘤　spinal cord tumors
脊柱结核　tuberculosis of the spine
继发性腹膜炎　secondary peritonitis
甲状腺癌　thyroid carcinoma
甲状腺功能亢进　hyperthyroidism
甲状腺腺瘤　thytoid adenoma
尖锐湿疣　condyloma acuminatum，CA
间歇指令通气　intermittentmandatoryventilation，IMV
疖　furuncle
接触性皮炎　contact dermatitis
结肠破裂　rupture of colon

K

开放性损伤　open injury
控制通气　control-modeventilation，CMV
髋关节结核　tuberculosis of the hip joint

L

淋病　gonorrhea
颅内压　intracranial pressure，ICP
颅内压增高　intracranial hypertension
颅内肿瘤　intracranial tumors

M

麻醉　anesthesia
梅毒　syphilis
门静脉高压症　portal hypertension
弥散性血管内凝血　disseminated intravascular coagulation，DIC

N

男性性功能障碍　sexual dysfunction
脑动静脉畸形　arteriovenous-malformation，AVM
脑动脉瘤　intractanial aneurysm
脑内血肿　intracerebral hematoma，ICH
脑脓肿　cerebral abscess
内镜空肠造瘘　percutaneous endoscopic jejunostomy，PEJ
尿素氮　bloodureanitrogen，BUN
暖休克　warm shock

P

膀胱癌　tumor of bladder
皮质醇增多症　cushing syndrome
脾功能亢进　hypersplenism
脾破裂　splenic rupture
平衡镇痛　balanced analgesia
破伤风　tetanus

Q

气性坏疽　gas gangrene
前列腺癌　carcinoma of prostate
前列腺和精囊结核　tuberculosis of prostate and seminal vesicle
前列腺特异抗原　prostate-specific antigen，PSA
全身性感染　systematic infection
全身炎症反应综合征　systemic inflammatory response syndrome，SIRS
全胃肠外营养　total parenteral nutrition，TPN
全营养混合液　total nutrient admixture，TNA

R

乳管内乳头状瘤　intraductal papilloma
乳腺癌　breast cancer
乳腺纤维瘤　fibroadenoma

S

烧伤　burn
蛇咬伤　snake bite
深静脉血栓形成　deep venous thrombosis，DVT
神经性皮炎　neurodermatitis
神经源性休克　neurogenic shock
肾积水　hydronephrosis
肾小球滤过率　glomerularfiltrationrate，GRF
失血性休克　hemorrhagic shock
湿疹　eczema
十二指肠损伤　injury of duodenum
室间隔缺损　ventricular septal defect
水中毒　water intoxication
损伤　injury

T

疼痛　pain

W

外科感染　surgical infection
胃癌　gastric carcinoma
胃、十二指肠溃疡　gastroduodenal ulcer
胃造瘘可在术时或经皮内镜　percutaneous endoscopic gastrostomy，PEG

X

吸入氧浓度　fraction of inspired oxygen，FiO_2
膝关节结核　tuberculosis of the knee joint
先天性脑积水　congenital hydrocephalus
消化性溃疡　peptic ulcer
小肠破裂　small intestine rupture
心电监测　electrocardingraphy
心肺复苏　cardiopulmonary resuscitation，CPR
心肺脑复苏　cardiopulmonary cerebral resuscitation，CPCR
心排血量　cardiac output，CO
心跳骤停　cardiac arrest，CA
心外阻塞性休克　extracardiac obstructive shock
心源性休克　cardiogenic shock
心脏挫伤　cardiac contusion
心脏破裂　cardiac rupture
心脏损伤　cardiac injury
心脏压塞症　cardiac tamponade
休克　shock
血栓闭塞性脉管炎　thromboangiitis obliterans，Buerger's disease
血源性骨髓炎　hematogenous osteomyelitis
荨麻疹　urticaria

Y

压力支持通气　pressuresupportventilation，PSV
药疹　drug eruption
胰腺损伤　injury of pancreas
银屑病　psoriasis
婴儿脑积水　infantile hydrocephalus
营养支持　nutritional support，NS
硬膜外血肿　epidural hematoma，EDH
硬膜下血肿　subdural hematoma，SDH
痈　carbuncle
疣　verruca
原发性腹膜炎　primary peritonitis
原发性肝癌　primary liver cancer
原发性醛固酮增多症　primary aldosteronism，PA
原发性下肢静脉曲张　primary lower extremity varicose veins

Z

直肠肛管周围脓肿　perianorectal abscess
直肠破裂　rupture of rectum
中链三酰甘油　mediun chain triglyceride，MCT
中心静脉压　central venous pressure，CVP
肿瘤　tumor
主动脉瓣关闭不全　aortic insufficiency
主动脉瓣狭窄　aortic stenosis
椎管内肿瘤　intraspinal tumor

图书在版编目(CIP)数据

新编外科护理学/蒋红等主编. —上海:复旦大学出版社,2011.8
(复旦卓越·医学职业教育教材护理专业系列创新教材)
ISBN 978-7-309-07895-4

Ⅰ. 新…　Ⅱ. 蒋…　Ⅲ. 外科学:护理学-职业教育-教材　Ⅳ. R473.6

中国版本图书馆 CIP 数据核字(2011)第 013212 号

新编外科护理学
蒋　红　陈海燕　主编
责任编辑/肖　英

复旦大学出版社有限公司出版发行
上海市国权路 579 号　邮编:200433
网址:fupnet@fudanpress.com　http://www.fudanpress.com
门市零售:86-21-65642857　团体订购:86-21-65118853
外埠邮购:86-21-65109143
上海崇明南海印刷厂

开本 787×1092　1/16　印张 41.25　字数 954 千
2011 年 8 月第 1 版第 1 次印刷

ISBN 978-7-309-07895-4/R·1190
定价: 89.80 元